외과학용어집

Surgical Terminology

English-Korean, Korean-English

외과학용어집
Surgical Terminology

English-Korean, Korean-English

대한외과학회 편저

아카데미아

외과학용어집

초 판 발 행 2012년 5월 19일
개정판발행 2022년 5월 27일

대한외과학회 편저

펴낸이 | 주용진
펴낸곳 | 도서출판 아카데미아
주 소 | 경기도 안양시 동안구 시민대로 401
대륭테크노타운15차 2003호
전 화 | 031-389-8811~6
팩 스 | 031-389-8817
E-mail | books@academya.co.kr
http://www.academya.co.kr

값 50,000원

ISBN 978-89-5938-490-7

발 간 사

대한외과학회는 학회 창립 후 75년여의 시간 동안 외과 수술과 학문적 발전, 대한민국 의료의 질적 향상과 국민 건강의 증진에 앞장서서 기여해 왔습니다. 의학이라는 학문의 특성상 그 용어가 우리말과는 일치되지 않거나, 번역하기에 어려운 점이 많은 것이 사실이나, 그럼에도 1969년 최초의 우리말 외과학 교과서인 "외과학각론"을 시작으로 1973년 "외과학총론", 1987년 "최신외과학" 등 여러 차례 우리말 외과학 교과서가 발간되었으며, 대한외과학회에서는 2011년에 학회 주관으로 "외과학"을 출간하였고, 2022년 현재 개정판에 이르게 되었습니다.

그러나, 교과서의 국문화에도 불구하고 아직도 의학용어는 우리말로 완전히 대체하기가 쉽지 않은 것이 현실입니다. 지난 2012년 대한외과학회 용어위원회에서 최재운 당시 위원장님을 비롯한 여러 위원님들의 노력으로, 3년여에 걸쳐 우리말 외과학용어집을 처음 발간하여 그동안 외과학의 교육과 학술 교류, 대국민 홍보 등에 유용하게 활용되어 왔습니다. 외과학용어집이 보급된 지 벌써 10년이 지났고, 모든 학문이 그렇듯이 외과학도 많은 발전을 이루며 그에 따른 전반적인 의료 환경의 변화 및 새로운 기술의 창출과 그에 맞춰 수반되는 새로운 용어들의 탄생 또한 있었습니다.

대한외과학회에서는 2020년 새 집행부가 발족하면서 외과학용어집 2판을 발간하기로 기획하였으며, 교과서편찬위원회 유희철 위원장님을 필두로 각각 세부 분과 위원님들의 각고의 노력으로 1년 반이라는 짧은 기간 동안

외과학용어집 2판을 완성하기에 이르렀습니다. 학회 회장, 이사장으로서 드리신 노력에 비하여 최대한의 지원을 못 해드린 점 양해를 구하며, 외과학용어집 개정에 참여해 주신 유희철 위원장님, 위원님들과 지혜를 나누어 주시고 도움 주신 분들께 감사드립니다.

새롭게 개정된 우리말 외과학용어집이 외과학회 회원 여러분과 많은 분들께 의학을 한층 더 가깝게 받아들여 줄 좋은 벗이 되기를 기대합니다.

2022년 4월 12일

대한외과학회 회장 이 문 수

대한외과학회 이사장 이 우 용

서 문

의학의 발달로 새로운 용어들이 탄생하고 오래된 용어들이 흔적만 남긴 채 잊혀 감은 순리라 생각합니다. 2012년 대한외과학회 용어위원회에서 외과학용어집을 첫 발간한 이래 10년이 경과하면서 의료계의 급속한 성장과 4차 산업혁명 시기에 맞추어 외과 분야에서도 새롭고 변화된 용어들이 나날이 생성되고 있습니다. 2020년 대한의사협회에서 의학용어집 6판 출판을 계기로 외과학용어집 개정의 필요성이 대두되었고, 의학용어집 6판이 방대한 양의 용어를 수록하였다고는 하나 외과의 세부전문분야의 용어는 누락된 것이 많아 외과를 배우는 후학들을 위해서도 외과학용어집의 개정은 미룰 수 없는 사명이 되었습니다. 2021년 대한외과학회 이우용 이사장은 교과서편찬위원회에 외과학용어집 2판을 마련하도록 하여 뜻을 같이한 각 세부 분과 위원들을 구성하게 되었고 고단한 노력 끝에 용어집 2판을 출판하게 되었습니다.

외과학용어집을 따로 마련하는 일이 의학용어집 6판과의 불필요한 중복의 의미가 될 수 있다는 우려도 있었습니다. 그러나 의학용어집은 일반국민을 대상으로 하여 이해할 수 있게끔 우리말로 변경하다 보니 무리한 우리말화에 대한 학회나 회원들의 우려 섞인 제언도 있었고, 외과 진료 현장에서 일상적으로 소통되는 용어조차 권장되지 않은 점들이 대두되었습니다. 이에 외과학용어집 2판은 진료현장과 수업에서 실제 활용되는 용어를 우선 권장용어로 선정하고, 또한 의학용어집 6판에서 권장된 용어도 같이 담아 용어의 우리말화 과정을 살펴볼 수 있도록 하였습니다.

이미 외과학용어집 1판의 편집진들이 방대한 외과학용어를 수집하고 일관된 원칙으로 정리한 내용이 있어 비교적 수월하게 작업을 할 수 있었던 점은 무척 다행스럽고 고마운 일이었습니다. 외과학용어집 2판을 기획하고 추진에 도움을 주신 대한외과학회 이문수 회장님과 이우용 이사장님께 감사 드리며, 많은 관심과 조언을 아끼지 않으신 회원 여러분께 깊은 감사 인사를 드립니다. 또한 1판 발간 때부터 자료 정리와 출판에 도움을 주신 아카데미아 출판사 관계자 여러분께도 감사 말씀을 전합니다.

각 세부 분과의 편찬위원들이 살펴보고 또 살펴봤지만 아쉬운 점이 적지 않습니다. 일선에서 소통되는 용어들을 최대한 정리해 보고자 노력하였고 부족한 점은 다음 편찬작업에서 더 발전적으로 보완되기를 기대합니다.

2022년 4월 19일

대한외과학회 교과서편찬위원회 위원장 유 희 철

대한외과학회 교과서(용어)편찬위원회

위원장 유희철 | 전북의대

간　사 김찬영 | 전북의대

위　원

김동식 | 고려의대

김상동 | 가톨릭의대

남소현 | 동아의대

민상일 | 서울의대

박순철 | 가톨릭의대

박준석 | 경북의대

손명원 | 순천향의대

손병호 | 울산의대

이동식 | 영남의대

장혜경 | 경희의대

정은주 | 연세의대

정진향 | 경북의대

주동진 | 연세의대

(가나다순)

분과 용어 및 편집위원회

총론 용어위원회

김동식 | 고려의대
김상동 | 가톨릭의대
김찬영 | 전북의대
남소현 | 동아의대
민상일 | 서울의대
박순철 | 가톨릭의대
박준석 | 경북의대
손명원 | 순천향의대
손병호 | 울산의대
이동식 | 영남의대
장혜경 | 경희의대
정은주 | 연세의대
정진향 | 경북의대
주동진 | 연세의대

간담췌외과 용어서적편찬위원회

김동식 | 고려의대
최유진 | 고려의대
홍성연 | 아주의대

내분비외과 용어위원회

정진향 | 경북의대

대장항문외과 용어위원회

강성범 | 서울의대
강성일 | 영남의대
계봉현 | 가톨릭의대
곽동민 | 구병원
곽한덕 | 전남의대
김형래 | 부산항운병원
노경태 | 이화의대
박병관 | 중앙의대
박병수 | 부산의대
박선진 | 경희의대
박성찬 | 국립암센터
박윤아 | 성균관의대
박준석 | 경북의대
박지원 | 서울의대
박형철 | 순천향의대
배성욱 | 계명의대

백세진 | 고려의대

신재원 | 대항병원

안태성 | 순천향의대

이경하 | 충남의대

소아외과 용어위원회

남소현 | 동아의대

장혜경 | 경희의대

위장관외과 용어위원회

김수미 | 차의대

김찬영 | 전북의대

백용해 | 동국의대

손명원 | 순천향의대

엄방울 | 국립암센터

유문원 | 울산의대

이인섭 | 울산의대

이준호 | 성균관의대

정국현 | 한림의대

이식외과 용어위원회

민상일 | 서울의대

탈장외과 용어위원회

강길호 | 한사랑병원

한국유방암학회 출판간행위원회

외과위원

강영준 | 가톨릭의대

김민균 | 중앙의대

김홍규 | 서울의대

민준원 | 단국의대

정지웅 | 을지의대

한원식 | 서울의대

혈관외과 용어위원회

김상동 | 가톨릭의대

박순철 | 가톨릭의대

(가나다순)

일러두기

1. 용어집의 체계

1) 우리말 용어의 조어는 국어문법에 따르는 것을 원칙으로 하였다.
2) 표제어는 모두 알파벳 순서대로 배열하였다.
3) 두 낱말 이상이 복합된 복합용어는 딸림말과 주용어를 붙인 실제 사용되는 전체 용어를 알파벳 순서로 배열하였다.
4) 동 동의어, 복 복수 용어를 의미한다.

2.우리말 용어 선정의 원칙

여러 개의 우리말 용어가 혼재할 경우 권장용어를 앞에 놓았다.

① 어색하거나 어렵지 않고 널리 쓰이는 익숙한 용어를 권장용어로 선정하였다.

② 외과에서 주로 사용하는 용어의 경우에는 실제 외과에서 많이 쓰이는 용어를 권장용어로 선정하였고, 그렇지 않은 경우에는 의학용어집 6판에 수록된 번역 용어 내에서 권장용어를 선정하려고 노력하였다.

③ 특별히 의학용어집 6판의 권장용어임을 표시하고자 할 때는 의6으로 표기하였다.

④ 정확한 의미 전달이 어려운 경우에는 음차어를 권장용어로 선정하였다.

⑤ 외래어 고유명칭은 최대한 현지의 발음으로 표기하였다. 단, 이미 굳어진 용어는 예외로 하였다.

3. 영어용어의 표기

1) 영어용어는 미국식 영어철자법에 따라 사용하였다.
2) 영어용어는 가능한 한 단수로 표기하여 수록하였다. 단, 관례적으로 복수를 주로 사용하는 경우에는 복수와 단수를 모두 수록하였다.
3) 고유명사 또는 보통명사를 형용사형으로 만드는 –'s는 모두 생략하였다.
4) 하이픈(-)은 가능한 한 생략하였다.
5) 영어용어의 학명은 이탤릭체로 하였다.

4. 우리말 용어 표기

1) 우리말 용어는 붙여 쓰는 것을 원칙으로 하였다.
2) 의미나 용도가 다르게 사용되는 것은 1, 2, 3으로 표시하였다.

   예 ablation 1. 절제, 제거 2. 차단
3) 동일 용어가 형용사와 명사로서 함께 사용되는 경우에는 형용사를 먼저 표시하고 형용사 뒤에는 '-'을 붙였다.

   예 adhesive 1. 유착- 2. 접착제 3. 반창고
4) 한자는 표기하지 않는 것을 원칙으로 하였다.
5) '-성', '-적' 혹은 '-상'은 가능한 생략하고 붙여 쓰기로 하되, 확실한 의미 전달을 위해 필요한 경우에는 논의를 거쳐 '성', '적', '상'을 붙였다.
6) '법', '증'은 가능한 한 사용하지 않는 것을 원칙으로 하되, 의미 전달을 위해 필요한 경우 (법), (증)으로 붙이도록 하였다.

7) '술'은 (술)로 표기하여 사용자가 선택하도록 하였고, 외과적 수술명(-ectomy)에 사용되는 '술'의 경우 '-술'로 표기하거나, 생략하여 사용되기도 하는 수술명은 (술)로 하였다.

예 strictureplasty 협착성형(술), duodenopancreatectomy 십이지장췌장절제술

8) 사람 이름이 들어간 수술법이나 시술에 대해서는 익숙한 우리말 용어가 없을 경우 음차어를 사용하였다.

예 Jacobson anastomosis 자콥슨연결(술), 자콥슨문합(술)

5. 부호

1) ( ) : ( ) 안의 것은 생략해도 좋다는 의미이다.

예 conization 원추절제(술)

2) [,] : 우리말 용어가 여러 개인 경우 사용한다.

3) [;] : 약자 앞에 사용한다.

예 endoscopic mucosal resection; EMR

4) [/] : 비율(ratio)을 나타내는 경우에만 사용한다.

5) [-] : 단어의 끝에 붙어 있으면 형용사를 의미한다.

영한 외과학용어

English-Korean

A

abacterial pyuria 무세균농뇨, 무세균고름뇨
abdomen 복부, 배
abdomen exploration 복부검사
abdominal 1. 배-, 복부- 2. 복식-
abdominal abscess 복부농양
abdominal aorta 복부대동맥, 배대동맥
abdominal aortic aneurysm; AAA 복부대동맥류, 배대동맥류
abdominal binder 복대, 배띠
abdominal bloating 복부팽대
abdominal cavity 복강, 배안
abdominal circumference 복부둘레, 배둘레
abdominal colicky pain 급경련복통
abdominal compartment syndrome 복부구획증후군
abdominal component separation; abdominal CS 복부구성요소분리(수술법)
abdominal CT 복부컴퓨터단층촬영
abdominal delivery 복식분만
abdominal distension 복부팽만
abdominal esophagus 복부식도
abdominal fremitus 복벽진동감, 배벽진동감
abdominal hernia 복벽탈장
abdominal kidney 복강신(장)
abdominal muscle 복근, 배근육
abdominal muscle deficiency syndrome 복근결손증후군
abdominal pain 복통, 배앓이
abdominal pain syndrome 복통증후군
abdominal paracentesis 복강천자(술), 복부천자(술)
abdominal pregnancy 복강임신, 배안임신
abdominal pressure 복압
abdominal reflex 복벽반사, 배근육반사
abdominal region 복부, 배부위
abdominal respiration 복식호흡, 배호흡
abdominal ring 복륜
abdominal sac 복강낭, 복강주머니, 배안주머니
abdominal section 개복(술)
abdominal stria 임신선, 복부선
abdominal surgery 복부외과(학)
abdominal transverse muscle 횡복근
abdominal wall 복벽, 배벽
abdominal wall defect 복벽결손
abdomino- 1. 복부-, 배- 2. 복식-
abdominocentesis 복강천자
abdominopelvic CT 복부골반컴퓨터단층촬영
abdominoperineal resection 복회음절제술, 배샅절제술
abdominoplasty 복부성형(술), 배성형(술)
abdominosacral resection 복천골절제술
abdominotranssphincteric resection 복경괄약근절제
abduction 벌림, 외전
abduction splint 벌림덧대, 외전부목
aberrant ductule 미주세관
aberrant hepatic artery 이소성간동맥, 이상간동맥
aberrant left hepatic artery 변형좌간동맥
aberrant obturator artery 이상폐쇄동맥
aberrant regeneration 이상재생
ablation 1. 절제, 제거 2. 차단
abnormal behavior 이상행동
abnormal uterine bleeding 이상자궁출혈
abnormality 이상, 비정상
abnormality chromosome 염색체이상
ABO blood type ABO혈액형
ABO incompatibility ABO혈액형부적합
abortion rate 유산율
abortive infection 불발감염, 불현감염

above-knee popliteal artery 무릎위오금동맥
abrasion 1. 찰과상, 개갠상처 2. 마멸, 마모 3. 연마
abscess 농양, 고름집
absence 1. 없음, 결여 2. 소발작
absence seizure 소발작, 실신발작, 작은발작
absolute alcohol 무수알코올, 순알코올
absolute bed rest; ABR 절대(침상)안정
absorbable suture 흡수봉합사
absorption action 흡수작용
absorption site 흡수부위
absorption test 흡수시험, 흡수검사
abstinence delirium 금단섬망
abstinence test 1. 금단검사 2. 중단검사
abstract thinking 추상사고
abuse 1. 남용 2. 학대
acalcicosis 칼슘결핍증
acalculous cholecystitis 무결석담낭염
acanthosis nigricans 흑색극세포증, 흑색가시세포증
acardiac twin 무심장쌍둥이
accelerating center 촉진중추
acceleration phase 촉진기, 가속기
acceptable daily intake 일일섭취허용량
acceptor 수용체, 받개
access 1. 접근 2. 통로
accessibility 1. 접근성, 접촉성 2. 소통성
accessory breast 부유방, 덧유방
accessory chromosome 덧염색체
accessory gland 부선
accessory hepatic vein 부간정맥, 덧간정맥
accessory left hepatic artery 부좌간동맥, 덧좌간동맥
accessory nerve 부신경, 더부신경
accessory pancreas 부췌장, 덧이자
accessory pancreatic duct 부췌관, 덧이자관
accessory papillary part 부유두부
accessory parotid gland 부이하선, 덧귀밑샘
accessory process 덧돌기
accessory right hepatic artery 부우간동맥, 덧우간동맥
accessory spleen 부비장, 덧지라 의6 덧비장
accessory symptom 부증상, 덧증상
accessory thyroid gland 덧갑상선
accidental death 사고사, 재해사
accidental trauma 우발적외상
accommodation 1. 조절, 적응 2. 숙소
accommodative esotropia 조절내사시
accommodative excess 조절과다
accommodative palsy 조절마비
accompanying vein 동반정맥
accordion graft 아코디언피부이식
accumulation 1. 축적 2. 축적물, 체류용액
accuracy 정확도
acentric chromosome 무중심절염색체
acetaldehyde 아세트알데히드
acetaminophen 아세트아미노펜
acetated Ringer solution 아세테이트링거액
acetic acid 아세트산
acetoacetic acid 아세토아세트산
acetone 아세톤
acetyl 아세틸-, 아세틸기
acetylation 아세틸화, 아세틸반응
acetylcholinesterase 아세틸콜린에스터분해효소
acetylcholinesterase inhibitor 아세틸콜린에스터분해효소억제제
acetylcholinesterase staining 아세틸콜린에스터분해효소염색
acetylhydrolase 아세틸가수분해효소
acetylsalicylic acid antiplatelet therapy; ASA antiplatelet therapy (아세틸살리실산)항혈소판요법
achalasia 이완불능(증), 이완못함(증)
ache 통증, 아픔
Achilles tendon 아킬레스힘줄, 아킬레스건
achlorhydria 위산없음증, 무위산증
achlorhydric dyspepsia 무위산소화불량
acholia 무담즙(증)
acholic stool 무담즙변
acholuric jaundice 무담즙뇨황달
achondroplasia 연골무형성증
achromatic vision 완전색맹
achromic erythrocyte 무색성적혈구

acid 산
acid burn 산화상
acid dyspepsia 과산성소화불량
acid fast organism 항산균
acid lipase 산성지질분해효소
acid lipase deficiency 산성지질분해효소결핍
acid phosphatase 산성인산분해효소
acid pyuria 산성농뇨, 산성고름뇨
acid radical 산기, 산라디칼
acid salt 산염
acid-base balance 산-염기평형
acid-base compensation 산염기보상
acidemia 산혈증
acid-fast bacillus 항산막대균, 항산균
acid-fast bacterium 항산균
acid-fast stain 항산염색
acidification 산성화
acidogenic bacterium 산생성균
acidophil 1. 호산- 2. 호산세포 3. 호산균
acidophil bacterium 호산균
acidophilia 호산구증가증
acidophilic adenoma 호산성세포선종, 호상성샘종
acidophilic cell 호산세포
acidosis 산증
aciduria 산뇨
aciduric bacterium 내산균
acinar cell 세엽세포 [의6] 꽈리세포
acinar cell carcinoma 세엽세포암(종) [의6] 꽈리세포암(종)
acinar gland 세엽선, 꽈리샘
***Acinetobacter* species** 아시네토박터종
acinic cell carcinoma 세엽세포암(종), 샘꽈리세포암(종)
acinic cell cystoadenocarcinoma 세엽세포낭선암(종), 꽈리세포낭샘암(종)
acinus 세엽 [복] acini [의6] 꽈리
acne 여드름
acne comedonica 면포성 여드름
acne conglobata 뭉친여드름
acne keloid 여드름켈로이드
acne papulo-pustula 구진-농포여드름
acne vulgaris 보통여드름
acoustic 청각-, 소리-, 음향-
acoustic center 청각중추
acoustic neuroma 속귀신경집종, 청(각)신경집종
acoustic window 소리창, 음향창
acoustics 음향학
acquired aneurysm 후천성동맥류
acquired arterial vascular malformation 후천성동맥기형
acquired diverticulum 후천성게실
acquired immune deficiency 후천면역결핍
acquired immunity 후천면역
acquired immunodeficiency syndrome; AIDS 후천면역결핍증후군, 에이즈
acquired immunodeficiency syndrome-related complex; ARC 후천면역결핍증후군관련복합체
acquired resistance 획득저항
acquisition time 획득시간
acral lentiginous melanoma 말단흑자흑색종
acroangiodermatitis 말단혈관피부염
acrocentric chromosome 끝결매듭염색체
acrocyanosis 말단청색증
acrocyanotic cryopathy 말단청색한랭병(증), 말단청색저온병(증)
acrodermatitis enteropathica 창자병증말단피부염
acrokeratosis verruciformis 사마귀모양말단각화증
acromegalic gigantism 선단거대성거인증
acromegaly 말단비대(증)
acromial extremity 봉우리끝, 견봉단
acromion 어깨뼈봉우리, 견봉
acronym 약어
acrosome 첨단체
acrosyndactyly 말단합지, 가락끝붙음 [의6] 가락끝붙음증, 말단합지증
actin 1. 액틴 2. 가는근육미세섬유
actin filament 가는근육미세섬유, 액틴필라멘트
actinic dermatitis 광선피부염
actinic granuloma 광선육아종
Actinomyces 바퀴살균, 방선균

actinomycosis 방선균증
action 1. 작용 2. 활동
action potential 활동전위
activated charcoal 활성탄, 활성숯
activated complex 활성복합, 활성복합물
activated partial thromboplastin time; aPTT 활성화부분트롬보플라스틴시간
activated protein C inhibitor 활성화단백C억제제
activation 활성화
activation factor 활성인자
activator 1. 활성제 2. 턱교정장치
active carbon 활성숯, 활성탄
active colitis 활성결장염, 활동성결장염
active immunity 능동면역
active immunization 능동면역화
active material 활성물질, 활성재
active oxygen 활동산소, 활성산소
active phase 활성기
active site 활성부위
active surveillance 능동감시, 적극적감시
activity 1. 활성도 2. 활동, 활성 3. -능
actual death rate 실제사망률
acute 급성-
acute abscess 급성농양
acute appendicitis 급성충수염
acute arthritis 급성관절염
acute calculous cholecystitis 급성결석담낭염, 급성결석쓸개염
acute cellular rejection 급성세포성거부반응
acute cholecystitis 급성담낭염, 급성쓸개염
acute congestive glaucoma 급성울혈성녹내장
acute diverticulitis 급성게실염
acute emphysematous cholecystitis 급성기종담낭염, 급성기종쓸개염
acute fibrosing cholestatic hepatitis 급성섬유성담즙정체간염
acute fulminent hepatitis 급성전격성간염
acute glomerulonephritis 급성사구체신염
acute gouty arthritis 급성통풍성관절염
acute hepatitis 급성간염
acute infection 급성감염
acute infectious disease 급성감염병
acute infectious gastroenteritis 급성감염위장염
acute inflammation 급성염증
acute intermittent porphyria 급성간헐포르피린증
acute ischemic brachial neuropathy 급성허혈상완신경병(증), 급성허혈위팔신경병(증)
acute kidney injury 급성콩팥손상
acute limb ischemia 급성사지허혈
acute liver failure 급성간부전
acute nephritis 급성콩팥염, 급성신장염
acute pancreatitis 급성췌장염
acute physiology and chronic health evaluation; APACHE 급성생리, 연령, 만성건강평가
acute pneumonia 급성폐렴
acute pulmonary atelectasis 급성무기폐
acute pyelonephritis 급성신우신염
acute rejection 급성거부반응
acute renal failure 급성콩팥기능상실, 급성신부전
acute renal tubular necrosis 급성신세뇨관괴사
acute suppurative arthritis 급성화농성관절염
acute tubular necrosis 급성세관괴사
adaptability 1. 적응성 2. 순응성
adaptation 1. 적응 2. 순응
adapters 접속기, 어댑터
adaptive mechanism 적응기전
adaptive relaxation 적응성 이완작용
adaptor 1. 연결기 2. 유도관 3. 적응기
addiction 상습성중독, 탐닉
addisonian crisis 에디슨발증, 부신기능부전발증
Addison disease 애디슨병
additive action 부가작용
additive gene 상가유전자
adduction 모음, 내전
adduction arytenoidopexy 내전피열연골고정술
adductor reflex 모음근반사, 내전근반사
adefovir 아데포비어
adenectomy 선적출술, 샘적출술
adenine 아데닌
adenocarcinoma 선암(종)

adenocystic carcinoma 선낭암(종)
adenohypophysis 선뇌하수체, 샘뇌하수체
adenoid cancer 선양암
adenoid cystic carcinoma 선낭암(종)
adenoid pad 아데노이드덩이
adenolipoma 선지방종, 샘지방종
adenoma 선종, 샘종
adenoma-carcinoma sequence 선종암종연쇄
adenomatosis 선종증
adenomatous cyst 샘종낭종
adenomatous goiter 샘종성갑상샘종
adenomatous hyperplasia 샘종증식
adenomatous polyp 샘종성용종
adenomyoepithelioma 선근상피종, 샘근상피종
adenomyoma 선근종
adenomyomatic proliferation 샘근증식
adenomyosis 선근증
adenosine 아데노신
adenosis 선증, 샘증
adenosquamous carcinoma 선편평암(종)
adenovirus 아데노바이러스
adequacy 적절도
adherence 1. 부착 2. 유착 3. 충실(도)
adherence protein 부착단백질
adhesion 1. 유착 2. 부착, 붙음
adhesiotomy 유착절제(술)
adhesive 1. 유착- 2. 접착제 3. 반창고
adhesiveness 1. 부착성 2. 유착성
adipectomy 지방조직절제술
adipocyte 지방세포
adipose capsule 지방껍질, 지방피막
adipose tissue 지방조직
adiposis 1. 지방증 2. 비만증
adiposity 지방증, 비만증
adjunct 보조약
adjustable gastric banding 조절형위밴드(술)
adjusted death rate 조정사망률
adjuster 1. 조정기 2. 조정체
adjustment 1. 조절, 조정 2. 적응 3. 보정
adjustment reaction 적응반응
adjuvant 보강제, 보조제, 애주번트
adjuvant chemotherapy 보조화학요법
adjuvant radiotherapy 보조방사선치료
administration 1. 투약, 투여 2. 행정
adnexa 1. 부속기관, 부속기 2. 자궁부속기
adnexectomy 자궁부속기절제술
adolescent 1. 청소년기- 2. 청소년
adoptive cellular therapy 획득세포요법
adoptive immunity 차용면역, 입양면역
adoptive immunotherapy 차용면역요법, 입양면역요법
adrenal 부신-
adrenal cortex 부신피질
adrenal cortical adenoma 부신피질선종
adrenal cortical carcinoma 부신피질암종
adrenal cortical hyperplasia 부신피질증식증
adrenal crisis 부신위기
adrenal gland 부신
adrenal hypertension 부신성고혈압
adrenal incidentaloma 부신우연종
adrenal insufficiency 부신부전
adrenal medulla 부신수질
adrenal rest 부신잔류물
adrenal steroid 부신스테로이드
adrenal vein sampling 부신정맥혈채취
adrenalectomy 부신절제(술)
adrenergic block 아드레날린차단
adrenergic drug 아드레날린작용약
adrenergic fiber 아드레날린섬유
adrenergic receptor 아드레날린수용체
adrenocortical carcinoma 부신피질암종
adrenocortical insufficiency 부신피질부전, 부신겉질부전
adrenocortical steroid 부신피질스테로이드 부신겉질스테로이드
adrenocorticotropic hormone; ACTH 부신피질자극호르몬
adrenogenital syndrome 부신생식기증후군
adrenoleukodystrophy 부신백(색)질형성장애(증)
Adson test 애드슨검사

adsorption 흡착
adsorption capacity 흡착능
adult disease 성인병
adult megacolon 성인거대결장
adult respiratory distress syndrome 성인호흡곤란증후군
adulthood 성인기
advance 전진, 앞옮김
advanced cancer 진행암
advanced esophageal cancer 진행식도암
advanced gastric cancer 진행위암
advanced hepatocelluar carcinoma 진행간세포암(종)
advancement 전진(술), 앞옮김(술)
advancement flap 전진피판, 앞옮김피판
advancement-rotation flap 전진회전피판, 앞옮김돌림피판
adventitia 외막, 바깥막
adventitial cystic disease 외막낭종성질환, 외막낭성질환
adventitial dermis 외진피
adverse action 유해작용
adverse drug reaction 약물유해반응
adynamic ileus 무력장폐쇄, 무력창자막힘
aerated blood 통기혈
aeration 1. 환기 2. 통기
aerial infection 공기감염, 흡입감염
aerobe 산소성균
aerobic 산소성-
aerobic bacterium 산소균
aerobic glycolysis 호기해당작용
aerobic infection 유산소균감염, 호기균감염
aerobic metabolism 산소대사
aerobic respiration 산소호흡
aerodynamics 공기역학
aeroperitoneum 기복, 공기배증
aerosis 가스형성
aerosol 분무제, 에어로졸
aerosol infection 분무감염
aesthetic surgery 미용수술
afferent 들-, 구심-, 수입-
afferent arteriole 수입세동맥, 들세동맥
afferent glomerular arteriole 수입사구체세동맥, 들토리세동맥
afferent loop syndrome 수입각증후군
afferent nerve 구심신경, 들신경
afferent nerve fiber 구심신경섬유, 들신경섬유
afferent sensory nerve fiber 구심성감각신경섬유
affinity 친화력, 친화성
affix 1. 부착물 2. 첨가물
afibrinogenemia 무섬유소원혈증
aflatoxin 아플라톡신
afterdepolarization 후탈분극
afterdischarge 후방전
afterload 후부하
afterpotential 후전위
agalactia 젖마름증
agammaglobulinemia 무감마글로불린혈증
aganglionosis 무신경절증, 신경절없음증
age 1. 나이, 연령 2. 기
age standardization 연령표준화
agenesis 무발생
agent 1. 물질 2. 인자 3. -약, -제
age-sex pyramid 연령성피라미드
age-specific death rate 연령별사망률
age-specific rate 연령별비율
agglutinating capacity 응집능
agglutination reaction 응집반응
agglutination test 응집검사
agglutinin 응집소
aggregated lymphatic nodule 무리림프소절
aggregation 응집
aggressiveness 공격성
aging 1. 노화 2. 노령화 3. 나이먹음
aging patient 노인환자
aging process 노화과정
agnogenic myeloid metaplasia 원인불명골수화생
agonal thrombosis 사망전혈전증
agonist 1. 작용제 2. 작용근
agranular endoplasmic reticulum

무과립세포질그물, 무과립세포질세망
agranulocytosis 무과립구증
aid 1. 보조기, 보조, 보조물 2. 치료
AIDS-related colitis AIDS-연관결장염
air 공기, 대기, 기-
air bag 공기주머니
air cyst 공기낭포
air embolism 공기색전증
air flow 기류
air fluid level 공기액체층
air mask bag unit 앰부주머니
air space 공기공간
air trapping 공기걸림
air-blast injury 공기폭압손상, 공기팽창손상
airborne infection 공기매개감염
airway 1. 기도, 숨길 2. 기도유지기
airway management 기도관리
airway pressure 기도내압
airway reflex 기도반사, 숨길반사
airway resistance 기도저항
Alagille syndrome 알라질증후군
alanine 알라닌
albinism 백색증
albinoidism 백색증
albumin 알부민
albumin hemodialysis 알부민투석
albumin solution 알부민용액
alcaptonuria 알캅톤뇨
Alcock canal 알콕스관
alcohol 알코올
alcohol challenge 알코올유발반응검사
alcohol dehydrogenase 알코올탈수소효소
alcohol dependence 알코올의존
alcohol ingestion 알코올섭취
alcohol intoxication 알코올중독
alcohol withdrawal delirium 알코올금단섬망
alcoholic 1. 알코올- 2. 알코올중독자
alcoholic cirrhosis 알코올간경화(증)
alcoholic coma 알코올혼수
alcoholic hepatitis 알코올간염
alcoholic liver cirrhosis 알코올성간경변
alcoholic liver disease 알코올간질환
alcoholic neuropathy 알코올성신경병증
alcoholic pancreatitis 알코올췌장염
alcoholism 알코올중독
aldehyde 알데히드
aldosterone 알도스테론
aldosterone producing adenoma; APA 알도스테론 분비선종
aldosteronoma 알도스테론종양
alertness 각성도
alimentary abstinence 금식, 단식
alimentary tract 소화관
alimentary tract duplication 소화관중복
alimentation 1. 영양 2. 영양법
alkalemia 알칼리혈증
alkali 알칼리
alkali burn 알칼리화상
alkali salt 알칼리염
alkaline intoxication 알칼리중독
alkaline phosphatase 알칼리인산분해효소
alkaline reflux gastritis 알칼리역류위염
alkalization 알칼리화
alkaloid 알칼로이드
alkalosis 알칼리증
alkapton 알캅톤
alkaptonuria 알캅톤뇨
alkylating agent 알킬화약물, 알킬화제
alkylation 알킬화
allantoic duct 요막관
allantoic fluid 요막강액, 요막공간액
allantois 요막
allelic gene 대립유전자
allergic asthma 알레르기천식
allergic conjunctivitis 알레르기결막염
allergic contact dermatitis 알레르기접촉피부염
allergic dermatitis 알레르기피부염
allergic disease 알레르기병
allergic granulomatosis 알러지성육아종증
allergic purpura 알레르기자색반병

allergic reaction 알레르기반응
allergy 알레르기
alleviation 완화, 경감
allocation 배분, 배당, 할당
allogeneic graft 동종이식
allogenic inhibition 동종이형억제
allograft 1. 동종이식 2. 동종이식편
allograft dysfunction 동종이식편기능부전
allograft reaction 동종이식반응
allograft rejection 동종이식거부반응
allograft tolerance 동종이식내성
alloplastic graft 무생물재료이식편
alloplastic implant 무생물재료삽입물
allopurinol 알로퓨리놀
allorhythmic pulse 주기부정맥, 주기불규칙맥
allotype 동종이형
allowance 1. 허용량 2. 권장량
alpha fetoprotein 알파태아단백
alpha granule 알파과립
alpha receptor 알파수용체
Alpha-1 antitrypsin deficiency A1-안티트립신결핍증
alpha-acid glycoprotein 알파산당단백
alpha-adrenergics 알파아드레날린성약
alpha-fetal protein; AFP 알파태아단백질
alpha-fetoprotein 알파태아단백질
alpha-interferon 알파인터페론
Alport syndrome 알포트증후군
alternative inheritance 교대유전
alternative medicine 대안의학, 대체의학
altruism 이타주의
alum 백반
aluminium 알루미늄
aluminum chloride 염화알루미늄
alveolar cancer 폐포암
alveolar duct 폐포관, 허파꽈리관
alveolar gas exchange 폐포가스교환, 허파꽈리가스교환
alveolar gigantism 치조치은
alveolar gland 포상선, 꽈리샘
alveolar hypoventilation 폐포저환기, 허파꽈리저환기
alveolar oxygen pressure 폐포산소압, 허파꽈리산소압
alveolar sac 폐포낭, 꽈리주머니
alveolar saccule 폐포소낭, 폐포주머니, 꽈리주머니
alveolar structure 1. 꽈리구조, 폐프구조 2. 포상구조
alveolar ventilation 폐포환기, 허파꽈리환기
alveolar ventilation rate 폐포환기율, 허파꽈리환기율
alveolar-arterial oxygen gradient 폐포동맥간산소분압차
alveolar-capillary block 폐포-모세혈관차단
alveolo-capillary barrier 폐포모세혈관장벽, 꽈리모세혈관장벽
alveolus 1. 허파꽈리, 폐포 2. 이틀, 치조
Alzheimer disease 알츠하이머병
Alzheimer dementia 알츠하이머치매
amastia 무유방증
amaurosis fugax 일과성흑암시
ambiguity 모호, 불분명
ambiguous genitalia 모호생식기(관)
Ambu bag 앰부주머니
ambulation 1. 보행 2. 이동
ambulatory care 외래진료, 통원진료
ambulatory procedures 외래시술
amebiasis 아메바증
amebic abscess 아메바성농양
amebic colitis 아메바결장염
amebic granuloma 아메바성육아종
amebic liver abscess 아메바간농양, 아메바간고름집
amebic ulcer 아메바성궤양
ameboma 아메바종
amelanotic nevus 멜라닌결핍모반
amelia 무지증
amenorrhea 무월경
American Board of Surgery 미국외과전문의위원회
American College of Surgeons; ACS 미국외과학회
American Surgical Association; ASA

미국외과협회
amikacin 아미카신
amine 아민
amine precursor uptake and decarboxylation cell; APUD cell 아마인전구물질흡수 및 카복실기분해세포
amino acid 아미노산
aminoaciduria 아미노산뇨
aminoglycoside 아미노글리코시드
aminophylline 아미노필린
aminopterin 아미노프테린
aminotransferase 아미노전이효소
[의6] 아미노기전달효소
ammonia 암모니아
ammonium 암모늄
ammonium chloride 염화암모늄
amniocentesis 양막천자, 양수천자
amnion 양막
amnionic membrane 양막
amnionitis 양막염
amniotic band 양막띠
amniotic duct 양막관
amniotic fluid 양수
amniotic fluid index; AFI 양수지수
amniotomy 인공양막파열, 양막절개(술)
amoebiasis 아메바증
amoebic colitis 아메바성결장염, 아메바성대장염
amorphia 1. 무정형 2. 무구조
amorphous density 무정형밀도
amoxicillin 아목시실린
amphetamine 암페타민
amphigonous inheritance 양친유전
ampicillin 암피실린
amplifier 증폭기
amplitude 진폭
ampulla 팽대(부)
ampulla of Vater 파터팽대
ampullary adenocarcinoma 팽대(부)샘암(종)
ampullary adenoma 팽대(부)샘종
ampullary benign tumor 팽대(부)양성종양
ampullary cancer 팽대(부)암(종)
ampullary carcinoma 팽대(부)암(종)
ampullary crest 팽대능선
ampullary region 팽대부위
ampullary tumor 팽대종양
ampullectomy 팽대절제(술)
amputation 1. 절단, 자름 2. 절단술
amygdaloid body 편도체
amylase 아밀라아제
amyloidosis 아밀로이드증, 유전분증
anabolism 합성대사, 동화, 동화작용
anaerobe 혐기균, 무산소성균
anaerobic 혐기성, 무산소-, 산소부족-
anaerobic bacterium 혐기균, 무산소균
anaerobic cellulitis 혐기봉와직염, 무산소균봉와직염
anaerobic incubation 혐기배양, 무산소배양
anaerobic infection 혐기균감염, 무산소균감염
anaerobic metabolism 무산소대사
anaerobic organism 혐기세균, 무산소세균
anaerobic respiration 무산소호흡
anal canal 항문관
anal canal high pressure zone 항문관고압대
anal cancer 항문암
anal carcinoma 항문암(종)
anal cleft 항문틈새, 둔열
anal column 항문기둥
anal crypt 항문음와
anal cushion 항문융기, 항문쿠션
anal dilators 항문확장기
anal dysplasia 항문형성이상
anal fissure 치열, 항문열창
anal fistula tract 치루관, 항문루관
anal gland 항문선, 항문샘
anal hygiene 항문위생
anal incontinence 항문실금
anal intercourse 1. 남색 2. 항문성교 (동) sodomy
anal intraepithelial neoplasia 항문상피내종양
anal leukoplakia 항문백색판증
anal manometry 항문압측정(법)
anal membrane 항문막

anal papilla 항문유두, 항문돌기
anal pressure 항문압(력)
anal reflex 항문반사
anal sensation 항문감각
anal sinus 항문굴, 항문동
anal speculum 항문경
anal sphincter 항문괄약근, 항문조임근
anal stage 항문기
anal stenosis 항문협착(증)
anal tag 항문꼬리
anal tumor 항문종양
anal ulcer 항문궤양
anal valve 항문판막, 항문판
anal verge 항문피부선, 항문연
anal wart 항문사마귀
analgesia 1. 진통 2. 무통증
analgesic 1. 진통- 2. 진통제
analogue 유사물질, 유사체
analysis 분석
analytical chemistry 분석화학
analyzer 분석기
anamnestic response 면역기억반응
anaphase 후기
anaphylactic gangrene 아나필락시스괴저
anaphylactic intoxication 아나필락시스성중독, 초과민반응쇼크
anaphylactic reaction 아나필락시스반응, 초과민반응
anaphylactic shock 아나필락시스쇼크
anaphylactoid purpura 아나필락시스자색반병
anaphylactoid reaction 유사아나필락시스반응 유사초과민반응
anaphylaxis 아나필락시스
anaplasia 역형성
anaplastic carcinoma 역형성암(종)
anaplastic thyroid carcinoma 역형성갑상샘암(종)
anasarca 전신부종
anastomosis 연결, 문합
anastomosis of Riolan 리올랑연결(술), 리올랑문합(술)
anastomotic device 연결도구, 문합도구
anastomotic insufficiency 연결부전, 문합부전
anastomotic leak 연결부누출, 문합부누출
anastomotic leakage 연결부누출
anastomotic stenosis 연결부협착, 문합부협착
anastomotic stricture 연결부협착, 문합부협착
anastomotic ulcer 연결부궤양, 문합부궤양
anastomotic varix 연결부정맥류, 문합부정맥류
anatomical hepatic lobectomy 해부학적간엽절제술
anatomical resection 해부학적절제술
anatomy 해부학
anchorage 고정
anchoring fibril 고정원섬유
ancient medicine and surgery 고대의학외과
androblastoma 남성모세포종
androgen 1. 남성호르몬 2. 안드로겐
androstenedione 안드로스텐디온
anemia 빈혈
anemia of chronic disease 만성병빈혈
anemic hypoxia 빈혈저산소증
anencephaly 무뇌증
anesthesia 1. 마취 2. 무감각, 마비
anesthesiologist 마취과의사, 마취통증의학의사
anesthesiology 마취과학, 마취통증의학
anesthetic 1. 마취- 2. 무감각제 3. 마취제
anesthetic circuit 마취회로
anesthetic potency 마취제역가
anesthetist 마취사, 마취간호사
anetoderma 피부위축증
aneuploidy 비배수체
aneurysm 1. 동맥류, 동맥꽈리 2. 류, 꽈리
aneurysmal bone cyst 동맥류골낭종
aneurysmal bruit 동맥류잡음
aneurysmectomy 동맥류절제(술)
aneurysmoplasty 동맥류성형(술)
aneurysmorrhaphy 동맥류봉합(술)
aneurysmotomy 동맥류절개(술)
angina 1. 협심증 2. 앙기나
angina pectoris 협심증, 가슴조임증

anginal pain 협심통증, 가슴조임통증
angioblastoma 혈관모세포종
angiocardiography 심장혈관조영(술)
angiodermatitis 혈관피부염
angiodysplasia 혈관형성이상
angioedema 혈관부종, 맥관부종
angiofibroma 혈관섬유종
angiogenesis 혈관형성, 혈관신생
angiogram 혈관조영상
angiographic pharmacotherapy 혈관조영하약물요법
angiography 혈관조영(술)
angiokeratoma 혈관각화종
angioleiomyoma 혈관평활근종
angiolipoma 혈관지방종
angioma 1. 혈관종 2. 맥관종
angiomatous malformation 혈관종성기형
angiomyolipoma 혈관근지방종
angioneurotic edema 혈관신경성부종
angioneurotic purpura 혈관신경자색반병
angioplasia 혈관형성, 혈관증식
angioplasty 혈관성형(술)
angiosarcoma 혈관육종
angiosclerosis 혈관경화
angiotensin 안지오텐신
angiotensin converting enzyme inhibitor 안지오텐신전환효소억제제
angiotensin receptor blocker 앤지오텐신 수용체 차단제
angle 1. 각 2. 구석
angled gliding 각진활주
angle-rotation flap 각돌림피판
angular stomatitis 입꼬리염, 구각염
anhepatic phase 무간기
anhydrase 탈수효소
aniline 아닐린
animal 동물
animal bite 동물물림
animal experiment 동물실험
anion gap 음이온차이
aniridia 무홍채(증), 홍채없음(증)
anisakiasis 아니사키스증, 고래회충증
Anisakis simplex 고래회충
ankle 발목
ankle joint 발목관절, 족관절
ankyloglossia 혀유착(증), 설소대단축(증)
ankylosing spondylosis 강직척추증
ankylosis 관절굳음, 관절강직
annealing 어닐링, 단련, 벼림
annular 고리-, 윤상-
annular cancer 고리형암, 윤상형암
annular pancreas 고리췌장
annulare erythema 환상홍반
anococcygeal ligament 항문미골인대
anococcygeal raphe 항문미골솔기, 항문미골봉선
anocutaneous fistula 항문피부루
anocutaneous line 항문피부선
anocutaneous reflex 항문피부반사
anode 양극
anogenital raphe 항문생식솔기
anomaly 이상, 기형
anonymous alcoholic 단주모임, 금주모임
anoplasty 항문성형(술)
anorchism 고환없음(증), 무고환(증)
anorectal abscess 항문직장농양, 항문직장고름집
anorectal achalasia 항문직장이완불능(증)
anorectal advancement flap technique 항문직장전진피판술
anorectal agenesis 항문직장무형성, 항문직장무발생
anorectal angle 항문직장각
anorectal atresia 항문직장폐쇄
anorectal biofeedback system 항문생체되먹임기전
anorectal fistula 항문직장루, 항문직장샛길, 항문직장누공
anorectal gonorrhea 항문임질
anorectal malformation 항문직장기형
anorectal manometry 항문직장내압검사
anorectal melanoma 항문직장흑색종, 항문직장멜라닌종

anorectal mucosa prolapse 항문직장점막탈출
anorectal mucosectomy 항문직장점막절제술
anorectal muscles 항문직장근
anorectal myectomy 항문직장근절제술
anorectal reflex 항문직장반사
anorectal ring 항문직장고리
anorectal stenosis 항문직장협착(증)
anorectal venous malformation 항문직장정맥기형
anorectoplasty 항문직장성형술
anorectum 항문직장
anorexia 식욕부진, 입맛없음
anorexia nervosa 신경성식욕부진
anoscopy 항문경(검사)
anosmia 후각상실(증)
anovaginal fistula 항문질루
anovaginal reconstruction 항문질재건(술)
anovestibular fistula 항문전정루
anovular menstruation 무배란월경
anovulatory menstrual cycle 무배란월경주기
anovulvar fistula 항문외음루, 항문음문루
anoxia 무산소증
anoxic disturbance 무산소성장애
anoxic spell 무산소성발작
ansa cervicalis 목신경고리
ansa hypoglossi nerve 설하신경고리
ansa nervi hypoglossi 설하신경고리
antacid 제산제
antacid therapy 제산제치료
antagonism 대항작용, 길항작용
antagonist 1. 대항제, 길항제 2. 대항근
antagonistic action 길항작용
ante situm liver resection Ante situm 간절제
antecubital fossa 전주와
antecubital space 전주와
antegrade 제방향-, 앞방향-
antegrade cholecystectomy 제방향담낭절제, 앞방향쓸개절제
antegrade enema 앞방향관장, 제방향관장
antegrade hepatectomy 제방향간절제, 앞방향간절제
antegrade pyelography 제방향신우조영

antepyretic 발열전-
anterior 앞-, 전방-
anterior accessory great saphenous vein; anterior accessory GSV 전부속대복재정맥, 앞덧큰두렁정맥
anterior approach 전방접근(법)
anterior approach hepatectomy 앞방향간절제
anterior arch 전궁
anterior axillary fold 전액와주름
anterior axillary line 앞겨드랑선, 전액와선
anterior cerebral artery 앞대뇌동맥, 전대뇌동맥
anterior cerebral circulation 앞뇌순환, 전뇌순환
anterior compartment neck dissection 전경부림프절절제(술)
anterior crus 전각
anterior ectopic anus 전방전위항문
anterior fixation 전방고정술
anterior laminar of rectus sheath 복직근전초
anterior layer 전층
anterior onlay 전방온레이
anterior open preperitoneal approach 전방개방식복막전(층)접근(법)
anterior pelvic exenteration 전골반내용물적출(술), 앞골반내용물적출(술)
anterior perineal cyst 전회음낭종
anterior preperitoneal approach 전방복막전(층)접근(법)
anterior rectopexy 전방직장고정
anterior rectus sheath 복직근전초
anterior repair 전방접근수술, 전방교정술
anterior sacral meningocele 전방천골척수탈출
anterior superior iliac spine 전상장골극
anterior tibial artery 앞정강동맥, 전경골동맥
anterograde 선행-, 앞방향-, 제방향-
anteroposterior lordotic view 전후전만상, 뒤굽이정면영상
anteroposterior view 전후상, 앞뒤방향영상
anteversion 1. 앞방향경사, 전방경사 2. 뒤틀림
anthrax 탄저병
anthropology 인류학

anthropometry 인체계측(법)
anti oncogene 항종양유전자
anti oxidase 항산화효소
anti oxidation 항산화
anti proliferative agent 항증식성제제
anti reflux surgery 항역류수술
anti thrombosis 항혈전
antiallergic drug 항알레르기제, 알레르기약
antiamebic drug 항아메바제, 아메바약
anti-anaerobic antibiotic 항혐기성항생제
antiandrogen 항안드로겐
antianxiety drug 항불안제, 불안치료제
antiarrhythmic drug 항부정맥제, 부정맥약
antiasthmatic agent 항천식제
antibacterial spectrum 항균범위, 항균스펙트럼
antibacterial substance 항균물질
antibiosis 항생, 항생작용
antibiotic 1. 항생- 2. 항생제
antibiotic bioassay 항생제생물학적검정(법)
antibiotic prophylaxis 예방항생제
antibiotic resistance 항생제내성
antibiotic therapy 항생제요법
antibodiy; Ab 항체
antibody screening test 항체선별검사
antibody synthesis 항체합성
antibody titer 항체가
antibody-dependent cell-mediated cytotoxicity 항체의존세포매개세포독성
antibody-mediated immunity 항체매개면역
antibody-mediated rejection 항체매개거부반응
antibody-producing cell 항체생산세포
antibody-screening cell 항체선별혈구
anticancer drug 항암제
anticardiolipin antibody 항카디오리핀항체
anticholinergic 1. 항콜린- 2. 항콜린제
anticholinesterase test 항콜린에스테라아제검사
anticoagulant 1. 항응고- 2. 항응고제
anticoagulant drug 항응고제
anticoagulant factor 항응고인자
anticoagulated blood 항응고혈
anticoagulation 항응고
anticoagulation therapy 항응고요법
anticonvulsant 1. 항경련- 2. 항경련제
antidepressant 1. 항우울- 2. 항우울제
antidiabetic drug 당뇨병약
antidiarrheal 1. 지사- 2. 설사약, 지사제
antidiarrheal agent 지사제
antidiarrheic 1. 지사- 2. 설사약, 지사제
antidiuresis 항이뇨, 이뇨억제
antidiuretic hormone; ADH 항이뇨호르몬
antidote 해독제
anti-double stranded deoxyribonucleic acid antibody antibody 항이중가닥디엔에이항체
anti-dsDNA antibody 항이중가닥DNA항체
antiemetic 1. 항구토- 2. 구토약, 항구토제
antiemetic drug 항구토제, 구토약
antiepileptic 1. 항간질- 2. 간질약, 항간질제
antifibrinolytic 1. 항섬유소용해-, 항피브린용해- 2. 항섬유소용해제, 항피브린용해제
antifungal action 항진균작용
antifungal agent 항진균제
antigen 항원
antigen adjuvant 항원 보강제
antigen analysis 항원분석
antigen binding capacity 항원결합능
antigen competition 항원경쟁
antigen excess 항원과잉
antigen presentation 항원제시
antigen receptor 항원수용체
antigen-antibody complex 항원항체복합체
antigen-antibody reaction 항원항체반응
antigen-binding site 항원결합부위
antigenemia 항원혈증
antigenic deletion 항원결손
antigenic determinant 항원결정인자
antigenic drift 항원변이
antigenic specificity 항원특이성
antigenic stimulation 항원자극
antigenicity 항원성
antigen-presenting cell 항원제시세포

antigen-reactive cell 항원반응세포
antigen-recognizing cell 항원인지세포
antiglobulin reaction 항글로불린반응
antiglobulin test 항글로불린검사
antihelminthic agent 항기생충제, 구충제
antihemophilic factor 항혈우병인자
antihemophilic globulin 항혈우병글로불린
antihistaminic drug 항히스타민제
anti-human globulin 항인체글로불린, 항사람글로불린
antihypertensive drug 항고혈압제, 고혈압약
anti-inflammatory agent 항염증제, 소염제, 염증약
antilymphocyte antibody 항림프구항체
antilymphocyte globulin 항림프구글로불린
antilymphocyte serum 항림프구혈청
antimalarial drug 항말라리아제, 말라리아약
antimetabolic agent 항대사물질
antimicrobial 1. 항균-, 항미생물- 2. 항균제, 항미생물제
antimicrobial action 항균작용
antimicrobial level 항균수준
antimicrobial susceptibility 항균제감수성
antimicrobial susceptibility test 항균제감수성검사
antimicrobial therapy 항균치료
antimuscarinic drug 항무스카린제
antineoplastic 항신생물제, 항종양제
antineutrophil cytoplasmic antibody 항중성구세포질항체
antinuclear antibody 항핵항체
antiobestic drug 비만치료제, 살빼는약
antioxidant 항산화제
antioxidant effect 항산화효과
antioxygen 항산소
antiperistaltic anastomosis 역연동연결(술), 역연동문합(술)
antiphospholipid antibody 항인지질항체
antiplatelet drug 항혈소판제
antiplatelet factor 항혈소판인자
antipruritic drug 가려움약
antipruritics 항소양제, 가려움약, 항가려움제
antipsychotic drug 정신병약
antipyretic action 해열작용
antipyretic analgesic 해열진통제
antipyretic drug 해열제
antireflux procedure 항역류술기
antireflux valve 역류방지판막
anti-Ro antibody 항Ro항체
antiseborrheic drug 지루약
antiseizure drug 항경련제, 경련약
antisepsis 1. 항패혈- 2. 방부
antiseptic 1. 방부- 2. 방부제
antiseptic dressing 1. 방부드레싱 2. 살균드레싱
antiseptic drug 1. 방부제 2. 살균제
antiseptic scrub 무균세정
antiserum 항혈청
antishock garment 항쇽의복
anti-Sm antibody 항Sm항체
antisperm antibody 항정자항체
antithrombin 항트롬빈
antithrombotic 1. 항혈전- 2. 혈전약, 항혈전제
antithymocyte globulin 항흉선세포글로불린, 항가슴샘세포글로불린
antithyroglobulin antibody 항갑상샘글로블린항체
anti-thyroid antibody 항갑상선항체
antithyroid drug 항갑상샘제
antithyroperoxidase antibody 항갑상샘과산화효소항체
antitoxemic effect 항독혈증효과
antitoxic globulin 항독성글로불린
antitoxic immunity 항독소면역
antitoxin 항독소
antitoxin unit 항독소단위
antituberculosis drug 항결핵제, 결핵약
antitumor agent 항암제
antitussive 1. 기침완화- 2. 기침약, 진해제
antivenin 항뱀독소
antiviral drug 항바이러스제, 바이러스약
antral atresia 전정폐쇄, 날문방폐쇄
antral gastritis 전정부위염
antrectomy 전정부절제술
antrum 전정부

anuria 무뇨
anus 항문
Anvil grasper 앤빌 집게
anxiety reaction 불안반응
aorta 대동맥
aorta compressor 대동맥압박기
aorta overriding 대동맥걸침
aortectasia 대동맥확장
aortic aneurysm 대동맥자루, 대동맥류
aortic arch 대동맥활
aortic atresia 대동맥판폐쇄(증)
aortic bifurcation 대동맥갈림
aortic body 대동맥소체
aortic bulb 대동맥팽대
aortic bypass surgery 대동맥우회술
aortic coarctation 대동맥축착
aortic control 대동맥차단
aortic dissection 대동맥박리
aortic hiatus 대동맥공, 대동맥구멍
aortic insufficiency 대동맥판막기능부전
aortic overriding 대동맥걸침, 대동맥기승
aortic sinus 대동맥동, 대동맥굴
aortic sinus baroreceptor 대동맥굴압력수용기
aortic sinusal aneurysm 대동맥굴자루, 대동맥굴동맥류
aortic stenosis 대동맥판협착(증)
aortic valve 대동맥판
aortism 대동맥질환
aortitis 대동맥염
aortobifemoral bypass 대동맥양측대퇴동맥우회술, 대동맥두넙다리동맥우회술
aorto-caval fistula 대동정맥루, 대동정맥샛길
aortoenteric fistula 대동맥장관루, 대동맥장관샛길
aortogram 대동맥조영상
aortography 대동맥조영(술)
aortopathy 대동맥병(증)
aortopexy 대동맥고정(술)
aortoplasty 대동맥성형(술)
aortopulmonary window 대동맥폐동맥창
aortorenal bypass graft 대동맥신동맥우회로이식술
aortorrhaphy 대동맥봉합(술)
aortotomy 대동맥절개(술)
APACHE score 아파치지표, APACHE지표
APC gene APC유전자
APC protein APC단백
aperistalsis 꿈틀운동없음, 무연동
apex 꼭지, 끝, 꼭대기
Apgar score 아프가점수
aphagia 못삼킴증, 연하불능증
aphagopraxia 삼킴곤란, 연하곤란
aphakic glaucoma 무수정체녹내장
aphasia 언어상실증, 실어증
apheresis 성분채집술
aphtha 아프타
aphthous stomatitis 아프타입안염, 아프타구내염
aphthous ulcer 아프타궤양
apical bronchus 폐첨기관지
apical impulse 심장꼭대기박동, 심첨박동
aplasia 무형성
aplasia cutis congenita 선천피부무형성
aplastic anemia 재생불량빈혈, 무형성빈혈
apnea 무호흡
apnea index 무호흡지수
apnea test 무호흡검사
apneustic respiration 지속흡입호흡
apocrine duct 아포크린관
apocrine gland 아포크린선, 부분분비선
apocrine gland carcinoma 아포크린선암(종)
apocrine metaplasia 아포크린화생
aponeurosis 건막
aponeurositis 건막염, 널힘줄염
aponia 무통
apoprotein 아포단백질
apoptosis 세포자멸사
aporcrine sweat gland 아포크린한선, 아포크린땀샘
apparatus 1. 장치, 장비 2. 기관
apparent death 가사, 겉보기사망
apparent density 겉보기밀도
apparent infection 증상감염
appearance 모양

appendage 1. 부속기(관) 2. 부속물
appendectomy 충수(돌기)절제술, 막창자꼬리절제술, 맹장꼬리절제술
appendiceal abscess 충수농양, 충수고름집
appendiceal colic 충수급통증
appendices epiploicae 복막수
appendicitis 충수염
appendicostomy 충수조루(술), 충수창냄(술)
appendicovesicostomy 충수방광연결(술)
appendicular artery 충수동맥
appendicular colic 충수급통증
appendix 충수
appendix testis 고환부속물
appetite 식욕, 입맛
applanation tonometer 압평안압계
apple peel intestinal atresia 사과껍질 장폐쇄
Appleby operation 애플비수술, Appleby수술
appliance 1. 장치, 기구 2. 교정장치
application 1. 적용 2. 바름, 도포 3. 투여
applied chemistry 응용화학
approach 접근(법)
aproctia 항문없음(증)
APUDoma APUD종양
aqueous outflow 방수유출, 방수배출
aqueous penicillin 수용성페니실린
arachidonic acid 아라키돈산
arachnoid 1. 거미- 2. 거미막, 지주막
Arantius duct 아란티우스관
arborizing telangiectasia 분지모세혈관확장(증)
arbovirus 아르보바이러스
Arc of Riolan 리올랑궁
arcade 연속활
arch aortogram 대동맥활조영상
arch of Riolan 리올랑궁 [동] Arc of Riolan
archenteron 원시창자, 원장
arcuate artery 활꼴동맥, 궁상동맥
arcuate eminence 활꼴융기
arcuate ligament 궁상인대
arcuate line 활꼴선
arcute line of Douglas 더글라스활꼴선
area 1. 구역, 영역, 역 2. 부위, 부 3. 면적
areata alopecia 원형탈모증
areflexia 무반사
areflexic bladder 무반사방광
areola 유륜 [의6] 젖꽃판
areolar 유륜-, 유륜상의
areolar cancer 유륜상암
areolar tissue 성근조직
areolar-sparing mastectomy 유륜보존유방절제술
areolitis 유륜염, 젖꽃판염
arginin 아르기닌
Argon beam coagulation 아르곤광선응고
argon laser (light amplification by stimulated emission of radiation) 아르곤레이저
argyrophilia 은친화성
arm 1. 위팔 2. 팔, 상지
arm board 팔 받침대
arm sling 팔걸이
aromatic aminoacid 방향족아미노산
aromatization 방향화
arotic opening 대동맥열공
arrangement 배열
array 배열, 정열
arrest 정지
arrhenoblastoma 남성화배세포종
arrhythmia 부정맥
arsenic acid 비산
arsenic drug 비소약
arsenical 1. 비소- 2. 비소제
arterectomy 동맥절제(술)
arteria 동맥
arterial 동맥의
arterial aneurysm 동맥류
arterial blood 동맥혈액, 동맥피
arterial blood gas 동맥혈가스
arterial blood gas study 동맥혈가스분석
arterial cannulation 동맥관삽입(술)
arterial capillary 동맥모세혈관
arterial catheter 동맥도관
arterial catheterization 동맥도관삽입

arterial dilatation 동맥확장
arterial discordance 동맥불일치연결, 대혈관불일치연결
arterial graft 동맥이식
arterial malformation 동맥기형
arterial occlusion 동맥폐색
arterial oxygen saturation 동맥혈산소포화도
arterial oxygen tension 동맥혈산소분압
arterial pressure 1. 동맥압, 동맥혈압 2. 혈압
arterial system 동맥계
arterial vascular malformation 동맥기형
arterialization 동맥혈화
arteriectomy 동맥절제(술)
arterioectasia 동맥확장(증)
arteriogram 동맥조영상
arteriography 동맥조영(술)
arteriolar necrosis 세동맥괴사
arteriolar nephrosclerosis 세동맥신경화증
arteriole 세동맥
arteriolitis 세동맥염
arteriology 동맥학
arteriolosclerosis 세동맥경화(증)
arteriomalacia 동맥연화(증)
arterionecrosis 동맥괴사
arteriopathy 동맥병(증)
arterioplasty 동맥성형(술)
arteriopressor 1. 승압제 2. 고혈압 3. 고혈압환자
arteriopuncture 동맥천자, 동맥뚫기
arteriorrhaphy 동맥봉합(술)
arteriorrhexis 동맥파열
arteriosclerosis 동맥경화(증)
arteriosclerosis obliterans; ASO 폐쇄동맥경화(증)
arteriosclerotic aneurysm 동맥경화자루, 동맥경화동맥류
arteriosclerotic cardiovascular disease 동맥경화심(장)혈관병
arteriosclerotic gangrene 동맥경화괴저
arteriosclerotic heart disease 동맥경화심장병
arteriospasm 동맥연축
arteriostenosis 동맥협착
arteriostosis 동맥골화, 동맥뼈되기
arteriostrepsis 동맥염전지혈법
arteriotome 동맥절개기
arteriotomy 동맥절개(술)
arteriotony 동맥내장력, 혈압
arteriovenous anastomosis 동정맥연결, 동정맥문합
arteriovenous aneurysm 동정맥자루, 동정맥류
arteriovenous crossing 동정맥교차
arteriovenous fistula 동정맥루, 동정맥샛길
arteriovenous malformation 동정맥기형
arteritis 동맥염
arteritis nodosa 결절동맥염
arteritis obliterans 폐색동맥염
artery 동맥
arthralgia 관절통
arthritic nodule 관절염성결절
arthritis 관절염
arthrocaries arthritis 결핵관절염
arthrodesis 관절유합술
arthrography 관절조영(술)
arthrogryposis multiplex congenita 선천다발관절굽음(증) 의6 선천다발관절만곡증
arthrolith 관절돌, 관절결석
arthropathy 관절병(증)
arthroplasty 관절성형(술)
arthropod vector 절지동물매개체
arthropod-borne infection 절지동물매개감염
arthroscope 관절경, 관절보개
arthrosis 관절증
arthrotomy 관절절개(술)
article 논문
articular capsule 관절주머니, 관절낭
articular cartilage 관절연골
articular cavity 관절안, 관절강
articular contracture 관절구축
articular crepitus 관절비빔소리, 관절마찰음
articular disc 관절원반
articular effusion 관절삼출액
articular eminence 관절융기

articular fracture 관절골절
articular surface 관절면
articulation 1. 관절 2. 조음, 입소리 3. 명료도 4. 교합
articulation disorder 발음장애
articulator 교합기, 맞물림틀
artifact 1. 인공물 2. 허상, 인공음영
artificial active immunity 인공능동면역
artificial airway 인공기도, 기도유지기
artificial blood 인공혈액
artificial conception 인공수태
artificial culture medium 인공배지
artificial dermatitis 인공피부염
artificial digestion 인공소화
artificial eardrum 인공고막
artificial feeding 인공영양
artificial fertilization 인공수정
artificial fever 1. 열치료 2. 인공발열
artificial heart 인공심장
artificial heart-lung apparatus 인공심장폐장치
인공심장허파장치
artificial immunity 인공면역
artificial joint 인공관절
artificial kidney 인공신(장), 인공콩팥
artificial liver 인공간
artificial menopause 인공폐경
artificial organ 인공장기
artificial respiration 인공호흡
artificial skin 인공피부
artificial skin graft 인공피부이식
artificial sphinctert 인공괄약근, 인공조임근
artificial tears 인공눈물
asbestos 석면
asbestosis 석면증
ascariasis 회충증
Ascaris lumbricoides 회충
ascending aorta 상행대동맥, 오름대동맥
ascending artery 상행동맥, 오름동맥
ascending cervical artery 상행경동맥, 오름목동맥
ascending colon 상행결장
ascending neuropathy 상행성신경병증
ascites 복수
ascitic fluid 복수
ascorbic acid 아스코르빈산
ascorbic acid deficiency 아스코르빈산결핍증,
Vit.c결핍증
asepsis 1. 무균 2. 무균법 3. 방부 4. 방부법
aseptic 무균-
aseptic necrosis 무균괴사
aseptic peritonitis 무균성복막염
aseptic procedure 무균조작
aseptic pyuria 무균고름뇨, 무균농뇨
aseptic solution 무균액
aseptic surgery 무균수술
aseptic technique 무균기술
aseptic treatment 무균처치
aseptic wound 무균창상
asexual generation 무성세대
Asherman syndrome 아셔만증후군
asparagine 아스파라긴
aspartate aminotransferase; AST
아스파르테이트아미노전달효소,
아스파르테이트아미노전이효소
aspergilloma 아스페르길루스종
aspergillosis 아스페르길루스증
Aspergillus 아스페르길루스<속>
Aspergillus fumigatus 아스페르길루스푸미가투스
***Aspergillus* infestation** 아스퍼질러스감염
asphyxia 질식
aspirate 흡인물
aspirating needle 흡인바늘
aspiration 흡인
aspiration biopsy cytology 흡인생검세포검사
aspiration cytology 흡인세포검사
aspiration pneumonia 흡인폐렴
aspiration thrombectomy 흡인혈전제거(술)
aspirin 아스피린
asplenia 무비장증
assault 폭행
assay 1. 측정 2. 측정법 3. 검사, 분석
assessment 1. 사정 2. 평가

assimilation 1. 동화 2. 융합
assist 보조장치
assisted delivery 보조분만
assisted reproductive technology 보조생식기술
assisted respiration 보조호흡(법)
association 1. 연합 2. 연상 3. 연관
association center 연합중추
asterixis 자세고정불능
asthma 천식
asthmatic crisis 천식발작, 천식위기
astringents 수렴제, 수축제
astroblast 별아교모세포
astroblastoma 별아교모세포종
astrocyte 성상세포, 별아교세포
astrocytoma 별아교세포종
astroglia 성상교세포
astroglioma 성상교증
asymmetric 비대칭-
asymptomatic carrier 무증상보균자
asymptomatic cholelithiasis 무증상담석, 무증상쓸개돌
asymptomatic gallstone 무증상담석, 무증상쓸개돌
asymptomatic hernia 무증상탈장
asymptomatic infection 무증상감염
asynapsis 비접합
asynchronism 비동시성
asynchrony 비동시성
asynclitism 부동고정위
asystole 심장무수축
asystolia 심장무수축
ataxia 실조
ataxias 조화운동못함증, 조화운동불능
ataxic dysphasia 조화운동언어장애
atelectasis 무기폐, 폐확장부전
atherectomy 죽종절제(술)
atheroembolism 죽종색전증
atherogenesis 죽종형성
atheroma 죽종
atheromatous abscess 죽종농양, 죽종고름집
atheromatous plaque 죽(상)판
atherosclerosis 죽(상)경화증
atherosclerotic heart disease 죽상경화심장병
atherosclerotic plaque 죽(상)경화판
athreptic immunity 무영양면역
athymic nude mouse 누드마우스, 가슴샘없는생쥐
atmosphere 1. 대기 2. 기압 3. 분위기
atom 원자
atomic linkage 원자결합
atonic bladder 무긴장이완성방광
atonicity 무긴장성
atony 긴장없음(증), 무긴장(증), 이완(증)
atopic asthma 아토피천식
atopic dermatitis 아토피피부염
atopy 아토피
atresia 폐쇄(증)
atretic follicle 폐쇄난포
atrial contraction 심방수축
atrial diastole 심방확장기
atrial fibrillation 심방세동, 심방잔떨림
atrial flutter 심방조동, 심방된떨림
atrial infarction 심방경색증
atrial natriuretic peptide 심방나트륨이뇨펩티드
atrial pacing 심방조율
atrial septal defect 심방중격결손, 심방사이막결손
atrial systole 심방수축기
atrial tachycardia 심방빈맥, 심방빠른맥
atrichia 털없음(증), 무모증
atrichosis 털없음(증), 무모증
atriocaval shunt 심방대정맥단락
atriovenltricular canal 방실관
atrioventricular block 방실차단
atrioventricular conduction disturbance 방실전도장애
atrioventricular discordance 방실불일치연결
atrioventricular dissociation 방실해리
atrioventricular junctional tachycardia 방실접합부빈맥, 방실이음부빠른맥
atrioventricular node 방실결절
atrioventricular septum 방실중격, 방실사이막
atrium 1. 심방 2. 방

atrophic arthritis 위축관절염
atrophic candidiasis 위축칸디다증
atrophic cirrhosis 위축간경화
atrophic emphysema 위축기종, 위축공기증
atrophic endometritis 위축자궁내막염
atrophic gastritis 위축위염
atrophic scar 위축흉터
atrophie blanche 백색위축
atrophoderma 피부위축 동 atrophodermia
atrophy 위축(증)
atropine 아트로핀
attachment 1. 부착 2. 애착
attack 발작
attack rate 발병률
attending physician 담당의
attention 1. 주의 2. 주의력, 집중력
attenuated adenomatous polyposis 감쇠형선종성용종증, 감쇠형선종성폴립증
attenuated vaccine 약(독)화백신, 약독백신
attenuation 약화, 잦아듦, 감쇠
attributable risk 기인위험도
attribute 속성
atypia 비정형성
atypia of undetermined significance; AUS 미결정성비정형
atypical 비정형-
atypical adenomatous hyperplasia 비정형선종성과다증식
atypical antibody 비정형항체
atypical cystic hyperplasia 비정형낭성증식
atypical ductal hyperplasia 이형성관증식증
atypical excision 비정형절제
atypical lymphoma 비전형림프종
atypical nodular lesion 비전형결절병변
atypical pneumonia 비정형폐렴
auditory evoked potential 듣기유발전위, 청각유발전위
auditory hallucination 환청, 소리환각
auditory percussion 청각타진(법)
auditory training 청각훈련
Auerbach plexus 근육층신경얼기, 아우어바흐신경얼기, 아우어바흐신경총
Auerbach ganglion 아우어바하신경절
augmentation 1. 키움(술), 확대(술) 2. 증가, 촉진
augmented hepatobiliary scintigraphy 증강간담도섬광조영
aural speculum 귀보개, 이경
auricle 귓바퀴, 이개
auricular contraction 심방수축
auricular fibrillation 심방세동, 심방잔떨림
auricular flutter 심방조동, 심방된떨림
auriculoventricular block 방실차단
auscultation 청진
auscultatory percussion 청진타진(법)
author 지은이, 저자
autism 자폐증
autoallergic disease 자가알레르기병
autoantibody 자가항체
autoantigen 자가항원
autodermic graft 자가피부이식
autodiagnosis 자가진단
autogenous bone graft 자가뼈이식
autogenous graft 자가이식
autograft 1. 자가이식 2. 자가이식편
autograft nerve 신경자가이식
autoimmune 자가면역-
autoimmune antibody 자가면역항체
autoimmune disease 자가면역질환
autoimmune hemolytic anemia 자가면역용혈빈혈
autoimmune hepatitis 자가면역간염
autoimmune pancreatitis 자가면역췌장염
autoimmune reaction 자가면역반응
autoimmunity 자가면역
autoimmunization 자가면역화
autoinfection 자가감염
autoinoculation 1. 자가접종 2. 자가감염
autologous blood 자가혈액
autologous donation 자가헌혈
autologous graft 자가이식(편)

autologous transfusion 자가수혈
autolysis 자가용해
autolytic peritonitis 자가분해복막염
automated analyzer 자동분석기
automatic implantable defibrillator 체내삽입자동세동제거기
automatic intermittent positive pressure respirator 자동간헐양압호흡기
automatic respirator 자동호흡기
automaticity 1. 자발성 2. 자동능
automation 자동화
automatism 자동증
autonomic drug 자율신경작용제
autonomic dysfunction 자율신경기능장애
autonomic nerve 자율신경
autonomic nerve plexus 자율신경얼기, 자율신경총
autonomic neuropathy 자율신경병(증)
autonomous function 자율기능
autonomy 자율성
autophagic vacuole 자가포식공포
autophagocytosis 자가포식
autopsy 부검, 시체해부
autoreactivity 자가반응
autoreceptor 자가수용체
autoregulation 자동조절
autoregulation mechanism 자동조절기전
autosensitization dermatitis 자가민감피부염
autosomal chromosome 보통염색체, 상염색체
autosomal dominant disorder 보통염색체우성질환
autosomal gene 보통염색체유전자
autosomal inheritance 보통염색체유전
autosomal recessive disorder 보통염색체열성질환
autosome 보통염색체
autosplenectomy 자가비장절제술
autotransfusion 자가수혈
autotransplantation 자가이식
autotrophic bacterium 자력영양균
auxiliary liver transplantation 보조간이식
auxiliary partial orthotopic liver transplantation 동소부분보조간이식
auxiliary transplantation 보조이식
availability 가용성, 이용률
avascular 1. 무맥관- 2. 무혈관-, 무혈성-
avascular graft 무혈관이식
avascular necrosis 무혈관괴사
avascular necrosis of the femoral head 대퇴골두무혈관괴사, 넙다리뼈머리무혈관괴사
avascularity 1. 무맥관 2. 무혈관
avascularization 혈류차단
average life expectancy 평균여명
averaging 평균화
avian pox 조류수두
aviation 항공
aviation medicine 항공의학
avipox virus 조류폭스바이러스
avoidance 회피
avoidant 회피-
avulsion fracture 찢김골절, 견열골절
awareness 1. 인식 2. 각성상태
axial displacement 축성전위
axial flap 축피판
axial view 가로영상, 축영상
axilla 겨드랑이, 겨드랑, 액와
axillary 겨드랑-, 액와-
axillary abscess 액와농양
axillary artery 겨드랑동맥, 액와동맥
axillary dissection 겨드랑림프절절제술, 액와림프절절제술, 겨드랑이림프절절제술
axillary fold 겨드랑주름
axillary hyperhidrosis 겨드랑땀과다증
axillary line 겨드랑선, 액와선
axillary lymph node 겨드랑림프절, 액와림프절
axillary nerve 겨드랑신경, 액와신경
axillary tail 겨드랑꼬리
axillary vein 겨드랑정맥, 액와정맥
axillobifemoral bypass 1. 겨드랑양쪽대퇴동맥우회로 2. 겨드랑양쪽대퇴동맥우회(술)
axillosubclavian vein 액와쇄골하정맥
axis 1. 축 2. 중쇠뼈, 둘째목뼈 3. 축추
axon 축삭

axonal degeneration 축삭변성
axonal transport 축삭운반
axonal varicosity 축삭염주
axoneme 1. 염색체실, 염색사 2. 축미세관
axonotmesis 축삭절단
azathioprine; AZT 아자싸이오프린
azoospermia 정자없음(증), 무정자증
azotemia 질소혈증
aztreonam 아즈트레오남
azygos vein 홀정맥, 기정맥
azygous venous arch 홀정맥활

B

B cell B세포
B cell B lymphocyte B세포 B림프구
B lymphocyte B림프구
Babinski reflex 바뱅스키반사
Babinski sign 바뱅스키징후
bacillary hemoglobinuria 세균성혈색소뇨증
bacillemia 막대균혈증
bacilluria 막대균뇨
bacillus 막대균, 간균
Bacillus anthracis 탄저균
bacitracin 바시트라신
back 등
back door approach 옆문접근법
back pain 요통, 등통증
backflow bleeding 역류출혈
backwash ileitis 역류성회장염
bacteremia 세균혈증
bacteria 세균
bacterial 세균-
bacterial allergy 세균성알레르기
bacterial antigen 세균성항원
bacterial body 세균체
bacterial cell 세균세포
bacterial colony 세균집락
bacterial contamination 세균오염
bacterial culture 세균배양
bacterial cytology 세균세포학
bacterial decomposition 세균분해
bacterial disease 세균병
bacterial endocarditis 세균심내막염
bacterial endotoxin 세균내독소
bacterial exotoxin 세균외독소
bacterial extract 세균추출물
bacterial flora 세균무리
bacterial food poisoning 세균성식중독
bacterial growth 세균성장
bacterial growth rate 세균증식률
bacterial infection 세균감염
bacterial inflammation 세균성염증
bacterial pneumonia 세균성폐렴
bacterial shock 세균쇼크
bacterial strain 세균주
bacterial synergism 세균상승작용
bacterial toxin 세균독소
bacterial translocation 세균전위
bactericide 살균제
bacterid 세균발진
bacterin 세균백신, 박테린
bacteriocidal action 살균작용
bacteriocin 박테리오신
bacteriologist 세균학자, 미생물학자
bacteriology 세균학
bacteriolysin 세균용해소
bacteriolysis 세균용해
bacteriophage 세균용해바이러스
bacteriosis 세균증
bacteriospermia 세균정액증
bacteriostasis 균억제
bacteriostatic action 균억제작용
bacteriostatic effect 균억제작용
bacteriotherapy 세균요법
bacterium 세균
bacterium bacteria 세균
bacteriuria 세균뇨
Bacteroides 박테로이디스
Bacteroides fragilis 박테로이데스 프라질리스
Bacteroides infection 박테로이데스감염
bag 주머니, 낭

bag catheter 주머니도관
balance 1. 평형, 균형 2. 저울
balance calcium 칼슘평형
balance nitrogen 질소평형
balanced anesthesia 균형마취
balanced diet 균형식사
balanced salt solution 평형염액
balanced translocation 균형자리옮김, 균형전위
balanitis 귀두염
balantidiasis 대장섬모충증
Balantidium coli 대장섬모충, 대장발란티움
baldness 대머리
ball 공, 덩이
ball valve 공판막, 볼배브
balloon 풍선
balloon catheter 풍선카테터 의6 풍선도관
balloon cells 풍선세포
balloon dilatation 풍선확장(술)
balloon dilator 풍선확장기
balloon distension 풍선확장
balloon distention test 풍선확장검사
balloon expulsion 풍선배출
balloon inflation 풍선팽창
balloon occlusion test 풍선폐쇄검사
balloon plug 풍선마개
balloon proctography 풍선직장조영
balloon pump 풍선펌프
balloon tamponade 기구탐폰삽입
ballooning 풍선확장
ballottement 1. 뜬느낌, 부구감 2. 뜬느낌검사, 부구법
bamboo spine 대나무척주, 죽상척주
band 띠
band form 대상형
band neutrophil 띠중성구
bandage 붕대
Banff criteria 반프기준
bank blood 저장혈액
bar 1. 막대 2. 바
barbiturate 바비튜르산염
bare metal stent 기본금속스텐트, 금속노출스텐트
bare sclera 공막노출(법)
bariatric 비만-
barium 바륨
barium contrast medium 바륨조영제
barium enema 바륨관장
barium granuloma 바륨육아종
barium reduction 바륨정복(술)
barium study 바륨검사
barking cough 개기침
barometric pressure 기압
baroreceptor 압력수용기, 압력수용체
baroreceptor reflex 압수용체반사
baroreflex 압력반사
barotrauma 압력손상
barrel chest 술통가슴, 통모양가슴
Barrett esophagus 바렛식도
Barrett ulcer 바레트궤양
Barrier 장벽, 방벽
Bartholin abscess 바토린농양
Bartholin gland 바르톨린샘, 큰질어귀샘
Bartholin gland carcinoma 바르톨린샘암종
Bartter syndrome 바터증후군
basal 1. 바닥-, 기저- 2. 기초-
basal acid output 기저산배출
basal acid output; BAO 기저위산분비
basal artery 바닥동맥, 기저동맥
basal blood pressure 기저혈압
basal cell 바닥세포, 기저세포
basal cell carcinoma 바닥세포암종, 기저세포암종
basal cell epithelioma 바닥세포상피종, 기저세포상피종
basal cell nevus syndrome 바닥세포모반증후군 기저세포모반증후군
basal condition 기초조건
basal diet 기초식사
basal ganglia 바닥핵, 기저핵
basal lamina 1. 바닥판, 기저판 2. ㅊ 밀판
basal layer 바닥층, 기저층
basal metabolic rate 기초대사율
basal metabolism 기초대사

basal nuclei 바닥핵, 기저핵
basal plate 바닥판, 기저판
basal state 기초상태
base 1. 바닥, 바탕, 기저 2. 염기, 알칼리 3. 기제
base deficit 염기결핍
base excess 염기과잉
base exchange 염기교환
base line 바탕선, 기준선
base of skull 머리뼈바닥, 두개저
base pair 염기쌍
base pairing 염기짝지음
Basedow disease 바제도갑상샘종
baseline data 기초자료
basement membrane 바닥막, 기저막
basic science 기초과학
basicity 1. 염기도 2. 산결합력
basilar artery 뇌바닥동맥, 뇌기저동맥
basilar view 바닥영상, 기저영상
basilic vein 자쪽피부정맥
basilic vein transposition 자쪽피부정맥전위술
basis 기본
basket 바구니
basophil 1. 호염기- 2. 호염기구
basophilia 1. 호염기구증가 2. 호염기성
basophilic adenoma 호염기샘종
basophilic cell 호염기세포
basophilic erythrocyte 호염기적혈구
basophilic granulocyte 호염기과립(백혈)구
basosquamous cell carcinoma 바닥편평세포암종, 기저편평세포암종
Bassini 바시니
bath 1. 목욕, 찜질, 욕 2. 수조
battered child 매맞는 어린이
battery 1. 전지 2. 묶음검사
BCG vaccination BCG접종
BCLC stage classification Barcelona Clinic Liver Cancer (BCLC) 병기 분류
beading 염주
beaker 비커
beam 빛살, 선, 속, 음속, 광속, 빔
beard 수염
bearing 1. 부하 2. 태도 3. 출산, 분만
Beck gastrostomy 벡-위조루술, 벡-위창냄술
Beckwith-Wiedemann syndrome 벡위드-비더만증후군
bed 1. 병상, 침대 2. 바닥, 바탕 3. 상
bed rest 침상안정
bed turnover rate 병상회전율
bedbug bite 빈대물림
bedside 병상-
bedsore 욕창
bee sting 벌자창
beef tapeworm 민촌충, 무구조충
Beger technique 베거술식, Beger술식
behavior 행동, 행태
behavioral therapy 행동요법
Behçet disease 베체트병
Behçet syndrome 베체트증후군
belching 트림
Bell palsy 벨마비
belly 1. 배 2. 힘살
belly band 복대
below elbow amputation 팔꿈치밑절단, 전완부절단
below knee amputation 하퇴절단
below-knee popliteal artery 무릎밑오금동맥
bending strength 굽힘세기, 굴곡강도
benign 양성-
benign cyst 양성낭종, 양성물혹
benign lymphoid hyperplasia 양성림프구증식
benign mucosal pemphigoid 양성점막유천포창
benign prostatic hyperplasia 양성전립선증식증
benign prostatic hypertrophy 양성전립샘비대
benign tumor 양성종양
benzathine penicillin 벤자틴페니실린
benzene hexachloride 벤젠헥사클로라이드
beriberi 각기
Berkson bias 벅슨바이어스
Bernoulli principle 베르누이원리
berry aneurysm 딸기동맥류
beryllioisis 베릴륨(중독)증

beryllium 베릴륨
beta blocker 베타차단제
beta carotene 베타카로텐
beta cell 베타세포
beta ray 베타선
beta receptor 베타수용체
beta2 agonist 베타2작용제
betadine 베타딘
beta-receptor blocker 베타수용체차단제
bethanechol 베타네콜
Bethesda criteria 베데스다기준, Bethesda기준
Bethesda system 베데스다체계
Bethesta system 베데스타체계
bezoar 위석, 위창자돌
Bianchi intestinal lengthening procedure 비앙키장연장술, 비앙키장늘임술
bias 바이어스, 치우침, 비뚤음
bicarbonate 탄산수소염
bicarbonatemia 탄산수소염혈(증)
biceps 두갈래근, 이두근
bicuspid 1. 이첨판- 2. 작은어금니, 소구치
bicuspid valve 이첨판
bifurcation 갈림
bigeminal pulse 이단맥박
bigeminum 1. 이단맥 2. 두둔덕
bilaminar blastocyst 두겹주머니배
bilateral axillobreast approach 양측겨드랑이유방접근
bilaterality 양쪽성, 양측성
bilayer polypropylene mesh repair 이중프롤렌메쉬교정술
bilayered 이층구조
bile 담즙, 쓸개즙
bile acid 담즙산
bile acid malabsorption 담즙산흡수장애
bile canaliculus 담세관, 쓸개세관 [복] bile canaliculi [의6] 담모세관, 쓸개모세관
bile duct 담관, 쓸개관
bile duct adenoma 담관샘종
bile duct cannulation 담관삽입(술)
bile duct cyst 담관낭종
bile duct injury 담관손상, 쓸개관손상
bile duct stone 담관결석, 쓸개관돌
bile ductule 담세관, 쓸개세관
bile juice 담즙, 쓸개즙
bile leakage 담즙누출
bile peritonitis 담즙복막염
bile pigment 담즙색소
bile plug syndrome 담즙플러그증후군
bile salt 담즙염 [의6] 담즙산염
bile solubility test 담즙용해도검사
bile thrombus 담관혈전, 쓸개관혈전
bilharziasis 주혈흡충증
biliary 1. 담즙-, 쓸개즙- 2. 담도-, 쓸개길- [의6] 3. 담낭, 쓸개
biliary abscess 담도농양, 담도고름집
biliary atresia 담도폐쇄증
biliary calculus 담석
biliary cirrhosis 담관성간경화(증), 쓸개관경화(증)
biliary cirrhotic liver 담관성경화간
biliary colic 담석급통증
biliary complication 담도합병증
biliary cystadenocarcinoma 담도낭샘암
biliary cystadenoma 담도낭샘종
biliary drainage 담도배출
biliary drainage test 담즙배출검사
biliary dyskinesia 담관운동이상
biliary endoprosthesis 인공담관삽입술
biliary fistula 담도루, 담도샛길
biliary hypoplasia 담도형성저하, 담도저형성
biliary leak 담즙누출
biliary liver cirrhosis 담즙성간경변
biliary mud 담즙찌꺼기
biliary obstruction 담도폐쇄
biliary pancreatitis 담도성췌장염
biliary papillomatosis 담도유두종증
biliary pruritus 담즙가려움증
biliary sludge 담즙찌꺼기, 쓸개즙찌꺼기
biliary stenting 담관스텐트삽입
biliary stone 담석, 쓸개길돌

biliary stricture 담도협착
biliary system 담도계
biliary tract 담도, 쓸개길
biliary tract obstruction 담도폐쇄
biliary web 담도망
biliary-enteric anastomosis 담도장연결, 담도장문합
biliary-enteric drainage 담도장배액
biligenesis 담즙형성, 쓸개즙형성 [의6] 담즙생성
bilious 담즙-
bilious stool 담즙변
bilious vomit 담즙구토 [의6] 담즙구토물
biliousness 담즙병, 담즙이상
bilirubin 빌리루빈 [의6] 담적색소
bilirubin glucuronide 글루큐론산화빌리루빈
bilirubinate 빌리루빈산염
bilirubinemia 빌리루빈혈증
bilirubinuria 빌리루빈뇨
biliuria 담즙뇨
biliverdin 빌리버딘
Billroth I operation 빌로스 I 술식, Billroth I 술식
Billroth II operation 빌로스 II 술식, Billroth II 술식
bilobiliary fistula 담도-담도루, 담도담도샛길
biloma 담즙종
bimanual examination 두손진찰, 내진
bimanual pelvic examination 양수골반검사
binary fission 이분열
binding 결합
binocular vision 두눈보기
binuclear 두핵-, 이핵-
bioanalysis 생분석, 활성분석
bioartificial liver 인공간
bioassay 생물학적검정, 생물학적분석
bioautography 생체자가기록
bioavailability 생체이용률
biocatalyzer 생체촉매제
biochemical incomplete response 생화학 불완전반응
biochemical oxygen demand 생화학적산소요구량
biochemistry 생화학
biochemorphic 생화형태-
biochemorphology 생화학형태학
biocidal 살균-
biocolloid 생체교질
biodegradation 생체내분해
biodialysate 생체투석액
biodialysis 생체투석법
biodynamics 생체역학
bioeffect 생물(학)효과
bioelement 생체원소
bioenergetics 생물에너지학
bioengineering 생체공학
bioequivalence 생물학적동등성, 생물학적등가
bioergy 생태작동성
biofeedback 생체되먹임
biofeedback therapy 바이오피드백요법
biofilm 균막
biogenic amine 생체아민
biogeochemistry 생물지구화학
biogeography 생물지리학
biograph 생체운동기록기
bioinstrument 생체측정기
biokinetics 생물역동학
biological 생물-, 생물학적-
biological characteristic 생물학적특성
biological chemistry 생물화학
biological diagnosis 생물학적진단
biological dressing 생물학적상처치료
biological marker 생물학적표지자
biological oxygen demand 생물학적산소요구량
biological purification 생물학적정화
biologicals 생물학적제제
biologics 생물제제
biology 생물학
biolysis 생물분해
biomacromolecule 생체거대분자
biomagnetism 생체자기
biomathematics 생물수학
biome 생물군(계)
biomechanics 생물역학, 생체역학
biomedical measurement 생의학측정

biomedicine 생물의학, 생체의학
biometeorology 생물기상학
biometer 생체측정기
biometry 생체측정(학)
biomicroscope 생체현미경
biomicroscopy 생체현미경검사
biomolecule 생체분자
biopharmaceutics 생물약제학
biophase 1. 생체상 2. 수용체부위
biophore 원생자
biophotometer 암순응측정기
biophysical profile 생물리학계수
bioplasia 생체형성
biopsy 생검
biopsy diagnosis 생검진단
biopsy instrument 생검기구
biopsy needle 생검바늘
biopsychology 생체심리학
bioreactor 생체반응기
biorgan 생태기관, 생리적기관
biorheology 생체유동학
biorhythm 생체리듬
bioscopy 생사감정
biosensor 생체감응장치
biosis 1. 생활력 2. 생명
biosmosis 생체막삼투성
biostatistics 생물통계학
biosynthesis 생합성
biotechnology 생명공학, 생물공학
biotherapy 생물요법
biotin deficiency 바이오틴결핍
biotrepy 생체연구
biotype 생물형
biphasic 이상(성)-
biphasic wave form 이상파형
bipolar cable 양극선, 양극 케이블
bipolar coagulation electrodes 양극응고전극
bipolar coagulator 양극지짐기, 양극응고기
bipolar electrocardiography 양극심전도
bipolar generator 양극 발생장치
bipolarity 양극성, 양극현상
birth 1. 분만, 출산 2. 출생
birth canal 출산길, 산도
birth certificate 출생증명서
birth history 출산력, 분만력
birth injury 출산손상, 분만손상
birth mark 출생점
birth process 출산과정, 분만과정
birth rate 출생률
birth weight 출생체중
bisectionectomy 이구역절제술
bisegmentectomy 이분절절제술
bisexuality 양성성
Bishop-Koop procedure 비숍-쿱수술
Bismuth classification 비스무스분류, Bismuth분류
bisphosphonate 비스포스포네이트
bite 1. 맞물림, 교합 2. 물림 3. 물린상처, 교상
bite pressure 맞물림압, 교합압
bite wax 맞물림밀랍, 교합납
bitemporal hemianopsia 양측두반맹, 양귀쪽반맹
biting 물기, 씹기
bitterness 쓴맛
bitumen burn 역청화상
BK virus BK바이러스
black pigment gallstone 흑색색소담석
black pigment stone 흑색석
black widow spider bite 검은독거미교창
bladder 방광
bladder augmentation 방광확대(술)
bladder cancer 방광암
bladder capacity 방광용적
bladder carcinoma 방광암
bladder contraction 방광수축
bladder exstrophy 방광외번, 방광뒤집힘증
의6 방광외번증
bladder pressure 방광압
bladder stone 방광결석
bladder substitution 방광대체(술)
bladder volume 방광용적
bladder washing 방광세척

blade 칼
blanket 담요
blast 모세포, 모구
blast injury 폭풍손상
blastema 발생모체, 싹
blastocele 주머니배공간
blastocyst 주머니배
Blastocystis 블라스토시스티스<속>
blastoderm 배아원기
blastodisc 배반
blastogenesis 배발생
blastoma 모세포종
blastomere 분할세포, 할구
blastomerus 분할알갱이
blastulation 주머니배형성
bleb 물집, 수포
bleeder 1. 출혈경향자, 출혈소인자 2. 출혈혈관
bleeder disease 혈우병
bleeding 출혈
bleeding time 출혈시간
blending 혼합, 융합, 배합
blending inheritance 혼합유전, 교잡유전
blennorrhea 고름눈물, 농루
bleomycin 블레오마이신
blepharitis 눈꺼풀염
blepharoplasty 눈꺼풀성형(술)
blepharospasm 눈꺼풀연축
blighted ovum 고사난자
blind fistula 막힌샛길
blind loop syndrome 막힌고리증후군, 맹관증후군
blind point 맹점
blind spot 맹점
blind uterine horn 막힌자궁뿔, 맹자궁각
blindness 1. 시각상실, 맹, 실명 2. 인식불능
blink 눈깜박(임)
blister 물집
block 1. 차단 2. (마취)차단 3. 차폐(물)
blockade 차단
blocker 차단제
blocking agent 차단제
blocking antibody 차단항체
blood 혈(액), 피
blood agar medium 혈액우무배지
blood aqueous barrier 혈액방수장벽
blood bank 혈액은행
blood bicarbonate 혈액탄산수소염
blood brain barrier 혈액뇌장벽
blood cell 혈액세포, 혈구
blood cell counter 혈구계수기
blood chemistry 혈액화학
blood circulation 혈액순환
blood clot 핏덩이, 피떡
blood coagulation 혈액응고
blood coagulation factor defect 혈액응고인자결핍
blood coagulation mechanism 혈액응고기전
blood coagulation test 혈액응고검사
blood component product 혈액성분제제
blood component therapy 혈액성분요법
blood concentration 혈중농도
blood count 혈구계산
blood culture 혈액배양
blood derivative 혈액유도체
blood disease 혈액질환
blood disk 혈소판
blood distribution 혈액분포
blood donation 헌혈
blood donor 헌혈자, 공혈자
blood dyscrasia 혈액질환
blood enzyme level 혈중효소농도
blood extravasation 혈액침윤, 혈액일출
blood factor 혈액인자
blood film 혈액펴바른표본, 혈액도말표본
blood flow 1. 혈류 2. 혈류량
blood flow rate 1. 혈류량 2. 혈류속도
blood flow velocity 피흐름속도, 혈류속도
blood flow volume 혈류량
blood gas analysis 혈액가스분석
blood gas data 혈액가스검사자료
blood glucose 혈당
blood group 혈액형

blood group antigen 혈액형항원
blood group incompatibility 혈액형부적합
blood group system 혈액형체계
blood grouping 혈액형검사
blood incompatibility 혈액부적합
blood level 혈중농도
blood loss 실혈, 혈액상실
blood oxygenation level dependant contrast 혈중산소치의존대조도
blood perfusion 혈액관류
blood pigment 혈색소
blood plasma 혈장
blood plasma substitute 대용혈장
blood pressure 혈압
blood pressure fluctuation 혈압변동
blood product 혈액제제
blood recipient 수혈자
blood sample 혈액표본
blood screen 혈액선별
blood sedimentation test 혈침검사
blood serum 혈청
blood smear 혈액펴바른표본
blood stagnation 혈류정체
blood stasis 울혈
blood stream 혈류
blood substitute 혈액대체제
blood sugar 혈당
blood sugar test 혈당검사
blood supply 혈액공급
blood test 혈액검사
blood transfusion 수혈
blood transfusion reaction 수혈반응
blood type 혈액형
blood typing 혈액형판정
blood urea nitrogen; BUN 혈액요소질소
blood vessel 혈관
blood viscosity 혈액점도
blood volume 혈액량
blood-brain barrier 혈뇌장벽
bloodless operation 무혈수술
blood-stained sputum 피(섞인)가래
blood-tinged sputum 피(섞인)가래
bloody 혈성-, 혈(액)-
bloody ascites 혈성복수
bloody discharge 혈성분비물
bloody sputum 혈성가래, 피가래
bloody stool 혈변
bloody vomit 혈성구토물
blow 타격, 타박
blow out fracture 안와외파열골절
blue 청색, 파랑
blue asphyxia 청색질식
blue bleb nevus syndrome 청색모반증후군
blue disease 청색병
blue nevus 청색모반
blue sclera 청색공막
blue toe syndrome 청색발가락증후군
blue-toe syndrome 청색족지증후군
blunt injury 무딘손상, 둔기손상
blurred vision 흐려보임
blurring 흐려짐
board (고정)판
Bochdalek hernia 보흐달렉허니아
body 1. 몸통, 체 2. 소체, 토리
body composition 몸조성, 신체조성
body fat 체지방
body fluid 체액
body fluid compartment 체액구획
body mass index; BMI 체질량지수
body position 체위
body posture 체위
body weight ratio 체중신장비
Boerhaave syndrome 뵈르하베증후군
Bogros space 보그로스공간
bolus colic 식이급통증
bonding 1. 결합 2. 결속
bone 뼈, 골
bone abscess 골농양
bone age 뼈나이, 골연령
bone density 뼈밀도, 골밀도

bone deposition 뼈침착
bone fragment 뼛조각
bone graft 뼈이식, 골이식
bone infection 골감염
bone lacuna 골강
bone marrow 골수
bone marrow biopsy 골수생검
bone marrow blood 골수혈액
bone marrow depression 골수억제
bone marrow transplantation 골수이식(술)
bone marrow-derived cell 골수유래세포
bone matrix 뼈바탕질
bone mineral metabolism 뼈무기질대사
bone scan 뼈스캔
bone structure 뼈구조, 골구조
bony skeleton 뼈대, 골격
bony spur 뼈돌기, 골극
bony window 뼈창
boost field 조사영역
booster dose 1. 추가용량 2. 추가접종량
booster injection 1. 추가주사 2. 추가접종
borborygmus 창자기체소리
border 가장자리, 경계, 모서리
borderline 1. 경계선 2. 한계, 경계 3. 경계성
borderline case 유사증례
borderline lesion 경계성병변
boric acid ointment 붕산연고
boric acid solution 붕산수
boring pain 찌름통증, 천자통
Borrmann classification 보르만분류
Borrmann type 보르만형
Borrmann type I, polypoid type 보르만 1형, 융기형
Borrmann type II, ulcerated type 보르만 2형, 궤양형
Borrmann type III, ulceroinfiltrative type 보르만 3형, 궤양침윤형
Borrmann type IV, infiltrative type 보르만 4형, 침윤형
Borrmann type V, unclassified type 보르만 5형, 미분류형
both eye blindness 두눈시각상실, 양안실명
botulinum toxin 보툴리눔독소
botulism 보툴리누스중독
bougie 부지
bougie dilatation 부지확장(술)
bougienage 부지(술)
boundary 경계(면)
bounding pulse 도약맥박
bouton 단추
bouton terminal 종말단추
bovine 소-
bovine albumin 소알부민
bow 활, 궁
bowel 장, 창자
bowel frequency 배변횟수
bowel habit 배변습관
bowel movement 1. 장운동 2. 배변
bowel preparation 장세척
bowel sound 장음, 창자소리
bowel training 배변훈련
bowel wall 장벽
Bowen disease 보엔병
bowenoid papulosis 보웬양구진증
bowler thumb 엄지, 무지
box 상자
boxer fracture 권투선수골절
brace 보조기, 고정기
brachial 위팔-, 상완-
brachial angiography 상완동맥조영술
brachial artery 위팔동맥, 상완동맥
brachial nerve 위팔신경, 상완신경
brachial neuralgia 상완신경통
brachial palsy 상완신경마비
brachial plexopathy 팔신경얼기병(증), 상완신경총병증
brachial plexus 팔신경얼기, 상완신경총
brachial plexus block 팔신경얼기차단, 상완신경총차단
brachial vein 위팔정맥
brachiocephalic arteritis 완두동맥염

B

brachiocephalic artery 완두동맥
brachiocephalic fistula 위팔동맥-노쪽피부정맥 동정맥루
brachycephaly 납작머리증, 단두증
brachydactyly 짧은가락(증), 단지(증)
brachytherapy 근접방사선요법, 근접요법
bracial muscle 상완근
bradyarrhythmia 느린부정맥, 서맥부정맥
bradycardia 서맥, 느린맥
bradykinesia 운동완만
bradykinin 브라디키닌
bradyrhythmia 서맥, 느린맥
brain 뇌
brain abscess 뇌고름집
brain aneurysm 뇌동맥류
brain CT 뇌컴퓨터단층촬영
brain damage 뇌손상
brain death 뇌사
brain death syndrome 뇌사증후군
brain infarct 뇌경색
brain Injury 뇌손상
brain scan 뇌스캔
brain tumor 뇌종양
brainstem 뇌줄기, 뇌간
brainstem auditary evoked potential 뇌줄기청각유발전위
brainstem glioma 뇌줄기신경(아)교종, 뇌간신경(아)교종
brainstem reflex 뇌간반사 의6 뇌줄기반사
branch 가지
branched stent graft 분지형스텐트이식편, 가지스텐트이식편
branched-chain aminoacid 가지사슬아미노산
branchial anomaly 아가미기형, 새(궁)기형
branchial arch 아가미활
branchial arch syndrome 새궁증후군 의6 아가미활증후군
branchial cleft 아가미틈새, 새(궁)틈새
branchial cleft anomaly 아가미틈새기형
branchial fistula 아가미루, 아가미샛길, 새(궁)루, 새(궁)샛길
branchial pouch 아가미주머니, 새(궁)주머니
branching 분지
brash 속쓰림
Braun anastomosis 브라운연결(술), 브라운문합(술)
break 1. 차단, 단락 2. 파열, 틈, 박리, 이단
breakdown nitrogen 질소파괴
breaker 1. 파괴자 2. 차단기
breakthrough bleeding 돌발출혈
breast 유방, 젖
breast augmentation 유방확대(술), 유방키움(술)
breast cancer 유방암
breast feeding 모유수유, 젖먹임
breast flap 유방피판술, 젖피판술
breast implant 유방삽입물
breast mass 유방종괴
breast milk 모유
breast milk jaundice 모유황달
breast reconstruction 유방재건술, 젖재건술
breast reduction 유방축소(술), 유방줄임(술)
breast self examination 유방자가검진, 유방자가검사
breath 호흡
breath sound 호흡음
breathing 호흡, 숨쉬기
breathing capacity 호흡량
breech 볼기
breech delivery 볼기분만, 둔위분만
breeding 번식, 부화
Brenner tumor 브레너종양
Brescia-Cimino arteriovenous wrist fistula 브레시아-시미노 손목동정맥루, 브레시아-시미노 손목동정맥샛길
Brescia-Cimino fistula 브레시아-시미노 동정맥루
bretylium 브레틸륨
broad ligament 넓은인대, 광인대
broad spectrum 광범위, 광역
broad spectrum antibiotic 광범위항생제
Brodie abscess 브로디농양, 브로디고름집
bromate 브롬산염
bromatotherapy 식사요법

bromhidrosis 땀악취증
bromine 브로민
bromocriptine 브로모크립틴
bronchial artery 기관지동맥
bronchial artery embolization 기관지동맥색전술
bronchial asthma 기관지천식
bronchial breathing sound 기관지호흡음
bronchial cancer 기관지암
bronchial drainage 기관지배액, 기관지배출
bronchial provocation test 기관지유발검사
bronchial stenosis 기관지협착
bronchial tree 기관지나무
bronchial tumor 기관지종양
bronchiectasis 기관지확장(증)
bronchiole 세기관지
bronchiole-alveolar communication 세기관지폐포교통
bronchiolitis 세기관지염
bronchiolitis obliterans 폐쇄세기관지염
bronchobiliary fistula 기관지담관루, 기관지쓸개관샛길 [의6] 기관지담관샛길
bronchoconstriction 기관지수축
bronchodilatation 기관지확장
bronchodilator 기관지확장제
bronchoesophageal fistula 기관지식도루, 기관지식도샛길
bronchogenic cyst 기관지낭, 기관지물혹
bronchography 기관지조영(술)
bronchopulmonary dysplasia 기관지폐형성이상
bronchopulmonary foregut malformation 기관지폐전장기형
bronchopulmonary sequestration 기관지폐분리(증), 기관지허파분리(증)
bronchoscopic aspiration 기관지경흡인
bronchus 기관지
Brooke ileostomy 브루크회장조루술, 브루크회장창냄술
broth 1. 액체배지 2. 즙
Broviac catheter 브로비악도관
brow eye 미, 눈엽
brown fat 갈색지방
brown pigment gallstone 갈색색소담석
brown stone 갈색석
Bruce protocol 1. 운동부하검사 2. 브루스프로토콜
***Brucella* infection** 브루셀라감염
brucellosis 브루셀라증
bruise 멍, 타박상
bruit 잡음
Brunner gland 브루너샘, 브루너선
Brunner gland adenoma 브루너샘선종
brush 솔
brush border 솔가장자리
brush burn 찰과상, 찰과표피박탈
bubbling rale 끓는거품소리, 끓는수포음
bubo 가래톳
bubonulus 가래톳
buccal abscess 협농양
buccal branch 볼가지
buccal gland 볼샘
buccal mucosa 볼점막
buccal region 볼부위
buckle 죔쇠
buckling 죔밀착술, 돌륭술
bud 싹
Budd-Chiari syndrome 버드키아리증후군, Budd-Chiari증후군 [의6] 버드-히아리증후군
budget 예산
Buerger disease 버거병
buffer 완충(제)
buffer action 완충작용
buffer base 완충염기
buffer capacity 완충능
buffer salt 완충염
buffer solution 완충액
buffer system 완충계
buffering capacity 완충능
buffy coat 백혈구연층
bulb 망울, 팽대
bulbar palsy 숨뇌마비
bulbocavernosus muscle 망울해면체근, 구해면체근

bulimia 폭식(증)
bulimia nervosa 신경성폭식(증)
bulk cathartic 팽창설사제
bulking agent 장확장성약물, 장확장성충전제
bulla 1. 물집 2. 큰공기집 3. 융기
bullae (대)기포
bullet 총알, 탄환
bullous 물집-
bullous dermatitis 물집피부염
bullous emphysema 큰공기집폐공기증
bull eye 소눈
bundle 다발
bundle branch block 각차단
burden 짐, 부하
buried suture 매몰봉합
Burkitt lymphoma 버킷림프종
burn 화상
burn center 화상센터
burn ointment 화상연고
burn scar 화상흉터
burn stress pseudodiabetes 화상침습가성당뇨
burn wound sepsis 화상패혈증
burning degree 화상도
burning on urination 배뇨작열통
burning pain 작열통
burning sensation 화끈감, 작열감
burning sense 작열감
burnt mark 화상흔적, 화상자국
bursa 1. 윤활주머니, 윤활낭 2. 주머니, 낭
bursitis 주머니염, 낭염
burst abdomen 복부파열
burst injury 폭발부상
burst pressure 파열압력
bursting 파열
bursting fracture 파열골절
buttock 볼기, 엉덩이, 궁둥이
buttock claudication 엉덩이절뚝거림, 둔부파행
button 단추
butyrate 뷰티레이트
by product 부산물
bypass 우회로, 우회술
bypass graft 우회술이식편
bypass operation 우회술
bypass tract 방실우회로

C

C1-inhibitor C1억제인자
cabinet 무균실험대
cachectic edema 종말증부종
cachectin 카켁틴
cachexia 종말증
cacotrophy 영양장애
cadaver 시체, 시신
cadaveric 시체-
cadaveric liver 시체간
caddy stool 캐디변, 이상변
cadmium 카드뮴
caduca 탈락막
caecoanal anastomosis 맹장항문연결, 맹장항문문합
caecopexy 맹장고정술
caecorectal anastomosis 맹장직장연결, 맹장직장문합
caecostomy 맹장루조성술
caecum 맹장 [동] cecum
café au lait spot 담갈색반점
caffeine 카페인
cage 우리, 실
cainophobia 변화공포증, 신기공포증
caked breast 케이크유방
calcar 발톱
calcarea 석회
calcification 석회화
calcified cartilage 석회화연골
calcifying epithelioma 석회화상피종
calcimimetic 칼슘유사제
calcineurin 칼시뉴린
calcineurin inhibitor 칼시뉴린억제제
calcineurine inhibitor 칼시뉴린차단제
calcipenia 칼슘결핍(증)
calciphylaxis 칼시필락시스
calciprivia 칼슘결핍
calcitonin 칼시토닌
calcitriol 칼시트라이올
calcium 칼슘
calcium bilirubinate stone 빌리루빈산 칼슘 담석
calcium carbonate 탄산칼슘, 석회
calcium channel blocker 칼슘통로차단제
calcium chloride 염화칼슘
calcium gluconate 글루콘산칼슘
calcium lactate 유산칼슘
calcium oxalate calculus 수산칼슘석
calcium stone 칼슘결석
calcium-sensing receptor 칼슘감지수용체
calciuria 칼슘뇨
calcospherule 칼슘소체
calculosis 결석증
calculus 결석, 돌
calf 장딴지
caliculus 봉오리
calipers 밀림자, 지름자
callus 1. 굳은살 2. 애벌뼈, 가골
calmative 1. 진정- 2. 진정제
calor 열
caloric intake 열량섭취
calorie 열량, 칼로리
calorie/nitrogen balance, rario 칼로리/질소평형, 열량/질소평형
calorimeter 열량계
calorimetry 열량측정
Calot triangle 칼로삼각, 캘로삼각, Calot삼각
Calymmatobacterium granulomatis 칼림마토박테륨 그라눌로마티스, 육아종피막성구균
calyx 신배, 콩팥잔
Camera 카메라

camera arm 카메라 팔
camera port 카메라 포트
Campylobacter colitis 캄필로박터결장염
Campylobacter jejuni 캄필로박터제주니
campylobacteriosis 캄필로박터증
Canada-Cronkhite syndrome 캐나다-크론카이트증후군
canal 1. 관 2. 길
canal of Nuck 누크관
canaliculus 1. 소관 2. 모세관
canalis 굴, 관
cancellous 벌집-, 해면체-
cancer 암
cancer antigen; CA 암항원
cancer bone 골암
cancer chemotherapy 암화학요법
cancer family syndrome 암가족증
cancer pain 암통증
cancericidal agent 암파괴성 약제
cancerigenic 발암-, 암형성-
cancerous ascites 암성복수
cancerous cachexia 암성악액질
cancerous degeneration 암변성
cancerphobia 암공포(증)
cancrum 궤양, 괴저
candela 칸델라
Candida 칸디다<속>
Candida albicans 칸디다알비칸스
***Candida* infection** 칸디다감염
candidate 후보
candidemia 칸디다혈증
candidiasis 칸디다증
candidid 칸디다발진
candidin 칸디딘
candiduria 칸디다뇨
candle 1. 초 2. 촉광
candle phenomenon 촉광현상
canine 송곳니, 견치
cannibalism 1. 동종포식작용 2. 식인증
cannula 삽입관
cannulas 삽입관, 캐뉼라
cannulation 관삽입(술)
Cantlie line 칸틀리선, Cantlie선
capacitance 1. 전기용량 2. 커패시턴스
capacity 1. 용량 2. 양 3. 능
Capillaria hepatica 간모세선충
capillaris 모세관, 모세혈관, 실핏줄
capillaritis 모세관염, 모세혈관염
capillaropathy 모세관병(증)
capillary 1. 모세관 2. 모세혈관, 실핏줄
capillary angioma 모세혈관종
capillary arteriovenous malformation 모세혈관동정맥기형
capillary bed 모세혈관바탕
capillary drainage 모세관배액
capillary hemangioma 모세혈관종
capillary hemorrhage 모세관출혈
capillary infusion syndrome 모세관주입증후군
capillary leak syndrome 모세혈관누출증후군
capillary lymphangioma 모세관림프관종
capillary malformation 모세혈관기형
capillary permeability 모세관투과성
capillary pressure 모세혈관압
capillary resistance test 모세혈관저항검사
capillary telangiectasis 모세혈관확장증
capillary venous malformation 모세혈관정맥기형
capillary-lymphatic malformation 모세관림프관기형
capital 머리-
capitulum 1. 작은머리 2. 위팔뼈작은머리, 상완골소두
capotement 위출렁소리
caprate 카프르산염
capreomycin 카프레오마이신
capsid 1. 캡시드 2. 껍질, 피각
capsomere 캡시드구성단위, 캡소미어
capsula 1. 피막, 주머니 2. 캡슐약
capsular 1. 피막- 2. 주머니-, 낭-
capsular echo 피막에코
capsular invasion 피막침범

capsule 1. 피막 2. 주머니, 낭 3. 협막 4. 캡슐약
capsule endoscopy 캡슐내시경술
captivator snare 캡티베이터올가미
captopril 캡토프릴
captopril renal scanning 캡토프릴 신(장) 스캔
caput 1. 머리 2. 갈래
caput medusae 메두사머리
carbachol 카바콜
carbamate 카르밤산염
carbamazepine 카바마제핀
carbamide 카르바미드
carbaminohemoglobin 카바미노혈색소
carbenicillin 카베니실린
carbocyclic 탄소고리-
carbogaseous 이산화탄소-
carbohydrate 탄수화물
carbohydrate antigen 19-9; CA 19-9 탄수화물항원19-9
carbohydrate antigen 72-4; CA 72-4 탄수화물항원72-4
carbohydrate antigen-125; CA 125 탄수화물항원125
carbohydrate intolerance 탄수화물불내성
carbohydraturia 탄수화물뇨
carbohydrogenic 탄수화물생산-
carbolate 석탄산염
carbolic acid gangrene 석탄산괴저
carbon 탄소
carbon dioxide acidosis 이산화탄소산증
carbon dioxide laser 이산화탄소레이저
carbon dioxide narcosis 이산화탄소혼수
carbon dioxide; CO_2 이산화탄소
carbon disulfide 이황화탄소
carbon monoxide 일산화탄소
carbon monoxide intoxication 일산화탄소중독
carbon monoxide poisoning 일산화탄소중독
carbon tetrachloride 사염화탄소
carbonate 탄산염
carbonated 탄산화-
carbonation 탄산화
carbonic anhydrase inhibitor 탄산탈수효소억제제
carbonization 탄화
carbonuria 탄소뇨
carboxyhemoglobin 일산화탄소헤모글로빈
carboxyhemoglobinemia 일산화탄소혈색소증
carboxylase 카복실화효소
carboxylation 카복실화
carboxypeptidase 펩타이드카복시말단분해효소
carboxysulfhemoglobin 일산화탄소황혈색소
carbuncle 큰종기
carcinectomy 암절제술
carcinoclastic 제암-, 항암-
carcinoembryogenic 암배아-
carcinoembryonic antigen; CEA 암배아항원
carcinogen 발암물질
carcinogen detection 발암물질검출
carcinogenesis 발암기전, 암형성기전
carcinogenic 1. 발암-, 암발생 2. 발암물질-
carcinogenic factor 발암인자
carcinogenicity 발암성
carcinoid 유암종, 카시노이드
carcinoid crisis 유암종위기
carcinoid syndrome 유암종증후군
carcinoid tumor 유암종양, 카시노이드종양
carcinoidosis 유암종증
carcinoma 암종
carcinoma in situ 제자리암종
carcinoma in situ, gallbladder 담낭제자리암, 쓸개제자리암
carcinomatosis 암종증
carcinomectomy 암종절제술
carcinosarcoma 암육종
carcinosis 암종증
carcinostatic 제암-, 항암-
cardia 들문, 분문
cardiac 1. 심장- 2. 들문-, 분문- 3. 심장병환자
cardiac (heart) transplantation 심장이식
cardiac angiography 심혈관조영술
cardiac arrest 심(장)정지
cardiac arrhythmia 심장부정맥

cardiac autonomic neuropathy 심인성자율신경병증
cardiac bronchus 심측기관지
cardiac cachexia 심장악액질
cardiac catheterization 심장도관삽입
cardiac chamber 심실
cardiac cirrhosis 심장간경화 의6 심장성간경화증
cardiac compressive shock 심(장)압박성쇽
cardiac death 심장사
cardiac defibrillator 심세동제거기
cardiac dyspnea 심장성호흡곤란
cardiac embolism 심장색전증
cardiac gland 들문샘, 분문샘
cardiac index 심장박출지수
cardiac infarction 심근경색증
cardiac massage 심(장)마사지
cardiac minute output 분당심(장)박출량
cardiac murmur 심(장)잡음
cardiac obstructive shock 심(장)폐쇄성쇽
cardiac output 심(장)박출량
cardiac pacemaker 심장박동조율기
cardiac pump 심장펌프
cardiac rate 심장박동수
cardiac regurgitation 들문역류, 분문역류
cardiac resuscitation 심장소생술
cardiac risk factor 심(장)위험요인
cardiac sound 심음
cardiac sphincter 들문조임근
cardiac syncope 심장실신
cardiac tamponade 심장눌림증
cardiac-type glands 들문형샘, 분문형샘
cardiacus 심장-, 들문-
cardiectomy 들문절제술
cardioaccelerating center 심장촉진중추
cardioactive 심장작용-
cardioangiography 심혈관조영
cardioangiology 심혈관학
cardiocirrhosis 심장간경화
cardiodilator 들문확장기, 분문확장기
cardiodynamic 심장동력-
cardiodynamics 심장역학
cardiodynia 심장통증
cardioesophageal 식도들문-, 식도분문-
cardiogenesis 심장발생
cardiogenic 1. 심장발생- 2. 심장성-
cardiogenic shock 심장성쇼크
cardiogram 심장도
cardiography 심장도검사
cardiolipin 카디오리핀
cardiologist 심장전문의
cardiology 심장학
cardiomegalia 심장비대
cardiomegaly 심장비대
cardiopathy 심장병(증)
cardioplegia 심장마비
cardioplegic 심장마비-, 심장정지-
cardioplegic asystole 심장마비무수축
cardiopulmonary 심폐-
cardiopulmonary arrest 심폐정지
cardiopulmonary bypass 심폐우회술
cardiopulmonary resuscitation 심폐소생술
cardiopulmonary support pump 심폐유지펌프
cardiorrhexis 심장파열
cardiosclerosis 심장경화(증)
cardiospasm 들문연축
cardiothyrotoxicosis 갑상생항진성심장병
cardiotomy 1. 심장절개 2. 들문절개
cardiotoxic 심장독성-
cardiovascular 심(장)혈관-
cardiovascular collapse 심혈관허탈
cardiovascular disease 심혈관질환
cardiovascular shunt 심(장)혈관션트
cardiovascular surgery 심혈관수술
cardiovascular system 심(장)혈관계(통)
cardioversion 심(장)율동전환
cardioverter-defibrillator 심율동전환세동제거기
carditis 심장염
care 1. 의료, 진료 2. 간호, 돌봄
C-arm fluoroscope C-걸이투시기
carmin 카민

carminative 1. 위장(관)내기체배출- 2. 위장(관)내기체배출제
carmine 카민
carnitine 카니틴
Caroli disease 카롤리병, Caroli병
carotene 카로텐
carotenemia 카로텐혈증
carotenoid 카로텐유사체, 카로테노이드
carotid 목동맥-, 경동맥-
carotid angiography 목동맥조영(술), 경동맥조영(술)
carotid artery 목동맥, 경동맥
carotid artery aneurysm 경동맥류
carotid artery embolism 경동맥색전증
carotid artery stenting; CAS 경동맥스텐트삽입(술)
carotid bifurcation 경동맥분, 목동맥갈림
carotid body 경동맥소체, 목동맥소체
carotid body tumor 경동맥소체종양
carotid canal 경동맥관
carotid cavernous fistula 목동맥해면굴샛길 경동맥해면정맥동샛길
carotid endarterectomy 경동맥내막절제(술)
carotid plexus 목동맥신경얼기, 경동맥신경총
carotid sheath 목혈관신경집, 경동맥초
carotid sinus massage 경동맥동마사지, 목동맥팽대마사지
carotinemia 카로틴혈증
carotinosis 고카로틴혈증
carotodynia 목동맥통증, 경동맥통증
carpal 1. 손목-, 수근- 2. 손목뼈-, 수근골-
carpal bone 손목뼈, 수근골
carpal tunnel syndrome 손목굴증후군, 수근관증후군
carpus 손목
Carrel patch 카렐첩포, Carrel첩포
carrier 1. 보균자, 보충자 2. 보인자 3. 운반체
carrier protein 운반단백질
cart 운반수레
cartilage 연골
cascade 연속단계, 연쇄반응
cascade coagulation 폭상응고
cascade reaction 연속단계반응
cascade stomach 폭포위
case 사례, 증례
case control study 환자대조군연구, 사례대조군연구
case fatality rate 증례치사율
case history 병력
case mix 질병구성
case morbidity rate 증례이환율
case report 증례보고, 사례보고
caseation 치즈화
caseiform 카세인-, 치즈-
casein 카세인
caseinogen 카세이노겐
caseous 치즈-
caseous lymphadenitis 건락성림프절염
caseous necrosis 치즈괴사
cast 1. 석고붕대 2. 원주 3. 모형
caster 캐스터
casting 1. 석고붕대고정 2. 주조
castor oil 피마자기름, 피마자유
castration 거세
casual 우발-, 사고-
casualty 1. 재해 2. 사상자
casuistics 사례보고, 증례보고
cat scratch disease 고양이할퀸병
catabolic phase 이화상
catabolic state 이화상 [동] catabolic phase
catabolin 결합조직파괴매개물
catabolism 분해대사
catabolite 분해대사산물
catalase 과산화수소분해효소
catalysis 촉매작용
catalyst 촉매
catalytic 촉매-
catalyzer 촉매제
cataphoresis 전기영동
cataplasm 1. 찜질 2. 찜질약
catarrhal inflammation 카타르염증
catastrophe 파국, 재해
catechin 카테킨
catechol 카테콜

catecholamine 카테콜아민
caterpillar dermatitis 모충피부염
catgut 창자실
catharsis 1. 감정정화, 카타르시스 2. 설사
cathartic 1. 설사- 2. 설사제
cathartics 설사제
cathemoglobin 카트혈색소
cathepsin 카텝신
catheter 도관, 이끌관, 카테터
catheter drainage 도관배액, 카테터배액
catheter sepsis 도관패혈증
catheter whip 카테터 퍼덕임, 도관 퍼덕임
catheter-based intervention 카테터 바탕 중재(술), 도관 바탕 중재(술)
catheter-based procedure 카테터 바탕 시술, 도관 바탕 시술
catheter-directed thrombolysis 카테터 유도혈전용해(술), 도관 유도혈전용해(술)
catheter-directed thrombolytic therapy 카테터 유도혈전용해치료, 도관 유도혈전용해치료
catheterization 도관삽입
cathode 음극
cation 양이온
cation channel 양이온통로
cationic 양이온-
cationogen 양이온발생물
cauda 꼬리
cauda equina 말총, 마미
cauda equina lesion 마미병변
cauda equina syndrome 말총증후군, 마미증후군
caudal 꼬리-
caudal anesthesia 꼬리마취
caudal block 미추차단, 꼬리블록
caudate lobe 꼬리엽, 미상엽
caudate process 미상돌기, 꼬리돌기
caudocranial view 아래위상
Cauliflower cancer 양배추꽃암
causal 1. 원인- 2. 인과론
causalgia 작열통
causalgic pain 작열통
causality 인과성
cause 원인
cause of death 사인
caustic injury 부식성손상
caustic stricture 부식제협착
cauter 지짐기
cauterant 1. 부식제 2. 지짐제
cauterization 지짐
cautery 1. 지짐, 소작 2. 지짐기
cautery knife 지짐칼
caval shunt 대정맥션트, 대정맥단락
caval venotomy 대정맥절개술
cave 공간
cavenous sinus 해면정맥동, 해면정맥굴
caveola 작은함몰, 소포
cavern 굴, 공간
cavernositis 해면체염
cavernosum 해면체
cavernous 해면-
cavernous angiosarcoma 해면혈관육종
cavernous body 해면체
cavernous hemangioma 해면혈관종
cavernous lymphangioma 해면림프관종
cavernous sinus 해면정맥굴, 해면정맥동
cavernous transformation 해면정맥형변화
cavernous transformation, portal vein 문맥의 해면체화
cavitas 공동, 공간, 안, 강 [동] cavity
cavitation 공간형성, 공동화
Caviton ultrasonic surgical aspirator; CUSA 캐비트론초음파박리기, Cavitron초음파박리기, 쿠사
cavity 공간, 공동, 안, 강
cavum 공간, 공동, 안, 강 [동] cavity
C-cell C세포
C-cell hyperplasia C세포증식증
CD4/CD8 ratio CD4/CD8비율
cecal artery 맹장동맥 [동] 막창자동맥
cecal volvulus 맹장염전
cecostomy 맹장조루술, 맹장창냄술
cecum 맹장

cefaclor 세파클로르
cefazolin 세파졸린
cefotaxime 세포탁심
ceftriaxone 세프트라이악손
celenteron 원시장, 원시창자 [동] archenteron
celiac 복강-
celiac artery 복강동맥
celiac branch 복강분지
celiac crisis 복강위기
celiac ganglia 복강신경절
celiac ganglion 복강신경절
celiac node 복강림프절
celiac plexus 복강신경얼기, 복강신경총
celiac sprue 복강스프루
celiocentesis 복강천자, 배뚫음
celiomyositis 복벽근염, 배근육염
celioscope 복강경, 배안보개
celioscopy 복강경(검사)
celiotomy 개복(술)
celitis 복부염증
cell 세포
cell bank 세포은행
cell culture 세포배양
cell cycle 세포주기
cell death 세포사
cell dedifferentiation 세포탈분화
cell division 세포분열
cell envelope 세포껍질, 세포피막
cell fusion 세포융합
cell inclusion 세포봉입체
cell line 세포주, 세포계
cell mass body 체세포절량
cell mediated immunity; CMI 세포매개면역
cell mediated rejection 세포매개거부반응
cell membrane permeability 세포막투과성
cell respiration 세포호흡
cell saver 혈구회수기
cell-mediated cytolysis 세포매개세포용해
cell-mediated cytotoxicity 세포매개세포독성
cellular 세포-
cellular immunity 세포면역
[동] cell-mediated immunity
cellular infiltration 세포침윤
cellular oncogene 세포종양유전자
cellular protooncogene 세포풋종양유전자
cellular rejection 세포성거부반응
cellular type 세포형
cellularity 세포충실성
cellule 작은세포, 작은주머니
cellulitis 연조직염
cellulose 셀룰로스
cellulotoxic 세포독성-
celom 체강 [동] coelom
celophlebitis 대정맥염
cement 1. 시멘트 2. 시멘트질
center 1. 중심, 센터 2. 중추
centesis 천자
central 중심-, 중추-
central artery 중심동맥
central bisectionectomy 중앙이구역절제술
central blood 중심혈
central canal 중심관
central chemoreceptor 중추화학수용체
central convulsion 중추성경련
central cyanosis 중심청색증
central hypoventilation syndrome
중추저환기증후군
central lesion 중심병변
central lymph node group 중심림프절군
central lymphoid organ 중추림프기관
central mesh connector 중심메쉬연결부
central neck node 중심경부림프절
central neck node dissection 중심경부림프절절제
central necrosis 중심괴사
central nervous system; CNS 중추신경계(통)
central pain 중추통증, 중추신경통
central pancreatectomy 췌중앙구역절제술
central pontine myelinolysis 뇌교 중심부 수초용해증
central pulse 중심맥박
central tolerance 중추면역관용

central vein 중심정맥
central vein cannulation 중심정맥관삽입
central venous catheter 중심정맥도관
central venous pressure monitoring 중심정맥압감시
central venous pressure; CVP 중심정맥압
central venous stenosis 중심정맥협착증
centralization 중심화
centriacinar emphysema 소포중심성기종
centric 중심-
centrifugal 원심-, 날-
centrifugation 원심분리
centrifuge 원심분리기
centrilobular emphysema 소엽중심성기종
centriole 중심소체
centroacinar cell 세엽중심세포 [의6] 꽈리중심세포, 중심선방세포
centrolobular 중심소엽- [동] centrilobular
centromere 매듭, 동원체, 중심절
centrum 중심, 중추, 센터 [동] center
cephalalgia 두통 [동] headache
cephalhematoma 머리혈종, 두개혈종
cephalic 머리-, 두(부)-
cephalic phase 뇌상
cephalic vein 노쪽피부정맥
cephalocele 뇌탈출, 뇌류 [동] encephaocele
cephalohematoma 머리혈종, 두개혈종
cephalosporin 세팔로스포린
cephalothorax 두흉부, 머리가슴
c-erb oncogene c-erb암유전자
cercarial dermatitis 꼬리유충피부염
cercocystis 무미낭충 [동] cysticercoid
cerebellar 소뇌-
cerebellar astrocytoma 소뇌별아교세포종
cerebellopontine 소뇌다리뇌- [동] 소뇌교뇌-
cerebellospinal 소뇌척수-
cerebellum 소뇌
cerebral 대뇌-, 뇌(성)-
cerebral angiography 뇌혈관조영
cerebral arterial circle 대뇌동맥고리
cerebral arteriovenous malformation 뇌동정맥기형
cerebral artery 대뇌동맥
cerebral atonic diplegia 뇌성이완양측마비
cerebral atrophy 대뇌위축
cerebral concussion 뇌진탕
cerebral contusion 뇌타박상, 뇌좌상
cerebral death 대뇌사
cerebral decompression 대뇌감압
cerebral edema 뇌부종
cerebral gigantism 대뇌거인증
cerebral hemorrhage 1. 대뇌출혈 2. 뇌출혈
cerebral hypoxia 뇌저산소증
cerebral infarction 뇌경색증
cerebral ischemia 대뇌허혈
cerebral palsy; CP 뇌성마비
cerebral spastic diplegia 뇌성경직양측마비
cerebritis 뇌염
cerebroavascular attack; CVA 뇌혈관사고
cerebropathy 대뇌병증
cerebropontile 대뇌다리뇌- [동] 대뇌교뇌-
cerebrosclerosis 뇌경화
cerebrosis 대뇌증
cerebrospinal 뇌척수-, 대뇌척수-
cerebrospinal fluid; CSF 뇌척수액
cerebrospinal pressure 뇌척수압
cerebrotendonous xanthomatosis 뇌건성황색종증 [의6] 뇌힘줄황색종증
cerebrovascular 뇌혈관-
cerebrovascular accident; CVA 뇌졸중
cerebrovascular disease 뇌혈관질환
cerebrum 대뇌
cerium 세륨
certificate 증명서
ceruloplasmin 세룰로플라스민
ceruloplasmin deficiency 세룰로플라스민결핍
cerumen 귀지
cervical 1. 목-, 경부- 2. 자궁경부-, 자궁목-
cervical adenitis 경부선염, 목샘염
cervical cancer 자궁경부암

cervical carcinoma 자궁경부암(종)
cervical disc 경추간판
cervical diverticulum 경부게실
cervical esophageal cancer 경부식도암
cervical esophagus 경부식도
cervical ganglion 목신경절, 경부신경절
cervical gland 자궁경부샘 [동] 자궁목샘
cervical intraepithelial neoplasia 자궁경부상피내신생물
cervical laceration 자궁경부열상
cervical lymph node 경부림프절
cervical lymphadenopathy 경부림프절병증
cervical nerve 목신경 [동] 경신경
cervical plexus 목신경얼기, 경신경총
cervical region 목부위
cervical spine 목뼈, 경추 [동] cervical vertebra
cervical spondylosis 경추증
cervicodynia 목통증
cervicofacial teratoma 목얼굴기형종
cervix 1. 목 2. 자궁경부, 자궁목 [동] neck
cesarean hysterectomy 제왕자궁절제
cesarean section; CS 제왕절개
cestode infection 촌충감염, 조충감염
C-fiber C섬유
c-fos oncogene c-fos암유전자
Chagas disease 샤가스병
chain 사슬, 연쇄
chain reaction 사슬반응
chalasia 들문이완증
chalazion 콩다래끼
chalcosis 구리증, 구리침착증
challenge 검사, 접종, 시험감염
chamber 방, 실, 함
chancre 굳은궤양
chancroid 연성궤양, 무른궤양
change 변화
channel 통로
character 1. 형질 2. 성격 3. 특성 4. 인격
character displacement 형질치환
characterization 특성화
charbon 탄저 [동] anthrax
charcoal 숯
Charcot triad 샤르코세증후, Charcot세증후
charge 1. 전하, 하전 2. 충전
chart 1. (진료)기록부 2. 도표
check valve 역류저지판막
cheek 뺨
cheilitis 입술염
chelate 킬레이트
chelation 킬레이트화
chemical 1. 화학- 2. 화학물질, 화학약품
chemical burn 화학화상
chemical carcinogen 화학발암물질
chemical carcinogenesis 화학발암, 화학암발생
chemical cautery 화학지짐
chemical decortication 화학피질박리
chemical gastritis 화학위염
chemical injury 화학손상
chemical mediator 화학매개물질
chemical oxygen demand 화학적산소요구량
chemical peritonitis 화학복막염
chemist 화학자
chemistry 화학
chemoantigen 화학항원
chemoattractant 화학유인물질, 화학쏠림물질
chemoceptor 화학수용체 [동] chemoreceptor
chemoembolization 화학색전술
chemoimmunology 화학면역학
chemoimmunotherapy 화학면역요법
chemokine 케모카인
chemokinesis 화학활동성
chemoprevention 예방화학요법
chemoprophylaxis 예방화학요법
chemoradiotherapy 화학방사선요법
chemoreceptor 화학수용체
chemoreceptor trigger zone; CTZ 화학수용기유발대
chemosensitivity 화학민감성
chemostat 화학조절배양장치
chemotactic 화학쏠림-, 화학주성-

chemotactic factor 화학쏠림인자
chemotaxis 화학쏠림성, 화학주성
chemotherapeutic 1. 화학요법- 2. 화학요법제
chemotherapy 화학요법
chest 가슴, 흉부
chest circumference 가슴둘레
chest closed drainage 가슴폐쇄식배출
chest pain 흉통, 가슴통증
chest radiograph 흉부(방사선)영상, 가슴(방사선)영상
chest wall 흉벽
chiasm 교차
chickenpox 수두
chief cell 으뜸세포
chief cell body 선체주세포
chilblain 동창
child 어린이, 소아, 아동
child abuse 아동학대
child death rate 소아사망률
child psychiatry 소아정신의학
Child score 차일드점수, Child점수
childbearing 임신가능-, 가임-
childbirth 분만, 출산
childhood 소아기, 아동기
Child-Pugh score 차일드-퍼 점수평가법
Child classification 차일드분류
Child-Turcotte-Pugh classification 차일드터콧퓨분류, Child-Turcotte-Pugh분류
chill 오한
chilliness 오한, 추위
chilling 오한감, 냉각
chimney stent graft 굴뚝형스텐트이식편
chin 턱
chitin 키틴
Chlamydia 클라미디아<속>
Chlamydia pneumoniae 폐렴클라미디아
Chlamydia trachomatis 클라미디아트라코마티스
chloasma 기미 동 melasma
chlorambucil 클로람부실
chloramphenicol 클로람페니콜
chloremia 염소혈증
chlorhydria 위산과다
chloride 염화물
chloride content 염소량
chloridemia 고염소혈증
chlorinated 염소처리-, 염소화-
chlorination 염소처리, 염소소독, 염소화
chlorine 염소
chlorine demand 염소요구량
chlorobenzene 클로로벤젠
chloroform 클로로폼
chloroquine 클로로퀸
chlorpheniramine 클로르페니라민
chlorpromazine 클로르프로마진
chlorpropamide 클로르프로파마이드
choana 뒤콧구멍, 후비공
choanal atresia 뒤콧구멍폐쇄, 후비공폐쇄 의6 뒤콧구멍폐쇄증, 후비공폐쇄증
chocolate cyst 초콜릿낭, 초콜릿물혹
choke 질식, 목멤
choking 기도폐색, 목맴
cholagogue 담즙배출촉진제
cholaneresis 담즙배설촉진
cholangetic jaundice 담관폐쇄황달
cholangiocarcinoma 담관암 의6 담관암종
cholangioenterostomy 담관장연결(술)
cholangiogram 담관조영, 쓸개관조영(술) 의6 담관조영상
cholangiography 담관조영, 쓸개관조영(술)
cholangiojejunostomy 담관공장연결(술)
cholangiolar 담세관-, 쓸개세관-
cholangiole 담세관, 쓸개세관
cholangiolitis 담세관염, 쓸개세관염
cholangioma 담관종
cholangiopancreatography 췌담관조영, 담관이자조영 의6 담췌관조영
cholangiostomy 담관조루(술), 쓸개관창냄(술) 의6 담관창냄술
cholangitis 담관염, 쓸개관염
cholanopoiesis 담즙생성, 쓸개즙생성
cholate 콜산염

cholecalciferol 콜레칼시페롤
cholecyanin 담청소 의6 콜레사이아닌, 담청색소
cholecyst 담낭, 쓸개
cholecystagogue 담낭수축촉진제
cholecystalgia 담성산통, 담성급통
cholecystatony 담낭이완
cholecystectasia 담낭확장
cholecystectomy 담낭절제(술), 쓸개절제(술)
cholecystitis 담낭염, 쓸개염
cholecystocholangiography 담낭담관조영, 쓸개쓸개관조영 의6 담낭관조영
cholecystocholedochal fistula 담낭총담관루, 담낭총담관샛길
cholecystocholedocholithiasis 담낭총담관결석증
cholecystocolic fistula 담낭결장루, 담낭결장샛길
cholecystocolostomy 담낭결장연결(술), 담낭결장문합(술)
cholecystoduodenal fistula 담낭십이지장루, 쓸개샘창자샛길 의6 담낭십이지장샛길
cholecystoduodenostomy 담낭십이지장연결(술)
cholecystoenteric fistula 담낭장루
cholecystoenterorrhaphy 담낭장봉합술, 쓸개창자봉합술
cholecystoenterostomy 담낭장연결(술), 쓸개창자연결(술)
cholecystogastrostomy 담낭위연결(술), 쓸개위연결(술)
cholecystogram 담낭조영, 쓸개조영 의6 담낭조영상
cholecystography 담낭조영(술), 쓸개조영(술)
cholecystoileostomy 담낭회장연결(술), 쓸개회장연결(술)
cholecystojejunostomy 담낭공장연결(술), 쓸개공장연결(술)
cholecystokinin; CCK 콜레시스토키닌
cholecystolithiasis 담낭결석증
cholecystolithotomy 담낭결석제거(술)
cholecystopexy 담낭고정(술)
cholecystorrhaphy 담낭봉합(술)
cholecystosis 담낭증, 쓸개증
cholecystostomy 담낭조루술, 담낭창냄술
cholecystotomy 담낭절개(술)
choledochal cyst (총)담관낭, (온)쓸개관낭
choledochal cystadenocarcinoma 총담관낭샘암(종)
choledochal stenosis 총담관협착
choledochectomy 총담관절제(술)
choledochectomy (segmental resetion of bile duct) 총담관부분절제(술)
choledochitis 총담관염
choledochocele 총담관류
choledochoduodenal fistula 총담관십이지장루
choledochoduodenostomy 총담관십이지장연결(술)
choledochoenterostomy 총담관장연결(술)
choledochogastrostomy 총담관위연결(술)
choledochohepatostomy 총담관간연결(술)
choledochoileostomy 총담관회장연결(술)
choledochojejunostomy 총담관공장연결(술)
choledocholith 총담관결석, 온쓸개관돌
choledocholithiasis 총담관결석증, 온쓸개관돌증
choledocholithotomy 총담관결석제거(술)
choledocholithotripsy 총담관쇄석(술)
choledochopancreatic ductal junction anomaly 총담관연결이상
choledochoplasty 총담관성형(술)
choledochorrhaphy 총담관봉합(술)
choledochoscopy 담도경
choledochostomy 총담관조루(술) 의6 총담관창냄술
choledochotomy 총담관절개(술)
cholelith 담석, 쓸개돌
cholelithiasis 담석증, 쓸개돌증
cholelithotomy 담석제거(술)
cholelithotripsy 담석쇄석(술)
cholemesis 담즙구토, 쓸개즙구토
cholemia 담즙혈증
cholepathia 담도병
choleperitonitis 담즙복막염, 쓸개즙복막염
cholera 콜레라
choleraic diarrhea 콜레라설사

choleretic 1. 담즙분비촉진- 2. 담증분비촉진제
choleric diarrhea 콜레라성 설사
cholescintigraphy 담관섬광조영 [의6] 담관스캔
cholestasis 담즙정체, 쓸개즙정체
cholestatic 담즙정체-
cholestatic jaundice 담즙정체황달
cholestatic pruritus 담즙정체가려움
cholestatic steatosis 담즙정체 지방간
cholesteatoma 진주종
cholesteatosis 진주종 [동] cholesteatoma
cholesterol 콜레스테롤
cholesterol calculus 콜레스테롤석
cholesterol gallstone 콜레스테롤담석
cholesterol polyp 콜레스테롤용종, 콜레스테롤폴립
cholesterol saturation index 콜레스테롤포화지수
cholesterolosis 콜레스테롤증
cholesteroluria 콜레스테롤뇨
cholesterosis 콜레스테롤증
choline 콜린
cholinergic 1. 콜린- 2. 콜린성제제
cholinergic fiber 콜린섬유
cholinergic innervation 콜린성신경분포, 콜린성신경지배
cholinergic nerve 콜린신경
cholinergic pruritus 콜린가려움
cholinesterase 콜린에스터분해효소
cholinomimetic 1. 콜린유사성- 2. 콜린유사제
cholinphosphatase 콜린인산염분해효소
choluria 담즙뇨, 쓸개즙뇨
chondroblast 연골모세포
chondroblastoma 연골모세포종
chondrocalcinosis 연골석회증
chondrocyte 연골세포
chondrodysplasia 연골형성이상
chondrodystrophy 연골형성장애
chondrogenesis 1. 연골발생 2. 연골형성
chondroid 연골모양-
chondroid cancer 연골양암
chondrolysis 연골용해
chondroma 연골종
chondromalacia 연골연화증
chondrometaplasia 연골화생
chondropathy 연골병증
chondroplasia 연골형성
chondrosarcoma 연골육종
chord 끈, 다발 [동] cord
chorda 끈, 다발 [동] cord
chorda tympani 고실끈신경
chordal 척삭-, 끈-
chorditis 1. 성대염 2. 정삭염
chorditis vocalis 성대염
chordoma 척삭종
chordotomy 1. 척수시상로절단 2. 성대절개 [동] cordotomy
chorea 무도증
chorea gravidarum 임신무도증
choreoathetosis 무도느린비틀림운동
chorioadenoma 융모막샘종
chorioallantoic 융모요막-
chorioamnion 융모양막
chorioamnionitis 융모양막염
choriocarcinoma 융모막암(종)
choriogonadotropin 융모생식샘자극호르몬
chorioma 융모막종
chorion 융모막
chorionic 융모막-
chorionic villi sampling 융모막융모표본채취
chorionic villus 융모막융모
choroid plexus 맥락얼기, 맥락총
choroidal atrophy 맥락막위축
Christmas disease 크리스마스병
Christmas factor 크리스마스인자
chromaffin cell 크롬친화세포, 친크롬세포
chromaffinoblast 크롬친화모세포
chromaffinoma 크롬친화세포종
chromatic 1. 색- 2. 염색질-
chromatid 염색분체
chromatid exchange 염색분체교환
chromatin 염색질
chromatography 색층분석, 크로마토그래피

chromatoid body 염색질모양소체
chromicized catgut 크롬창자실
chromium 크로뮴, 크롬
chromium deficiency 크로뮴결핍
chromoblast 색소모세포
chromoendoscopy 색소내시경술
chromogenic bacterium 색소균
chromomycosis 색소진균증, 색소곰팡이증
chromophilic 호염(색)-
chromophilic cell 호염(색)세포
chromophobe 비염색(세포)
chromophobe adenoma 색소혐성선종, 색소혐성샘종
chromosomal 염색체-
chromosomal abundance 염색체과다
chromosomal disorder 염색체장애
chromosomal instability 염색체 불안정
chromosomal rearrangement 염색체재배열
chromosomal satellite 염색체위성
chromosome 염색체
chromosome abnormality 염색체이상
chromosome band 염색체띠
chromosome configuration 염색체접합형
chromosome map 염색체지도
chromosome matrix 염색체바탕질
chromosome recombination 염색체재조합
chromotoxic 혈색소독성-
chronic 만성-
chronic abscess 만성농양
chronic acalculous cholecystitis 만성비결석담낭염
chronic active hepatitis 만성활동간염
chronic allograft nephropathy 만성동종이식신(장)병증
chronic ambulatory peritoneal dialysis; CAPD 지속외래복막투석
chronic atrophic gastritis 만성위축위염
chronic benign familial pemphigus 만성양성가족성천포창
chronic cholecystitis 만성담낭염, 만성쓸개염
chronic constipation 만성변비
chronic gastritis 만성위염
chronic glomerulonephritis 만성사구체신염
chronic granulomatous disease 만성육아종병
chronic hepatitis 만성간염
chronic idiopathic orthostatic hypotension 만성특발성기립성저혈압
chronic infection 만성감염
chronic inflammation 만성염증
chronic inflammatory arthritis 만성염증성관절염
chronic liver disease 만성간질환
chronic lymphocytic leukemia; CLL 만성림프구백혈병
chronic myeloid leukemia 만성골수성백혈병
chronic myeloproliferative disorder 만성골수증식질환
chronic obstructive pulmonary disease; COPD 만성폐쇄폐질환
chronic pancreatitis 만성췌장염
chronic proliferative cholangitis 만성증식성담관염
chronic rejection 만성거부반응
chronic relapsing pancreatitis 만성재발췌장염, 만성재발이자염
chronic renal failure; CRF 만성신부전
chronic total occlusion 만성완전폐색
chronic villous arthritis 만성융모성관절염
chronological age 실제나이, 달력나이
Chvostek sign 흐보스테크징후
chyle 암죽, 유미
chyle fistula 유미루
chylectasia 유미관확장(증), 암죽관확장(증)
chylemia 암죽혈증
chyliferous 암죽생성-
chylomicron 암죽미립
chylomicronemia 암죽미립혈증
chylopericardium 암죽심막증
chylorrhea 1. 암죽흐름 2. 암죽설사
chylothorax 암죽가슴(증)
chylous 유미의
chylous ascites 유미복수, 암죽복수

chylous cyst 유미낭
chylous effusion 1. 암죽삼출 2. 암죽삼출액
chyluria 암죽뇨
chyme 미즙
chymotrypsin 카이모트립신
chymotrypsinogen 카이모트립시노젠
cicatrectomy 흉터절제
cicatrical 반흔(성)의
cicatrical contracture 반흔수축
cicatrical pemphigoid 흉터유사천포창, 반흔유천포창
cicatricial 흉터-
cicatricial hypertrophy 반흔성비대, 흉터비대
cicatrix 흉터
cicatrizing epithelioma 흉터상피종
cigarette drain 담배모양배출관
ciliary 1. 속눈썹- 2. 섬모-
ciliary body 섬모체
ciliary cleft 섬모체틈새
ciliate 섬모충
ciliated 섬모-
ciliated cell 섬모세포
ciliated columnar epithelium 섬모원주상피
ciliated epithelium 섬모상피
cilium 1. 속눈썹 2. 섬모 [복] cilia
cimetidine 시메티딘
Cimex lectularius 빈대
cimicosis 빈대가려움증, 빈대물림창
cineangiography 영화혈관조영
cinedefecography 영화배변조영
cine-esophagography 연속식도촬영
cinemicrography 영화현미경촬영
ciprofloxacin 시프로플록사신
circle 원, 고리
Circle of Death 죽음의고리
circuit 회로
circular 원형-, 윤상-, 고리-, 돌림-
circular bandage 환상붕대
circular chromosome 고리염색체
circular fold 돌림주름
circular muscle layer 돌림근층
circular stapler 원형봉합기
circulating blood volume 순환혈액량
circulating immune complex 순환면역복합체
circulation 순환
circulator 순환기
circulatory 순환-
circulatory arrest 순환정지
circulatory collapse 순환허탈
circulatory death 순환정지사망
circulatory failure 순환부전
circulatory volume 순환량
circumanal 항문주위-
circumarticular 관절주위-
circumaxillary 겨드랑주위-
circumcision 포경수술
circumference 둘레
circumflex 휘돌이-, 회선-
circumscribed 국한-
circumtonsillar abscess 편도주위고름집 [동] peritonsillar abscess
circumvallate papilla 성곽유두 [동] vallate papilla
cirrhosis 경화
cistern 수조
cisterna chyli 가슴림프관팽대
citrate 구연산염, 시트르산염
citrate toxicity 구연산중독
citraturia 구연산염뇨, 시트르산염뇨
citric acid cycle 시트르산회로 [동] 구연산회로
Citrobacter 시트로박터<속>
c-jun oncogene c-jun암유전자
clamp 클램프, 물개, 꽉집게
class 1. 계급, 급 2. 류 3. 족 4. 강
class/level of evidence 근거의 분류/수준
classical 고전-
classification 분류
claudication 절뚝거림, 파행
clavicle 빗장뼈, 쇄골
clavicular 빗장-, 쇄골-
clavicular notch 빗장파임, 쇄골파임
clavus 티눈

claw forceps 갈퀴 겸자
clawfoot 갈퀴발
clawhand 갈퀴손
clean contaminated operation 경오염수술
clean intermittent catheterization 청결간헐도뇨
clean operation 청결수술
cleaning 청소
clear cell 투명세포
clear cell papillary carcinoma 투명세포유두모양암
clearance 1. 청소, 제거 2. 청소율, 제거율 3. 틈새, 여유
cleavage 1. 분할, 난할 2. 절단
cleavage line 분할선
cleft 1. 틈새, 갈림 2. 갈린
cleft lip 입술갈림증, 구순열
cleft palate 입천장갈림증, 구개열
cleft palate fistula 구개열루, 갈린입천장샛길
click 째깍음, 클릭
climacteric 갱년기
climacterium 갱년기
climate 기후
clindamycin 클린다마이신
clinic 1. 진료소 2. 임상강의
clinic pain 통증클리닉
clinical 진료-, 임상-
clinical data 임상자료
clinical diagnosis 임상진단
clinical finding 임상소견
clinical impression 추정진단
clinical manifestation 임상증상
clinical medicine 임상의학
clinical record 임상기록
clinical significance 임상적중요성
clinical trial 임상시험
clinician 임상의(사)
clip 묶개, 클립
clip application forceps 클립장착 겸자
clip cartridge 클립 카트리지
clipping 묶음, 결찰
clitoral 음핵-
clitoris 음핵
cloaca 배설강
cloacal exstrophy 배설강외번증
cloacogenic carcinoma 총배설강암
clonal 클론-
clonal deletion 클론결손
clonal expansion 클론확장
clone 클론
clone purification 클론정제
clonic 간대-
cloning 클로닝
clonorchiasis 간흡충증
Clonorchis sinensis 간흡충
clonus 간대-
Cloquet hernia 클로켓허니아
closed 폐쇄-
closed drainage 폐쇄배액
closed injury 폐쇄손상
closed loop intestinal obstruction 닫힌장폐쇄
closed loop obstruction 닫힌창자막힘, 닫힌창자폐쇄, 막힌 장폐쇄
closed reduction 폐쇄정복
closing capacity 폐쇄폐공기량
clostridial cellulitis 클로스트리디움봉와직염
clostridial infection 클로스트리디움감염
clostridial myonecrosis 클로스트리듐근(육)괴사
Clostridium 클로스트리듐<속>
Clostridium botulinum 클로스트리듐보툴리눔
***Clostridium botulinum* A toxin** 보툴리늄 A 독소
Clostridium difficile 클로스트리듐디피실레
Clostridium perfringens 클로스트리듐퍼프린젠스
Clostridium tetani 클로스트리듐테타니
closure 1. 닫힘, 폐쇄 2. 봉합
closure colostomy 결장루폐쇄술
closure devices 봉합장치
clot 덩이, 떡
clot retraction time 피떡수축시간
clotting 응고
clotting factor 응고인자
clotting inhibitor 응고억제제
clotting mechanism 응고기전

clouding 혼탁
cloudy bile 혼탁담즙
cloudy urine 혼탁뇨
club 곤봉형, 곤봉체
club foot 내번족, 만곡족, 변형족
clubbed finger 곤봉손가락 [동] drumstick finger
clumping 응괴
cluster 1. 집합체, 무더기, 군, 다발, 집락 2. 클러스터
cluster designation; CD 세포표면항원무리
cluster headache 군발두통
clustered microcalcification 군집성미세석회화
clustering 균주무리생성, 집락화
C-myc oncogene C-myc종양유전자
CO_2 insufflators 이산화탄소주입기
coagglutination 공동응집
coagglutinin 공동응집소
coagulability 응고성, 응혈성
coagulant 혈액응고제
coagulase 혈장응고효소
coagulation 응고
coagulation disorder 응고장애
coagulation factor 응고인자
coagulation mechanism 응고기전
coagulation necrosis 응고괴사
coagulation pathway 응고경로
coagulation V factor 제5혈액응고인자
coagulative 응고성-
coagulative therapy 응고요법
coagulator 지짐기, 응고기
coagulopathy 응고병증
coagulopathy consumption 소모응고병증
coagulotomy 응고절개(술)
coalescense 응결, 융합
coarctation 축착
coarctation of aorta 대동맥축착
coat 층, 막, 껍질
coated 피막-
coating 씌우기, 코팅
coaxial 동축-, 같은축-
cobalamin 코발라민
cobalt 코발트
cobblestone mucosa 자갈모양점막
cocaine intoxication 코카인중독
coccal 알균- [동] 구균-
coccidioidomycosis 콕시디오이데스진균증
coccus 알균 [동] 구균
coccygeal 꼬리(뼈)-
coccygeal dimple 꼬리오목
coccygeal foveola 미골오목, 미골와 [동] foveola coccygea
coccygeal nerve 꼬리신경, 미골신경
coccygeal plexus 꼬리신경얼기, 미골신경총
coccygectomy 꼬리뼈절제술, 미골절제술
coccygeus muscle 꼬리근, 미골근
coccygodynia 꼬리뼈통증
coccyx 꼬리뼈, 미추
coccyx fracture 미골골절
cochleae fenestra 달팽이창 [동] 둥근창
codeine 코데인
codon 유전자부호
coefficient 계수
coelogenesis 체강형성
coelom 체강
coelomic cavity 체강
coenzyme 보조효소
coexistent 공존-
cofactor 보조인자
cognitive 인지-
cognitive procedure 인지절차
coherence 1. 응집, 결집 2. 통일, 일관성
cohesion 응집
cohort 코호트, 공유집단
cohort incidence 코호트발생빈도
cohort study 코호트연구, 코호트조사
coil spring 코일용수철
coincidence 일치
coital sensation 성교감각
colchicine 콜히친
cold abscess 냉농양
cold agglutinin 저온응집소

cold hemagglutinin disease 한랭적혈구응집병 저온혈구응집소병
cold hypersensitivity 저온과민성
cold immersion test 저온담금검사
cold injury 저온손상
cold intolerance 추위불내성
cold ischemia 냉허혈
cold ischemic time 냉허혈시간
cold-growing bacterium 저온발육균
cold-insoluble immunoglobulin 한랭불용면역글로불린
colectomy 결장절제술
coli Balantidium 대장섬모충
colibacillemia 대장균혈증
colibacillosis 대장균증
colibacilluria 대장균뇨
colic 1. 급통증, 산통 2. 결장-, 잘록창자- 3. 대장-, 큰창자-
colic artery 결장동맥
colic vessels 결장혈관
colicky 급복통-, 산통-
colicky pain 급경련통
colicystitis 대장균방광염
coliform bacillus 대장균, 콜리폼막대균
coliform bacterium 대장균
colitis 결장염
colitoxicosis 대장균증독(증)
collagen 아교질 [동] 콜라젠
collagen band 아교질띠
collagen colitis cystica profunda 심재성 낭성 대장염
collagen disease 아교질병
collagen matrix 교원기질
collagenase 아교질분해효소
collagenous colitis 아교질결장염
collagenous fiber 교원섬유
collagen-vascular disease 교원혈관병, 콜라겐혈관병
collar 1. 고리 2. 깃 3. 고리형보조기
collateral anastomosis 측부연결, 측부문합
collateral case 부수사례
collateral channel 곁통로
collateral circulation 측부순환, 곁순환
collateral drainage 곁배액
collateral ventilation 측부호흡
collecting duct 집합관
collector channel 집결관, 집결로
Colles fracture 콜리스골절
collimator 조준기
Collis-Nissen fundoplication 콜리스-니슨위바닥주름술, 콜리스-니슨위저부주름술
colloid 교질 [동] 콜로이드
colloid cancer 콜로이드암
colloid osmotic pressure 교질삼투압
colloidal dispersion 1. 교질분산 2. 교질분산도
coloanal anastomosis 결장항문연결, 결장항문문합
coloanal venous malformation 결장항문정맥기형
colocolic fistula 결장결장루
colocolonic anastomosis 결장결장연결(술), 결장결장문합(술)
colocutaneous fistula 결장피부루, 결장피부샛길
colodyspepsia 결장소화불량
coloenteritis 결장소장염
colofixation 결장고정술
colon 결장 [동] 잘록창자
colon cancer 결장암
colon conduit 결장통로
colon interposition 결장삽입(술)
colonalgia 결장통증, 결장통
colonic aganglionosis 1. 대장무신경절증 2. 결장무신경절증
colonic carcinoma 결장암(종)
colonic fistula 결장루, 결장샛길
colonic inertia 결장무력증
colonic intussusception 결장중첩증
colonic transit time 대장통과시간
colonic urinary reservoir 대장뇨저장소
colonization 1. 집락형성, 집락화 2. 정착
colonocyte 결장세포
colonoscopy 대장내시경검사
colony 집락

colony-stimulating factors 집락자극인자
coloplasty 결장성형술
color 색, 빛깔
color flow image 색혈류영상
color flow mapping 색혈류지도화
color vision 색각
colorectal 결장직장- 동 잘록곧창자-
colorectal anastomosis 결장직장연결, 결장직장문합
colorectal anastomosis (stapled) 결장직장연결(스태플), 결장직장문합(스태플)
colorectal anastomosis (sutured) 결장직장연결(봉합), 결장직장문합(봉합)
colorectal cancer 결장직장암
colorectal duplication 중복결장직장
colorless 무색-
colostogram 결장창조영
colostomy 결장조루술, 결장창냄술
colostomy reservoir 저장결장루
colostrum 초유
colovesical fistula 큰창자방광샛길, 대장방광루
colpoperineal laceration 질회음열상, 질샅찢김
colposcopic examination 질확대경검사
column of Morgagni 모르가니주, 모르가니기둥
columnar cell 원주세포
columnar cell variant 원주세포변형
columnar epithelium 원주상피
coma 혼수
combination therapy 병용요법
combined 병용-
combined chemotherapy 병용화학요법
combined examination 두손진찰, 내진 동 bimanual examination
combined immunodeficiency 복합면역결핍
combining power carbon dioxide 탄산가스결함능
combustio bullosa 물집열상
combustio carbonisata 탄화열상
combustio erythematosa 홍반열상
combustio escharotica 괴사열상
combustion 1. 화상, 열상 2. 연소
comedo 면포, 여드름집
comedo carcinoma 면포암종 동 comedocarcinoma
comedo mastitis 면포유방염
commensal bacterium 공생균
commercial health insurance 민간의료보험
comminuted fracture 분쇄골절
comminution 분쇄
commissure 1. 맞교차 2. 연결부
commode for defecography 배변조영술용이동좌변기
common bile duct 총담관, 온쓸개관
common bile duct cystadenoma 총담관낭샘종
common bile duct exploration 총담관탐색
common carotid artery 온목동맥, 총경동맥
common channel 공통관
common channel anomaly 공통관이상, 공통관기형
common drug 보통약
common duct exploration 총담관탐색(술)
common duct stone 총담관결석, 온쓸개관돌
common femoral artery 총대퇴동맥
common hepatic artery 총간동맥, 온간동맥
common hepatic duct 총간관, 온간관
common iliac artery 온엉덩동맥, 총장골동맥
common peroneal nerve 온종아리신경, 총비골신경 동 common fibular nerve
communicable disease 전염병
communicable disease control 전염병관리
communicating artery 교통동맥
communicating hydrocele 교통음낭수종
communicating vein 교통정맥
community diagnosis 지역사회진단
community infection 지역감염
comorbidity 1. 동반질병 2. 동반이환
comparative anatomy 비교해부학
comparative biology 비교생물학
compartment 구획, 칸
compartment syndromes 구획증후군
compatibility 1. 적합(성) 2. 호환(성)
compensated 보상-
compensated acidosis 보상산증
compensation 보상

compensatory 보상-
compensatory atrophy 대상성위축
compensatory circulation 보상순환
동 collateral circulation
compensatory hypertrophy 보상비대
compensatory mechanism 보상기전
competent 수행능력-
competitive immunoassay 경쟁면역분석
competitive inhibition 경쟁억제
complement 보체
complement cascade 보체연쇄반응
complement deficiency 보체결핍
complement fixation reaction 보체결합반응
complement inhibitor 보체억제제, 도움체억제제
complementarity 상보성
complementary 보체-, 도움체-, 보족-
complementary factor 보충인자
complementary gene 보족유전자, 상호보충유전자
complementary medicine 보완의학
complementary pair 보체짝
complement-dependent cytotoxicity 보체의존세포독성
complement-induced 보체유도-
동 complement-mediated
complement-mediated 보체매개-
complement-mediated cytotoxicity 보체매개세포독성
complete 완전-
complete arrhythmia 완전부정맥
complete blood count; CBC 전체혈구계산
complete cure 완전치료
complete fracture 완전골절
complete hernia 완전탈장
complete perineal tear 완전회음열상
complete remission 완전완화, 완전관해
completion 완성, 이수, 완수
completion angiography 최종혈관조영술
completion rate 완성률
completion thyroidectomy 완결갑상선절제술
complex 1. 복합 2. 복합체 3. 콤플렉스
complex cell 복합세포
complex cholesterol gallstone 복합콜레스테롤담석
complex fibroadenoma 복합섬유선종
complex partial seizure 복합부분발작
compliance 1. 순응(도) 2. 탄성
complicated fracture 합병골절
complicating disease 합병질환
complication 합병증
component 1. 성분 2. 요소
component transfusion 성분수혈
composite flap 복합피판
composite graft 복합(조직)이식
composition body 체구성
compound 1. 화합물 2. 복합-
compound nevus 복합모반
comprehensive diagnosis 포괄적진단, 종합진단
comprehensive health care 포괄보건의료
compression atelectasis 압박성무기폐
compression atrophy 압박위축
compression bandage 압박붕대
compression fracture 압박골절
compression neuropathy 압박신경병증
compression study 압박검사
compulsory inoculation 강제접종
computed tomography; CT 전산화단층촬영, 컴퓨터단층촬영
computed vector manometry 컴퓨터벡터압력측정(법)
computing of information 정보의 전산화
concealed hernia 잠복탈장
concentrate 농축물
concentric atrophy 동심성위축
concentric needle electromyography 동심형바늘근전도검사(법)
concept 개념
conception 1. 수태, 임신 2. 개념
concomitant chemoradiotherapy 동시화학방사선치료
concomitant immunity 수반면역
동 infection immunity

concomitant variation 동시변이
concordance 1. 일치 2. 합치
concordance rate 일치율
concordant 1. 일치- 2. 동향-
concurrence 동시발생
concurrent 동시-
concurrent infection 동시감염
concussion 진탕
concussion brain 뇌진탕
concussive injury 진탕손상
condensed chromatin 뭉친염색질
condition 조건, 상태
conditioning 조건화
condom 콘돔
condom catheter 콘돔도관
conduction defect 전도장애
conduit 통로
condyloma 콘딜로마
condyloma accuminata 뾰족콘딜로마, 첨규콘딜로마
condylomata acuminata 첨형콘딜로마
condylomata lata 편평콘딜로마
configuration 1. 윤곽, 형상 2. 배치 3. 구조
confluence 합류 의6 융합
confluent 합류-, 융합성- 의6 융합-
confounding bias 교란바이어스
confusion 혼동, 착란, 혼란
congenital 선천-
congenital adrenal hyperplasia 선천부신과다형성증
congenital aneurysm 선천성동맥류
congenital arterial vascular malformation 선천성동맥기형
congenital atelectasis 선천성무기폐
congenital biliary atresia 선천성담도폐쇄(증)
congenital choledochal cyst 선천성총담관낭종
congenital cystic adenomatoid malformation 선천낭선종모양기형, 선천낭샘종모양기형
congenital defect 선천결함, 선천결손
congenital diaphragmatic hernia; CDH 선천가로막탈장, 선천횡격막탈장
congenital disorder 선천성질환
congenital emphysema 선천성기종
congenital generalized fibromatosis 선천전신섬유종증
congenital heart disease 선천손장병
congenital hepatic fibrosis 선천성간섬유증
congenital hyperbilirubinemia 선천성고벌리루빈혈증
congenital hypertrophic retinal pigment epithelium 선천성망막색소상피비대증
congenital kyphosis 선천척주후만
congenital malformation 선천기형
congenital megacolon 선천거대결장 의6 선천거대결장증
congenital syphilis 선천매독
congestion 울혈, 충혈
congestion infarct 울혈경색
congestive chill 충혈오한
congestive cirrhosis 울혈간경화증
congestive heart failure; CHF 울혈심부전
congestive spleen 울혈비장
congestive splenomegaly 울혈비장비대
conglomerate 뭉침
conical papilla 원뿔유두
conization 원뿔절제
conjoined longitudinal muscle 연합세로근, 붙은세로근
conjoined tendon 병합건, 붙은힘줄
conjoined twin 결합쌍둥이
conjugate 1. 동향-, 켤레- 2. 앞뒤지름, 결합경 3. 접합체, 결합
conjugate base 짝염기
conjugated 결합-, 접합-
conjugated bilirubin 결합빌리루빈
conjugated hyperbilirubinemia 고결합빌리루빈혈증
conjugated protein 접합단백질
conjugation 결합, 접합
conjunctiva 결막
conjunctival fold 결막주름

conjunctivitis 결막염
Conn syndrome 콘증후군
connective tissue 결합조직
connective tissue cell 결합조직세포
connective tissue disease 결합조직병
consciousness fluctuation 의식변동
consent 동의
conservation 보존
conservative 보존-
conservative surgery 보존수술
conservative treatment 보존치료
console 콘솔
constant carrier 계속보균자
constant pain 지속통
constipation 변비
constitution 체질
constitutional disease 체질병
constitutional hepatic dysfunction 체질간기능이상
constriction 1. 협착 2. 수축
constrictive heart disease 협착심장병
constrictor 1. 협착기 2. 수축근
consumption (consumptive) coagulopathy 소모응고병증
consumptive coagulopathy 소모성응고병(증)
contact cathartics 접촉성설사제
contact dermatitis 접촉피부염
contact hypersensitivity 접촉과민증
contact immunotherapy 접촉면역요법
contact infection 접촉감염
contact irradiation 접촉조사법
contact urticaria syndrome 접촉두드러기증후군
contagion 접촉전염
contagiosa impetigo 전염성농가진
contagious disease 접촉전염병
contagious infection 접촉감염
contamination 오염
content carbon dioxide 탄산가스함량
continence 자제
contingency 우연성, 우발상황
continuous ambulatory peritoneal dialysis; CAPD 지속외래복막투석
continuous endothelium 연속내피
continuous intravenous infusion 지속정맥주입
continuous positive airway pressure; CPAP 지속기도양압
continuous positive pressure breathing; CPPB 지속양압호흡
continuous suction drainage 지속흡인배액
continuous suture 연속봉합
continuous wave Doppler 연속파도플러
contraception 피임
contraceptive 1. 피임- 2. 피임제
contraceptive pill 경구피임제
contractile epithelium 수축상피
contraction stress test; CST 수축자극검사
contracture 구축, 오그라듦
contraincision 맞절개, 대측절개
contraindication 금기
contralateral 반대쪽-
contrast agent 조영제 [동] contrast medium
contrast echocardiography 조영심초음파검사
contrast enema 1. 조영관장 2. 조영관장액
contrast media 조영제
contrast medium 조영제
contrast studies 조영검사
control experiment 대조실험
control gene 제어유전자
contusion 타박상, 좌상
conus 1. 원뿔 2. 원추, 코누스
convalescent carrier 회복기보균자
conventional Proctocolectomy 고식적직장결장절제술, 재래식직장결장절제술
conversion 전환
conversion rate 전환율
converting enzyme inhibitor 전환효소억제제
convex 볼록-
convulsion 경련
cooler 냉각기
cooling 냉각
cooling blanket 냉각담요

Coombs test 쿰즈검사 [동] antiglobulin test
cooperating gene 협동유전자
Cooper hernia 쿠우퍼탈장
Cooper ligament 쿠퍼인대
coordinate linkage 배위결합
copolymer 공중합체
copper deficiency 구리결핍증
copper storage disease 구리축적병
copragogue 설사제, 변통제
coproagglutination 분변응집반응
coproantibody 대변항체
coproantigen 분변항원
coprocytogram 분변세포상
coprohematology 분변혈액학
coprolith 대변결석
coprology 대변학 [동] scatology
coproporphyria 코프로포르피린증
coproporphyrin 코프로포르피린
coproporphyrinogen 코프로포르피리노젠
coproporphyrinuria 코프로포르피린뇨
coprostasis 변비
cor 심장
cor pulmonale 폐심장증
cor triatriatum 세칸심장
cord 1. 끈, 줄, 삭, 대 2. 다발
cord blood 탯줄혈액, 제대혈
cord compression 탯줄압박
cord structures 정삭구조(물)
cordocentesis 탯줄천자
cordotomy 성대절개(술), 척수시상로절단(술)
core extirpation 중심부제거, 핵심제거
core needle biopsy 중심부바늘생검
core protein 핵심단백질
core temperature 중심체온, 심부체온
Cori cycle 코리회로
corkscrew esophagus 코르크따개식도
cornea 각막
corneal ectasia 각막확장
corneal reflex 각막반사
Cornelia de Lange syndrome 코넬리아 드 랑게 증후군
cornu 뿔, 각
corona 관 [동] ductus
Corona Mortis 사관
coronal image 관상영상
coronal plane 관상면 [동] frontal plane
coronal suture 관상봉합
coronal view 관상영상
coronary 관상-, 심장-
coronary aneurysm 관상동맥류
coronary angiography 관상혈관조영술
coronary angioplasty 관상혈관성형술
coronary arteriography 관상동맥조영술, 심장동맥조영술
coronary arteriosclerosis 관상동맥경화증
coronary arteritis 관상동맥염
coronary artery 관상동맥 [동] 심장동맥
coronary artery bypass graft 관상동맥우회로이식(술)
coronary artery disease; CAD 관상동맥병
coronary artery fistula 관상동맥루, 관상동맥샛길
coronary artery occlusion 관상동맥폐쇄
coronary care unit; CCU 관상동댁집중치료실
coronary circulation 관상동맥순환 [동] 심장동맥순환
coronary death 관상동맥사
coronary infarction 관상동맥경색증
coronary ligament 관상인대
coronary vein 관상정맥, 심장정맥
corporal atrophic gastritis 체성위축위염
corpse 시체
corpulence 비만병
corpus 몸통, 체
corpus cavernosi recti 직장해면체
corpus cavernosum penis 음경해면체
corpus luteum cyst 황체낭, 황체물혹
corpuscle 1. 소체 2. 혈구
corrected death rate 정정사망률
corrected life birth rate 정정출생률
corrected vision 교정시력
correlation ratio 상관비

corrosion anatomy 부식해부학
corrosive colitis 부식결장염
corrosive esophageal injury 부식식도손상
corrosive esophageal stricture 부식식도협착
corrosive esophagitis 부식식도염
corrosive gastritis 부식위염
cortex 피질 [동] 겉질
cortical 피질- [동] 겉질-
cortical dementia 피질치매
cortical evoked potential 피질유발전위
cortical layer 피질층 [동] 겉질층
corticoid 부신피질호르몬 [동] 코티코이드
corticosteroid-binding globulin 코티코스테로이드결합글로불린
corticotrophin 부신피질자극호르몬
corticotropin-releasing hormone; CRH 부신피질자극호르몬방출호르몬
cortisol 코티솔
cortisol-binding globulin 코티솔결합글로불린
corynebacteria 코리네박테리아(과)
Corynebacterium diphtheriae 디프테리아균
coryza 코감기
cosmetic surgery 1. 미용수술 2. 미용외과
costal 갈비(뼈)-, 늑(골)-
costal angle 갈비뼈각, 늑골각
costal cartilage 갈비연골, 늑연골
costal margin 갈비모서리, 늑골연
costal notch 갈비파임, 늑골파임
costal pleura 갈비가슴막, 늑골흉막
costal process 갈비돌기, 늑골돌기
costiveness 변비
costochondral joint 늑골늑연골관절
costodiaphragmatic recess 갈비가로막오목, 늑골횡격막오목
costomediastinal recess 갈비세로칸오목, 늑골종격오목
costophrenic angle 갈비가로막각, 늑골횡격막각
costovertebral angle; CVA 갈비척추각, 늑골척추각
cough 기침
cough variant asthma 기침형천식
Couinaud segment 퀴노분절, Couinaud분절
coumarin 쿠마린
counter transference 역전이
countercurrent exchange 반류교환
countercurrent immunoelectrophoresis 맞흐름면역전기영동 [동] counterimmunoelectrophoresis
counterimmunoelectrophoresis; CIE 맞흐름면역전기영동
counterincision 맞절개, 대측절개
counting chamber 혈구계산판
couple pulse 이단맥박
Courvoisier law 쿠르보아지에법칙, Courvoisier법칙
Courvoisier sign 쿠르보아지에징후, Courvoisier징후
covalent bond 공유결합
covered stent 피복스텐트
covering epithelium 덮개상피, 피복상피
Cowden disease 코든병
Cowden syndrome 코든증후군
Cox model 콕스모델, Cox모델
c-peptide c-펩타이드
crab louse 사면발이
crackle 거품소리, 수포음 [동] rale
cramp 1. 경련 2. 근육경련
cramping pain 경련통
cranial 1. 머리-, 두개- 2. 머리쪽-, 두측-
cranial arteritis 두개동맥염
cranial bone 머리뼈, 두개골
cranial dysostosis 두개골발생장애, 두개 이골증
cranial nerve 뇌신경
craniocerebral injury 두개뇌손상
craniofacial 머리얼굴-, 두개안면-
craniofacial cleft 머리얼굴갈림증, 두개안면열
craniofacial dysostosis 머리얼굴뼈발생이상, 두개안면골발생이상
craniofacial malformation 두개안면기형
craniofacial microsomia 두개안면왜소(증), 머리얼굴작음(증)
craniofacial surgery 머리얼굴외과, 두개안면외과
craniopharyngeal canal 머리인두관, 두개인두관

craniopharyngioma 머리인두종, 두개인두종
craniosynostosis 머리뼈붙음증, 두개골유합증
craniotomy 머리뼈절개, 개두
cranium 머리뼈, 두개골
crapulous diarrhea 폭식설사, 과음과식성 설사
C-reactive protein; CRP C반응단백질
crease 주름, 손금
creatine kinase 크레아틴인산화효소
creatine phosphokinase; CPK 크레아틴인산화효소
creatinine 크레아티닌
creatinine clearance 크레아티닌청소율
creatinine clearance test 크레아티닌청소율검사
creeping eruption 이행발진
creeping thrombosis 이행혈전증
cremaster muscle 고환거근
cremasteric artery 고환거근동맥
cremasteric fascia 고환올림근막, 고환거근막
cremasteric fibers 고환거근섬유
cremasteric reflex 고환올림근반사, 고환거근반사
crepitant rale 털비빔소리, 염발수포음
crepitation 비빔소리
crepitus 비빔소리
crescendo TIA 점강 일과성 허혈발작
crescentic glomerulonephritis 초승달사구체신염
crib death 요람사, 영아돌연사 [동] sudden infant death syndrome
cribriform 체모양-, 사상-
cricoid arch 반지연골활
cricoid cartilage 반지연골, 윤상연골
cricopharyngeal 반지인두-, 윤상인두-
cricopharyngeal cartilage 반지인두인대, 윤상인두인대
cricopharyngeal disorder 반지인두장애, 윤상인두장애
cricothyroid 반지갑상-, 윤상갑상-
cricothyroid ligament 윤상갑상인대
cricothyroid membrane 반지갑상막, 윤상갑상막
cricothyroid muscle 반지갑상근, 윤상갑상근
cricothyroidotomy 반지갑상연골절개, 윤상갑상연골절개 [동] cricothyrotomy
cricotracheal resection 반지기관절제, 윤상기관절제
Crigler-Najjar disease 크리글러-나자르병, Criggler Najjar병
Crigler-Najjar syndrome 크리글러-나자르증후군, Criggler Najjar증후군 [의6] 크리글러-낫자르증후근
criminal nerve 범죄신경
crippled child 지체부자유어린이, 지체부자유아동
crisis 1. 위기 2. 발작 3. 급통증
crisis pain 동통발증
criss-cross inheritance 십자유전 이성유전
criterion 기준 [복] criteria
critical care 중환자치료
critical care medicine 중환자의학
critical care unit; CCU 중환자실
critical diarrhea 위독기설사
critical illness 중환
critical limb ischemia 위험사지허혈증, 고비사지허혈증
critical organ 위험장기
critical point 임계점
critically ill patient 중환자
Crohn disease 크론병
Crohn disease activity index 크론병활성도지표
cromoglycate 크로모글리케이트
cromolyn 크로몰린
Cronkhite-Canada syndrome 크론카이트-캐나다증후군
cross circulation 교차순환
cross clamp 교차 클램프
cross dialysis 교차투석
cross examination 교차검사
cross immunity 교차면역
cross infection 교차감염
cross inheritance 교차유전
cross matching 교차적합(검사)
cross reaction 교차반응
cross resistance 교차저항
crossed immunoelectrophoresis 교차면역전기영동

crossover sheath 교차 도관집
cross-sectional study 단면연구
crotamiton 크로타미톤
croup 크루프, 상기도막힘(증)
crucial anastomosis 십자형연결(술), 십자형문합(술)
crucial incision 십자절개
cruciate incision 십자절개
cruciate ligament 십자인대
crude birth rate 보통출생률, 조출생률
crude death rate 보통사망률, 조사망률
crude fertility rate 보통출산율, 조출산율
crude natural increase rate 보통자연증가율, 조자연증가율
crude rubber 생고무
crude survival rate 보통생존율, 조생존율
crural approximation 좌우각(접근)봉합
crural arms 좌우각분지
crural artery 종아리동맥
crus 좌우각, 하퇴
crush injury 으깸손상, 압궤손상
crushing injury 압궤손상, 짖이김손상
crust 딱지
crutch 목발
cryalgesia 저온통증
cryanesthesia 냉감각상실
crymodynia 저온통증
cryo-balloon 냉동풍선
cryocautery 동결지짐
cryofibrinogen 저온섬유소원
cryoglobulin 한랭글로불린
cryoglobulinemia 한랭글로불린혈증
cryoprecipitate 저온침전물
cryoprecipitate transfusion 동결침전제제수혈
cryopreservation 냉동보존
cryostripping 냉동발거술
cryosurgery 냉동수술
cryotherapy 냉동요법
crypt 움, 와, 막힌틈
crypt abscess 움고름집
crypt cell (창자)움세포
crypt cell renewal rates 창자샘
crypt of Lieberkuhn 리버퀸와, 장선와
cryptitis 움염, 막힌틈염
cryptococcal infection 크립토코커스감염
cryptococcosis 크립토코쿠스증
Cryptococcus 크립토코쿠스
Cryptococous 크립토콕커스<속>
cryptoempyema 잠재가슴고름집 [동] 잠재농흉
cryptogenic infection 원인불명감염, 잠복감염
cryptogenic pyemia 원인불명고름혈증
cryptogenic septicemia 잠재패혈증
cryptoglandular anorectal disease 움선기원직장항문질환
cryptomeric inheritance 잠재유전
cryptorchid 잠복고환-
cryptorchidectomy 잠복고환절제술
cryptorchidism 잠복고환(증)
cryptorchidopexy 잠복고환고정
cryptorchism 잠복고환(증) [동] cryptorchidism
cryptosporidiosis 와포자충증, 크립토스포리듐증
Cryptosporidium parvum 작은와홀씨충
crystal 결정 [의6] 결정체
crystalline insulin 결정인슐린
crystalloid 1. 결정모양- 2. 크리스털로이드
crystalloid inclusion 결정봉입체
crystalloid solution 결정질용액
CT angiography 혈관 컴퓨터단층촬영
cubital tunnel syndrome 팔꿈치굴증후군 주관절터널증후군
cuboidal cell 입방세포
cuboidal epithelium 입방상피
cuff 소매, 띠
cul-de-sac 직장자궁오목, 막힌주머니 [동] rectouterine pouch
culdocentesis 직장자궁오목천자
culdotomy 더글라스와절개술
Cullen sign 쿨렌징후, Cullen징후
cultural characteristic 배양특성
culture 1. 배양, 심기 2. 문화
culture fluid 배양액

culture media 배지
culture medium 1. 배지 2. 배양기
cumulative death rate 누적사망률
cumulative incidence rate 누적발생률
cumulative survival rate 누적생존율
cupped forceps 컵집게
cupremia 구리혈증
curage 긁어냄(술)
curative inoculation 치료접종
curative ratio 치유비
curative resection 완치절제
cure 1. 치유 2. 치료
cure rate 치유율
curet 소파기 [동] curette
curettage 긁어냄, 소파술
curette 소파기
Curling ulcer 커어링궤양 [의6] 컬링궤양
currant jelly stool 점액혈변, 포도젤리변
Currarino triad 큐라리노세증후
curvature 만곡
Cusack 쿠삭
Cushing disease 쿠싱병
Cushing syndrome 쿠싱증후군
Cushing ulcer 쿠싱궤양
cutaneous 피부-
cutaneous disorder 피부질환
cutaneous gangrene 피부괴저
cutaneous larva migrans 피부애벌레이행증, 피부유충이행증
cutaneous necrotizing venulitis 피부괴사세정맥염
cutaneous nerve 피부신경
cutdown 혈관절개
cuticle 껍질, 각피
cuticular layer 껍질층
cutis 피부
cutting needle biopsy 절단침생검
cutting pain 절단통
cyanide 사이안화물
cyanocobalamin 사이아노코발라민
cyanosis 청색증
cyanotic 청색증-
cycle 1. 주기 2. 순환 3. 회로 4. 고리 5. 주파수
cyclomastopathy 주기유방병증
cyclooxygenase 사이클로옥시게나제
cyclophosphamide 시클로포스파미드
Cyclospora cayetanensis 북미원홀씨충
cyclosporiasis 원홀씨충증
cyclosporin 시클로스포린
cyclosporine 사이클로스포린
cyclothymia 순환기분장애
cylindrical cell 원주세포
cyst 1. 낭, 물혹, 주머니 2. 낭종
cystadenocarcinoma 낭샘암종
cystadenofibroma 낭샘섬유종
cystadenoma 낭샘종
cystadenomatoid malformation 낭샘종양기형
cystectomy 1. 방광절제 2. 낭종절제
cysteine 시스테인
cystic 낭-
cystic artery 담낭동맥, 쓸개동맥
cystic bile 담낭담즙
cystic cancer 낭성암
cystic disease 낭성질환
cystic duct 담낭관 [의6] 쓸개주머니관
cystic duct cholangiography 담낭관담도조영
cystic fibrosis 낭성섬유증
cystic hygroma 낭림프관종
cystic lesion 낭병터, 주머니병터
cystic liver 낭성간, 물혹간
cystic lymphangioma 낭성림프관종
cystic mastitis 낭성유방염
cystic medial necrosis 낭성중간막괴사
cystic neoplasm 낭성신생물
cystic stone 담낭결석, 쓸개돌
cystic tumor 낭성종양
cysticercosis 낭미충증
Cysticercus viscerotropica 내장낭미충
cysticotomy 담낭절개술, 쓸개관절개술
cystidine 시스티딘
cystifellotomy 담낭절개술, 쓸개절개술

cystinamine 시스틴아민
cystine 시스틴
cystine calculus 시스틴석
cystinuria 시스틴뇨
cystis fellea 담낭, 쓸개
cystitis 방광염
cystoadenocarcinoma 낭샘암(종)
cystocele 방광탈출(증), 방광류
cystoduodenostomy 낭십이지장연결(술)
cystoenterostomy 낭장연결
cystogastrostomy 낭위연결(술)
cystography 방광조영(술)
cystojejunostomy 낭공장연결(술)
cystolithotomy 방광결석제거
cystometry 방광내압측정
cystoplasty 방광성형
cystosarcoma 낭육종
cystosarcoma phyllodes 엽상낭성육종
 동 phyllodes tumor 동 엽상종
cystoscopy 방광내시경술
cystostomy 방광창냄술
cystourethrography 방광요도조영
cystourethroscopy 방광요도내시경술
cytochemistry 세포화학
cytochrome 사이토크롬
cytodiagnosis 세포진단
cytogenesis 세포발생
cytogenetic 세포유전-
cytogenetics 세포유전학
cytohistology 세포조직학
cytokine 사이토카인
cytokinesis 세포질분열
cytokinetics 세포동력학
cytology 1. 세포학 2. 세포검사
cytolysis 세포용해
cytolytic 세포용해-
cytolytic agent 세포용해제
cytomegalic inclusion 거대세포봉입체
cytomegalic inclusion body 거대세포봉입소체
cytomegaloviral colitis 거대세포바이러스결장염
cytomegalovirus; CMV 거대세포바이러스
cytometaplasia 세포화생
cytometry 세포계산
cytopathic 세포병변-
cytopathogenic 세포변성-
cytopathology 1. 세포병리 2. 세포병리학
cytopenia 혈구감소, 일부혈구감소
cytophagocytosis 세포포식작용
cytoplasm 세포질
cytoplasmic inclusion body 세포질봉입소체
cytoplasmic inheritance 세포질유전
cytoplasmic matrix 세포질바탕질
cytoplasmic vesicle 세포질소포
cytoprotective agent 세포방어제
cytoreductive surgery 세포감소수술, 세포감퇴수술
cytosine 시토신
cytosolic receptor 세포질수용체
cytotherapy 세포치료
cytotoxic 세포독성-
cytotoxic anticancer durg 세포독성항암제
cytotoxic cell 세포독성세포
cytotoxic chemotherapy 세포독성화학요법
cytotoxic drug 세포독성약물
cytotoxic edema 세포독성부종
cytotoxic lymphocytes 세포독성림프구
cytotoxic T cell 세포독성T세포
cytotoxicity 세포독성
cytotoxin 세포독소
cytotrophoblast 세포영양막
cytotrophy 세포영양
cytotropic 세포친화-
cytotropism 세포친화성
cytovene 사이토빈
cyturia 세포뇨

D

D1 lymph node dissection D1 림프절절제(술)
D1+ lymph node dissection D1+ 림프절절제(술)
D2 lymph node dissection D2 림프절절제(술)
Dacron 데이크론
damage 손상
damp 유독기체
danazol 다나졸
dapsone 댑손
dark adaptation 암순응, 어둠적응
data 자료
database 데이터베이스, 자료집적
daughter cell 딸세포
daughter chromosome 딸염색체
daughter nodule 딸결절
daylight 햇빛, 일광
de Quervain thyroiditis 드퀘르뱅갑상샘염
dead space 무용공간, 사강
dead space ventilation 무용공간환기, 사강환기
deafness 난청
deamination 아미노기제거
death 사망, 죽음, 사(멸)
death certificate 사망진단서
death rate 사망률
DeBakey classification 드베이키분류
debranching enzyme 가지떼기효소
debridement 죽은조직제거, 데브리망
debris 조직파편, 부스러기
decannulation 삽입관제거
decapsulation 피막제거
decarboxylation 카복실기제거
decay 1. 붕괴 2. 쇠퇴
deceased donor 사망기증자
decerebrate rigidity 대뇌제거경축 [의6] 제뇌경축
decerebrated 대뇌제거-, 제뇌-
decibel; dB 데시벨
decidua 탈락막
decomplementation 보체제거, 도움체제거
decomposition 분해, 부패
decompression 감압
decompressive surgery 감압수술
deconditioning 탈조건화, 상태악화
decongestant 1. 충혈제거- 2. 충혈제거제
decontamination 오염제거
decorticate rigidity 피질제거경축 [의6] 제피경축
decortication 1. 피질제거 2. 껍질제거
decoupling 짝풀림, 분리
decrement 감소(율)
decubitus 1. 누움, 누운자세 2. 욕창
decubitus position 누운자세
decubitus ulcer 욕창궤양
decussation 교차
dedifferentiation 탈분화
deep abscess 심부농양
deep cervical lymph node 깊은목림프절, 심경부림프절
deep circumflex iliac vessels 심부장골회선혈관
deep femoral artery 심부대퇴동맥, 깊은넓적다리동맥
deep inguinal ring 심부서혜륜
deep peroneal nerve 깊은종아리신경, 심부비골신경
deep postanal abscess 심부항문뒤농양, 심부항문뒤고름집
deep ring 심부륜
deep vein 심부정맥
deep vein thrombosis 심부정맥혈전증
default 디폴트, 내정값
defecation 1. 배변 2. 불순물제거
defecation sequence 배변순서

defecography 배변조영술
defect 1. 결함, 결손 2. 장애
defective 결손-
defective infection 결손감염
defectus 결함물
defense 방어
deferent duct 정관
deferentectomy 정관절제
deferential 정관-
deferoxamine 데페록사민
defibrillation 세동제거, 잔떨림제거
defibrillator 심장충격기
defibrinated blood 탈섬유소혈
defibrination syndrome 탈섬유소증후군
deficiency 결핍
deficient intake 섭취부족
deficient pulse 결손맥박
deficit 부족, 결핍, 결손
definitive host 종숙주
deformans arteritis 변형동맥염
deformity 변형
degenerative arthritis 퇴행관절염
degenerative atrophy 변성위축
degenerative disease 퇴행병, 변성병
degenerative joint disease 퇴행관절병
deglutition 삼킴, 연하
degradation 분해, 붕괴
degranulation 탈과립
degustation 1. 미각 2. 맛보기
dehiscence 벌어짐
dehydrase 탈수효소
dehydrated 탈수-
dehydration 탈수
dehydration fever 탈수열
dehydration proteinuria 탈수단백뇨
dehydrocholate 데하이드로콜산염
dehydrocholesterol 데하이드로콜레스테롤
dehydroemefine 데하이드로에메핀
dehydroepiandrostenedione; DHEA 데하이드로에피안드로스텐다이온
dehydroepiandrosterone sulfate 황산데하이드로에피안드로스테론
dehydroepiandrosterone; DHEA 데하이드로에피안드로스테론
dehydrogenase 탈수소효소
dehydrogenation 탈수소
deja vu 기시감
delayed 지연-
delayed cell-mediated reaction 지연세포매개반응
delayed cholecystectomy 지연담낭절제(술)
delayed colostomy 지연결장루(술), 지연결장창냄(술)
delayed delivery 지연분만
delayed flap 지연피판
delayed gastric emptying 위배출지연
delayed graft 지연이식
delayed graft function 이식편기능지연
delayed hemiplegia 지연반신마비
delayed hemolytic transfusion reaction 지연용혈수혈반응
delayed hypersensitivity 지연과민증
delayed ischemic neurologic deficit 지연허혈신경학적결손
delayed pain 지연통증
delayed procedure 지연절차
delayed puberty 사춘기지연
delayed reaction 지연반응
delayed response 지연반응
delayed union 지연유합
deletion 결손, 결실, 삭제
delirium 섬망
delivery 1. 분만 2. 제거 3. 전달
Delorme procedure 들로름술식
delphian node 델피림프절
deltopectoral 세모가슴근-, 삼각흉근-
deltopectoral groove 세모가슴근고랑
delusion 망상
demand 수요, 요구량
demarcation 경계구분, 구획, 분계
demasculinization 남성성징소실, 탈남성화
dementia 치매

D

demographics 인구학, 인구통계
demucosation 점막절제
demyelinating disorder 탈수초질환, 말이집탈락질환
demyelination 말이집탈락, 탈수초
denaturant 변성제
denaturation 변성, 변질
denatured protein 변성단백질
dendriform 가지돌기-, 수상돌기-
dendrite 가지돌기, 수상돌기
dendritic 가지돌기-, 수상돌기-
dendritic cancer 가지돌기암, 수상돌기암
dendritic cell 가지돌기세포, 수상돌기세포
dendrogram 계통나무
denervation 1. 탈신경, 신경제거 2. 신경차단
denitrifying bacterium 질산환원균
denominator 분모
Denonvilliers fascia 데논빌리어근막, 데농빌리에근막
dens 1. 이 2. 치돌기
dens lacteus 유치, 젖니
dense 치밀-, 조밀-, 진한-
dense body 치밀소체
dense breast 치밀유방
densitometry 농도측정, 밀도측정
densitometry bone 골밀도계측, 골밀도측정
density 밀도, 음영, 농도
density difference 1. 밀도차 2. 음영차
dental 1. 이- 2. 치과- 3. 치음
dental anatomy 치과해부학
dental anomaly 치아이상
dental extraction 발치
dental occlusion 치교합
dentate line 치상선
dentation 치상
dentin 상아질
dentist 치과의사
dentistry 치의학, 치과(학)
denture 틀니, 의치
denudation 1. 박피 2. 벗김
denutrition 탈영양
deodorant 1. 탈취-, 냄새제거- 2. 탈취제, 냄새제거제
deoxidation 1. 탈산소 2. 환원
deoxyadenosine 데옥시아데노신
deoxycortisol 데옥시코티솔
deoxycytidine 데옥시사이티딘
deoxygenation 탈산소
deoxyguanosine 데옥시구아노신
deoxyhemoglobin 탈산소혈색소
deoxyribonuclease 데옥시리보핵산분해효소, DNA분해효소
deoxyribonucleic acid; DNA 데옥시리보핵산
deoxythymidine 데옥시타이미딘
dependent 1. 의존-, 종속- 2. 체위(의존)
dependent edema 체위부종
dependent rubor 체위의존 발적
depersonalization 이인증
depigmentation 탈색소
depilation 털제거, 제모
depletion 고갈
depletional hyponatremia 결핍성저나트륨혈증
deployment 전개
depolarization 탈분극
depolarizing neuromuscular blocking drug 탈분극신경근차단제
deposit 1. 침착 2. 침착물, 찌꺼기, 앙금
deposit glycogen 저장당원
depot insulin 저장인슐린
depressant 1. 억제- 2. 억제제, 저하제
depressed 1. 함몰- 2. 우울-
depressed fracture 함몰골절
depressed scar 함몰흉터
depression 1. 우울(증) 2. 억제, 내림 3. 오목, 함몰
deproteinated blood 단백질제거혈액
deproteinization 단백질제거
derangement 장애
dereistic thinking 비현실사고
derepression 억제풀림, 탈억제
derivant 유도체
derivation 유도, 파생
derivative 유도체
dermabrasion 박피

dermal 1. 피부- 2. 진피-
dermal graft 진피이식
dermal papilla 진피유두
dermal sinus tract 피부동로
dermalgia 피부통증
dermatalgia 피부통증
dermatitis 피부염
dermatofibroma 피부섬유종
dermatofibrosarcoma protuberans 융기피부섬유육종
dermatoglyphics 지문학
dermatographism 피부그림증
dermatological 피부과(학)-
dermatology 피부과(학)
dermatome 1. 피부분절 2. 피부절편기
dermatomere 피부분절
dermatomyositis 피부근염
dermatoneurosis 피부신경증
dermatophyte 피부사상균
dermatosis 피부병
dermis 진피
dermoepidermal 진피표피-
dermograft 진피이식
dermographism 피부그림증
dermoid 1. 피부모양- 2. 유피낭
dermoid cancer 유피종암
dermoid cyst 유피낭종, 피부모양기형낭종
dermoid tumor 유피종양
desaturation 불포화화
descendant 자손
descendens 내림-, 하행-
descending 내림-, 하행-
descending aorta 내림대동맥, 하행대동맥
descending colon 하행결장
descending colostomy 하행결장루, 하행결장루조성술, 하행결장창냄술
descending infection 하행감염
descending neuropathy 하행성신경병증
descending perineum syndrome 회음부하강증후군
descensus 내림, 하강
descriptive 기술-
descriptive anatomy 기술해부학
desensitization 탈민감
desiccant 1. 건조촉진- 2. 건조제
desiccation 건조, 말림
desiccation-dehydration syndrome 건조탈수증후군
desiccator 건조기
design 1. 설계 2. 도안 3. 계획
desmin 데스민
desmoid 1. 데스모이드 2. 섬유성-
desmoid tumor 데스모이드종양
desmoplasia 섬유조직형성
desmopressin 데스모프레신
desquamation 표피탈락, 상피탈락, 비늘벗음
desquamative 박리-
desquamative esophagitis 박리식도염
destabilization 불안정화
destruction 파괴
desulfurase 탈황효소
detachment 1. 박리, 분리 2. 애착상실 3. 초연
detection bias 검출바이어스
detelectasis 무기폐
determinant gene 결정유전자
detorsion 꼬임풀기, 꼬임장애
detoxification 1. 해독 2. 중독치료
detrusor 배뇨근
detrusor overactivity 배뇨근과다활동
detubularized colon 비관성화된 결장
devascularization 1. 혈류차단 2. 혈관절제
development 1. 현상 2. 전개 3. 발생, 발육, 발달 4. 개발 5. 발색
development quotient 발달지수
developmental abnormality 발달이상
developmental anatomy 발생해부학
developmental anomaly 1. 발생이상 2. 발달이상
developmental delay 발달지연
developmental disorder 발달장애
developmental line 발달선, 발육융합선

developmental malformation 발생기형
device 장치, 기구
devisceration 1. 내장적출 2. 내용물적출 3. 내장돌출
devitalization 활력소실
dexamethasone 덱사메타손
dexamethasone suppression test 덱사메타손억제검사
dexon suture 텍손봉합
dexter 우(측)-, 오른(쪽)-
dextran 덱스트란
dextrase 포도당분해젖산생성효소
dextrin 덱스트린
dextro 우(측)-, 오른(쪽)-
dextrocardia 우심증
dextropositioned aorta 우측위치대동맥
dextrose 포도당, 덱스트로스
dextrotorsion 우회선
dextroversion 1. 오른쪽보기, 우측시 2. 오른심장증, 우심증
diabetes 1. 당뇨병 2. 다뇨질환
diabetes decipiens 가성당뇨병
diabetes insipidus 요붕증
diabetes intermittens 간헐당뇨병
diabetes mellitus; DM 당뇨병
diabetic 1. 당뇨병- 2. 당뇨병환자
diabetic acidosis 당뇨병산증
diabetic collapse 당뇨병허탈
diabetic diet 당뇨병식사
diabetic gangrene 당뇨병괴저
diabetic gastroparesis 당뇨병위무력증
diabetic ketoacidosis 당뇨병케톤산증
diabetic nephropathy 당뇨신(장)병증
diabetic neuropathy 당뇨신경병증
diabetic retinopathy 당뇨망막병증
diabetic ulcer 당뇨병궤양
diabetogenic 1. 당뇨병유발- 2. 당뇨병유발물질
diabetogenous 당뇨병성-
diabetograph 당뇨측정기
diabetometer 당뇨계
diabetotherapy 당뇨병요법
diagnosis related group 포괄수가제
diagnostic 진단-
diagnostic bacteriology 진단세균학
diagnostic curettage 진단긁어냄, 진단소파술
diagnostic endoscopy 진단내시경술
diagnostic laparoscopy 진단복강경검사
diagnostic peritoneal lavage 진단복막세척술
diagnostic radiology 영상의학, 진단방사선과(학)
diagnostic research 진단연구
diagnostician 진단의사
diagnostics 진단학
diagonal 대각-
diagram 1. 그림표 2. 도표
dialysate 투석액
dialysis 투석
dialysis access 투석접근(로)
dialysis disequilibrium syndrome 투석불균형증후군
dialysis encephalopathy 투석성뇌병증
dialytic medication 투석투약
diameter 지름, 직경, 거리
diaper rash 기저귀발진
diaphoresis 땀남, 발한
diaphoretic 1. 땀남-, 발한- 2. 발한저
diaphragm 1. 가로막, 횡격막 2. 격판, 격막 3. 조리개
diaphragm reflex 가로막반사, 횡격막반사
diaphragma 가로막, 횡격막
diaphragmalgia 가로막통증, 횡격막통증
diaphragmatic 가로막-, 횡격막-
diaphragmatic crus 가로막다리
diaphragmatic eventration 가로막내장탈출, 횡격막내장탈출
diaphragmatic hernia 가로막탈장, 횡격막탈장
diaphragmatic hiatus 횡경막구멍, 횡경막틈새 횡경막열공
diaphragmatic peritonitis 가로막복막염, 횡격막복막염
diaphragmatic pleura 가로막가슴막, 횡격막가슴막
diaphragmatocele 가로막탈장, 횡격막탈장
diaphragmitis 가로막염, 횡격막염

diaphyseal 뼈몸통-, 골간-
diaphysis 뼈몸통, 골간
diarrhea 설사
diarrhea chylosa 유미설사, 암죽설사
diarrheal disease 설사병
diarrheal stool 설사변
diastasis recti abdominus 배곧은근분리, 복직근분리
diastatic 1. 녹말분해효소- 2. 분리-
diastematomyelia 척수정중갈림증, 척수이분증
diaster 쌍별, 쌍성
diastole 1. 확장 2. 확장기
diastolic 1. 확장- 2. 확장기-
diastolic collapse 확장기허탈
diastolic filling time 확장기충만시간
diastolic pressure 확장기압
diastolic thrill 확장기떨림
diathermy 투과열요법
diathesis 체질
diazepam 다이아제팜
dicentric chromosome 두매듭염색체, 쌍동원체염색체
dicrotic pulse 중복맥박
dielectrolysis 전기영동
diencephalon 사이뇌, 간뇌
diet 1. 식단 2. 음식 3. 음식조절 4. 식사요법
diet adjustment 음식조절
diet history 식이력
dietary 1. 식단- 2. 음식- 3. 음식조절- 4. 식사요법-
dietary fiber 식이섬유
dietary requirement 음식요구량
dietary therapy 식이요법
dietetics 1. 영양학 2. 식사요법(학)
dietotherapy 식사요법
difference 차, 차이
differential characteristic 감별점
differential diagnosis 감별진단
differentiated cell 분화세포
differentiated thyroid carcinoma 분화갑상선암(종)
differentiation 분화
diffuse 광범위-, 확산-, 미만-
diffuse aneurysm 광범위동맥류
diffuse arteriosclerosis 광범위동맥경화증
diffuse atelectasis 광범위무기폐
diffuse esophageal spasm 광범위식도연축
diffuse goiter 광범위갑상샘종
diffuse inflammation 광범위염증
diffuse intravascular coagulation 광범위혈관내응고
diffuse sclerosing variant 광범위경화성변형
diffusing capacity 확산능
diffusion 확산, 퍼짐
diffusion chamber 확산실
diffusion gradient pulse 확산경사맥박
diffusion time 확산시간
diffusion weighted technology 확산강조기술
digastric muslce 두힘살근, 이복근
digenetic 세대교대-, 복세대-
DiGeorge syndrome 디조지증후군
digestant 1. 소화촉진- 2. 소화제
digestibility 소화능력
digestion 소화
digestive 1. 소화- 2. 소화제
digestive juice 소화액
digestive organ 소화기(관)
digestive tract disease 소화관병
digit 1. 가락 2. 숫자 3. 자릿수
digital 1. 가락- 2. 가락모양 3. 디지털
digital artery 가락동맥
digital dilatation 수지확장법
digital examination 수지진
digital exploration 촉지검사
digital mammography 디지털유방촬영
digital nerve compression 수지신경압박
digital subtraction angiography; DSA 디지털감산혈관조영
digitalis 디기탈리스
digitalization 디기탈리스요법
digitally reconstructed radiograph 디지털재구성방사선사진
digitoxin 디기톡신

digoxin 디곡신
diisocyanate toluene 디아이소시안톨루엔
dilatation 1. 확장, 팽창 2. 확장술
dilatation and curettage; D&C 자궁긁어냄, 자궁소파술
dilatation thrombosis 정맥확장혈전증
dilation 1. 확장, 팽창 2. 확장술
dilator 1. 확장기 2. 확장근
diluent 1. 희석- 2. 희석제
dilution 희석
dilutional hyponatremia 희석저나트륨혈증
dimer 이합체
dimple 보조개, 오목
dimpling 보조개형성, 오목형성
dinucleotide 다이뉴클레오티드
diopter 디옵터
dioxide 이산화물
dioxin 다이옥신
dipeptidase 다이펩타이드분해효소
dipeptide 다이펩티드
diphallia 두음경증, 중복음경증
diphtheria 디프테리아
diphyllobothriasis 열두조충증, 긴촌충증
diplegia 양쪽마비
diplocardia 두심장증, 이중심장증
diploic canal 판사이관, 판간관
diploid chromosome 두배수체염색체
diplopia 복시, 겹보임
dipstick 1. 계량봉 2. 담금띠
dipylidiasis 개조충증
direct 1. 직접 2. 즉시
direct bilirubin 직접형빌리루빈
direct cross matching 직접교차시험
direct flap 직접피판
direct hernia 직접탈장
direct inguinal hernia 직접고샅탈장, 직접서혜탈장
direct ophthalmoscope 직접상검안경
direct sphincter repair 직접괄약근재건
direct transfer flap 직접이동피판
directed donation 지정헌혈
directed donor 지정기증자
direction 방향
directional 방향-
Dirofilaria immitis 개심장사상충
disability 장애
disabling claudication 중증절뚝거림, 불능파행
disaccharidase 이당분해효소
disaccharide 이당(류)
disc 1. 원반 2. 추간판 3. 시신경유두, 시신경원반
discectomy 추간판절제술
discharge 유리, 분비물, 방전, 퇴원, 유출량, 방출
discharge note 퇴원기록
discission 절개
discoid 1. 원반모양- 2. 디스코이드
discoid body 원반소체
discoid lupus erythematosus 원반모양홍반루푸스
discoloration 변색
discomfort 불쾌, 불편
disconnection 분리
discontinuous 불연속-
discontinuous endothelium 불연속내피
discrimination score 판별점수 동6 어음명료도
discus 1. 추간판 2. 원반 3. 디스크
disease (질)병, 질환
disease detection 질병발견
disengagement 1. 분만 2. 진입해제
disequilibrium 불균형, 평형장애
disequilibrium syndrome 불균형증후군
disfigurement 기형, 변형, 흠, 결점
disinfectant 1. 소독- 2. 소독제
disintegration 붕괴
disintoxication 해독, 중독치료
dislocation 탈구, 어긋남, 전위, 이탈
dismutation 상반변화, 보상변화
disomus 두몸체, 두몸한머리태아
disomy 이염색체성
disorder 1. 장애 2. 병 3. 질환
disorder coagulation 응고장애
disorientation 지남력장애
disparate 비대응-, 서로다른-

dispensatory 1. 약품해설서, 약전 2. 조제지침
dispersion 1. 분산, 산란 2. 분산도, 산포도
displacement 1. 변위, 전위 2. 치환 3. 전치 4. 배기량 5. 배수량
disposable trocar 일회용투관침
disposition 소질, 경향, 소인
disruption 파열, 파괴, 붕괴
dissecting aneurysm 박리동맥류
dissecting cellulitis 박리연조직염
dissecting instrument 박리기구
dissection 1. 해부 2. 절제 3. 박리 4. 절개
dissector 박리기 의6 1. 해부자 2. 절개기구 3. 해부지시서
disseminated infection 파종감염
disseminated intravascular coagulation; DIC 파종혈관내응고
dissemination 1. 씨뿌림, 파종, 살포 2. 전염
dissociated diet 분리식이
dissociated position 해리눈위치, 해리안위
dissociative fugue 해리둔주
distal 먼쪽-, 원위-, 말단-
distal gastrectomy 원위부위절제술
distal migration 먼쪽이동, 원위이동
distal pancreatectomy 원위췌장절제(술), 먼쪽이자절제(술)
distal splenorenal shunt 원위비신션트, 원위비신연결
distal splenorenal shunt surgery 원위비신정맥션트, 먼쪽비신정맥연결
distance 거리
distant flap 먼쪽피판
distant metastasis 원격전이
distant recurrence 원격재발
distensibility 확장성, 팽창성, 늘임성
distension 확장, 팽창
distention 팽만, 팽창
distomiasis 흡충증 의6 디스토마증
distress 고통, 고충, 곤란
disturbance 장애, 교란
disturbance of attention 주의력장애
disuse osteoporosis 불용골다공증

diuresis 이뇨
diuretic 1. 이뇨- 2. 이뇨제
diuretic action 이뇨작용
diurnal variation 일중변동, 하루변이
divergence 1. 퍼짐, 분산 2. 눈벌림
diversion 전환(술)
diverticula 곁주머니, 게실
diverticular abscess 게실농양, 게실고름집
diverticular disease 곁주머니병, 곁주머니질환, 게실병, 게실질환
diverticulation 곁주머니형성
diverticulectomy 곁주머니절제
diverticulitis 곁주머니염
diverticulization 곁주머니화
diverticulopexy 곁주머니고정
diverticulosis 곁주머니증
diverticulum 곁주머니, 게실
dizziness 어지럼
DNA library DNA도서관
DNA polymerase DNA중합효소
DNA repair gene DNA복구유전자
DNA virus DNA바이러스
dobutamine 도부타민
docking 결합, 도킹
doctor 1. 의사 2. 박사
doctor patient relationship 의사환자관계
dog bite wound 개교창
dog ear deformity 개귀변형
dog tapeworm 견조충, 견촌충
domain 1. 영역, 정의역, 구역 2. 도메인
dominant character 우성형질
dominant complement 우성보체
dominant eye 우세안
dominant gene 우성유전자
dominant hemisphere 우세대뇌반구
dominant inheritance 우성유전
donation 기증, 주기
donation after cardiac death; DCD 심장사후기증
donation after circulatory death; DCD 순환정지사망후기증

donee 1. 수혜자, 받는이 2. 수혈자
donor 기증자
donor action program 기증활성화프로그램
donor blood 기증자혈액
donor hepatectomy 기증자간절제(술)
donor nephrectomy 기증자신장절제(술)
donor organ immune modification 기증장기면역수정
donor resistance 기증자저항
donor-specific antibody 기증자특이항체
Donovan body 도너반소체
Donovania granulomatis 도노바니아육아종균
donovanosis 도너반증
donut sign 도넛징후
dopa 도파
Dopamin antagonist 도파민길항제
dopamine 도파민
dopamine agonist 도파민작용제
dopaminergic 1. 도파민- 2. 도파민작용-
doppler 도플러
Doppler echocardiography 도플러심초음파검사
Doppler flowmeter 도플러혈류계
Doppler probe 도플러탐색자
Doppler ultrasonography 도플러초음파검사
Doppler ultrasound 혈관초음파, 도플러초음파
Dor fundoplication Dor위바닥주름술, Dor위저부주름술
Dormia basket 도르미아바구니
dorsal 1. 등-, 뒤- 2. 등쪽-, 배측-
dorsal (lumbar) hernia 허리탈장
dorsal aorta 등쪽대동맥
dorsal pancreas 배측췌장, 등쪽이자 [의6] 등쪽췌장
dorsal pancreatic artery 등쪽췌동맥
dorsal pancreatic head resection 배측췌장두부절제(술)
dorsal surface 등쪽면, 배측면
dorsalis pedis artery 발등동맥, 족배동맥
dorsiflexion 1. (손발)등쪽굽힘 2. 후방굽힘
dorsum 1. 등, 뒤 2. 등쪽, 후방
dose response relationship 1. 용량반응관계 2. 선량반응관계
dosimeter 선량계
double aortic arch 이중대동맥궁
double bladder 이중방광
double blind method 이중맹검법
double blind study 이중맹검연구
double bubble sign 이중기포징후
double contrast barium enema 이중조영바륨관장
double contrast barium study 이중조영바륨검사
double decomposition 복분해
double distilled water 재증류수
double dynamic graciloplasty 이중동력박근성형술
double helix 이중나선
double infection 중복감염
double intussusception 중복장중첩증
double knot 이중매듭
double lumen catheter 이중내강도관
double puncture technique 이중천자기술
double stapling technique 이중스태플연결술 이중스태플문합술
double stranded helix 이중가닥나선
double vision 복시, 겹보임
double wall sign 이중벽징후
double-barreled aorta 이중관대동맥
double-barrelled colostomy 이중창결장루조성술
Douglas pouch 더글라스와, 직장자궁오목
Down syndrome 다운증후군
downgrading 하향-
down-staging 병기감소
doxorubicin 독소루비신
doxycycline 독시사이클린
drain 배액관, 배출관
drainage 1. 배농 2. 배액
drainage catheter 배액도관
drastic cathartic 준설사제
dressing 1. 상처치료, 드레싱 2. 상처치료재료
dribbling 방울떨어짐, 지림
drip 1. 방울주입, 점적주입 2. 흐름
drive 1. 욕동, 충동, 구동 2. 드라이브
drop 1. 방울, 점적약제 2. 떨굼, 처짐, 하수 3. 분비물
droplet infection 비말감염

drowning 익사
drowsiness 졸음, 기면
drug 약, 약물, 약제
drug abuse 약물남용
drug detection 약물검출
drug fever 약(물)열
drug idiosyncrasy 약물특이체질
drug induced hepatitis 약물유발간염
drug level monitoring 약물농도감시, 약물농도측정
drug monitoring 약물감시
drug of choice 일차선택약
drug resistance 약물저항성
drug resistant bacterium 약물저항균, 약물내성균
drug-eluting stents 약물용출스텐트
drug-fast 약물내성-
drug-induced 약물유발-
drug-induced immune complex 약물유발면역복합체
drug-induced purpura 약물유발자반
drug-protein interaction 약물단백상호작용
Drummond artery 드루몬드동맥
Drummond marginal artery 드러몬드변연동맥
drumstick finger 북채손가락
dry abscess 건성농양, 마른고름집
dry dressing 건조붕대
dry eye 마른눈
dry eye syndrome 마른눈증후군, 안구건조증
dry gangrene 마른괴저, 건성괴저
dry rale 마른거품소리, 건성수포음
dry weight 건체중, 투석목표체중
dryness 마름, 건조
dual 이중-
dual lumen catheter 이중내강도관
dual oximetry 이중산소측정
Dubin Johnson syndrome 두빈존슨증후군, Dubin Johnson증후군
duct (도)관
duct cancer 관암
duct carcinoma 관암종
duct cell carcinoma 관세포암종
duct of Santorini 산토리니관
duct of Wirsung 비르성관
ductal adenocarcinoma 관샘암
ductal adenoma 관샘종
ductal carcinoma 관암종
ductal carcinoma in situ; DCIS 관상피내암(종), 제자리관암종
ductal cell carcinoma 관세포암(종)
ductal ectasia 관확장
ductal hyperplasia 관상피증식증
ductal infiltrating type 담관침윤형
ductal pancreatic adenocarcinoma 췌(장)관샘암종
ductography 관조영촬영
duct-to-mucosa anastomosis 관점막연결, 관점막문합
ductule 세관
ductus 관
ductus arteriosus 동맥관
ductus deferens 정관
ductus venosus 정맥관
Duhamel operation 두하멜수술, 듀하멜수술
Dukes classification 듀크병기
dull pain 둔통
dullness 1. 둔탁음 2. 둔함
dumping syndrome 덤핑증후군
Dunking method 함입법, 던킹법, Dunking법
duodenal 십이지장-, 샘창자-
duodenal adenoma 십이지장선종, 십이지장샘종
duodenal atresia 십이지장폐쇄증
duodenal bulb 십이지팽대, 샘창자팽대
duodenal delay 십이지장지연
duodenal diversion 십이지장전환
duodenal diverticulitis 십이지장게실
duodenal diverticulization 십이지장게실화술(식), 샘창자게실화술(식)
duodenal diverticulum 십이지장게실, 샘창자게실
duodenal duplication 십이지장중복
duodenal fistula 십이지장샛길
duodenal gland 십이지장샘
duodenal papilla 십이지장유두, 샘창자유두

D

duodenal recess 십이지장오목, 샘창자오목
duodenal reflux 십이지장역류
duodenal regurgitation 십이지장역류
duodenal stenosis 십이지장협착(증)
duodenal switch 십이지장전환(술), 샘창자전환(술)
duodenal ulcer 십이지장궤양
duodenal web 십이지장망
duodenectasia 십이지장확장, 샘창자확장
duodenectomy 십이지장절제(술), 샘창자절제(술)
duodenitis 십이지장염, 샘창자염
duodenocolic 십이지장결장-, 샘잘룩창자- 의6 샘창자잘룩창자-
duodenocystostomy 십이지장담낭연결(술)
duodenoenterostomy 십이지장소장연결(술)
duodenogastric reflux 십이지장-위 역류, 샘창자-위 역류
duodenogram 십이지장조영(상), 샘창자조영(상)
duodenography 십이지장조영, 샘창자조영
duodenohepatic ligament 십이지장간인대, 샘창자간인대
duodenoileostomy 십이지장회장연결(술)
duodenojejunal angle 십이지장공장각, 샘창자공장각
duodenojejunal flexure 십이지장공장굴곡, 샘빈창자굽이
duodenojejunostomy 십이지장공장연결(술)
duodenolysis 십이지장박리(술)
duodenopancreatectomy 십이지장췌장절제(술)
duodenoplasty 십이지장성형(술)
duodenorrhaphy 십이지장봉합(술)
duodenoscopy 십이지장경
duodenostomy 십이지장조루술, 십이지장창냄술, 샘창자조루술, 샘창자창냄술
duodenotomy 십이지장절개(술) 의6 십이지장창냄술
duodenum 십이지장, 샘창자
duodenum preserving pancreatic head resection 십이지장보존췌장두부절제(술) 의6 십이지장보존췌장머리절제
duplex ileum 이중회장
duplex scanning 이중스캔
duplex ultrasonography 이중초음파검사
duplicate gene 복사유전자
duplication 1. 중복 2. 복제
Dupuytren contracture 뒤퓌트랑구축
dura 경막
dust infection 먼지감염
dwarf roundworm 왜소회충
dwarfism 왜소증
D-xylose test D-자일로오스검사, D-나무당검사
dyad 1. 이중염색체 2. 양자관계
dye laser 색소레이저
dye test 색소검사
dynamic bolus CT 동적급속주입전산화단층촬영
dynamic ileus 동력장폐쇄, 동력창자막힘
dynamic MRI 동적자기공명영상
dynamic posture 동적자세
dynamic risk stratification 역동적 재발위험도분류
dysarthria 조음장애, 구음장애
dysautonomia 자율신경이상증
dysbasia 보행장애, 걸음장애
dyscalculia 계산장애
dyscephaly 머리뼈이상증, 두개골이상증
dyscholia 담즙이상
dyschondroplasia 연골형성이상증
dyscrasia 병, 질환
dysdiadochokinesia 상반운동반복장애
dysenteric diarrhea 이질설사
dysentery 이질
dysequilibrium syndrome 평형이상증후군
dysesthesia 1. 감각이상 2. 불쾌감각
dysfibrinogenemia 이상섬유소원혈증
dysfunction 기능이상, 기능장애
dysfunctional voiding 기능장애배뇨
dysgalactia 젖분비이상
dysgenesis 발생장애
dysgerminoma 난소고환종
dysgeusia 1. 미각이상 2. 불쾌미각
dyshepatia 간기능장애
dyshidrosis 땀흘림이상, 발한이상
dyskeratoma 이상각화종

dyskeratosis 이상각화증
dyskeratosis follicularis 모낭성이각화종
dyskinesia 1. 운동이상증 2. 이상운동증
dysmenorrhea 월경통
dysmorphia 1. 형태이상증 2. 동질이형 3. 이상형태증
dysmorphism 1. 형태이상증 2. 동질이형 3. 이상형태증
dysmotility 운동이상
dysostosis 뼈발생이상, 골발생이상
dyspareunia 성교통증
dyspepsia 소화불량
dysperistalsis 연동장애
dysphagia 삼킴곤란, 연하곤란
dysphasia 언어장애
dysphonia 발성장애
dysphoria 불쾌감
dysplasia 1. 형성이상 2. 이형성
dysplastic epithelium 이형성상피
dysplastic nevus 이형성모반
dysplastic nodule 이형성결절
dyspnea 호흡곤란
dyspragia 통증기능장애
dysraphism 솔기형성이상, 봉합선폐쇄장애
dysrhythmia 1. 리듬장애, 율동장애 2. 심장박동장애, 심박장애
dysstasia 서기곤란, 기립곤란
dyssynergia 1. 협동장애 2. 협동운동이상
dysthymia 기분저하증
dystocia 1. 난산 2. 이상분만
dystonia 근긴장이상증
dystrophic calcification 비정상조직석회화
dystrophy 1. 이상증, 형성장애 2. 디스트로피
dysuria 1. 배뇨통 2. 배뇨장애
dyszoospermia 정자형성장애

E

Eagle criteria 이글 기준
Eagle-Barrett syndrome 이글-바레트증후군
ear 귀, 이
ear speculum 이경
earache 귀통증, 귀앓이
eardrum 고막
earlobe 귓불
early ambulation 조기보행
early cancer 조기암
early esophageal cancer 조기식도암
early fetal death 조기태아사망
early gastric cancer penetrating type; EGC penetrating type 조기위암, 침윤형
early gastric cancer small mucosal type; EGC small mucosal type 조기위암, 소점막형
early gastric cancer superficially spreading type; EGC superficially spreading type 조기위암, 표면확산형
early gastric cancer type I, protruded type; EGC type I, protruded type 조기위암1형, 융기형
early gastric cancer type II, superficial type; EGC type II, superficial type 조기위암2형, 표면형
early gastric cancer type IIa, superficial elevated type; EGC type IIa, superficial elevated type 조기위암2a형, 표면융기형
early gastric cancer type IIb, flat type; EGC type IIb, flat type 조기위암2b형, 표면평탄형
early gastric cancer type IIc, superficial depressed type; EGC type IIc, superficial depressed type 조기위암2c형, 표면함몰형
early gastric cancer type III, excavated type; EGC type III, excavated type 조기위암3형, 함몰형
early gastric cancer, mixed type; EGC, mixed type 조기위암, 혼합형
early gastric cancer; EGC 조기위암
early hepatocelluar carcinoma 조기간세포암(종)
early postoperative intraperitioneal chemotheraphy; EPIC 수술후조기복강내항암화학요법
earwax 귀지
eating disorder 식사장애
Ebstein anomaly 엡스타인기형
ebullition 비등
eburnation 상아질화
ecaudate 민꼬리-, 무미-
eccentric 편심-, 중심외-, 치우친-
eccentricity 편심률, 이심률, 편심성
eccentroosteochondrodysplasia 편심골연골형성이상, 편심뼈연골형성이상
ecchondrosis 외연골증
ecchymoma 피부밑혈종, 피하혈종
ecchymosis 반(상)출혈, 얼룩출혈
eccrine carcinoma 에크린암종
eccrine gland 에크린샘
eccyesis 자궁외임신
ecdysis 허물벗기, 탈피
echinococal cyst 포충낭
echinococcosis 포충증
Echinococcus 포충
Echinococcus granulosus 단방포충, 단방조충
Echinococcus multilocularis 다낭포충, 다방조충
echinocyte 톱니적혈구
echinosis 1. 적혈구가시돌기화 2. 가시모양화
Echinostoma 극구흡충
echinostomiasis 극구흡충증
echo 1. 에코 2. 반향 3. 초음파-
echocardiogram 심초음파영상, 심에코영상

echocardiography 심초음파검사
echoencephalogram 뇌초음파영상
echoencephalography 뇌초음파검사
echogenecity 에코발생
echogenic lesion 에코발생병터
echogenic mass 에코발생덩이
echogram 초음파영상, 에코영상
echography 초음파검사
echolalia 반향언어증
echolucent 무에코, 무반향-
echopattern 에코양상
echopulse 에코맥
echotexture 에코결
echovirus 에코바이러스
eclampsia 자간(증)
eclampsia gravidarum 임신자간
eclampsia neonatorum 신생아자간
eclamptogenic 자간유발-
ecological study 생태연구
ecology 생태학
ecosystem 생태계
ecotropic 제한숙주역-, 동종숙주역-
ecstasy 황홀경, 엑스터시
ectasia 확장증
ecthyma 고름궤양증
ectocardia 심장이소증, 심장전위
ectocervix 외자궁경부, 바깥자궁목
ectoderm 외배엽
ectodermal mesenchyme 외배엽성중간엽
ectodermosis 외배엽증
ectogenic 외인-, 바깥원인-
ectogenous 외인-, 바깥원인-
ectoglia 바깥가장자리층
ectolecithal 난황편위-, 외난황-
ectomorphy 외배엽체형
ectopagus 옆면결합쌍둥이, 측면결합체
ectoparasite 외부기생충
ectoperitonitis 외복막염
ectopia 전위, 편위, 이소증, 딴곳증
ectopia cordis 심장이소증, 심장전위
ectopic 이소성, 딴곳-, 편위-
ectopic anus 딴곳항문
ectopic arrhythmia 이소부정맥, 딴곳부정맥
ectopic gastric mucosa 이소성위점막
ectopic infection 이소성감염, 딴곳감염
ectopic kidney 이소성신장, 딴곳콩팥
ectopic ossification 이소골화
ectopic pancreas 이소췌장
ectopic pregnancy 자궁외임신
ectopic thyroid 이소성갑상샘, 딴곳갑상샘
ectoplasm 외형질
ectopy 전위, 편위, 이소증, 딴곳증
ectoscopy 외진법
ectotoxin 외독소
ectozoon 외부기생충
ectrodactylia 가락결손증
ectrodactyly 가락결손증
ectromelus 팔다리결손체
ectropion 1. 겉말림, 외번 2. 안검외반, 눈꺼풀겉말림
eczema 습진
Eczema herpeticum 포진성습진
edema 부종
Edmondson-Steiner classifcation
에드몬슨스타이너분류, Edmondson-Steiner분류
ednoscopic variceal sclerotherapy
내시경정맥류경화요법
edoscopic parathyroidectomy
내시경부갑상선절제술
edoscopic thyroidectomy 내시경갑상선절제술
EEA stapler 이이에이 연결기, 이이에이 문합기
effective blood volume 유효혈액량
effective capacity 유효용적
effective charge 유효전하
effective circulating volume 유효순환용적
effective demand 유효수요
effective dose 1. 유효용량 2. 유효선량
effective liver volume rate 유효간용적률
effector cell 작동세포
effemination 여성화
efferent 날-, 원심-, 수출-

efferent arteriole 날세동맥
efferent duct 날관
efferent glomerular arteriole 날사구체세동맥
efferent loop syndrome 수출각증후군
efferent nerve 날신경, 원심신경
effervescent gallbladder 기포담낭, 거품쓸개
effort thrombosis 운동혈전증
effusion 1. 삼출 2. 삼출물, 삼출액
egg cell 난세포, 알세포
eggshell calcification 알껍데기석회화
Ehlers-Danlos syndrome 엘러스-단로스증후군
Eisenmenger syndrome 아이젠맹거증후군
ejaculation 사정
ejaculatory duct 사정관
ejaculatory function 사정기능
ejection 박출, 분출
ejection fraction 박출률, 박출분율
ejection period 박출기
elastance 1. 탄력 2. 탄력률
elastase 탄력소분해효소
elastic 1. 탄력- 2. 탄력붕대, 탄력재료
elastic artery 탄력동맥
elastic bandage 탄력붕대
elastic fiber 탄력섬유
elastic lamina 탄력판
elastic ligation 탄력결찰
elastic membrane 탄력막
elastic pulse 탄력맥박
elastic stocking 탄력스타킹
elastin 탄력소
elastofibroma 탄력섬유종
elbow 팔꿈치, 팔꿉
elbow joint 팔꿈치관절, 주관절
elbowed catheter 굽은도관
elective operation 예정수술
electric cauterization 전기지짐
electric cautery 1. 전기지짐 2. 전기지짐기
electric charge 전하
electric coagulation 전기응고
electric knife 전기칼
electrical analgesia 전기진통
electrical burn 전기화상
electrical injury 전기손상
electrical stimulation 전기자극
electrocardiogram; ECG, EKG 심전도
electrocardiography 심전도검사
electrocauterization 전기지짐
electrocautery 전기지짐, 전기지짐기
electrocoagulation 전기응고
electrocoagulative surgery 전기응고수술
electroconvulsive therapy; ECT 전기경련요법
electrocution 1. 감전사 2. 전기사형
electrode 전극
electrode catheter 전극도관
electrodense body 전자고밀도체
electrodermatogram; EDG 피부전위도
electrodes cable 전극선
electroencephalogram; EEG 뇌파도
electroencephalography; EEG 뇌파검사
electroexcision 전기절제
electrogram 전기도, 전위도
electrohemostasis 전기지혈
electrohydraulic lithotripsy 전기수압쇄석(술)
electrohydraulic shock wave lithotripsy 전기수압충격파쇄석
electrolyte 전해질
electrolyte balance 전해질평형
electrolyte disorder 전해질장애
electrolyte reabsorption 전해질재흡수
electromagnetic field; EMF 전자기장
electromagnetic radiation 전자기방사선
electromotive force; EMF 기전력
electromyography; EMG 근전도검사, 근전도(기록)
electron microscope 전자현미경
electron microscopy 전자현미경검사(법)
electroneurography 신경전도검사
electroosmosis 전기삼투
electrophilic 전자친화-
electrophoresis 전기영동
electrophysiologic testing 전기생리검사

electroretinogram; ERG 망막전위도
electroretinography 망막전위도검사
electroshock 전기충격
electrostimulation 전기자극
electrosurgery 전기수술
electrosurgical knife 전기수술칼
electrotherapy 전기요법
electrothermometer 전기체온계
elemental diet 성분식사
elementary body 기본소체
elementary quantum 1. 기본량 2. 최소량
elephantiasis 코끼리피부병, 상피병
elevation 1. 융기 2. 올림, 상전
elevation pallor 융기창백
eliciting injection 유발주사
elliptocytosis 타원적혈구증
embolectomy 색전제거술
embolic gangrene 색전괴저
embolic infarction 색전경색증
embolic material 색전물질
embolism 색전증
embolization 색전형성, 색전술
embolus 색전
embryo 1. 배아 2. 배, 씨눈
embryo inoculation 배아접종
embryo transfer 배아이식
embryogenesis 배아발생
embryogeny 배아형성, 수태
embryoid 배아모양-
embryology 발생학
embryoma 배아종
embryonal 배아-
embryonal carcinoma 배아암종
embryonic disc 배아원반
embryonic ectoderm 배아외배엽
embryonic hormone 배아호르몬
embryonic period 배아기
embryonic spot 배아반점
embryonic stem cell 배아줄기세포
embryopathology 배아병리학
embryopathy 배아병증
embryoplastic 배아형성-
embryoscope 배아관찰경
emergency 응급, 긴급
emergency care 응급처치
emergency laparotomy 응급개복
emergency medicine 응급의학
emesis 구토
emetic 1. 구토유발- 2. 구토제
emeticology 구토학
emetine 에메틴
emetogenic 구토유발-
emigration 유주
eminence 융기, 두덩
emission 1. 방출, 방사 2. 발사 3. 배출
emphysema 1. 기종, 공기증 2. 폐기종, 폐공기증
emphysematous 1. 기종-, 공기증- 2. 폐기종-, 폐공기증-
emphysematous cholecystitis 기종성담낭염
empty capsid 빈캡시드
empty sella syndrome 빈안장증후군
emptying 비우기
empyema 1. 축농 2. 가슴고름집, 농흉
emulsion 1. 유탁액 2. 감광유제
en bloc dissection 일괄절제
en bloc resection 일괄절제
enamel 사기질
enamel epithelium 사기질상피
enanthem 점막진
en-bloc resection 일괄절제
encephalitis 뇌염
encephalocele 뇌탈출증, 뇌류
encephalomalacia 뇌연화증
encephalomeningitis 뇌수막염
encephalomyelitis 뇌척수염
encephalomyelopathy 뇌척수병증
encephalopathy 뇌병증
enchondroma 내연골종
enchondromatosis 내연골종증
encircling device 두르기장치

E

encoding 부호화
encopresis 대변실금, 유분증
encysted hernia 피포낭탈장
end colostomy 말단결장루
end diastolic volume 확장기말용적
end effector 말단 작동체
end expiratory pressure 날숨말기압
end ileostomy 말단회장루
end organ 종말기관
end pressure 종압, 종말압
end product 최종산물
end systolic 수축말기-
end systolic volume 수축말기용적
endangiitis 혈관내막염
endaortitis 대동맥내막염
endarterectomy 동맥내막절제
endarteritis 동맥내막염
endemic 풍토병-, 지방유행병-
endemic goiter 풍토갑상샘종
endemic influenza 풍토병인플루엔자
endemicity 풍토병성
endermic injection 피(부)내주사
endoabdominal fascia 내복근막
endoanal anastomosis 항문내문합, 항문내연결
endoaneurysmorrhaphy 동맥류내봉합(술)
endoaortitis 대동맥내막염
endoarteritis 동맥내막염
endoblast 내배엽
endocardial eminence 심내막융기, 심장속막융기
endocarditis 심내막염
endocardium 심내막, 심장속막
endocervical curettage 자궁경관내막소파
endocervicitis 자궁경관내막염, 자궁경부점막염
endoclip 내시경클립
endocrine 내분비- 의6 호르몬-
endocrlne atrophy 내분비위축
endocrine cell 내분비세포
endocrine gland 내분비샘
endocrine organ 내분비기관
endocrine pancreas 내분비췌장
endocrine tumor 내분비종양
endocrinology 내분비학
endocrinopathy 내분비병증
endocytosis 세포내섭취
endoderm 내배엽
endodermal 내배엽-
endodermal sinus tumor 내배엽굴종양, 내배엽동종양
endogenous 1. 내부- 2. 내인-
endogenous infection 내인감염
endogenous protein 내인단백질
endogenous pyrogen 내인발열원
Endo-GIA : straight, roticulator 엔도지아이에이 : 직, 회전
endograft 속이식편
endoleak (동맥류)속누출
endo-loops 내부고리, 엔도루프
endoluminal ultrasonography 경관내초음파
endolymph 속림프, 내림프
endolymphatic duct 속림프관, 내림프관
endolymphatic sac 속림프주머니, 내림프낭
endolymphatic sac decompression 속림프주머니감압, 내림프낭감압
endometrial cancer 자궁내막암
endometrial cyst 자궁내막낭, 자궁내막물혹
endometrial gland 자궁내막샘
endometrioma 자궁내막종
endometriosis 자궁내막증
endometritis 자궁내막염
endometrium 자궁내막, 자궁속막
endoneurium 신경내막, 신경속막
endonuclease 핵산내부분해효소
endooxidase 내부산화효소
endopelvic fascia 골반내근막
endopeptidase 펩타이드내부분해효소
endoperiarteritis 동맥내외막염
endophlebitis 정맥내막염
endophthalmitis 눈속염, 안구내염
endoplasm 속형질, 내형질
endoplasmic reticulum 세포질그물

endoplevic fascia 내골반근막
endoprosthesis 관내장치, 관내인공삽입물
endorectal flap 직장내피판
endorectal pull through procedure 직장내견인술
의6 직장내결장내림술
endo-retractor 내부견인기
endorphin 엔도핀
endoscope 내시경
endoscopic biliary drainage 내시경적담도배액(술)
endoscopic mucosal resection; EMR 내시경점막절제(술)
endoscopic operation 내시경수술
endoscopic pancreatic ductal sphincterotomy 내시경적 췌관 괄약근절개(술)
endoscopic papillotomy 내시경유두절개
endoscopic retrograde cholangiopancreatography; ERCP 내시경역행담췌관조영
endoscopic retrograde pancreatography 내시경역행췌관촬영조영
endoscopic sphincterotomy 내시경괄약근절개(술)
의6 내시경조임근절개
endoscopic submucosal dissection; ESD 내시경점막하박리(술)
endoscopic surgery 내시경수술
endoscopic ultrasonography; EUS 내시경초음파검사
endoscopic ultrasound 내시경초음파
endoscopic variceal ligation; EVL 내시경정맥류결찰(술)
endoscopy 내시경술
endosonography 내시경초음파
endosuturing 복강내봉합술
endothelial cancer 내피암
endothelial cell 내피세포
endothelin 엔도텔린
endothelioblast 내피모세포
endotheliocyte 내피세포
endothelium 내피
endotoxemia 내독소혈증
endotoxin 내독소
endotoxin shock 내독소쇼크
endotracheal 1. 기관내- 2. 기관경유-
endotracheal intubation 기관내삽관
endoureterotomy 내시경요관절개
endourology 내시경비뇨의학(과)
endovascular aneurysm repair 혈관내대동맥류교정술
endovascular procedure 혈관내시술
endovascular specialist 혈관내시술 전문가
endovascular suite 혈관내치료실
endovascular surgery 혈관내수술
endovascular therapies 혈관내 치료
endovascular treatment 혈관내치료
endovasculitis 혈관내막염
endovenitis 정맥내막염
endovenous ablation 정맥내차단(술)
endovenous laser treatment 정맥내레이저치료
endplate 종말판, 끝판
endpoint 종말점, 끝점
end-to-end anastomosis 단단문합, 단단연결
end-to-side anastomosis 단측문합, 단측연결
enema 1. 관장 2. 관장액
enemator 관장기
energy expenditure 에너지소비
energy quantum 에너지양자
energy storage body 체에너지저장
energy-rich bond 고에너지결합
enflurane 엔플루레인
engorged papilla 충혈유두
engraftment 착상
enhanced image 조영증강영상
enkephalin 엔케팔린
enolase 에놀라아제
enophthalmos 안구함몰
enorchia 잠복고환
Entamoeba histolytica 이질아메바
enteral 장-
enteral feeding 장관영양
enteral formula 장관영양처방

enteral nutrition 장관영양
enteralgia 장통증
enteralgic crisis 장급통증, 창자급통증
enterectomy 장절제술
enteric 1. 장- 2. 소장-
enteric bacillus 장막대균
enteric bacterium 장세균
enteric capsule 장용해캡슐
enteric cyst 장관낭
enteric duplication 장중복증
enteric hormone 장호르몬
enteric nervous plexus 장신경총, 창자신경얼기
enteric nervous system 장신경계
enteric plexus 장신경총, 창자신경얼기
enteritis 1. 장염 2. 소장염
Enterobacter 엔테로박테르
enterobacterial 장세균-
enterobactin 엔테로박틴
enterobiasis 요충증
Enterobius vermicularis 요충
enterocele 1. 탈장 2. 후부질탈출
enterocentesis 장천자
enterocholecystostomy 장담낭연결(술)
enterochromaffin cell 장크롬친화세포
enterochromaffin-like cell; ECL 장크롬친화유사세포
enteroclysis 1. 영양분장주입 2. 고위관장법
Enterococcus 장알균
enterocolectomy 소장결장절제술
enterocolitis 소장대장염
enterocolostomy 소장결장연결술, 소장결장문합술
enterocutaneous fistula 장피부루, 장피부샛길
enterocyst 장낭, 장주머니
enterocystocele 장방광류, 장방광탈출증
enterocystoma 장낭종
enterocystoplasty 장방광성형(술)
enterocyte 1. 장세포 2. 소장상피세포, 소장세포
enteroenteric fistula 창자사이샛길
enteroenterostomy 소장소장연결술, 소장소장문합술
enterogastritis 위장염
enterogenous cyst 창자기원낭, 장기원낭
enteroglucagon 창자글루카곤
enterogram 장운동기록도
enterograph 장운동기록기
enterography 장운동기록
enterohemorrhagic 장출혈-
enterohepatic circulation 장간순환
enterohepatitis 장간염, 창자간염
enterohepatocele 장간탈장, 장간탈출
enterohydrocele 탈장수류, 탈장둘음낭종
enterokinase 엔테로키나아제
enterokinesia 연동, 꿈틀운동
enterolith 장결석
enterolithiasis 장결석증
enterology 장관학
enterolysis 장유착박리(술)
enteromenia 장성월결
enteromerocele 대퇴탈장, 넙다리탈장
enteropathogenic 장병원성-
enteropathy 1. 장병증 2. 소장병증
enteropathy-type T-cell lymphoma 장병증형T세포림프종
enteropexy 장고정(술)
enteroplasty 장성형(술)
enteroplegia 장마비
enterorrhagia 장출혈
enterorrhaphy 장봉합
enterorrhexis 장파열
enteroscope (소)장내시경
enterosepsis 장패혈증
enterospasm 장연축
enterostaxis 장출혈
enterostenosis 장협착증
enterostomy 장창냄술
enterotome 장절개칼
enterotomy 잘절개술
enterotoxemia 장독소혈증
enterotoxigenic 장독소생성-
enterotoxin 장독소
enterotropic 장친화-

enteroureteric fistula 장요관루, 장요관샛길
enteroureteroplasty 장요관성형(술)
enterourinary fistula 장요루, 장요샛길
enterovaginal fistula 장질루, 장질샛길
enterovesical fistula 장방광루, 장방광샛길
enterovesicoplasty 장방광성형(술)
Enterovirus 엔테로바이러스<속>
entoderm 내배엽
entodermal 내배엽-
entrapment 포착, 죄임
entrapment neuropathy 포착신경병증
entrapment syndrome 포착증후군
entrapment syndrome nerve 포착증후군 신경
enucleation 1. 적출 2. 안구적출 3. 핵제거
enuresis 유뇨증
envelope 껍질, 외피 막
enzymatic debridement 효소괴사조직제거
enzymatic decortication 효소피질박리
enzyme immunoassay 효소면역분석(법)
enzyme inhibition 효소억제
enzyme inhibitor 효소억제제
enzyme modulator mediated immunoassay 효소조절매개면역분석(법)
enzyme-antibody conjugate 효소항체접합체
enzyme-linked immunoelectrotransfer blot 효소연관면역전기전달블롯
enzyme-linked immunosorbent assay; ELISA 효소결합면역흡착측정(법)
eosin 에오신
eosinophil 호산구
eosinophil adenoma 호산샘종
eosinophilia 1. 호산구증가 2. 호산염색성
eosinophilic 1. 호산- 2. 호산구- 3. 호산구증가증-
eosinophilic cell 호산세포
eosinophilic cellulitis 호산구연조직염
eosinophilic colitis 호산구결장염
eosinophilic gastroenteritis 호산구위장염
ependymocyte 뇌실막세포
ependymoma 뇌실막종, 뇌실막세포종
ephedrine 에페드린
epiblepharon 덧눈꺼풀, 부안검
epicanthal fold 눈구석주름, 내안각주름
epicardium 심외막
epicondylar fracture 위관절융기골절, 상과골절
epicondylitis 위관절융기염, 상과염
epidemic curve 유행곡선
epidemic diarrhea 유행설사
epidemic enteritis 유행성 장염, 유행성 창자염
epidemic parotitis 볼거리, 유행귀밑샘염
epidemiologic triangle 역학적삼각형
epidemiological investigation 역학조사
epidermabrasion 표피박피
epidermal 표피-
epidermal appendage 표피부속기(관)
epidermal cancer 외피암
epidermal cell 표피세포
epidermal cyst 표피낭, 표피주머니
epidermal growth factor; EGF 표피성장인자
epidermal inclusion cyst 표피봉입낭
epidermis 표피
epidermodysplasia 표피형성이상
epidermodysplasia verruciformis 사마귀양표피형성장애
epidermoid 1. 표피모양 2. 표피유사낭
epidermoid carcinoma 표피모양암종
epidermoid cyst 표피양낭
epidermolysis 표피박리
epidermolysis bullosa 수포표피박리증
epidermophyton 수포성표피박리증
epidermopoiesis 표피형성
epididymal duct 부고환관
epididymis 부고환
epididymitis 부고환염
epidural 경막외-, 경막바깥-
epidural abscess 경막외고름집
epidural analgesia 경막외진통
epidural anesthesia 경막외마취
epidural block 경막외차단
epidural empyema 경막외축농
epidural hematoma 경막외혈종

epidural hemorrhage 경막외출혈
epidural infusion 경막외주입
epidural injection 경막외주사
epidural space 경막외공간, 경막외바깥공간
epidural tumor 경막외종양
epifascial 근막외-, 근막바깥-
epifascial injection 근막외주사
epigastralgia 명치통증, 상복부통증
epigastric 명치-, 상복부-
epigastric artery 복벽동맥, 배벽동맥
epigastric distress 명치불쾌감
epigastric hernia 상복부탈장, 명치탈장
epigastric incision 명치절개
epigastric pulsation 명치박동
epigastric reflex 명치반사
epigastric region 명치부위
epigastrium 명치부위
epigastrocele 명치탈장
epigenetic 후성-
epiglottic cartilage 후두(덮)개연골
epiglottis 후두(덮)개
epiglottitis 후두(덮)개염
epilemma 신경내막, 신경속막
epilepsia 뇌전증
epilepsy 뇌전증
epileptiform 뇌전증모양-
epileptogenic 뇌전증유발-
epimysium 근육외막, 근육바깥막
epineurium 신겨외막, 신경바깥막
epiotic 귀위-
epiphora 눈물흘림증
epiphyseal cartilage 뼈끝연골, 골단연골
epiphyseal plate 뼈끝판, 골단판
epiphysis 1. 뼈끝, 골단 2. 솔방울샘, 송과체
epiphysitis 뼈끝염, 골단염
epiploic foramen 그물막구멍, 대망공
epiploitis 대망염
episclera 공막바깥, 상공막
episcleritis 공막바깥염, 상공막염
episiotomy 외음절개술
episome 유전자부체
epispadias 요도상열증
epispinal 1. 척수외- 2. 척주외-
episplenitis 비장피막염
epistaxis 코피
epitendineum 힘줄바깥막, 건상막
epithelial 상피(성)-
epithelial cancer 상피암
epithelial cell 상피세포
epithelialization 상피화
epithelioid cell 상피모양세포
epithelioid hemangioendothelioma 상피모양혈관내피종
epithelioid leiomyoma 표피양평활근종
epithelioma 상피종
epitheliomatosis 상피종증
epitheliopathy 상피병증
epithelium 상피
epithelization 상피화
epitope 항원결정부위
epizoonosis 외피기생충증
eponym 관명
Epstein-Barr virus; EBV 엡스타인-바바이러스
epulis 1. 잇몸종, 치은종 2. 에풀리스
equilibrium dialysis 평형투석
equinovarus 발꿈치안쪽휜들린발, 내반첨족
Erb palsy 에르프마비
erectile dysfunction 발기장애
erection 발기
erector spinae muscle 척추기립근
ergotamine 어고타민
ergotism 에르고트중독(증), 맥각중독(증)
erosion 미란, 까짐
erosive arthritis 미란관절염
erosive gastritis 미란위염
eructation 트림
eruption 1. 발진 2. 이돋이, 맹출
erysipelas 단독, 얕은연조직염
erythema 홍반
erythema annulare centrifugum 중심원심성윤상홍반

erythema chronicum migrans 만성이동홍반
erythema dyschromicum perstans 지속색소이상홍반
erythema induratum 경화홍반
erythema infectiosum 감염홍반
erythema marginatum 모서리홍반, 가장자리홍반
erythema migrans 이동홍반
erythema multiforme 다형홍반
erythema nodosum 결절홍반
erythrasma 홍색음선
erythroblast 적혈모구
erythroblastosis 적혈모구증
erythrocyte 적혈구
erythrocyte scan 적혈구스캔
erythrocyte sedimentation rate 적혈구침강속도, 혈침속도
erythrocythemia 적혈구혈증
erythrocytosis 적혈구증가
erythroderma 홍색피부증
erythrogenesis 적혈구형성
erythroid cell 적혈구
erythrokeratodermia periorificialis 구멍주위홍색각질피부증, 홍반성피막염
erythromelalgia 홍색팔다리통증
erythromycin 에리트로마이신
erythroplasia 홍색형성증
erythroplasia of Queyrat 퀘이라홍색형성증
erythropoiesis 적혈구형성
erythropoietic protoporphyria 적혈구형성프로토포르피린증
erythropoietin 적혈구형성호르몬
eschar 가피, 괴사딱지
escharectomy 가피절제술, 괴사딱지절제술
escharotomy 가피절개(술), 괴사딱지절개(술)
Escherichia coli 대장균
esodeviation 내편위
esophagalgia 식도통(증)
esophageal 식도-
esophageal achalasia 식도이완불능(증)
esophageal atony 식도이완(증)
esophageal atresia 식도폐쇄(증)
esophageal balloon dilatation 식도풍선확장(술)
esophageal cancer 식도암
esophageal candidiasis 식도칸디다증
esophageal carcinoma 식도암(종)
esophageal cyst 식도낭
esophageal diverticulum 식도곁주머니, 식도게실
esophageal dysmotility 식도운동장애
esophageal dysphagia 식도성삼킴곤란
esophageal echocardiography 식도심초음파검사
esophageal endoscopy 식도내시경
esophageal hiatus 식도구멍
esophageal manometry 식도압력측정
esophageal opening 식도구멍
esophageal perforation 식도천공
esophageal pH test 식도 pH검사
esophageal reconstruction 식도재건(술)
esophageal replacement 식도치환(술), 식도대체(술)
esophageal resection 식도절제(술)
esophageal ring 식도고리
esophageal sarcoma 식도육종
esophageal spasm 식도연축
esophageal sphincter 식도조임근
esophageal stenosis 식도협착(증)
esophageal stent 식도 스탠트
esophageal stricture 식도협착(증)
esophageal varix 식도정맥류
esophageal voice 식도음성
esophagectasia 식도확장
esophagectomy 식도절제술
esophagism 식도경련
esophagitis 식도염
esophagocele 식도탈장, 식도류
esophagocolostomy 식도결장연결술, 식도결장문합술
esophagoduodenostomy 식도십이지장연결술 식도십이지장문합술
esophagodynia 식도통(증)
esophagoenterostomy 식도소장연결술, 식도소장문합술
esophagoesophagostomy 식도식도연결(술),

E

식도식도문합(술)
esophagogastrectomy 식도위절제술
esophagogastric junction; EGJ 식도위경계
esophagogastric varix 식도위정맥류
esophagogastroanastomosis 식도위연결(술), 식도위문합(술)
esophagogastroduodenoscopy 식도위십이지장경검사
esophagogastromalacia 식도위연화증
esophagogastroplasty 식도위성형(술)
esophagogastroscopy 식도위내시경검사
esophagogastrostomy 식도위연결술, 식도위문합술
esophagogastrotomy 식도위절개(술)
esophagogram 식도조영사진
esophagography 식도조영검사, 식도조영촬영
esophagojejunogastrostomy 식도공장위연결술 식도공장위문합술
esophagojejunostomy 식도공장연결술, 식도공장문합술
esophagomalacia 식도연화(증)
esophagomyotomy 식도근(육)절개(술)
esophagopathy 식도병증, 식도질환
esophagoplasty 식도성형(술)
esophagoplication 식도주름형성(술)
esophagoptosis 식도처짐(증), 식도하수(증)
esophagorrhagia 식도출혈
esophagoscope 식도경
esophagoscopy 식도경검사 의6 식도경술
esophagospasm 식도연축
esophagostenosis 식도협착
esophagostomy 식도루, 식도조루술, 식도창냄술
esophagotome 식도절개기
esophagotomy 식도절개(술)
esophagotracheal fistula 식도기관루, 식도기관샛길
esophagotracheal septum 식도기관중격, 식도기관사이벽
esophagus 식도
esotropia 내사시
essential 1. 본태- 2. 원인불명- 3. 필수-, 진성-
essential convulsion 본태경련
essential telangiectasia 본태모세혈관확장, 참실핏줄확장증
essential vertigo 본태현기증
ester 에스터
esterase 에스터분해효소
esthesioneuroblastoma 후각신경모세포종
estimated hepatic blood flow 추정간혈류량
estrogen 에스트로젠
estrogen challenge test 에스트로젠부하검사
estrogen cream 에스트로젠크림
estrogen receptor 에스트로젠수용체, 에스트로겐수용체
estrogen replacement therapy 에스트로젠대체요법
estrogen-progesterone therapy 에스트로겐-프로게스테론요법
ethanol 에탄올
ether 에테
ethmoid sinus 벌집굴, 사골굴동
ethmoid sinusitis 벌집굴염, 사골동염
ethylene 에틸렌
etiologic agent 병인체, 원인체
etiology 1. 병인, 원인 2. 병인론, 병인학
euchlorhydria 정상위산분비
eucholia 정상담즙
euchylia 정상유미, 정상암죽
eucrasia 정상건강
euesthesia 정상감각
euglobulin 진성글로불린
eugnosia 정상인지
eukaryotic cell 진핵세포
eunuch 고자
eunuchism 고자증
eunuchoid voice 고자음성, 내시음성
eunuchoidism 유사고자증
euperistalsis 정상연동, 정상꿈틀운동
euphoria 이상행복감, 다행감
euthanasia 안락사
euthyroid 정상갑상샘
eutocia 정상분만

eutrophia 정상영양
eutrophication 과잉영양화, 부영양화
evacuant 1. 배설- 2. 배설제-
evacuation 1. 배설 2. 배변 3. 대변 4. 대피, 피난
evacuator 흡인기, 배출기
evagination 팽출, 돌출
evanescent 소실성-, 사라지는
eventration 탈출
eversion 1. 뒤집힘, 외번 2. 가쪽들림, 외번
eversion colostomy 외번결장루
eversion ileostomy 외번회장루
eversion mucosectomy 외번점막절제술
eviration 1. 거세 2. 여성화 3. 여성화망상
evisceration 1. 내장적출(술), 내용물적출(술) 2. 안구내용물적출(술)
evoked potential 유발전위
Ewing sarcoma 유잉육종
Ewing tumor 유잉종양
ex utero intrapartum treatment; EXIT 자궁외분만중치료
ex vivo whole liver perfusion 체외전간관류
exacerbation 악화
examination 1. 진찰 2. 검사 3. 시험
exanthem 피진
exanthem subitum 돌발피진
exanthema 피진
exarteritis 동맥외막염
excavation 오목, 꺼짐, 함몰
exceptional child 특수어린이, 특수아동
excess 과다, 과잉
excessive intake 과잉섭취
exchange 교환
exchange transfusion 교환수혈
exchanger 교환기, 교환체
excimer laser 엑시머레이저
excipient 부형제
excision 절제, 적출
excisional biopsy 절제생검
excitability 흥분성
excitation 흥분
excitatory nerve 흥분신경
excitement 흥분
exclusion 1. 배제 2. 분리술
exclusion of confounding factor 교란배제인자
excoriation 긁은상처, 줄까짐
excretion 1. 배설, 배출 2. 배설물
excretory duct 배설관, 배출관
excretory organ 배설기(관)
excretory urography 배설요로조영
excruciating pain 격심통
excystation 탈낭
excystment 탈낭
exenteration 1. 내용물적출 2. 안와내용물제거
exercise proteinuria 운동단백뇨
exercise therapy 운동요법
exertional chest pain 운동가슴통증, 운동흉통
exertional dyspnea 운동호흡곤란
exfoliation 박탈, 벗음
exfoliative cytology 박탈세포학, 박탈세포진단
exfoliative dermatitis 박탈피부염
exfoliative esophagitis 박탈식도염
exit 출구
exochorion 바깥융모막, 외융모막
exocrine 1. 외분비- 2. 외분비샘
exocrine gland 외분비샘
exocrine pancreas 외분비췌장, 외분비이자
exocytosis 세포외배출
exoenzyme 세포바깥효소, 세포외효소
exogenote 수입유전자군
exogenous 외인-
exogenous infection 외인감염
exogenous intoxication 외인중독
exogenous pyrogen 외인발열원
exogenous tumor 외인종양
exomphalos 배꼽탈장
exon 엑손
exonuclease 핵산말단분해효소
exopeptidase 펩티드말단분해효소
exophoria 외사위
exophthalmos 안구돌출(증)

exophytic 1. 바깥-, 외향- 2. 외생-, 외성장-
exoskeleton 바깥뼈대, 외골격
exosplenopexy 비장배벽고정(술)
exospore 바깥홀씨
exosporium 홀씨바깥막, 홀시외피
exostosis 1. 뼈돌출(증), 외골증 2. 뼈연골종
exoteric 외부-, 외인-
exotoxin 외독소
exotropia 외사시
expanded criteria donor; ECD 확장범주기증자
expander 1. 증량제 2. 확장기
expanding type 팽창형
expansibility 팽창성
expansion 1. 확대, 팽창, 확장 2. 확대부, 팽창부
expansiveness 1. 팽창성 2. 과대망상상태
expectancy 1. 기대, 예측 2. 기대값
expenditure calorie 칼로리소모량
experiment 실험
experimental colitis 실험결장염
expiratory center 날숨중추
expiratory dyspnea 날숨곤란
expiratory vital capacity 날숨폐활량
expiratory wheezing 날숨쌕쌕거림
explant 체외이식편
exploration 탐색, 조사, 시험, 검사, 진단, 진찰
exploratory curettage 진단적소파, 진단긁어냄
exploratory laparotomy 탐색개복
exploratory operation 탐색수술
explosive bursting 작약
explosive decompression 폭발적감압
exposure time 노출시간, 피폭시간
exsanguination 1. 큰출혈, 실혈 2. 사혈
exsection 절제
exstrophy 뒤집힘증, 외번(증)
extended cholecystectomy 확대담낭절제술
extended left hepatectomy 확대좌간절제
extended pancreaticoduodenectomy 확대췌십이지장절제
extended radical mastectomy 확대근치유방절제술
extended radical operation 확대근치수술
extended radical total gastrectomy 확대근치위전절제술
extended right hemihepatectomy 확대우간절제술, 확대오른간절제술 동 extended right hepatectomy
extended right hepatectomy 확대우간절제술 확대오른간절제술
Extended Square of Doom 확장파멸의 사각형, 확장파멸의 정방형
extended surgery 확대수술
extended total gastrectomy 확대위전절제술
extended totally extraperitoneal repair; eTEP 광범위완전복막외교정술, 광범위완전복막외접근법
extension reflex 폄반사, 신전반사
extensive intraductal component; EIC 광범위관내상피병소
extensor carpi radialis brevis 짧은노쪽손목폄근, 단요측수근신근
extensor carpi radialis longus 긴노쪽손목폄근, 장요측수근신근
exterior 바깥-, 겉-, 외-
exteriorization 창자냄술, 장관광치(술)
external 바깥-, 겉-, 외-
external abdominal oblique muscle 배바깥빗근, 외복사근
external anal sphincter 항문외조임근, 항문외괄약근
external beam radiotherapy 외부방사선치료
external biliary fistula 외담도루, 의담도샛길
external branch of superior laryngeal nerve 상후두신경외분지
external capsule 바깥섬유막, 외포
external cardiac massage 체외심장마사지
external carotid artery 바깥목동댁, 외경동맥
external decompression 외감압
external defibrillator 체외심장충격기
external drainage 외부배액
external ear 외이, 바깥귀
external elastic lamina; external EL 바깥탄력판
external genital organ 바깥생식기관, 외부생식기관

external genitalia 바깥생식기관, 외부생식기
external hemorrhoids 외치핵
external iliac artery 바깥엉덩동맥, 외장골동맥
external inguinal hernia 바깥고샅탈장, 외서혜탈장
external mammary lymph node group 외유방림프군
external oblique abdominal muscle 배바깥빗근, 외복사근
external oblique aponeurosis 바깥빗건막
external oblique muscle 외복사근
external pudendal artery 외음부동맥, 바깥음부동맥
external ring 외서혜륜
external rotation 바깥돌림, 외회전
external spermatic fascia 외정삭근막
exteroceptor 외수용
extirpation 제거
extra-adrenal myelolipoma 부신외골수지방종
extra-adrenal pheochromocytoma 부신외크롬친화세포종, 부신외갈색세포종
extrabuccal feeding 구강외영양
extracapsular 1. 피막외- 2. 관절주머니바깥-, 관절낭외-
extracellular fluid 세포바깥액, 세포외액
extracellular matrix 세포바깥바탕질, 세포외바탕질
extracellular matrix protein 세포바깥바탕질단백질, 세포외바탕질단백질
extracellular osmotic pressure 세포바깥삼투압
extrachromosomal inheritance 염색체외유전
extracoporeal anastomosis 체외문합, 체외연결
extracorporeal 체외-
extracorporeal circulation 체외순환
extracorporeal life support; ECLS 체외생명보조
extracorporeal membrane oxygenation 체외막산소공급
extracorporeal shock wave lithotripsy; ESWL 체외충격파쇄석
extracranial cerebrovascular disease 두개외 뇌혈관 질환
extract 1. 추출 2. 추출물
extraction 1. 적출 2. 추출, 뽑아냄 3. 분만 4. 발치
extradural 경질막바깥-, 경막외-
extraembryonic 배아바깥-, 배아외-
extraembryonic coelom 배아바깥체강
extraepiphyseal 뼈끝바깥-, 골단외-
extragenital 생식기바깥-, 생식기외-
extragonadal embryonal carcinoma 생식샘외배아암종
extragonadal germ cell tumor 생식샘외종자세포종양
extragonadal mixed germ cell tumor 생식샘외혼합종자세포종양
extrahepatic 간바깥-, 간외-
extrahepatic bile duct cancer 간외담관암
extrahepatic blood flow 간외혈류량
extrahepatic cholestasis 간외담즙정체, 간외쓸개즙정체
extrahepatic metabolism 간바깥대사, 간외대사
extramammary Paget disease 유방외파제트병
extramedullary 1. 골수외- 2. 숨뇌바깥-, 연수외-
extramedullary myeloliopoma 골수외골수지방종
extramedullary plasmacytoma 골수외형질세포종
extranodal organ 림프절외장기
extrapancreatogenic diabetes 췌장외성당뇨병, 이자외원인당뇨병
extrapelvic 골반바깥-, 골반외-
extrapericardial 심장막바깥-, 심낭외-
extraperitoneal 복막바깥-, 복막외-
extraperitoneal approach 복막외접근법
extraperitoneal dissection 복막외박리
extraperitoneal fascia 복막바깥근막, 복막외근막
extraperitoneal organ 복막바깥기관, 복막외기관,
extraperitoneal reinforcing layer 복막외강화층
extraperitoneal repair 복막외교정술
extrapleural 가슴막바깥-, 흉막외-
extraprostatic 전립샘바깥-, 전립선외-
extraprostatitis 전립샘주위염, 전립선주위염
extrapyramidal 추체외로-, 추체바깥길-
extrasomatic 체외-
extrasphincteric fistula 괄약근외치루
extrasystole (주)기외수축
extratracheal 기관바깥-, 기관외-

E

extratympanic 고실바깥-, 고실외-
extrauterine 자궁바깥-, 자궁외-
extrauterine gestation 자궁외임신
extravaginal 질바깥-, 질외-
extravasation 1. 혈관바깥유출, 혈관외유출 2. 유출액
extravasation injury 혈관바깥유출손상, 혈관외유출손상,
extravascular fluid 혈관바깥액, 혈관외액
extraventricular 1. 심실바깥-, 심실외- 2. 뇌실바깥-, 뇌실외-
extraventricular drainage 뇌실외배액
extreme capsule 맨바깥섬유막, 최외포
extremity 1. 팔다리, 사지 2. 끝, 단
extrinsic asthma 외인천식
extrinsic pathwav of coagulation 외인응고경로
extrinsic tumor 외인성종양
extrusion 1. 탈출, 돌출 2. 압출
extubation 관제거, 발관
exudate 삼출물
exudation 삼출
exudative 삼출-
exudative arthritis 삼출관절염
exudative ascites 삼출복수
exudative diarrhea 삼출설사
exudative inflammation 삼출염증
exudative peritonitis 삼출복막염
ex-vivo liver resection 체외간절제(술), 생체밖간절제(술)
eye 눈
eyeball 눈알, 안구
eyeball compression reflex 눈압박반사, 안구압박반사
eyebrow 눈썹
eyelash 속눈썹
eyelid 눈꺼풀, 안검
eyelid burn 안검화상
eyelid closure reflex 눈감음반사

F

5-FU systemic chemotherapy 5-FU전신항암치료
face 얼굴, 안면
face down position 엎드린자세, 복와위
facet 1. 면 2. 관절면
facial 얼굴-, 안면-
facial anesthesia 얼굴지각마비, 안면지각마비
facial artery 얼굴동맥, 안면동맥
facial bone 얼굴뼈, 안면골
facial burn 얼굴화상, 안변화상
facial cleft 얼굴갈림증, 얼굴틈새
facial fissure 안열, 얼굴틈새
facial hypoplasia 얼굴형성저하, 얼굴저형성
facial muscle 얼굴근육
facial nerve 얼굴신경, 안면신경
facial neuralgia 얼굴신경통, 안면신경통
facial palsy 얼굴마비, 안면마비
facial paralysis 얼굴마비, 안면마비
facial reflex 얼굴반사
facial spasm 얼굴연축
facial vein 얼굴정맥, 안면정맥
facioplasty 얼굴성형
factitial panniculitis 인공지방층염
factitious fever 인위열
factor 1. 인자 2. 요인 3. 계수
factor coagulation 응고인자
factor deficiency 인자결핍증
factor IX deficiency 제9인자 결핍증
factor VII deficiency 제7인자 결핍증
factor VIII deficiency 제8인자 결핍증
facultative pathogen 조건병원체
failed graft 폐색된 이식편
failing bypass 폐색될 우회로
failing graft 폐색될 이식편
failure 부전, 기능상실
fainting 실신, 기절
falciform ligament 겸상인대 [의6] 낫인대
Fallopian tube 자궁관, 난관
Fallot tetralogy 팔로네징후
false aneurysm 가성동맥류, 거짓동맥류
false colonic obstruction 거짓결장폐쇄, 거짓잘록창자막힘
false diverticulum 거짓곁주머니
false elevation 거짓상승
false neuro-transmitter 거짓신경전달물질, 가성신경전달물질
false pregnancy 거짓임신, 가임신
false-negative 거짓음성, 가음성
false-positive 거짓양성, 가양성
falx inguinalis 서혜겸
familial adenomatous polyposis 가족성샘종폴립증
familial benign chronic pemphigus 양성가족성만성천포창
familial cholestatic syndrome 가족성담즙정체증후군
familial hyperparathyroidism 가족성부갑상샘기능항진증
familial hypocalciuric hypercalcemia 가족성저칼슘뇨고칼슘혈증
familial isolated hyperparathyroidism 가족성고립부갑상샘기능항진증
familial medullary thyroid carcinoma 가족성갑상샘수질암(종)
familial nonmedullary thyroid carcinoma 가족성비수질갑상샘암(종)
familial pancreatic cancer 가족성췌장암
familial polyposis coli 가족성결장용종증
familial syndrome 가족성증후군

familly medicine 가정의학
family history 가족력
family study 가족연구
famine edema 기아부종
Fansler anoscope 판슬러항문경
Fas receptor 파스수용체
fascia 근막
fascia graft 근막이식
fascia lata 대퇴근막, 넙다리근막
fascia-fat flap 근막지방피판
fascial 근막-
fascial dilator 근막확장기
fascial sling 근막걸이(술)
fascicle 다발, 속
fasciculus 다발, 속
fasciitis 근막염
fasciocutaneous flap 근막피부판
fascioliasis 간질증
fasciolopsiasis 비대흡충증
Fasciolopsis buski 비대흡충
fasciolosis 간질증
fascioplasty 근막성형
fasciotomy 근막절개
fascitis 근막염
fasting 공복, 절식
fasting blood sugar 공복혈당
fasting hypoglycemia 공복저혈당
fastness acid 항산성
fat 지방
fat body 체지방
fat cell 지방세포
fat embolism 지방색전증
fat embolism syndrome 지방색전증후군
fat graft 지방이식편
fat malabsorption 지방흡수장애
fat metabolism 지방대사
fat necrosis 지방괴사
fatality rate 치사율
fatigability 피로(증)
fatigue 피로
fatigue contracture 피로경축
fatigue fracture 피로골절
fat-soluble 지용성-
fat-storing cell 지방저장세포
fatty 지방-
fatty acid 지방산
fatty atrophy 지방위축
fatty change 지방변화
fatty cirrhosis 지방간경화증
fatty food intolerance 지방식불내성
fatty liver 지방간
fatty stool 지방변
fauna 동물상
febrile 열(성)-, 열병-, 발열(성)-
febrile convulsion 열경련
febrile crisis 열성위기
febrile delirium 열섬망
febrile proteinuria 발열단백뇨
febrile seizure 열발작
febrile transfusion reaction 발열수혈반응
fecal abscess 대변농양
fecal calculus 대변석
fecal consistency 대변굳기
fecal contamination 대변오염
fecal continence 대변자제
fecal impaction 대변매복
fecal incontinence 대변실금
fecal occult bood test 변잠혈검사
fecal peritonitis 대변복막염
fecalith 대변결석
fecaloma 대변종
feces 대변
fecundability 수태가능성
fecundation 수정
feedback 되먹임
feedback circuit 되먹임회로
feeding 1. 영양 2. 영양공급, 급식
feeding center 섭식중추
feeding enterostomy 영양장창냄술
feeding gastrostomy 영양위창냄술

feeding jejunostomy 영양공장창냄술
fellatio 구강성교
Felty syndrome 펠티증후군
female 1. 여성 2. 암컷
female circumcision 음핵윤절
female genital organ 여성생식기(관)
female pudendum 여성음부
femidom 페미돔
feminism 여성화(증)
feminization 여성화
femoral 넓적다리-, 대퇴-
femoral artery 대퇴동맥, 넓적다리동맥
femoral branch 대퇴분지
femoral canal 대퇴관, 넓적다리관
femoral cutaneous nerve 대퇴피부신경
femoral hernia 넓적다리탈장, 대퇴탈장
femoral nerve 넓적다리신경, 대퇴신경
femoral ring 대퇴륜, 넙다리관구멍
femoral shaft 넓적다리골체, 대퇴골간
femoral sheath 대퇴초
femoral triangle 대퇴삼각
femoral vein 넓적다리정맥, 대퇴정맥
femoral vessels 대퇴혈관
femoroinfrapopliteal bypass 넓적다리슬와하부우회(술)
femoropopliteal artery 넓적다리슬와동맥, 대퇴슬와동맥
femoropopliteal bypass 넓적다리슬와우회(술), 대퇴슬와우회(술)
femur 넓적다리뼈, 대퇴골
fenestra 창
fenestrated endothelium 창내피
fenestrated stent graft 창문형스텐트-이식편
fenestration 창냄술, 천공술
fenestration operation 창냄술, 천공술
fenfluramine 펜플루라민
fentanyl 펜타닐
Ferguson hemorrhoidectomy Ferguson치핵절제술
fermental diarrhea 발효설사
fermentation 발효
fermentative dyspepsia 발효소화불량
ferric 철-, 제이철-
ferric chloride 염화철
ferritin 페리틴
ferrous 철-, 제일철-
fertility 생식(능)력, 출산력, 수태, 가임
fertility rate 1. 출산율 2. 생식률
fertilization 수정
festering wound 농창
fetal 태아-
fetal abortion 태아유산
fetal alcohol syndrome 태아알코올증후군
fetal anemia 태아빈혈
fetal asphyxia 태아질식
fetal circulation 태아순환
fetal death 태아사망
fetal death rate 태아사망률
fetal distress 태아곤란
fetal fat 태아지방
fetal gigantism 태아거언증
fetal heart rate 태아심박수
fetal hemoglobin 태아혈색소
fetal hypoxia 태아저산소증
fetal infection 태아감염
fetal intervention 태아중재술
fetal maturity 태아성숙도
fetal monitoring 태아감시
fetal period 태아기
fetal size 태아크기
fetal stress 태아스트레스
fetal tachycardia 태아빈맥
fetation 1. 태아발육 2. 임신
feto-maternal transfusion 태아모체수혈
fetoprotein 태아단백질
fetoscopic intervention 태아경중재술
fetoscopy 태아경검사
fetus 태아
fetus in fetu 태아내태아
fetus to fetus transfusion 태아사이수혈

fiber 1. 섬유 2. 세포
fiber nerve 신경섬유
fiberoptic cables 광섬유선
fiberoptic endoscopy 광섬유내시경검사
fiberoptic gastroscope 광섬유위내시경
fibra 섬유
fibril 원섬유
fibrillar collagen 원섬유아교질
fibrillation 세동, 잔떨림
fibrin 섬유소, 피브린
fibrin glue 섬유소접착제, 피브린글루
fibrin stabilizing factor 섬유소안정인자
fibrinogen 섬유소원
fibrinogen degradation product; FDP 섬유소원분해산물
fibrinoid necrosis 섬유소모양괴
fibrinolysis 섬유소용해
fibrinolytic 섬유소용해-
fibrinous gastritis 섬유소위염, 피브린위염
fibrinous inflammation 섬유소염증
fibroadenolipoma 섬유선지방종
fibroadenoma 섬유선종, 섬유샘종
fibroblast 섬유모세포
fibroblast growth factor 섬유모세포성장인자
fibroblastoma 섬유모세포종
fibrocalculous pancreatic diabetes 섬유결석형췌장성당뇨병
fibrocartilage 섬유연골
fibrocystic change 섬유낭성변화
fibrocystic disease 섬유낭병
fibrocystic disorder 섬유낭성질환
fibrocyte 섬유세포
fibroepithelioma 섬유상피종
fibrogenesis 섬유발생
fibrolamellar cancer 섬유층판형암
fibroma 섬유종
fibromatosis 섬유종증
fibromuscula dysplasia; FMD 섬유근육형성이상
fibromuscular hepatocelluar carcinoma 섬유근육간세포암, 박판섬유화간세포암
fibromuscular hyperplasia 섬유근육증식(증)
fibromyalgia 섬유근통
fibronectin 섬유결합소
fibroplasia 섬유증식
fibrosarcoma 섬유육종
fibrosis 1. 섬유증 2. 섬유화
fibrous 섬유-
fibrous capsule 섬유피막
fibrous cartilage 섬유연골
fibrous coat 섬유막, 바깥막
fibrous dysplasia 섬유성형성이상
fibrous goiter 섬유성갑상선종
fibrous histiocytoma 섬유조직구종
fibula 종아리뼈, 비골
figure-of-8 bandage 8자붕대
filament 미세섬유, 잔섬유, 필라멘트
filaria 사상충
filariasis 사상충증
filiform polyposis 모상용종증
filiform-tipped catheter 실도관
filliform papilla 실모양유두
film mammography 필름유방촬영
filter 여과기, 거르개
filtering bleb 여과포
filtering operation 여과수술
filtrate 여과액, 거른액
filtration slit 여과틈새, 여과극(濾過隙)
fimbria 1. 술, 가장자리 2. 가는털
finding 소견
fine needle 가는바늘, 세침
fine needle aspiration 가는바늘흡인, 세침흡인
fine needle aspiration biopsy 세침흡인생검, 가는바늘흡인생검
fine needle aspiration cytology 세침흡인세포검사, 가는바늘흡인세포검사
fine-needle puncture 가는바늘천자, 세침천자
finger 손가락, 수지
Finney pyloroplasty 핀네이유문성형(술)
Finney strictureplasty 핀니협착성형(술)
FiO_2 흡입산소분율

firearms wound 사창
first filial generation 첫자식세대, 자식일세대
first intention 첫째유합
first-degree burn 일도화상
first-set rejection 첫째거부반응
fish scale gallbladder 비늘담낭, 비늘쓸개
fissio 분열
fission 분열
fissure 1. 틈새, (균)열 2. 열창
fissured nipple 균열유두, 틈새유두
fistula 샛길
fistula test 누공검사, 샛길검사
fistulation 샛길형성
fistulectomy 샛길절제술
fistulization 샛길형성
fistulizing operation 샛길수술
fistuloenterostomy 샛길장연결술
fistulogram 샛길조영상
fistulography 샛길조영(술)
fistulotomy 누공절개술, 샛길절개술
fistulous tract 샛길
fluid balance 체액평형
five-year survival rate 5년생존율
fixative 고정액, 고정제
fixed dressing 고정붕대
fixed pupil 고정동공
FK binding protein; FKBP FK결합단백
flaccid bladder 이완방광
flagellate 편모충
flagellated cell 편모세포
flagellum 편모, 긴털
flail chest 동요가슴
flame burn 화염화상
flammeus nevus 화염상모반
flank 옆구리
flank incision 옆구리절개
flap 1. 피판 2. 판
flap muscle 근(육)판
flap operation 피판수술
flapping tremor 퍼덕떨림
flaring 벌렁임
flash burn 섬광화상
flashlight swinging test 교대불빛검사
flat 편평-, 납작-
flat ear 납작귀
flat foot 평발, 편평족
flat plate monoplayer 단층판막형생체반응기
flat wart 편평사마귀
flatness 1. 탁음 2. 편평
flatulent colic 가스급통증
flatulent dyspepsia 가스소화불량
flatus 방귀, 위창자가스
flatworm 편형충, 편형동물
flea 벼룩
Fleischer syndrome 플라이셔증후군
flexibility 유연성
flexible endoscopy 굴곡내시경술
flexible fiberscope 굴곡섬유경
flexible gastroscope 굴곡위경
flexion 굽힘, 굴곡
flexion deformity 굽힘변형, 굴곡변형
flexor 굽힘근, 굴근
flexura 굽이, 굴곡
flexura sacralis recti 직장천골굴곡
flexural 굽힘쪽, 굽힌쪽
flexure 굽이, 굴곡
floating gallbladder stone 부유담석, 떠돌이쓸개돌
floating spleen 부유비장, 뜬지라
flocculation 1. 솜털침전 2. 응집
flooding 홍수요법
floor 바닥
floppy infant 늘어진영아, 근육긴장저하영아
의6 저긴장영아
flora 1. 균무리, 균주 2. 식물상
flow 1. 흐름, 류, 유동 2. 유량
flow chart 흐름도, 순서도
flow cytometry 흐름세포측정(법)
flow jet 혈류분출
flow signal 흐름신호, 유동신호
flowmeter 1. 흐름계, 흐름측정기, 유량계 2. 혈류계

flowmetry 유속측정(법), 흐름측정(법)
fluctuation 변동
fluid and electrolyte 수분과 전해질
fluid balance 체액평형
fluid body 체액
fluid compartment body 체액구역
fluid replacement 체액보충
fluid therapy 수액요법
fluid volume body 체액량
fluke 흡충
fluorescein 형광물질
fluorescence 형광
fluorescence excitation transfer immunoassay 형광들뜸전이면역분석(법)
fluorescence immunoassay 형광면역분석(법)
fluorescence in situ hybridization; FISH 형광제자리부합법
fluorescence quenching 형광약화
fluoride 플루오린화
fluorine 플루오린
fluoroscope 투시기
fluoroscopic guidance 투시유도하
fluoroscopic table 투시가능수술대
fluoroscopy 투시검사
fluoxetine 플루옥세틴
flush 홍조
flush high ligation 같은높이 고위결찰(술)
flush port 분출용 포트
flushing 홍조
flutter 조동, 된떨림
flutter wave 조동파, 된떨림파동
foam cell 거품세포
focal 1. 국소-, 초점- 2. 병터-
focal embolic glomerulonephritis 국소색전사구체신염
focal lesion 국소병터
focal nodular hyperplasia 국소결절성증식증
focal segmental glomerulosclerosis; FSGS 국소분절사구체경화증
focus 1. 초점 2. 병터
foetus 태아
Fogarty ballon catheter 포가티풍선카테터, 포카티풍선도관
folate 엽산염
folate deficiency 엽산결핍증
folate deficiency anemia 엽산결핍빈혈
fold 주름
Foley catheter 폴리도뇨관
foliate papilla 잎새유두
folic acid 엽산, 폴산
folie 정신병
follicle 1. 소포 2. 난포 3. 주머니, 낭, 집 4. 소절
follicle cell 1. 소포세포 2. 난포세포
follicular 1. 소포- 2. 난포- 3. 주머니-, 낭-, 집-
follicular (thyroid) carcinoma (갑상샘)소포암(종), (갑상샘)여포암(종)
follicular adenoma 소포샘종, 여포샘종
follicular cancer 소포암
follicular carcinoma 소포암종
follicular cell 소포세포, 여포세포
follicular cyst 난포낭, 난포주머니
follicular layer 난포층
follicular lesion of undetermined significance 미결정형 소포병변
follicular neoplasm 소포신생물, 여포신생물
follicular variant of papillary thyroid carcinoma 갑상샘유두암소포변이
folliculitis 모낭염, 털집염
folliculus 1. 소포 2. 난포 3. 주머니, 낭, 집
follow-up 1. 추적 2. 추적검사, 추적조사
fontanelle 숫구멍, 천문
fonticulus 숫구멍, 천문
food allergy 음식알레르기
food intake 섭식, 식품섭취
food poisoning 식중독
food-borne infection 식품매개감염
foot 발, 족
foot delivery 발분만, 족위분만
footpad inoculation 발바닥접종
foramen 구멍, 공

foramen cecum 막구멍
foramen ovale 타원구멍, 타원공
foraminal hernia 그물막구멍탈장, 대공탈장
foraminotomy 추간공절개술, 척추사이구멍절개술
forced cough 강제기침
forced delivery 강제분만
forced expiratory volume 강제호기량, 노력날숨폐활량
forced inspiration 강제들숨, 강제흡기
forced inspiratory volume 강제흡기량
forced vital capacity 강제폐활량
forceps 집게, 겸자
forceps delivery 집게분만
forearm 아래팔
foregut 전장, 앞창자
foregut cyst 전장낭, 앞창자주머니
forehead 이마, 전두
foreign body 이물(질)
foreign body giant cell 이물거대세포
foreign serum 이종혈청
foreign-body appendicitis 이물충수염
foremilk 초유, 첫젖
foreskin 음경꺼풀
formicant pulse 스멀거림맥박
formula 1. 공식 2. 처방
fornix 1. 천장 2. 구석, 원개 3. 뇌활
fossa 오목, 와, 오금
fossa axillaris 액와
fossa inguinalis 서혜와
fossa inguinalis lateralis 외측서혜와
fossae 와
foster child 양자
foul odor 부패취
Fournier gangrene 포니어괴사
foveola 오목
fraction in inspired oxygen 흡입산소농도
fractional curettage 분획긁어냄술, 분획소파술
fractional excretion 분획배설
fracture 1. 골절 2. 파절
fracture bone 골절
fracture fragment 골절조각, 골절절편
fragment bone 골편
fragmented RBC 조각적혈구, 분열적혈구
freckle 주근깨
free 자유-, 유리-
free air 유리공기
free cortisol 유리코티졸
free flap 유리피판
free flap transfer 유리피판전이(술)
free graft 유리이식편
free interval 무증상기간
free oxygen radical 유리산소기
free thyroxine (T4) index; FTI 유리티록신지수
free thyroxine; free T4 유리티록신
free transeverse rectus abdominis muscle flap; free TRAM flap 유리횡복직근피판(술) 동 유리TRAM피판
free triiodothyronine; free T3 유리트리아이오도티로닌
free-water clearance 유리수분제거(율)
fremitus 진동감
French criteria 프렌치기준, French기준
frenulum 소대, 주름띠
frenulum epiglottidis 후두개소대
frenulum of ileocecal valve 회맹판소대, 돌막창자판막주름띠
frenum 주름띠, 소대
frequent pulse 빠른맥박, 빈맥
frequent urination 잦은배뇨, 빈뇨
fresh frozen plasma; FFP 신선냉동혈장, 신선동결혈장
fresh whole blood 신선전혈
Frey technique 프레이술식, Frey술식
friction 마찰
friction murmur 마찰잡음
friction rub 마찰음
frigidity 1. 냉감증 2. 불감증
frigotherapy 냉동요법
frons 이마
frontal 전두, 이마, 앞

frontal eminence 전두융기, 이마융기
frontal lobe 전두엽, 이마엽
frontal plane 전두면, 이마면
frontal sinus 전두동, 이마굴
frontal sinusitis 전두동염, 이마굴염
frostbite 동상
frozen section 동결절편
frozen shoulder 굳은어깨, 동결견
fructose 과당
fructosuria 과당뇨(증)
fuchsin 푹신
fulguration 방전요법
full term 만삭
full term birth 만기출생
full term normal delivery 만기정상분만
full-thickness burn 전층화상
full-thickness graft 전층피부이식
fulminant colitis 전격잘록창자염, 전격결장염
fulminant hepatic failure 전격간부전
fulminant hepatitis 전격간염
fulminant infection 전격감염
fulminant pancreatitis 전격췌장염
fulminant Wilson disease 전격윌슨질환
fulminating bacteremia 전격균혈증
fulminent liver failure 전격간부전
functional capacity 기능용량
functional death 기능사망
functional deficiency 기능결핍
functional diverticulum 기능게실
functional dyspepsia 기능소화불량
functional ileus 기능장폐쇄, 기능창자막힘
functional intestinal obstruction 기능성 장폐쇄
functional proteinuria 기능단백뇨
functional regurgitation 기능역류
functional residual capacity 기능잔기용량
functioning bleeding 기능출혈
functioning thyroid nodule 기능갑상샘결절
functioning tumor 기능종양
fundic gland 위바닥샘
fundic gland polyp 위바닥샘용종
fundic mucosa 위바닥점막
fundoplication 위바닥주름술, 위저부주름술
　의6 위바닥주름형성술, 위저부주름형성술
fundus 1. 바닥, 기저 2. 안저, 눈바닥
fundusectomy 바닥절제술, 기저부절제술
fungal 곰팡이-
fungal abscess 곰팡이고름집
fungicide 곰팡이약, 살진균제
fungiform 곰팡이모양-, 버섯모양-
fungiform papilla 버섯유두
fungistat 곰팡이억제제, 정진균
fungoid 곰팡이모양-, 버섯모양-
fungus 곰팡이, 진균
fungus ball 곰팡이덩이
fungus-induced colitis 진균대장염
funic pulse 탯줄맥박
funiculitis 1. 정삭염, 섬유단염 2. 신경근뿌리염
funiculopexy 정삭고정(술)
funiculus 섬유단
funnel breast 오목가슴
funnel chest 오목가슴
furuncle 종기
furunculosis 종기증
furunculus 종기
fuscin 갈색소
fused kidney 융합신(장)
fusible calculus 가용석
fusiform 방추(모양)-
fusiform aneurysm 방추동맥류
fusiform bacillus 방추막대균
fusiform bacterium 방추균
fusiform cell 방추세포
fusiform layer 방추세포층
fusion 1. 융합, 융해 2. 유합, 고정
fusion angle 융합각
fusion defect 융합결함
Fusobacterium 푸소박테륨<속>, 방추균<속>

G

gadolinium 가돌리늄
gag 1. 구역 2. 입벌리개
gait 보행, 걸음
gait disturbance 보행장애, 걸음장애
galactacrasia 모유이상
galactagogue 젖분비촉진제
galactemia 젖혈증, 유즙혈증
galactischia 젖분비억제
galactocele 젖낭종
galactocerebroside 갈락토세레브로사이드
galactography 유관조영촬영, 젖샘조영, 유선조영
galactokinase 갈락토인산화효소
galactometer 젖비중계
galactopexy 갈락토스고정
galactophoritis 젖샘관염, 유관염
galactophoritis purulenta 화농젖샘관염, 화농유관염
galactophthisis 수유쇠약
galactophygous 젖분비억제, 젖멈춤
galactopoiesis 젖생성
galactorrhea 젖분비과다, 유즙분비과다, 젖흐름증
galactose 갈락토스, 반젖당
galactosemia 갈락토스혈증
galactosidase 갈락토스화물분해효소
galactosuria 1. 갈락토스뇨 2. 암죽뇨
galactotoxism 젖중독
galactotrophy 젖영양
galea 머리덮개
galea aponeurotica 머리덮개널힘줄
galectin-3 갈렉틴-3
gall 1. 담즙, 쓸개즙 2. 혹 3. 오배자
gall bladder 담낭
gallate 갈산염
gallbladder 담낭, 쓸개
gallbladder bile 담낭담즙
gallbladder cancer 담낭암, 쓸개암
gallbladder dyskinesia 담낭운동이상증
gallbladder hydrops 담낭수종
Gallium-67 scan 갈륨67스캔
gallop sound 말굽음, 말굽소리
gallstone 담석, 쓸개돌
gallstone classification 담석분류
gallstone colic 담석산통, 쓸개돌급통증
의6 담석급통증
gallstone dissolution 담석용해
gallstone ileus 쓸개돌폐쇄, 담석장폐쇄(증)
galvanic cautery 직류지짐, 직류지짐기
gamete 생식자, 생식세포, 배우자
gamete intrafallopian transfer 생식세포자궁관내이식, 생식세포자궁관내전달
gametocyte 생식모세포
gametogenesis 생식자발생, 배우자발생
gametogony 유성생식, 배우자생식
gamma aminobutylic acid 감마아미노부티르산
gamma camera 감마카메라
gamma globulin 감마글로불린
gamma interferon 감마인터페론
gamma irradiation 감마선조사
gamma ray 감마선
gamont 생식모세포
ganciclovir 간사이클로버
ganglia 1. 신경절 2. 결절종
gangliocyte 신경절세포
ganglion 1. 신경절 2. 결절종
ganglion cell 신경절세포
ganglionectomy 신경절절제술
ganglioneuroblastoma 신경절신경모세포종
ganglioneuroma 신경절신경종
ganglioneuromatosis 신경절신경종증

ganglionic blocking drug 신경절차단제
ganglionic glioblast 신경절아교모세포
ganglionitis 신경절염
ganglioside 강글리오시드
gangrene 괴저
gangrenosis 괴저발생
gangrenous 괴저-
gangrenous abscess 괴저농양
gangrenous cellulitis 괴저연조직염
gangrenous cholecystitis 괴저담낭염, 괴저쓸개염
gangrenous necrosis 괴저괴사
gangrenous stomatitis 괴저입안염, 괴저구내염
Ganser syndrome 간저증후군
Gant-Miwa plication 간-미와술식
gap 1. 틈(새), 사이, 간격 2. 차이
Gardner syndrome 가드너증후군
gargantuan breast 거대유방
gargantuan mastitis 비대유방염
gas abscess 공기고름집
gas gangrene 가스괴저
gas monitoring 기체감시장치
gas poisoning 가스중독
gas sepsis 기체패혈증
gaseous acidosis 기체산증
gaseous anesthetic 기체마취제
gaseous edema 기체부종
gasless transaxillary approach 무기하 액와부 접근법
gasping 숨헐떡임
gasserian ganglion 가서신경절
gaster 위
gastradenitis 위선염
gastralgia 위통증, 복통
gastratrophy 위위축
gastrectasia 위확장
gastrectasis 위확장
gastrectomy 위절제술
gastric 위-
gastric accommodation 위적응
gastric acid 위산
gastric acid analysis 위산분석
gastric acid reflux 위산역류
gastric acid secretion 위산분비
gastric adenoma 위샘종
gastric anastomosis 위문합(술)
gastric artery 위동맥
gastric atony 위무력
gastric atrophy 위위축
gastric bezoar 위석
gastric bypass 위우회로
gastric canal 위몸통관, 위도
gastric cancer 위암
gastric crisis 위급통증
gastric dilatation 위확장
gastric distention 위팽창
gastric duplication 위중복
gastric dysfunction 위기능이상
gastric dyspepsia 위소화불량
gastric emptying 위배출
gastric emptying study 위배출검사
gastric endoscopy 위내시경
gastric feeding 위급식
gastric fistula 위루, 위누공, 위샛길
gastric foveolar 위오목
gastric fundus 위바닥
gastric gland 위샘
gastric hypersecretion 1. 위과다분비 2. 위산과다(증)
gastric juice 위액
gastric lavage 위세척
gastric leiomyoma 위평활근종
gastric metaplasia 위화생
gastric mucin 위점액
gastric mucosa 위점막
gastric mucosal barrier 위점막장벽
gastric mucosal secretion 위점막분비
gastric mucus 위점액
gastric outlet obstruction 위출구폐쇄, 위날문막힘
gastric phase 위상
gastric pit 위오목, 위움
gastric ptosis 위처짐

gastric reflux 위역류
gastric regurgitation 위역류
gastric replacement fluid 위대치액, 위보액
gastric reservoir 위저장소
gastric retention 위저류
gastric rugae 위점막주름
gastric secretion 위분비
gastric slow wave 위서파
gastric stasis 위정체
gastric surgery 위수술
gastric transposition 위전위술
gastric tube 위관
gastric ulcer 위궤양
gastric volvulus 위염전
gastrin 가스트린
gastrinoma 가스트린종
gastritis 위염
gastritis cystica polyposa 용종성낭성위염
gastritis cystica profunda 심부낭성위염
gastroanastomosis 위연결(술), 위문합(술)
gastroatonia 위이완증, 위무긴장증
gastrocardiac 위분문부
gastrocele 위탈장
gastrocoele 창자배체강, 장배강
gastrocolic 위결장-
gastrocolic fistula 위결장샛길
gastrocolic ligament 위결장인대
gastrocolic omentum 위결장그물막, 위결장망
gastrocolic reflex 위잘록창자반사, 위결장반사
gastrocolic trunk 위결장정맥간
gastrocolic vein 위결장정맥
gastrocoloptosis 위결장처짐, 위결장하수증
gastrocolostomy 위결장연결술, 위결장문합술
gastrodisciasis 복반흡충증
gastroduodenal 위십이지장-, 위샘창자-
gastroduodenal artery 위십이지장동맥, 위샘창자동맥
gastroduodenal function 위십이지장기능, 위샘창자기능
gastroduodenal juction 위십이지장경계부, 위샘창자경계부
gastroduodenal mucosal hemorrhage 위십이지장점막출혈, 위샘창자점막출혈
gastroduodenal ulcer 위십이지장궤양, 위샘창자궤양
gastroduodenitis 위십이지장염, 위샘창자염
gastroduodenoscopy 위십이지장내시경검사, 위샘창자내시경검사
gastroduodenostomy 위십이지장연결술 위십이지장문합술, 위샘창자연결술, 위샘창자문합술
gastrodynia 위통증
gastroenteric 위장-, 위소장-
gastroenteritis 위장염, 위소장염
gastroenteritis typhosa 장티푸스위장염
gastroenteroanastomosis 위장연결(술), 위장문합(술), 위소장연결(술)
gastroenterocolitis 위소장결장염
gastroenterocolostomy 위소장결장연결술 위소장결장문합술
gastroenterologist 위장학자, 위장전문의
gastroenterology 위장학
gastroenteropathy 위장병(증)
gastroenteroplasty 위소장성형(술)
gastroenteroptosis 위소장하수증
gastroenterostomy 위소장연결술, 위소장문합술
gastroenterotomy 위소장절개(술)
gastroepiploic 위대망-
gastroesophageal 위식도-
gastroesophageal hernia 위식도탈장
gastroesophageal junction 위식도경계
gastroesophageal laceration 위식도열상
gastroesophageal reflux disease; GERD 위식도역류질환
gastroesophageal reflux; GER 위식도역류
gastroesophageal sphincter 위식도조임근
gastroesophageal varix 위식도정맥류
gastroesophagitis 위식도염
gastrofaradization 위감응전기요법
gastrogalvanization 1. 위직류전기치료 2. 위직류통전법

G

gastrogastrostomy 위-위연결술, 위-위문합술
gastrogavage 위영양
gastrogenic 1. 위- 2. 위원인-, 위탓-
gastrogenic diarrhea 위성설사
gastrografin 가스트로그라핀
gastrografin enema 가스트로그라핀관장
gastrograph 위운동도검사기
gastrography 위운동도검사
gastrohepatic ligament 위간막
gastrohepatic omentum 위간인대
gastroileal reflex 위회장반사
gastroileitis 위회장염
gastroileostomy 위회장연결술, 위회장문합술
gastrointestinal 위장-, 위장관-, 위창자-, 위소장-
gastrointestinal bleeding 위장관출혈
gastrointestinal cancer 위장관암
gastrointestinal digestion 위장소화
gastrointestinal disease 위장관질환
gastrointestinal disorder 위장관장애
gastrointestinal duplication 위장관중복
gastrointestinal dysmotility 위장(관)운동이상
gastrointestinal hemorrhage 위장(관)출혈
gastrointestinal lavage 위장관세척
gastrointestinal lymphoma 위장관림프종
gastrointestinal motility disorder 위장관운동질환
gastrointestinal neuropathy 위장관신경병증
gastrointestinal obstruction 위장관폐쇄
gastrointestinal polyposis 위장용종증, 위장폴립증
gastrointestinal reflex 위장(관)반사
gastrointestinal secretion 위장관분비
gastrointestinal stromal tumor; GIST 위장관기질종양
gastrointestinal tract 위창자길, 위장관
gastrojejunoesophagostomy 위공장식도연결술, 위공장식도문합술
gastrojejunostomy 위공장연결술, 위공장문합술
gastrokateixia 위전위, 위하수
gastrolavage 위세척
gastrolith 위석
gastrolysis 위박리(술)
gastromalacia 위연화증
gastromelus 복부다지체, 과잉배팔다리태아
gastromycosis 위진균증
gastromyotomy 위근육절개(술), 유문근층절개(술)
gastropancreatic fold 위췌장주름
gastropancreatic recess 위췌장오목
gastroparalysis 위마비
gastroparesis 위마비
gastroparietal 위벽-
gastropathy 위병증, 위질환
gastropexy 위고정(술)
gastrophore 위고정접합기
gastrophrenic 위횡격막-
gastrophrenic fold 위가로막주름
gastroplasty 위성형(술)
gastroplication 위주름형성(술)
gastroptosis 위하수
gastroptyxis 위추벽형성(술)
gastropylorectomy 유문절제술, 날문절제술
gastrorrhagia 위출혈
gastrorrhaphy 위봉합(술), 위꿰맴(술)
gastrorrhexis 위파열
gastrosalivary reflex 위침샘반사
gastroschisis 복벽갈림(증)
gastroscope 위내시경
gastroscopy 위내시경검사
gastrosia 위질환
gastrosia fungosa 진균위병, 곰팡이위질환
gastrospasm 위연축
gastrospiry 공기삼킴증
gastrosplenic 위비장-
gastrosplenic ligament 위비장인대
gastrosplenic omentum 위비망
gastrostogavage 위샛길영양, 위루영양
gastrostomy 위루, 위조루술, 위창냄술
gastrostomy tube feeding 위루관급식
gastrothoracopagus 배가슴붙은쌍둥이, 흉복접합쌍태체
gastrotome 위절개기
gastrotonometry 위내압측정법

gastrulation 창자배형성, 장배형성
Gaucher disease 고셔병
gauge 측정기, 게이지
gauze 거즈, 면망사
gauze drainage 거즈배액법
gauze tampon 거즈면구
gaze palsy 주시마비
Geiger counter tube 가이거 계수관
gel 젤
Gelpi retractor 젤피견인기
gemistocyte 팽대세포
gender 1. 성 2. 성별
gene 유전자
gene defect 유전자결손
gene deletion 유전자결손
gene expression 유전자발현
gene map 유전자지도
gene mapping 유전자위치지정, 유전자지도작성
gene mutation 유전자돌연변이
gene recombination 유전자재조합
gene regulation 유전자조절
gene therapy 유전자치료, 유전자요법
general anatomy 해부학총론
general depressant 전신억제제
general formula 일반식
general malaise 전신병감, 전신불쾌감
general practitioner 일반개원의사
general surgical patient 일반외과환자
generalized infection 전신감염
generalized obstructive lung disease 범발폐쇄폐병
generalized peritonitis 범복막염
generalized seizure 전신발작, 대발작
generation 1. 세대 2. 생성 3. 생식
generator 발생기
generic 1. 속- 2. 일반명
generic name 1. 속명 2. 일반명
genesistasis 증식억제, 발생억제
genetic 1. 유전- 2. 발생-, 생식-
genetic counseling 유전상담
genetic death 유전사
genetic defect 유전결손
genetic disease 유전병
genetic disorder 유전질환
genetic drift 유전변이
genetic factor 유전인자
genetic information 유전정보
genetic linkage 유전자연관
genetic reactivation 유전적재활성화
genetic reassortment 유전자재편성, 유전자재집합
genetic regulation 유전적조절
geneticist 유전학자
genetics 유전학
genetous 태생기부터-
genic 유전자-
geniculate 무릎-, 슬-
geniculum 무릎, 슬
genital 1. 생식- 2. 생식기(관)-
genital anomaly 생식기이상
genital branch 음부분지
genital cleft 생식기틈새
genital corpuscle 생식기소체
genital eminence 생식(기)융기
genital fold 생식주름, 생식능선
genital herpes 생식기헤르페스
genital nerve 생식기신경
genital organ 생식기(관)
genital secretion 생식기분비
genital tract 생식관, 생식길
genital trauma 생식기손상
genital tuberculosis 생식기결핵
genital wart 생식기사마귀
genitalia 생식기(관)
genitofemoral 생식넙다리
genitofemoral nerve 음부넓다리신경, 음부대퇴신경
genitourinary 비뇨생식-
genitourinary anomaly 비뇨생식이상, 비뇨생식기형
genitourinary tract 비뇨생식관
genome 유전체
genomic library 유전체도서관

genotype 유전(자)형
gentamicin 젠타마이신
genu 무릎, 슬
genu valgum 가쪽휜무릎, 외반슬
genu varum 안쪽휜무릎, 내반슬
genus 속
gereology 노인학
geriatric patient 노인환자
geriatric surgery 노인외과
geriatrics 노인의학
germ 1. 미생물, 세균 2. 배, 싹, 종자, 발아
germ cell 종자세포, 생식세포, 배세포
germ cell tumor 종자세포종양
germinal cell 종자세포
germinal center 종자중심, 배중심
germinal inclusion cyst 배상피봉입낭
germinal infection 종자감염
germinoma 종자세포종
germ-line mutation 생식세포돌연변이
geromorphism 조로증
gestation 임신
gestational age 임신나이, 임신주수
gestational period 임신기간
gestational proteinuria 임신단백뇨
gestational sac 임신낭, 태아주머니
gestational trophoblastic disease 임신영양막병
gestational trophoblastic gonadotropism 임신성영양모세포성선자극증
ghost cell 유령세포, 유령적혈구
GIA stapling instrument 위장관봉합기
giant breast 거대유방
giant cell 거대세포
giant cell arteritis 거대세포동맥염
giant cell carcinoma 거대세포암종
giant cell pneumonia 거대세포폐렴
giant cell tumor 거대세포종양
giant cell variant 거대세포변이
giant condyloma 거대콘딜로마
giant diverticulum 거대게실
giant fibroadenoma 거대섬유선종
giant follicular lymphoma 거대소포림프종
giant gastric ulcer 거대위궤양
giant hypertrophic gastritis 거대비후위염
giant prosthetic reinforcement of visceral sac; GPRVS 거대인공막이용내장낭보강술
Giardia lamblia 람블편모충
giardiasis 편모충증, 람블편모충증
giddiness 어지럼, 현기증
gigantism 거인증, 거대증
Gilbert syndrome 길버트증후군, Gilbert증후군 의6 질베르증후군
gingiva 잇몸
gingival cleft 잇몸틈새
gingival mucosa 잇몸점막
gingivitis 잇몸염
gingivoperiosteoplasty 잇몸뼈막성형(술)
girdle 이음뼈, 이음구조
girdle pain 띠통증, 대상통증
give-way sensation 통과한 느낌
glabella 1. 미간, 눈썹활사이 2. 미간점
gland 샘, 선
glands penis 음경귀두
glandula 샘
glandular capsule 샘피막
glandular carcinoma 샘암종
glandular cell 샘세포
glandular hyperplasia 샘종과다증식
glans 귀두
glans penis 음경귀두
Glasgow coma scale 글래스고혼수척도
glass rod 유리막대
Glassman gastrostomy 글라스만위조루술
glaucoma 녹내장
glenohumeral 접시위팔-, 관절상완-
glia 신경(아)교세포
glial (아)교세포-
glial cell 신경(아)교세포
glioblast (아)교모세포
glioblastoma (아)교모세포종
glioblastoma multiforme (아)교모세포종

gliocyte (아)교세포
gliofilament 신경(아)교미세섬유
glioma 신경(아)교종
Glisson capsule 글리슨피막, Glisson피막
Glisson pedicle ligation 글리슨지일괄처리법, Glisson지일괄처리법
Glissonian sheath 글리슨집, 글리슨초
globin 글로빈
globulin 글로불린
globus hystericus 히스테리아물감
glomerular 사구체
glomerular capillary 사구체모세혈관
glomerular clearance 사구체청소
glomerular disease 사구체질환
glomerular filtration pressure 사구체여과압
glomerular filtration rate; GFR 사구체여과율
glomerular function test 사구체기능검사
glomerulonephritis 사구체신염
glomerulopathy 사구체병증
glomerulosclerosis 사구체경화증
glomerulotubular balance 사구체요세관평형
glomerulus 사구체 [동] 토리
glomus 토리, 사구
glomus body 토리소체
glomus jugulare tumor 목정맥토리 종양, 경정맥사구종양
glomus tumor 사구종양, 토리종양
glossa 혀, 설
glossalgia 혀통증, 설통
glossectomy 혀절제
glossitis 혀염, 설염
glossopharyngeal nerve 혀인두신경, 설인신경
glottis 성대문, 성문
glucagon 글루카곤
glucagonoma 글루카곤종
glucagonoma syndrome 글루카곤종증후군
glucan 글루칸
glucocerebrosidase 글루코세레브로사이드분해효소
glucocerebroside 글루코세레브로사이드
glucocorticoid 당질부신피질호르몬, 글루코코티코이드
glucogenesis 포도당생성
glucohemia 포도당혈증
glucokinase 포도당인산화효소, 포도당효소, 글루코키나아제
glucolysis 포도당분해, 해당작용, 당분해
gluconate 글루콘산염
gluconeogenesis 포도당신생성, 포도당신합성
glucoprotein 포도당당백질, 당단백질
glucosamine 글루코사민
glucose 포도당, 당글루코오스
glucose dehydrogenase 포도당탈수소효소
glucose homeostasis 포도당항상성
glucose intolerance 포도당불내성
glucose lactate cycle 포도당젖산염회로
glucose metabolism 포도당대사
glucose monitoring 포도당감시
glucose suppression test 포도당억제검사
glucose tolerance test; GTT 포도당내성검사, 당부하검사
glucose-1-phosphate 1-인산포도당인산염
glucose-6-phosphatase; G-6-P 6-인산포도당인산염분해효소, 포도당-6-인산염분해효소
glucose-6-phosphate deficiency; G-6-PD 6-인산포도당인산염결핍
glucosidase 포도당화물분해효소, 글루코시데이스
glucoside 포도당화물, 포도당배당체, 배당체, 글루코시드
glucosuria (포도)당뇨, 당뇨
glucuronate 글루큐론산염, 글루쿠론산염
glucuronidase 글루큐론산화물분해효소, 글루쿠론산분해효소
glucuronyltransferase 글루큐로닐기전달효소 글루쿠론산전이효소
glutamate 글루탐산염
glutamate dehydrogenase 글루탐산염탈수소효소, 글루탐산탈수소효소
glutaminase 글루타민분해효소, 글루탐산분해효소
glutamine 글루타민

G

glutaraldehyde 글루타르알데히드
glutathione 글루타싸이온, 글루타티온
gluteal 볼기-, 둔부-
gluteal cleft 볼기틈새
gluteal flap 둔부피판
gluteal line 볼기근선, 둔근선
gluteal muscle 볼기근, 둔근
gluteal nerve 볼기신경, 둔신경
gluteal region 볼기부위, 볼기, 둔부
gluten 글루텐
gluten-free diet 무글루텐식이
glutethimide 글루테티미드
gluteus muscle 볼기근, 둔근
glutitis 볼기염, 둔부염
glycemia 당혈증
glycemic gangrene 당뇨괴저
glyceraldehyde 글리세르알데히드
glycerin 글리세린
glycerin jelly 글리세린젤리
glycerin suppository 글리세린좌약
glycerine enema 글리세린관장
glycerol 글리세롤
glycine 글라이신
glycinuria 글라이신뇨
glycocalyx 당질층
glycogen 당원, 글리코겐
glycogen storage disease 당원축적병, 글리코겐축적병
glycogenesis 당원생성, 글리코겐합성
glycogenic 당생성-
glycogenolysis 당원분해, 포도당분해
glycolipid 당지질
glycolysis 당분해, 해당
glycometabolism 당대사
glyconeogenesis 당신생성, 당신합성
glyconucleoprotein 당핵단백질
glycopenia 저당증
glycopeptide 당펩타이드
glycopexis 당저장, 당고정, 저당
glycophorin 글리코포린
glycophospholipin 당인지질
glycopolyuria 당다뇨(증)
glycoprotein 당단백질
glycosaminoglycan 글리코사미노글리칸
glycosecretory 당원분비-
glycosidase 글라이코시데이스
glycoside 당화물, 배당체, 글리코시드
glycosuria 당뇨
glycosylation 당화
gnawing pain 쪼는통증, 선통
GnRH agonist 생식샘자극호르몬방출호르몬작용제
goblet cell 술잔세포
goiter 갑상샘종
goitrogenic 갑상샘종유발물질
goitrogenic agent 갑상샘종유발물질-
goitrous cretinism 갑상샘종크레틴병
Golgi complex 갑상샘종크레틴병
Golgi-Mazzoni body 골지-마조니체
gonad 생식샘, 생식선
gonadal agenesis 생식샘무발생
gonadal aplasia 생식샘무형성
gonadal artery 생식샘동맥
gonadal dysgenesis 생식샘발생장애, 생식선발생장애
gonadal steroid-binding globulin 생식샘스테로이드결합글로불린
gonadal vessel 생식선혈관
gonadectomy 생식샘절제(술)
gonadoblastoma 생식샘모세포종
gonadotrope cell 생식샘자극세포
gonadotropic quotient 생식샘자극호르몬 비율
gonadotropin releasing hormone agonist 생식샘자극호르몬방출호르몬작용제
gonadotropin-secreting tumor 생식샘자극호르몬분비종양
gonidium 포자체, 녹과체
goniometer 각도계, 측각기
gonioscopy 전방각경검사, 앞방각보개검사
gonococcal epididymitis 임균성부고환염
gonococcal infection 임균감염

gonococcal proctitis 임균직장염
gonococcus 임균
gonocyte 생식세포, 성세포
gonorrhea 임질
gonosomal gene 성염색체유전자
good clinical practice (의약품)임상시험관리기준
Goodpasture syndrome 굿패스처증후군
Goodsall rule 굿솔법칙
goretex 고어텍스
Gorlin sign 고어린징후
gout 통풍
gouty arthritis 통풍관절염
gouty diet 통풍식사, 통풍음식
gouty ulcer 통풍궤양
G-protein G-단백
graafian follicle 성숙난포, 삼차난포
gracilis muscle 두덩정강근, 박근
gracilis muscle transposition 박근전위
gracilis neosphincter 박근인공괄약근
graciloplasty 박근성형술
gradient 1. 경사, 기울기 2. 차(이)
graduated stocking 단계적 압박 스타킹
graft 이식, 이식편
graft bone 뼈이식, 골이식
graft bypass 우회로이식(술)
graft muscle 근이식(편)
graft rejection 이식편거부반응
graft to recipient weight ratio; GRWR 간이식편중량대비수혜자의 체중비
grafting 이식
graft-versus-host disease 이식편대숙주병
graft-versus-host reaction 이식편대숙주반응
graft-versus-host; GVH 이식편대숙주
Gram stain 그람염색
Gram staining 그람염색(법)
Gram-negative bacteremia 그람음성균혈증
Gram-negative bacterium 그람음성균
gram-negative septic shock 그람음성패혈쇼크
Gram-positive bacterium 그람양성균
grand mal epilepsy 대발작뇌전증
grand mal seizure 대발작
grandiose delusion 과대망상
granular cell myoblastoma 과립세포근모세포종
granular cell schwannoma 과립세포신경초종
granular cell tumor 과립세포종양
granular cytoplasm 과립세포질
granulation 1. 새살, 육아 2. 새살형성 3. 과립화 과립형성
granulation tissue 육아조직
granulation tumor 육아종양
granulation ulcer 육아궤양
granule 1. 과립, 체 2. 핵
granule cell 과립세포
granule exocytosis 과립세포외배출
granulocyte 과립(백혈)구
granulocyte colony-stimulating factor 과립구집락자극인자
granulocyte macrophage colony-stimulating factor 과립구대식구집락자극인자, 과립구큰포식세포집락자극인자
granulocyte-macrophage colony 과립구대식세포집락
granuloma 육아종
granuloma annulare 고리육아종
granuloma inguinale 서혜부육아종
granuloma permo 동창상육아종
granuloma venereum 성병육아종
granulomatosis 육아종증
granulomatous aortitis 육아종대동맥염
granulomatous colitis 육아종잘록창자염, 육아종결장염
granulomatous disease 육아종병
granulomatous enteritis 육아종성장염
granulomatous gastritis 육아종위염
granulomatous ileocolitis 육아종회결장염
granulomatous inflammation 육아종염증
granulomatous lobular mastitis 육아종소엽유방염
granulomatous mastitis 육아종유방염
granulomatous peritonitis 육아종복막염
granulomatous prostatitis 육아종전립샘염

G

granulomatous thyroiditis 육아종갑상샘염
granulosa 과립층, 과립막
granulosa cell 과립층세포
granulosa cell carcinoma 과립막세포암종
granulosa cell tumor 과립막세포종양
grasping forceps 파지 겸자
Graves disease 그레이브병, 그레이브즈병
gravid 임신-
gravida 임신부
gravidism 임신
gravidity 임신력, 임신수
gravis icterus 중증황달
gravis neonatorum icterus 신생아중증황달
Gray-Turner sign 그레이터너징후, Gray-Turner징후
great artery 큰 동맥
great auricular nerve 큰귓바퀴신경, 대이개신경
great toe reflex 엄지발가락반사, 족무지반사
great vessel 큰 혈관
greater curvature 대만곡
greater omentum 대망, 큰그물막
greater sac 큰복막주머니, 대복막낭
greater sciatic foramen 큰궁둥구멍, 대좌골공
gridiron 격자형
griping pain 급통증, 조임통증
Griseofulvin 그리세오풀빈
groin 서혜부
groin hernia 서혜부탈장
groin infection 서혜부감염
gross 1. 큰 2. 맨눈-, 육안- 3. 거친
gross anatomy 맨눈해부학, 육안해부학
gross examination 맨눈검사, 육안검사
gross lesion 육안병변
ground substance 무형질, 바탕질
group practice 집단개원
grouping 분류, 군별
growing foillicle 발육난포
growing pain 성장통
growing period 성장기(간)
growth 1. 성장, 생장 2. 증식, 발육 3. 증가
growth abnormality 성장이상
growth curvature 성장곡선
growth defect 성장결함
growth delay 성장지연
growth disorder 성장장애
growth factor 성장인자
growth factor receptor; GFR 성장인자수용체
growth inducer 성장유발인자
growth plate injury 성장판손상
growth quotient 성장지수, 발육지수
growth rate 성장률, 증식률
growth retardation 발육지연, 성장지연
growth spurt 성장급증
Grynfeltt hernia 그런펠트탈장
guaiac test 잠혈검사
guanethidine 구아네티딘
guanine 구아닌
guanosine 구아노신
guanosine triphosphate; GTP 삼인산구아노신
guide catheter 유도 카테터
guided mammography 유도유방촬영
guidewire 유도철사
Guillain-Barré syndrome 기앵-바레증후군
guilty feeling 죄책감
Guinea pig model 기니피그모델
gum 1. 고무 2. 잇몸, 치은
gum hypertrophy 잇몸비대
gumma 고무종
gummatous aortitis 고무종대동맥염
gummatous ulcer 고무종궤양
gunshot injury 총상
gunshot wound 총상
gunstock deformity 개머리판변형, 총상변형
gustation 1. 미각 2. 맛보기
gustatory area 미각구역
gustatory center 미각중추
gut 1. 장, 창자 2. 원시창자 3. 창자실
gut immunity 장관면역
gut-associated lymphoid tissue 장관련림프조직
gutter 구
gutter wound 구창

Gymnophalloides seoi 참굴큰입흡충

gynandroblastoma 음양모세포종

gynandromorphism 1. 남녀한몸증, 남녀모자이크증 2. 암수한몸증

gynecology 부인과(학)

gynecomastia 영성형유방(증)

gynecopathy 부인병증

gyrus 1. 뇌이랑, 회 2. 이랑

H

H_2 blocker H_2차단제
habenula 고삐
habitual constipation 습관변비
Haemophilus 헤모필루스<속>
Hageman factor 해그먼인자
hair 털, 모, 모발
hair bezoar 털위석, 모발위석
hair canal 털관, 모관
hair cell 털세포
hair cell leukemia 털세포백혈병
hair follicle 모낭, 털집
hair removal 털제거, 모발제거
hairy cell 털모양세포
hairy leukoplakia 털백(색)판증, 유모백반
half life 반감기
hallucination 환각
hallucinogen intoxication 환각제중독
hallucinogenic drug 환각제
hallucinosis 환각증
hallux 엄지발가락, 족무지
hallux varus 엄지발가락안쪽휨(증), 무지내반(증)
halmatogenesis 돌연세대변이
halo 테, 륜, 달무리
halo sign 달무리징후
haloperidol 할로페리돌
halophilic 호염-
halophilic bacterium 호염균
halothane 할로테인
Halsted method 홀스테드방법
Ham test 햄검사
hamartoma 과오종
hamartomatous polyposis 과오종성용종증, 폴립증
hamulus 갈고리
hand 손, 수
hand burn 손화상
hand foot mouth disease 손발입병, 수족구병
hand injury 손외상
hand surgery 1. 손수술 2. 손외과, 수부외과
hand therapy 손치료, 수치료
hand-assisted laparoscopic surgery; HALS 손보조복강경수술
handheld Doppler 손바닥크기의 도플러
handicapped child 장애아, 장애아동
Hand-Schuller-Christian disease 핸드-쉴러-크리스천병
hand-sutured anastomosis 수기봉합연결, 수기봉합문합
hanging 1. 목매닮, 액사 2. 교살 3. 교수형
hangman fracture 교수형골절
Hanley technique Hanley술식
Hantavirus 한타바이러스<속>
haploid 1. 홑배수- 2. 홑배수체
haploid generation 홑배수체세대
haploidy 홑배수성
haplotype 홑배수체형
hapten 불완전항원, 합텐
haptoglobin 합토글로빈
hard palate 단단입천장, 경구개
hard pulse 고압맥박, 경파
hard tick 참진드기
hard tissue 경조직
hardness 경도
harelip 입술갈림증, 구순열
harmonic scalpel 초음파절삭기
harmonic scalpel generator 하모닉 스칼펠 발생장치
harmonic scalpel lap. blade 하모닉 스칼펠 복강경용 날

Harrison groove 해리슨고랑
Hartmann colostomy 하트만결장루, 하트만결장루조성술, 하트만결장창냄술
Hartmann procedure 하트만술식
harvest 수확, 수집
Hashimoto disease 하시모토병
Hashimoto thyroiditis 하시모토갑상샘염
Hashitoxicosis 하시모토독증
haustra coli 결장팽기
haustral contraction 팽기수축
haustral marking 팽출상
haustration 팽대
haustrum 1. 팽대 2. 결장팽대, 잘록창자팽대
haversian canal 하버스관
HBV vaccine HBV백신
HBV-DNA test HBV-DNA검사
head circumference 머리둘레
head injury 두부외상
head of pancreas 췌장머리 [동] 이자머리
head tilt 머리기울임
headache 두통, 머리아픔
healer shopping 의사찾아다니기
healing 치유
health 1. 건강 2. 보건, 위생
health behavior 건강행태, 보건행동
health care demand 의료수요
health care plan 보건의료계획
health care worker 보건의료인, 의료기관종사자
health center 보건소
health insurance 건강보험
healthy carrier 건강보균자
hearing 1. 듣기, 청취 2. 청각, 청력
hearing acuity 청력
hearing disorder 듣기장애, 청력장애
heart 심(장)
heart atrium 심방
heart beat 심박동
heart block 심장차단
heart disease 심장병
heart failure 심부전, 심장기능상실
heart murmur 심잡음
heart rate 심박수
heart sac 심막
heart scan 심장스캔, 심장촬영
heart tone 심음
heart transplantation 심장이식
heart valve 심장판막
heartburn 속쓰림
heart-lung machine 인공심폐기
heart-lung ratio 심폐비율
heart-lung transplantation 심폐이식
heat collapse 열허탈
heat injury 열손상
heat prostration 열탈진, 열피로
heat pyrexia 열사병
heat shock protein 열충격단백질
heat stroke 열사병
heat-labile enterotoxin 열민감장독소
heat-regulating center 체온조절중추
heat-stable enterotoxin 열저항장독소
hebephrenia 파과증
Heberden node 히버든결절
hedrocele 직장탈출
heel 발꿈치
Hegar dilator 헤가확장기
height of fundus 자궁바닥높이, 자궁저고
Heimlich maneuver 하임리히수기
Heineke-Mikulicz pyloroplasty 하이네케-미쿨리츠유문성형(술)
Heineke-Mikulicz strictureplasty 하이네케-미쿨리츠협착성형(술)
Heinz body 하인츠소체
helcosis 궤양형성, 궤양화
helical CT 나선식컴퓨터단층촬영
Helicobacter 헬리코박터<속>
Helicobacter pylori; *H. pylori* 위나선균, 위염균, 헬리코박터균
helminth 연충
helminthiasis 연충증
helotomy 변지절개

H

helper cell 도움세포, 조력세포
hemadostenosis 혈관협착
hemafacient 1. 조혈- 2. 조혈제
hemagglutination 적혈구응집
hemagglutination inhibition antibody 적혈구응집억제항체
hemagglutination inhibition reaction 적혈구응집억제반응
hemagglutination inhibition test 적혈구응집억제검사
hemagglutination test 적혈구응집시험, 적혈구응집검사
hemagglutinin 적혈구응집소
hemal node 혈액림프절
hemangioblastoma 혈관모세포종
hemangioendothelioma 혈관내피종
hemangioma 혈관종
hemangioma capillare 모세혈관종
hemangioma cavernosum 해면혈관종
hemangioma simplex 단순혈관종
hemangiopericytoma 혈관주위세포종
hemangiosarcoma 혈관육종
hemapheic jaundice 유로빌린황달
hemarthrosis 혈관절증
hematemesis 토혈, 혈액구토
hematinic drug 조혈제
hematocele 1. 혈액낭종 2. 혈액음낭종
hematocelia 복막안출혈, 복강내출혈
hematochezia 혈변
hematocoelia 복막안출혈, 복강내출혈
hematocrit 적혈구용적률, 헤마토크리트
hematocyte 혈구
hematocytolysis 용혈
hematocyturia 혈뇨
hematoencephalic barrier 혈액뇌관막
hematogenic shock 저혈량쇼크
hematogenous dissemination 혈행파종
hematogenous infection 혈행감염
hematogenous metastasis 혈행전이
hematogenous recurrence 혈행재발
hematoglobin 혈색소
hematoglobinuria 혈색소뇨(증)
hematohepatogenous jaundice 혈액간성황달
hematoid cancer 혈액성암
hematologic disorder 혈액질환
hematologic malignancy 혈액암
hematological drug 혈액작용약
hematology 혈액학
hematolysis 용혈
hematoma 혈종
hematopathy 혈액병(증)
hematopenia 혈액결핍
hematopericardium 혈액심장막, 혈심낭
hematopoiesis 조혈, 혈구형성
hematopoietic 조혈제
hematopoietin 조혈소
hematosepsis 패혈증
hematozemia 점진실혈, 실혈
hematuria 혈뇨
heme 헴
heme-porphyrin assay 헴포르피린측정법
hemi- 1. 반-, 반쪽- 2. 한쪽
hemianopsia 반맹, 반시야결손
hemiarthroplasty 반관절성형(술)
hemiazygos vein 반홀정맥
hemic crisis 혈소판위기
hemicolectomy 잘록창자반절제(술), 결장반절제(술)
hemihepatectomy 반간절제(술)
hemihypertrophy 1. 반신비대 2. 반비대
hemijoint 반측관절
hemilaryngectomy 반후두절제(술)
hemiparalysis 반신마비, 편마비
hemiparesis 반신불완전마비
hemipelvectomy 반골반절제
hemiplegia 반신(완전)마비, 편마비
hemisphere 반구
hemivertebra 1. 반척추뼈증 2. 반척추(뼈)
hemivulvectomy 외음반절제(술)
hemobilia 혈액담즙
hemoblast 혈액모세포

hemocholecyst 출혈담낭
hemocholecystitis 출혈담낭염
hemochromatosis 혈색소증
hemoclasis 용혈
hemoclastic 1. 용혈- 2. 용혈제
hemoclastic reaction 용혈반응
hemoclip 헤모클립
hemocoagulation 혈액응고
hemocoagulin 혈액응집소
hemoconcentration 혈액농축
hemocyclin 헤모사이클린
hemocyte 혈구
hemocytoblast 혈액모세포
hemocytocatheresis 용혈
hemocytometer 혈구계
hemocytopoiesis 조혈, 혈구형성
hemodiafiltration 혈액투석여과
hemodialysis 혈액투석
hemodialysis machine 혈액투석기
hemodialyzer 혈액투석기
hemodiapedesis 혈액누출
hemodilution 혈액희석(법)
hemodynamic 혈류역학-
hemodynamic disturbance 혈류역학장애
hemodynamic infarction 혈류역학경색증
hemodynamic management 혈류역학관리
hemodynamics 혈류역학
hemofiltration 혈액여과, 혈액거르기
hemoglobin 혈색소, 헤모글로빈
hemoglobin disease 혈색소병
hemoglobin electrophoresis 혈색소전기영동
hemoglobinemia 혈색소혈증, 헤모글로빈혈증
hemoglobinogenous pigment 혈색소기원색소
hemoglobinopathy 혈색소병증
hemology 혈액학
hemolymph node 혈액림프절
hemolysin 용혈소
hemolysis 용혈
hemolytic anemia 용혈빈혈
hemolytic bacterium 용혈균
hemolytic crisis 용혈위기
hemolytic disease 용혈병
hemolytic glaucoma 용혈녹내장
hemolytic icterus 용혈황달
hemolytic plaque-forming cell 용혈판형성세포
hemolytic splenomegaly 용혈비장비대, 용혈지라비대
hemolytic *Streptococcus* 용혈사슬알균, 용혈연쇄구균
hemolytic transfusion reaction 용혈수혈반응
hemolytic uremic syndrome 용혈요독증후군
hemomanometer 혈압계
hemonephrosis 혈신(장)증, 혈액콩팥증
hemoperfusion 혈액관류
hemoperitoneum 혈액복막, 혈액복강
hemophilia 혈우병
hemophiliac 혈우병환자
hemophiliac carrier 혈우병보인자
hemophilic arthritis 혈액친화관절염, 혈우병관절염
hemophiloid 유사혈우병
Hemophilus 혈호균<속>
Hemophilus ducreyi 헤모필루스듀크레이
***Hemophilus* infection** 헤모필루스감염, 호혈균감염
Hemophilus influenzae 인플루엔자균
hemopoiesis 조혈, 혈구형성
hemopoietic 1. 조혈-, 혈구생성- 2. 조혈제
hemopoietin 조혈인자
hemoprecipitin 혈액침강소
hemoptysis 객혈
hemorrhage 출혈
hemorrhagic abscess 출혈고름집, 출혈농양
hemorrhagic anemia 출혈빈혈
hemorrhagic ascites 출혈복수
hemorrhagic cystitis 출혈방광염
hemorrhagic diathesis 출혈체질
hemorrhagic disease 출혈병
hemorrhagic disposition 출혈소인
hemorrhagic effusion 출혈삼출
hemorrhagic fever 출혈열
hemorrhagic fever with renal syndrome; HFRS 신증후출혈열

hemorrhagic gastritis 출혈위염
hemorrhagic gastroenteropathy 출혈위장병(증)
hemorrhagic hepatitis 출혈간염
hemorrhagic infarct 출혈경색
hemorrhagic infarction 출혈경색
hemorrhagic injury 출혈손상
hemorrhagic jaundice 출혈황달
hemorrhagic purpura 출혈자반
hemorrhagic septicemia 출혈패혈증
hemorrhagic shock 출혈쇼크
hemorrhagic telangiectasis 출혈성모세혈관확장증
hemorrhoid 치핵, 치질
Hemorrhoidal artery 치핵동맥
hemorrhoidal cushion 치핵융기, 치핵쿠션
hemorrhoidal plexus 직장정맥총, 곧창자정맥얼기
hemorrhoidectomy 치핵절제(술)
hemorrhoids 치핵
hemosiderosis 혈철소증
hemostasis 지혈
hemostat 1. 지혈물개 2. 지혈제
hemostatic 1. 지혈-, 혈액응고- 2. 지혈제
hemostatic agent 지혈제
hemostatic clamp 지혈물개
hemostatic disorder 지혈장애, 혈액응고장애
hemostatic failure 지혈부전
hemostatic forceps 지혈집게
hemostatic process 지혈과정
hemostatic valve 지혈밸브
hemothorax 혈액가슴, 혈흉
hemotoxin 혈액독
Henoch-Schonlein purpura 헤노흐-쇤라인자반병
hepar 간
heparin 헤파린
heparin therapy monitoring 헤파린요법감시
heparin-induced thrombocytopenia 헤파린 기인성 혈소판감소증
heparinized blood 헤파린첨가혈액
hepatectomy 간절제(술)
hepatic 간-
hepatic abscess 간농양
hepatic adenoma 간샘종
hepatic adiposis 간의지방변성
hepatic apodiposis 간의지방변성
hepatic artery 간동맥
hepatic artery aneurysm 간동맥류
hepatic artery embolization 간동맥색전술
hepatic artery thrombosis 간동맥혈전증
hepatic ascites 간성복수
hepatic calculus 간석
hepatic circulation 간순환
hepatic cirrhosis 간경화(증)
hepatic coma 간성혼수
hepatic cord 간세포줄
hepatic crisis 간급통증
hepatic cyst 간낭
hepatic dissociation jaundice 간해리황달
hepatic diverticulum 간곁주머니, 간싹
hepatic dullness 간둔탁음
hepatic encephalopathy 간성뇌증
hepatic flexure 간굽이, 오른(잘록)창자굽이
hepatic flexure of colon 간만곡부결장
hepatic glomerulosclerosis 간성사구체경화증
hepatic ligament 간인대
hepatic lobectomy 간엽절제술
hepatic mesenchymal hamartoma 간중간엽과오종
hepatic parenchymal transection 간실질절단
hepatic pulsation 간박동
hepatic resection 간절제(술)
hepatic siderosis 간철침착증
hepatic stem cell 간줄기세포
hepatic stump 간절단부
hepatic transplantation 간이식
hepatic vein 간정맥
hepatic veous pressure gradient; HVPG 간문맥정맥압차이
hepaticocholangiojejunostomy 간담관공장연결(술)
hepaticodochotomy 간관총담관절개(술)
hepaticoduodenostomy 간십이지장연결(술)

hepaticoenterostomy 간소장연결(술)
hepaticogastrostomy 간위연결(술)
hepaticojejunostomy 간공장연결(술)
hepaticolithotomy 간결석제거(술)
hepaticopancreatic 간췌-, 간이자-
hepaticostomy 간관조루(술), 간관창냄(술)
hepaticotomy 간관절개(술)
hepatitis 간염
hepatitis A virus A형간염바이러스
hepatitis B immune globulin; HBIG B형간염면역글로블린
hepatitis B virus B형간염바이러스
hepatitis C virus C형간염바이러스
hepatitis D virus D형간염바이러스
hepatitis G virus G형간염바이러스
hepatobiliary 1. 간담즙-, 간쓸개즙- 2. 간담도-, 간쓸개길-
hepatobiliary scan 간담도스캔
hepatobiliary scintigraphy 간담도섬광조영 의6 간담도스캔
hepatoblastoma 간모세포종
hepatocarcinogenic 간암발생-
hepatocele 간탈출, 간낭종
hepatocellular 간세포-
hepatocellular carcinoma 간세포암(종)
hepatocellular jaundice 간세포황달
hepatocholangiocystoduodenostomy 간담관담낭십이지장연결(술)
hepatocholangioenterostomy 간담관소장연결(술)
hepatocholangiostomy 간담관창냄술
hepatocholangitis 간담관염, 간쓸개관염
hepatocolic 간결장-
hepatocolic ligament 간주름창자인대
hepatocystic 1. 담낭-, 쓸개- 2. 간담낭-, 간쓸개-
hepatocyte 간세포
hepatocyte engraftment 간세포의착상
hepatocyte growth factor; HGF 간세포성장인자
hepatocyte transplantation 간세포이식
hepatoduodenal ligament 간십이지장인대, 간샘창자인대
hepatoerythropoietic protoporphyria 간적혈구형성프로토포르피린증
hepatogastric 간위-
hepatogastric recess 간위오목
hepatoid adenocarcinoma 간세포모양선암(종), 간세포양선암(종)
hepatojugular reflux 간경정맥역류, 간목정맥역류
hepatolienal 간비장-, 간지라-
hepatolienomegaly 간비비대
hepato-ligamento pancreatoduodenectomy; HLPD 간인대췌십이지장절제(술)
hepatolith 간결석, 간돌
hepatolithectomy 간결석제거(술)
hepatolithiasis 간결석증
hepatoma 간암발생- 의6 간암
hepatomegaly 간비대
hepatomphalocele 간배꼽탈장
hepatonephric 간신-, 간콩팥-
hepatonephromegaly 간신비대, 간콩팥비대 의6 간신장비대
hepatopancreas 간췌장, 간이자
hepatopancreatic ampulla 간췌관팽대부, 온쓸개이자관팽대부
hepatopancreatic fold 간췌주름
hepatopancreatoduodecectomy; HPD 간췌십이지장절제(술)
hepatopexy 간고정
hepatopulmonary syndrome 간폐증후군
hepatorenal 간신(장)-, 간콩팥-
hepatorenal echo contrast 간신장에코대조
hepatorenal recess 간신장와, 간콩팥오목
hepatorenal syndrome 간신증후군
hepatorrhagia 간출혈
hepatorrhaphy 간봉합
hepatorrhexis 간파열
hepatosplenomegaly 간비장비대
hepatostomy 간창냄술
hepatotomy 간절개술
heptic arteriovenous fistula 간동정맥루, 간동정맥샛길
herbal medicine 본초학

H

herbicide 제초제
herd immunity 집단면역, 군집면역
herd infection 집단감염
hereditary 유전-
hereditary benign intraepithelial dyskeratosis 유전양성상피내이상각화증
hereditary coagulation disorder 유전응고장애
hereditary coproporphyria 유전코프로포르피린증
hereditary disease 유전병
hereditary disorder 유전장애, 유전질환
hereditary flat adenoma syndrome 1. 편평선종증후군 2. 편평샘종증후군
hereditary gastric cancer 유전성위암
hereditary hemorrhagic telangiectasia 유전출혈모세혈관확장증
hereditary lymphedema 유전림프부종
hereditary nephritis 유전신염
hereditary nonpolyposis colorectal cancer; HNPCC 유전비용종대장암
hereditary pancreatitis 유전췌장염
hereditary pyloric stenosis 유전유문협착
hereditary spherocytosis 유전공모양적혈구증, 유전구형적혈구증
hereditary syphilis 유전매독
hereditatry non-polyposis colorectal carcinoma 유전성비용종증결장직장암, 유전성비용종증대장암
heredity 1. 유전 2. 유전체질
heredofamilial 유전가족성-
Hering nerve 헤링신경
heritability 1. 유전율 2. 유전가능성
heritable defect 유전결함
hermaphrodite 남녀한몸, 자웅동체
hermaphroditism 남녀한몸증, 자웅동체증
hernia 1. 탈장 2. 탈출
hernia covering 탈장막
hernia repair 탈장교정술
hernia sac 탈장낭, 탈장주머니
hernial canal 탈장관
hernial inflammation 탈장염
hernial sac 탈장주머니, 탈장낭
herniated disc 탈출추간판
herniated intervertebral disc 탈출추간판
herniation 탈장(증)
hernioenterotomy 탈장장절개(술)
herniolaparotomy 탈장개복(술)
herniology 탈장학
hernioplasty 탈장교정술
herniorrhaphy 탈장교정(술)
herniotomy 탈장절개(술)
heroin 헤로인
herpangina 물집목구멍염
herpes 포진, 헤르페스
herpes simplex 단순포진, 단순헤르페스
herpes simplex infection 단순포진감염
herpes simplex virus 단순포진바이러스
Herpes virus 포진바이러스, 헤르페스바이러스
herpes zoster 대상포진
herpetic disease 포진병
herpetic proctitis 헤르페스직장염
herpetic stomatitis 포진입안염, 포진구내염
hesitancy 배뇨지연, 소변주저
Hesselbach hernia 헤셀바흐탈장
Hesselbach triangle 헤셀바흐삼각
heterochromatin 이질염색질
heterochromia 이색증, 얼룩증
heterocladic anastomosis 이지연결(술), 이지문합(술)
heterodermic graft 이종피부이식
heterogeneity 비균질성, 이질성
heterogenote 이형유전자접합체
heterograft 1. 이종이식 2. 이종이식편
heteroimmune 이종면역-
heterologous antibody 이종항체
heterologous antitoxin 이종항독소
heterologous graft 이종이식(편)
heterologous protein 이종단백질
heteronuclear decoupling 이종핵짝풀림
Heterophyes 이형흡충
heteroplastic graft 이종이식
heteroplastic transplantation 이종이식(술)
heteroplastid 1. 이종이식 2. 이종이식편

heteroploid 1. 이상배수- 2. 이상배수체
heteroploidy 이상배수성
heterosexuality 이성애
heterosome 이질염색체, 이형염색체
heterotaxia 내장위치이상증
heterotopic auxiliary liver transplantation 이소성보조간이식
heterotopic graft 다른자리이식
heterotopic ossification 이소성골화
heterotopic pain 연관통증
heterotopic transplantation 다른자리이식
heterotransfusion 이종수혈
heterotransplantation 이종이식, 이체이식
heterotrophic bacterium 종속영양균
heterotrophic cell 종속영양세포
heterotropia 사시
heterozygosity 이형접합성
heterozygosity loss 이형접합결손
heterozygote 이형접합체
heterozygous carrier 이종접합보인자
H-graft shunt H-이식편문맥대정맥문합(술), H-이식편문맥대정맥션트
hiatal defect 열공결손, 틈새결손
hiatal hernia 열공탈장, 틈새탈장
hiatal ligament 식도구멍인대
hiatus 구멍, 틈새, 열공
hiccup 딸꾹질
hidradenitis 땀샘염, 한선염
hidradenitis suppurativa 고름땀샘염
hidradenoma 땀샘종, 한선종
hidropedesis 다한
hidrorrhea 다한, 과다발한
high calorie diet 고열량식이, 고칼로리식이
high density lipoprotein; HDL 고밀도지단백질
high energy bond 고에너지결합
high fat diet 고지방식사
high fiber diet 고섬유질식사
high grade squamous intraepithelial lesion; HSIL 고등급편평상피내병터
high ligation 고위결찰(술)
high lithotomy 고위절석술
high potency 1. 고효능, 고역가 2. 고잠재력
high pressure zone 고압력대
high protein diet 고단백질식사
high residue diet 고잔류식사
high resolution computed tomography; HRCT 고해상컴퓨터단층촬영
high risk group 고위험군
high volume plasmapheresis 고용량 혈장교환
high-dose 고용량
high-frequency oscillatory ventilation; HFOV 고주파진동환기
high-frequency ventilation; HFV 고주파환기
high-grade lymphoma 고등급림프종
highly selective vagotomy; HSV 고선택미주신경절단(술)
high-volume plasmapheresis 고용량혈장교환
hilar cholangiocarcinoma 간문부담관암(종)
hilar lymph node 폐문림프절, 허파문림프절
Hill gastropexy 힐위고정(술)
Hilton line Hilton선
hilum 문
hilum of spleen 비장문, 지라문
hilus 문
hindgut 후장, 뒤창자
hindgut inertia 후장무력증
hip 1. 엉덩이 2. 엉덩관절, 고관절
hip dislocation 고관절탈구, 고관절전위
hip fracture 고관절골절
hip joint 엉덩관절, 고관절
hip replacement 고관절치환(술)
hippocampus 해마
hippuric acid 히퓨르산, 마뇨산
Hirschsprung disease 히르슈스프룽병
hirsutism 남성형다모증, 남성형털과다증
histamine 히스타민
histamine H_2 receptor 히스타민 H_2 수용체
histamine H_2 receptor antagonist 히스타민 H_2 수용체 길항제, 히스타민 H_2 수용체 차단제
histidine 히스티딘

H

histiocyte 조직구
histiocytoma 조직구종
histiocytosis 조직구증
histiocytosis X X조직구증
histoagenesis 조직발생
histochemistry 조직화학
histocompatibility 조직적합성
histocompatibility antigen 조직적합항원
histocompatibility complex 조직적합성복합체
histocompatibility gene 조직적합항원유전자
histocompatibility testing 조직적합검사
histocompatibility type 조직적합형
histogenesis 조직발생
histogenetic deficiency 조직발생결핍
histologic 조직학-
histologic anatomy 조직해부학
histologic dating 조직령
histologic lesion 조직병변
histological 조직학-
histology 조직학
histone 히스톤
Histooplasma 히스토플라스마<속>
histopathology 조직병리학
histoplasmosis 히스토플라스마증
history taking 병력청취
histotripsy 조직파쇄
histrionic 연극적-, 과장모방-
HIV infection HIV감염
Hodgkin disease 호지킨병
Hodgkin granuloma 호지킨육아종
Hodgkin lymphoma 호지킨림프종
Hollenhorst plaque 홀렌호스트판
hollow fiber membrane 중공섬유막
hollow organ 속빈장기
Holmium : YAG laser Holmium : YAG 레이저
holoacardius 완전무심(장)체
holocrine gland 온분비샘, 홀로크린선
hologamy 합체
holoprosencephaly 완전전뇌증
Holter monitor 홀터감시기
Homans sign 호먼스징후
home care 가정치료, 가정간호
home oxygen therapy 가정산소요법
homeograft 동종이식
homeostasis 항상성
homeotransplantation 동종이식
homocysteine 호모시스테인
homogeneity 균질성, 동질성
homogeneous 균질-, 동질-
homograft 동종이식
homograft reaction 동종이식반응
homograft rejection 동종이식거부반응
homologic anatomy 상동해부학
homologous chromosome 상동염색체
homologous graft 동종이식
homologous immunity 동종면역
homology 1. 상동성 2. 동종성
homonymous 같은쪽-, 동측-
homonymous hemianopsia 같은쪽반맹, 동측반맹
homoplastic graft 동종이식
homoplastic transplantation 동종이식(술)
homosexuality 동성애
homotopic pain 손상부통증
homotransplant 1. 동종이식 2. 동종이식편
homovanillic acid 호모바닐린산
homozygos type 2 hyperlipoproteinemia 동종성 II형고지질단백혈증
homozygosity 동형접합성
homozygote 동형접합체
homozygous recessive 동종접합열성-
hook electrodes 갈고리 전극
hooked forceps 갈고리집게
hookworm 구충
hookworm disease 구충병
hoop strength 버팀테강도
hordeolum 다래끼, 맥립종
horizon 배아단계
horizontal plane 수평면
horizontal vertigo 수평현기증
hormone dependent 호르몬의존-

Horner syndrome 호르너증후군
horseshoe 말굽형, 마제상
horseshoe abscess 말굽농양
horseshoe kidney 말굽신장
hospice 임종간호, 호스피스
hospital acquired infection 병원감염
hospital acquired nosocomial infection 병원감염
hospital gangrene 병원감염괴저
hospital infection control 병원감염관리
hospital management 병원관리
hospital shopping 병원찾아다니기
hospital strain 병원균주
hospital-based organ procurement organization; hospital-based OPO 병원부설장기구득기관
hospitalization 입원
host 숙주
host defense 숙주방어
host preference 숙주선호
host response 숙주반응
hostile transference 적대적전이
household infection 집안감염
Houston valve Houston판막
Howell-Jolly bodies 하월-졸리소체
Howship-Romberg sign 하우쉽-롬버그징후
Hox gene Hox유전자, 혹스유전자
HPV test 사람유두종바이러스검사
H-type tracheoesophageal fistula H형기관식도루, H형기관식도샛길
Hughes syndrome 휴즈증후군
human bite 인교창
human chorionic gonadotropin; hCG 사람융모생식샘자극호르몬, 사람융모생식선자극호르몬
human ecology 인류생태학
human herpes virus 사람에르페스바이러스
human immunodeficiency virus; HIV 사람면역결핍바이러스
human leukocyte antigen complex 사람백혈구항원복합체
human leukocyte antigen complex gene 사람백혈구항원복합체유전자
human leukocyte antigen; HLA 사람백혈구항원
human papilloma virus; HPV 사람유두종바이러스
human rabies immune globulin 사람공수병면역글로불린
humerus 위팔뼈, 상완골
humoral 체액-
humoral immunity 체액면역
humoral regulation 체액조절
hunger bone 골기아
hunger pain 빈속통증, 공복통
Hunter canal 헌터관
Hürthle cell 휘르틀레세포
Hürthle cell adenoma 휘르틀레세포샘종
Hürthle cell carcinoma 휘르틀레세포암(종)
Hürthle cell neoplasm 휘르틀레세포신생물
hyaline 유리질-, 유리-
hyaline arteriolosclerosis 유리질세동맥경화증
hyaline inclusion 유리질봉입체
hyaline membrane disease 유리질막병
hyaloid canal 유리체관
hyaloid capsule 유리체피막
hyaluronic acid 하이알유론산
hyaluronidase 히알루론산분해효소
hybrid 혼성, 잡종, 융합
hybrid cell 혼성세포
hybrid operating room 하이브리드수술실
hybridization 1. 교잡 2. 혼성체화
hybridoma 혼성세포, 하이브리도마
hydatid 1. 포충 2. 작은물주머니
hydatid cyst 포충낭
hydatidosis 포충증
hydrangiotomy 림프관절개(술)
hydremic edema 수분혈증부종
hydro 물, 수
hydrocarbon 탄화수소
hydrocele 음낭수종
hydrocelectomy 음낭수종절제술
hydrocenosis 물빼기
hydrocephalus 수두증
hydrochloric acid 염산

hydrocholecystis 수종담낭염
hydrocholeresis 물담즙분비증
hydrocolloid 수성교질
hydrocolpos 질수증
hydrocortisone 하이드로코티손
hydrogen 수소
hydrogen bond 수소결합
hydrogen ion concentration 수소이온농도
hydrogen peroxide 과산화수소
hydrolysate 가수분해물
hydrolysis 가수분해
hydrometrocolpos 물자궁질증, 수자궁질증
hydronephrosis 수신증, 물콩팥증
hydrophilic 친수(성)-
hydrophobia 1. 물공포증 2. 공수병, 광견병
hydrophobic 1. 소수(성)- 2. 물공포-
hydropneumoperitoneum 물공기복막증
hydropneumothorax 수기흉 [동] 물공기가슴증
hydrops 수종
hydrops fetalis 태아수종
hydrops of gallbladder 담낭수종
hydrostatic dilatation 수압확장(법)
hydrostatic pressure 정수압
hydrothorax 물가슴증, 수흉증
hydrotropism 친수성
hydroxide 수산화물
hydroxylase 수산화효소
hydroxyproline 하이드록시프롤린
hydroxyurea 하이드록시유레아
hygiene 1. 위생 2. 위생학
hygieology 위생학
hygroma 물주머니, 수종
hymenolepiasis 왜소조충증
Hymenolepis diminuta 쥐조충
Hymenolepis nana 왜소조충
hyoid 목뿔-, 설골-
hyoid arch 목뿔활, 설골궁
hyperacute rejection 초급성거부반응
hyperalbuminemia 고알부민혈증
hyperaldosteronism 고알도스테론증
hyperalgesia 통각과민
hyperalimentation 1. 과영양, 과섭취 2. 고영양
hyperammonemia 고암모니아혈증
hyperbaric oxygen 고압산소
hyperbilirubinemia 고빌리루빈혈증
hypercalcemic pancreatitis 고칼슘혈증췌장염
hypercapnia 고이산화탄소혈증
hypercapnic coma 고이산화탄소혈증혼수
hyperchlorhydria 위산과다(증)
hypercholesteremia 고콜레스테롤혈증
hypercoagulability 응고항진성
hypercoagulable state 응고항진상태
hypercompensation 과잉보상
hypercortisolism 고코르티솔증
hyperdynamic septic shock 고활력패혈쇼크
hyperemia 충혈
hyperesthesia 감각과민
hyperextension 1. 과다폄, 과신전 2. 젖힘
hyperfractionated radiotherapy 과다분할방사선요법
hyperfractionation technique 과분할기법
hyperfunction 기능항진
hyperfunctioning nodule 기능항진결절
hypergammaglobulinemia 고감마글로불린혈증
hypergastrinemia 고가스트린혈증
hyperglycemia 고혈당
hyperglycemic coma 고혈당혼수
hyperhidrosis 땀과다증, 다한증
hyperhomocysteinemia 과호모시스테인혈증
hyperimmune globulin 고면역글로불린
hyperinsulinemia 고인슐린혈증
hyperinsulinism 고인슐린증
hyperkalemia 고칼륨혈증
hyperketonemia 고케톤혈증
hyperlipemia 고지질혈증
hyperlipemic hyponatremia 고지혈저나트륨혈증
hyperlipidemia 고지혈증
hyperlipoproteinemia 고지단백혈증
hyperlipoproteinemic pancreatitis 고지단백혈증췌장염

hypermagnesemia 고마그네슘혈증
hypermastia 1. 유방과다증 2. 큰유방증
hypermetabolism 대사과다증
hypermethylation 과메틸화
hypernatremia 고나트륨혈증
hypernatremic encephalopathy 고나트륨뇌병증
hyperosmolar nonketotic coma 고삼투질비케토산혼수
hyperosmotic agent 고삼투압제
hyperoxaluria 고옥살산뇨
hyperoxia 고산소증
hyperparathyroid crisis 부갑상샘기능항진위기
hyperparathyroidism 부갑상샘기능항진증
hyperparathyroidism-jaw tumor syndrome 부갑상샘기능항진-턱종양 증후군
hyperpathia 통각과민
hyperperistalsis 연동항진
hyperpermeability 과투과성
hyperphosphatemia 고인산염혈증
hyperpigmentation 과다색소침착
hyperpituitary gigantism 뇌하수체항진거인증
hyperplasia 1. 과다형성증 2. 증식(증)
hyperplastic arteriolosclerosis 증식세동맥경화증
hyperplastic candidiasis 증식칸디다증
hyperplastic polyp 증식용종
hyperpnea 과다호흡, 호흡항진
hyperpotassemia 고포타슘혈증
hyperpyrexia 1. 고열(증) 2. 열요법
hypersecretory gastropathy 과다분비위병증
hypersegmented neutrophil 과다분엽핵중성구
hyperselective chemoembolization 초선택화학색전술
hypersensitive vasculitis 과민혈관염
hypersensitivity 과민성
hypersensitivity disorder 과민질환
hypersensitivity reaction 과민반응
hypersensitized cell 과민화세포
hypersplenic neutropenia 비장항진호중구감소(증)
hypersplenism 비장항진(증)
hyperstimulation 과다자극
hypertension 1. 고혈압(증) 2. 고압
hypertensive 1. 고혈압- 2. 고혈압환자
hypertensive coma 고혈압혼수
hypertensive disease 고혈압병
hypertensive gastric disorder 고혈압성위장애
hypertensive heart disease 고혈압심장질환
hypertensive retinopathy 고혈압망막병증
hypertensive vascular disease 고혈압혈관병
hyperthelia 유두과다(증)
hyperthermia 1. 고열, 고체온 2. 온열치료 [동] hyperthermy
hyperthermic chemotherapy 온열화학요법
hyperthermic intraperitoneal chemotherapy; HIPEC 복강내온열화학요법
hyperthermy 1. 고열, 고체온 2. 고온요법
hyperthyroidism 갑상샘기능항진증
hypertonic 1. 긴장항진- 2. 고장성-
hypertonic bladder 긴장항진방광
hypertonic dehydration 고장성탈수
hypertonic saline 고장식염수
hypertrichosis 털과다증, 다모증
hypertriglyceridemia 고중성지방혈증
hypertrophic 비대-, 비후-
hypertrophic anal papilla 비후항문유두돌기
hypertrophic arthritis 비후관절염
hypertrophic cicatrix 비후흉터
hypertrophic gastritis 비후위염
hypertrophic pyloric stenosis 비대유문협착, 비대날문협착 [의6] 비대날문협착증
hypertrophic scar 비후흉터
hypertrophic scarring 비후흉터형성
hypertrophy 비대
hyperuricemia 고요산혈증
hyperuricuria 고요산뇨
hyperventilation 1. 과다환기 2. 과호흡, 잦은숨
hyperventilation alkalosis 과다환기알칼리증
hyperventilation syndrome 과다환기증후군
hyperventilation tetany 과환기테타니
hyperviscosity 과다점도
hyperviscosity syndrome 과다점성증후군

hypervitaminosis 과다비타민증
hypervitaminosis A 비타민A과잉증
hypervitaminosis D 비타민D과잉증
hypervolemia 과다혈량(증)
hypnagogue 1. 수면- 2. 수면제 3. 최면-
hypnosis 최면
hypnotherapy 최면요법
hypnotic 1. 수면- 2. 수면제 3. 최면-
hypnotism 최면술
hypoacidity 산저하(증)
hypoactive sexual desire disorder 성욕감소병
hypoalbuminemia 저알부민혈증
hypoaldosteronism 저알도스테론증
hypoalimentation 영양부족
hypoaminoacidemia 저아미노산혈증
hypocalcemia 저칼슘혈증
hypochloremia 저염소혈증
hypochloremic coma 저염소혈혼수
hypochlorhydia 위산저하(증)
hypochondriasis 건강염려증
hypochondrium 갈비밑부위
hypochromia 1. 저혈색소증 2. 저색소증
hypochromic erythrocyte 저혈색소적혈구
hypochromic RBC 저혈색소적혈구
hypocoagulability 응고저하
hypocoagulable 응고저하-
hypocytosis 혈구감소증
hypodensity 저밀도
hypoderm 피부밑조직, 피하조직
hypodermatic 피부밑-, 피하-
hypodermatitis 피부밑염, 피하염
hypodermic 피부밑-, 피하-
hypodermic injection 피부밑주사, 피하주사
hypodermic medication 피부밑투약, 피하투약
hypodermic needle 피부밑주사바늘, 피하주사바늘
hypodermis 피부밑조직, 피하조직
hypodynamia 활력저하
hypodynamic septic shock 저활력패혈쇼크
hypoesthesia 감각저하
hypofibrinogenemia 저섬유소원혈증
hypogammaglobulinemia 저감마글로불린혈증
hypoganglionosis 신경절세포감소증
hypogastric (presacral) nerve 하복신경, 아랫배신경
hypogastric artery 아랫배동맥, 하복동맥
hypogastric flap 아랫배벽피판, 하복피판
hypogastric nerve 아랫배신경, 하복신경
hypogastrium 1. 아랫배, 하복부 2. 두덩부위
hypoglossal canal 혀밑신경관, 설하신경관
hypoglossal nerve 혀밑신경, 설하신경
hypoglycemia 저혈당(증)
hypoglycemic coma 저혈당혼수
hypoglycemic shock 저혈당쇼크
hypoglycomic shock 저혈당쇼크
hypogonadism 생식샘저하증
hypokalemia 저칼륨혈증
hypokalemic coma 저칼륨혼수
hypokalemic paralysis 저칼륨마비, 저칼륨주기마비
hypokinesia 운동감소증
hypomagnesemia 저마그네슘혈증
hypomastia 작은유방증
hypomenorrhea 과소월경, 월경과소증
hyponatremia 저나트륨혈증
hypoparathyroidism 부갑상샘기능저하증
hypopepsia 소화저하
hypoperfusion 관류저하
hypopharynx 하인두, 후두인두
hypophosphatemia 저인산염혈증
hypophysectomy 뇌하수체절제(술)
hypophysis 뇌하수체
hypopigmentation 색소침착저하
hypoplasia 형성저하증
hypoplastic left heart syndrome 좌심장저형성증후군
hypoproteinemia 저단백혈증
hypospadias 요도하열 [의6] 요도하열증
hyposplenism 비장기능저하증
hypotension 1. 저혈압(증) 2. 저압
hypothalamic 시상하부-
hypothalamic-pituitary-adrenal axis

시상하부-뇌하수체-부신축
hypothalamus 시상하부
hypothenar eminence 새끼두덩, 소지구
hypothenar hammer syndrome 새끼두덩망치증후군
hypothermia 1. 체온저하, 저체온(증) 2. 저온법
hypothermia blanket 체온저하담요
hypothermic state 저체온상태
hypothesis 가설
hypothyroidism 갑상샘기능저하증
hypotonic dehydration 저장성탈수
hypotonic duodenography 저장성십이지장조영(술)
hypotonic solution 저장액
hypotonic uterine dysfunction 저장성자궁기능장애
hypotonicity 1. 저장성 2. 저긴장성, 긴장저하
hypotrophy 1. 무활력 2. 위축 3. 영양장애
hypoventilation 1. 저환기 2. 호흡저하
hypovolemia 혈량저하증
hypovolemic shock 저혈량쇼크
hypoxemia 저산소혈증
hypoxia 저산소증
hypoxic acidosis 저산소산증
hypoxic brain injury 저산소뇌손상
hypoxidosis 저산소세포증
hysterectomy 자궁절제(술)
hysterical convulsion 히스테리전환
hysterical psychosis 히스테리정신병
hysterosalpingography; HSG 자궁자궁관조영(술), 자궁난관조영(술)
hysterotomy 자궁절개(술)

H

I

iatrogenic 의인-, 의원-
iatrogenic arterial vascular malformation 의인동맥기형
iatrogenic disease 의인병, 의원병
ICG test ICG검사
ichoremia 패혈증
icteric 황달-
icterogram 황달검사도
icterohematuria 황달혈뇨
icterohepatitis 황달간염
icterus 황달
icterus gravis 중증황달
icterus gravis neonatorum 신생아중증황달
icterus neonatorum 신생아황달
ictus 발작
idea 관념, 사고
idealizing transference 이상화전이
identification 1. 동일시 2. 확인, 식별
idiopathic 1. 특발-, 원인불명- 2. 자발-, 고유-
idiopathic autoimmune liver disease 원인불명자가면역간질환
idiopathic constipation 원인불명의 변비
idiopathic crescentic glomerulonephritis 특발초승달사구체신염
idiopathic disease 특발병, 특발질환
idiopathic edema 특발부종
idiopathic esophageal dilatation 원인불명식도확장(증)
idiopathic neutropenia 특발중성구감소증
idiopathic pulmonary fibrosis 특발폐섬유증
idiopathic respiratory distress 특발호흡곤란증후군
idiopathic steatorrhea 특발지방변증
idiopathic thrombocytopenic 특발혈소판감소-
idiopathy 특발증, 자발증
idiosyncrasy 1. 특이체질 2. 특이습관
idiosyncratic drug response 특이약물반응
IgA IgA
IgA glomerulonephritis IgA-사구체신염
ileal artery 회장동맥
ileal atresia 회장폐쇄(증)
ileal bypass 회장우회로
ileal cancer 회장암, 돌창자암
ileal conduit 1. 회장통로 2. 요관회장연결
ileal pouch-anal anastomosis 회장낭항문연결(술), 회장낭항문문합(술)
ileal pouchitis 회장주머니염
ileal resection 회장절제(술)
ileal reservoir 회장저장부
ileal secretion 회장분비
ileectomy 회장절제술
ileitis 회장염
ileoanal anastomosis 회장항문연결(술), 회장항문문합(술)
ileocecal 회맹장-
ileocecal cystoplasty 회맹장방광성형(술)
ileocecal fold 회맹장주름, 돌막창자주름
ileocecal incompetence 회맹부부전
ileocecal intussusception 회맹부장중첩(증)
ileocecal ostium 회맹구
ileocecal recess 회맹와, 돌막창자오목
ileocecal region 회맹부
ileocecal sphincter 회맹괄약근
ileocecal valve 회맹판막
ileocecal valve syndrome 회맹판막증후군
ileocecocystoplasty 회맹장방광성형(술)
ileocecosigmoidostomy 회맹장에스결장연결술, 회맹장에스문합술

ileocecostomy 회맹장연결술, 회맹장문합술
ileocecum 회맹장
ileocolectomy 회결장절제(술)
ileocolic 회결장-
ileocolic anastomosis 회결장연결, 회결장문합
ileocolic artery 회결장동맥
ileocolic intussusception 회결장중첩(증)
ileocolic junction 회결장접합부
ileocolic sphincter 회결장괄약근
ileocolitis 회결장염
ileocolonic region 회결장부
ileocolostomy 회결장연결술, 회결장문합술
ileocystoplasty 회장방광성형(술)
ileocystostomy 회장방광연결술, 회장방광문합술
ileogastric reflex 회장위반사
ileoileal intussusception 회장간장중첩(증)
ileoileostomy 회장회장연결술, 회장회장문합술
ileoproctostomy 회장직장연결술, 회장직장문합술
ileorectal anastomosis 회장직장연결(술), 회장직장문합(술)
ileorectostomy 회장직장연결술, 회장직장문합술
ileorrhaphy 회장봉합(술)
ileosigmoid anastomosis 회장에스결장연결, 회장에스결장문합
ileosigmoidostomy 회장에스결장연결술, 회장에스결장문합술
ileostomy 회장루, 회장조루술, 회장창냄술
ileostomy reservoir 저장회장루
ileotomy 회장절개
ileum 회장
ileus 장폐쇄증, 창자막힘증
ileus duplex 중복장폐쇄, 중복창자막힘
ileus verminosus 기생충장폐쇄
iliac artery 엉덩동맥, 장골동맥
iliac crest 엉덩뼈능선, 장골능선
iliac fascia 장골근막
iliac lymph node 엉덩림프절, 장골림프절
iliac plexus 엉덩신경얼기, 장골신경총
iliac vein 장골정맥
iliac vein ligation 장골정맥결찰(술)
iliac vessel 장골혈관
iliacus muscle 장근
iliococcygeus muscle 엉덩꼬리근, 장미골근
iliofemoral 장골대퇴골-
iliofemoral thrombosis 엉덩넓적다리혈전 장골대퇴골혈전
ilio-femoral vein thrombosis 장골-대퇴정맥혈전증
iliohypogastric 장골하복
iliohypogastric nerve 엉덩아랫배신경, 장골하복신경
ilioinguinal 장골서혜-
ilioinguinal nerve 엉덩고샅 신경
iliopectineal arch 장골치골궁
iliopectineal ligament 장골치골인대
iliopsoas 장요근
iliopsoas fascia 장요근막
iliopsoas muscle 장요근
iliopubic ligament 엉덩두덩인대, 장치인대
iliopubic tract 장치골근막띠
ilium 엉덩뼈, 장골
illness behavior 질병행동
image intensifier 영상증강장치
image receptor 영상수용기
image sagittal 시상영상, 앞뒤세로영상
imaging 1. 영상, 조영 2. 영상화, 영상법 3. 상상
imaging study 영상연구
imipramine 이미프라민
immature delivery 미(성)숙분만
immature infant 미숙아
immediate crossmatching 즉시교차시험, 바로교차시험
immediate hypersensitivity 즉시과민성
immersion 담금, 침수
immersion blast injury 수중폭발손상
immersion foot 침수발
immobilization 고정, 부동화
immortalized hepatocyte 불멸화 간세포
immune 면역-
immune adherence reaction 면역부착반응
immune bacteriolysis 면역세균용해
immune cell 면역세포

immune cell regulator 면역세포조절자
immune complex 면역복합체
immune complex disease 면역복합체병
immune complex glomerulonephritis 면역복합체사구체신염
immune cytolysis 면역세포용해
immune deficiency 면역결핍
immune deposit 면역침착물
immune deposit disease 면역침착병
immune disorder 면역질환, 면역장애
immune function 연역기능
immune globulin 면역글로불린
immune human serum globulin 면역사람혈청글로불린
immune interferon 면역인터페론
immune reactivity 면역반응성
immune response 면역반응
immune response gene 면역반응유전자
immune response target 면역반응표적
immune serum 면역혈청
immune serum globulin 면역혈청글로불린
immune system 면역체계
immune thrombocytopenic purpura 면역혈소판감소자반병
immune tolerance 면역내성
immunification 예방접종, 면역화
immunity 1. 면역 2. 면역성
immunization 1. 예방접종, 면역접종 2. 면역화
immunoabsorbent 면역흡수체
immunoadjuvant 면역보강제
immunoadsorbent 면역흡착제
immunoassay 면역분석
immunobiology 면역생물학
immunoblast 면역모세포
immunoblastic lymphadenopathy 면역모세포림프절병증
immunoblot 면역블롯
immunocatalysis 면역촉매
immunochemistry 면역화학
immunocompromised 면역손상-, 면역약화-
immunocompromised patient 면역손상환자
immunoconglutination 면역교착반응
immunoconjugate 면역접합
immunocyte 면역세포
immunocytochemistry 면역세포화학
immunocytoma 면역세포종
immunodeficiency 면역결핍
immunodeficiency disease 면역결핍병
immunodeficient 면역결핍-
immunodeviation 면역치우침
immunodiagnosis 면역진단
immunodiffusion 면역확산
immunodominance 면역우세
immunodominant 면역우세-
immunoelectrophoresis 면역전기이동
immunofacilitation 면역촉진
immunofiltration 면역여과, 면역거름
immunofixation 면역고정
immunofluorescence 면역형광
immunogen 면역원
immunogenetic 면역유전-
immunogenetics 면역유전학
immunogenic 면역원-
immunogenicity 면역원성
immunoglobulin 면역글로불린
immunoglobulin class 면역글로불린계
immunoglobulin cleavage 면역글로불린분할
immunoglobulin domain 면역글로불린영역
immunogranulocytosis 면역과립백혈구증가증
immunohistochemistry 면역조직화학
immunohistopathology 면역조직병리(학)
immunologic 면역-, 면역학적-
immunologic inhibition 면역억제
immunologic intervention 면역학조정
immunologic monitoring 면역감시
immunologic reaction 면역반응
immunologic sensing 면역감지
immunological 1. 면역- 2. 면역학-
immunological competence 면역적격성
immunological disease 면역질환

immunological incompetence 면역부전
immunological reaction 면역반응
immunologically competent cell 면역정상세포
immunologist 면역학자
immunology 면역학
immunomanipulation 면역조작, 면역조치
immunomechanism 면역기전
immunomodulation 면역조절, 면역제어
immunomodulator 면역조절제
immunonephelometry 면역비탁계측기
immunopancytopenia 면역범혈구감소증
immunopathology 면역병리(학)
immunopharmacology 면역약리(학)
immunophenotype 면역표현형
immunopheresis 면역성분채집
immunopotentiation 면역강화, 면역보강
immunopotentiator 면역강화제, 면역보강제
immunoprecipitation 면역침전
immunoprecipitin reaction 면역침전반응
immunoproliferation 면역세포증식
immunoproliferative disease 면역세포증식병
immunoproliferative small intestinal disease 면역증식소장질환
immunoprophylaxis 면역학적예방
immunoreactant 면역반응체
immunoreactive insulin 면역반응인슐린
immunoreactivity 면역반응력, 면역반응성
immunoregulation 면역조절
immunoregulatory 면역조절-
immunoregulatory cell 면역조절세포
immunorejection 면역거부반응
immunoscintigraphy 면역신티그라피
immunoselection 면역선택
immunostimulant 1. 면역자극- 2. 면역자극제
immunostimulation 면역자극
immunostimulator 면역자극제
immunosuppressant 면역억제제
immunosuppressant therapy 면역억제요법
immunosuppression 면역억제
immunosuppressive 면역억제-
immunosuppressive drug 면역억제제
immunosuppressive therapy 면역억제요법
immunosuppressive treatment 면역억제요법
immunosurveillance 면역감시
immunotherapy 면역요법
immunotoxin 면역독소
immunotransfusion 면역수혈
impaired 부전-
impaired cellular immunity 세포면역부전
impairment 장애
impedance plethysmography 교류저항혈량측정
imperforate anus 폐쇄항문
imperforate hymen 질입구주름막힘증
imperforation 막힘, 폐쇄
impetigo 고름딱지증, 농가진
implant 1. 이식 2. 이식물, 삽입물 3. 임플란트
implantable defibrillator 삽입심장충격기
implantation 1. 착상 2. 이식 3. 삽입
implantation bleeding 착상출혈
implantology 이식학
impotence 발기부전
impregnation 수정, 수태
impulsive violence 충동폭력
in situ 제자리
in situ vein bypass 제자리정맥편우회술, 정위치정맥편우회(술)
in vitro fertilization 체외수정
in vitro synthesized protein assay 체외단백합성분석
inactivated vaccine 불활성화백신
inapparant infection 무증상감염, 불현성감염
inborn 선천-, 타고난
inborn errors of metabolism 선천대사이상
inborn reflex 선천반사
incarcerate sepsis 감돈패혈증
incarcerated 감돈-, 감금-
incarcerated hernia 감돈탈장
incarcerated inguinal hernia 감돈서혜부탈장
incarceration 감돈
incarceration hernia 감돈탈장

incidence 1. 발생률, 발병률 2. 발생빈도
incidence rate 발생률
incidentaloma 우연종
incinerator 소각로
incision 절개
incision and drainage 1. 절개배농(술) 2. 절개배액(술)
incisional hernia 절개창탈장
incisura angularis 위각부
inclusion 1. 봉입체, 포함물 2. 봉입
inclusion cyst 봉입낭
incompatibility 부적합
incompatible 부적합
incompatible blood 부적합혈액
incomplete hernia 불완전탈장
incontinence 실금
increased pulse 맥박항진
incubation period 잠복기
incubator 1. 보육기 2. 배양기 3. 항온기
incubatory carrier 잠복기보균자
independent organ procurement organization; independent OPO 독립장기구득기관
indeterminate colitis 부정형결장염
indeterminate nodule 불확정결절, 미정결절
index 1. 지수, 지표 2. 집게손가락
index case 발단환자, 지표환자
Indian flap 인도피판, 보간피판
indication 1. 지시, 조치 2. 징조, 표시 3. 적응증
indigenous bacterium 토박이균
indigenous infection 토박이감염
indigestion 소화불량
indirect hemagglutination 간접적혈구응집
indirect hernia 간접탈장
indirect hernia sac 간접탈장낭
indirect immunodiffusion 간접면역확산
indirect immunofluorescence reaction 간접면역형광반응
indirect infection 간접감염
indirect inguinal hernia 간접서혜탈장
indirect ophthalmoscopy 도립상검안
Indium-111 scan Indium-111스캔
individual ligation of portal pedicle 간문부맥관개별처리법
indocyanine green 인도시아닌그린
indocyanine green test; IGC test IGC검사
indomethacin 인도메타신
induced delivery 유도분만
inducer 유발인자, 유도인자, 유도제
inducer cell 유도세포
induction 유도
induction agent 유도물질, 유도제
induction chemotherapy 유도화학요법
induction immunosuppression 유도면역억제
induction period 유도기
induration 경화
industrial accident 산업재해
industrial carcinogen 산업발암물질
industrial hygiene 산업위생
industrial injury 산업손상
industrial insurance 산업보험
industrial intoxication 산업중독
industrial waste 산업폐기물
indwelling catheter 유치도관
indwelling catheter drainage 유치도관배액
indwelling catheterization 유치도관삽입
indwelling drain 유치배출관
inert 불활성-
inertia 1. 무기력, 무력증 2. 불활성 3. 관성, 타성
infancy 영아기
infant 영아
infant mortality rate 영아사망률
infantile 영아-
infantile arteritis 영아동맥염
infantile diarrhea 영아설사
infantile diplegia 영아양쪽마비
infantile hemangioendothelioma 영아혈관내피종
infantile hepatic hemangioendothelioma 영아간혈관내피종
infantile hernia 영아탈장
infantile spasm 영아연축
infarct 경색

infarcted scar 경색흉터
infarction 경색증
infected aneurysm 감염동맥류
infected necrosis 감염성괴사
infected pancreatic necrosis 감염성췌장괴사
infection 감염
infection cycle 감염고리, 감염사
infection focus 감염진원지
infection immunity 감염면역
infection route 감염경로
infection source 감염원, 전염원
infection surveillance 감염감시
infectious 감염-, 전염-
infectious agent 감염체, 감염원
infectious arthritis 감염관절염
infectious diarrhea 감염설사
infectious disease 감염병
infectious enterohepatitis 전염장간염, 전염창자간염
infectious granuloma 감염육아종
infectious mononucleosis 감염단핵구증
infectiousness 감염성, 전염성
infective 감염-
infective colitis 감염결장염
infective embolism 감염색전증
infective endocarditis 감염심내막염
infective granuloma 감염성육아종
infective stage 감염기
infective thrombosis 감염혈전증
infectivity 감염력, 전염력
inferior crus 하각
inferior duodenal flexure 하십이지장굴곡, 아래샘창자굽이
inferior epigastric 하복벽, 하배벽
inferior epigastric artery 하복벽동맥
inferior epigastric vessels 하복벽혈관
inferior hemorrhoidal artery 하치핵동맥
inferior laryngeal nerve 아래후두신경, 하후두신경
inferior lumbar triangle 하요부삼각 [동] Petit triangle
inferior mesenteric artery 하장간막동맥, 아래창자간막동맥
inferior mesenteric plexus 하장간막동맥신경총
inferior pancreaticoduodenal artery 하췌십이지장동맥
inferior phrenic artery 하횡격막동맥
inferior rectal artery 하직장동맥
inferior thyroidal artery 하갑상샘동맥
inferior vena cava 하대정맥
infertilily 불임
infestation 감염
infiltrate 침윤물
infiltrating breast cancer 침윤성유방암
infiltrating cancer 침윤암
infiltrating ductal breast cancer 침윤성유관암
infiltrating lobular breast cancer 침윤성소엽암
infiltration 침윤
infiltration anesthesia 침윤마취
infiltrative type 침윤형
infirmary 진료소, 의무실, 작은병원
inflammability 인화성, 가연성
inflammation 염(증)
inflammatory 염증-
inflammatory atrophy 염증성위축
inflammatory bowel disease 염증장질환
inflammatory breast cancer 염증성유방암
inflammatory carcinoma 염증암종
inflammatory cell 염증세포
inflammatory diarrhea 염증설사
inflammatory gangrene 염증괴저
inflammatory mediator 염증매개물질
inflammatory myoblastic tumor 염증근육섬유모세포종
inflammatory polyp 염증용종, 염증폴립
inflammatory pseudotumor 염증거진종양
inflammatory reaction 염증반응
inflammatory response 염증반응
influenza 인플루엔자
influenza virus 인플루엔자바이러스
information bias 정보바이어스
information management 정보관리
information system 정보체계

informed consent 사전동의
infrainguinal angioplasty 서혜하부혈관성형(술)
infrainguinal occlusive disease 서혜하부폐쇄질환
infrainguinal vascular disease 서혜부아래혈관질환
infrapopliteal artery obstruction 슬와하동맥폐쇄
infrapopliteal bypass 오금아래우회(술)
infrared 1. 적외- 2. 적외선
infrared photocoagulation 적외선광응고(술)
infrared ray 적외선
infrasternal angle 명치각, 흉골하각
infrastructure 하부구조, 바탕구조
infundibular 깔때기-
infundibular stem 뇌하수체줄기
infundibulectomy 깔때기제거(술)
infundibulum 1. 깔때기, 누두 2. 깔때기부분, 누두부 3. 동맥원뿔
infusion 1. 주입 2. 즙
infusion cannula 주입관, 주입삽입관
infusion pump 주입펌프
ingredient 성분, 요소
ingrowing nail 감입손발톱
ingrowth 1. 내증식 2. 내성장
inguinal 서혜-
inguinal area 서혜부
inguinal canal 서혜관
inguinal fossa 서혜와
inguinal hernia 서혜탈장
inguinal ligament 서혜인대
inguinal lymphadenectomy 고샅림프절절제술
inguinal lymphatics 고샅림프관
inguinal node 고샅림프절
inguinal orchiectomy 고샅고환절제술
inguinal region 서혜부, 고샅부위
inguinal ring 서혜륜, 고샅구멍
inguinal sac 고샅주머니
inguinal triangle 서혜삼각
inguinal trigone 서혜삼각
inguinodynia 서혜부통증
inhalant 흡입제, 흡입물
inhalation 흡입, 들숨
inhalation anesthesia 흡입마취
inhalation anesthetic 흡입마취(제)-
inhalation burn 흡입화상
inhalation burn injury 흡입화상손상
inhalation chemical injury 흡입화학손상
inhalation injury 흡입손상
inherent 타고난, 고유-
inherent immunity 고유면역
inheritance 유전
inherited disease 유전병
inhibition 억제, 저지
inhibition reaction 억제반응
inhibition test 억제검사
inhibitor 1. 억제제 2. 억제인자
inhibitor substance 억제물질
inhibitory action 억제작용, 저지작용
inhibitory effect 억제효과
inhomogeneity 불균질성
initial 초기-
initial atelectasis 초기무기폐
initial rash 초기발진
initial reaction 초기반응
initial stage 초기
initial symptom 초기증상
initial therapy 초기치료
injection 1. 주사 2. 충혈
injection sclerotherapy 주입경화요법
injector 1. 주사기 2. 주입기
injury 손상, 부상
injury control 상해관리
injury response 손상반응
inlay 인레이
inlet 입구, 문
innate immunity 선천면역
inner 내-, 안-, 속-
inner circular layer 속돌림층
inner circular muscle 내윤상근
inner ear 내이, 속귀
inner vascular web 내혈관망

innervation 1. 신경분포 2. 신경지배
innominate artery 무명동맥
innutrition 영양결핍
inoculation 접종
inoculator 1. 접종자 2. 접종기
inoculum 접종물, 접종물질
inorganic 1. 무기관- 2. 무기-
inorganic chemistry 무기화학
inotropic 근육수축력-
inotropic agent 수축촉진제
inotropic arrhythmia 수축촉진부정맥
inotropic drug 수축촉진약
inpatient 입원환자
input/output device 입출력장치
inquiry 문진, 질문, 조사, 조회
inscription 1. 처방내용 2. 표시
insect sting 곤충자창
insect-borne infection 곤충매개감염
insensible perspiration 불감땀남, 불감발한
insight 1. 불면 2. 불면증
insomnia 불면
inspection 1. 검사, 조사 2. 시진
inspiration 들숨, 흡기
inspirator 흡입기
inspiratory capacity 들숨용량
inspiratory center 들숨중추
inspiratory dyspnea 들숨곤란
inspiratory expiratory ratio 들숨날숨비율
inspiratory force 들숨힘
inspiratory vital capacity 들숨폐활량
inspissated bile plug syndrome 담즙전증후군
instant blood mediated inflammatory reaction 초급성 혈액매개성 염증반응
instillation 점적주입, 점안, 방울주입
instrument 1. 기구, 기기 2. 장비
instrument arm 기기 팔
instrument cannula 기기 캐뉼라, 기기 관
instrument housing 기기 외함
instrument shaft 기기 축
instrument sterilization technique 기구멸균법
instrumentation 1. 기구 2. 기구조작, 기기조작
insufficiency 1. 부전 2. 부족
insufflation 흡입, 기체주입
insufflation narcosis 흡입마취(법), 주입마취(법)
insufflation needle 통기침
insufflator 통기구
insula 1. 섬, 도 2. 대뇌섬, 뇌섬엽
insulin 인슐린
insulin resistance 인슐린저항성, 인슐린내성
insulin shock 인슐린쇼크
insulinase 인슐린분해효소
insulin-dependent 인슐린의존-
insulin-dependent diabetes 인슐린의존당뇨병
insulinemia 인슐린혈증
insulinization 인슐린요법
insulinoma 인슐린종
insulin-resistant diabetes 인슐린저항당뇨병
insulitis 췌도염, 이자섬염
insuloma 인슐린종
insulopathic 인슐린분비이상-
intact 무손상-, 완전-
intactness 무손상, 무침습
intake 섭취, 섭취량
integrated cancer management 통합암치료
integument 1. 외피 2. 덮개, 층
integumental abundance 피부과다
intelligence quotient 지능지수
intelligence test 지능검사
intensive care unit; ICU 중환자실, 집중치료실
interatrial septum 심방중격
intercalated duct 사이관, 개재관
intercellular 세포사이-
intercellular adhesion molecule 세포사이부착분자
intercellular bridge 세포사이결합체
intercellular canaliculus 세포사이모세관
intercellular cleft 세포틈새
intercellular communication 세포사이신호전달
intercellular junction 세포사이이음
intercellular space 세포사이공간
intercellular substance 세포사이물질

I

intercondylar eminence 융기사이융기
intercostal 갈비사이-, 늑간-
intercostal artery 갈비사이동맥, 늑간동맥
intercostal muscle 갈비사이근, 늑간근
intercostal nerve 갈비사이신경, 늑간신경
intercostal nerve block 갈비사이신경차단, 늑간신경차단
intercostobrachial nerve 갈비사이위팔신경, 늑간상완신경
intercurrent infection 병발감염
interference atrioventricular dissociation 간섭방실해리
interferon 인터페론
interleukin 인터루킨
interlobar 엽사이-
interlobar septum 엽사이벽, 엽간중격
interlobular 소엽사이-
interlobular emphysema 소엽간기종
interlobular septum 소엽사이벽, 소엽간중격
interloop abscess 장간고름집
intermediate cutaneous nerve of thigh 중간대퇴피부신경
intermediate density lipoprotein 중밀도지질단백질
intermediate host 중간숙주
intermediate nerve 중간신경
intermediate risk group 중간위험군
intermembranous 막사이-
intermesenteric plexus 장간막사이신경총, 창자간막사이신경얼기
intermittent 간헐-
intermittent carrier 간헐보유자, 간헐보균자
intermittent claudication 간헐절뚝거림, 간헐파행
intermittent fever 간헐열
intermittent pneumatic compression 간헐공기압박
intermittent pneumatic leg compression 간헐공기다리압박
intermittent pulse 간헐맥박
intermolecular 분자사이-
intermuscular hernia 근육사이탈장
internal 속-, 안(쪽)-, 내-, 내부-
internal abdominal oblique muscle 내사복근
internal acoustic canal 내이도, 속귀길
internal anal sphincter 항문내조임근, 항문내괄약근
internal barotrauma 내인압력손상
internal biliary fistula 내담도루
internal bleeding 내출혈
internal capsule 속섬유막, 내포
internal carotid artery 속목동맥, 내경동맥
internal carotid nerve 속목동맥신경, 내경동맥신경
internal decompression 내감압(술)
internal ear 내이, 속귀
internal elastic lamina; internal EL 속탄력판
internal hemorrhoids 내치핵
internal iliac artery 내장골동맥
internal inguinal ring 내서혜륜
internal injury 내부손상
internal jugular vein 속목정맥, 내경정맥
internal mammary artery 속가슴동맥, 내흉동맥
internal mammary vein 내유방정맥
internal oblique abdominal muscle 배속빗근, 내복사근
internal oblique aponeurosis 내복사근건막
internal oblique muscle 내복사근
internal os 속구멍, 내공
internal pudendal flap 내음부피판
internal ring 내서혜륜
internal rotation 안쪽돌림, 내회전
internal spermatic fascia 내정삭근막
internal thoracic artery 속가슴동맥, 내흉동맥
internodal pathway 결절사이경로
interosseous vascualr access 골간혈관통로
interparietal hernia 벽사이탈장
interpectoral 가슴근사이-, 흉근간-
interpectoral (Rotter) lymph node 흉근간림프절
interposition 삽입, 끼어듦, 개입
interposition graft 삽입이식편, 끼어듦이식편
interrupted 끊긴, 불연속-, 단속-
interrupted nonabsorbable sutures

단속비흡수봉합
interrupted suture 불연속봉합, 단절봉합
interruption 1. 중절, 중단 2. 단속
intersectional plane 구역사이면, 구역간면
intersegmental plane 분절사이면, 분절간면
intersex disorder 남녀한몸장애, 자웅동체장애
interspace 사이틈, 틈, 간극
intersphincteric abscess 괄약근간농양, 괄약근간고름집, 조임근사이농양, 조임근사이고름집
intersphincteric fistula 괄약근간치루, 조임근사이치루
intersphincteric groove 괄약근간고랑, 조임근사이고랑
intersphincteric infection 괄약근간감염, 조임근사이감염
intersphincteric plane 괄약근간면, 조임근사이면
intersphincteric space 괄약근간공간, 조임근사이공간
interstitial 사이질-
interstitial cell 사이질세포
interstitial cell of Cajal 카할사이질세포, 카할간질세포
interstitial deletion 염색체내결손
interstitial emphysema 간질성기종
interstitial fibrosis 1. 사이질섬유화 2. 사이질섬유증
interstitial fluid 사이질액
interstitial implant 조직내이식물
interstitial mastitis 사이질유방염, 간질유방염
interstitial pancreatitis 사이질췌장염
interstitial parotitis 사이질이하선염
interstitial pneumonia 사이질폐렴
interstitium 사이질
intertrigo 피부스침증
interval 1. 간격 2. 기간, 구간 3. 범위
intervening cause 조정원인
intervention 1. 중재, 개입 2. 중재술
interventional 중재-
interventional echocardiography 중재심초음파검사
interventional procedure 중재시술
interventricular septum 심실중격, 심실사이벽
intervertebral 추간-, 척추사이-
intervertebral disc 추간판, 척추(사이)원반
intervertebral disc disease 추간판질환
intervertebral disk 추간판, 척추(사이)원반
interviewer bias 조사자바이어스
intestinal 장-, 창자-
intestinal anastomosis 장관연결(술), 장관문합(술)
intestinal angina 장조임통
intestinal atony 장이완(증)
intestinal atresia 장폐쇄 [의6] 장폐쇄증
intestinal bacterium 장세균
intestinal biopsy 장생검
intestinal bypass 장우회(술)
intestinal canal 장관
intestinal colic 장급통증
intestinal crypt 장움
intestinal disease 장질환
intestinal dyspepsia 장소화불량
intestinal emphysema 장기종
intestinal failure 장부전, 장기능상실
intestinal fermentation 장내발효
intestinal fistula 장샛길
intestinal fixation 장고정
intestinal flap 장피판
intestinal flu 장관플루
intestinal gland 장샘
intestinal hemorrhage 장출혈
intestinal infarction 장경색
intestinal intonation 장소리
intestinal ischemia 장허혈
intestinal juice 장액
intestinal lavage 장세척
intestinal lengthening procedure 장연장술, 장늘임술
intestinal lipodystrophy 장지방영양장애
intestinal lymphangiectasis 장림프관확장증
intestinal malrotation 장회전이상
intestinal metaplasia 장상피화생
intestinal microflora 장내미생물총

intestinal motility 장운동성
intestinal neuronal dysplasia 장신경형성이상
intestinal obstruction 장폐쇄
intestinal perforation 장천공
intestinal peristalsis 장연동운동
intestinal phase 장상
intestinal replacement fluid 장보액, 창자대치액
intestinal rotation 장회전
intestinal stasis 장정체
intestinal stenosis 장협착 [의6] 장협착증
intestinal strangulation 장조임
intestinal transit time 장통과시간
intestinal tuberculosis 장결핵
intestinal type 장관유형
intestinal valves 장판막, 장밸브
intestinalization 장상피화, 창자상피화
intestine 장, 창자
intestine duplication 장중복증, 창자중복증
intestinocystoplasty 장방광성형(술)
intestinointestinal reflex 장장반사
intimal hyperplasia 내막증식증, 내막과다형성증
intolerance 불내성
intoxication 중독
intoxication psychosis 중독정신병
intraabdominal 복강내-
intraabdominal abscess 복강내고름집
intraabdominal fistula 복강내샛길
intraabdominal infection 복강내감염
intraabdominal perforation 복강내천공
intraabdominal pressure 복강내압
intraabdominal sepsis 복강내패혈증
intraaortic balloon counterpulsation 대동맥내풍선맞박동
intraaortic balloon pump; IABP 대동맥내풍선펌프
intraarterial 동맥속-, 동맥내-
intraarterial chemotherapy 동맥내화학요법
intraarterial injection 동맥내주사
intracavitary 강내-, 공간속-
intracavitary radiotherapy 강내방사선요법, 강내방사선치료
intracellular 세포속-, 세포내-
intracellular adhesion molecule 세포내부착분자
intracellular canaliculus 세포속모세관, 세포내모세관
intracellular fluid 세포속액, 세포내액
intracellular inclusion body 세포내봉입소체
intracellular osmotic pressure 세포내삼투압
intracellular pathogen 세포내병원체
intracerebral 1. 대뇌내- 2. 뇌내-
intracerebral hemorrhage 뇌내출혈
intracolonic bypass anastomosis 결장내우회연결, 결장내우회문합
intracolonic pressure 결장내압
intracorporeal 체내
intracorporeal anastomosis 체내연결, 체내문합
intracorporeal suturing 체내봉합
intracranial 두개내-, 머리속-
intracranial pressure; ICP 두개내압
intracranial tumor 두개내종양
intractability 난치성
intractable 난치-
intractable or refractory ulcer 난치궤양
intracutaneous test 피내검사
intradermal 진피내-
intradermal injection 진피내주사
intradermal nevus 진피내모반
intradermal test 진피내검사
intradermic 진피내-
intraductal carcinoma 관내암종 [동] ductal carcinoma in situ
intraductal hyperplasia 관내증식
intraductal papillary mucinous tumor; IPMT 췌관내유두상점액종
intraductal papilloma 관내유두종
intraductal ultrasonography; IDUS 관강내초음파검사
intraembryonic coelom 배아속체강
intraepidermal 표피내-, 표피속-
intraepidermal epithelioma 표피내상피종
Intraepithelial cancer 점막내암

intraepithelial carcinoma 상피내암종
intraepithelial neoplasia 상피내신생물
intrafebrile 발열기간-
intragastric cystogastrostomy 위관내낭위문합술
intrahepatic bile duct hypoplasia 간내담관형성부전
intrahepatic cholestasis 간내담즙정체
intrahepatic cholesterol stone 간내콜레스테롤결석
intrahepatic duct 간내담관
intrahepatic gallstone 간내담석
intrahepatic stone 간내결석
intraluminal brachytherapy 관내근접요법
intraluminal fluid 관내액, 강내액
intramembranous ossification 막내골화, 막속뼈형성
intramural hematoma 벽내혈종
intramuscular 근육속-, 근육내-
intramuscular infusion 근육내주입
intramuscular injection 근육내주사, 근육주사
intraneural dissection 신경내박리
intraneuronal body 신경세포내소체
intranuclear inclusion body 핵내봉입소체
intraoperative 수술중-
intraoperative blood salvage 수술중 혈액 회수
intraoperative cholangiography 수술중담도조영(술)
intraoperative cholangioscopy 수술중담도내시경
intraoperative examination 수술중검사
intraoperative monitoring 수술중감시
intraoperative neuromonitoring 수술중신경감시
intraoperative PTH assay 수술중부갑상샘호르몬측정
intraoperative ultrasonography 수술중초음파검사
intraoral splint 입안덧대, 구강내부목
intraparotid plexus 귀밑샘속신경얼기
intraperitoneal 복막내-, 복막속-
intraperitoneal abscess 복강내농양
intraperitoneal bleeding 복막내출혈
intraperitoneal chemotherapy 복강내항암화학요법
intraperitoneal injection 복막내주사
intraperitoneal onlay mesh; IPOM 복강내온레이메쉬설치법
intrapleural injection 가슴막속주사, 흉막내주사
intrarectal intussusception 직장내장중첩증
intrasphincteric abscess 괄약근간농양, 괄약근간고름집, 조임근사이농양, 조임근사이고름집
intrasphincteric fistula 괄약근간치루, 조임근사이치루
intraspinal block 척수강내차단
intrathecal medication 수막내투약, 지주막내투약
intrathyroid cartilage 방패속연골, 갑상속연골
intratonsillar cleft 편도안틈새
intrauterine contraceptive device 자궁내피임장치
intrauterine death 자궁내태아사망
intrauterine device 자궁내장치
intrauterine growth retardation; IUGR 자궁내성장지연
intravascular 혈관내-
intravascular access 혈관내접근법
intravascular coagulation 혈관내응고
intravascular injection 혈관주사
intravascular ultrasound 혈관내 초음파
intravenation 정맥내이물주사, 정맥내이물침입
intravenous administration 정맥투여
intravenous anesthesia 정맥마취
intravenous cholangiography 정맥담관조영
intravenous cholecystography 정맥담낭조영
intravenous drip 정맥내방울주입
intravenous infusion 정맥주입
intravenous injection 정맥주사
intravenous line 정맥주사선
intravenous narcosis 정맥마취
intravenous pyelogram; IVP 정맥신우조영사진
intravenous pyelography; IVP 정맥신우조영(술)
intraventricular hemorrhage 뇌실내출혈
intrinsic 1. 내인- 2. 자체기원-
intrinsic asthma 내인천식
intrinsic factor 내인(인)자
intrinsic pathwav of coagulation 내인응고경로
introduced infection 도입감염

introducer 안내도관, 삽입기, 유도침, 유도자
introducer sheath 유도관
introitus 1. 구멍, 문, 구 2. 입구
intubation 삽관, 관넣기
intussusception 장중첩증
invagination 함입
invalid 1. 병약- 2. 병약자 3. 무효-
invasion 침범, 침습, 침입
invasive carcinoma 침습암종
invasive diarrhea 침습설사
invasive monitoring 침습감시
inverted microscope 도립현미경
inverted nipple 함몰유두
investing fascia 피복근막
involuntary contraction 비자발수축
involuntary muscle 제대로근육, 불수의근
involutional period 갱년기, 퇴화기
iodic 아이오딘-
iodide 아이오딘화물
iodinated 요오드표지-
iodine 아이오딘
iodinine 아이오디닌
ion 이온
ion exchange 이온교환
ion exchange resin 이온교환수지
ion trapping 이온포착
ionic concentration 이온농도
ionic linkage 이온결합
ionic permeability 이온투과성
ionic regulation 이온조절
ionization 이온화
ionizing radiation 이온화방사선, 전리방사선
ipsilateral 같은쪽-
ipsilateral breast tumor recurrence; IBTR 동측유방암재발
irinotecan 이리노테칸
iron 철
iron chelation 철킬레이트화
iron deficiency 철결핍
iron deficiency anemia 철결핍빈혈
iron liver 간철증
iron requirement 철요구량, 철필요량
irradiation 1. 방사선조사, 방사선쬠 2. 조사, 쬠
irradiation field 방사선조사영역
irreducible hernia 비환원탈장
irreversibility 비가역성
irreversible 비가역-
irreversible change 비가역변화
irreversible damage 비가역손상
irreversible shock 비가역쇼크
irrigation 세척, 관류
irrigation colostomy 결장루세척
irrigation units 세척기, 관류기
irrigator 세척기, 관류기
irritable bladder 과민방광
irritable bowel syndrome 과민대장증후군
irritable breast 과민유방
irritable colon 민감결장
irritable stomach 과민위
irritant cathartic 자극설사제
irritant contact dermatitis 자극접촉피부염
irritative diarrhea 자극설사
ischemia 허혈
ischemia reperfusion injury 허혈재관류손상
ischemic 허혈-
ischemic attack 허혈발작
ischemic bowel disease 허혈장질환
ischemic cerebrovascular disease 허혈뇌혈관질환
ischemic colitis 허혈결장염
ischemic fecal incontinence 허혈변실금
ischemic heart disease 허혈심장질환
ischemic injury 허혈손상
ischemic interval 허혈기간
ischemic muscular atrophy 허혈근위축
ischemic necrosis 허혈괴사
ischemic orchitis 허혈고환염
ischemic vascular disease 허혈혈관질환
ischiadic 궁둥(뼈)-, 좌골-
ischial spine 궁둥뼈가시, 좌골극

ischiatic hernia 좌골탈장, 궁둥탈장
ischioanal abscess 궁둥항문농양, 궁둥항문고름집
ischioanal fossa 궁둥항문오목, 좌골항문와
ischioanal space 궁둥항문공간
ischiococcygeus muscle 좌골미골근
ischiorectal abscess 궁둥뼈직장고름집
ischiorectal fossa 좌골직장와
ischiorectal space 좌골직장공간
ischium 궁둥뼈, 좌골
island flap 섬피판, 도서형피판
island flap procedure 섬피판(술)
islet 섬, 소도
islet cell 섬세포
islet cell carcinoma 섬세포암종
islet cell tumor 섬세포종
islet cell, neoplastic disease 섬세포-신생물질환
islet transplantation 췌도이식
isoagglutination 동종응집
isoagglutinin 동종응집소
isoantigen 동종항원
isoenzyme 동종효소
isogenic graft 동인자형이식
isograft 동종이식
isohemagglutinin 동종(적)혈구응집소
isoimmunization 동종면역
isolated hepatic perfusion 고립된간관류
isolated tracheoesophageal fistula 단독기관식도루, 단독기관식도샛길
isolated tumor cells; ITC 격리종양세포
isometric contraction 등척수축, 제길이수축
isoperistaltic anastomosis 동순연동연결(술), 동순연동문합(술)
isoplastic graft 동인자간이식
Isospora belli 사람등포자충
isosporiasis 포자충증, 이소스포라증
isotonic 1. 등장- 2. 등장액
isotonic contraction 등장력수축, 등장수축
isotonic dehydration 등장성탈수
isotonic water 등장수
isotope 동위원소
isotransplantation 동종이식
isotropic 등방성-
isotype 동형
isovolumetric contraction 등용성수축, 제부피수축
isozyme 동종효소
isthmectomy 협부절제(술), 잘룩절제(술), 잘록절제
isthmic 협부-, 잘룩-
isthmus 협부
Ivalon sponge wrap operation 이발론스펀지피복(술)
IVC ligament 하대정맥인대

J

J pouch J낭
J pouch technique J낭술기
jackknife position 잭나이프자세
Jacobson anastomosis 자콥슨연결(술), 자콥슨문합(술)
jaundice 황달
jejunal artery 공장동맥
jejunal atresia 공장폐쇄
jejunal interposition 공장삽입(술)
jejunal pouch 공장낭
jejunal ulcer 공장궤양
jejunitis 공장염
jejunoileal 공장회장-
jejunoileal atresia 공장회장폐쇄
jejunoileal bypass 공장회장우회(술)
jejunoileal stenosis 공장회장협착
jejunoileum 공장회장
jejunostomy 공장창냄(술), 공장조루(술)
jejunostomy catheter 도관공장조루술
jejunostomy tube feeding 공장루관식사
jejunotomy 공장절개(술)
jejunum 공장
jerky pulse 격동맥박
joint 관절
joint aspiration 관절흡인
joint capsule 관절주머니, 관절낭
joint contracture 관절구축
joint dislocation 관절탈구
joint stiffness 관절굳음
jugular bulb 경정맥팽대
jugular fossa 목정맥오목
jugular nerve 목정맥신경
jugular pulse 목정맥맥박
jugular sac 목정맥주머니
jugular sign 목정맥징후
jugular vein 목정맥
jugular venous arch 목정맥활
juice 액, 즙
junction 1. 이음 2. 이음부, 접합부 3. 경계
junctional nevus 경계모반
juvenile 소아-, 청소년-
juvenile arrhythmia 소아부정맥
juvenile cell 유약세포
juvenile chorea 소아무도병
juvenile cirrhosis 소아간경화증
juvenile diabetes 소아당뇨병
juvenile fibroadenoma 연소섬유선종, 소아섬유선종
juvenile hypermastia 연소유방비후, 소아유방비후
juvenile melanoma 연소성흑색종
juvenile nasopharyngeal angiofibroma 소아코인두혈관섬유종, 청소년코인두혈관섬유종
juvenile papillomatosis 소아유두종증
juvenile polyp 소아용종
juvenile polyposis 소아용종증
juvenile polyposis coli 소아대장용종증
juvenile polyposis syndrome 소아용종증증후군
juvenile xanthogranuloma 소아황색육아종
juxta 곁-, 옆-, 근접-
juxtaposition 근접위치
juxtglomerular apparatus 사구체옆장치

K

kala-azar 내장리슈만편모증
kallidin 칼리딘
Kallmann syndrome 칼만증후군
Kaposi sarcoma 카포시육종
Kaposi varicelliform eruption 카포시수두모양발진
kaposiform hemangioendothelioma 카포시형혈관내피종
karyogamy (세포)핵융합
karyokinesis 핵분열, 유사분열 동 mitosis
karyoplast 핵(질)체
karyorrhexis 핵파괴
karyotype 핵형
karyotyping 핵형분석
Kasabach-Merritt syndrome 카사바흐-메리트증후군
Kasai procedure 카사이수술
Kasai technique 카사이술식, Kasai술식
Kawasaki disease 가와사키병
Kehr sign 케르징후
keloid 흉터종, 켈로이드
keratin 각질
keratinase 각질분해효소
keratinization 각(질)화
keratinized epithelium 각질화상피
keratinocyte 각질(형성)세포
keratinocyte growth factor 각질세포성장인자
keratinosome 각질소체
keratoderma 1. 각피 2. 각질피부증, 각피증
keratodermatitis 각화피부염
keratogenesis 각질발생
keratotic lesion 각화병터
ketoacidosis 케토산증
ketogenesis 케톤생성
ketogenic diet 케톤유발식이, 케톤발생식이
ketone 케톤
ketone body 케톤체
ketosis 케톤증
keyhole deformity 열쇠구멍변형
keyhole pupil 열쇠구멍동공
kidney 신장, 콩팥
kidney donor 신장기증자
kidney preservation 신장보존
kidney transplantation 신장이식
kidney ureter and bladder; KUB 신장요관방광일반촬영, 신장요관방광단순촬영
Kikuchi disease 기쿠치병
killed vaccine 사(멸)백신
killer cell 살해세포
Kimura intestinal lengthening procedure 키무라장연장술, 키무라장늘임술
kinase 인산화효소
kinetic center 운동중추
King college criteria King college기준
kinin 키닌
kinin system 키닌계
kininase 키닌분해효소
kink 꺾임
Klatskin tumor 클라츠킨종양, Klatskin종
Klebsiella 클레브시엘라<속>
***Klebsiella* infection** 폐렴막대간균감염, 폐렴간균감염
Klebsiella pneumoniae 폐렴막대균, 폐렴간균
***Klebsiella* species** 클레브시엘라종
Klinefelter syndrome 클라인펠터증후군
Klippel-Feil syndrome 클리펠-페이유증후군
Klippel-Trenaunay syndrome 클리펠-트레노네이증후군
knee 무릎, 슬(관절)
knee chest position 무릎가슴자세
knee jerk reflex 무릎반사

knee joint 무릎관절, 슬관절
knob 마디, 융기, 돌출
knot 매듭, 결절
knotting 매듭짓기
Kocher maneuver 코커수기
kocherization 코커수기, 십이지장유동화
Kock pouch 코크주머니, Kock낭
KOH examination 수산화칼륨검사
Korea network for organ sharing; KONOS 국립장기조직혈액관리원
Korsakoff psychosis 코르사코프정신병
Korsakoff syndrome 코르사코프증후군
k-ras mutation k-ras돌연변이
Kraske (transsacral) operation 크라스케수술
Krukenberg tumor 크루켄버그종양
Kupffer cell 쿠퍼세포, 별큰포식세포, Kupffer세포
Kussmaul sign 쿠스마울징후
kwashiorkor 단백질열량부족증

L

labial adhesion 음순유착
labile glycogen 불안정당원
labile pulse 불안정맥박
laboratory 1. 실험실 2. 검사실
laboratory reference value 검사기준치
labored respiration 호흡곤란
labyrinthine vertigo 미로현기증
lac 젖(당), 유(당)
laceration 열상
lacrimal abscess 눈물주머니고름집
lacrimal canal 눈물뼈관, 누골관
lacrimal duct 눈물관, 누관
lactaciduria 젖산뇨
lactalbumin 락트알부민
lactam 락탐
lactamide 락트아마이드
lactase 젖당분해효소
lactase deficiency 젖당분해효소결핍
lactate 젖산염, 유산염
lactated Ringer solution 젖산염링거용액
lactating adenoma 수유선종, 젖분비샘종
lactation 젖분비, 수유
lactation fistula 수유누공, 젖분비샛길
lactic acidemia 젖산혈증
lactic acidosis 젖산산증
lacticemia 젖산혈증
lactiferous ampulla 유선관팽대, 젖샘관팽대, 유관동
동 lactiferous sinus
lactiferous duct 젖샘관, 유관
lactiferous sinus 젖샘관팽대, 유관동
Lactobacillus 젖산균, 유산균
***Lactobacillus* infection** 젖산균감염
lactobionate 락토바이오네이트
lactoferrin 락토페린
lactose 젖당
lactose intolerance 젖당불내성
lactosuria 젖당뇨
lactulose 락툴로오스
lacuna 1. 방, 공간, 칸 2. 열공
lacunar cell 공간세포
lacunar ligament 갈고리인대
lacunar resorption 방흡수
Ladd procedure 라드수술
lag period 증식준비기, 지연기
lambdoid suture 시옷봉합, 삼각봉합
lamella (층)판
lamellar graft 층판이식, 표층이식편
lamina 판, 층
lamina propria 고유판
lamina propria mucosae 점막고유층, 점막고유판
laminar flow 결흐름
lamivudine 라미부딘
lancet 세모날
landing zone 착륙지점
landmark 1. 목표 2. 경계 3. 기준
Langerhans cell 랑게르한스세포
Langerhans cell granulomatosis
랑게르한스세포육아종증
Langerhans cell histiocytosis
랑게르한스세포조직구증
Langerhans islet 랑게르한스섬
language disorder 언어장애
lanugo 배냇솜털
Lap. bag 복강경 검사물 채집통
Lap. coagulating shears 복강경 초음파 절삭기
laparocholecystotomy 담낭절제술, 쓸개절제술
laparogastrostomy 배위창냄(술), 복식위누공형성(술)
laparohepatotomy 복식간절개술, 배간절개술

laparoscope 복강경
laparoscopic 복강경-
laparoscopic adrenalectomy 복강경부신절제술
laparoscopic cholecystectomy 복강경담낭절제술
laparoscopic choledocholithotomy 복강경총담관결석제거술
laparoscopic colectomy 복강경결장절제술
laparoscopic exploration 복강경검사
laparoscopic preperitoneal 복강경복막전(층)
laparoscopic wedge resection 복강경쐐기절제(술)
laparoscopy 복강경술
laparoscopy-assisted distal gastrectomy; LADG 복강경보조원위부위절제술
laparoscopy-assisted gastrectomy 복강경보조위절제술
laparotomy 개복술
large cell anaplastic lymphoma 큰세포역형성림프종
large cell carcinoma 대세포암종, 큰세포암종
large intestine 대장
larva currens 급성애벌레이행
larva migrans cutanea 피부유충이행증
laryngeal atresia 후두폐쇄
laryngeal cartilage 후두연골
laryngeal cleft 후두틈새
laryngeal diverticulum 후두게실
laryngeal nerve 후두신경
laryngeal stridor 후두천명
laryngectomy 후두절제술
laryngitis 후두염
laryngocele 후두낭종, 후두류
laryngoesophageal cleft 후두식도틈새
laryngomalacia 후두연화(증)
laryngoscopy 후두내시경술
laryngotracheal stenosis 후두기관협착(증)
laryngotracheoesophageal cleft 후두기관식도틈새 의6 후두기관식도갈림, 후두기관식도열
laryngotracheoplasty 후두기관성형(술)
larynx 후두
laser 레이저
laser endoscopy 레이저내시경술
laser hemorrhoidectomy 레이저치핵절제술
laser lithotripsy 레이저쇄석법
laser surgery 레이저수술
laser therapy 레이저치료
late asthmatic response 후기천식반응
late postpartum hemorrhage 후기분만후출혈
late reaction 지연반응
late relapse 후기재발, 늦은재발
latency 잠복기, 잠재기, 잠시
latent deficiency 잠재결핍증
latent empyema 잠재가슴고름집
latent immunization 잠재면역화
latent infection 잠복감염
latent period 잠재기, 잠복기
latent phase 잠재기, 잠복기
latent stage 잠재기, 잠복기
latent syphilis 잠복매독
lateral arcuate ligament 외활꼴인대
lateral collateral ligament 외측부인대
lateral cutaneous nerve of thigh 외(측)대퇴피부신경
lateral decubitus 옆누운-, 측와-
lateral decubitus position 옆누운자세, 측와위
lateral dissection 외측박리
lateral epicondylitis 가쪽위관절융기염, 외측상과염
lateral femoral cutaneous nerve 외(측)대퇴피부신경
lateral inguinal fossa 외측서혜부와
lateral internal sphincterotomy 1. 외측속조임근절개(술) 2. 외측속괄약근절개(술)
lateral ligament 가쪽인대, 외측인대
lateral ligament of endopelvic fascia 골반내근막외측인대
lateral malleolus 가쪽복사
lateral mammary branch 외측유선지
lateral neck dissection 측경부림프절절제술
lateral neck node 측경부림프절

lateral neck node dissection 측경부림프절절제
lateral oblique position 옆비스듬누움자세
lateral recumbent position 반엎드린자세, 심즈자세
lateral surface 가쪽면, 외측면, 측면
lateral umbilical ligament 외측배꼽인대
lateral view 측면영상
laterality 편측성
lateralizing sign 편측화징후
latissimus dorsi 광배근, 넓은등근
latissimus dorsi flap 넓은등근피판
Lauren classification 로렌분류
Lauren classification, diffuse type 로렌분류, 미만형
Lauren classification, indeterminate type 로렌분류, 불확정형
Lauren classification, intestinal type 로렌분류, 장형
Lauren classification, mixed type 로렌분류, 혼합형
lavage 세척, 씻어냄
law of LaPlace 라플라스법칙
laxative 설사제
laxative abuse 설사제남용
layer 층
laying open technique 절개후개방술
Le Fort procedure 르포르시술
lead encephalopathy 납중독뇌병증
lead pencil stool 연필변
lead poisoning 납중독
lead shield 납차폐, 납보호구
leaf 잎
leaflet 첨판
leak 누출
leakage 누출, 새기
lean body mass 마른체질량, 지방제외체질량
learning curve 학습곡선
leather bottle stomach 가죽주머니위, 증식위벽염
lecithoprotein 레시틴단백질
lectin 렉틴
left atrial filling pressure 좌심방충만압
left bundle branch block 좌각차단
left colic flexure 좌결장굴곡, 왼잘록창자굽이
left gastric artery 좌위동맥
left gastric vein 좌위정맥
left gastroepiploic artery 좌위대망동맥
left hemicolectomy 좌반결장절제술
left hemihepatectomy 좌간절제술
left hepatic duct 좌간관
left lateral section (segment 2,3) 좌외구역, 왼쪽가쪽구역
left lateral segment 좌외분절, 왼쪽가쪽구역
left lobectomy 좌엽절제술
left medial section (segment 4) 좌내구역 왼쪽안구역
left portal vein 좌간문맥
left supraclavicular lymph node 좌쇄골상림프절
left to right shunt 좌우션트
leg elevation 다리올림, 하지올림
Leiden 라이덴
leiomyoblastoma 평활근모세포종
leiomyofibroma 평활근섬유종
leiomyoma 평활근종
leiomyosarcoma 평활근육종
Leishmania donovani 도너반리슈만편모충
leishmaniasis 리슈만편모충증
length of stay; LOS 재원기간
lentigo maligna 악성흑색점
lentigo maligna melanoma 악성흑점흑색종
lepromatous type 나종형
Leriche syndrome 레리시증후군
lesion 1. 병터, 병변, 병소 2. 손상
lesser 작은-
lesser curvature 소만곡
lesser omentum 작은그물막, 소망
lesser sac 작은복막주머니
lesser sciatic foramen 작은궁둥구멍, 소좌골공
lethal 치사-
lethal damage 치명손상
lethal dose 1. 치사용량 2. 치사선량
lethal gene 치사유전자

lethargy 졸음증, 기면
leucocyte 백혈구
leucocytosis 백혈구증가(증)
leucovorin 류코보린
leukapheresis 백혈구성분채집
leukemia 백혈병
leukemic cell 백혈병세포
leukocyte 백혈구
leukocyte concentrate 백혈구농축물
leukocytoclastic vasculitis 백혈구파괴혈관염
leukocytopenia 백혈구감소
leukocytosis 백혈구증가
leukoderma 백색피부증
leukopenia 백혈구감소
leukoplakia 백색판증
leukotaxic factor 백혈구쏠림인자
leukotriene 류코트리엔
levamisole 레바미졸
levarterenol 레바테레놀
levator ani 항문거근
levator ani muscle 항문올림근, 항문거근
levator ani syndrome 항문거근증후군, 항문올림근증후군
levator sling 거근슬링
levator spasm 거근연축
levator syndrome 항문거근증후군
levatorplasty 항문거근성형술
level 1. 수준 2. 층 3. 치 4. 농도
Levin tube 레빈관
leydig cell 라이디히세포
libido 1. 리비도 2. 성욕
lice 이
lichen 태선
lichen planus 편평태선
lichen sclerosus 경화태선
lichen simplex chronicus 만성단순태선
lichenification 태선화
Lichtenstein 리히텐슈타인
Lichtenstein hernioplasty 리히텐슈타인탈장성형술
lid ptosis 눈꺼풀처짐, 안검하수
lid retraction 눈꺼풀뒤당김
lidocaine 리도케인
Lieberkühn crypt 리버퀸움와
lien 비장 [동] spleen
lienal 비(장)-
lienopancreatic 비(장)췌장-
lienorenal 비(장)신장-
lienotoxin 비장독소
lienunculus 부비장, 덧지라
life expectancy 기대여명
life style disease 생활습관병
Li-Fraumeni syndrome 리-프라우메니증후군
ligament 인대
ligament of Berry 베리인대
ligamentopexy 인대고정(술)
ligaments 인대
ligamentum 인대
ligamentum arteriosum 동맥관인대
ligamentum flavum 황(색)인대
ligamentum teres 간원인대
ligamentum venosum 정맥인대
ligand 리간드, 연결물질
ligase 연결효소, 라이게이스
Ligasure generator 리가슈어 발생장치
Ligasure lap. blade 복강경용 리가슈어 날
ligation 묶음, 결찰
ligature 1. 묶음실, 결찰실 2. 묶음, 결찰
ligature forceps 묶는집게, 결찰집게
light coagulation 빛응고
light scanning 빛주사
light sources 광원
lightening injury 번개손상
lightning injury 벼락손상, 낙뢰손상
limb 팔다리, 사지
limb deficiency 팔다리결핍, 사지결핍
limb hypertrophy 팔다리비대, 사지비대
limb ischemia 사지허혈증, 팔다리허혈증
limb salvage 사지구제
limb threat 사지위협
limiting dilution 한계희석

limy bile 석회담즙, 석회쓸개즙
line 1. 선 2. 계
linea 1. 선 2. 줄
linea alba 백(색)선
linea aspera 거친선, 조선
linea semicircularis 반달선
linea semilunaris 반달선
linea terminalis pelvis 골반분계선
linear fracture 선골절
linear nevus 선모반
linear regression 선형회귀
linear scar 선흉터
linear stapler 선형절단문합기
lineteric stool 불소화변
lingua 혀
lingual 1. 혀- 2. 혀쪽, 설측
lingual gland 혀샘, 설샘
lingual nerve 혀신경, 설신경
lingual thyroid 혀갑상샘
lingula 1. 혀 2. 혀돌기
lingular bronchus 설상기관지
lining 내층
lining epithelium 피복상피
linitis 위벽염
linitis plastica 증식위벽염, 섬유증식위벽염
linkage 1. 결합 2. 연쇄, 연관, 연계
linkage disequilibrium 연관불균형
Linton patch 린톤패치
lipase 지방분해효소
lipectomy 지방절제술
lipemia 지(질)혈증
lipid 지질, 지방
lipid proteinosis 지단백질증
lipid storage disease 지질축적병
lipidemia 지질혈증
lipidosis 지질증
lipid-soluble 지용성-
lipiduria 지질뇨
lipiodol 리피오돌
lipoadenoma 지방선종
lipoatrophic panniculitis 지방위축지방층염
lipoatrophy 지방위축(증)
lipoblast 지방모세포
lipoblastomatosis 지방모세포종증
lipocyte 지방세포
lipodermatosclerosis 지방피부경화증
lipodystrophy 지방이상증
lipofuscin 라이포푸신
lipogranuloma 지방육아종
lipogranulomatosis 지방육아종증
lipoid 1. 지질(성)- 2. 유사지질-
lipoid cell 지질세포
lipolysis 지방분해
lipolytic necrosis 지방용해괴사
lipoma 지방종
lipomatosis 지방종증
lipomyelomeningocele 지방척수수막탈출증, 지방척수수막류
lipopenia 지질결핍(증)
lipopolysaccharide 지다당(류)
lipoprotein 지단백질
liposarcoma 지방육종
liposclerosis 지방경화증
liposis 지방종증
liposuction 지방흡인술
lipoxidase 지방산화효소
liquefaction 액화
liquefaction degeneration 액화변성
liquefaction necrosis 액화괴사
liquefying panniculitis 액화지방층염
liquid 1. 액체, 액상 2. 액체-
liquid calorimeter 액체열량계
liquor 1. 액, 액체 2. 음료
***Listeria* infection** 리스테리아감염
Listeria monocytogenes 리스테리아모노사이토게네스
listerism 방부요법, 무균소독
lithiasis 결석증
lithium 리튬
lithogenic bile 결정성담즙
litholapaxy 쇄석

lithotomy 결석제거술, 돌제거술
lithotomy position 결석제거술자세
lithotripsy 쇄석술, 돌깸술
Little mortality indicator 리틀사망지수
Littre hernia 리터탈장
live vaccine 생백신
livedo 울혈반
livedo reticularis 그물울혈반
livedo vasculitis 분절유리질혈관염, 울혈반혈관염
liver 간
liver abscess 간고름집 동 간농양
liver acinus 간세엽, 간샘꽈리
liver assist device 간보조장치
liver atrophy 간위축
liver bile 간담즙
liver biopsy 간생검
liver cell adenoma 간세포선종
liver cell dysplasia 간세포형성이상
liver cirrhosis 간경변증
liver disease 간질환
liver distomiasis 간흡충증
liver failure 간부전
liver function test 간기능검사
liver graft delayed non-function 이식편지연성기능회복
liver hypertrophy 간비대
liver injury 간손상
liver laceration 간열상
liver left lobe 간좌엽
liver metastasis 간전이
liver regeneration 간재생
liver reimplantation 간재이식(술)
liver resection 간절제(술)
liver resection index 간절제지수
liver resection rate 간절제율
liver reserve fuction test 잔류간기능검사
liver right lobe 간우엽
liver tissue hemoperfusion 간조직관류
liver transplantation 간이식
living donor 생체장기기증자
living donor liver transplantation 생체부분간이식
living-related donor 생체혈연기증자
living-related liver transplantation 친족간생체간이식
living-unrelated donor 생체비혈연기증자
lobar atelectasis 엽무기폐
lobar atrophy 뇌엽위축
lobar bronchus 엽기관지
lobar emphysema 엽성기종
lobation 1. 엽형성 2. 분엽화
lobe 엽
lobectomy 엽절제(술)
lobster claw deformity 가재손변형
lobular atelectasis 소엽무기폐
lobular cancerization 침윤소엽암화
lobular carcinoma in situ 소엽상피내암(종), 제자리소엽암(종)
lobular hyperplasia 소엽증식증
lobular panniculitis 소엽지방층염
lobulation 소분엽화, 분엽화
lobule 소엽
local anesthetic 국소마취제
local application 1. 국소도포, 국소바름 2. 국소적용
local deformity 국소변형
local excision 국소절제
local flap 국소피판
local immunity 국소면역
local infection 국소감염
local recurrence 국소재발
local treatment 1. 국소요법 2. 국소치료
Localio technique Localio술식
localization 국소화, 위치선정
localization insulinoma 인슐린종위치선정, 인슐린종국소화
localized abscess 국소농양
localized epilepsy 국소간질
localized infection 국소감염
locally advanced 국소진행
locked in syndrome 감금증후군
locomotion 이동, 보행

locoregional recurrence 국소부위재발
loculated empyema 방형성가슴고름집
locus 1. 유전자자리 2. 반점
long acting insulin 지속작용인슐린
long acting thyroid stimulator 지속갑상샘자극물질
long term care 장기요양서비스
long thoracic nerve 긴가슴신경, 장흉신경
longitudinal duodenal fold 십이지장세로주름
longitudinal layer 세로층
longitudinal muscle layer 세로근층
longitudinal plane 세로면, 종면
longitudinal study 추적연구
Longmire procedure 롱마이어술기
loop colostomy 루프결장루조성술
loop diuretic 고리작용이뇨제
loop stoma 루프형장루
loopography 장고리조영
loperamide 로페라마이드
Lord dilation procedure Lord항문확장술
loss 손실
loss of heterozygosity 이형접합성소실
loss of short-term variability 단기변동소실
low anterior resection 저위전방절제술
low back pain 허리통증, 요통
low birth weight infant 저체중출생아
low calorie diet 저칼로리식이
low colorectal anastomosis 저위결장직장연결, 저위결장직장문합
low density lipoprotein; LDL 저밀도지단백질
low fat diet 저지방식이
low fever 미열
low molecular weight heparin 저분자량헤파린
low potency 1. 저효능, 저역가 2. 저잠재력
low pressure chamber 저압실
low residue diet 저잔류식사
low risk group 저위험군
low salt diet 저염식이
low signal 약한신호, 저신호
low transverse abdominal incision 하횡복부절개
lower esophageal artery 하부식도동맥
lower esophageal cancer 하부식도암
lower esophageal sphincter; LES 하부식도괄약근
lower extremity 다리, 하지
lower leg 종아리
lower limb 다리, 하지
Lt. hemihepatectomy 좌간절제술, 왼간절제술 동 Lt. hepatectomy
Lt. hemiliver 좌간, 왼간 동 Lt. liver
Lt. hepatectomy 좌간절제술, 왼간절제술
Lt. liver 좌간, 왼간
lubricant cathartic 윤활설사제
lucid interval 명료기간
luetic aortitis 매독대동맥염
Lugol solution 뤼골용액
lumbago 허리통증, 요통
lumbar 1. 허리-, 요부- 2. 요추-
lumbar colonic nerve 허리결장신경
lumbar hernia 허리탈장
lumbar kidney 요신(장)
lumbar plexus 허리신경얼기
lumbar puncture 허리천자, 요추천자
lumbar region 허리부위, 요부
lumbar sympathectomy 허리교감신경절제, 요추교감신경절제
lumbar triangle 허리삼각
lumbocostal arch 허리갈비활, 요추늑골궁
lumbocostal trigone 요-늑골삼각
lumboperitoneal shunt 요추복막강션트
lumbosacral angle 허리엉치각, 요천추각
lumbosacral plexus 허리엉치신경얼기, 요천추신경총
lumen 속공간, 내강
lump 덩이, 종괴
lumpectomy 덩이절제술
lung 폐
lung abscess 폐고름집
lung cancer 폐암
lung carcinoma 폐암종
lung compliance 폐유순도
lung disease 폐질환

lung scan 폐주사, 폐스캔
lung shock 쇼크폐
lung squeeze 폐압축
lung volume 폐용량, 폐용적
lung-to-head ratio; LHR 폐-머리비율
lupus 루푸스, 낭창
lupus erythematosus 홍반루푸스
lupus vulgaris 보통루푸스
Luschka duct 루쉬카관
lutein 루테인
luteinization 황체화
luteinizing hormone; LH 황체형성호르몬
lyase 분해효소
lymph 림프
lymph node 림프절
lymph node dissection 림프절절제술
lymph node metastasis 림프절전이
lymphadenectomy 림프절절제술
lymphadenitis 림프절염
lymphadenoma 림프절종
lymphadenopathy 림프절병증
lymphangiectasia 림프관확장(증)
lymphangiectomy 림프관절제술
lymphangiography 림프관조영(술)
lymphangioma 림프관종
lymphangioma circumscriptum 국한림프관종
lymphangiomatosis 림프관종증
lymphangiomyoma 림프관근종
lymphangioplasty 림프관성형(술)
lymphangiosarcoma 림프관육종
lymphangiotomy 림프관절개(술)
lymphangitic recurrence 림프관재발
lymphangitis 림프관염
lymphatic 1. 림프관- 2. 림프-
lymphatic cachexia 림프성악액질
lymphatic capillary network 림프모세관그물, 림프모세관망
lymphatic cyst 림프주머니
lymphatic follicle 림프소포
lymphatic hypoplasia 림프관형성저하
lymphatic irradiation 림프계조사
lymphatic malformation 림프기형
lymphatic metastasis 림프전이
lymphatic network 림프관그물, 림프관망
lymphatic nodule 림프소절
lymphatic plexus 림프관얼기
lymphatic recurrence 림프재발
lymphatic system 림프계(통)
lymphatic tissue 림프조직
lymphaticovenous malformation 림프정맥기형
lymphedema 림프부종
lymphedema congenitum 선천성림프부종
lymphedema praecox 조발림프부종
lymphedema tarda 지연림프부종
lymphedema tardum 만발성림프부종
lymphembolism 림프색전증
lymphenteritis 장액성장염
lymphoblastoma 림프모세포종
lymphocele 림프낭종
lymphocyte 림프구
lymphocyte activating factor 림프구활성인자
lymphocytic colitis 림프구결장염
lymphocytic thyroiditis 림프구성갑상선염, 림프구갑상샘염
lymphocytosis 림프구증가
lymphoepithelioid lymphoma 림프상피세포모양림프종
lymphogenous infection 림프성감염
lymphogenous metastasis 림프성전이
lymphogranuloma venereum 성병림프육아종
lymphogranulomatosis 림프육아종증
lymphography 림프조영
lymphoid cell 림프계세포, 림프모양세포
lymphoid hyperplasia 림프구증식
lymphoid polyp 림프모양용종, 림프모양폴립
lymphoid polyposis 림프모양용종증, 림프모양폴립증
lymphoid progenitor 림프구조상세포
lymphokine-activated killer cell 림포카인활성살해세포

lymphokinesis 림프순환
lymphology 림프학
lymphoma 림프종
lymphomatoid granulomatosis 림프종모양육아종증
lymphomatosis 림프종증
lymphomatous polyposis 림프종성용종증, 림프종성폴립증
lymphomyeloma 림프골수종
lymphopoietic cell 림프구형성세포
lymphoproliferative disorder 림프구증식질환
lymphosarcoma 림프육종
lymphoscintigram 림프신티그램
lymphoscintigraphy 림프신티그래피
lymphotoxin 림프독소
Lynch syndrome 린치증후군
lysin 용해소
lysis 1. 용해 2. 분해
lysosomal storage disease 용해소체축적병
lysosome 용해소체
lysozyme 용균효소
lytic infection 용균감염

M

macerated 짓무른-, 침연-
maceration 짓무름, 침연
macro 큰, 대-
macrocyst 1. 큰주머니 2. 큰홀씨집
macrocystic type 대낭형
macrocytic anemia 큰적혈구빈혈, 대적혈구빈혈
macroglobulinemia 고분자글로불린혈증
macroglossia 큰혀증
macrognathia 큰턱증
macromastia 큰유방증, 큰젖가슴증
macromolecular 고분자-
macromolecule 고분자
macronodular cirrhosis 거대결절경화증
macronutrient 다량영양소
macrophage 큰포식세포, 대식세포
macrophage activating factor 대식세포활성인자
macrophage aggregating factor 대식세포응집인자
macrophage chemotactic factor 대식세포화학쏠림인자
macrophage colony-stimulating factor 대식세포집락자극인자
macrophage migration inhibitory factor 대식세포이동억제인자
macropolycyte 대다핵구
macroscopic examination 맨눈검사, 육안검사
macrovesicular steatosis 거대수포지방간
macular 1. 반(점)- 2. 황반
macular atrophy 1. 피부반점위축 2. 황반위축
macular sparing homonymous hemianopsia 황반보존같은쪽반맹, 황반보존동측반맹
macule 반(점)
maculopapular 반구진-
maculopapular rash 반구진발진
magnesemia 마그네슘혈증
magnesium 마그네슘
magnesium chloride 염화마그네슘
magnesium sulfate 황산마그네슘
magnet 자석
magnetic colostomy 자기결장루, 자기결장창낟술
magnetic occlusive device 자기차단장치
magnetic resonance angiography; MRA 자기공명혈관조영
magnetic resonance imaging; MRI 자기공명영상
magnetic resonance mammography 자기공명유방촬영
magnetic ring anastomatic device 자기고리연결장치
magnetization transfer pulse 자(기)화전이맥등파
magnification 확대
magnification mammography 확대유방(방사선)촬영
magnifying endoscopy 확대내시경술
magnitude 1. 크기, 규모 2. 길이
main pancreatic duct 주췌관
main pancreatic ductal type 주췌관형
main trunk 주동맥
maintained inspiration 들숨유지, 지속들숨
maintenance immunosuppression 유지면역억제
major histocompatibility antigen 주조직적합항원
major histocompatibility complex; MHC 주조직적합복합체
major histocompatibility gene 주조직적합유전자
major lymphatic drainage 주요림프배액
major operation 큰수술
malabsorption 흡수장애
malabsorption disease 흡수장애병
malabsorption syndrome 흡수장애증후군

malabsorptive disorder 흡수장애질환
malabsortion 흡수장애
malacia 연화증
malacoplakia 연화판(증)
malaise 병감, 불쾌감
malar 1. 광대뼈- 2. 뺨-
malarial cachexia 말라리아종말증
Malassezia furfur 어루러기균
maldigestion 소화불량
male 1. 남성, 수컷 2. 남성-, 수컷-
male breast 남성유방
male genital organ 남성생식기(관)
malformation 기형
malfunction 기능불량
Mali acroangiodermatitis Mali말단혈관피부염
malignancy 1. 암 2. 악성
malignant 악성-
malignant adenoma 악성샘종
malignant carcinoid 악성유암종, 악성카시노이드
malignant carcinoid syndrome 악성유암종증후군
malignant change 악성변화
malignant cholera 악성콜레라
malignant fibrous histiocytoma 악성섬유조직구종
malignant gastric ulcer 악성위궤양
malignant granuloma 악성육아종
malignant granulomatosis 악성육아종증
malignant hypertension 악성고혈압
malignant hyperthermia 악성고열 [동] hyperthermy
malignant lymphoma 악성림프종
malignant lymphomatous polyposis 악성림프종성용종증
malignant melanoma 악성흑색종
malignant mesothelioma 악성중피종
malignant neoplasm 악성신생물
malignant nerve sheath tumor 악성신경초종양
malignant neutropenia 악성중성구감소
malignant obesity 악성비만(증)
malignant polyp 악성용종, 악성폴립
malignant transformation 악성전환
malignant tumor 악성종양
malignant ulcer 악성궤양
malingering 꾀병
mallet finger 망치손가락
mallory body 말로리소체
Mallory-Weiss syndrome 맬로리-바이스증후군
malnutrition 영양실조
malocclusion 맞물림장애, 부정교합
Malone procedure 말론수술
malorientation 방향오류
malposition 위치이상
malpositioned anus 항문위치이상
malpractice 의료과실
malrotation 회전이상
MALT lymphoma MALT림프종
maltose 엿당, 맥아당
mamillary 유두-
mamilliplasty 유두성형술
mamillitis 유두염
mamma 유방, 젖
mammalgia 유방통 [동] mastalgia
mammaplasty 유방성형술
mammary 유방-, 젖-
mammary abscess 유방고름집, 유방농양
mammary areola 유륜, 젖꽃판
mammary cancer 유암
mammary duct ectasia 유선관확장, 젖샘관확장
mammary fistula 유관샛길, 유관누공
mammary fold 유방주름
mammary gland 유선, 젖샘
mammary line 유두선
mammary lymphatic plexus 유선림프관얼기, 유선림프총
mammary papilla 유두
mammary pit 유방오목
mammectomy 유방절제술
mammilla 유두, 젖꼭지 [동] mamilla
mammogram 유방촬영사진, 유방(방사선)영상
mammography 유방촬영검사, 유방(방사선)촬영
mammoplasty 유방성형술 [동] mammaplsty

mammose 1. 거대유방 2. 유두모양
mammotomy 유방절개술
mammotroph 유선자극세포, 젖샘자극세포
mammotropic 유선자극-, 젖샘자극-
management 관리
mandelic acid 만델산
mandible 아래턱뼈, 하악골
mandibular canal 턱뼈관, 하악관
mandibular nerve 아래턱신경, 하악신경
mandibular pantomography 하악골전체단층촬영술
mandibular retraction 아래턱뒤당김증, 하악후퇴증
mandibulofacial dysostosis 아래턱얼굴뼈발생이상, 하악안면골발생이상
maneuver 수기, 조작
mania 조증
manic 조증-
manic depressive psychosis 조울정신병
manic psychosis 조증정신병
manifestation 증상, 발현
manipulation 1. 다루기, 조작, 수기 2. 처치, 맨손교정
manning criteria Manning 기준
mannitol 마니톨
manometry 압력측정
manovolumetry 압력용적측정법
Mantle-cell lymphoma 외투세포림프종
Mantoux skin test 1. 망투검사 2. 망투피부검사
manual 1. 수기-, 수동-, 맨손- 2. 편람
manual reduction 수기정복(술), 수기 환납
manual removal 맨손제거
manuvolumetry 압력용적측정법
many-tailed bandage 다단붕대
mapping 지도화, 지도작성
marasmus 소모증
march hemoglobinuria 행군혈색소뇨
Marcy 마시
Marfan syndrome 마르팡증후군
marginal 1. 모서리-, 연- 2. 가장자리-, 경계-
marginal artery 모서리동맥
marginal artery of Drummond 드르몽의 모서리동맥
marginal donor 경계기증자
marginal layer 가장자리층, 변연층
marginal ulcer 변연부궤양
maritime quarantine 해양검역소
Marjolin ulcer 마르졸랭궤양
mark 1. (반)점 2. 자국 3. 표시, 표지
marker 1. 표지자 2. 표지
marker gene 표지유전자
marlen plastic loop ostomy rod 말렌플라스틱고리인공항문조성술막대
marlex mesh 말렉스메쉬
marlex sling repair 말렉스걸이교정술
marrow 골수
marrow cell 골수세포
marsupialization 주머니형성술, 조대술
Martin anoplasty Martin항문성형술
Martin modification of Duhamel operation Duhamel수술의 Martin변형
Martius graft Martius이식
Martius graft procedure Martius이식술
Martius technique Martius기법
masculinism 남성주의
masculinity 남성성
masculinization 남성화
masked face 가면얼굴
Mason (York) trans-sphincteric technique Mason (York) 경괄약근기법
Mason vertical banded gastroplasty 메이슨수직착대위성형
mass 1. 덩이, 종괴 2. 집단 3. 질량
mass chemotherapy 집단화학요법
mass forming type 종괴형성형
mass infection 집단감염
mass lesion 덩이병터
mass measurement 질량측정
mass screening 집단선별검사
massage 마사지, 안마
massive bleeding 대량출혈
massive hemorrhage 대량출혈
massive hepatic necrosis 광범위간괴사

mast cell 비만세포
mast cell disease 비만세포병
mastadenitis 유선염, 젖샘염
mastadenoma 유선종, 젖샘종
mastalgia 유방통
mastectomy 유방절제
mastitis 유방염
mastocyte 비만세포
mastodynia 유방통(증)
mastoid abscess 유방모양고름집, 꼭지돌기고름집
mastoid process 꼭지돌기, 유양돌기
mastopathy 유방병증
mastopexy 유방고정술
mastoplasty 유방성형술
mastoptosis 유방처짐
mastorrhagia 유방출혈
mastosis 유방증
mastotomy 유방절개술
material 1. 재(료) 2. 물질
maternal death 모성사망
maternal immunity 모성면역
maternal welfare 모성복지
maternity ward 산과병동
mating pair 교배쌍, 짝짓기쌍
matrix calculus 바탕질결석
matrix cell 바탕질세포
mattress suture 매트리스봉합
maturation 성숙
maturation technique 성숙기법
mature infant 만삭아
mature teratoma 성숙기형종
Maunsell-Weir operation 마운셀웨어수술
maxilla 위턱뼈, 상악골
maxillary canal 위턱관, 상악관
maxillary sinus 위턱굴, 상악동
maxillary sinusitis 위턱굴염, 상악동염
maxillofacial injury 위턱얼굴손상, 상악안면손상
maximal acid output; MAO 최대위산분비, 최대산분비
maximal aerobic capacity 최대산소용량
maximal breathing capacity 최대호흡용량
maximal tubular excretory capacity 최대요세관배설량
maximal tubular reabsorption capacity 최대요세관재흡수량
maximum 최대
maximum acceptable daily intake 일일섭취최대허용량
maximum breathing capacity 최대환기량
maximum dose 1. 최대용량 2. 최대선량
maximum oxygen debt 최대산소부채
maximum phonation time 최장발성지속시간
maximum resting anal pressure 최대휴식기항문압
maximum squeeze pressure 최대수축압
maximum tolerated volume 최대허용용적
maximum voluntary pressure 최대수의압
maximus 최대-, 가장큰-
May-Thurner syndrome 메이-터너증후군
mazodynia 유방통(증)
mazoplasia 유방조직증식증
McBurney point 맥버니점
McBurney incision 맥버니절개
MCC gene MCC유전자
MCC mutation MCC돌연변이
McCune-Albright syndrome 매큔-올브라이트증후군
McGiveney band ligator McGiveney밴드결찰기
McGivney hemorrhoid ligator McGivney치핵결찰기
McGown hemorrhoid ligator McGown치핵결찰기
McVay 맥베이
McVay repair 맥베이봉합
meal 음식, 식사
mean 1. 평균 2. 평균값
mean arterial blood pressure 평균동맥압
mean blood pressure 평균혈압
mean corpuscular volume; MCV 평균적혈구용적
mean life expectancy 평균여명
mean survival time 평균생존기간
mean venous oxygen content 평균정맥혈산소량

M

measles 홍역
measure 1. 치수 2. 계량, 측정 3. 척도
measurement 측정
meatus 1. 길, 도 2. 구, 구멍
mebendazole 메벤다졸
mechanical bowel preparation 기계적장세척
mechanical ileus 기계적장폐쇄, 기계적 창자막힘
mechanical injury 기계적손상
mechanical intestinal obstruction 기계적장폐쇄
mechanical lithotripsy 기계적쇄석술
mechanical obstruction 기계적폐쇄
mechanical ventilation 기계적환기
mechanism 1. 기전 2. 기제
mechanoreceptor 기계적수용기, 기계적수용체
mechlorethamine hydrochloride 염산메클로르에타민
Meckel diverticulectomy 메켈곁주머니절제술
Meckel diverticulitis 메켈곁주머니염
Meckel diverticulum 메켈곁주머니
meconium 태변
meconium aspiration syndrome 태변흡입증후군
meconium corpuscle 태변소체
meconium cyst 태변낭
meconium ileus 태변장폐색 의6 태변장폐색증
meconium peritonitis 태변복막염
meconium plug 태변마개
meconium plug syndrome 태변마개증후군
medial 1. 안쪽-, 내측- 2. 중(간)막-
medial arteriosclerosis 동맥중간막경화증
medial dissection 내측박리
medial inguinal fossa 내측서혜와, 내측서혜오목
medial malleolus 안쪽복사
medial umbilical ligament 내측배꼽인대
median 정중-
median antebrachial vein 중간아래팔정맥
median arcuate ligament 정중활꼴인대
median cubital vein 중간팔오금정맥
median line 정중선
median nerve 정중신경
median nerve compression 정중신경압박
median nerve palsy 정중신경마비
median pancreatectomy 정중췌장절제술
median plane 정중면
median rhomboid glossitis 정중마름모혀염, 정중능형설염
median sacral artery 정중엉치동맥, 정중천골동맥
median sagittal plane 정중시상면
median section 정중단면
median sternotomy 정중복장뼈절개, 정중흉골절개
median tracheostomy 정중기관절개
median umbilical ligament 정중배꼽인대
mediastinal 세로칸-, 종격-
mediastinal abscess 세로칸고름집, 종격농양
mediastinal cyst 세로칸물혹, 종격낭
mediastinal emphysema 세로칸기종, 종격기종
mediastinal flutter 세로칸된떨림, 종격조동
mediastinal hernia 세로칸탈장, 종격탈장
mediastinal pleura 세로칸가슴막, 종격흉막
mediastinal tamponade 세로칸눌림증, 종격눌림증
mediastinal teratoma 세로칸기형종, 종격기형종
mediastinal tumor 세로칸종양, 종격종양
mediastinum 세로칸, 종격
mediator 매개체, 매개물질
medical anatomy 내과적해부학
medical bacteriology 의학세균학
medical care 의료
medical certificate 진단서
medical diagnostic instrument 의학진단기구
medical ecology 의학생태학
medical examination report 의학검사보고, 건강진단서
medical need 의료요구, 의료수요
medical physics 의학물리학
medical record 의무기록
medical social worker 의료사회사업가
medicare (미국)노인의료보험제도, 메디케어
medication 1. 투약, 약물처치 2. 약
medication-related colitis 약관련결장염
medicinal charcoal 약용숯
medicine 1. 의학 2. 약 3. 내과

medicolegal 법의학-
medina catheter in reservoir ileostomy 저장형회장조루술에서 Medina도관, 저장형회장창냄술에서 Medina도관
mediterranean lymphoma 지중해림프종
medium 1. 배지 2. 매체 3. 중간
medulla 1. 수질, 속질 2. 골수 3. 숨뇌, 연수
medullary 1. 수질-, 속질- 2. 골수- 3. 척수-
medullary canal 골수공간, 골수강
medullary cancer 수질암(종), 속질암(종)
medullary carcinoma 수질암(종), 속질암(종)
medullary collecting duct 수질집합관, 속질집합관
medullary respiratory center 숨뇌호흡중추
medullary respiratory chemoreceptor 숨뇌호흡화학수용체
medullary thyroid carcinoma 갑상샘수질암(종)
megacephaly 거대두개 [의6] 거대두개증
megacolon 거대결장
megacystis-microcolon-intestinal hypoperistalsis syndrome 거대방광-작은결장-장연동저하증후군
megaduodenum 거대십이지장증
megaesophagus 거대식도 [의6] 거대식도증
megakaryoblast 거대핵모세포
megakaryocyte 거대핵세포
megaloblast 거대적혈모구
megaloblastic anemia 거대적혈모구빈혈
megalogastria 거대위(증)
megalohepatia 간비대
megalosplenia 비장비대, 지라비대
megalourethra 거대요도 [의6] 거대요도증
megarectum 거대직장
megaureter 거대요관 [의6] 거대요관증
meiosis 감수분열
meiotic chromosome 감수분열염색체
meiotic division 감수분열
meissner corpuscle 마이스너소체
Meissner ganglion 마이스너신경절
Meissner plexus 마이스너신경총, 마이스너신경얼기
meissner submucosal plexus 마이스너점막밑신경기, 마이스너점막밑신경총
melanin 멜라닌, 흑색소
melanin pigment 멜라닌색소
melanin pigmentation 흑색소침착
melanocyte 멜라닌세포
melanocyte-stimulating hormone 멜라닌세포자극호르몬
melanocytic nevus 멜라닌세포모반
melanoma 흑색종
melanosis 흑색증
melanosis coli 대장흑색증
melanosome 멜라닌소체
melasma 기미
melena 흑색변
melena neonatorum 신생아흑색변
melituria 요당
melliturla 요당
membrane 막
membrane charge 막전하
membrane dissection 막박리
membrane filter 막여과기, 막거르개
membrane potential 막전위
membrane transport 막수송
membranoproliferative glomerulonephritis 막증식사구체신염
membranous glomerulonephritis 막사구체신염
membranous inflammation 막염(증)
memory bias 기억바이어스
memory cell 면역기억세포
menarche 초경, 첫월경
Mendelian disorder 멘델유전질환
Mendelian inheritance 멘델유전
Menetrier disease 메네트리에병
Meniere disease 메니에르병
meningocele 수막탈출(증), 수막류
meningococcal immunization 수막알균면역
meninx 수막
meniscus 1. 반달 2. 반달연골
menopausal arthritis 폐경관절염
menopause 폐경

menorrhagia 월경과다
menorrhalgia 월경통
menstrual 월경-
menstrual cramp 월경통
menstrual cycle 월경주기
menstrual disorder 월경장애
menstruation 월경
mental 1. 정신- 2. 턱끝-, 이부-
mental confusion 정신혼동
mental disorder 정신장애
mentality 정신상태
mercurial barometer 수은기압계
mercurial diuretic 수은이뇨제
mercury 수은
Merkel cell carcinoma 메르켈세포암종
mesalazine 메살라진
mesangial cell 메산지움세포, 사구체혈관사이세포
mesangial matrix 메산지움바탕질
mesangial proliferative glomerulonephritis 메산지움증식사구체신염
mesencephalic flexure 중간뇌굽이, 중뇌굴곡
mesenchyma 중간엽
mesenchymal cell 중간엽세포
mesenchymal hamartoma 중간엽과오종
mesenchymal stem cell 중간엽줄기세포
mesenchymal tissue 중간엽조직
mesenchymal tumor 중간엽종양
mesenchyme 중간엽
mesenchymoma 중간엽종
mesenteric 장간막-, 창자간막-
mesenteric adenitis 장간막림프절염
mesenteric angina 장간막협심증
mesenteric arteriography 장간막동맥조영(술)
mesenteric artery 장간막동맥, 창자간막동맥
mesenteric artery ischemia 장간막동맥허혈
mesenteric cyst 장간막낭, 창자간막낭
mesenteric embolism 장간막색전증
mesenteric hemorrhage 장간막출혈
mesenteric hernia 장간막탈장
mesenteric infarction 장간막경색증
mesenteric lymphadenitis 장간막림프절염
mesenteric lymphadenopathy 장간막림프절병
mesenteric nerve 장간막신경
mesenteric occlusive disease 장간막폐쇄
mesenteric panniculitis 장간막지방층염
mesenteric plexus 장간막신경총, 창자간막신경얼기
mesenteric tumor 장간막종양
mesenteric vascular disease 장간막혈관병
mesenteric vein 장간막정맥
mesenteric vein thrombosis 장간막정맥혈전증
mesentery 장간막
mesentery lengthening 장간막늘임술, 장간막연장술, 창자간막늘임(술), 창자간막연장(술)
mesentery varix 장간막정맥류
mesh 메쉬, 인공막
mesh graft 그물이식
mesh patch 메쉬첩포
mesh plug 메쉬플러그, 메쉬마개
mesh repair 메쉬교정술
meshoma 메쉬종괴
meso-aortitis 대동맥중막염
meso-aortitis syphilitica 매독대동맥중막염
mesocaval shunt 대정맥장간막정맥션트
mesocolic hernia 결장간막탈장
mesocolon 결장간막
mesoderm 중배엽
mesoduodenum 십이지장간막 [동] 샘창자간막
mesoesophagus 식도간막
mesogastrium 위간막
mesomorphic 중배엽체형-
mesonephric duct 중간콩팥관
mesophilic bacterium 중온균
mesorectal carcinoma 직장간막암(종)
mesorectum 직장간막
mesosigmoid 에스결장간막 [의6] 구불결장간막, 구불창자간막
mesosigmoid plasty 에스결장간막성형술
mesosystemic shunt 장간막대정맥션트, 장간막대정맥연결(술)
mesothelial cancer 중피암

mesothelial cell 중피세포
mesothelial repair 중피복구
mesothelioma 중피종
mesothelium 중피
mesothelium repair 중피복구
messenger 전령
metaanalysis 메타분석
metabolic 대사-
metabolic abnormality 대사이상
metabolic acidemia 대사산혈증
metabolic acidosis 대사산증
metabolic alkalosis 대사알칼리증
metabolic coma 대사혼수
metabolic cycle 대사주기
metabolic disease 대사질환
metabolic disorder 대사장애
metabolic inhibitor 대사억제제
metabolic map 대사경로도
metabolic monitoring 대사감시
metabolic pathway 대사경로
metabolic regulation 대사조절
metabolic turnover 대사전환
metabolism 대사
metabolite 대사(산)물
metacarpophalangeal joint 손허리손가락관절, 중수수지관절
metacentric chromosome 중앙매듭염색체
metacholine challenge test 메타콜린유발검사
metachromatic body 이염(색)소체
metachronous 이시성
metaicteric 황달후-
metaiodobenzylguanidine; MIBG 메타아이오도벤질구아니딘
metal stent 금속스텐트, 금속내관
metallic block calorimeter 금속열량계
metalloproteinase 금속단백질분해효소
metamorphosis 탈바꿈, 변형, 변태
metanephric duct 뒤콩팥관
metanephrine 메타네프린
metaphase 중기
metaplasia 화생
metaplastic polyp 화생용종
metaplastic polyposis 화생용종증
metapneumonic empyema 폐렴후가슴고름집
metastasis 전이
metastatic 전이(성)-
metastatic abscess 전이고름집
metastatic calcification 전이석회화
metastatic cancer 전이암
metastatic carcinoid 전이유암종, 전이카시노이드
metastatic carcinoma 전이암종
metastatic disease 전이질환
metastatic hepatoma 전이간암
metastatic inflammation 전이염증
metastatic liver disease 전이간질환
metastatic tumor 전이종양
metencephalon 후뇌
meter candle 미터촉광
methane 메테인, 메탄
methemoglobinemia 메트혈색소혈증
methimazole 메티마졸
methylation 메틸화
methylene blue 메틸렌블루
methylene blue stain 메틸렌블루염색
methylene chloride 염화메틸렌
methylhippuric acid 메틸히퓨르산
methylprednisolone 메틸프레드니솔론
metroperitonitis 자궁복막염
metrorrhagia 자궁출혈
metyrapone 메티라폰
micelle 미포
micellisation 미셀화
Michaelis-Gutmann body 미하엘리스-구트만소체, Michaelis-Gutmann소체
microabscess 미세고름집
microadenoma 미세선종
microaerophilic bacterium 미세산소균
microaggregate 미세응집물
microaneurysm 미세동맥류
microangioma 미세혈관종

M

microangiopathy 미세혈관병증
microbe 미생물, 균
microbial 미생물-, 균-
microbial digestion 미생물소화
microbial flora 미생물무리
microbicidal 살균-
microbicide 살균제, 살미생물제
microbiology 미생물학
microcalcification 미세석회화
microcarcinoma 미세암(종)
microcirculation 미세순환
micrococcus 미세알균
microcolon 작은결장(증) [의6] 작은결장
microcystic carcinoma 미세낭암종
microcytic fatty liver 미세 수포정 지방간
microcytic RBC 작은적혈구, 소적혈구
microdosage 미세용량
microembolism 미세색전증
microembolization 미세색전형성
microfibril 미세원섬유
microfilament 미세잔섬유
microflora 미생물무리
microgastria 작은위증, 소위증
microglial cell 미세(아)교세포
microglobulin 저분자글로불린
micrognathia 작은턱증, 소악증
microgranuloma 미세육아종
microinvasive breast cancer 미세침윤성유방암
microinvasive carcinoma 미세침윤암(종), 미세침습암(종)
microlymphatic graft 미세림프절이식
micromanipulation 미세조작
micromastia 작은유방증, 왜소유방증
micrometastasis 미세전이
micrometer 미세자
micrometry 미세측정
microneedle 미세바늘
micronucleus 작은핵, 소핵
micronutrient 미량영양소
microorganism 미생물
microsatellite 현미부수체
microsatellite instability; MSI 현미부수체불안정성
microscope 현미경
microscopic colitis 미세대장염
microscopic examination 현미경검사
microscopic hematuria 현미경혈뇨
microscopic polyangiitis 현미경다발혈관염, 현미경여러혈관염
microscopy 현미경검사
microsome 미세소체
microsphere 미세구
microspherocytosis 작은공모양적혈구증가, 소구형적혈구증가
microsplenia 작은비장
microsporidiosis 작은홀씨충증
***Microsporum* species** 작은홀씨균종
microsurgery 미세수술
microsurgical instrument 미세수술기구
microsurgical technique 미세수술법
microthrombosis 미세혈전증
microtransducer 소변환기
microtubule 미세관
microvascular transfer 미세혈관전이
microvesicluar 소낭형
microvillus 미세융모
microwave burn 극초단파화상
microwave coagulation 극초단파지짐기 [동] 극초단파응고기
micturition 배뇨
micturition center 배뇨중추
micturition disorder 배뇨장애
micturition reflex 배뇨반사
midaxillary line 중간겨드랑선
midclavicular line 빗장중간선, 쇄골중간선
middle age 중년
middle cerebral artery 중(간)대뇌동맥
middle colic artery 중결장동맥
middle finger 가운데손가락
middle hemorrhoidal artery 중치핵동맥
middle hepatic artery 중간간동맥

middle hepatic vein 중간간정맥
middle rectal artery 중직장동맥
middle thyroidal vein 중갑상선정맥
midgut 중장, 중간창자
midgut loop of intestine 중간창자고리
midgut volvulus 중장꼬임
midline 정중선
midline incision 정중절개
midline pit 정중선오목
midplane of the liver 간정중면, 간가운데면
midsternal line 흉골중앙선
midureteroureterostomy 중간요관사이연결술
migraine 편두통
migrating abscess 이동고름집
migration 이동
migratory phlebitis 이동정맥염
Mikulicz disease 미쿨리치병
Mikulicz operation 미쿨리치수술
Milan criteria 밀란기준
miles operation 마일즈수술
miliaria 땀띠
miliary 좁쌀-, 속립-
miliary abscess 좁쌀고름집
miliary carcinomatosis 좁쌀암종증
miliary carcinosis 좁쌀암종증
miliary embolism 좁쌀색전증
milium 좁쌀종
milk abscess 유선농양, 젖샘고름집, 젖샘농양
milk curd syndrome 우유덩어리증후군
milk fat (우)유지방
milk intolerance 우유불내성
milk line 젖선, 유선
milk-borne infection 우유매개감염
Miller cuff 밀러소매
Milligan-Morgan hemorrhoidectomy Milligan-Morgan치핵절제술
Milroy disease 밀로이병
mineral 무기질, 광(물)질
mineral deficiency 무기질결핍
mineral oil 무기질유 의6 광유
mineral requirement 무기질요구(량)
mineral salt 무기염
mineralization 무기질침착, 광물질화
mineralocorticoid 무기질부신피질호르몬
Ming classification Ming분류
mini cholecystectomy 최소절개담낭절제술
Mini packer syndrome Mini packer증후군
miniature stomach 작은위, 축소위
mini-gastric bypass 축소위우회(술)
minimal daily requirement 최소영양필요량, 최소일일요구량
minimal inhibitory concentration 최저억제농도
minimally invasive 최소침습
minimally invasive carcinoma 최소침습암(종)
minimally invasive follicular carcinoma 최소침습소포암종
minimally invasive surgery 최소침습수술
Minnesota duct 미네소타관
Minnesota multiphasic personality inventory; MMPI 미네소타다면인성검사
minor ampulla 소팽대부
minor histocompatibility antigen 부조직적합항원
minor histocompatibility complex 부조직적합복합체
minor operation 작은수술
minute ventilation 분당환기(량)
minute volume 1. 분당호흡량 2. 분당박출량
Mirizzi syndrome 미리지증후군
mirror image dextrocardia 거울상우심증
misalignment 정렬오류
misdiagnosis 오진
mismatch repair gene 불일치복구유전자
missed hernia 누락탈장
missile injury 미사일손상
mitochondria 사립체
mitochondrial 사립체-
mitochondrial chromosome 사립체염색체
mitochondrial matrix 사립체바탕질
mitochondrion 사립체
mitogen 유사분열촉진제

mitosis 유사분열
mitotane 마이토테인
mitotic 유사분열-
mitotic cell 유사분열기세포
mitotic cycle 유사분열주기
mitotic inhibitor 유사분열억제제
mitotic period 유사분열기
mitral annular calcification 승모판고리석회화
mitral atresia 승모판폐쇄증
mitral cell 승모세포
mitralized pulse 승모판부정맥
mittelschmerz 배란통
mixed acinar endocrine carcinoma 혼합선방내분비암(종)
mixed acinic adenocarcinoma 혼합선방내분비암(종)
mixed cholesterol gallstone 혼합콜레스테롤담석
mixed connective tissue disease 혼합결합조직병
mixed ductal-endocrine carcinoma 혼합관내분비암종
mixed gallstone 혼합담석, 혼합쓸개돌
mixed germ cell tumor 혼합종자세포종양
mixed infection 혼합감염
mixed lymphocyte culture 혼합림프구배양
mixed lymphocyte reaction 혼합림프구배양반응
mixed micelle 혼합미포
mixed nerve 혼합신경
mixed stone 혼합결석
mixed ulcer 혼합궤양
mixed venous oxygen content 혼합정맥산소함유량
mobilization 이동, 가동화, 유동화
Mobitz type II 모비츠 II형
mock infection 모의감염실험
moderately differentiated 중분화
modification 수정, 변형
modified Clark platinum oxygen electrode 변형클라크백금산소전극
modified radical mastectomy 변형근치유방절제술
modified radical neck dissection 변형근치목절제
modified right lobe transplantation 변형우간이식
modified Seldinger technique 변형셀딩거기법, 변형셀딩거술기
modified Whitehead hemorrhoidectomy 변형Whitehead치핵절제술
modulating circuit 조절회로
modulator gene 조절유전자
moist rale 젖은거품소리, 습성수포음
molar 큰어금니, 대구치
molar concentration 몰농도
molarity 몰농도
mole 1. 기태 2. 몰 3. 모반
molecular 분자-
molecular absorbents reticulation system; MARS 마스
molecular biology 분자생물학
molecular check point gene 분자검문유전자
molecular dispersion 분자분산
molecular marker 분자표지자
molecular physiology 분자생리학
molecular radiation biology 분자방사선생물학
molecular weight 분자량
molecule 분자
molluscum 물렁종
molluscum body 물렁종소체
molluscum contagiosum 물사마귀, 전염물렁종
Mondor disease 몽도르병
mongolian spot 몽골반점
mongolism 다운증후군
moniliasis 모닐리아증
monitor 감시장치, 모니터
monitoring 감시, 모니터링
monoacidic base 일산염기
monoamine oxidase inhibitor; MAOI 모노아민산화효소억제제
monoamine oxidase; MAO 모노아민산화효소
monocentric chromosome 홑매듭염색체
monoclonal 단세포군-, 단클론-
monoclonal antibody 단클론항체
monoclonal antibody therapy 단클론항체요법
monoclonal antineurofilament

단세포군항신경잔섬유
monoclonal immunoglobulin detection 단클론면역글로불린검출
monocrotic pulse 단맥박
monocular vision 한눈시(력)
monocyte 단핵구
monocytic 단핵구-
monocytosis 단핵구증가
Monoethylglycinexylidide test; MEGX test MEGX검사
monomer 단일체, 단량체
monomolecular layer 단분자층, 홑분자층
mononuclear cell 단핵세포, 단핵구
mononucleosis 단핵구증
mononucleus 단핵, 홑핵
monophasic 단상
monophasic pulse 단상파동
monopolar electrocardiography 단극심전도검사
monopolar electrosurgery 단극전기수술
monopolar generator 단극발생장치
monorail balloon catheter 모노레일 풍선카테터
monorail catheter technology 모노레일카테터 기술
monorchidism 단일고환증
monorchism 단일고환증
monosaccharide 단당(류)
monosymptomatic 단일증상-
mood 기분
moon face 달덩이얼굴
morbid 1. 병적- 2. 이환-
morbid condition 병적상태
morbid obesity 병적비만
morbidity 1. 이환 2. 이환율
morbidity rate 이환율
Moreau-Chilaiditi sign Moreau-Chilaiditi징후
morgagni 모르가니
Morgagni hernia 모르가니탈장
morning stiffness 아침강직
Moro reflex 모로반사
morphine 모르핀
morphogenesis 형태발생
morphologic defect 형태결함
morphological 1. 형태학- 2. 형태-
morphology 1. 형태학 2. 형태
morrison pouch 모리슨오목
mortality 1. 사망 2. 치사성 3. 사망률
mortality rate 사망률
mortality ratio 사망비
mortar injury 모르타르손상, 막자사발손상
mosaic 섞임, 모자이크
mosaic inheritance 섞임유전, 모자이크유전
mosaicism 섞임증, 모자이크현상
Moschcowitz procedure Moschcowitz술기
mosquito forceps 작은지혈집게
mother chromosome 모염색체
motilin 모틸린
motilin level 모티린농도
motility 운동성
motility agent 운동성약물
motility disorder 운동장애, 운동질환
motility test 운동성검사
motion 운동, 움직임, 동작
motor activity 운동활동
motor cell 운동신경세포
motor dysphasia 운동언어장애
motor end organ 운동종말기관
motor innervation 운동신경지배
motor nerve 운동신경
motor nerve conduction study 운동신경전도검사
motor neuron damage 운동신경세포손상
motor paralysis 운동마비
motor pathway 운동신경로
motor quotient 운동지수
motor reaction 운동반응
motor root 운동신경뿌리
motor unit 운동단위
motor unit potential duration 운동단위전위지속시간
motor vehicle accident 자동차사고
mottled 반상-
mottled plaque 반상판, 톱니모양플라크

mouth 1. 입 2. 입안, 구강
mouth breathing 입호흡
mouth dryness 입안마름, 구강건조
mouth gag 입벌리개
movability 운동성
movable spleen 이동비장
movement 운동
Moyamoya disease 모야모야병
MR signal 자기공명신호
mucin 1. 점액소 2. 점액
mucin phenotype 점액소표현형
mucinoid 점액모양-
mucinosis 점액증
mucinous 점액
mucinous adenocarcinoma 점액선암(종)
mucinous breast cancer 점액성유방암
mucinous cancer 점액암
mucinous carcinoma 점액암(종)
mucinous cyst 점액낭종
mucinous cystadenocarcinoma 점액낭선암(종)
mucinous cystadenoma 점액낭샘종
mucinous exudate 점액삼출물
mucinous tumor 점액종양
mucocele 점액낭종
mucocutaneous candidiasis 점막피부칸디다증
mucocutaneous flap 점막피부피판
mucocutaneous lymph node syndrome 점막피부림프절증후군
mucoid 1. 점액성 2. 점액모양-
mucolytic 1. 점액용해- 2. 점액용해제
mucopolysaccharide 점액다당(류)
mucopolysaccharidosis 점액다당류증, 뮤코다당류증
mucopurulent 점액고름-
mucosa 점막
mucosa-associated lymphoid tissue lymphoma; MALT lymphoma 점막연관림프조직림프종
mucosa-associated lymphoid tissue; MALT 점막연관림프조직
mucosal advancement flap 점막전진피판
mucosal barrier 점막장벽
mucosal fold 점막주름
mucosal graft 점막이식
mucosal neuromas 점막신경종
mucosal proctectomy 직장점막절제술
mucosal prolapse 점막탈출
mucosal protective drug 점막보호제
mucosal seeding 점막파종
mucosal sensitivity measurement 점막민감도측정
mucosal stripping 점막벗기기, 점막박리술
mucosectomy 점막절제술
mucoserous 점액장액-
mucositis 점막염
mucous 1. 점액- 2. 점액성-
mucous cell 점액세포
mucous coat 점막
mucous cyst 점액낭
mucous cystadenoma 점액낭샘종
mucous diarrhea 점액설사
mucous fistula 점막루, 점막샛길
mucous gland 점액샘
mucous membrane 점막
mucous neck cell 목점액세포
mucous plaque 점막판
mucous plug 점액마개
mucous retention cyst 점액정체낭
mucous sputum 점액가래
mucous stool 점액변
mucus 점액
mucus discharge 점액분비물
Muir-Torre syndrome Muir-Torre증후군
mulberry calculus 오디결석
Mullerian agenesis 뮐러관무발생
Mullerian anomaly 뮐러관이상, 뮐러관기형
Mullerian inhibiting substance 뮐러관억제물질
Mullerian remnant 뮐러관잔류물
multicellular 다세포-, 여러세포-
multicentric 다중심-
multicentricity 다발성
multicetric 다발성-, 다중심-

multicystic dysplastic kidney 다낭형성이상신장
multidisciplinary approach 여러전문분야적 접근, 다학제접근
multifactorial 다인자-
multifactorial inheritance 다인자유전
multifocal 다병소-
multifocality 다병소성
multihole catheter 다공도관
multilobular cirrhosis 다엽간경화증
multilocular 여러칸-, 다방-
multilocular cyst 여러칸낭, 다방낭
multinodular 다결절-
multinodular goiter 다결절갑상샘종
multinuclear giant cell 다핵거대세포
multiple 다(발)-, 다중-
multiple abscess 다발고름집
multiple birth 다태아분만
multiple bond 다중결합
multiple causation theory 다중인과이론
multiple character 다중성격
multiple deformity 복합기형
multiple embolism 다발색전증
multiple endocrine adenomatosis; MEA 다발내분비샘종증
multiple endocrine neoplasia type 1 1형다발내분비샘신생물
multiple endocrine neoplasia; MEN 다발내분비샘신생물
multiple hamartoma syndrome 다발과오종증후군
multiple infection 다발감염
multiple intussusception 다발장중첩증
multiple neurofibromatosis 다발신경섬유종증
multiple organ failure 다기관부전
multiple organ system failure; MOSF 다기관계부전
multiple polyposis syndrome 다발용종증후군
multiple sclerosis 다발경화증
multiple serositis 다발장막염
multiplication 1. 증식 2. 증가
multiseptation 다중격형성
multiside hole 다공
multispecialty guidelines 다학제 권고안
multistep carcinogenesis model 다단계암화모델
mumps orchitis 볼거리고환염
Munro abscess 먼로농양
munro microabscess Munro미세고름
mural abscess 복벽고름집
mural endocarditis 벽심내막염
mural thrombus 혈관벽혈전, 심장벽혈전
murmur 잡음
murphy button Murphy단추
Murphy sign 머피징후
muscarinic 머스카린-
muscle 근, 근육
muscle disease 근육병
muscle fiber 근(육)섬유, 근(육)세포
muscle flap 근(육)판, 근(육)피판
muscle relaxant 근이완제, 근(육)풀림제
muscle spindle 근(육)방추
muscle tone 근긴장도
muscular atrophy 근위축
muscular coat 근육층
muscular dystrophy 근디스트로피
muscular stiffness 근(육)경직, 근(육)강직
muscular tissue 근(육)조직
muscularis externa 외부근층
muscularis mucosa 점막근(육)
muscularis mucosae 점막근(육)
muscularis propria 고유근층
muscularis submucosa ani 항문점막하근
musculature 근(육)조직
musculocutaneous 근(육)피부-
musculocutaneous flap 근피판
musculocutaneous graft 근피이식편
musculocutaneous nerve 근육피부신경, 근피신경
musculofascial flap 근육근막판
musculoskeletal system 근육뼈대계통, 근골격계
mustine hydrochloride mustine염산염
mutagenesis 돌연변이유발
mutagenic 돌연변이유발-

mutant 1. 돌연변이- 2. 돌연변이체
mutant frequency 돌연변이빈도
mutant gene 돌연변이유전자
mutation 돌연변이
mutation detection 돌연변이검출
mutation rate 돌연변이율
mutator gene 돌연변이유발유전자
mutton fat deposit 굳기름침착물
myalgia 근육통
myasthenia gravis 중증근무력증
mycelial fungus 균사체진균
mycete 진균, 곰팡이
mycetoma 균종, 진균종
mycobacterial infection 마이코박테리아감염
Mycobacterium 미코박테륨<속>
Mycobacterium avium intracellulare 미코박테륨아비움인트라셀룰라레, 조류결핵균
***Mycobacterium bovis* infection** 소결핵균감염
Mycobacterium paratuberculosis 미코박테륨파라투베르굴로시스, 파라결핵성장염균
Mycobacterium tuberculosis 결핵균
mycological laboratory 진균검사실
mycological procedure 진균수법, 진균방법
mycology 진균학
mycophenolate mofetil 마이코페놀레이트 모페틸
Mycoplasma 마이코플라스마<속>
mycosis 진균증
mycosis fungoides 균상식육종, 마이코시스풍고이데스
mycotic 1. 진균-, 곰팡이- 2. 진균증-
mycotic aneurysm 감염성동맥류
mycotic infection 진균감염
mycotic stomatitis 진균입안염, 진균구내염
mycotic ulcer 진균궤양
myectomy 근(육)절제(술)
myelin sheath 말이집, 수초
myelinated fiber 말이집신경섬유, 유수신경섬유
myelodysplasia 1. 골수형성이상증후군 2. 척수형성이상
myelodysplastic disorder 골수형성이상질환, 골수형성장애
myelodysplastic syndrome 골수형성이상증후군
myelogenous 1. 골수(기원)- 2. 골수발생-
myelography 척수조영(술)
myeloid cell 골수세포
myeloid metaplasia 골수화생
myelolipoma 골수지방종
myeloma 골수종
myeloma cell 골수종세포
myeloma globulin 골수종글로불린
myelomeningocele 척수수막류 [의6] 척수수막탈출증
myelopathy 1. 척수병증 2. 골수병증
myeloproliferative 골수증식-
myeloproliferative disorder 골수증식질환
myelosuppression 골수억제
myelotomy 척수절개(술)
myenteric plexus 근육층신경얼기
myoblast 근모세포
myocardial 심근-, 심장근육-
myocardial contusion 심근타박상, 심근좌상
myocardial infarction 심근경색증
myocardial ischemia 심근허혈
myocardiogram 심근운동도
myocardiography 심근운동기록술, 심근조영술
myocardiopathy 심근병증
myocarditis 심근염
myocardium 1. 심근, 심장근육 2. 심근층, 심장근육층
myoclonic epilepsy 근간대뇌전증
myocutaneous flap 근피판
myoelectrical activity 근전기활성
myoelectrical study 근전기검사
myoepithelial cell 근(육)상피세포
myofibromatosis 근섬유종증
myofibrosarcoma 근섬유육종
myofibrosis 근(육)섬유증
myogenic regulation 근육성조절
myoglobin 근색소
myoglobinuria 근색소뇨
myoglobulin 마이오글로불린

myoid cell 근(육)모양세포
myoma 근종
myomectomy 근종절제
myometrium 자궁근(육)층
myonecrosis 1. 근(육)괴사 2. 근(육)섬유괴사
myopathic disorder 근육병증(질환)
myopathy 근육병증
myopectineal orifice 근치골구멍
myopia 근시
myositis 근(육)염
myotomy 근(육)절개
myotonia 근긴장증
myotonic 근긴장-
myotonic pupil 근긴장동공
myringa 고막
myrinx 고막
myxedema 점액부종
myxedema coma 점액부종혼수
myxoid 점액유사-
myxoid cyst 점액낭
myxoma 점액종

N

N-acetylcysteine N-아세틸시스테인
nail 1. 손발톱 2. 못
nail bed 손발톱바닥
nail discoloration 손발톱변색
nail excision 손발톱절제
nail matrix 손발톱바탕질
nailing 못고정
naloxone hydrochloride 날록손
naltrexone 날트렉손
Napkin-Ring carcinoma 냅킨-링암(종)
narcolepsy 기면병
narcosis 마취, 혼수
narcotic 1. 마약- 2. 마약
narcotic analgesic 마약진통제
narcotic drug 마약
narcotic intoxication 마약중독
narcotic withdrawal 마약금단
narrow angle glaucoma 좁은전방각녹내장
narrow band imaging; NBI 협대역영상
nasal 코-, 비-
nasal bridge 콧등
nasal cavity 코안, 비강
nasal flaring 코벌렁임
nasal meatus 콧길, 비도
nasal septal deviation 비중격만곡
nasal septum 비중격, 코사이벽
nasal speculum 비경
nasobiliary drainage 코담도배액, 비담도배액
nasobiliary intubation 코담도삽관, 비담도삽관
nasoenteric tube feeding 코장관영양, 비장관영양
nasoesophageal feeding 코식도영양, 비식도영양
nasogastric 코위-
nasogastric intubation 코위삽관
nasogastric suction 코위흡인
nasogastric tube 비위관
nasojejunal tube feeding 코공장관영양, 비공장관영양
nasolabial fold 코입술주름
nasolacrimal canal 코눈물뼈관, 비루골관
nasolacrimal duct 코눈물관, 비루관
nasopalatine plexus 코입천장신경얼기
nasopharyngeal carcinoma 코인두암종
nasopharynx 코인두, 비인두
nasotracheal intubation 코기관삽관
nasotracheal tube 코기관관
national health insurance 국민건강보험
native immunity 선천면역
natural childbirth 자연분만
natural death 자연사
natural experiment 자연실험
natural immunity 자연면역
natural infection 자연감염
natural killer cell leukemia 자연살해세포백혈병
natural killer cell; NK cell 자연살해세포
nausea 구역, 메스꺼움
NCC-ST tumor marker NCC-ST종양표지자
Nd : YAG laser Nd : YAG 레이저
near point 근점
near reflex 근접반사
near total thyroidectomy 갑상샘근전절제술
nebulizer 연무기
Necator americanus 아메리카구충
necatoriasis 아메리카구충증
neck 목, 경부
neck base 목 기저부
neck dissection 목해부, 경부박리
necrobiotic collagen 생괴사아교질
necrolysis 괴사용해

necrolytic migratory erythema 괴사용해이동홍반
necropsy 부검
necrosis 괴사
necrotic colostomy 괴사성결장루
necrotizing 괴사-
necrotizing anorectal abscess 괴사성항문직장농양, 괴사성항문직장고름집
necrotizing arteriolitis 괴사세동맥염
necrotizing arteritis 괴사동맥염
necrotizing cellulitis 괴사연조직염
necrotizing enteritis 1. 괴사장염 2. 괴사소장염
necrotizing enterocolitis 1. 괴사소장결장염 2. 괴사작은창자큰창자염, 괴사소장대장염
necrotizing fasciitis 괴사근막염
necrotizing inflammation 괴사염증
necrotizing pancreatitis 괴사췌장염
necrotizing perineal infection 괴사성회음부감염
necrotizing renal papillitis 괴사신장유두염
necrotizing vasculitis 괴사혈관염
needle 바늘, 침
needle aspiration 바늘흡인
needle holder 바늘집게
needleholders 바늘집게
needle-stick injuriy 바늘대손상
negative charge 음전하
negative feedback 음성되먹임
negative feedback mechanism 음성되먹임기전
negative inotropic 음성수축력-, 수축력억제-
negative nitrogen balance 음성질소평형
negative pressure 음압
negative symptom 음성증상
Neisseria 나이세리아<속>
Neisseria gonorrheae 나이세리아임균
***Neisseria* infection** 나이세리아감염
Nelaton catheter 넬라통도관
Nelaton muscle 넬라톤근
Nematoda 선충
neoadjuvant 선행보조-
neoadjuvant biologic therapy 선행보조생물학적제제요법
neoadjuvant chemotherapy 선행보조화학요법
neoanal sphincter 1. 새항문조임근 2. 새항문괄약근
neointima 신내막
neointimal hyperplasia 신내막증식증, 신내막과다형성증
neonatal asphyxia 신생아질식
neonatal atelectasis 신생아무기폐
neonatal death 신생아사망
neonatal diarrhea 신생아설사
neonatal hyperbilirubinemia 신생아고빌리루빈혈증
neonatal hyperinsulinism 신생아고인슐린증
neonatal infection 신생아감염
neonatal intensive care center 신생아집중치료실
neonatal jaundice 신생아황달
neonatal mortality rate 신생아사망률
neonatal period 신생아기
neonatal purpura 신생아자반
neonatal screening 신생아선별검사
neonatal small left colon syndrome 신생아작은좌결장 증후군
neonatal sphincter muscle transplantation 신생아괄약근이식
neonate 신생아
neonatology 신생아학
neoplasia 신생물
neoplasm 신생물
neoplastic 신생물-
neoplastic transformation 신생물형질전환
neovascular membrane 신생혈관막
neovascularization 혈관신생
nephelometric immunoassay 비탁면역분석
nephrectomy 신장절제
nephritic calculus 신(장)염결석
nephritic syndrome 신(장)염증후군
nephritis 신(장)염
nephroblastoma 신장모세포종
nephrocalcinosis 신(장)석회증
nephrocolic fistula 신결장루
nephron 신장단위, 콩팥단위

N

nephropathy 신(장)병증
nephrosclerosis 신(장)경화증
nephrosis 신(장)증
nephrostomy 신장창냄술
nephrotic syndrome 신증후군
nephrotoxicity 신(장)독성
nephrotoxin 신(장)독소
nerve 신경
nerve block 신경차단, 신경블록
nerve cell 신경세포
nerve cell body 신경세포체
nerve compression 신경압박
nerve conduction 신경전도
nerve conduction study 신경전도검사
nerve conduction velocity 신경전도속도
nerve entrapment 신경포착
nerve fiber 신경섬유
nerve growth factor 신경성장인자
nerve plexus 신경얼기
nerve root 신경뿌리, 신경근
nerve stimulator 신경자극기
nerve terminal 신경종말
nervi erigentes 골반내장신경
nervous system 신경계(통)
nesidiectomy 췌장도절제술, 이자섬절제술
nesidioblastoma 췌도모세포종
Neuhauser sign 노이하우저징후
neural canal 신경관
neural crest 신경능선
neural crest cell 신경능선세포
neural fold 신경주름
neural plate 신경판
neural tube defect 신경관결손
neural tumor 신경종양
neuralgia 신경통
neuralgic 신경통-
neuraminidase 뉴라미니데이스
neurapraxia 생리적신경차단
neurectomy 신경절제
neurenteric canal 신경장관
neurenteric cyst 신경장낭, 신경장물혹
neurilemma 신경집, 신경초
neurilemmoma 신경집종, 신경초종
neuritis 신경염
neuroanatomy 신경해부학
neuroarthropathy 신경관절병증
neurobiology 신경생물학
neuroblast 신경모세포
neuroblast migration 신경모세포이주
neuroblastoma 신경모세포종
neurocirculatory collapse 신경순환허탈
neurocristopathy 신경능선병(증)
neurocytoma 신경세포종
neurodegeneration 신경변성, 신경퇴행
neurodermatitis 신경피부염
neurodynia 신경통
neuroendocrine 신경내분비-
neuroendocrine carcinoma 신경내분비암종
neuroendocrine cell 신경내분비세포
neuroendocrine reflex 신경내분비반사
neuroendocrine response 신경내분비반응
neuroendocrine tumor 신경내분비종양
neuroepithelial cell 신경상피세포
neuroepithelium 신경상피
neurofibrillary tangle 신경원섬유매듭
neurofibroma 신경섬유종
neurofibromatosis 신경섬유종증
neurofibrosarcoma 신경섬유육종
neurofilament 신경잔섬유
neuroganglion 신경절
neurogen 신경판유도물질
neurogenic 1. 신경발생- 2. 신경성-
neurogenic bladder 신경성방광
neurogenic deficit 신경성결핍
neurogenic diabetes insipidus 신경성요붕증
neurogenic incontinence 신경성실금
neurogenic pain 신경성통증
neurogenic shock 신경성쇼크
neurogenic tumor 신경(원)성종양
neuroglial cell 신경(아)교세포

neurohypophysis 신경뇌하수체
neuroimaging 뇌영상
neuroimmunology 신경면역학
neuroleptic malignant syndrome 신경이완제악성증후군
neurologic examination 신경계진찰
neurological disorder 신경계질환
neurologist 신경과의사, 신경과학자
neurology 신경학
neurolysis 신경박리(술)
neuroma 신경종
neuromuscular 신경근육-
neuromuscular disorder 신경근육장애
neuromuscular spindle 신경근육방추
neuromuscular synapse 신경근육연접
neuromyelitis 신경척수염
neuron 신경세포, 신경원
neuronal dysplasia 신경세포형성이상, 신경세포이형성
neuronal intestinal dysplasia 신경세포장형성이상
neuron-specific enolase 뉴론특이에놀라아제
neuroparalysis 신경마비
neuropathic arthritis 신경병성관절염
neuropathic arthropathy 신경병성관절병증
neuropathy 신경병증
neuropenia 호중성백혈구감소증
neuropeptide 신경펩타이드
neurophysiology 신경생리학
neuropsychiatric disorder 신경정신장애
neuropsychology 신경심리학
neuroradiology 신경영상의학
neuroregulation 신경조절
neuroretinopathy 시신경망막병증
neurorrhaphy 신경봉합
neuroscience 신경과학
neurosecretion 신경분비
neurosecretory cell 신경분비세포
neurosensory 감각신경-
neurosis 신경증
neurosurgery 신경외과(학)
neurotensin 뉴로텐신
neurotic disorder 신경증장애
neurotization 신경재생, 신경이식
neurotmesis 신경절단
neurotomy 1. 신경절개 2. 신경절단
neurotoxicity 신경독성
neurotoxin 신경독
neurotransmitter 신경전달물질
neurotrauma 신경외상
neurovascular bundle 신경혈관다발
neurovascular disorder 신경혈관장애
neutral salt 중성염
neutralization 중화
neutron 중성자
neutropenia 중성구감소
neutropenic enterocolitis 중성구감소성소장대장염
neutropenic enteropathy 중성구감소장병(증)
neutrophil 중성구
neutrophil chemotactic factor 중성구화학주성인자
neutrophilia 중성구증가
nevirapine 네비라핀
nevus 모반, 점
nevus cell 모반세포
nevus depigmentosus 탈색성 모반
nevus lipomatosus cutaneous superficialis 얕은피부지방종모반
newborn 신생아
newborn infant 신생아
newborn metabolic disturbance 신생아대사장애
nicardipine 니카르디핀
nick translation 틈번역
nickerson agar 니커슨우무
nicotine patch 니코틴부착포
nidus 1. 핵 2. 병터 3. 둥지
night sweat 야간땀, 야간발한
night terror 야경증
nil per os; NPO 금식
nipple 유두, 젖꼭지
nipple adenoma 유두선종, 젖꼭지샘종, 유두샘종
nipple discharge 유두분비물

nipple retraction 유두뒤당김, 젖꼭지뒤당김
nipple valve 유두판(막)
nipple-sparing mastectomy 유두보존유방절제술
Nissen fundoplication 니슨위바닥주름형성술, 니슨위저부주름형성술
Nissl body 니슬소체
nitrate 질산염
nitrazine 나이트라진
nitremia 질소혈증
nitric acid 질산
nitric oxide 산화질소
nitric oxide synthase 산화질소합성효소
nitrification 1. 질산염화 2. 질산요법
nitrifying bacterium 질산염생성균
nitrite 아질산염
nitroblue tetrazolium test; NBT test 니트로블루테트라졸륨검사
nitrogen 질소
nitrogen dioxide 이산화질소
nitroglycerin 니트로글리세린
nitrous oxide 아산화질소
nitze cytoscope 니쯔방광내시경
Nm23-hl gene Nm23-hl유전자
nocardiasis 노르카르디아증
nocturia 야간뇨, 야뇨증
nocturnal 야간-, 밤-
nocturnal asthma 야간천식
nocturnal dyspnea 야간호흡곤란
nocturnal hemoglobinuria 야간혈색소뇨
nocturnal seizure 야간발작
nodal arrhythmia 방실결절부정맥
nodal cell 결절세포
node 결절
nodular adenosis (of breast) (유방)결절샘증
nodular arteriosclerosis 결절동맥경화증
nodular goiter 결절갑상샘종
nodular hyperplasia 결절과다형성
nodular lymphoid hyperplasia 결절성림프구증식
nodular lymphoma 결절림프종
nodular melanoma 결절흑색종
nodular panniculitis 결절지방층염
nodular regenerative hyperplasia 결절재생성과증식
nodularity 소절형성
nodule 1. 결절 2. 소절
nodulus 1. 결절 2. 작은결절, 소결절
nodus 1. 결절 2. 림프절
nominal pressure 명목압력
non per os; NPO 금식
non-acid reflux 비산역류
nonalcoholic steatohepatitis 비알코올지방간염
nonalcoholic tropical pancreatitis 비알코올열대췌장염
nonatopic asthma 비아토피천식
non-B non-C cirrhosis non-B non-C간경변증
noncaseating 비치즈-, 비치즈화-
noncaseating granuloma 비치즈육아종
non-clostridial gangrenous cellulitis 비클로스트리듐괴저연조직염
non-curative gastrectomy 비근치위절제술
noncurative operation 비완치수술
non-curative resection 비근치절제(술)
nondiagnostic 비진단
nondominant hemisphere 비우세대뇌반구
nonfunctioning nodule 비기능결절
nonfunctioning tumor 비기능종양
nonhealing ulcer 낫지 않는 궤양
non-heart-beating donor 심정지기증자
non-Hodgkin lymphoma 비호지킨림프종
noninfectious 비전염-, 비감염-
noninfectious colitis 비감염성결장염
noninfectious necrosis 비감염괴사
noninsulin-dependent 인슐린비의존-
noninsulin-dependent diabetes 인슐린비의존당뇨병
noninvasive measurement 비침습측정
noninvasive monitoring 비침습감시
noninvasive positive pressure ventilation 비침습양압환기
nonionic 비이온(성)

nonionizing radiation 비이온화방사선
nonkeratinized stratified squamous epithelium 비각질중층편평상피
nonketonic coma 비케톤혼수
nonmendelian inheritance 비멘델유전
nonocclusive mesenteric ischemia 비폐색성장간막허혈
nonocclusive small-vessel insufficiency 비폐색성 소혈관 부전
nonoliguric renal failure 비소변감소성신부전
nonopioid analgesic 비아편유사진통제
nonparametric method 비모수방법
nonpathogen 비병원체
nonpolar bond 무극결합
non-polyposis colon carcinoma 비용종성결장암(종)
nonprotein respiratory quotient 비단백질호흡지수
non-Q wave 비Q파
nonreactive 무반응-
nonrecurrent laryngeal nerve 비회귀후두신경
nonrelaxing puborectalis syndrome 비이완성치골직장근 증후군
non-reverse translocated vein bypass 정위치전위정맥편우회술
nonselective flush 비선택적 수세
nonspecific 비특이-
nonspecific immunity 비특이면역
non-starch polysaccharide 비전분다당
nonsteroidal antiinflammatory drugs; NSAIDs 비스테로이드항염증제, 비스테로이드소염제
nonstress test; NST 비수축검사
nontoxic goiter 비독성갑상샘종
nonulcer dyspepsia 비궤양소화불량증
nonvascular layer 무혈관층
nonvenereal syphilis 비성병매독
noradrenergic 노르아드레날린-
norepinephrine 노르에피네프린
normal 1. 정상-, 보통-, 표준- 2. 노말
normal diet 보통식사
normal flora 정상균무리
normal intestinal flora 장내정상균무리
normal pressure 정상압, 표준압
normal pressure hydrocephalus; NPH 정상압수두증
normal saline 생리식염수
normoblast 적혈모구, 적혈모세포
normochromia 정상색소성, 정염(색)성
normochromic erythrocyte 정상색소적혈구, 정염(색)적혈구
normocyte 정상적혈구
normocytosis 정상적혈구혈액
normoglycemia 정상혈당
normokalemic 정상칼륨혈-
normolipidemia 정상지혈증
normoorthocytosis 정상비례백혈구증가
normoproteinemia 정상단백혈증
normoresponder 정상반응자
normoskeocytosis 왼쪽이동백혈구증가
normospermia 정상정액
normosthenuria 1. 정상비중뇨 2. 정상배뇨
normotensive 정상압-
north American blastomycosis 북미분아균증
Northern blot analysis 노던블롯분석
norweigian scabies 노르웨이옴
nose 코, 비
nosocomial 병원내-
nosocomial bacteriuria 병원내세균뇨
nosocomial gangrene 병원감염괴저
nosocomial infection 병원내감염
nosocomial pneumonia 병원내폐렴
nosogeography 질병지리학, 질병분포학
nosography 질병분류학, 질병기술학
nostril 콧구멍
No-touch technique 비접촉수기
noxythiolin lavage 녹시씨올린세척
nuchal 목덜미
nuchal rigidity 목경축
nuclear bag 핵주머니
nuclear envelope 핵(피)막
nuclear imaging study 핵의학영상검사

nuclear magnetic resonance imaging 핵자기공명영상
nuclear magnetic resonance; NMR 핵자기공명
nuclear medicine 핵의학
nuclear membrane 핵막
nuclear physics 핵물리학
nucleated cell 유핵세포
nucleated erythrocyte 유핵적혈구
nucleated RBC 유핵적혈구
nucleation 핵화
nuclei 핵
nucleic acid 핵산
nucleide 핵산염
nucleocapsid 뉴클레오캡시드
nucleoglucoprotein 핵당단백질
nucleoid 1. 핵모양 2. 뉴클레오이드
nucleolar chromosome 핵소체염색체
nucleolar gene 핵소체유전자
nucleolar organizer region 핵소체형성체지역
nucleolonema 핵소체실, 핵소체사
nucleolus 핵소체
nucleoplasm 핵질
nucleosidase 뉴클레오사이드분해효소
nucleoside 뉴클레오사이드
nucleotidase 뉴클레오타이드분해효소
nucleotide 뉴클레오타이드
nucleus 핵
nuclide 핵종
null cell 무표지세포
null hypothesis 귀무가설, 영가설
Null lymphocyte 눌림프구
nullipara 미출산부, 미분만부
numbness 1. 무감각 2. 저림, 저린감
numerical designation 수명칭
nummular aortitis 동전대동맥염
Nuss procedure 누스수술
nutcracker esophagus 호두까기식도
nutmeg liver 육두구간, 얼룩간
nutrient 영양소
nutrient canal 영양관
nutrition 영양(법)
nutritional 영양의
nutritional assessment 영양평가
nutritional cirrhosis 영양간경화증
nutritional disease 영양질환
nutritional disorder 영양장애
nutritional edema 영양부종
nutritional pharmacology 영양약리학
nutritional requirement 영양필요량, 영양요구량
nutritional status 영양상태
nutritional support 영양보충, 영양지원
Nyhus Classification Nyhus분류
nylon encircling material 나일론두르기재료
nylon suspension 나일론현탁

O

1yr graft survival 1년이식편생존율
O_2 therapy 산소치료
obese 비만의
obesity 비만(증)
obesity index 비만지수
object 1. 대상 2. 물체
objective 1. 객관-, 타각- 2. 목적 3. 대물렌즈
objective structured clinical examination 객관구조화진료시험
objective symptom 객관증상, 타각증상
objective vertigo 타각현기증
oblique 빗-, 경사-, 기운-, 비스듬-
oblique aponeurosis 경사널힘줄, 경사건막
oblique fissure 빗틈새, 경사열
oblique muscle 경사근, 사근
oblique muscle layer 비스듬근층, 경사근
oblique view 경사영상
obliterating phlebitis 막힌정맥염, 폐색정맥염
obliteration 1. 폐색 2. 제거, 소실 3. 기억상실
obliterative inflammation 폐색염증
observational study 관찰연구
observer bias 관찰자바이어스, 관찰자치우침
observer variation 관찰자변이
obsessive compulsive disorder 강박장애, 강박병
obsity 비만
obstetric anesthesia 산과마취
obstetrics 산과, 산과학
obstructing gastric cancer 폐쇄위암
obstruction 막힘, 폐쇄
obstructive 폐쇄
obstructive arterial disease 폐쇄동맥질환
obstructive atelectasis 폐쇄무기폐
obstructive biliary cirrhosis 폐쇄담관성간경화증
obstructive cholecystitis 폐쇄담낭염, 폐쇄쓸개염
obstructive emphysema 폐쇄폐기종
obstructive jaundice 폐쇄황달
obstructive liver cirrhosis 폐쇄간경화증
obstructive pancreatitis 폐쇄췌장염
obstructive pulmonary disease 폐쇄폐질환
obtundation 1. 둔감 2. 둔화
obtundent 1. 둔화성- 2. 둔화제, 통증완화제
obturation 막힘, 폐쇄
obturator 1. 닫개 2. 폐쇄근
obturator artery 폐쇄동맥
obturator artery and vein 폐쇄공혈관
obturator block 폐쇄신경차단
obturator bypass 폐쇄공우회(술)
obturator canal 폐쇄관
obturator crest 폐쇄능선
obturator fascia 폐쇄근막
obturator foramen 폐쇄공, 폐쇄구멍
obturator hernia 폐쇄구멍탈장
obturator nerve 폐쇄신경
obturator sign 폐쇄근징후
obturator vessels 폐쇄혈관
occipital 뒤통수-, 후두-
occipital nerve 후두신경, 뒤통수신경
occiput 뒤통수, 후두
occluded hepatic portal pressure 차단간문맥압
occlusal adjustment 교합조정
occlusal balance 교합균형
occlusal plane 교합평면, 맞물림면
occlusion 1. 막힘 2. 폐쇄
occlusion test 1. 맞물림검사, 교합검사 2. 폐쇄검사
occlusive 폐쇄
occlusive arterial disease 폐쇄동맥질환
occlusive device colostomy 폐쇄형장치결장루(술)
occlusive dressing 폐쇄상처치료

occlusive ileus 폐쇄창자막힘증, 폐쇄장폐쇄
occult 잠재-, 숨은-
occult bleeding 잠재출혈
occult blood 잠혈
occult blood test 잠혈검사
occult breast carcinoma 잠재유방암종
occult cancer 잠재암
occupational cancer 직업암
occupational health 직업보건
occupational history 직업력
occupational injury 직업손상
occupational insurance 직업재해보험
occupational medicine 1. 산업의학 2. 직업의학
occupational therapist 작업치료사
ocular deviation 안구편위
ocular flutter 안구조동, 눈된떨림
ocular fundus 안저, 눈바닥
ocular tension 안압
oculocephalic reflex 눈머리반사
Oddi sphincter 오디괄약근
odds 승산, 오즈
odds ratio 승산비, 오즈비
odontogenesis 이발생
odontogeny 이발생, 치발생
odontoid 이모양-, 치-
odontologist 치과의사
odynophagia 연하통
Ogilvie syndrome 오길비증후군, Ogilvie증후군
Ohm equation 옴의 방정식
oil cyst 기름낭
oil enema 기름관장
oil immersion 기름담금, 유침
ointment 연고
ointment base 연고기제
OKT3 OKT3단클론항체
old age 노년
olfactory 후각-
olfactory canal 후각관
olfactory center 후각중추
olfactory nerve 후각신경
oligemia 혈액량감소
oligoamnios 양수과소(증)
oligodendroglia 희소돌기아교세포, 핍지교
oligohydramnios 양수과소(증)
oligohydruria 농축뇨
oligomenorrhea 희발월경
oligomer 소중합체
oligopnea 호흡저하
oligosaccharide 소당(류), 올리고당(류)
oligotrophy 영양실조
oliguria 소변감소, 요감소
oliguric renal failure 핍뇨신부전
omental 망-, 그물막-
omental bursa 망낭
omental cake 망케이크
omental cyst 대망낭, 그물막낭
omental foramen 망낭공
omental graft 그물막이식, 망이식
omental hernia 그물막탈장
omental sac 그물막주머니, 그물막낭
omentectomy 그물막절제
omentitis 그물막염
omentofixation 그물막고정
omentopexy 그물막고정
omentoplasty 그물막이식
omentorrhaphy 그물막봉합
omentosplenopexy 그물막비장고정
omentotomy 그물막절개
omentovolvulus 그물막꼬임
omentum 그물막, 망
omentumectomy 그물막절제
omohyoid muscle 어깨목뿔근, 견갑설골근
omphalectomy 배꼽절제
omphalitis 배꼽염
omphaloangiopagus 탯줄혈관연결쌍둥이
omphalocele 배꼽탈장, 선천복벽탈장
omphalodidymus 배붙은쌍둥이
omphalomesenteric 배꼽장간막-, 배꼽창자간막-
omphalomesenteric canal 배꼽장간막관
omphalomesenteric circulation 배꼽장간막순환

omphalomesenteric duct 배꼽장간막관
omphalomesenteric duct remnant 배꼽장간막관잔유물
omphalophlebitis 배꼽정맥염
omphalotaxis 탈출탯줄복구(술)
omphalotomy 탯줄절단(술), 제대절단(술)
oncocyte 호산과립세포
oncofetal antigen 종양태아항원
oncogene 종양유전자
oncogenesis 종양발생
oncogenic 종양발생-
oncogenic retrovirus 종양발생바이러스
oncogenic virus 종양발생바이러스
oncogenicity 발암성, 암유발성
oncology 종양학
oncosis 종양병증
oncotherapy 종양치료
oncotic pressure 삼투압
oncovirus 종양바이러스
one-way valve 일방판막
onlay 온레이
onlay bone graft 중첩뼈이식
onlay mesh 온레이메쉬
on-table bowel preparation 수술대위-장준비, 수술대위-장세척
onychodystrophy 손발톱이상(증)
oocyst 난포체
oocyte 난모세포, 난자
oophorectomy 난소절제(술)
oophorohysterectomy 난소자궁절제
oophoropexy 난소고정
oophorotomy 난소절개
oozing 1. 삼출- 2. 진물, 삼출
oozing bleeding 삼출출혈
opacification 1. 음영화, 혼탁화 2. 음영증가
opacity 1. 음영, 혼탁 2. 비투과음영
Opalina 오팔리나<속>
opaque 1. 혼탁-, 불투명- 2. 비투과-
open aneurysm repair 개복대동맥류교정(술)
open angle glaucoma 개방각녹내장
open approach 개방형접근
open biopsy 개방생검
open bite 개방교합
open chest massage 개흉심장마사지
open cholecystectomy 개복담낭절제술
open drainage 개방배액
open fracture 개방골절
open heart operation 개심수술, 개방심장수술
open hernia repair 개방탈장교정술
open injury 개방손상
open lung biopsy 개방기흉
open non-mesh methods 개방비메쉬교정술
open pneumothorax 개방성기흉
open reduction 개방정복
open surgery 절개수술, 개방수술
open system 1. 개방제 2. 개방형병원
open thyroidectomy 개방갑상샘절제술
open wound 개방상처
opening 1. 구멍 2. 열림
operable 수술가능-
operating room 수술실
operation 1. 수술 2. 조작
operative cholangiography 수술담관조영술, 수술쓸개관조영술
operative mortality rate 수술사망률
operative risk 수술위험
operative thrombectomy 수술혈전제거술
operator 1. 집도의, 외과의사 2. 작동유전자
operator gene 작동유전자
ophthalmic 눈-, 안구-
ophthalmic artery 눈동맥
ophthalmology 안과(학)
ophthalmometer 각막(곡률)계
ophthalmometry 각막(곡률)측정
ophthalmoscope 검안경
ophthalmoscopy 검안경검사
opiate 아편제제
opiate receptor 아편제수용체
opioid 아편유사제
opioid analgesic 아편유사진통제

opium 아편
opportunistic infection 기회감염
opportunistic pathogen 기회감염병원체
opsomyoclonus 눈근간대경련
opsonic immunity 옵소닌면역
opsonin 옵소닌
opsonization 옵소닌화
optic 1. 눈- 2. 시각-
optic canal 시신경관
optic chiasm glioma 시신경교차교종
optic disc 시신경유두, 시신경원반
optic nerve 시신경
optic neuritis 시신경염
optical density 1. 광학밀도 2. 흡광도
optical microscope 광학현미경
optics 광학
optimal diet 최적식사
optimum dose 1. 적정용량 2. 적정선량
oral 1. 입- 2. 경구- 3. 구두-, 구술- 4. 입안, 구강
oral administration 경구투여
oral bacteriology 구강세균학
oral bacterium 입안균
oral bile acid therapy 경구담즙산용해요법
oral *Candida* infection 입안칸디다증 동 thrush
oral cavity 입안, 구강
oral cholecystography 경구담낭조영술, 경구쓸개조영술
oral contraceptive 경구피임제
oral floor 입안바닥
oral glucose tolerance test 경구당부하검사
oral hygiene 구강위생
oral immunization 경구면역화
oral infection 입안감염, 경구감염
oral inoculation 1. 경구접종 2. 경구투여, 입안투여
oral intake 경구섭취
oral intubation 경구삽관
oral manifestation 입안증상
oral medication 경구투약
oral ulcer 입궤양
orbital abscess 안와고름집
orbital region 안와부위
orchiditis 고환염
orchidopexy 고환고정
orchiectomy 고환절제
orchiopexy 고환고정
orchitis 고환염
ordinary state 정상상태
organ 1. 기관 2. 장기
organ allocation 기증장기배분
organ culture 장기배양
organ donation 장기기증
organ donor 장기기증자
organ failure 장기 부전
organ failure syndrome 장기부전증후군
organ harvest 장기수확, 장기수집
organ perfusion 장기관류
organ preservation 장기보존
organ preservation solution 장기보존액
organ procurement organization; OPO 장기구득기관
organ specificity 기관특이성, 장기특이성
organ trafficking 장기매매
organ transplantation 장기이식
organelle 소기관
organic acid 유기산
organic aciduria 유기산뇨증
organic chemistry 유기화학
organic disease 기질성질환
organic lesion 기질성병터
organism 1. 균 2. 생물, 생체 3. 유기체
organoiron pigment 유기철색소
organotherapy 장기요법, 기관요법
orgasm 성극치감
oriental cholangiohepatitis 동양담관간염, 동양쓸개관간염
oriental dwarf tapeworm 동양왜소촌충
orientation 1. 지남력, 방향감 2. 길잡이
orifice 구멍
origin 1. 이는곳 2. 기원
ornithine transcarbamylase deficiency ornithine

transcarbamylase결핍증
oropharynx 입인두
orthochromatic erythrocyte 정염적혈모구
orthopedics 정형외과(학)
orthopnea 앉아숨쉬기, 좌위호흡
orthostatic dyspnea 기립호흡곤란
orthostatic proteinuria 기립단백뇨
orthotopic graft 동소이식, 같은자리이식
orthotopic liver transplantation 동소간이식, 같은자리간이식
orthotopic transplantation 동소이식, 같은자리이식
orthotopic whole liver transplantation 동소전간이식, 같은자리전간이식
os 뼈, 골
oscillation 진동, 떨기
oscillation wave 진동파
oscillator 1. 진동자 2. 발진기
osderotic aneurysm 죽상경화성동맥류
osmidrosis 1. 액취증 2. 땀악취증, 취한증
osmolar clearance 삼투질청소율
osmolar concentration 오스몰농도
osmolarity 오스몰농도, 부피삼투질농도
osmole 오스몰
osmometer 1. 삼투압계 2. 후각계
osmophilic bacterium 삼투압친화균, 고삼투압균
osmoreceptor 1. 삼투(압)수용기 2. 후각수용기
osmosis 삼투
osmotic 삼투압-
osmotic agent 삼투압제
osmotic barrier 삼투장벽
osmotic concentration 삼투농도
osmotic diarrhea 삼투설사
osmotic diuresis 삼투이뇨
osmotic diuretic 삼투이뇨제
osmotic fragility 삼투취약성
osmotic fragility test 삼투취약성검사
osmotic pressure 삼투압
osmotic regulation 삼투조절
osmotic resistance 삼투저항
osmotic transfer 삼투전이
osseous metastasis 뼈전이
ossification 골화, 뼈형성
ossifying fibroma 골화섬유종
osteitis 골염, 뼈염
osteitis fibrosa cystica 낭성섬유골염
osteitis pubis 치골염
osteoarthritis 골관절염
osteoarthropathy 뼈관절병증
osteoarthrosis 골관절염
osteoblast 골모세포, 뼈모세포
osteocalcin 오스테오칼신
osteochondral 골연골-, 뼈연골-
osteochondral fracture 골연골골절, 뼈연골골절
osteoclast 파골세포, 뼈파괴세포
osteoclast-activating factor; OAF 파골세포활성인자
osteoclastic giant cell carcinoma 파골거대세포암종(종)
osteocyte 골세포, 뼈세포
osteodystrophy 골형성장애
osteofibroma 골섬유종, 뼈섬유종
osteofibromatosis 골섬유종증
osteogenesis 1. 뼈형성, 골형성 2. 뼈발생, 골발생
osteogenesis imperfecta 불완전골형성증
osteogenesis imperfecta cystica 낭성불완전골형성증
osteogenic sarcoma 골육종
osteoid 1. 풋뼈, 유골 2. 뼈모양
osteology 골학
osteolysis 골용해
osteolytic 골용해
osteoma 뼈종
osteomalacia 뼈연화증
osteomyelitis 골수염
osteonecrosis 골괴사
osteopathy 1. 골병증, 뼈병증 2. 정골의학
osteophage 파골세포, 뼈파괴세포
osteoplasty 골성형
osteoporosis 골다공증
osteosarcoma 골육종

osteosclerosis 골경화증
osteotome 골절단기
osteotomy 절골(술), 뼈자름(술)
ostium 구멍, 구
ostomy 조루술, 창냄술
otic ganglion 귀신경절, 이신경절
outbreak investigation 유행조사
outer logitudinal muscle 외종주근
outer longitudinal layer 외종주층
outflow 유출
outflow resistance 유출저항
outgrowth 1. 증식 2. 증식물
outlet 출구, 문
outlet obstruction 출구폐쇄, 출구막힘
outpatient 외래환자
outpatient anesthesia 외래마취
outpatient surgery 외래수술
ovarian artery 난소동맥
ovarian cancer 난소암
ovarian carcinoma 난소암종
ovarian cyst 1. 난소낭, 난소물혹 2. 난소낭종
ovarian failure 난소부전
ovarian fimbria 난소술
ovarian function 난소기능
ovarian mixed germ cell tumor 난소혼합종자세포종양
ovarian polyembryoma 난소다배아종
ovarian pregnancy 난소임신
ovarian teratoma 난소기형종
ovarian vein 난소정맥
ovariohysterectomy 난소자궁절제술
ovariotomy 난소절개
ovary 난소
overactivity 과다활동, 과활성
overcompensation 과다보상
overflow 범람
overgrafting 중복이식
overgrowth 1. 과도성장 2. 과도증식
overhydration 과다수분공급
overinflation 과잉팽창
overlap 겹침, 중복
overlapping muscle repair 중복근육복구
overlay mesh 오버레이메쉬
overload 1. 과잉, 초과 2. 과부하
overnight fasting 야간공복
overresponse 과도반응
oversedation 과잉진정
overstrain 과로
overtransfusion 과잉수혈
overtreatment 과잉치료
overuse syndrome 과용증후군
overweight 과체중
overwhelming postsplenectomy infection; OPSI 압도적비장절제후감염
ovotestis 난소고환(증)
ovulation 배란
ovulation cycle 배란주기
ovum 난자, 충란
oxacillin 옥사실린
oxalate 옥살산염
oxalate calculus 수산염석
oxalic acid 옥살산
oxalosis 옥살산증
oxidant 산화제
oxidase 산화효소
oxidation 산화(작용)
oxidation reduction 산화환원
oxidative 산화-
oxidative deamination 산화탈아민화
oxidative decarboxylation 산화탈탄산반응
oxidative degradation 산화분해
oxide 산화물
oxidized cellulose 옥시셀
oxidized regenerated cellulose 써지셀
oxidizing agent 산화제
oxidoreductase 산화환원효소
oxidosis 산증
oximeter 산소측정기
oximetry 산소측정
oxygen 산소

oxygen carrying capacity 산소운반용량
oxygen consumption 산소소모(율)
oxygen content 산소함유량
oxygen debt 산소부채
oxygen delivery 산소운반
oxygen demand 산소요구량
oxygen fraction in inspired air 흡입산소분율
oxygen free radical 활성산소, 산소자유라디칼
oxygen inhaler 산소흡입기
oxygen requirement 산소요구량
oxygen room 산소실
oxygen saturation 산소포화도
oxygen tension 산소분압, 산소장력
oxygen therapy 산소요법
oxygen toxicity 산소독성
oxygen transport 산소운반, 산소이동
oxygen utilization coefficient 산소이용계수
oxygenation 1. 산소공급, 산소투여 2. 산소화
oxygenator 산소공급기
oxyhemoglobin 산소혈색소
oxyhemoglobin dissociation curve 산화혈색소해리곡선
oxymetry 산소포화도측정
oxyntic cell 벽세포
oxyntic gastric gland 산분비위샘
oxyosis 산증
oxyphilic cell 호산세포
oxytocin 옥시토신
oxyuriasis 요충증

P

P. carinii **pneumonia** P. carinii 폐렴
p53 gene p53유전자
p53 mutation p53유전자돌연변이
pacemaker 1. 박동조율기 2. 길잡이, 조정자 3. 발동기
pacing 조율
pack 1. 찜질 2. 찜질포 3. 메움봉
packed red blood cell 농축적혈구
packed red cell 농축적혈구
packing of perineal wound 회음부창상충전, 회음부창상메우기
pad 패드, 덩이
pagetoid 패짓병모양-
paget cell 파제트세포, Paget세포
Paget disease 파제트병
Paget-Schroetter syndrome 패짓-슈뢰터증후군
pain 통증
pain control 통증조절
pain pathway 통증전달로
pain sense 통각, 아픈감각
pain shock 통증쇼크
pain spot 통(각)점
pair 짝, 쌍
pairing 짝지음
palatal reflex 입천장소리
palatal sound 구개음, 입천장소리
palisade arrangement 울타리배열
palliative 완화-, 경감-
palliative chemotherapy 완화화학요법
palliative effect 완화효과, 경감효과
palliative electrocoagulation 완화전기응고
palliative medicine 완화의학
palliative operation 완화수술, 경감수술
palliative radiotherapy 완화방사선요법
palliative resection 완화절제, 고식적절제
palliative surgery 완화수술
palliative therapy 완화요법
palliative treatment 완화치료
pallor 창백
palm 손바닥
palm print 손바닥문, 손금
Palma-Dale operation 팔마-데일수술
palmar 손바닥-
palmar aponeurosis 손바닥널힘줄, 수장건막
palmar arch 손바닥동맥활
palmar print 손바닥문, 손금
palmaris 손바닥-, 바닥쪽-
palpability 촉지성
palpation 촉진
palpatory percussion 촉진타진
palpatory proteinuria 촉진단백뇨
palpebra 눈꺼풀, 안검
palpebral raphe 눈꺼풀솔기
palpitation 두근거림
palsy 마비
pampiniform plexus 덩굴정맥얼기, 만상정맥총
pampinocele 덩굴정맥류
panagglutination 범발응집, 범응집
panangiitis 범혈관염
pananxiety 범불안, 온불안
panarteritis 전층동맥염, 범동맥염
Pancoast syndrome 팬코스트종양 [의6] 팬코스트증후군
pancrealgia 췌장통증
pancreas 췌장 [동] 이자
pancreas divisum 분리췌장
pancreas islet 췌장소도, 이자섬
pancreas preserving total gastrectomy 췌장보존위전절제술

pancreas transplantation 췌장이식
pancreatalgia 췌장통증
pancreatectomy 췌장절제술
pancreatic 췌장- 동 이자-
pancreatic abscess 췌장고름집
pancreatic acinus 췌장꽈리, 췌세엽
pancreatic artery 췌장동맥, 이자동맥
pancreatic cancer 췌장암
pancreatic cyst 췌장낭
pancreatic diabetes 췌장당뇨병
pancreatic fistula 췌장루, 췌장샛길
pancreatic intraepithelial neoplasm 췌상피내종양
pancreatic islet 이자섬, 췌장소도
pancreatic islet cell tumor 췌장도세포종
pancreatic juice 췌장액
pancreatic lipase 췌장지방분해효소
pancreatic necrosis 췌장괴사
pancreatic polypeptide 췌장폴리펩타이드
pancreatic pseudocyst 췌장거짓낭
pancreatic secretory trypsin inhibitor 췌장분비트립신억제제
pancreatic sepsis 췌장패혈증
pancreaticobiliary 췌담관
pancreaticocholangiography 췌담관조영술, 이자쓸개관조영술
pancreaticocholecystostomy 췌담낭연결술, 췌담낭문합술, 이자쓸개주머니연결술
pancreaticoduodenal artery 췌십이지장동맥, 이자샘창자동맥
pancreaticoduodenectomy 췌십이지장절제술, 이자샘창자절제술
pancreaticoenterostomy 췌소장연결술, 췌소장문합술, 이자작은창자연결술
pancreaticogastrectomy 췌위절제술
pancreaticogastrostomy 췌위연결술, 이자위연결술
pancreaticography 췌관조영
pancreaticojejunostomy 췌(장)공장연결
pancreaticopleurointestinal fistula 췌장가슴막장샛길
pancreatitis 췌장염
pancreatoblastoma 췌모세포종, 이자모세포종
pancreatoduodenectomy 췌(장)십이지장절제술
pancreatoenterostomy 췌(장)소장연결
pancreatogenic 췌장성-
pancreatography 췌관조영
pancreatolith 췌장결석
pancreatolithectomy 췌장결석절제술
pancreatolithiasis 췌장결석증
pancreatolithotomy 췌장결석절개
pancreatomy 췌장절개술
pancreatopathy 췌장병증
pancreatorrhagia 췌장출혈
pancreatoscopy 췌관내시경술
pancreatotomy 췌장절개술
pancrelipase 췌장지방분해효소
pancreolytic 췌장조직붕괴-
pancreotherapy 췌장제제요법
pancytopenia 범혈구감소증
pandemic 세계적유행-, 범유행-
pandemic cholera 범유행콜레라
pandemicity 범유행성
panel reactive antibody 패널반응항체
panencephalitis 범뇌염
panendoscopy 광각내시경검사
Paneth cell carcinoma 파네트세포암(종)
Paneth cell in ulcerative colitis 궤양성대장염에서의 Paneth세포, 궤양성대장염에서의 파네트세포
pang 격통
panhematopenia 범혈구감소증
panic 공황
panic attack 공황발작
panic disorder 공황장애
panimmunity 범면역성
panleukopenia 범백혈구감소증
panmyelopathy 범골수병증
panmyelophthisis 재생불량빈혈, 무형성빈혈
panniculitis 지방층염
panniculus 막, 층

panniculus adiposus 피부밑지방층
panniculus carnosus 피부밑근육층
pannus 1. 파누스 2. 지방층
panoramic view 파노라마영상
panperitonitis 범복막염
panpharmacon 만병통치제
panphlebitis 범정맥염
panproctocolectomy 전직장결장절제술
panretinal photocoagulation 범망막광응고
pantalgia 전신통증
pantaloon hernia 판탈롱탈장
panting 헐떡임
pantomography 파노라마방사선촬영법
Pap smear 파파니콜로펴바른표본, 자궁질부질세포펴바른표본
Pap test 파파니콜로검사, 자궁경부질세포검사
Papanicolaou smear 파파니콜로펴바른표본, 자궁질부질세포펴바른표본
papaverine in acute mesenteric ischemia 급성장간막동맥허혈에서의 파파베린
papaverine infusion 파파베린주입
papilla 유두
papilla of Vater 파터유두
papillary 1. 유두- 2. 유두모양-
papillary adenocarcinoma 유두선암(종)
papillary cancer 유두모양암
papillary carcinoma 유두모양암(종)
papillary cholangiocarcinoma 유두모양담관암종
papillary cystadenoma 유두모양낭샘종
papillary cystadenoma lymphomatosum 림프종성유두모양낭샘종
papillary cystic tumor 유두모양낭성종양
papillary dermis 유두진피
papillary necrosis 유두괴사
papillary process 스피겔엽 [동] Spiegel lobe
papillary projection 유두모양돌기
papillary stenosis 유두협착증
papillary thyroid carcinoma 갑상샘유두암(종)
papillary-cystic neoplasm 유두성낭성신생물
papillectomy 유두절제술
papillitis 유두염
papilloduodenectomy 유두십이지장절제술
papilloma 유두종
papilloma virus infection 유두종바이러스감염
papillomatosis 유두종증
papillomavirus 유두종바이러스
papillotomy 유두절개
papular acantholytic dermatosis 구진극세포해리성피부병
papular xanthoma 구진성황색종
papule 구진, 솟음
papuliferous 구진-, 솟음-
papulosis 구진증, 솟음증
para-anal space 항문곁공간
para-aortic body 대동맥곁체
para-aortic lymph node 대동맥곁림프절
paraaortic lymph node dissection 대동맥주위림프절절제(술), 대동맥주위 림프절박리(술)
paracaval 대정맥주위
paracaval portion 대정맥주위부
paracentesis 천자
paracentral 중심곁
paracervical block 자궁경부곁차단
Paracoccidioides brasiliensis 브라질파라콕시디오이데스
paracoccidioidomycosis 파라콕시디오이데스진균증
paracolic abscess 결장옆농양
paracolic gutter 결장옆고랑
paracolic lymph node 결장옆림프절
paracolic node 결장옆결절
paracolostomy abscess 결장루주위농양, 결장루주위고름집
paracystic 1. 방광곁- 2. 낭주변-
paracystitis 방광곁염
paradental cyst 잇몸낭
paradoxic aciduria 모순산뇨
paradoxic pulse 모순맥박
paradoxical contraction 역설적수축
paradoxical embolism 기이색전증, 모순색전증

paradoxical movement 모순운동
paradoxical pupil 모순동공
paraduodenal fold 십이지장곁주름, 샘창자곁주름
paraduodenal hernia 십이지장곁탈장
paraduodenal recess 십이지장곁오목
paraesophageal devascularization 식도곁혈관절제
paraesophageal hernia 식도곁탈장
paraffin 파라핀
paraffinoma 파라핀종
parafollicular cell 소포곁세포
paraganglioma 부신경절종
paraganglion 부신경절
paraganglionic tumor 부신경절종
paragnosis 사후진단
paragonimiasis 폐흡충증
Paragonimus westermani 폐흡충
parahepatitis 간주위염
paraileostomy abscess 회장루주위농양, 회장루주위고름집
parailestomy hernia 회장루주위탈장
parakeratosis 부전각화증
parallel fiber 평행섬유
paralutein cell 황체곁세포, 부황체세포
paralysis 마비
paralytic bladder 마비방광
paralytic ileus 마비장폐쇄
paralytica dysphagia 마비연하곤란, 마비삼킴곤란
paralytogenic 마비유발-
paralyzant 마비제
paramastitis 유선주위염, 젖샘곁염
paramedian 정중곁
paramesonephric 중간콩팥곁-
paramesonephric duct 중간콩팥곁관
paramesonephric duct agenesis 중간콩팥곁관무발생
parameter 1. 지표, 매개변수, 파라미터 2. 경수, 모수
paramnesia 기억착오
paranasal cavity 부비동, 부비공간
paranasal sinus 부비동, 코곁굴
paraneoplastic 신생물딸림-
paraneoplastic marker 신생물딸림표지자
paraneoplastic neuropathy 신생물딸림신경병증
paraneoplastic polyneuropathy 신생물딸림다(발)신경병증
paraneoplastic syndrome 신생물딸림증후군
paranephric abscess 신장곁고름집
paranephric fat 신주위지방, 신장곁지방
paranephritis 신장곁염
paranephroma 부신종
paraneural 신경곁-
paranoid delusion 편집망상
paraparesis 하반신불완전마비
paraperitoneal hernia 복막곁탈장
parapharyngeal abscess 인두주위농양, 인두곁농양
paraphimosis 감금포경, 감돈포경
paraplegia 하반신마비
paraquat 파라콰
pararectal space 곧창자곁공간
pararectus incision 복직근외연절개, 방복직근절개
pararenal 신장주위
pararenal fat pad 신장곁지방덩이
parasite 기생충, 기생생물
parasitemia 기생충혈증
parasitic bacterium 기생균
parasitic generation 기생세대
parasitic infection 기생충감염
parasitic infestation 기생충감염
parasitism 1. 기생생활 2. 기생증
parasitization 기생충감염
parasitology 기생충학, 기생생물학
parasitosis 기생충증
parasitus 기생충, 기생생물
paraspinal 척추곁-
parasternal 복장곁-
parasternal long axis view 복장곁긴축단면도
parastomal abdominal wall abscess 장루주위복벽농양, 장루주위복벽고름집
parastomal abscess 장루주위농양, 장루주위고름집
parastomal hernia 장루주위탈장

P

parastomal varix 장루주위정맥류
parasympathetic 부교감신경-
parasympathetic drug 부교감신경약
parasympathetic nerve 부교감신경
parasympathicolytic 1. 부교감신경억제- 2. 부교감신경억제제
parasympathicomimetic 부교감신경작용-
parasympathomimetic drug 부교감신경작용제
parasympathotonia 미주신경긴장증
paratesticular 고환곁-
parathyroid 부갑상샘-, 부갑상선-
parathyroid adenoma 부갑상샘종
parathyroid autotransplantation 부갑상선자가이식
parathyroid crisis 부갑상샘위기
parathyroid gland 부갑상샘
parathyroid hormone 부갑상샘호르몬
parathyroid osteitis 부갑상선골염
parathyroid tumor 부갑상선종양
parathyroidectomy 부갑상선절제술, 부갑상샘절제
parathyromatosis 부갑상샘파종
paratracheal lymph node 기관곁림프절
paratyphoid fever 부갑상선절제
paraumbilical 배꼽곁
paraumbilical hernia 배꼽주위탈장, 배꼽곁탈장
paraurethral duct 요도곁관
paraurethritis 요도곁염
paravaginal 질곁-
paravaginal incision 질곁절개
paravertebral 척추곁-
paravertebral injection 척추곁주사
parenchyma 실질
parenchymal hepatic resection rate; PHPR rate 간실질절제율
parenchymal renal failure 실질성신부전
parenchymatous mastitis 실질유방염
parenteral alimentation 비경구영양
parenteral digestion 비경구소화
parenteral feeding 비경구영양
parenteral infection 비경구감염
parenteral nutrition 비경구영양
parenteral solution 주사액
paresis 불완전마비
paresthesia 감각이상
paretic 불완전마비-
parietal 1. 마루-, 두정- 2. 벽-
parietal cell 벽세포
parietal cell carcinoma 벽세포암(종)
parietal cell vagotomy; PCV 벽세포미주신경절단(술)
parietal hernia 장벽탈장
parietal layer 벽층
parietal pain 벽측통증
parietal peritoneum 벽복막
parietal pleura 벽가슴막
parietal region 두정부위
parity 출산수, 임신분만력, 출산력
parkinsonism 파킨슨증
Parkinson disease 파킨슨병
Parkinson syndrome 파킨슨증후군
Park ligament 파크인대, 빗살띠
Park peranal technique 파크경항문술기
Park postanal pelvic floor repair 파크항문후방골반저복원술
Park procedure 파크술기
Park pull-through operation 파크pull-through수술
Park retractor 파크견인기
paronychia 손발톱주위염
parorchidium 이소고환 [의6] 이소성고환
parotid duct 귀밑샘관
parotid fascia 귀밑샘근막
parotid gland 귀밑샘
parotid papilla 이하선유두, 귀밑샘유두
parotid region 귀밑샘부위
parotid saliva 이하선타액, 귀밑샘침, 귀밑샘타액
parous 경산부-
paroxetine 파록세틴
paroxysmal 돌발-
paroxysmal dyspnea 돌발호흡곤란
paroxysmal nocturnal dyspnea 돌발야간호흡곤란

paroxysmal nocturnal hemoglobinuria 돌발야간혈색뇨
paroxysmal period 돌발기
paroxysmal supraventricular tachycardia 돌발심실상빈맥
paroxysmal ventricular tachycardia 돌발빈맥
pars pelvina 골반부
pars perinealis 회음부
partial 부분-, 일부-
partial adrenalectomy 부분부신절제술
partial cholecystectomy 부분담낭절제술
partial colonoscopy 부분대장내시경검사
partial cystectomy 부분낭절제술
partial denture 부분틀니
partial gastrectomy 부분위절제술
partial hepatectomy 부분간절제술
partial liver transplantation 부분간이식
partial mastectomy 부분유방절제술
partial pressure 분압
partial sex linkage 부분반성(部分伴性)
partial thickness graft 부분층이식편, 부분층이식
partial thromboplastin time 부분트롬보플라스틴시간
partial-thickness burn 부분층화상
particle 입자
particle immunoassay 입자면역분석
particulate inheritance 멘델유전
parturient 분만-, 분만중-
parturient canal 산도
partus 분만, 출산, 출생
parvovirus virus 파르보바이러스
passenger virus 일과성바이러스, 나그네바이러스
passive edema 수동부종
passive immunity 수동면역
passive immunization 수동면역화
passive immunotherapy 수동면역요법
passive smoking 간접흡연
passive transport 수동운반
Pasteurella pseudotuberculosis 파스퇴렐라거짓결핵
patch 1. 반 2. 부착포, 첩포
patch angioplasty 패치혈관성형술
patch test 피부접촉검사, 첩포검사
patchy atelectasis 반점성무기폐
patella 무릎뼈, 슬개골
patellar reflex 무릎반사
patency rate 개통률, 개존율
patent 개방-, 열린-
patent ductus arteriosus 열린동맥관, 동맥관개존증
patent foramen ovale 열린타원구멍, 난원공개존
patent omphalomesenteric duct 열린배꼽장간막관
patent urachus 열린요막관
patent vitelline duct 열린난황관
paternity 부계, 부성
paternity test 친자감정
path 경로, 통로
path analysis 경로분석
pathergy 1. 이상초과민 2. 다가알레르기
pathogen 병원체
pathogenesis 발병기전
pathogenic 병원성-, 발병-
pathogenic bacterium 병원성균
pathogenic organism 병원성균
pathogenicity 병원성, 발병성
pathognomonic 질병특유-
pathognomy 1. 진단학 2. 감정학
pathography 병적학
pathologic 1. 병적- 2. 병리학적-
pathologic atrophy 병적위축
pathologic calcification 병적석회화
pathologic cell 병적세포
pathologic fracture 병적골절
pathologic physiology 병태생리학
pathological anatomy 병리해부학
pathological diagnosis 병리진단
pathological fracture 병적골절
pathological intoxication 병적중독
pathologist 병리학자, 병리의사
pathology 병리(학)

P

pathophysiology 병태생리학
pathopsychology 정신병리학
pathway 경로, 통로
patient 환자
patient cart 환자 카트
patient controlled epidural analgesia 환자조절경막외진통
patient positioning 환자위치결정
patient triggered respirator 환자유발식호흡기
patient-controlled analgesia 환자조절진통
patroinheritance 부계유전
patulous anus 산개의 항문
Paul-Mikulicz procedure Paul-Mikulicz술기
Paul tubing 파울삽관
Paxil 팍실
peak aid output; PAO 최고위산분비
peak expiratory flow rate; PEFR 최고날숨유속
peak growth velocity 최대성장속도
peak level 최고치
peanut agglutinin 피넛응집소
peau d'orange 귤껍질
peau d'orange sign 뽀도라쥬징후
pecten band 빗살띠
pectenosis 항문관협착
pectenotomy 협착항문절개술
pectin 펙틴
pectinate line 빗살선
pectinea fascia 치골근막
pectineal hernia 치골탈장
pectineal ligament 치골인대
pectoral 1. 가슴-, 흉- 2. 큰가슴-
pectoral nerve 흉근신경, 가슴근신경
pectoral region 흉근부위, 가슴근부위
pectoralgia 1. 가슴근통증 2. 가슴통증
pectoralis major muscle 대흉근, 큰가슴근
pectoralis major myocutaneous flap 대흉근피판, 큰가슴근피판
pectoralis minor muscle 소흉근, 작은가슴근
pectus 가슴
pectus carinatum 새가슴
pectus carinatum deformity 새가슴변형
pectus excavatum 오목가슴
pedal 발-
pedialgia 발통증
pediatric anesthesia 소아마취
pediatric neurosurgery 소아신경외과(학)
pediatric surgery 1. 소아외과(학) 2. 소아외과수술
pediatric trauma 소아외상
pediatric urology 소아비뇨의학(과)
pediatrician 소아청소년과의사, 소아청소년과전둔의
pediatrics 소아청소년과(학)
pediatrist 소아청소년과의사, 소아청소년과전문의
pediatry 소아청소년과(학)
pedicle 1. 뿌리 2. 줄기 3. 다리
pedicle flap 유경피판, 줄기피판
pediculosis 이감염증
pediculosis pubis 음모슬증, 사면발이감염증
Pediculus 이<속>
Pediculus humanus capitis 머릿니
Pediculus humanus corporis 몸니, 옷엣니
Pediculus pubis 사면발이
pedigree 가계, 혈통
pedionalgia 발바닥통증
pedogenesis 유생생식
pedopathy 족병, 발병
peduncle 다리, 각
pedunculated leiomyoma 목있는평활근종
pedunculated polyp 목있는용종
pellagra 펠라그라
pellet 1. 침전물, 침사 2. 환약
pelvic 골반-
pelvic abscess 골반고름집
pelvic arrest 골반내정지
pelvic axis 골반축
pelvic cavity 골반강, 골반안
pelvic celluitis 골반연조직염
pelvic cellulitis 골반연조직염
pelvic computed tomography 골반컴퓨터단층촬영
pelvic curvature 골반만곡, 골반굽이

pelvic diameter 골반직경
pelvic diaphragm 골반가로막
pelvic disease 골반질환
pelvic dissection 골반박리
pelvic evisceration 골반내용물적출
pelvic examination 골반검사, 골반내진
pelvic exenteration 골반내용물적출
pelvic fascia 골반근막
pelvic floor 골반바닥, 골반저
pelvic floor muscle 골반저근
pelvic floor reconstruction 골반저재건
pelvic fracture 골반골절
pelvic ganglion 골반신경절
pelvic girdle 다리이음뼈, 골반이음구조
pelvic hematoma 골반혈종
pelvic hernia 골반탈장
pelvic ileal reservoir 골반회장저장소
pelvic inclination 골반기울기, 골반경사
pelvic index 골반지수
pelvic inflammatory disease; PID 골반염질환, 골반염증질환, 골반염
pelvic injury 골반손상
pelvic inlet 골반입구, 위골반문
pelvic irradiation 골반방사선조사
pelvic kidney 골반신(장)
pelvic limb 다리, 하지
pelvic lymphadenectomy 골반림프절절제술
pelvic lymphadenopathy 골반림프절병(증)
pelvic nerve 골반신경
pelvic organ 골반기관
pelvic organ prolapse 골반장기탈출
pelvic outlet 골반출구, 아래골반문
pelvic outlet obstruction 골반출구폐쇄, 아래골반문막힘
pelvic pain 골반통증
pelvic peritoneum 골반복막
pelvic peritonitis 골반복막염
pelvic plexus 골반신경총
pelvic pouch 골반낭
pelvic recurrence 골반재발
pelvic sepsis 골반패혈증
pelvic size 골반크기
pelvic splanchnic nerve 골반내장신경
pelvic surgery 골반수술
pelvic tuberculosis 골반결핵
pelvicellulitis 골반연조직염
pelvioscopy 1. 골반경술 2. 신우경술
pelvirectal abscess 골반직장농양, 골반직장고름집
pelvis 골반
pemphigus 물집증
pemphigus vegetans 증식천포창, 증식물집증
pemphigus vulgaris 보통물집증
Pena muscle stimulator 피나근자극기
pending rupture 임박파열
penetrating abdominal trauma 관통성복부외상
penetrating injury 관통상
penetration 1. 관통, 투과 2. 초점깊이
penicillamine 페니실아민
penicillin 페니실린
penicillin G 페니실린G
penile 음경-
penile intraepithelial neoplasia 음경상피내종양
penile metastasis 음경전이
penis 음경
penrose drain 펜로즈드레인, 펜로즈배액관
pentagastrin 펜타가스트린
pentagastrin stimulation test 펜타가스트린 자극검사
pentalogy of Cantrell 캔트렐다섯징후
pentazocine 펜타조신
pentobarbital 펜토바비탈
pepsin 펩신
pepsiniferous 펩신분비-
pepsinogen 펩시노젠
pepsinotherapy 펩신요법
pepsinuria 펩신뇨
peptic 1. 소화- 2. 펩신-
peptic digestion 펩신소화
peptic esophagitis 소화식도염
peptic ulcer 소화궤양

peptic ulcer disease 소화궤양질환
peptidase 펩티드분해효소
peptide 펩티드
peptide bond 펩타이드결합
peptide linkage 펩타이드결합
peptide YY 펩티드YY
peptization 소화
Peptococcus 펩토코쿠스
Peptostreptococcus 펩토스트렙토코쿠스, 펩토사슬알균
peranal route 경항문경로
percentile range 백분위수범위
perception 지각, 인지
perception threshold 지각역치
perceptual disturbance 지각장애
percussion 타진
percussion dullness 타진둔탁음
percussion wave 충격파
percussor 타진기
percutaneous 피부경유-, 경피-
percutaneous acetic acid injection 피부경유아세트산주사, 경피아세트산주사
percutaneous angiography 경피혈관조영술
percutaneous balloon dilatation 피부경유풍선확장술, 경피풍선확장술
percutaneous cholecystolithotomy 경피담낭쇄석술
percutaneous cholecystostomy 피부경유담낭창냄술, 경피담낭창냄술
percutaneous cholecystostomy and gallbaldder drainage 피부경유담낭창냄술, 경피담낭창냄술
percutaneous cytology 피부경유세포검사
percutaneous drainage 경피배액, 피부경유배액
percutaneous endoscopic gastrostomy 경피내시경위조루술, 경피내시경위창냄술
percutaneous ethanol injection therapy; PEIT 피부경유에탄올주사(술), 경피에탄올주사(술)
percutaneous ethanol injection; PEI 경피에탄올주사, 피부경유에탄올주사
percutaneous femoral arterial puncture 경피대퇴동맥천자
percutaneous gastrostomy 경피위조루술, 경피위창냄술
percutaneous infection 피부경유감염, 경피감염
percutaneous intratumoral injection 피부경유종양내주사, 경피종양내주사
percutaneous microwave coagulation therapy; PMCT 피부경유극초단파응고(법), 경피극초단파응고(법)
percutaneous needle biopsy 경피침생검
percutaneous nephrostomy 경피신조루(술), 피부경유신조루(술)
percutaneous nerve block 피부경유신경차단, 경피신경차단
percutaneous renal cyst puncture 경피신낭종천자(술), 피부경유신낭종천자(술)
percutaneous stone extraction 피부경유돌제거, 경피돌제거
percutaneous transcatheter biliary biopsy 피부경유도관경유담도생검, 경피경관담도생검
percutaneous transhepatic bile drainage 피부간경유담즙배액, 경피간경유담즙배액
percutaneous transhepatic biliary drainage 피부간경유담도배액, 경피간경유담도배액
percutaneous transhepatic cholangiography 피부간경유담관조영, 경피간경유담관조영
percutaneous transhepatic choledochoscopy 피부간경유담도내시경, 경피간경유담도내시경
percutaneous transhepatic drainage 피부간경유배액, 경피간경유배액
percutaneous transhepatic portal embolization 피부간경유문맥색전술, 경피간경유문맥색전술
percutaneous transhepatic portography 피부간경유문맥조영, 경피간경유문맥조영
percutaneous transhepatic venography 피부간경유정맥조영, 경피간경유정맥조영
percutaneous transluminal angiography 피부경유혈관경유혈관조영
percutaneous transluminal angioplasty; PTA

경피경관혈관성형술
percutaneous tuberculin test 경피투버쿨린시험
perforans 관통, 천공, 뚫림
perforated gastric cancer 천공위암
perforating 관통-, 천공-
perforating artery 관통동맥
perforating ulcer 천공궤양
perforating vein 관통정맥
perforation 관통, 천공
perforation injury 천공손상
perforectomy 천공절제술
performance status 수행도
perfusate 관류액
perfused catheter 관류성도관
perfusion 관류, 관혈류
perfusion apparatus 관류장비
perfusion cannula 관류삽입관
perfusion circuit 관류회로
perfusion defect 관류결손
perfusion index 절구지수, 관골구지수
perfusion pressure 관류압
perfusion rate 관류속도, 관류율
perfusion scan 관류스캔
periadnexal dermis 부속기주위진피
periampullary adenocarcinoma 팽대부주위선암(종), 팽대부주위샘암(종)
periampullary cancer 팽대부주위암
perianal 항문주위
perianal abscess 항문주위고름집
perianal area 항문주위부
perianal band 항문주위띠
perianal cellulitis 항문주위연조직염
perianal dermatologic problem 항문주위피부과적문제
perianal disease 항문주위질환
perianal disorder 항문주위질환
perianal erythrasma 항문주위홍색음선
perianal field block 항문주위부위차단
perianal infection 항문주위감염
perianal mass 항문주위종괴
perianal pruritus 항문주위가려움증
perianal reflex 항문주위반사
perianal region 항문주위
perianal skin 항문주위피부
perianal space 항문주위공간
perianal suppuration 항문주위곪음
perianal wart 항문주위사마귀, 항문주위우췌
periangiocholitis 담도주위염, 쓸개관주위염
periarterial nerve plexus 동맥주위신경얼기, 동맥주위신경총
periarteritis 동맥주위염
periarteritis nodosa 결절동맥주위염
periarthritis 관절주위염
periaxillary 겨드랑주위-
pericapsular 피막주위-
pericardial cavity 심장막안, 심낭
pericardial coelom 심장막체강
pericardial effusion 심낭삼출액, 심막액
pericardial fluid 심장막액
pericardial paracentesis 심장막천자
pericardial tamponade 심막눌림증
pericardiectomy 심장막절제
pericardiocentesis 심장막천자
pericardioperitoneal canal 심장막복막관
pericardiotomy 심장막절개
pericarditis 심장막염
pericardium 심장막, 심낭
pericephalic cytoplasm 핵주위세포질
pericholecystic abscess 담낭주위농양, 담낭주위고름집
pericholecystitis 담낭주위염
perichondritis 연골막염
perichondrium 연골막
pericolic abscess 결장주위농양, 결장주위고름집
pericolitis 결장주위염, 잘록창자주위염
pericolonic abscess 결장주위농양, 결장주위고름집
pericolostomy hernia 결장루주위탈장
peridiverticular abscess 게실주위농양, 게실주위고름집
peridiverticulitis 게실주위염
periductal 관주위-

periductal fibrosis 관주위섬유증
periduodenitis 십이지장주위염
peridural anesthesia 경막바깥마취, 경막외마취
perifolliculitis capitis abscedens 농양성천굴성두부모낭주위염
perigastritis 위주위염
perigraft 이식편주위-
perihepatitis 간주위염
periileal collar 회장주위고리
perilymph 바깥림프
perilymphatic duct 외림프관, 바깥림프관
perilymphatic fistula 바깥림프샛길
perimastitis 유선주위염, 유방주위염
perimeter 시야측정계
perimetry 시야측정
perinatal 출생전후기-, 주산기-
perinatal period 출생전후기, 주산기
perineal 샅, 회음
perineal artery 회음동맥, 샅동맥
perineal body 샅힘줄중심
perineal descent 회음하강
perineal dissection 회음박리
perineal endometrioma 회음자궁내막종
perineal exercise 회음운동
perineal fascia 회음근막, 샅근막
perineal fistula 샅샛길, 회음누공, 회음샛길
perineal flexure 회음굴곡, 샅굽이
perineal hermorrhage 회음출혈
perineal hernia 회음탈장
perineal injury 회음손상
perineal laceration 회음열상
perineal nerve 회음신경
perineal nerve motor latency study 회음신경운동잠복기검사
perineal pain 회음통증
perineal phase 회음기
perineal prostatectomy 회음전립샘절제
perineal resection 회음절제
perineal sinus 회음굴, 회음동
perineal wound 회음상처
perineolithotomy position 회음쇄석자세
perineometry 회음계측술
perineoplasty 회음성형
perinephric abscess 신장주위고름집
perinephric fat 신장주위지방
perinephritis 신장주위염
perinephrium 신장주위조직
perineum 회음, 샅
perineural invasion 신경초침윤, 신경주위침습
perineurium 신경다발막
periodic peritonitis 주기적복막염
periomphalitis 배꼽주위염
perioral 입주위-
periorchitis 고환주위염
periosteal 골막-, 뼈막-
periosteal graft 골막이식, 뼈막이식
periosteal reaction 골막반응
periosteum 골막, 뼈막
periostitis 골막염
peripancreatitis 췌장주위염
peripheral 말초-, 주변-, 주위
peripheral arterial disease 말초동맥질환
peripheral blood 말초혈액
peripheral blood lymphocyte 말초혈액림프구
peripheral cholangiocarcinoma 말초담관암(종)
peripheral circulation 말초순환
peripheral cyanosis 말초청색증
peripheral embolism 말초색전증
peripheral nerve 말초신경
peripheral nerve block 말초신경차단
peripheral nervous system 말초신경계(통)
peripheral neuralgia 말초신경통
peripheral neuropathy 말초신경병증
peripheral neutropenia 말초성중성구감소증, 말초성호중구감소증
peripheral pulse 말초맥박
peripheral tolerance 말초면역관용
peripheral vascular disease 말초혈관질환
peripheral vascular resistance 말초혈관저항
peripheral vascular trauma 말초혈관손상

periphery 주변부, 변두리
periphlebitis 정맥주위염
periportal 문맥주위-
periproctal abscess 항문주위농양
perirectal abscess 직장주위농양, 직장주위고름집
perirenal 신장주위-, 콩팥주위-
perisplenitis 췌장주위염
peristalsis 연동운동
peristaltic contraction 연동운동수축작용
peristaltic movement 연동운동
peristaltic rush 돌진연동
peristaltic wave 연동파, 꿈틀운동파
peristomal abscess 장루주위농양, 장루주위고름집
peristomal hernia 장루주위탈장
peristomal lavage 장루주위세척
peristomal pyoderma gandrenosum 장루주위괴저성농피증
peristomal ulcer 장루주위궤양
perithelium 혈관주위층
peritoneal catheter 복강도관
peritoneal cavitiy 복강
peritoneal cavity 복막강, 배막안
peritoneal coelom 복막체강
peritoneal cytology 복강내세포검사, 복막안세포검사
peritoneal dialysis 복막투석
peritoneal irritation 복막자극
peritoneal irritation sign 복막자극징후
peritoneal lavage 복막세척(술)
peritoneal lavage cytology 복막세척세포검사
peritoneal metastasis 복막전이
peritoneal oocyte and sperm transfer 생식세포복강내이식, 생식세포복강내전달
peritoneal pouch 복막낭
peritoneal recurrence 복막재발
peritoneal reflection 복막반전
peritonealization 복막화
peritonectomy 복막절제술
peritoneocentesis 복막천자
peritoneoplasty 복막성형
peritoneotomy 복막절개, 개복
peritoneovenous shunt 복막강정맥션트
peritoneum 복막, 배막
peritonitis 복막염
peritonization 복막피복
peritonsillar abscess 편도주위고름집
peritonsillitis 편도주위염
perivascular 혈관주위-
perivesical abscess 방광주위농양, 방광주위고름집
permanent carrier 영구보균자
permanent colostomy 영구적결장루(술)
permanent immunity 영구면역
permangante solution 과망간산용액
permeability 투과성
permeability barrier 투과장벽
permeable membrane 투과막
permissive hypotension 허용저혈압
pernicious anemia 악성빈혈
peroneal artery 비골동맥, 종아리동맥
peroneal nerve 비골신경, 종아리신경
peroneal vein 종아리정맥
peroral cholangiopancreatoscopy 경구담췌관내시경
peroral endoscopy 경구내시경술
peroxidase 과산화효소
peroxidation 과산화
peroxide 과산화물
persecutory delusion 피해망상
perseveration 고집증, 보속증
persistant cloaca 배설강존속증
persistent 지속-, 잔류-
persistent infection 지속감염
persistent sciatic artery 잔류좌골동맥, 잔류궁둥동맥
persistent vegetative state 지속식물(인간)상태
personal history 개인력
personal hygiene 개인위생
personality 인격, 성격
personality disorder 성격장애
personalization 개인화, 인격화
perspiration 발한, 땀남
perstriction 혈관압박

Perthes test 페르테스 검사
perversion 도착증
pes 발
pes anserinus 거위발건염
pes planus 편평족
pes valgus, convex 외번족
pest 페스트, 흑사병
pesticide 살충제, 구충제
petechia 출혈점
petechial bleeding 점출혈
petit mal epilepsy 소발작뇌전증
petit mal seizure 소발작
petit mal status 소발작지속상태
petrolatum 바셀린
Peutz-Jeghers polyp 포이츠-제거스용종
Peutz-Jeghers syndrome 포이츠-제거스증후군
pexis 고정
Peyer patch 파이어반
Pfannenstiel incision 파넨슈틸절개
pH 수소이온농도
pH monitoring 산도측정
phagocyte 포식세포
phagocytic cell 포식세포
phagocytosis 1. 포식 2. 포식작용
phagosome 포식소체
phakoma 모종, 모반
phalanx 1. 가락뼈 2. 마디뼈
phalloplasty 음경성형
phallus 음경
phantom aneurysm 환상동맥류
phantom hand 환상손
phantom leg 환상각
phantom limb 환상지
phantom limb pain 환상지통(증)
phantom limb sensation 환상지감각
phantom pain 환상통(증)
phantom phenomenon 환상현상
phantom rectum 환상직장
phantom sensation 환상감
phantom tumor 환상종양
pharmaceutical chemistry 제약화학
pharmacodynamics 약력학
pharmacokinetics 약동학
pharmacological action 약리작용
pharmacology 약리학
pharmacotherapy 약(물)요법
pharmacy 1. 약학 2. 약국
pharyngeal 인두-
pharyngeal nerve 인두신경
pharyngeal palsy 인두마비
pharyngectomy 인두절제
pharyngitis 인두염
pharyngoesophageal sphincter 인두식도괄약근
pharyngolaryngectomy 인후두절제
pharyngoplasty 인두성형
pharyngoplegia 인두마비
pharyngotonsillitis 인두편도염
pharynx 인두
phase 1. 기 2. 상, 위상
phase contrast microscope 위상차현미경
phase delay 위상지연
phase difference 위상차
phase encode direction 위상부호화방향
phenobarbital 페노바비탈
phenol 페놀, 석탄산
phenol derivative 페놀유도체
phenol injection 페놀주사
phenol injection in pilonidal sinus 털둥지낭에서페놀주사
phenolphthalein 페놀프탈레인
phenotype 표현형
phenotypic delay 표현형발현지연
phentolamine 펜톨아민
phenylketonuria 페닐케톤뇨
phenytoin 페니토인
pheochrome cell 크롬친화세포
pheochromocytoma 크롬친화세포종
pheromone 페로몬
Philadelphia chromosome 필라델피아염색체
philtrum 인중

phimosis 포경
phimosis vaginalis 질폐쇄증
phlebectasia 정맥확장증
phlebectomy 정맥절제(술)
phlebitis 정맥염
phlebography 정맥조영(술)
phlebolith 정맥돌
phlebolithiasis 정맥결석증
phlebomanometer 정맥혈압계
phlebopexy 정맥고정(술)
phleboplasty 정맥성형(술)
phleborrhaphy 정맥봉합(술)
phlebosclerosis 정맥경화증
phlebostenosis 정맥협착증
phlebothrombosis 정맥혈전증
phlebotomy 정맥절개(술)
phlegm 점액질
phlegmasia 1. 염, 염증 2. 급성염증
phlegmasia alba dolens 백색통증정맥염, 백색통증다리염
phlegmasia cerulea dolens 청색통증정맥염, 청색통증다리염
phlegmon 연조직염
phlegmonous abscess 연조직고름집
phlegmonous cellulitis 연조직염
phlegmonous enteritis 연조직염장염
phlegmonous gastritis 연조직염위염
phlegmonous inflammation 연조직염증
phobia 공포증
phobic reaction 공포반응
phocomelia 바다표범손발증, 팔다리짧은증
phonation 발성
phonocardiogram 심음도
phonocardiograph 심음기록기
phonocardiography 심음기록술
phonocatheterization 심음도자
phosphatase 인산염분해효소
phosphate 인산염
phosphate calculus 인산염석
phosphate enema 인산염관장
phosphate-buffered saline 인산염완충식염수
phosphatide 포스파타이드
phosphaturia 인산뇨, 인산염뇨
phosphodiesterase inhibitor 포스포다이에스터분해효소
phospholipase 포스포리파아제
phospholipid 인지질
phospholipidemia 인지질혈증
phosphoprotein 인단백질
phosphorescence 인광
phosphorus 인
phosphorus chloride 염화인
phosphorylase 가인산분해효소
phosphorylation 인산화
photic stimulation 광자극
photoallergic contact dermatitis 빛알레르기반응
photoallergy 빛알레르기
photobiology 광생물학
photochemotherapy 1. 광화학요법 2. 빛역학요법
photochrome 광색소
photocoagulation 빛응고
photocoagulation therapy 광응고술
photodermatitis 빛접촉피부염
photodynamic therapy; PDT 광역학요법
photoelectron 광전자
photogastroscope 위내부사진기
photometer 광도계
photometry 광도측정
photomicrograph 현미경사진
photon 광자
photophobia 1. 눈부심 2. 빛공포증
photoplethysmography; PPG 광양자, 광자
photoreceptor 빛수용기
photosensitivity 빛민감성, 빛감수성, 감광성
photosensitization 빛민감화
photosynthesis 광합성
phototherapy 빛요법
phototoxiciy 빛독성
phrenic 횡격막-, 가로막-
phrenic artery 횡격막동맥, 가로막동맥

phrenic nerve 횡격막신경, 가로막신경
phrenic nerve block 횡격막신경차단
phrenic vein 횡격막정맥
phrenicocolic 가로막결장-, 횡격막결장-
phrenicocolic fistula 횡격막결장루
phrenicocolic ligament 횡격막결장인대
phrenicocostal angle 횡격막늑골각, 가로막갈비각
phrenoesophageal ligament 횡경막식도인대
phrenoesophageal membrane 횡경막식도막
phthiriasis 이감염증, 사면발이증
phthirus pubis 사면발이
phycomycosis 털곰팡이증
phyllodes tumor 엽상종양
phylogenetic classification 계통발생학적분류
phylogeny 계통발생
physical 물리(적)-, 신체-
physical anthropology 체질인류학
physical chemistry 물리화학
physical dependence 신체의존
physical examination 진찰, 신체검사
physical measurement 신체계측
physical restraint 신체구속
physical status classification 신체상태분류
physical strength 체력
physical therapy 물리치료, 물리요법
physical thermoregulation 물리적체온조절
physical working capacity 신체적작업능력
physician 의사, 내과의사
physician-patient relationship 의사-환자관계
physics 물리학
physiochemistry 생리화학
physiologic amenorrhea 생리적무월경
physiologic atrophy 생리적위축
physiologic dead space 생리적무용공간, 생리적사강
physiologic delay 생리적지연
physiologic jaundice 생리적황달
physiologic study 생리적연구
physiologic umbilical hernia 생리적 제대탈장
physiological anatomy 생리해부학
physiological assessment 생리적평가
physiological character 생리적특성
physiological chemistry 생화학
physiological saline 생리식염수
physiological salt solution 생리식염수, 생리식염용액
physiological umbilical hernia 생리적배꼽탈장
physiology 생리학
physiology laboratory test 생리검사
physiolysis 자연붕괴
physiotherapeutist 물리치료사
physiotherapy 물리요법, 물리치료
physiotherapy in incontinence 실금에서 물리요법
physis 성장판
phytobezoar 식물위석
phytophagy 초식
pica 무분별탐식증, 이식증
Picolax 피코락스
Picotamide 피코타마이드
Pierre Robin sequence 피에르로뱅연쇄
Pierre Robin syndrome 피에르로뱅증후군
pigeon breast 새가슴
pigeon breast deformity 새가슴변형
pigeon chest 새가슴
piggyback operation 피기백수술, piggyback수술
piggyback technique 피기백술식, piggyback술식
pigment 색소
pigment cell 색소세포
pigment cholelithiasis 색소담석증
pigment epithelium 색소상피
pigment gallstone 색소담석증
pigmentary cirrhosis 색소간경화증
pigmentary disorder 색소이상
pigmentation 색소침착
pigmentation abnormality 색소침착이상
pigmentation change 색소침착변화
pigmented basal cell carcinoma 색소성기저세포암(종)
pigmented liver 색소침착간
pigtail catheter 돼지꼬리형카테터, 돼지꼬리형도관
pilar cyst 모낭

pile 치핵
pili 1. 털 2. 섬모
piliform 털모양-
pill 알약, 정
pill esophagitis 알약식도염
pillet 작은알약
pillow 받침, 베개
pilonidal abscess 털둥지농양
pilonidal cyst 털둥지낭, 모발둥지낭
pilonidal sinus 털둥지굴, 모발둥지굴
pilonidal sinus cancer 털둥지굴암, 모발둥지암
pilosis 털과다증, 다모증
pilot study 예비연구
pilus 1. 털 2. 섬모
pimple 여드름
pin 핀
pin prick test 바늘따끔검사, 침통각검사
pineal gland 솔방울샘, 송과체
pinhole pupil 극소동공
pinworm 요충
piperazine 피페라진
pipette 피펫
piriform 조롱박-
piriform sinus 조롱박오목, 이상와
pit 오목
pitting edema 오목부종, 함몰부종
pituitary 1. 뇌하수체 2. 뇌하수체-
pituitary adenoma 뇌하수체선종, 뇌하수체샘종
pituitary apoplexy 뇌하수체졸중
pituitary gland 뇌하수체
pituitary stalk 뇌하수체줄기
pityriasis rubra pilaris 홍색잔비늘증
pivot 1. 축 2. 중쇠
pixel density 화소음영
placebo 위약, 헛약
placebo response 위약반응
placenta 태반
placenta previa 전치태반
placental abruption 태반조기박리
placental barrier 태반장벽
placental circulation 태반순환
placental insufficiency 태반기능부전
placental membrane 태반막
placental septum 태반중격, 태반사이벽
placentography 태반조영(술)
placentology 태반학
placentoma 태반종
placoda 기원판
plagiocephaly 쏠린머리증, 사두증
plague 흑사병, 페스트
plain radiograph 일반(방사성)영상
plane 1. 면 2. 평면
plane of dissection 박리면
plant 1. 식물 2. 공장
plant biochemistry 식물생화학
plantar flexion 발바닥쪽굽힘
plantation 1. 이식 2. 식치술 3. 재배
planum 1. 면 2. 평면
plaque 판, 죽상판
plaque excision device 죽상판절제기
plasma 1. 혈장 2. 원형질, 세포질 3. 형질
plasma cell 형질세포
plasma cell dyscrasia 형질세포질환
plasma cell mastitis 형질세포유선염, 형질세포유방염
plasma coagulase 혈장응고효소
plasma exchange 혈장교환
plasma expander 혈장증량제
plasma factor 혈장인자
plasma kallikrein 혈장칼리크레인
plasma membrane 형질막
plasma protein 혈장단백질
plasma sterilization 혈장멸균
plasma volume expander 혈장증량제
plasmablast 형질모세포 [동] plasmoblast
plasmacyte 형질세포
plasmacytoma 형질세포종
plasmacytosis 형질세포증가증
plasmalemma 1. 원형질막 2. 외형질막
plasmapheresis 혈장분리교환(술)
plasmid 플라스미드

plasmin 섬유소분해효소, 플라스민
plasminogen 섬유소분해효소전구체, 플라스미노겐
plasmocyte 형질세포
plasmocytoma 형질세포종
Plasmodium 열원충<속>
Plasmodium falciparum 열대열원충
Plasmodium malariae 사일열원충
Plasmodium ovale 난형열원충
Plasmodium vivax 삼일열원충
plaster 석고, 고약, 반창고
plaster cast 석고붕대
plastic rod for loop colostomy 고리결장루플라스틱지지대
plastic surgery 성형외과(학)
plasty 성형(술)
plate 1. 판 2. 평판
plateau 1. 정점지속 2. 고원
plateau phase 정점지속기, 편평기
plateau pulse 고원맥박
platelet 혈소판
platelet activating factor 혈소판활성인자
platelet adhesion 혈소판부착
platelet aggregation 혈소판응집
platelet concentrate 혈소판농축물
platelet disfuction 혈소판기능부전
platelet factor 혈소판인자
platelet-derived growth factor 혈소판유래성장인자
plateletpheresis 혈소판성분채집술
platelet-specific antigen 혈소판특이항원
Platyhelminth 편형동물
platysma 넓은목근
pledget 외과용거즈
pleocytosis 뇌척수액세포증가증
pleomastia 유방과다증
pleomorphic 다형(태)-
pleomorphic adenoma 다형선종, 다형태샘종
pleomorphic bacterium 다형태균
pleomorphic microcalcification 다형성미세석회화
pleomorphism 다형태
***Plesimonas* infection** 플레시모나감염
plethora 1. 다혈증 2. 다혈색
plethysmography 체적변동기록, 혈량측정
pleura 흉막 [의6] 가슴막
pleural cavity 흉막강 [의6] 가슴막안
pleural effusion 1. 흉막삼출, 가슴막삼출 2. 흉막삼출액, 가슴막삼출액
pleural effusion fluid 흉수 [의6] 가슴막삼출액
pleural friction rub 흉막마찰음, 가슴막마찰음
pleural sac 흉막낭 [의6] 가슴막주머니
pleural space 흉막강 [의6] 가슴막안
pleurectomy 흉막절제(술), 가슴막절제(술)
pleurisy 흉막염, 가슴막염
pleuritic pain 흉막염통증, 가슴막염통증
pleuritis 흉막염, 가슴막염
pleurocentesis 흉막천자, 흉강천자, 가슴막천자
pleuroclysis 흉강세척
pleurodesis 흉막유착, 가슴막유착
pleurodynia 흉막통증, 가슴막통증
pleurogenic 흉막기원-, 가슴막기원-
pleurogenous 흉막기원-, 가슴막기원-
pleurolysis 흉막박리(술), 가슴막박리(술)
pleuroperitoneal hiatus 흉복막열공, 가슴막복막틈새, 가슴막복막열공
pleuropneumonectomy 흉막폐절제(술)
pleuroscopy 흉막경
pleurotomy 흉막절개(술), 가슴막절개(술)
plexiform lesion 얼기모양병터
plexopathy 신경얼기병증, 신경총병증
plexus 얼기, 총
plica 주름
plicae semilunares coli 결장반달주름
plication 주름형성
plication operation 주름형성수술
pliers 집게, 겸자
ploidy 배수성
plug colostomy 마개결장루(술)
plural birth 다태아분만
plural pregnancy 다태임신
pluricentric blastoma 다중심모세포종
plurigravida 다임신부

pluripara 다분만부
pluripotential cell 다능성세포
pneumarthrosis 1. 공기관절 2. 관절통기
pneumatocele 1. 공기낭종 2. 폐공기소낭, 폐공기집
pneumatosis 공기증, 기종
Pneumatosis coli 결장기종, 결장공기증
pneumatosis cystoides intestinalis 장벽낭기종
pneumatosis intestinalis 장벽기종
pneumobilia 공기담관, 담관내공기
pneumocephalus 공기머리증, 기뇌증
pneumococcal vaccination 폐렴구균예방접종, 폐렴알균예방접종
Pneumococcus 폐렴구균, 폐렴알균
pneumoconiosis 진폐증
Pneumocystis carinii 쥐폐포자충
***Pneumocystis carinii* pneumonia** 주폐포자충폐렴
pneumocyte 폐포세포, 허파꽈리세포
pneumomediastinum 종격동기종, 세로칸공기증
pneumonectomy 폐절제(술)
pneumonia 폐렴
pneumonitis 폐렴증
pneumonocentesis 폐천자
pneumonoconiosis 진폐증, 폐먼지증
pneumonocyte 폐포세포, 허파(꽈리)세포
pneumonolysis 폐박리(술)
pneumonomycosis 폐진균증
pneumopericardium 심낭기종 의6 공기심장막증
Pneumoperitoneum 기복증, 공기복막증
pneumopyothorax 화농기흉
pneumoretroperitoneum 공기후복막증, 공기뒤복막증
pneumotaxic center 호흡조정중추
pneumothorax 기흉, 공기가슴증
podocyte 발세포
podophyllin 포도필린
poikilocyte 변형적혈구
poikilocytosis 변형적혈구증가증
poikilothermal animal 변온동물
point mutation 점돌연변이
Poiseuille Law 포아즈이유의 법칙
poison 1. 독약 2. 독물
poisoning 중독
Poland syndrome 폴란드증후군
polar bond 극성결합
polarization charge 분극전하
polarizing microscope 편광현미경
polyadenitis 여러샘염, 다(발)샘염
polyadenopathy 1. 여러샘병증, 다(발)샘병증 2. 여러내분비병증, 다발내분비병증
polyangiitis 다발혈관염, 여러혈관염
polyarteritis 다발동맥염, 여러동맥염
polyarteritis nodosa 결절다발동맥염, 결절여러동맥염
polyarthritis 다관절염
polycarbophil 폴리카르보필
polycentric chromosome 다중심염색체
polychondritis 다(발)연골염
polychromatic erythroblast 다염(색)적혈모구
polyclonal antibody 다클론항체, 다세포군항체
polycrotic pulse 다단맥박
polycystic 다낭-, 여러주머니-
polycystic disease 다낭성질환
polycystic kidney 다낭신장
polycystic liver 다낭포간
polycystic liver disease 다낭성간질환
polycystic ovarian syndrome 다낭난소증후군
polycystic ovary 다낭난소
polycythemia 적혈구증가증
polycythemia vera 진성적혈구증가증, 참적혈구증가증
polycytosis 다혈구증
polydactyly 다지증, 가락과다증
polydipsia 다음증, 다음다갈증
polydipsic center 갈증중추
polyethylene glycol; PEG 폴리에틸렌글라이콜
polyethylene-glycol electrolyte mixture 폴리에틸렌글라이콜전해질혼합체
polygalactia 젖과잉분비증, 젖과다증, 다유즙증
polygenic inheritance 다유전자유전
polyglactin suture 폴리글락틴봉합

polyglycolic acid suture 폴리글라이콜릭산봉합사
polyhidrosis 땀과다증, 다한증
polymastia 다유방증, 여러유방증
polymenorrhea 잦은월경, 빈발월경
polymer 중합체
polymerase chain reaction 중합효소사슬반응
polymeric diet in inflammatory bowel disease 염증성장질환에서의 폴리머식이
polymerization 중합
polymicrobial infection 여러균감염, 복합균감염
polymorph 다형핵백혈구
polymorphism 유전자다형성
polymorphonuclear 다형핵-, 여러모양핵-
polymorphous 다형-, 뭇형태-, 여러형태-
polymyalgia 다(발)근육통
polyneuralgia 다(발)신경통
polyneuritis 다(발)신경염
polyneuropathy 다(발)신경병증
polynucleated cell 다핵세포
polyopia 여럿보임증, 다시증
polyorchism 다고환증
polyostotic fibrous dysplasia 여러뼈섬유형성이상
polyp 용종, 폴립
polyp prolapse 폴립탈출, 용종탈출
polyp-cancer sequence 용종-암순서, 폴립-암순서
polypectomy 용종절제(술), 폴립절제(술)
polypeptide 폴리펩타이드
polyphagia 다식증
polyphalangism 마디과다증, 다지증
polyploidy 다배수
polypodia 발과다증, 과잉족증
polypoid 용종모양, 폴립모양
polypoid adenoma 용종양선종, 폴립모양선종
polypoid cancer 폴립양암 동 fungoid cancer
polypoid carcinoma 용종모양암(종), 폴립모양암(종)
polypoid mass 용종모양덩이, 폴립모양종괴
polypoid tumor 용종모양종양, 폴립모양종양
polypoidal disease 용종성질환
polyposis 용종증, 폴립증
polyposis coli 잘록창자폴립증, 대장폴립증
polyposis syndrome 1. 용종증후군 2. 폴립증후군
polypropylene mesh 폴리프로필렌메쉬
polyps cancer 용종암, 폴립암
polyribosome 여러리보소체, 폴리리보솜
polysaccharide 다당(류)
polysome 여러리보소체, 폴리솜
polysomnogram 수면다원기록
polysomnography 수면다원검사
polysplenia 다비장증
polysplenia syndrome 다비장증후군
polytetrafluoroethylene; PTFE 폴리테트라플루오로에틸렌
polythelia 다유두증
polyurethane 폴리우레탄
polyuria 다뇨
polyvalent serum 다가혈청
pons 다리뇌, 교뇌
pontic 인공이, 가공치
pooled blood plasma 혼합혈장
poor oral hygiene 구강위생불량
poorly differentiated 저분화
popliteal (다리)오금-
popliteal arteriovenous fistula 슬와동정맥루, 슬와동정맥샛길
popliteal artery 오금동맥, 슬와동맥
popliteal artery aneurysm 오금동맥류
population pyramid 인구모형, 인구피라미드
population study 인구조사
population variance 모집단분산
porcelain 자기
porcelain gallbladder 석회화담낭
pore 구멍
pork tapeworm 갈고리촌충, 유구조충
porokeratosis of Mibelli 미벨리땀구멍각화증
porphyria 포르피린증
porphyric peritonitis 포르피린복막염
porphyrin 포르피린
porphyrism 포르피린증
port 포트
port placement 포트설치

porta 문
porta hepatis 간문
portacaval shunt 문맥대정맥션트
portal 문-, 문, 문맥-, 문맥
portal blood flow 문맥혈류
portal blood pressure 문맥압
portal canal 문맥관
portal circulation 문맥순환
portal encephalopathy 문맥뇌병증
portal fissure 문맥열
portal hypertension 문맥고혈압
portal hypertensive gastropathy 문맥압항진성위병증
portal pyemia 문맥고름혈증, 문맥농혈증
portal pylephlebitis 간문맥염
portal system 문맥계
portal thrombosis 문맥혈전증
portal triad 간세동이
portal vein 간문맥, 문맥
portal vein embolization 간문맥색전술
portal vein infusion 문맥내주입
portal vein thrombosis 간문맥혈전증
portal vein thrombus 간문맥혈전
portal venography 문정맥혈관조영술
portasystemic shunt surgery 문맥전신순환션트수술
portocaval 문맥대정맥-
portocaval anastomosis 문맥대정맥문합
portocaval shunt operation 문맥대정맥션트수술
portocholecystostomy 문맥담낭연결술, 문맥담낭문합술
portoembolization syndrome 문맥색전증후군
portoenterostomy 문맥장연결(술), 문맥장문합(술)
portography 문맥조영(술)
portosystemic shunt 문맥전신순환션트
portosystemic venovenous bypass 문맥전신순환정맥정맥우회술
port-wine stain 포도주색반점
position 1. 위치 2. 자세 3. 태향
positional vertigo 체위현기증
positioning 1. 위치결정 2. 자세잡기, 체위잡기
positive 1. 양성- 2. 긍정-
positive end-expiratory pressure; PEEP 날숨끝양압, 호기말양압
positive inotropic 양성수축력-, 수축력촉진-
positive ion 양이온
positive placebo 양성속임약
positive predictive value 양성예측치
positive pressure 양압
positive pressure breathing 양압호흡
positive sign 확정징후, 양성징후
positron 양전자
positron emission 양전자방출
positron emission tomography; PET 양전자(방출)단층촬영술
postanal dimple 항문후와
postanal pelvic floor repair 항문후방골반저교정
postanal repair 항문후방교정
postanal space 1. 항문뒤공간 2. 항문후방공간
postanesthesia recovery score; PARS 마취후회복점수
postanesthetic recovery 마취후회복
postauricular axillary approach 귀뒤겨드랑이접근
postbulbar ulcer 후구부궤양
postcaval 대정맥뒤-, 아래대정맥-
postcecal 후맹장-, 막창자뒤-
postcecal abscess 맹장후방농양
postcibal 식후-
postcoital test 성교후검사
postcolonoscopy distension 결장경검사후확장
postcolonoscopy syndrome 1. 결장내시경검사후증후군 2. 결장경검사후증후군
postcontrast 조영증강후-
postdiastolic 확장후기-
postejaculatory pain disorder 사정후통증장애, 사정후통증병
posterior 뒤-, 후-
posterior approach 후방접근(법)
posterior cerebral artery 뒤대뇌동맥, 후대뇌동맥
posterior cerebral symptom 후대뇌증상

posterior circulation 후뇌혈류순환
posterior column 뒤기둥
posterior gastric artery 후위동맥
posterior gastropexy 후방위고정(술)
posterior horn 뒤뿔
posterior inferior cerebellar artery 뒤아래소뇌동맥, 후하소뇌동맥
posterior retroperitoneal approach 후복막접근
posterior sagittal anorectoplasty 후방시상항문직장성형(술)
posterior sagittal anorectovaginourethroplasty 후방정중항문직장질요도성형(술)
posterior shadowing 후방음향음영
posterior tibial artery 뒤정강동맥, 후경골동맥
posterior urethral valve 뒤요도판막, 후요도판
posteroanterior view 뒤앞방향영상
posterolateral neck dissection 후외측경부림프절절제(술)
postganglionic nerve fiber 신경절후신경섬유
postgastrectomy malabsorption 위절제후흡수장애
postgastrectomy syndrome 위절제후증후군
posthemorrhagic anemia 출혈후빈혈
posthepatic phase 무간후기
posthepatitic cirrhosis 간염후간경화증
postherpetic neuralgia 대상포진후신경통
postictal 발작후-
post-infarction angina 경색후협심증
post-ischemic reperfusion 허혈후재관류
postmenopausal 폐경후-
postmenopausal atrophy 폐경후위축
postmenopausal osteoporosis 폐경후골다공증
postmenopausal period 폐경후기
postmenopausal syndrome 폐경후증후군
postmesenteric 장간막뒤
postmortem 사후-
postmortem examination 1. 부검 2. 검시
postmortem inspection 검시, 검안
postnasal discharge 코뒤분비물
postnasal drip 코뒤흐름, 후비루
postnatal 출생후-
postnatal asphyxia 생후질식
postnecrotic cirrhosis 괴사후간경화(증)
postoperative adjuvant treatment 수술후보강치료
postoperative analgesia 수술후진통
postoperative anuria 수술후무뇨
postoperative atelectasis 수술후무기폐
postoperative bleeding 수술후출혈
postoperative care 술후처치
postoperative caudal block 수술후미추차단
postoperative complication 수술후합병증
postoperative depression 수술후우울증
postoperative facial palsy 수술후안면신경마비
postoperative fever 수술후발열
postoperative gastritis 수술후위염
postoperative hernia 수술후탈장
postoperative ileus 수술후장폐쇄
postoperative impotence 수술후발기부전
postoperative infection 수술후감염
postoperative management 수술후관리
postoperative neurosis 수술후신경증
postoperative pain 수술후통증
postoperative peritonitis 수술후복막염
postoperative pneumonia 수술후폐염
postoperative renal failure 수술후신부전
postoperative shock 수술후쇼크
postoperative stress response 수술후스트레스반응
postpartum period 분만후기
postpolypectomy coagulation syndrome 1. 용종절제술후응고증후군 2. 폴립절제술후응고증후군
postreperfusion syndrome 재관류후증후군
postsplenectomy sepsis 비장절제후패혈증
poststenotic 협착후-
poststenotic dilatation 협착후확장
poststreptococcal glomerulonephritis 사슬알균감염후사구체신염
postsynaptic 연접후-
postterm 만기후-, 만삭후-
postthrombotic syndrome 혈전후증후군

posttransfusion infection 수혈후감염
posttransfusion purpura 수혈후자색반
posttransplant lymphoproliferative disease 이식후면역증식병
posttransplant lymphoproliferative disorder; PTLD 이식후림프세포증식병
posttraumatic atrophy 외상후위축
posttraumatic fever 외상후발열
posttraumatic hydrocephalus 외상후수두증
posttraumatic osteoporosis 외상후골다공증
posttraumatic syndrome 외상후증후군
postural 1. 자세- 2. 체위-
postural drainage 체위배출, 체위배액
postural hypotension 체위저혈압
postural proteinuria 체위단백뇨
posture 1. 자세 2. 체위
postvagotomy diarrhea 미주신경절단후설사
postvagotomy syndrome 미주신경절단후증후군
pot belly 항아리배
potassemia 포타슘혈증
potassium 포타슘
potassium chloride 염화포타슘
potassium sparing diuretic 포타슘보전이뇨제
potency 1. 효능, 역가 2. 잠재력
potent 1. 효능- 2. 효력있는
potential 1. 전위 2. 가능성, 잠재력
potential difference 전압차, 전위차
potential space 잠재적공간
potential surface 전위면
Potter syndrome 포터증후군
pouch 1. 주머니, 낭 2. 오목
pouch perineal rectosigmoidectomy 저장낭을 이용한 경항문직장에스상(자)결장절제술
pouch surgery 저장낭수술
pouch-anal anastomosis 낭항문연결, 낭항문문합
pouchitis 주머니염, 낭염
pouchography 저장낭조영술
pouchometogram 저장낭계측
Poupart ligament 푸파트인대, 서혜인대
Povan 포반
Povidone-iodine antisepsis 포비돈-요오드소독
power injector 조영제주입기, 동력주사기
pox 1. 폭스 2. 마마
poxvirus 폭스바이러스, 마마바이러스
practical anatomy 실지해부학
practice 진료, 개원
practitioner 진료의
praecox ascites 조발성복수
Praziquantel in schistosomiasis 주혈흡충증에서의 프라지퀜탈
prealbumin 전알부민, 프리알부민
preanal 항문앞-
preanhepatic phase 무간전기
preauricular cyst 귓바퀴앞낭
precancer 전암, 풋암
precancerous 전암-, 풋암-
precancerous lesion 전암병터
precancerous stage 전암기
precapillary 1. 모세혈관(이)전- 2. 동맥모세혈관
precapillary arteriole 모세혈관이전세동맥
precipitate 침전물
precipitation 침전
precision 정밀도
precocious pseudopuberty 가성성조숙증 [의6] 거짓성조숙, 이른거짓사춘기
precocious puberty 성조숙, 이른사춘기, 성조발증
precocity 조숙
precordium 명치부위
precursor 전구체, 전구물질
predicted vital capacity 예측폐활량
prediction score 예후점수
predictive value 예측치
prednisolone in inflammatory bowel disease 염증성장질환에서의 프레드니솔론
prednisone 프레드니손
preeclampsia 자간전증, 전자간증
preemptive analgesia 선제진통, 선행진통
preemptive transplantation 투석전이식
preexcitation 조기흥분
preganglionic 신경절이전- [의6] 신경절전-

P

preganglionic nerve fiber 신경절이전신경섬유
pregenital 생식기이전-
pregnancy 임신
pregnancy rate 임신율
pregnancy test 임신검사
preinfarction angina 경색전협심증
preload 전부하, 예비하중
premalignant 전암-, 풋암-
premalignant condition 전암상태, 암이전상태
premalignant lesion 전암병터
premature 1. 미숙- 2. 조숙- 3. 조기-
premature baby 미숙아, 조산아
premature delivery 미숙아분만
premature ejaculation 조기사정
premature infant 미숙아, 조산아
premature menopause 조기폐경
premature rupture of membrane; PROM 조기양막파열, 조기양막파수
premature senility 조로(증)
premature systole 조기수축
premature ventricular contraction 조기심실수축
prematurity 1. 미숙 의6 2. 조숙
premedicant 예비투약제, 앞투약제
premedication 예비투약, 앞투약
premenstrual dysphoric disorder 월경전불쾌장애
premenstrual period 월경전기
prenatal death 출생전사망
prenatal diagnosis 출생전진단
prenatal disease 출생전(질)병, 출생전질환
prenatal period 출생전기
preneoplastic state 종양전상태
preoperative 수술전-
preoperative autologous deposit 수술전자가혈액예치
preoperative chemotherapy 술전화학요법
preoperative counselling 수술전상담
preoperative evaluation 술전평가
preoperative preparation 술전처치
preoperative procedures 수술전처치
preoptic area 시각교차앞구역
preovulatory stage 배란전기, 배란전단계
prepancreatic artery 췌전동맥, 이자앞동맥
preparation 1. 준비 2. 약제, 제제 3. 조직표본
preparatory injection 준비주사
preperitoneal 복막전(층)
preperitoneal approach 복막전(층)접근(법)
preperitoneal cavity 복막전공간
preperitoneal dissection 복막전층박리
preperitoneal fascia 복막전근막
preperitoneal fat 복막전지방
preperitoneal mesh repair 복막전메쉬탈장교정술
preperitoneal space 복막전(층)공간, 복막전층강
preprandial 식전-
prepubertal 사춘기전-
prepuberty 사춘기전
preputium 1. 꺼풀 2. 음경꺼풀
prepyloric 유문앞, 날문앞
prepyloric atresia 유문전폐쇄
prerenal azotemia 콩팥전질소혈증
prerenal renal failure 신전신부전
presacral adenopathy 천골앞선증
presacral cysts 천골앞낭종
presacral fascia 천골앞근막
presacral lesions 천골앞병변
presacral sinus 천골앞누공
presacral space 천골앞공간
presacral teratoma 엉치앞기형종, 천골전기형종
presaturation pulse 전포화파
preschool child 취학전어린이
prescription 처방
presentation 1. 태위, 태아위치 2. 제시
preservation 보존, 보관
preservation injury 보존손상
preservative 보존제
pressor agent 승압제, 혈압상승제
pressure 1. 압력, 압 2. 압박
pressure atrophy 압박위축
pressure bandage 압박붕대
pressure diuresis 혈압이뇨
pressure dressing 압박붕대

pressure fracture 압박골절
pressure limited respirator 압력제한호흡기
pressure measurements 압력측정
pressure necrosis 압박괴사
pressure sensitive respirator 압력민감호흡기
pressure sore 압박궤양, 욕창
pressure stasis 압박울혈
pressure wires 압력측정철사
pressure-controlled ventilation 압력조절환기
presumptive puberty 가정사춘기
presumptive sign 1. 임신추정징후 2. 추정징후
presymptom 전증상, 전조, 조짐
presystole 전수축기
preterm delivery 조산, 조기분만
preterm infant 조기분만아
pretest 사전검사, 전시험
pretibial myxedema 정강뼈앞점액부종, 경골전점액부종
pretracheal 기관앞-
pretracheal layer 기관앞층
pretracheal lymph node 기관앞림프절, 기관전림프절
prevalence 유병률
prevalence rate 유병률
prevention 예방, 방지
preventive medicine 예방의학
prevertebral 척추앞-
prevertebral ganglia 척추전신경절
prevertebral plexus 척추앞신경얼기
prevesical 방광앞-
PRIA3 antigen PRIA3항원
priapism 지속발기증
prick pain 찔림통증, 자통증
prick test 단자검사, 찌르기검사
primary 일차-, 원발-
primary afunction 일차무기능
primary assisted patency 일차도움개통
primary assisted patency rate 일차도움개통률
primary atelectasis 원발무기폐
primary biliary cirrhosis 일차담관성간경화증
primary cancer 원발암
primary carcinoma 원발암(종)
primary closure 일차봉합
primary focus 원발병터
primary gastric lymphoma 원발위림프종
primary graft nonfunction 일차이식편부전
primary health care 일차보건의료
primary hepatoma 일차간암
primary hyperparathyroidism 일차부갑상샘기능항진증
primary immune response 일차면역반응
primary infection 일차감염
primary irritant dermatitis 원발자극피부염
primary lesion 일차병터
primary non-function 원발성기능부전
primary patency 일차개통
primary patency rate 일차개통률
primary peritonitis 일차성복막염
primary polydipsia 원발다음증, 원발다음다갈증
primary sclerosing cholangitis 일차경화담관염
primary stage 초기
primary stone 일차결석
primary suture 일차봉합
primary syphilis 1기매독
primigravida 초임녀, 초임부
primipara 초산녀
primiparity 초산
primitive aorta 원시대동액
primitive ectoderm 원시외배엽
primordial follicle 원시난포
primordial germ cell 원시종자세포
primordial gut 원시창자
primordial stomach 원시위
principal axis 주축
principal cell 으뜸세포, 주세포
principal focus 주초점
principle nodes 주림프절
Pringle maneuver 프링글수기
Pringle technique 프링글수기 [동] Pringle maneuver
prion 프라이온
prism 프리즘, 모기둥

prism diopter 프리즘디옵터
prismatic spectacles 프리즘안경
probable sign 1. 임신가능징후 2. 가능징후
probe 탐색자, 더듬자
Probenecid in gonorrhea 임질에서의 프로베네시드
probes 탐색자
probing 탐침자검사, 더듬자검사
problem behavior 문제행동
procainamide 프로카인아미드
procaine 프로카인
procarcinogen 전발암물질, 발암전구물질
procedure 1. 절차, 방법 2. 시술, 수법, 술기
process 1. 돌기 2. 과정
processus vaginalis 초상돌기
procidentia 탈출
procidentia recti 직장탈출증
procollagen peptidase 풋아교질펩티드분해효소
procreation 출산, 생식
proctalgia 직장통증
proctalgia fugax 일과성직장통
proctectomy 직장절제
proctitis 직장염
proctocolectomy 큰창자절제(술), 대장절제(술)
proctocolitis 직장결장염
proctodeal glands 항문함요선
proctodeum 항문오목
proctography 직장조영
proctologic examination 직장항문검사
proctoscopy 직장경검사, 곧창자보개검사
proctosigmoidectomy 직장구불창자절제(술), 곧창자구불창자절제(술)
proctosigmoiditis 직장구불창자염, 곧창자구불창자염
proctosigmoidoscopy 직장구불창자경검사, 곧창자구불창자보개검사
prodromal stage 전구기, 조짐기
prodrome 전구증, 전구증상
prodrug 전구약물
product 1. 산물 2. 생성물
productive inflammation 증식염증
proestrus 발정이전기
professional disease 전문직업병, 직업병
profuse menstruation 과다월경
progenitor cell 선조세포
progestational 1. 월경전기- 2. 황(색)체-
progesterone 프로게스테론, 황체호르몬
progesterone receptor 프로제스테론수용체 동 황체호르몬수용체
progestogen 황체호르몬 동 프로제스테론
prognathism 턱나옴증, 악전돌증
prognosis 예후, 예측
prognostic factor 예후인자
prognostic indices 예후지표
programmed cell death 세포예정사
progravid 임신전기, 황(색)체기
progressive case 진행성예
progressive familial intrahepatic cholestasis 진행성가족성간내담즙정체
progressive myopathy 진행성근병증
progressive systemic sclerosis 진행전신경화증
prokaryotic organism 원핵생물
prokinetic agents 운동촉진제
prokinetic drug 위장운동촉진제
prolactin 프로락틴, 젖분비호르몬
prolactinoma 프로락틴분비종양, 프로락틴샘종
Prolamine injection 프롤라민주사
prolapse 탈출
prolapsed hemorrhoids 탈출치핵
prolapsed intervertebral disk 추간판헤르니아, 척추원반탈출
prolapsus 탈출(증)
prolene 프롤렌
prolene mesh 프롤렌메쉬
proliferative arthritis 증식관절염
proliferative diabetic retinopathy 증식당뇨망막병(증)
proliferative endophlebitis 증식정맥내막염
proliferative fasciitis 증식근막염
proliferative inflammation 증식염증
proliferative stage 증식기
proliferative vitreoretinopathy

증식유리체망막병(증)
proline 프롤린
prolonged effect 지속효과
prolonged erection 지속발기, 오랜발기
prolonged pregnancy 지속임신
prolonged Q-T interval syndrome Q-T간격연장증후군
prominence 융기
prominentia 융기
promontory 곶
promoter 촉진자, 촉진물
promotor action 촉진작용
promyelocyte 전골수세포, 풋뼈속질세포, 전골수구
prone 1. 엎드린 2. 엎침, 회내
prone jackknife position 엎드린잭나이프자세
prone position 엎드린자세
pronucleus 풋핵
propagation velocity 1. 증식속도 2. 전파속도
propane 프로판
proper hepatic artery 고유간동맥
properitoneal fat line 복막앞지방층
properitoneal hernia 복막앞탈장
prophylactic 예방-
prophylactic antibiotics 예방항생제
prophylactic chemotherapy 예방화학요법
prophylactic cholecystectomy 예방담낭절제술
prophylactic immunization 예방면역접종
prophylactic inoculation 예방접종
prophylactic lymph node dissection 예방림프절절제
prophylactic mastectomy 예방유방절제술
prophylactic neck dissection 예방경부림프절절제(술)
prophylaxis 예방
propionic acid 프로피온산
propranolol 프로프라놀롤
proprietary name 상품명
proprioception 고유감각
proprioceptive 고유감각-
proprioceptive sensibility 고유감각감수성
proprioceptor 고유감각기
propylene 프로필렌
prospective cohort study 전향코호트연구
prospective study 전향연구, 계획연구
prostacyclin; PGI2 프로스타사이클린
prostaglandin 프로스타글란딘
prostaglandin E2 프로스타글란딘 E2
prostate cancer 전립선암, 전립샘암
prostate gland 전립선, 전립샘
prostate-specific antigen 전립선특이항원
prostatic acid phosphatase 전립선산성인산효소
prostatic cancer 전립샘암, 전립선암
prostatocystotomy 전립샘방광절개
prostatolith 전립샘결석, 전립샘돌
prostatorectal fistula 전립선직장루
prostatotomy 전립선절개
prosthesis 인공삽입물, 보형물
prosthesis implantation 보형물삽입(술)
prosthetic foot 의족, 인공발
prosthetic graft infection 인조혈관감염
prosthetic material 인공재료
prosthetic mesh 인공막
prosthetic repair 인공막교정술
prosthetic valve endocarditis 인공판막심내막염
prosthetic valve replacement 인공판막대치
prostration 탈진
protamine sulfate 프로타민황산염
protease 단백분해효소
protease inhibitor 단백질분해효소억제제
protease inhibitors 단백분해효소억제제
protective epithelium 보호상피
protective immunity 방어면역
protective mechanism 방어기전
protein 단백질
protein binding 단백질결합
protein C C단백질
protein loss 단백질소실
protein quotient 단백질지수
proteinase 단백분해효소
proteinemia 단백혈증

protein-losing enteropathy 단백질소실장병
proteinosis 단백증
proteinuria 단백뇨
proteolysis 단백질분해
proteolysis-inducing factor 단백분해유도인자
Proteus syndrome 프로테우스증후군
prothrombin 프로트롬빈
prothrombin complex concentrate 프로트롬빈복합체농도
prothrombin time 프로트롬빈시간
prothrombinase 프로트롬빈분해효소
prothrombinemia 프로트롬빈혈증
prothrombinogen 프로트롬비노겐
prothromboplastin 프로트롬보플라스틴
protocol 1. 연구계획서 2. 프로토콜
protodiastolic 확장초기
proton 양성자
proton beam radiotherapy 양자선방사선치료
proton density weighted image 양성자밀도강조영상
proton pump 양성자펌프
proton pump inhibitors; PPIs 양성자펌프억제제
protooncogene 풋종양유전자, 전암유전자
protoplasm 원형질
protoporphyria 프로토포르피린증
protoporphyrin zinc 아연프로토포르피린
protopsis 안구돌출
protosystole 수축초기
prototrophic bacterium 기본영양균
prototype 원형
protozoa 원생동물, 원충
protozoal infection 원충감염
protozoan infection 원충감염
protractor 1. 이물제거기 2. 내밂근
protrusion 돌출, 튀어나옴
protuberance 융기
provirus 프로바이러스
provisional diagnosis 잠정진단
provocation test 유발시험
provocative injection 유발접종, 유발주사
proximal 근위-, 몸쪽-
proximal bowel obstruction 몸쪽창자막힘
proximal colon obstruction 근위결장폐쇄
proximal gastrectomy 근위부위절제술
proximal gastric vagotomy; PGV 근위부위미주신경절단(술)
proximal migration 중심쪽이동, 근위이동
proximate surface 인접면
prune belly syndrome 말린자두배증후군
prurigo 가려움발진
pruritus 소양증, 가려움(증)
pruritus ani 항문소양증
psammoma 1. 모래종, 사종 2. 모래종수막종
psammoma body 모래종체, 사종체
psellism 말더듬 동 stuttering
pseudarthrosis 거짓관절증, 가관절증
pseudo- 가성-, 거짓-, 가짜-
pseudo sac 가성막
pseudoacanthosis nigricans 거짓가시세포증
pseudoaneurysm 가성동맥류, 거짓동맥류
pseudoappendicitis 가성충수염
pseudocarcinomatous invasion 가성암성침습
pseudocyst 가성낭, 거짓주머니
pseudodiverticulosis 가성게실증
pseudodiverticulum 가성게실, 거짓곁주머니
pseudoexstrophy 거짓방광외번증
pseudogallbladder 가성담낭, 거짓쓸개
pseudogene 가유전자, 위유전자
pseudogout 가성통풍, 거짓통풍
pseudohermaphrodite 가성반음양체
pseudohermaphroditism 거짓남녀한몸증
pseudohypertrophy 가성비대, 거짓비대
pseudohypoparathyroidism 가성부갑상선기능저하증, 거짓부갑상샘기능저하증
pseudo-Kaposi sarcoma 가성카포시육종, 의사카포시육종
pseudokidney sign 거짓콩팥징후, 거짓신장징후
pseudolesion 가성병변
pseudolipomatosis 가성지방종증, 의사지방종증
pseudolymphoma 가성림프종, 거짓림프종

pseudomelanoma 가성흑색종, 거짓멜라닌종
pseudomelanosis coli 결장가성흑생증, 결장의사흑생증
pseudomelanosis coli in laxative use 설사제에 의한 결장가성흑생증, 설사제에 의한 결장의사흑생증
pseudomembrane 위막, 거짓막
pseudomembranous 거짓막
pseudomembranous colitis 거짓막결장염
pseudomembranous inflammation 위막염증, 거짓막염증
Pseudomonas aeruginosa 녹농균
pseudomucinous cystadenoma 가성점액낭선종, 거짓점액낭선종
pseudomyxoma 가성점액종, 거짓점액종
pseudomyxoma peritonei 복강가성점액종, 복강거짓점액종
pseudoneuroma 가성신경종, 거짓신경종
pseudo-obstruction 거짓막힘, 거짓폐쇄
pseudo-obstruction of intestines 거짓장막힘
pseudopancreatitis 가성췌장염
pseudoparalysis 가성마비
pseudoparasite 기생충유사체
pseudoperitonitis 가성복막염, 거짓복막염
pseudopolyp 가성용종, 가성폴립, 거짓폴립
pseudopolyposis 가성용종증, 가성폴립증, 거짓폴립증
pseudoporphyria 거짓포르피린증, 가성포르피린증
pseudopsia 환시
pseudopuberty 가성사춘기, 거짓사춘기
pseudoseizure 가성경련
pseudostratified epithelium 거짓중층상피
pseudothrombophlebitis 가성 혈전정맥염
pseudotumor 가성종양
pseudoverrucous lesions 가성사마귀병변
psoas abscess 요근농양, 허리근고름집
psoas fascia 요근근막
psoas muscle 요근, 허리근
psoas sign 요근징후
psoriasis 건선, 마른비늘증
psoriatic arthritis 건선성관절염
psychalgia 1. 정신성통증 2. 심리통증
psychasthenia 정신쇠약(증)
psychedelic 1. 환각- 2. 환각제
psychedelic drug 환각제
psychiatric disorder 정신장애
psychiatry 1. 정신의학, 정신과학 2. 정신과
psychic 정신-
psychoactive drug 정신작용제
psychoanaleptic 각성제, 정신흥분제
psychoanalysis 정신분석
psychoanalytic theory 정신분석이론
psychogenic 정신성-, 심인성-
psychogenic disorder 정신성장애
psychogenic pain 정신성통증
psychogenic vertigo 정신성현기증
psychologic 심리적-
psychologic factor 심리적요인
psychological support 심리적지지
psychologist 1. 심리학자 2. 심리사
psychology 심리학
psychomotor 정신운동-
psychomotor disturbance 정신운동장애
psychoneurosis 정신신경증
psychopath 정신병질자
psychopathology 정신병리학
psychopathy 정신병질증
psychopharmacology 정신약리학
psychopharmacotherapy 정신약물치료
psychophysiologic disorder 정신생리질환
psychophysiology 정신생리학
psychoplegic 정신마비제
psychosis 정신병
psychosocial history 정신사회병력
psychosomatic 정신신체-
psychosomatic disorder 정신신체장애
psychostimulant 정신자극제
psychotherapist 정신치료자, 정신요법의사
psychotherapy 정신요법
psychotic 1. 정신병- 2. 정신병자
psychotic disorder 정신병

psychotic symptom 정신병증상
psychotogenic 1. 정신병유발- 2. 정신병유발제
psychotomimetic 1. 정신병유사- 2. 정신병유사제
psychotonic 1. 정신긴장- 2. 정신긴장제
psychotropic 1. 향정신- 2. 정신작용제
psycosomatic medicine 정신신체의학
psyllium 질경이, 차전자
pterion 관자놀이점
pterygoid plexus 날개근정맥얼기
pterygomandibular 날개아래턱-
pterygomaxillary 날개위턱-
ptilosis 속눈썹빠짐
ptosis 1. 처짐 2. 눈꺼풀처짐, 안검하수 3. 탈출(증)
ptyalin 침녹말분해효소, 타이알린
ptyalism 침과다증
ptyalocele 침낭종, 타액낭종
ptyalography 침샘조영
ptyalolithiasis 침결석증
puberty 사춘기
pubescence 사춘기
pubic 1. 두덩(뼈)-, 치골- 2. 두덩부위-
pubic crest 치골능
pubic hair 음모
pubic ramus 치골지
pubic region 두덩부위, 치골부
pubic symphysis 치골결합
pubic tubercle 치골결절
pubis 두덩뼈, 치골
public health 공중보건
public health agency 공중보건기관
public health center 보건소
public health service 공중보건사업
public hygiene 공중위생
puboanalis 치골항문근
pubococcygeal 두덩꼬리-, 치골미골-
pubococcygeus muscle 두덩꼬리근, 치골미골근
pubofemoral 두덩넓적다리-, 치골대퇴골
puboperineus 치골회음근
puboprostatic 두덩전립샘, 치골전립샘
puborectal 두덩직장-, 치골직장-
puborectalis muscle 치골직장근
puborectalis sling 치골직장걸이
pubosphincteric sling 치골괄약근걸이
pubotuberous diameter 두덩결절직경
pubourethral triangle 두덩요도삼각
pubourethralis 치골요도근
pubovaginal 두덩질-, 치골질-
pubovaginal muscle 두덩질근, 치골질근
pubovaginalis 치골질근
pubovesical 두덩방광-, 치골방광-
pubovesical musle 두덩방광근, 치골방광근
pubovisceral muscles 치골내장근
pucker 주름
pudendal 음부-
pudendal artery 음부동맥
pudendal block 음부신경차단
pudendal canal 음부신경관
pudendal cleft 음부틈새
pudendal hernia 음부탈장
pudendal nerve 음부신경
pudendal nerve terminal motor latency 음부신경말단운동잠복기
pudendal neurolysis 음부신경박리(술)
pudendum 음부
puerile 소아-
puerility 소아기
puerpera 산후부
puerperal 산후-
puerperal convulsion 산후경련, 산욕경련
puerperal eclampsia 산후자간증
puerperal fever 산욕열, 산후열
puerperal infection 산후감염, 산욕감염
puerperal mastitis 산후유방염
puerperal period 산후기
puerperal sepsis 산후패혈증
puerperal septicemia 산후패혈증
puerperal thrombosis 산후혈전증
puerperium 산후기
puffy 부은-, 종창-
Pugh-MEGX score Pugh-MEGX점수

pulley 도르래, 활차
pull-through procedures 경항문견인술
pulmo 폐-, 허파-
pulmometry 폐활량측정, 허파활량측정
pulmonary 폐-, 허파-
pulmonary abscess 폐농양
pulmonary alveolus 폐포, 허파꽈리
pulmonary arteriosclerosis 폐동맥경화(증)
pulmonary arteriovenous fistula 폐동정맥샛길
pulmonary artery 폐동맥, 허파동맥
pulmonary artery catheterization 폐동맥도관법
pulmonary artery occlusion pressure 폐동맥폐쇄압
pulmonary artery pressure 폐동맥압
pulmonary artery stenosis 폐동맥협착
pulmonary artery wedge pressure 폐동맥쐐기압
pulmonary aspergillosis 폐아스퍼질러스증
pulmonary aspiration 폐흡인
pulmonary atelectasis 무기폐
pulmonary atresia 폐동맥판폐쇄
pulmonary capillary wedge pressure 폐모세혈관쐐기압
pulmonary circulation 폐순환
pulmonary compliance 폐순응(도)
pulmonary congestion 폐울혈
pulmonary contusion 폐좌상
pulmonary cyst 폐낭
pulmonary diffusing capacity 폐확산능력
pulmonary edema 폐부종
pulmonary embolectomy 폐동맥색전제거술
pulmonary embolism 폐색전증
pulmonary emphysema 폐기종
pulmonary fibrosis 폐섬유증
pulmonary function 폐기능
pulmonary function test 폐기능검사
pulmonary hamartoma 폐과오종
pulmonary hemorrhage 폐출혈
pulmonary hypertension 폐동맥고혈압
pulmonary infarction 폐경색증
pulmonary infection 폐감염
pulmonary insufficiency 폐기능부전
pulmonary metastasis 폐전이
pulmonary microembolization 폐미소색전
pulmonary nodule 폐결절
pulmonary perfusion scan 폐관류스캔
pulmonary pulse 폐동맥박동
pulmonary sequestration 폐분리증
pulmonary stenosis 폐동맥판협착
pulmonary surfactant 폐표면활성물질
pulmonary thromboembolism 폐혈전색전증
pulmonary valvular atresia 폐동맥판폐쇄
pulmonary valvular stenosis 폐동맥판협착
pulmonary vascular resistance 폐혈관저항
pulmonary venous pressure 폐정맥압
pulmonary ventilatory capacity 폐환기용량
pulposus nucleus (추간원판)수핵
pulsatile 박동-
pulsatile echoencephalography 박동뇌초음파
pulsatile pain 박동통증
pulsating empyema 박동가슴고름집
pulsation 박동
pulse 1. 맥박 2. 파 3. 맥동파, 펄스
pulse deficit 맥박결손
pulse monitor 맥박감시계
pulse oximeter 맥박산소측정기
pulse oximetry 맥박산소측정
pulse pressure 맥박압, 맥압
pulse rate 맥박수
pulse volume recording 맥량기록
pulsed 파-, 맥동파-
pulsed wave Doppler echocardiography 간헐파형도플러심장초음파검사
pulseless 무맥박-
pulseless disease 무맥박병
pulsion diverticulum 내압확장게실
pulsus 1. 맥박 2. 파
pulsus alternans 교대맥박
pulsus paradoxus 모순맥박
pulvis 가루약
pump 펌프

pump oxygenator 인공심장폐장치
punch 찍어냄, 펀치
punch biopsy 찍어냄생검, 펀치생검
punched out lesion 도려낸병터
punctate 점-, 저모양-
punctate basophilia 점상호염기성
puncticulum 소반점
punctum 점
puncture 천자
pupa 번데기
pupation 번데기화
pupil 동공
pupillary 동공-
pupillary dilatation 동공확대, 산동
pupillary reflex 동공반사
pupillatonia 긴장동공
pupillometry 동공측정법
pupillotonia 긴장동공(증)
pure tone 순음
purgative 설사제
purgative enema 설사제관장, 하제관장
purgatives 설사제
purging 1. 설사제사용 2. 제거
purification 정제, 정화
purified insulin 정제인슐린
purified water 정제수
purifier 정수기, 정화기
purine 퓨린
purine analogues 퓨린유사체, 퓨린유사물질
purine base 푸린염기
purinergic 푸린성-
purinolytic 푸린분해-
purity 순도
Purkinje cell 푸르키네세포
Purkinje fiber 푸르키네섬유
puromycin 퓨로마이신
purple 1. 자(주)색 2. 자(주)색색소
purpura 자색반, 자색반(병)
purse string suture 주머니끈봉합
purulence 고름형성, 화농
purulent 1. 고름-, 농- 2. 고름(형성), 화농-
purulent cholecystitis 고름담낭염
purulent discharge 고름분비물, 화농성분비물
purulent effusion 고름삼출, 화농삼출
purulent exudate 고름삼출물, 화농삼출물
purulent inflammation 고름염증, 화농염증
purulent liver abscess 고름간농양
purulent peritonitis 화농성복막염
pus 고름, 농
pus corpuscle 고름소체
pus pocket 고름주머니
pustular 고름물집-, 농포-
pustular bacterid 고름물집세균발진
pustular eruption 고름물집발진, 농포진
pustulation 고름물집형성, 농포형성
pustule 고름물집, 농포
pustulosis 고름물집증, 농포증
putative diagnosis 추정진단
putrefaction 부패
putrefactive bacterium 부패균
putrescent 부패-
putrid 부패성-
putrilage 부패물
pyarthrosis 고름관절증, 화농관절증
pycnometry 비중측정
pyelectasia 신우확장증
pyelic 신우-, 콩팥깔때기-
pyelitis 신우염
pyelitis cystica 낭신우염
pyelocystitis 신우방광염
pyelogram 신우조영상
pyelography 신우조영
pyelolithotomy 신우결석제거
pyelonephritis 신우신염
pyelonephrosis 신우신(장)증
pyelopathy 신우병증
pyelophlebitis 신우정맥염
pyeloureterography 신우요관조영
pyelovenous reflux 신우정맥역류
pyemia 고름혈증, 농혈증

pyemic 고름혈증-, 농혈증-
pyknic 단신비만-
pyknocardia 빈맥, 빠른맥
pyknosis 핵농축(증), 염색체농축
pylephlebitis 문맥염
pylethrombophlebitis 혈전문맥염
pylethrombosis 문맥혈전증
pyloplasty 날문성형, 유문성형
pyloric 날문-, 유문-
pyloric canal 유문관, 날문관
pyloric duplication 유문중복, 날문중복
pyloric exclusion 날문배제(술)
pyloric gland 날문샘, 유문샘
pyloric obstruction 유문폐쇄, 날문폐쇄
pyloric orifice 날문구멍, 유문구멍
pyloric outlet obstruction 유문출구폐쇄, 날문출구폐쇄
pyloric reflex 유문반사, 날문반사
pyloric spasm 날문연축, 유문연축
pyloric sphincter 날문조임근, 유문괄약근
pyloric stenosis 유문협착, 날문협착
pyloric web 유문망, 날문망
pyloroduodenal duplication cyst 유문십이지장중복낭, 날문샘창자중복주머니
pyloromyotomy 유문근(육)절개(술), 날문근(육)절개(술) 의6 날문근육절개, 날문근층절개
pyloroplasty 유문성형(술), 날문성형(술)
pyloroptosis 날문처짐증, 유문처짐증
pylorospasm 날문연축, 유문연축
pylorostomy 날문창냄술, 유문조루술
pylorotomy 날문절개, 유문절개
pylorus 날문, 유문
pylorus preservation 유문보존, 날문보존
pylorus preserving distal gastrectomy; PPG 유문보존원위부위절제술, 날문보존원위부위절제술
pylorus preserving pancreaticoduodenectomy 날문보존췌(장)십이지장절제술
pylorus preserving proximal gastrectomy 유문보존근위부위절제술, 날문보존근위부위절제술
pyoarthrosis 고름관절증
pyocephalus 뇌고름집, 뇌농양
pyocolpos 고름질, 질축농
pyocyanin 피오사이아닌
pyocystis 방광고름, 방광농
pyoderma 고름피부증, 화농피부증
pyoderma gangrenosum 괴저고름(농)피부증
pyogenic 고름형성-, 화농-
pyogenic abscess 화농농양
pyogenic arthritis 고름관절염, 화농관절염
pyogenic bacterium 고름형성균, 화농균
pyogenic granuloma 고름육아종, 화농육아종
pyogenic infection 고름형성감염, 화농감염
pyogenic liver abscess 화농성간농양
pyohemothorax 고름혈액가슴, 농혈흉
pyometra 고름자궁, 자궁축농
pyometritis 고름자궁염, 화농자궁염
pyomyositis 고름근육염, 화농근육염
pyonephritis 고름신(장)염, 화농신장염
pyonephrosis 고름신(장), 화농신장
pyopneumocyst 고름공기낭, 농기낭
pyopneumopericardium 고름공기심막증, 농심낭기증
pyopneumoperitoneum 고름공기복막증, 농기복막증
pyopneumoperitonitis 고름공기복막염, 농기복막염
pyopneumothorax 고름기흉, 농기흉
pyorrhea 1. 고름분비물, 농루 2. 치아주위염, 치주염
pyosalpinx 고름자궁관, 고름난관
pyosepticemia 고름패혈증, 농패혈증
pyostomatitis 고름입안염, 화농구내염
pyostomatitis vegetans 증식고름입안염, 증식화농구내염
pyothorax 고름가슴증, 농흉
pyramid 추체, 피라미드
pyramidal 추체-, 피라미드-
pyramidal cell 추체세포, 피라미드세포
pyramidal fracture 추체골절
pyramidal lobe 추체엽
pyramidalis 배세모근
pyramidotomy 추체로절단(술)
pyramis 추체, 피라미드

pyrantel 피란텔
pyrantel palmoate 피란텔팔모산
pyrazinamide 피라진아미드
pyretic 1. 발열- 2. 발열원
pyretics 발열제
pyrexia 발열
pyridoxine 피리독신
pyridoxine hydrochloride 염산피리독신
pyriform 조롱박-
pyriform sinus 조롱박오목, 이상와 [동] piriform sinus
pyrimethamine sulfadoxine 피리메타민설파독신
pyrimidine 피리미딘
pyrogen 발열원
pyrogenic exotoxin 발열외독소
pyrogenic reaction 발열반응
pyrogenic substance 발열물질
pyrogenicity 발열원성
Pyroglyphidae 집먼지진드기<과>
pyrolysis 열분해
pyrometer 고온계
pyronine 파이로닌
pyroninophilia 피로닌친화성, 향피로닌성
pyrophobia 불공포증
pyruvate 파이루브산염
pyruvic acid 파이루브산
pyrvinium pamoate 피르비늄파모에이트
pyuria 고름뇨, 농뇨

Q

Q-T interval syndrome QT간격증후군
quadrangular bandage 사각붕대
quadrant 1. 사분의일- 2. 사분역
quadrantectomy 사분절제
quadrantic scotoma 사분암점
quadratus lumborum 허리네모근
quadriangular 네모-, 사각-
quadribasic 사염기-
quadric 1. 이차- 2. 이차곡면
quadriceps 네갈래근-, 사두근-
quadriplegia 팔다리마비, 사지마비
quadrivalent 사가-
quadruple-loop reservoir 네겹고리저장낭
qualitative 1. 정성- 2. 질
qualitative analysis 정성분석
qualitative test 정성시험
quality 1. 질 2. 정성
quality factor 선질계수, 정성인자
quality measurement 질측정
quality of life 삶의질
quantification 정량
quantile 사분위수
quantitation 정량
quantitative 정량-
quantitative analysis 정량분석
quantitative culture 정량배양
quantitative test 정량검사
quantity 양
quantity dose equivalent 선량당량
quantum 1. 양자 2. 양
quantum placeat 임의량
quaque hora; q.h. 매시간
quarantine 1. 검역 2. 검역소 3. 건강격리
quarter 1. 사분의일 2. 뒷가죽
quartz 1. 석영 2. 수정
quasi experiment 준실험, 유사실험
quasi threshold 유사문턱값
quenching 1. 담금질 2. 급냉 3. 퀜칭
questionnaires 설문지
Queyrat erythroplasia 퀘이라홍색형성증
quicklime 생석회, 산화칼슘
quinacrine hydrochloride 염산퀴나크린
quinidine 퀴니딘
quinine 퀴닌
quininism 퀴닌중독
quinolone 퀴놀론
quinsy 편도주위농양, 편도주위고름집
quintuplet 다섯쌍둥이
quotient 1. 지수 2. 몫 3. 율, 비율

R

rabies 공수병, 광견병
rabies vaccine 공수병백신, 광견병백신
race 인종
rachiscoliosis 척주측만(증)
racial characteristic 인종특성
racial immunity 인종면역
rad 라드
radial 1. 방사-, 부챗살- 2. 노-, 요골- 3. 노쪽-, 요측- 4. 반지름방향-
radial artery 요골동맥, 노동맥
radial collateral artery 요측측부동맥 [의6] 노쪽곁동맥
radial force 방사력
radial fracture 요골골절
radial immunodiffusion 방사면역확산
radial layer 부챗살층, 방사층
radial nerve 요골신경, 노신경
radial nerve palsy 요골신경마비
radiating pain 방사통증, 부챗살통증
radiation 1. 방사선 2. 방사, 조사 3. 복사 4. 부챗살
radiation absorbed dose 방사선흡수선량
radiation beam 방사선방출, 방사선선
radiation biology 방사선생물학
radiation burn 방사선화상
radiation carcinogenicity 방사선발암성
radiation colitis 방사선결장염
radiation damage 방사선손상
radiation dose 1. 방사선량 2. 복사선량
radiation effect 방사선효과
radiation enteritis 방사선장염
radiation esophagitis 방사선식도염
radiation field 방사선조사영역
radiation gastritis 방사선위염
radiation injury 방사선손상
radiation necrosis 방사선괴사
radiation oncologist 방사선종양학자, 방사선종양전문의
radiation physics 방사선물리학
radiation proctitis 방사선직장염
radiation protection 방사선방어
radiation pyrometer 복사고온계
radiation quality 방사선품질
radiation resistance 방사선저항
radiation scatter 방사선산란
radiation shield 방사선차폐, 방사선보호구
radiation sickness 방사선병
radiation therapy 방사선치료, 방사선요법
radiation tolerance dose 방사선견딤선량
radiation-induced 방사선유발-
radiation-induced cancer 방사선유발암
radiation-related cancer 방사선관련암
radical 1. 근치- 2. 기, 라디칼
radical conservative operation 근치보존수술
radical cure 근치, 근본치료
radical excision 근치절제술
radical extirpative operations 근치적출술
radical hysterectomy 근치자궁절제술
radical lymph node dissection 근치림프절절제(술)
radical lymphadenectomy 근치림프절절제(술)
radical mastectomy 근치유방절제술
radical mastoidectomy 근치유양돌기절제술
radical neck dissection 근치목절제
radical operation 근치수술
radical subtotal gastrectomy 근치위아전절제술
radical surgery 근치수술
radical total gastrectomy 근치위전절제술
radical vulvectomy 근치음문절제술, 근치외음절제술
radicotomy 신경근절단(술), 신경뿌리절단(술)

radiculalgia 신경뿌리통증
radicular paralysis 신경뿌리마비
radicular syndrome 신경뿌리증후군
radiculitis 신경뿌리염
radiculopathy 신경뿌리병증
radioactive 방사성-, 방사능-
radioactive deposit 방사능축적
radioactive disintegration 방사능붕괴
radioactive iodine 방사성아이오딘 [동] 방사성요오드
radioactive iodine uptake 방사성아이오딘섭취율 [동] 방사성요오드섭취율
radioactive label 방사능표지
radioactive material 방사능물질
radioactive nuclide 방사능핵종
radioactive waste 방사능폐기물
radioactivity 방사능
radioactivity count 방사능측정
radioautography 자가방사성기록
radiobiology 방사선생물학
radiobrachytherapy 근접방사선요법
radiocarpal 요수근-
radiocephalic fistula 노동맥-노쪽피부정맥 동정맥루
radiochemical purification 방사화학정화
radiochemistry 방사화학
radiocurability 방사선근치성
radiodermatitis 방사선피부염
radiofrequency 1. 무선주파수 2. 고주파
radiofrequency ablation 고주파폐쇄(술)
radiofrequency band 고주파대
radio-frequency pulse 고주파맥동파
radiofrequency thermal ablation; RFA 고주파열치료
radiograph (방사선)영상
radiographic contrast agent 방사선조영제
radiography (방사선)영상촬영
radioguided surgery 방사선유도수술
radioimmunity 방사면역
radioimmunoassay 방사면역측정
radioimmunodetection 방사면역탐지
radioimmunoguided surgery 방사면역유도수술
radioimmunoscintigraphy 방사면역섬광조영술
radioimmunotherapy 방사면역요법
radioiodine 방사성아이오딘
radioiodine remnant ablation 방사성아이오딘잔여갑상샘제거
radioiodine scan 방사성아이오딘스캔
radioisotope 방사성동위원소
radioisotope studies 방사성동위원소검사
radiolabeling 방사성표지
radiolabled technetium 방사성표지테그네튬
radiologic evaluation 방사선학적조사
radiologic examination 방사선검사
radiologic intervention 방사선시술
radiological anatomy 방사선해부학
radiological finding 영상소견
radiologist 영상의학과의사, 영상의학과전문의
radiology 영상의학
radiolucency 방사선투과성
radiolysis 방사분해
radiometer 1. 복사계 2. 방사계
radiometry 방사선측정
radionecrosis 방사선괴사
radionuclide 방사성핵종
radionuclide angiocardiography 방사성핵종심혈관조영(술)
radionuclide purity 방사성핵종순도
radionuclide scan 방사성핵종스캔
radionuclide studies 방사성핵종검사
radio-opacity 방사선비투과성
radio-opaque 방사선비투과-
radio-opaque markers 방사선비투과성표식자
radio-osteonecrosis 방사선골괴사
radiopacity 방사선비투과성
radiopaque 방사선비투과-
radiopelvimetry 방사선골반측정
radiopharmaceutical 방사성의약품
radioprotection 방사선보호
radioprotector 1. 방사선보호장치 2. 방사선보호제
radioresistance 방사선저항
radioresponsiveness 방사선반응도

radiosensitive 방사선민감-
radiosensitivity 방사선민감성
radiosensitization 방사선민감화
radiosensitizer 방사선민감화제
radiosurgery 방사선수술
radiotelemetry 전파원격측정
radiotherapy 방사선요법
radiotracer 방사성추적자
radiotransparent 방사선투과-
radium 라듐
radius 1. 노뼈, 요골 2. 반지름, 반경
radon 라돈
rale 거품소리, 수포음
ramus 가지, 분지
random allocation 무작위할당
random destruction 무작위파괴
random flap 무작위피판
random selection 무작위선택
randomized controlled trial 무작위대조시험
randomized trial 무작위시험
Ranson criteria 랜슨지표
ranula 두꺼비종
raphe 솔기, 봉선
rapid donor hepatectomy 급속공여자간절제술
rapid eye movement; REM 렘, 급속눈운동
rapid infusion system; RIS 급속주입장치
rapidly progressive glomerulonephritis 급속진행사구체신염
rapport 라포르, 치료적소통관계
Ras inhibitor Ras억제제
rash 발진
rat flea 쥐벼룩
rate 1. 속도 2. 율, 비율 3. 정도 4. 양
rated burst pressure 정해진 파열압력
ratio 1. 비 2. 비율, 율
ration 1. 규정식량 2. 하루치식량
rattlesnake bites 방울뱀교상
ray 1. 선 2. 가락열
Raynaud disease 레이노병
Raynaud syndrome 레이노증후군
Raynaud phenomenon 레이노현상
razor blade 레이저칼
RBC dysmorphism 적혈구형태이상(증)
RBC scan 적혈구스캔
reabsorption 재흡수
reactant 반응물질
reaction 반응
reaction center 반응중심
reaction fever 반응열
reaction formation 반응형성, 반동형성
reaction sequence 반응순서
reaction substance 반응물질
reaction threshold 반응문턱값
reaction time 반응시간
reaction velocity 반응속도
reactivated 재활성-
reactivation 재활성화
reactive inflammation 반응염증
reactive nodular hyperplasia 반응성결절증식
reactive oxygen species; ROS 반응산소군
reactivity 반응성
reading spectacles 독서안경, 노안경
reagent 시약
reagin 즉시과민항체
rearrangement 재배열
rebellious child 반항어린이, 반항아동
rebleeding 재출혈
rebound 1. 반동- 2. 반동
rebound tenderness 반발압통
rebreathing 재호흡
rebreathing bag 재호흡주머니
recalcification 재석회화
recalcification time 칼슘재침착시간
recall bias 회상바이어스
recall phenomenon 회상현상
receiver 수신기, 수화기
recent illness 최근이환
receptive relaxation 수용이완작용
receptivity 감수성, 수용성
receptor 1. 수용체 2. 수용기

receptor binding 수용체결합
receptor blocker 수용체차단제
receptor cell 수용체세포
receptor site 수용체부위
recess 오목, 와
recession of gum 잇몸퇴축, 치은퇴축
recessive 1. 열성- 2. 열성소질, 열성대립유전자
recessive character 열성형질
recessive gene 열성유전자
recessive inheritance 열성유전
recessus 함요
recipient 수혜자
recipient hepatectomy 수여자간절제술
reciprocal inhibition 상반억제, 상호억제
recirculation 재순환
recirculation system 재순환체계
recirculation time 재순환시간
recombinant 1. 재조합체-, 재조합- 2. 재조합형- 3. 재조합체 4. 재조합형
recombinant antigen 재조합항원
recombinant DNA 재조합DNA
recombinant human erythropoietin 재조합인적혈구 조혈인자
recombinant human thyrotropin; rhTSH 재조합인체갑상샘자극호르몬
recombinant vaccine 재조합백신
recombination 1. 재조합 2. 재결합
recombination chromosome 염색체재조합
recommended dietary allowance 영양권장량
recompression 재가압
reconstruction 1. 재건(술) 2. 재구성
reconstructive operation 재건수술
reconstructive surgery 재건수술
record linkage 자료연계, 기록연계
recording electrode 기록전극
recovery 회복
recovery quotient 회복지수
recovery room 회복실
recovery unit 회복실
rectal 직장의
rectal adenocarcinoma 직장선암(종)
rectal advancement flap 직장진행플랩
rectal aganglionosis 직장무신경절증
rectal arteries 직장동맥
rectal artery 직장동맥
rectal atresia 직장폐쇄 의6 직장폐쇄증
rectal biopsy 직장생검
rectal bleeding 직장출혈
rectal cancer 직장암
rectal carcinoma 직장암(종)
rectal columns 직장원주
rectal compliance 직장순응도
rectal dilatation 직장확장
rectal dilators 직장확장기
rectal dyschezia 직장배변곤란
rectal infusion 직장주입
rectal injury, child abuse 직장손상
rectal ligaments 직장인대
rectal mucosectomy 직장점막절제
rectal polyp 직장폴립, 직장용종
rectal probe 직장탐색자
rectal procidentia 직장탈출
rectal prolapse 직장탈출
rectal rectractors 직장견인기
rectal reflex 직장반사
rectal sensation 직장감각
rectal shelf 직장선반
rectal sinus 직장동, 직장굴 의6 곧창자굴
rectal stenosis 직장협착
rectal stump 직장밑동
rectal stump cancer 직장밑동암
rectal surgery 직장수술
rectal tumor 직장종양
rectal ulcer 직장궤양
rectal urgency 대변못참음, 대변절박
rectal valve 직장판막, 곧창자판막
rectal venous 직장정맥
rectal venous plexus 직장정맥총
rectal washout 직장세척
rectalgia 직장통증

rectectomy 직장절제술
rectoabdominal 직장복부-
rectoanal inhibitory reflex 직장항문억제반사
rectoanal motility 직장항문운동성
rectocele 곧창자탈출증, 직장류
rectocloacal fistula 직장배설강루
rectococcygeal muscle 직장꼬리근, 직장미골근
rectocolic reflex 직장결장반사
rectopexy 직장고정(술), 곧창자고정(술)
rectoplasty, see anorectoplasty 직장성형술
rectoprostatic fistula 직장전립선루
rectosigmoid colon 직장에스결장
rectosigmoid junction 직장S자결장경계부
rectosigmoid region 직장에스결장부위
rectosigmoid resection 직장에스결장절제
rectosigmoidectomy 직장구불결장절제(술), 곧창자구불창자절제(술)
rectosigmoidoscopy 직장에스결장경검사
rectostenosis 직장협착, 곧창자협착
rectourethral fistula 직장요도루, 직장요도샛길, 곧창자요도샛길
rectouterine fold 직장자궁주름
rectouterine ligament 직장자궁인대
rectovaginal cyst 직장질낭
rectovaginal fistula 직장질루, 곧창자질샛길
rectovaginal septum 직장질중격
rectovesical fistula 곧창자방광누출관
rectovesical fold 직장방광주름
rectovesical muscle 직장방광근
rectovesical septum 직장방광중격
rectovestibular fistula 직장전정누공, 곧창자질어귀샛길, 직장전정루, 직장질어귀샛길
rectum 직장, 곧창자
rectum-bladder neck fistula 직장-방광경부루, 직장-방광목샛길
rectus 곧은-, 직-
rectus abdominis flap 복직근판, 배곧은근판
rectus abdominis muscle 복직근, 배곧은근
rectus abdominis muscle flap 복직근판, 배곧은근판
rectus abdominis sheath 복직근막
rectus incision 직근절개
rectus muscle 복직근
rectus sheath 복직근초
rectus sheath hematoma 복직근막혈종
recumbent 누운-, 기대누운-
recumbent position 누운자세
recurettage 재소파(술), 되긁어냄(술)
recurrence 재발
recurrence cancer 재발암
recurrence risk 재발위험도
recurrent 1. 되돌이-, 반회-, 회귀- 2. 재발-, 반복-
recurrent bandage 되돌이붕대
recurrent cancer 재발암
recurrent hernia 재발탈장
recurrent laryngeal nerve 되돌이후두신경, 반회후두신경
recurrent nerve 되돌이신경
recurrent pyogenic cholangitis 재발성화농성담관염
red blood cell; RBC 적혈구
red blood corpuscle; RBC 적혈구 [동] red blood cell
red cell distribution width 적혈구크기분포폭
red infarct 적색경색
red marrow 적색골수
red muscle 적색근육
red muscle fiber 적색근(육)섬유, 적색근(육)세포
red reflex 적색반사, 안저반사
redifferentiation 재분화
redifferentiation therapy 재분화요법
redistribution 재분포
redressement 1. 반복거즈교환(술) 2. 변형교정
reduced liver transplantation 축소간이식
reduced-size liver transplantation 축소간이식
reducibility 1. 환원성 2. 정복가능성 3. 약분가능성
reducible 1. 환원성- 2. 정복가능- 3. 약분가능-
reducible hernia 환원탈장
reducing sugar 환원당
reductant 환원제
reductase 환원효소

reduction 1. 맞춤, 교정, 정복(술) 2. 환원 3. 축소(술) 4. 약분
reefing procedures in incontinence 변실금에서 접음술식
reentry operation 재입수술
reesterization 재에스테르화
reexpansion 재팽창
referance interval 참고구간
reference depth 기준깊이
reference point 기준점
reference standards 표준품
reference strain 표준(균)주
reference tone 표준음
reference value 참고치, 참고값
referred pain 연관통
refill time 보충시간
reflective bile 소리반사담즙, 음반사담즙
reflex 반사
reflex arc 반사궁
reflex bladder 반사방광
reflex center 반사중추
reflex diastole 반사확장기
reflex disturbance 반사장애
reflex dyspepsia 반사소화불량
reflex function 반사기능
reflex inhibition ileus 반사억제창자막힘, 반사억제장폐쇄
reflex movement 반사운동
reflex pain 반사통증
reflex sympathetic dystrophy 반사교감신경이상증
reflux 역류
reflux esophagitis 역류식도염
reflux gastritis 역류위염
refractive index 굴절지수, 굴절률
refractoriness 1. 불응 2. 내화도
refractory period 불응기
refractory shock 불응성쇽
refractory state 불응상태
refracture 1. 재골절 2. 재골절술
refusion 순환재개, 재관류
regeneration 재생
region 1. 부위, 부 2. 지역, 영역
regional 부위-, 국소-, 지역-
regional anatomy 국소해부학
regional anesthesia 부위마취
regional arterial infusion 국소동맥내주입
regional chemotherapy 국소화학요법
regional enteritis 국소소장염
regional flap 국소피판
regional ileitis 국소회장염
registered physician for vascular interpretation 혈관판독인증의
registered vascular technologist; RVT 공인혈관검사사
registration system 신고제도, 등록제도
registry 등록체계
regression 1. 퇴행 2. 회귀
regression analysis 회귀분석
regression curve 회귀곡선
regression line 회귀선
regressive behavior 퇴행행동
regular insulin; RI 속효인슐린, 빠른작용인슐린
regulation 1. 규정 2. 조절
regulator gene 조절유전자
regurgitation 1. 역류 2. 구토
regurgitation jaundice 역류황달
rehabilitation 재활
rehabilitation center 재활센터, 재활원
rehabilitation medicine 재활의학
rehydration therapy 재수액공급치료
reimplantation 1. 재이식 2. 재삽입 3. 재착상
reinfection 재감염
reinforcement 강화
reinfusion 재주입
reinnervation 신경재분포
reinvocation 재활성화
reirradiation 재(방사선)조사
rejection 1. 거부, 거부반응 2. 거절 3. 폐기
rejection reaction 거부반응
relapse 재발

relapsing 재발-
relapsing fever 재귀열, 재발열
relative frequency 상대빈도, 비교빈도
relative immunity 상대면역
relative risk 상대위험도
relaxant 이완제
relaxant muscle 근이완제
relaxation 이완, 풀림
relaxation phase 이완기, 이완상
relaxation rate 이완율
relaxation state 이완상태
relaxation suture 이완봉합
relaxed pelvic floor 이완골반바닥
relaxing incision 이완절개
release lever 해제 레버
relevance index 1. 친화도, 선호도 2. 적절도지수
relief incision 이완절개
religious delusion 종교망상
relocation 재배치, 재위치
relook operation 관찰재수술
remedy 1. 치료, 요법 2. 치료제
remission 완화, 관해
remission induction therapy 관해유도치료
remittence 완화, 관해
remnant 1. 잔유물 2. 찌꺼기
remnant gastric cancer 잔위암
remnant of vitelline duct 난황관잔유물
remnant thyroidectomy 잔여갑상샘절제술
remodeling 1. 재형성 2. 개조, 리모델링
remodeling process 재형성과정
removability 제거가능성
removal 제거
ren 콩팥, 신장
renal 콩팥-, 신장-
renal abscess 신농양
renal acidosis 신(장)성산증
renal adenocarcinoma 신장선암(종), 콩팥샘암(종)
renal agenesis 콩팥무발생, 신장무발생
renal apoplexy 콩팥된출혈, 신장졸중
renal arterial occlusion 신동맥폐색
renal arteriography 신동맥조영술
renal artery 신동맥
renal biopsy 콩팥생검, 신장생검
renal blastoma 신장아세포종
renal blood flow 신혈류
renal calculi 신(장)결석
renal calculus 신(장)결석
renal calyx 신배, 콩팥잔
renal cancer 콩팥암, 신장암
renal colic 신산통
renal column 신장원주, 콩팥기둥
renal cortex 신장피질, 콩팥겉질
renal cyst 신장낭
renal cyst puncture 신장낭천자
renal decortication 신피막박리
renal dialysis 신장투석
renal disease 신장병, 콩팥병
renal disorder 신장장애, 콩팥장애
renal dysfunction 신기능장애
renal embryoma 신배아종
renal failure 신부전
renal function 신기능
renal hypercalciuria 신성고칼슘뇨
renal hyperparathyroidism 신(장)부갑상샘기능항진증
renal infection 신장감염
renal infundibulum 콩팥대롱, 신장누두
renal insufficiency 신기능부전
renal monitoring 신장감시
renal obstruction 신장폐색
renal osteodystrophy 신(장)성골형성장애
renal papilla 콩팥유두, 신장유두
renal papillary necrosis 신장유두괴사, 콩팥유두괴사
renal pelvis 신우, 콩팥깔때기
renal perfusion scan 신(장)관류스캔
renal physiology 신장생리학
renal pyramid 신장피라미드, 콩팥피라미드
renal scan 신(장)스캔
renal sinus 신장동, 콩팥굴
renal stone 신(장)결석

renal transplantation 신장이식, 콩팥이식
renal tubular acidosis 신세관산증
renal tubular necrosis 신세관괴사
renal vein 신정맥
renal vein catheterization 콩팥정맥도관삽입
renal vein thrombosis 신정맥혈전증
Rendu-Osler-Weber syndrome 선천성출혈성모세혈관확장증후군
renin 레닌
renin activity 레닌활성도
renin substrate 레닌기질
renin-angiotensin system 레닌-안지오텐신계
renin-angiotensin-aldosterone system 레닌-안지오텐신-알도스테론계
renography 신장(방사선)영상촬영
renorenal reflex 신장신장반사, 콩팥콩팥반사
renovascular 신혈관-
renovascular hypertension 신혈관고혈압
reossification 골재형성, 뼈재형성
reoxidation 재산화
repair 1. 복구(술), 복원(술) 2. 재건(술), 교정(술) 3. 봉합(술) 4. 치유
repalcement therapy 교환요법
repercussive 1. 반동- 2. 반향-
reperfusion 재관류
reperfusion injury 재관류손상
repetition time 반복시간
repetitive stimulation 반복자극
replaced common hepatic artery 치환총간동맥, 치환온간동맥
replaced left hepatic artery 치환좌간동맥
replaced right hepatic artery 치환우간동맥
replacement 1. 치환(술), 대체(술) 2. 교환
replacement therapy 대체요법
replantation 재접합(술)
replenisher 보충물
replication 1. 복제 2. 반복
replication error pathway 복재오류경로
replicon 복제단위, 레플리콘
repolarization 재분극
repopulation 재증식
report 보고
reporter gene 정보제공유전자
reposition 재배치, 위치복원
repositioning 재배치-, 위치복원-
repressor gene 억제유전자
reproduction 1. 생식, 번식 2. 복제
reproduction cycle 생식주기
reproductive chromatin 생식염색질
reproductive death 재생불능사
reproductive organ 생식기(관)
reproductive system 생식계(통)
requirement 1. 요구 2. 요구량, 필요량
requirement calorie 칼로리요구량
research 연구
research design 연구계획
resectability 절제가능성
resection 절제(술)
resection margin 절제면
resection procedures 절제방법
reserve 1. 예비 2. 예비력 3. 저장
reserve blood 예비혈량
reserve cell 예비세포
reserve substance 저장물질
reservior ileostomy 저장형회장루
reservoir 1. 저장소 2. 수조 3. 보유 4. 병원소
reservoir bag 보유주머니
reservoir host 보유숙주
resident 1. 전공의 2. 잔류- 3. 상재균 4. 거주자
residential care 거주진료
residential cell 상주세포
residual 1. 잔(류)-, 잔여- 2. 후유-
residual abscess 잔류농양, 잔류고름집
residual carbon 잔여탄소
residual chromatin 잔여염색질
residual cyst 잔류낭
residual immunity 잔여면역
residual period 잔류기간
residual proteinuria 잔류단백뇨
residual quotient 잔류지수, 잔기율

residual stone 잔류결석
residual urine 잔뇨
residual volume 잔기량, 남은공기량
residue 1. 잔류물 2. 잔기 3. 잔재
residuum 잔류물
resiliency 탄력성
resin 수지
resin hemoperfusion 수지혈액관류
resistance 1. 내성 2. 저항 3. 저항성
resistance bacteria 저항세균
resistibility 저항력, 저항성
resistive index 저항지수
resistivity 1. 비저항 2. 저항률 3. 고유저항
resistometer 저항계
resolution 1. 분해능 2. 해상력, 해상도 3. 소실
resolution phase 해소기
resolvent 1. 용해제, 분해제 2. 용해성, 분해성
resonance 1. 공명 2. 공명음
resonator 공명기, 공진기
resorbent 1. 재흡수성 2. 재흡수제
resorption 1. 흡수 2. 재흡수
resorption fever 흡수열
resorption icterus 흡수황달
resorption lacuna 침식공간, 흡수공간
resorption of bone 골흡수
resource 자원, 자료
respiration 호흡
respirator 1. 호흡기 2. 인공호흡기
respiratory 1. 호흡- 2. 호흡성-
respiratory acidosis 호흡산증
respiratory arrest 호흡정지
respiratory arrhythmia 호흡부정맥
respiratory bag 호흡주머니
respiratory bronchiole 호흡세기관지
respiratory capacity 폐활량, 호흡용량
respiratory care unit 호흡치료실
respiratory center 호흡중추
respiratory circuit 호흡회로
respiratory crisis 호흡성위기
respiratory dead space 호흡사강
respiratory depressant 호흡억제제
respiratory depression 호흡(기능)저하
respiratory distress 호흡곤란
respiratory distress index 호흡곤란지수
respiratory distress syndrome; RDS 호흡곤란증후군
respiratory disturbance 호흡장애
respiratory disturbance syndrome 호흡장애증후군
respiratory failure 호흡부전, 호흡기능상실
respiratory function 호흡기능
respiratory gas exchange 호흡기체교환
respiratory gating 호흡동기
respiratory insufficiency 호흡부전
respiratory monitoring 호흡감시
respiratory mucosa 호흡기점막
respiratory nerve 호흡신경
respiratory obstruction 기도막힘, 호흡폐쇄
respiratory organ 호흡기관
respiratory pulse 호흡맥박
respiratory pump 호흡펌프
respiratory quotient 호흡지수
respiratory rate 1. 호흡수 2. 호흡률
respiratory standstill 호흡정지
respiratory stenosis 기도협착(증)
respiratory stimulant 호흡자극제
respiratory substrate 호흡기질
respiratory syncytial virus 호흡기세포융합바이러스
respiratory system 호흡계(통)
respiratory tract 기도, 숨길
respiratory tract infection 기도감염
respirometer 호흡계
response 반응
response curve 반응곡선
response rate 반응률, 응답률
rest pain 휴식통(증)
rest position 안정위치
resting anal pressure 휴식기항문압
resting blood pressure 안정혈압
resting cell 휴지기세포

resting energy expenditure; REE 안정에너지소비량
resting legs syndrome 하지불안증후군
resting phase 1. 휴식기 2. 사이기
resting pressure 휴식기압력, 안정압력
restlessness 안절부절(증)
restoration 1. 복원, 복구 2. 회복 3. 재기록 4. 재저장
restorative 복원제, 회복제
restorative proctocolectomy 복원직장결장절제술, 재건직장결장절제술
restraint 제약, 구속, 결박
restriction 제한
restriction endonuclease 제한핵산내부분해효소
restriction map 제한효소지도
resuscitation 1. 소생 2. 소생술
resuscitation cage 소생실
resuscitator 소생기
resuture 재봉합
retained gallstone 잔류담석
retained placenta 잔류태반
retained placental tissue 잔류태반조직
retained polyp 잔류용종, 잔류폴립
retardation 1. 지연 2. 지체
retarded ejaculation 지연사정
retarder 지연제
retching 구역질
retention 1. 정체, 잔류 2. 유지 3. 보정 4. 기억(력)
retention enema 정체관장
retention jaundice 정체황달
retention meal 정체식
retention time 정체시간
reticular 그물-, 망-
reticular cell 그물세포
reticular dermis 그물진피
reticular fiber 그물섬유
reticular layer 그물층
reticular vein 그물정맥
reticulocyte 그물적혈구
reticulocytosis 그물적혈구증가
reticuloendothelial 그물내피-
reticuloendothelial cell 그물내피세포
reticuloendothelial system 그물내피계통
reticuloendotheliosis 그물내피증
reticulohistiocyte 그물조직세포
reticulohistiocytosis 그물조직구증
reticuloid 1. 그물증모양- 2. 유사그물증-
reticulosis 그물증
reticulum 그물, 세망
reticulum cell 그물세포
reticulum cell sarcoma 그물세포육종
retina 망막
retinal artery 망막동맥
retinal break 망막열공
retinal disorders 망막이상
retinal hole 망막원공
retinal pigment epithelium 망막색소상피
retinectomy 망막절제술
retinitis 망막염
retinoblastoma 망막모세포종
retinoblastoma gene 망막모세포종유전자
retinocytoma 망막세포종
retinodialysis 망막해리, 망막분리
retinoic acid 레티노산
retinoid 레티노이드
retinol 레티놀
retinopathy 망막병증
retinosis 망막증
retinotoxic 망막독성-
retractile testis 오르내림고환, 견축고환
retraction 1. 들임, 뒤당김 2. 오그라듦, 수축
retraction ring 뒤당김고리, 수축륜
retraction syndrome 안구후퇴증후군
retractor 당김기, 견인기
retransplantation 재이식(술)
retrenchment 단축(술)
retrieval 1. 재생, 회복, 복구 2. 검색
retriever 제거기, 회수기
retroauricular 귓바퀴뒤-
retrobulbar 1. 숨뇌뒤-, 연수뒤- 2. 눈뒤-, 안구뒤-
retrobulbar anesthesia 눈뒤마취

retrobulbar pupillary reflex 눈뒤동공반사
retrocecal 맹장뒤-
retrocecal abscess 맹장뒤농양
retrocecal fossa 맹장뒤오목
retrocecal hernia 맹장후방탈장, 맹장뒤탈장
retrocervical 자궁경부뒤-
retrocolic hernia 결장후방탈장
retroduodenal artery 십이지장뒤동맥
retroduodenal fossa 십이지장뒤오목
retroesophageal space 식도뒤공간
retroflexed 뒤굽은-, 후굴-
retroflexion 뒤굽이, 후굴
retrograde 1. 역행-, 역방향- 2. 퇴행
retrograde aortography 역행대동맥조영
retrograde catheterization 역행카테터삽입
retrograde cholecystectomy 역행담낭절제술
retrograde contraction 역행수축
retrograde ejaculation 역행사정
retrograde embolism 역행색전증
retrograde esophagoscopy 역행식도경검사(법)
retrograde hepatectomy 역행간절제술
retrograde hernia 역행탈장
retrograde intussusception 역행장중첩증
retrograde pyelography; RGP 역행신우조영, 역방향신우조영(술), 역방향깔때기조영(술)
retrograde ureteropyelography 역행요관신우조영
retrohepatic vein 후간정맥
retrohepatic vena cava 후간대정맥
retroinfection 1. 역감염 2. 항문감염
retrolisthesis 1. 후방전위 2. 척추후방전위
retromammary bursa 유방후낭
retroperitoneal 복막뒤- [동] 후복막-
retroperitoneal abscess 복막뒤고름집 [동] 후복막고름집
retroperitoneal air 후복막공기
retroperitoneal bleeding 복막뒤출혈 [동] 후복막출혈
retroperitoneal cavity 복막뒤공간 [동] 후복막공간
retroperitoneal cellulitis 복막뒤연조직염 [동] 후복막연조직염
retroperitoneal fibrosis 복막뒤섬유화 [동] 후복막섬유화
retroperitoneal hematoma 복막뒤혈종 [동] 후복막혈종
retroperitoneal hernia 후복막탈장
retroperitoneal phlegmon 복막뒤연조직염 [동] 후복막연조직염
retroperitoneal space 복막뒤공간 [동] 후복막공간
retroperitoneal teratoma 후복막기형종
retroperitoneal tumor 복막뒤종양 [동] 후복막종양
retroperitoneal tunnel 후복막통로
retroperitoneum 복막뒤공간 [동] 후복막강
retroperitonitis 복막뒤염 [동] 후복막염
retropharyngeal abscess 인두뒤고름집
retropharyngeal lymph node 인두뒤림프절
retroplasia 퇴행화생
retropubic prostatectomy 두덩뒤전립샘절제술, 치골뒤전립샘절제술
retropubic space 치골후공간 [의6] 두덩뒤공간, 치골뒤공간
retropulsion 1. 역류 2. 역진행 3. 후방돌진
retrorectal lesion 후직장병변
retrorectal space 후직장공간
retrorectal tumor 후직장종양, 직장뒤종양
retrorectus repair 복직근후방복원(술)
retrosacral fascia 직장천골근막
retrospective 후향-
retrospective cohort study 후향코호트연구
retrospective study 후향연구
retrostalsis 역연동운동
retrosternal goiter 복장뒤갑상샘종, 흉골뒤갑상샘증
retrosternal space 복장뒤공간, 흉골뒤공간
retrovascular hernia 혈관후방탈장
retroversion 1. 뒤굽음, 후굴 2. 후방경사
retrovirus 레트로바이러스
retrusive occlusion 아래턱뒤맞물림
Retzius 렛지우스
reuptake 재흡수, 재섭취
revaccination 재접종
revascularization 1. 혈관재형성 2. 혈관재건술

3. 혈관재개통
revascularization operation 혈관재건수술, 혈관재개통수술
revascularization surgery 재관류수술
reversal 1. 역-, 역전- 2. 반전, 역전
reversal potential 역전전위
reverse mutation 역돌연변이, 복귀돌연변이
reverse osmosis 역삼투
reverse transcriptase 역전사효소, 역전사
reverse Trendelenburg 역트렌델렌부르크
reversed coarctation 역축착
reversed vein bypass 역위치정맥편우회술
reversible change 가역변화
reversible ischemic neurologic deficit 가역허혈신경학적결손
reversible reaction 가역반응
reversing effect 역전효과
revision 교정(술)
Rex fossa 렉스오목
Reye syndrome 레이증후군
rhabdomyolysis 횡문근융해(증)
rhabdomyoma 횡문근종
rhabdomyosarcoma 횡문근육종
rhagades 균열
rheology 유동학, 혈류학
rheophore 전극, 전선
rheotaxis 흐름성, 주류성
rheumatic 류마틱-
rheumatic aortitis 류마틱대동맥염
rheumatic arteritis 류마틱동맥염
rheumatic carditis 류마틱심장염
rheumatic disease 류마틱병
rheumatic endocarditis 류마틱심내막염
rheumatic fever 류마틱열
rheumatic inflammation 류마틱염증
rheumatism 류머티즘, 류마티스질환
rheumatoid 류마티스-
rheumatoid agglutinating globulin 류마티스응집글로불린
rheumatoid arthritis 류마티스관절염
rheumatoid factor 류마티스인자
rheumatoid nodule 류마티스결절
rheumatoid spondylitis 류마티스척추염
rheumatological disturbance 류마티스이상
rheumatology 류마티스학
rhinencephalon 후각뇌
rhinitis 비염
rhinology 비과(학)
rhinopharyngitis 비인두염, 코인두염
rhinopharynx 비인두, 코인두
rhinorrhea 콧물, 비루
rhinosinusitis 비부비동염
rhinovirus 리노바이러스
rhizotomy 신경뿌리절제술, 신경근절제술
rhombic flap 마름모형피판
rhythm 리듬, 율동
rib 갈비뼈, 늑골
rib retractor 갈비뼈견인기
riboflavin 리보플라빈
ribonuclease 리보핵산분해효소
ribonucleic acid; RNA 리보핵산
ribonucleoprotein 리보핵산단백질
ribosidation 리보스화
ribosome 리보소체
rice agar 쌀한천배지
rice disease 각기병
rice water stool 쌀뜨물변
Richter hernia 리히터탈장
ricin 리신, 피마자씨독소
rickets 구루병
Rickettsia 리케차<속>
ridge 능선, 등성이
riding embolus 말타기색전, 안장색전
Riedel thyroiditis 리델갑상샘염, 리델갑상선염
rifampicin 리팜피신
rifampin 리팜핀
rifle wound 소총상
right angle retractor 직각당김기
right anterior section (segment 5,8) 우전구역, 오른쪽앞구역

right anterior sectoral resection 우전구역절제술
right bundle branch block; RBBB 우각차단
right colic artery 오른주름창자동맥
right colic flexure 우결장굴곡, 오른잘록창자굽이
right colon 우결장
right gastric artery 우위동맥
right gastroepiploic artery 우위대망동맥
right hemicolectomy 우반결장절제술
right hemihepatectomy 우간절제술
right hepatic artery 우간동맥
right hepatic duct 우간관
right lobectomy 우측엽절제술
right portal vein 우측간문맥
right posterior section (segment 6,7) 우후구역
right posterior sectoral resection 우후구역절제술
right trisectionectomy (segment 4-8) 우삼구역절제술
righting reflex 직립반사, 바로서기반사
right-left shunt 우좌션트
rigid sigmoidoscopy 경에스결장경검사
rigidity 경축
rigidity muscle 근경직, 근강직
rigor 1. 경축 2. 오한
rigor mortis 사후경축, 사강
rim 테
rima 1. 틈, 틈새 2. 어귀
ring 1. 고리, 윤 2. 구멍 3. 고리화합물
ring finger 반지손가락
ring form 반지형, 윤상체
ring hernia 탈장륜
Ringer lactate solution 링거젖산용액
Ringer solution 링거용액
ringworm 백선(증), 버짐
Riolan artery 리올랑동맥
Riolan, marginal artery 리올란, 모서리동맥
Ripstein operation 립스테인수술
risk 1. 위험 2. 위험도
risk assessment 위험도평가
risk factor 위험인자
risk management 위험도관리
risperidone 리스페리돈
rivalry 경합, 경쟁, 대항
Rives-Stoppa technique 리브스-스토파기법
RNA splicing RNA잘라이음, 리보핵산잘라이음
RNA virus RNA바이러스
robot assisted thyroidectomy 로봇보조갑상샘절제술
robotic colectomy 로봇결장절제술
robotic gastrectomy 로봇위절제술
robotic medicine 로봇의학
robotic prostatectomy 로봇 전립선절제술
robotic system 로봇 장치
robotic thyroidectomy 로봇갑상선절제술
rocker bottom deformity 흔들의자바닥변형
rod 1. 막대 2. 막대균, 간균 3. 간상체
rodent 설치류
roentgenograph (방사선)영상
roentgenography (방사선)영상촬영
Rokitansky diverticulum 로키탄스키게실
roller bandage 감는붕대
roller forceps 차전겸자
rongeur 뼈제거집게
rooming-in 모자동실
root pain 1. 신경뿌리통증 2. 이뿌리통증, 치근통
Rorschach test 로르샤흐검사
rosacea 장미증, 주사
rosary 염주
rose cold 고초열
rose spot 장미반점
roseola 장미진
rosette 로제트
rotation flap 회전피판
rotator 회전자, 회전근
rotator cuff 회전근개, 돌림근띠
rotator muscle 회전근, 돌림근
rotavirus 로타바이러스
Rotor syndrom 로터증후군
round ligament 원형인대
round window 달팽이창, 둥근창
round worm 회충

roundworm infection 회충감염
Rous sarcoma virus 로우스육종바이러스
routine 1. 일상-, 관례- 2. 일상, 관례
Roux-en-Y anastomosis 루와이문합술
Roux-en-Y hepaticojejunostomy 루와이담도공장문합술, Roux-en-Y담도공장문합술
Roux-en-Y reconstruction 루와이재건(술), Roux-en-Y재건(술)
Rovsing sign 로브싱징후
rub 1. 마찰 2. 마찰음
rubber 고무
rubber band ligation 고무줄묶음(술)
rubber ileostomy bag 회장루고무주머니
rubber ring ligation 고무밴드결찰
rubella 풍진
rubeola 홍역
rubeosis 피부홍조
ructus 트림
rudiment 1. 잔유물, 흔적 2. 원기(原基)
rudimentary uterine horn 흔적자궁뿔
rudimentum 1. 잔유물, 흔적 2. 원기(原基)
ruga 주름
rugitus 창자기체소리
rule of nine 9의법칙
rule out 배제
running pulse 연속맥박
rupture 파열, 터짐

S

S pouch 에스낭
sac 주머니, 낭
sac hernia 탈장주머니, 탈장낭
saccharide 당(류)
saccharin 사카린
Saccharomyces 효모균<속>
sacciform 주머니-, 주머니모양-
saccular 주머니-, 주머니모양-, 소낭-
saccular aneurysm 소낭성동맥류, 주머니동맥자루
saccule 1. 주머니, 소낭 2. 둥근주머니, 구형낭
sacculus 주머니, 소낭
saccus 주머니, 낭
sacral 엉치(뼈)-, 천골-
sacral anesthesia 엉치마취, 천골마취
sacral artery ligation 천골동맥결찰
sacral dimple 천골소와
sacral flexure 엉치굽이, 천골굴곡
sacral nerve 엉치신경, 천골신경
sacral plexus 엉치신경얼기
sacral promontory 엉치뼈곶, 천골곶
sacral region 엉치부위, 천골부
sacral resection 천골절제
sacral splanchnic nerve 엉치내장신경, 천골내장신경
sacral trauma 천골외상
sacrectomy 천골절제술, 엉치뼈절제술
sacroccygeal teratoma 엉치꼬리기형종, 천미부기형종
sacrococcygeal 엉치꼬리-, 천미(골)-
sacrococcygeal chordoma 천미골삭종
sacrococcygeal sinus 친미골동
sacrococcygeal teratoma 천미부기형종
의6 엉치꼬리기형종, 천미부기형종
sacrocoxalgia 엉치엉덩관절통, 천장관절통
sacrodynia 엉치통증, 천골부통증
sacrolumbar angle 천요추각
sacroperineal anorectoplasty 천회음항문직장성형술
sacrospinous ligament 엉치가시인대, 천극인대
sacrospinous ligament division 천골척추인대분리
sacrovertebral 엉치척추-, 천골척추-
sacrum 엉치뼈, 천골
saddle block 안장차단
saddle block anesthesia 항문주변감각마비
saddle embolism 안장색전증
saddle joint 안장관절
saddle nose 안장코
sadism 가학증, 사디즘
safety cabinet 무균실험대
safety control 안전관리
sagittal 1. 시상- 2. 시상면-
sagittal image 시상영상
sagittal plane 시상면
sagittal section 1. 시상절단 2. 시상단면
sagittal suture 시상봉합
salaam seizure 살람발작
salicylate 살리실산염
saline 1. 염류- 2. 식염 3. 식염수
saline cathartics 식염수하제
saline continence test 식염수자제검사
saline infusion test 식염수주입검사
saline lavage 식염수세척
saliva 침, 타액
salivary digestion 타액소화
salivary fistula 침샘샛길
salivary gland 침샘
salivary stone 침샘결석
salivation 1. 침분비 2. 과다침흘림
Salmonella 살모넬라<속>

Salmonella enteritidis 살모넬라엔테리티디스
Salmonella Paratyphi 파라티푸스균
Salmonella Typhi 장티푸스균
salmonellosis 살모넬라증
salpingectomy 난관절제술
salpingitis 1. 자궁관염, 난관염 2. 귀관염, 이관염
salpingo-oophorectomy 자궁관난소절제(술), 난관난소절제(술)
salpinx 1. 관, 튜브 2. 자궁관, 난관 3. 귀관, 이관
salt 1. 소금, 염분 2. 염
salt restriction 염분제한
salt-free diet 무염식
salvage operation 구제수술
salvage resection 구제절제
salvage therapy 구제요법
sanitation 위생
Santorini duct 산토리니관
Santulli enterostomy 산툴리장조루(술), 산툴리장창냄(술)
sap 1. 즙 2. 주스
sapheno-femoral junction 대복재-대퇴정맥이음부, 큰두렁-온넙다리정맥이음부
sapheno-popliteal junction 소복재-오금정맥이음부, 작은두렁-오금정맥이음부
saphenous hiatus 두렁구멍, 복재열공
saphenous nerve 두렁신경, 복재신경
saphenous vein 복재정맥, 두렁정맥
saphenous vein bypass graft 복재정맥우회치환술
saphenous vein graft 복재정맥이식편, 두렁정맥이식편
saphenous vein stripping 복재정맥발거(술), 두렁정맥발거(술)
saponin 사포닌
sarcocystosis 근육포자충증
sarcoid 1. 유육종-, 사코이드- 2. 유육종증, 사코이드증 3. 육종유사종양
sarcoidosis 사르코이드증, 유육종증
sarcoma 육종
sarcomatoid hepatocellular carcinoma 육종양간세포암종
sarcomatosis 육종증
sarcomere 근육원섬유마디, 근섬유분절, 근절
sarcoplasmic reticulum 근육세포질그물, 근육형질그물
sarcoptes scabiei 옴진드기
sarcosporidiasis 근육포자충증
sarcostyle 1. 근육원섬유다발, 근원섬유속 2. 근원섬유
satellite cell 위성세포
satellite chromosome 위성염색체
satellite metastasis 위성전이
satiety 포만(감)
satiety center 포만중추
saturated fat 포화지방
saturated fatty acid 포화지방산
saturated solution 포화용액
saturation 1. 포화 2. 포화도 3. 포화선량
saturation deficit 포화부족
saturation degree 포화도
saturation dissolved oxygen 포화용해산소량
saturation point 포화점
saturnism 납중독
saucerization 접시모양성형(술)
scabies 옴
scald 열탕화상
scalding burn 열탕화상
scale 1. 눈금 2. 척도, 등급 3. 축척 4. 저울 5. 비늘 6. 관석, 물때 7. 스케일
scalene 목갈비근-, 사각근-
scalene node 목갈비근림프절, 사각근림프절
scalenectomy 목갈비근절제술, 사각근절제술
scaling 1. 비늘벗음, 낙설 2. 치석제거
scalp 두피, 머리덮개
scalp burn 두피화상
scalp defect 두피결손
scalp laceration 두피열상
scalpel 수술칼, 작은칼
scan 1. 스캔, 촬영 2. 영상 3. 신티스캔
scan bone 뼈스캔
scanner 촬영기, 스캐너
scanning 스캐닝, 촬영

scaphoid abdomen 홀쭉배, 배모양배
scapula 어깨뼈, 견갑골
scapular flap 견갑피판
scar 흉터
scar contraction 흉터수축
scar contracture 흉터구축, 반흔구축
scar revision 흉터교정(술), 반흔교정(술)
scar tissue 흉터조직
scarlatina 성홍열
scarlet fever 성홍열
Scarpa fascia 스카르파근막
scarring 흉터형성
scattered radiation 산란방사선
scattered ray 산란선
scavenger cell 청소세포
Schilling test 실링검사
schistocyte 분열적혈구
schistopodia 발갈림증
schistoprosopia 얼굴갈림증, 안면열증
Schistosoma 주혈흡충<속>
schistosome dermatitis 주혈흡충피부염
schistosomiasis 주혈흡충증
schizont 분열체
schizophrenia 조현병, 정신분열병
schizophreniform disorder 조현형장애
school age 취학연령
school health 학교보건
Schwann cell 슈반세포, 신경집세포, 신경초세포
schwannoma 신경초종, 슈반세포종, 신경집종
schwannomas 신경초종
schwanoma 슈반종, 신경집종, 신경초종
sciatic 1. 궁둥뼈-, 좌골- 2. 궁둥- 3. 궁둥신경-, 좌골신경-
sciatic artery 좌골동맥
sciatic hernia 좌골탈장
sciatic nerve 궁둥신경, 좌골신경
sciatica 좌골신경통
science 과학
scientific name 학명
scintigraphy 섬광조영
scirrhous 1. 굳은 2. 굳은암종-
scirrhous carcinoma 경성암(종)
scissor excision 가위절제
scissor gait 가위걸음
scissors 가위
scissural vein 단열정맥
sclera 공막
scleral 공막-
scleral ectasia 공막확장
scleral spur 공막돌기, 공막극
sclerectomy 공막절제술
scleredema 경화부종
sclerema 피부경화, 피하지방경화
sclerochoroiditis 공막맥락막염
scleroderma 피부경화증
scleroma 경화종
scleromyxedema 경화점액수종
sclerosing 경화-
sclerosing adenosis 경화샘증
sclerosing agent 경화제
sclerosing cholangiocarcinoma 경화담관암(종)
sclerosing cholangitis 경화담관염
sclerosing gastritis 경화위염
sclerosing hemangioma 경화혈관종
sclerosing hepatocellular carcinoma 경화간세포암종
sclerosing inflammation 경화염증
sclerosing injection 경화제주사
sclerosing peritonitis 경화성복막염
sclerosing retroperitonitis 경화복막뒤염 [동] 경화후복막염
sclerosis 1. 경화, 굳음 2. 경화증
sclerotherapy 경화요법
scoliokyphosis 척주측후만증, 척주옆뒤굽음증
scoliosis 척주측만증, 척주옆굽음증
scopolamine 스코폴라민
score 점수
scotoma 암점
scotophobia 어둠공포증
scotopic 암순응-, 어둠적응-
scotopic adaptation 암순응, 어둠적응

scraping 1. 찰과, 긁음 2. 찰과표본, 긁음표본
scratch 긁음, 소파
scratch mark 긁은자국
scratch reflex 긁음반사
screening test 선별검사
scrofuloderma 피부선병
scroll ear 말린귀
scrotal 음낭-
scrotal ecchymosis 음낭반상출혈
scrotal fistula 음낭루
scrotal hernia 음낭탈장
scrotal hydrocele 음낭수종
scrotocele 음낭탈장
scrotum 음낭
scrub 세정
scrub time 손씻는시간
scurvy 괴혈병
sea sickness 배멀미
sealant 밀봉제, 밀폐제
seasonal variation 계절변이
seatworm 요충
sebaceous adenoma 기름샘종
sebaceous carcinoma 기름샘암
sebaceous cyst 기름샘낭
sebaceous epithelioma 기름샘상피종
sebaceous follicle 기름샘주머니
sebaceous gland 기름샘
seborrhea 1. 기름흐름, 지루 2. 기름흐름피부염, 지루피부염
seborrheic dermatitis 지루피부염
seborrheic keratosis 지루각화증
sebum 피부기름, 피지
seclusion room 격리실
second degree burn 2도화상
Second Look Operation 이차확인수술
second order reaction 이차반응
second set reaction 둘째거부반응
second stage 제2기
secondary 1. 이차- 2. 제2-
secondary adhesion 이차유착, 속발유착
secondary amenorrhea 이차무월경
secondary anal opening 이차항문구
secondary aneurysm 이차동맥류, 속발동맥류
secondary atelectasis 이차성무기폐
secondary biliary cirrhosis 이차담관성간경화증
secondary dentition 이차상아질
secondary disease 이차병, 이차질환
secondary evoked response 이차유발반응
secondary hyperparathyroidism 이차부갑상샘기능항진증
secondary immune response 이차면역반응
secondary infection 이차감염
secondary peritonitis 이차복막염
secondary sexual character 이차성징
secondary shock 이차쇼크
secondary stone 이차결석
secondary suture 이차봉합
secondary wound closure 이차상처봉합
secretagogue 1. 분비촉진- 2. 분비촉진제
secretin 세크레틴
secretin test 세크레틴검사
secretion 1. 분비 2. 분비물
secretomotor nerve 분비촉진신경
secretor 1. 분비양성자, 분비자 2. 분비유전자
secretory canaliculi 분비소관
secretory diarrhea 분비성설사
secretory epithelium 분비상피
secretory gland 분비샘
secretory nerve 분비신경
secretory stage 분비기
section 1. 절단 2. 단면 3. 절편 4. 절개
sectionectomy 구획절제술
sector 1. 부채꼴 2. 구역
sectoral hepatic duct 구역담관
sectorectomy 구획절제술
sedation 진정
sedative 1. 진정- 2. 진정제
sediment 침전물, 침사
sedimentation 침전, 침강
sedimentation level 침전층

sedimentation technique 침전법
seeding 파종
seepage 스며나옴, 삼출
segmantal gastrectomy 위구역절제술
segment 1. 조각, 분절, 마디 2. 부분 3. 구역 4. 분엽
segmental anesthesia 분절마비
segmental bronchus 구역기관지
segmental colitis 구역잘록창자염, 구역결장염
segmental collapse 구역허탈
segmental duct 분절담관
segmental embolization 간분절색전술
segmental gastric resection 위구역절제(술)
segmental infarction 구역경색증
segmental mastectomy 구역유방절제술
segmental resection 구역절제술
segmentation 1. 분할 2. 분절 3. 마디형성
segmentectomy 분절절제술 의6 구역절제
segmented hyalinizing vasculitis 분절유리질혈관염
segmented neutrophil 분엽핵중성구
segmentum 1. 조각, 분절, 마디 2. 부분 3. 구역 4. 분엽 동 segment
segregation 분리
segregation ratio 분리비
seizure 발작
Seldinger technique 셀딩거법
selectin 셀렉틴
selection 1. 선택 2. 선별 3. 도태
selection bias 선택바이어스
selective agar 선택우무, 선택배지
selective angiography 선택적혈관조영(술)
selective arteriography 선택혈관조영
selective cannulation 선택관삽입
selective cytopenia 선택혈구감소
selective jugular venous sampling 선택적경정맥 채취
selective mass chemotherapy 선택집단화학요법
selective neck dissection 선택목절제
selective peripheral denervation 선택말초신경차단
selective reabsorption 선택재흡수
selective serotonin reabsorption inhibitor; SSRI 선택세로토닌재흡수억제제
selective survival bias 선택생존바이어스
selective vagotomy 선택미주신경절단
selenium 셀레늄
selenium deficiency 셀레늄결핍증
self 1. 자가- 2. 자기, 자아
self awareness 자기인식
self catheterization 자가카테터삽입
self contained pain circuit 자가제어동통회로
self destruction 자기파괴
self digestion 자기소화
self mutilation 자기절단, 자해
self regulation 자가조절
self selection diet 자기선택식사
self stimulation 자기자극
self treatment 자기치료
self-dilatation 자가확장술
self-expanding 자가 팽창성
self-limiting 자기한정적
semen 정액
semen bank 정액은행
semen donor 정액제공자
semicanal 반관
semicircular canal 반고리뼈관
semicircular duct 반고리관
semicoma 반혼수
semiliquid 1. 반액체- 2. 반액체
semilunar cartilage 초승달연골, 반달연골
semilunar fold 반달주름
semilunar line 반달선
semimembranosus 반막모양근, 반막양근
seminal 1. 정액- 2. 종자- 3. 발생-
seminal fluid 정액
seminal vesicle 정낭
seminal vesicle injury 정낭손상
seminal veside 정낭
semination 1. 정액주입 2. 씨뿌림
seminoma 고환종

semipermeable 반투과-, 반투성-
semipermeable membrane 반투막
semisitting position 반앉은자세
semisomnus 반혼수
senescence 노화, 노쇠
Sengstaken-Blackemore duct 셍스타켄-블랙모어관
senile 노년-
senile arteriosclerosis 노년동맥경화
senile atrophy 노년위축
senile delirium 노년섬망
senile dementia 노인치매, 노년치매
senility 1. 노년 2. 노쇠
sensation 감각
sense 1. 감각 2. 감응
sensibility 감수성, 감도
sensimeter 감각계, 피부감각계
sensitivity 민감성, 민감도
sensitization 1. 민감화, 감작 2. 면역화
sensitization response 민감화반응
sensitized cell 민감화세포
sensitizer 민감제
sensitizing injection 민감화주사
sensorimotor cortex 감각운동피질
동 감각운동겉질
sensorimotor disturbance 감각운동장애
sensorineural 감각신경-
sensorium 1. 감각부위 2. 의식상태 3. 감각신경중추
sensory 1. 감각- 2. 감각성-
sensory cell 감각세포
sensory center 감각중추
sensory decussation 감각신경교차
sensory defect 감각결손
sensory dissociation 감각해리
sensory disturbance 감각장애
sensory epithelium 감각상피
sensory innervation 1. 감각신경분포 2. 감각신경지배
sensory junction 1. 감각이음 2. 감각접합부
sensory nerve 감각신경
sensory organ 감각기(관)
sensory paralysis 감각마비
sensory pathway 감각신경로
sensory perception 감각지각
sensory receptor 감각수용기
sensory root 감각신경뿌리
sentence completion test 문장완성검사
sentinel loop 감시장고리
sentinel lymph node 감시림프절
sentinel lymph node biopsy 감시림프절생검, 전초림프절생검
sentinel node 감시림프절, 전초림프절
separation defect 분리결함
sepsis 패혈증
septal 중격-, 사이벽-
septal cell 중격세포
septal myocardial infarction 중격심근경색증
septectomy 중격절제술
septic 1. 패혈- 2. 부패-
septic abortion 패혈유산
septic embolism 패혈색전증
septic fever 패혈열
septic infarct 패혈경색
septic knee 고름무릎, 화농슬관절
septic lesion 패혈병터
septic necrosis 패혈성괴사
septic phlebitis 패혈성정맥염
septic shock 패혈쇼크
septic wound 감염상처
septicemia 패혈증
septicopyemia 패혈고름혈증
septonasal 비중격-, 코사이벽-
septoplasty 코중격성형술
septulum 소중격
septum 중격, 사이벽
sequela 1. 후유증 2. 결과
sequence 1. 열 2. 연쇄 3. 순서열
sequential design 순차계획
sequential treatment 순차적치료
sequestered antigen 은폐항원, 격리항원
sequestration 1. 분리증, 격리 2. 부골형성, 부골화
sequestrum 1. 분리조직 2. 분리죽은뼈, 죽은뼛조각, 부골

serial section 1. 연속절편 2. 연속단면
serial transverse enteroplasty; STEP 연속가로장성형(술)
serine 1. 세린 2. 세린제
seroconversion 혈청전환
seroculture 혈청배양
seroepidemiology 혈청역학
serofibrinous inflammation 장액섬유소염증
serogroup 혈청군
seroimmunity 혈청면역
serologic 1. 혈청- 2. 혈청학-
serologic diagnosis 혈청진단
serological classification 혈청학적분류
serology 혈청학
seroma 장액종
seromucous gland 장액점액선, 장액점액샘
seroperitoneum 복수, 뱃물
serosa 1. 장막 2. 융모막
serosanguineous 장액혈액성-
serositis 장막염
serosity 장액성
serotonin 세로토닌
serotype 혈청형
serotyping 혈청형구분, 혈청형결정
serous 1. 장액- 2. 혈청-
serous adenoma 장액선종, 장액샘종
serous cell 장액세포
serous coat 장막
serous cyst 장액낭
serous cystadenocarcinoma 장액낭선암(종), 장액낭샘암(종)
serous cystadenoma 장액낭선종, 장액낭샘종
serous diarrhea 장액(성)설사
serous exudate 장액(성)삼출물
serous fluid 장액
serous gland 장액선, 장액샘
serous inflammation 장액(성)염증
serous membrane 장막
serous otitis media 장액(성)중이염
serovar 혈청형
serpent worm 메디나충
Serratia 세라시아<속>
serratus anterior 앞톱니근
Sertoli cell 세르톨리세포, 버팀세포
Sertoli-Leydig tumor 세르톨리라이디히종양
serum 혈청
serum intoxication 혈청중독
serum sickness 혈청병
serum sickness syndrome 혈청병증후군
sesamoid cartilage 종자연골
sessile 목없는-
sessile polyp 목없는폴립
seton division 관선분할
seton drainage 관선배액
setting reaction 응고반응
severe acute respiratory syndrome; SARS 중증급성호흡증후군
severe claudication 심한절뚝거림
severe limb ischemia 중증하지허혈증
sex 1. 성 2. 성별
sex characteristic 성징, 성특징
sex chromatin 성염색질
sex chromatin body 성염색질소체
sex chromosome 성염색체
sex cord 성끈, 성삭
sex cord-stromal tumor 성끈버팀질종양, 난소버팀질종양
sex flush 성홍조
sex frigidity 불감증, 성불감증
sex hormone level 성호르몬수치
sex hormone-binding globulin 성호르몬결합글로불린
sex identification 성감별, 성별확인
sex ratio 성비
sex-linked 성연관-, 반성-
sex-linked dominant inheritance 성연관우성유전
sexual 1. 성- 2. 생식- 3. 성적-
sexual abuse 1. 성폭행 2. 성학대 3. 성범죄
sexual activity 성활동
sexual assault 성폭행

sexual behavior 성적행동
sexual cell 생식세포, 종자세포
sexual desire 성욕
sexual deviation 성도착(증)
sexual disorder 성(적)장애
sexual dysfunction 성기능장애
sexual function 성기능
sexual generation 유성세대, 유성생식
sexual intercourse 성교
sexual maturation 성발달, 성적성숙
sexual potency 성교능, 성교능력
sexual precocity 성조숙
sexual prematurity 성조숙
sexual reversion 성전환
sexuality 1. 성별 2. 성욕
sexually transmitted disease 성매개병, 성병
sexually transmitted infection 성매개감염
shaft 줄기, 몸통
sharp dissection 예리한박리
sharp force injury 예리한충격손상, 예기손상
sharp injury 예상, 뾰족손상
shave excision 표층절제
shaving off procedure 면도식절제
shear 1. 전단, 층밀리기, 엇갈림 2. 전단변형 3. 전단기
shear stress 엇갈림힘, 전단응력
shearing 엇갈림, 전단, 층밀리기
shearing injury 엇갈림손상, 전단손상, 층밀리기손상
shearing strength 엇갈림세기, 전단강도, 층밀리기강도
sheath 1. 초(뜻: 칼집), 집, 싸개 2. 껍질
sheathing 1. 집형성 2. 피복, 입힘
shedding 흘림
Sheehan syndrome 시한증후군
shelf operation 선반수술, 재건술관절성형(술)
shelter 보호소
shield 1. 보호구 2. 차폐
shield room 차폐실, 차단실
shielding effect 차폐효과, 가림효과
shifting dullness 이동둔탁음
Shigella 시겔라<속>, 이질균<속>
Shigella boydii 보이디이질균
Shigella dysenteriae 이질이질균
Shigella flexneri 플렉스네리이질균
Shigella sonnei 손네이이질균
shigellosis 1. 시겔라증 2. 이질
shin 정강이
shingles 대상포진, 띠헤르페스
shock 1. 쇼크 2. 충격
shock lung 쇼크폐, 쇼크허파
shock pain 동통쇽
shock wave lithotripsy 충격파쇄석술
shooting pain 전격통증
shopping 찾아다니기
short acting insulin 단기작용인슐린
short bowel syndrome 짧은창자증후군, 짧은장증후군, 단장증후군
short gastric artery 단위동맥, 짧은위동맥
short gastric vessels 짧은위혈관
short pulse 짧은맥박
shortening operation 단축수술
shortness of breath 호흡곤란, 숨참
short-term exposure 단기노출
short-term variability 단기변동
shotgun injury 총상
shotgun wound 산탄총창
shoulder 어깨, 견갑
shoulder girdle 팔이음뼈, 어깨이음구조
shoulder joint 어깨관절, 견관절
Shouldice 숄디스
shrinked cytoplasm 위축세포질, 쭈그러든세포질
shunt 1. 션트, 지름 2. 지름길, 사잇길
shunt bypass 우회로단락, 우회션트
shunt circuit 션트회로
shunt operation 션트수술, 지름술
shutter action 셔터작용, 덧문작용
shutter mechanism 셔터기전, 덧문기전
sialadenitis 침샘염, 타액선염
sialic acids 1. 시알산 2. 타액산
Sialidase 시알리데이스 동 neuraminidase
sialoadenitis 침샘염, 타액선염

S

sialon 타액
sialorrehea 타액과다(증), 침흘림
sibling 형제, 자매, 동기
sicchasia 1. 구역, 욕지기 2. 음식혐오(증)
sick building syndrome 사무실피로증후군
sickle cell 겸상 적혈구, 낫적혈구
sickle cell anemia 겸상적혈구빈혈, 낫적혈구빈혈
sickle cell disease 겸상적혈구병, 낫적혈구병
sickle cell trait 겸상 적혈구소질, 낫적혈구형질
sicklemia 겸상적혈구혈증, 낫적혈구혈증
sickness 병
sickrole behavior 병자역할행동
side 1. 측, 쪽 2. 면 3. 곁 4. 부
side to side bypass 측측우회로
sideroblast 철적혈모구
siderocyte 철적혈구
sideropenia 철결핍증
sideropenic 철결핍-
sideropenic dysphagia 철결핍삼킴곤란
siderophilin 철운반단백질, 시데로필린
siderosis 1. 철침착증 2. 혈철소증 3. 과다철증
side-to-side portocaval shunt surgery 측측문맥대정맥션트수술
Sieverts; Sv 시버트
Siewert classification Siewert분류
sight 1. 시력 2. 시야
sightedness 보기
sigmoid artery 구불창자동맥, 구불결장동맥
sigmoid colectomy 구불결장절제술
sigmoid colon 구불(잘록)창자, 구불결장
sigmoid colostomy 구불창자창냄술
sigmoid flexure 에스결장굴곡, 구불결장굴곡
sigmoid loop colostomy 고리구불창자창냄술
sigmoid mesocolon 구불창자간막
sigmoid sinus 구불정맥굴, 구불정맥동
sigmoid volvulus 구불창자꼬임, 구불결장염전
sigmoidectomy 에스결장절제(술), 구불결장절제
sigmoiditis 에스결장염, 구불결장염
sigmoidocystoplasty 에스결장방광성형(술), 구불결장방광성형
sigmoidopexy 에스결장고정(술), 구불결장고정
sigmoidoproctostomy 에스결장직장연결(술), 구불결장직장연결
sigmoidorectostomy 에스결장직장연결(술), 구불결장직장연결
sigmoidoscope 구불창자내시경, 구불창자보개, 구불결장경
sigmoidoscopy 구불창자내시경검사, 구불창자보개검사, 구불결장경검사
sigmoidostomy 에스결장창냄술, 구부결장창냄술
sigmoidotomy 에스결장절개(술), 구불결장절개
sign 징후
sign spine 척추징후
signal 신호
signal symptom 조짐증상
signaling oncogene 신호종양유전자
signal-to-noise ratio 신호대잡음비
signet ring cell carcinoma 반지세포암(종)
signet-ring cell 반지세포
significance 1. 유의성 2. 중요성
sihlouette 음영
silence 1. 무증상 2. 잠복 3. 무음, 무성
silent carrier 무증상보인자
silent infection 무증상감염
silent myocardial infarction 무증상심근경색증
silent period 무증상기
silent stone 무증상결석
silica 이산화규소, 규석, 실리카
silicon 규소
silicone 실리콘
silicosis 규폐증
silk glove sign 실크장갑징후
silk ligature 명주묶음실
silk suture 견사봉합
silkworm gut 견사
silo 사일로, 마초저장고
silvadene burn cream 실바딘화상크림
silver dip 은클립, 은협자
silver fork deformity 삼지창변형
silver nitrate 질산은

silver nitrate solution 질산은용액
silver stain 은염색
simian virus 원숭이바이러스
simple bone cyst 단순골낭종, 단일뼈낭종
simple diffusion 단순확산
simple epithelium 단층상피
simple hyperplasia 단순증식
simple hysterectomy 단순자궁절제(술)
simple liver cyst 단순간낭종
simple mastectomy 단순유방절제(술)
simple proteinuria 단순단백뇨
simple tumorectomy 단순종양적출술
simplex herpes 단순포진
simulation 1. 가상, 모의 2. 꾀병 3. 모의실험, 시뮬레이션
simulator 1. 모의훈련장치, 모의실험장치 2. 모의치료기
simultaneous bilateral ligation 양쪽동시결찰
simultaneous dynamic proctography 동시동적직장운동도검사
simultaneous pancreas kidney transplantation 신장췌장 동시이식
single blinding study 단순맹검법, 단일맹검연구
single immunodiffusion 단일면역확산
single linkage 단일연쇄
single photon emission computed tomography; SPECT 단일광자(방출)컴퓨터단층촬영, 단일광자방출단층촬영
single vision 단일시
single-agent chemotherapy 단일제제항암화학요법, 단일약제화학요법
singultus 딸꾹질
sinister 좌측-, 왼쪽-
sinistral 1. 왼쪽- 2. 왼손잡이
sinoatrial node 굴심방결절, 동심방결절
sinography 1. 굴조영(술) 2. 동조영(술)
sinus 1. 굴, 동 2. 샛길, 농루
sinus arrhythmia 굴부정맥, 동(성)부정맥
sinus bradycardia 굴느린맥, 동(성)서맥
sinus formation 1. 굴형성 2. 동형성 3. 샛길형성 4. 농루형성
sinus of Valsalva 발살바동
sinus tachycardia 굴빠른맥, 동(성)빈맥
sinus thrombophlebitis 정맥굴혈전정맥염
sinus thrombosis 정맥굴혈전증
sinusitis 1. 동염, 굴염 2. 부비동염, 코곁굴염 3. 정맥동염, 정맥굴염
sinusoid 1. 굴모양- 2. 굴모양혈관, 굴맥관
sinusoidal capillary 굴모세혈관
sinusoidal pattern 굴모양패턴
Sister Mary Joseph lymph node 시스터매리요셉프림프절
Sister Mary Joseph nodule 시스터매리요셉프결절
site 부위
sitting position 앉은자세, 좌위
situs inversus 역위, 좌우바뀜(증)
sitz bath 좌욕
Sjogren syndrome 쇼그렌증후군, 쇠그렌증후군
skeletal 골격-, 뼈대-
skeletal muscle 골격근, 뼈대근육
skeletal muscle neosphincter 1. 골격근신조임근 2. 골격근신괄약근
skeletal traction 골격견인(법), 뼈대당김(법)
skeletogeny 골격형성, 뼈대발생
skeletology 골격학, 뼈대학
skeleton 골격, 뼈대
skewfoot deformity 뱀모양발변형, 사행족변형
skin 피부
skin care 피부관리
skin defect 피부결손
skin disorder 피부장애
skin dose 피부선량
skin flap 피부판, 피판
skin flare 피부발적
skin friction 피부마찰
skin graft 1. 피부이식 2. 피부이식편
skin graft inlay 속넣기피부이식, 감입피부이식
skin irritation 1. 피부자극 2. 피부과민
skin line 피부선
skin manifestation 피부소견
skin preparation 피부준비
skin reaction 피부반응

S

skin suture 피부봉합(술)
skin suture maker 피부실밥자국
skin tag 쥐젖
skin tape 피부테이프
skin tension line 피부긴장선
skin traction 피부견인, 피부당김
skip metastasis 도약전이
skipped metastasis 도약전이, 건너뜀전이
skull 두개골, 머리뼈
skull bone defect 두개골결손, 머리뼈결손
skull x-ray 머리엑스선
sleep apnea 수면무호흡
sleep seizure 수면발작
sleep spindle 수면방추파
sleeping center 수면중추
sleeve excision 소매절제(술)
sleeve graft 수상이식, 소매이식
sleeve resection 소매절제
slide tracheoplasty 활주기관성형(술)
sliding 활탈
sliding advancement flap 활주전진피판, 미끄럼앞옮김피판
sliding hernia 활주탈장, 미끄럼탈장
sliding hiatal hernia 활주열공탈장, 미끄럼틈새탈장
sliding inguinal hernia 미끄럼고샅탈장, 활주고샅탈장, 미끄럼서혜탈장, 활주서혜탈장
sling 걸이
slippage 미끄러짐
slipped capital femoral epiphysis 대퇴골두골단분리(증), 넓적다리뼈머리끝분리(증)
slipped epiphysis 골단이탈, 뼈끝밀림
slit 틈새
slit lamp biomicroscope 틈새등생체현미경, 세극등생체현미경
slit lamp biomicroscopy 틈새등생체현미경검사(법), 세극등생체현미경검사(법)
slit pore 틈새구멍, 여과틈새
sloughing 1. 딱지형성 2. 허물벗기
slow graft function 이식편기능느림
slow onset infection 느린시작감염
slow pulse 느린맥박, 서맥
slow transit constipation 장통과지연변비, 서행성변비
slow wave 서파, 느린파
sludge 찌꺼기
slurred speech 불분명발음
Small & Carey triangle Small과 Carey 삼각형도표
small B-cell lymphoma 소형B세포림프종
small bowel transplantation 소장이식, 작은창자이식
small cell carcinoma 소세포암(종)
small cell lung cancer 소세포폐암, 작은세포허파암
small for size graft syndrome small for size graft증후군
small hepatocellular carcinoma 소간세포암
small intestinal ulcer 소장궤양
small intestine 소장, 작은창자
small left colon syndrome 작은좌결장증후군
smallpox 마마, 천연두
smarting 따가움
smear 1. 도말표본, 펴바른표본 2. 도말
smear preparation 도말표본, 펴바른표본
smell 1. 냄새 2. 후각
smog 스모그, 연무
smoke damage 매연손상
smoke inhalation injury 연기흡입손상
smoking 흡연
smooth diet 무자극식이
smooth muscle 평활근, 민무늬근육
smooth muscle fiber 평활근섬유, 민무늬근(육)섬유
smooth muscle tumor 평활근종양
snake bite 뱀교상
snake head appearance 사두형, 뱀머리모양
soap bubble sign 비누거품 징후
soap enema 비눗물관장
soapy stool 비누거품모양대변
Soave procedure 소아베수술
social adjustment 사회적응
social medicine 사회의학
social withdrawal 사회적위축
socioeconomic status 사회경제상태

sociological death 사회적죽음
sodemia 나트륨혈증
sodium 나트륨
sodium bicarbonate 중탄산염나트륨, 탄산수소소듐
sodium channel 나트륨통로
sodium chloride 염화나트륨
sodium iodide symporter 소듐아이오딘심포터
sodium lactate solution 유산나트륨용액
sodium pump 나트륨펌프
sodium thiosulfate 치오황산나트륨
sodium transport system 나트륨운반계
sodium-potassium pump 나트륨칼륨펌프
sodomy 1. 남색 2. 항문성교
soft cancer 속질암, 수질암
soft chancre 무른궤양
soft diet 1. 연질식사 2. 연한음식
soft pulse 연맥, 연맥파, 약한맥박
soft tick 물렁진드기
soft tissue 연조직, 물렁조직
soft tissue sarcoma 연조직육종, 연부조직육종
soft tissue tumor 연조직종양
soft water 단물, 연수
softening 1. 연화 2. 연화증
soil-borne infection 토양매개감염
soiling 대변지림, 대변찔끔
solar pruritus 일광가려움(증)
sole 발바닥, 족저
soleus muscle 가자미근
solid 1. 고체-, 고형- 2. 고형물
solid and pseudopapillary neoplasm; SPEN 고형가유두상종양
solid cancer 고형암
solid diet 고형식이, 굳은음식
solid organ 고형장기, 실질기관
solid phase 고체상
solid pseudopapillary neoplasm 고형가유두상종양
solid tumor 고형종양
solidification 고체화
solitary 고립-, 홀-, 단발-
solitary cyst 고립낭
solitary lesion 고립병터, 단일병터
solitary lymph node 홀림프절
solitary rectal ulcer 고립성직장궤양
solubility 용해도
solubilization 용해화
solute 용질
solute diuresis 용질이뇨
solute exchange 용질교환
solution 1. 용액, 액 2. 풀이, 해법
solvent 1. 용해- 2. 용매
solvent balance 용매평형
soma 1. 몸, 신체, 육체 2. 몸통, 체간 3. 세포체
somasthenia 신체쇠약
somatic antigen 균체항원
somatic death 개체사망, 체사
somatic disorder 신체장애
somatic hallucination 신체환각, 몸환각
somatic nerve 몸신경, 체신경
somatic pain 몸통증
somatic sign 신체징후
somatization 신체화
somatization disorder 신체화장애, 신체화병
somatoform disorder 신체형장애
somatoform pain disorder 신체형통증장애
somatomegaly 거인증
somatomotor nerve 몸운동신경, 체운동신경
somatosensory nerve 몸감각신경, 체감각신경
somatostatin 소마토스타틴, 성장호르몬억제인자
somatostatinoma 소마토스타틴종
somatotropin 성장호르몬, 소마토트로핀
somatotropin-secreting tumor 소마토트로핀분비종
somatotype 체형
somite 체절, 몸분절
somnambulism 몽유병
somnifacient 1. 최면- 2. 수면제
somnipathy 1. 수면장애 2. 최면상태
sonicator 초음파파쇄기, 초음파발생장치
sonographer 초음파검사자
sonographic cardiogram 초음파심장도

sonographically guided biopsy 초음파길잡이생검, 초음파유도생검
sonolucent mass 초음파투과종괴
sorbefacient 1. 흡수촉진- 2. 흡수촉진제
sorbitol 소르비톨
sore 1. 궤양, 욕창 2. 아픈-
sore throat 목앓이, 인두통
sorption 흡착
sound 1. 소리, 음 2. 확장기
sound probe 음향더듬자, 음향탐색자
sound wave 음파
Southern hybridization 서던부합법
space 1. 공간 2. 간극 3. 간격
space maintainer 공간유지장치
space medicine 우주의학
space occupying lesion 공간점유병터
space of Bogros 보그로스공간
space of Retzius 렛지우스공간
space sense 공간감각
space spray 공간살포
sparganosis 스파르가눔증, 고충증
sparganum 스파르가눔, 고충
spasm 연축
spasm muscle 근경련, 근연축
spasmodic asthma 연축천식
spasmodic dysphonia 연축발성장애
spasmodic respiration 연축호흡
spasmolysis 연축억제, 진경
spastic bladder 자동방광, 경직(성)방광
spastic colitis 경직잘록창자염, 경직결장염
spastic contraction 1. 강직성수축 2. 경직성수축
spastic dysphonia 경직발성장애
spastic dysuria 경직배뇨장애
spastic ileus 경직성 장폐쇄, 경직성 창자막힘
spastic pelvic floor syndrome 1. 강직성골반저증후군 2. 경직성골반저증후군
spasticity 강직, 경직
spatial resolution 공간분해능, 공간해상력
spatter wound 포탄파편창
spatula 주걱, 다루개
spatula electrodes 주걱전극
spatulation technique 주걱모양기법
special diet 특별식
special sense 특수감각
specialist 1. 전문의, 전문의사 2. 전문가
species 종
species name 종명
species nova 신종
species specificity 종특이성
specific 1. 특이-, 특정- 2. 종-
specific activity 1. 비방사능 2. 비(比)활성도, 고유활성도
specific disease 특이질환
specific immunity 특이면역
specific inflammation 특이염증
specific inhibitor 특이억제제
specific protein 특이단백질
specific serotonin reuptake inhibitor 특이세로토닌재흡수억제제
specification 1. 명세 2. 규격 3. 명세서, 시방서
specificity 1. 특이성 2. 특수성
specimen 1. 검사물, 검체 2. 표본, 견본 3. 시료 4. 시험편
specimen mammography 검체유방촬영
spectinomycin 스펙티노마이신
spectrogram 분광상, 스펙트로그램
spectrograph 1. 분광기 2. 분광사진기
spectrometer 분광계
spectrophotometer 분광광도계
spectrophotometry 분광광도(법)
spectrum 1. 스펙트럼 2. 범위, 구역
speculum 1. 경 2. 벌리개
speech 1. 말하기, 발성 2. 말투, 발음 3. 연설, 강연
speech center 언어중추
speech discrimination 어음명료도, 말소리명료도
speech hearing 말소리듣기, 어음청력
speech therapy 언어치료
speech voice 언어음성
sperm 1. 정자 2. 정액
sperm bank 정자은행
sperm cell 정자

sperma 정액
spermatic cord 정삭
spermatic duct 정관
spermatic fascia 정삭근막
spermatic vessels 정삭혈관
spermatid 정자세포
spermatocyte 정모세포
spermatogenesis 정자발생
spermatogenic cell 정자발생세포
spermatozoa 정자
spermatozoon 정자
spermicide 살정자제
spermoblast 정자세포
spermocytoma 정자세포종
sphenoid 접형(골)-, 나비(뼈)-
sphenoid sinus 접형동
spherical cell 공모양세포, 구형세포
spherocyte 구형적혈구, 공모양적혈구
spherocytosis 구형적혈구증, 공모양적혈구증
spheroid 1. 공모양 2. 구형
sphincter action 조임작용
sphincter ani externus muscle 외항문괄약근, 바깥항문조임근
sphincter dilation 1. 조임근확장(술) 2. 괄약근확장(술)
sphincter dyssynergia 조임근협동장애, 괄약근협동장애
sphincter mechanism 조임기전
sphincter muscle 조임근, 괄약근
sphincter of Oddi 오디괄약근
sphincter of Oddi dysfunction 오디괄약근기능이상
sphincter plication 1. 조임근주름형성 2. 괄약근주름형성
sphincter reconstruction 1. 조임근재건(술) 2. 괄약근재건(술)
sphincter repair 조임근복원(술), 괄약근복원(술)
sphincteropapillotomy 유두괄약근절개술
sphincteroplasty 괄약근성형술, 조임근성형술 [의6] 조임근성형
sphincteroscope 항문괄약근경, 항무조임근경
sphincterotomy 괄약근절개(술), 조임근절개(술)
sphygmic period 박출기
sphygmomanometry 혈압측정(법)
sphygmus 맥박, 파
spider bite 거미물림
spider burst 거미정맥류
spider hemangioma 거미혈관종
spider telangiectasia 거미실핏줄확장증, 거미모세혈관확장증
spider vein 거미정맥
Spigel lobe 스피겔엽
spigelian fascia 스피겔근막
spigelian hernia 스피겔탈장, 외측복벽탈장
spike 1. 돌기 2. 극파, 스파이크
spin 스핀, 자전, 회전
spin echo 스핀에코
spina 1. 가시 2. 척추 3. 척주
spina bifida 이분척추, 척추갈림증
spinal 1. 가시- 2. 척추- 3. 척주- 4. 척수-
spinal abscess 척추농양
spinal accessory nerve 척수더부신경, 척수부신경
spinal analgesia 척수마취, 척수진통
spinal anesthesia 척수마취, 척추마취
spinal block 1. 척수차단 2. 척수차단마취 3. 척수블록
spinal canal 척주관
spinal cord 척수
spinal cord concussion 척수진탕
spinal cord contusion 척수좌상
spinal cord deficit 척수결손
spinal cord injury 척수손상
spinal cord tethering 척수견인
spinal cord trauma 척수외상
spinal disease 척수병
spinal epidural abscess 척수경막외농양
spinal ganglion 척수신경절
spinal headache 척추마취두통
spinal muscular atrophy 척수근위축(증)
spinal nerve 척수신경
spinal reflex 척수반사

spinal segment 척수분절
spinal shock 척수쇼크
spinal sign 척수징후
spinal stimulation test 척수자극검사
spinal tap 척추천자
spindle 1. 방추 2. 방추체 3. 스핀들
spindle cell 방추세포
spindle cell carcinoma 방추세포암(종)
spindle microtubule 방추미세관
spine 1. 가시 2. 척추 3. 척주
spinocerbellum 척수소뇌
spinous process 가시돌기, 극돌기
spiracle 기문, 호흡구멍
spiradenoma 한선종, 땀샘종
spiral 1. 나선- 2. 나선
spiral artery 나선동맥
spiral crest 나선능선
spiral fold 나선주름
spiral ganglion 달팽이신경절, 나선신경절
spiral lamina 나선판
spiral organ 나선기관
spiral valve of Heister 하이스터나선형관
Spirochaeta 스피로헤타<속>
spiroindex 호흡지수
spirometer 폐활량계
spirometry 폐활량측정법
spironolactone 스피로놀락톤
Spitz nevus 스피츠모반
splanchnectopia 내장전위(증)
splanchnic blood 내장혈
splanchnic circulation 내장순환
splanchnic nerve 내장신경
splanchnic vascular bed 내장혈관영역, 내장혈관상
splanchnicotomy 내장신경절제(술)
splanchnolith 장결석, 창자돌
splanchnolithiasis 장석증
splanchnomegaly 내장거대증, 내장비대증
splanchnomicria 내장왜소증
spleen 비장, 지라
spleen index 비장지수, 지라지수
spleen preserving distal pancreatectomy 비장보존원위췌장절제술
splenalgia 비장통(증), 지라통증
splenectomy 비장절제술, 비절제술, 지라절제술
splenic abscess 비장농양
splenic artery 비장동맥, 지라동맥
splenic artery aneurysm 비장동맥류
splenic cord 비장삭, 지라끈
splenic cyst 비장낭
splenic flexure 비장굴곡, 지라굽이
splenic flexure of colon 왼창자굽이, 지라굽이
splenic hilum 비장문부
splenic infarction 비장경색
splenic injury 비장손상
splenic plexus 지라신경얼기, 비장신경총
splenic pulp 비장수질, 지라속질
splenic rupture 비장파열
splenic sinus 비장동
splenic vein thrombosis 비장정맥혈전증
splenitis 비장염, 지라염
splenocolic 비장결장-, 지라잘록창자-
splenography 비장조영(술), 지라조영(술)
splenohepatomegaly 비장간비대, 지라간비대
splenoid 비장모양-, 지라모양-
splenomalacia 비장연화(증), 지라연화(증)
splenomegaly 비장비대, 지라비대
splenopathy 비장병(증), 지라병(증)
splenopexy 비장고정(술), 지라고정(술)
splenoportal hypertension 비문맥고혈압
splenoportography 비장문맥조영(술), 지라문맥조영(술)
splenoptosis 비장하수, 지라처짐
splenorenal bypass graft 비-신정맥우회로이식편
splenorenal ligament 비신인대, 지라콩팥인대
splenorenal shunt 비-신정맥션트
splenorrhagia 비장출혈, 지라출혈
splenorrhaphy 비장봉합(술), 지라꿰맴(술)
splenosis 비장증, 지라증
splenotomy 비장절개(술), 지라절개(술)
splint 부목, 덧대, 스플린트

splinter hemorrhage 손톱밑선상출혈
splinting 부목고정
split 분열, 분리, 분할
split ileostomy 분할돌창자창냄(술), 분할회장조루(술)
split liver transplantation 분할간이식
split skin graft 부분층피부이식
split-thickness graft 분할층피부이식
split-thickness skin graft 부분층피부이식
splitting liver resection 분리간절제술
spondylarthritis 척추관절염
spondylitis 척추염
spondylosis 1. 척추증 2. 척추관절강직증
spondylosis deformans 변형척추증
spondylosyndesis 척추유합(술)
spongioblast 해면모세포, 갯솜모세포
spongiocyte 해면세포, 갯솜세포
spongiosis 해면화, 갯솜화
spongy substance 해면질, 갯솜질
spontaneous abortion 자연유산
spontaneous bacterial peritonitis 자발성세균성복막염
spontaneous bleeding 자연출혈
spontaneous breathing 자발호흡
spontaneous fracture 자연골절
spontaneous hemorrhage 자연출혈
spontaneous labor 자연분만
spontaneous movement 자발운동
spontaneous pain 자발통증
spontaneous pneumothorax 자발기흉, 자발공기가슴증
spontaneous primary peritonitis 원발복막염, 자발일차복막염
spontaneous recovery 자연회복
spontaneous remission 자연완화
spontaneous respiration 자가호흡
sporadic 산발-
sporadic infection 산발감염
sporadicity 산발성
spore 포자, 홀씨, 아포
spore coat 포자피, 홀씨껍질
sports hernia 스포츠탈장
sports medicine 스포츠의학
spot 1. 점, 반점 2. 얼룩
spotted fever 발진열, 홍반열
sprain 염좌, 삠
spread 확산
spreading hepatocellular carcinoma 확산간세포암
sprue 스프루, 만성흡수불량증
spur 돌기, 가시, 극
spur cell 돌기세포, 가시적혈구
spurious infection 거짓감염, 의사감염
spurt 급증
sputum 가래
squamous 편평-, 비늘-
squamous cell 편평세포
squamous cell carcinoma 편평세포암(종)
squamous cell carcinoma antigen 편평세포암(종)항원
squamous cell in situ carcinoma 편평세포상피내암(종), 편평세포제자리암(종)
squamous epithelium 편평상피
squamous metaplasia 편평상피화생
Square of Doom 파멸의 사각형
St. Mary Boot 성모부츠
stab 자상, 찔림
stab wound drain 찔린상처배출관
stabbing pain 찌름통증, 자통증, 천자통
stability 1. 안정성 2. 안정도
stabilizer 1. 안정기 2. 안정제
stable angina 안정협심증
stable cell 안정세포
stage 1. 기, 시기, 병기 2. 단계 3. 단, 대
stage decompression 단계감압(술)
stage operation 단계적수술
staghorn calculus 사슴뿔돌, 사슴뿔결석
staging 1. 병기결정 2. 병기분류
staging laparotomy 병기결정개복(술)
stagnation 정체, 울체
stagnation atelectasis 정지성무기폐

stain 1. 염색 2. 염료 3. 얼룩
staining 1. 염색(법) 2. 착색
stamina 원기, 정력, 활력
Stamm gastrostomy 스탐위조루술, 스탐위창냄술
stance phase 디딤기, 입각기
standard 1. 표준, 기준 2. 규격 3. 원기
standard bicarbonate 표준중탄산염치, 표준탄산수소염값
standard criteria donor 표준범주기증자
standard electrode 기준전극, 표준전극
standard liver volume 표준간용적
standard surgery 표준수술
standardization 표준화
standardized death rate; SDR 표준화사망률
standardized uptake value 표준섭취계수
Standford classification 스탠포드분류
staphylococcal bacteremia 포도알균혈증, 포도구균혈증
staphylococcal enterotoxin 포도구균장독소, 포도알균창자독소
Staphylococcus 포도알균, 포도구균
Staphylococcus aureus 1. 황색포도구균 2. 황색포도알균
staphyloma 포도종
stapler 봉합기, 꿰맴기
starch 녹말, 전분
starter 개시
starter wires 개시철사
starvation 기아, 굶주림
starvation colitis 단식결장염
stasis 정체, 울혈
stasis dermatitis 정체피부염
stasis gallbladder 울혈담낭
stasis liver 울혈간
stasis purpura 정체자색반
stasis ulcer 정체궤양, 울혈궤양
static 정적-
static gangrene 울혈괴저
static image 정지영상
static lung compliance 정적폐탄성, 정적허파탄성, 정적폐유순도
static magnetic field 정자기장
static organ 평형기관
static posture 정적자세
static reaction 정적반응, 평형반응
static reflex 자세반사
statin 스타틴
station 1. 태위 2. 장소, 부위
stationary 고정-, 부동-
stationary anchorage 부동고정
stationary wave 정상파
statistical analysis 통계분석
statistical significance 통계유의성
statistical test 통계검정
statistics 1. 통계 2. 통계학
stature 키, 신장
status 1. 상태 2. 지위 3. 체질
status asthmaticus 천식지속상태, 천식지속증
status epilepticus 간질지속상태, 뇌전증지속상태
status varicosus 정맥류체질
staxis 출혈
steady state 항정상태, 정상상태
steal 도류, 빼앗김
steal syndrome 도류증후군, 빼앗김증후군
steam burn 증기화상
steam cauterization 증기지짐술
steam disinfection 증기소독
steatolysis 지질분해, 지방분해
steatoma 1. 지방종 2. 피지낭종
steatonecrosis 지방괴사
steatorrhea 지방변(증)
steatosis 지방증
steerability 조향성
stellate cell 별세포
stellate ganglion 별신경절, 성상신경절
stellate scar 성상반흔, 별모양반흔
stem bronchus 기관지간
stem cell 줄기세포
Stemmer sign 스테머징후
stenosing cancer 협착성암

stenosing tenosynovitis 협착윤활막염, 협착건초염
stenosis 협착
stent 1. 스텐트, 내관 2. 덧대
stent dressing 스텐트붕대
stent graft 스텐트이식편
stent insertion 스텐트삽입술
stent introducer sheath 스텐트유도관집
stent-graft 스텐트결합인조혈관
stenting 스텐트삽입(술)
step ladder appearance 사다리모양
step rate insurance 누진보험
stercolith 분석, 대변돌
stercoraceous 대변-
stercoral colic 대변급통증
stercoral diarrhea 변비후설사
stercoral perforation 변비성천공, 변비에 의한 천공
stercoral ulcer 변비성궤양, 분석성궤양
stercoral ulceration 변비성궤양
stercoroma 대변덩이
Sterculia 1. 벽오동<속> 2. 스테르쿨리아<속>
stereoisomer 입체이성체, 입체다른성질체
stereoisomerism 입체이성질(현상)
stereooperation 입체수술, 정위수술
stereoscope 입체경, 입체보개
stereoscopic vision 입체시
stereoscopic visual 입체시
stereotactic 정위-, 입체적-
stereotactic surgery 1. 입체수술, 정위수술 2. 입체뇌수술
stereotactic system 1. 정위고정기 2. 정위체계, 입체체계
stereotatic biopsy 정위생검, 입체생검
stereotaxis 1. 정위술, 정위법 2. 향착성
stereotyped posture 상동자세, 자동반복자세
sterile 1. 무균- 2. 불임-
sterile abscess 무균농양, 무균고름집
sterile culture 무균배양
sterile pyuria 무균농뇨, 무균고름뇨
sterility 1. 불임 2. 무균
sterilization 1. 멸균 2. 불임법, 단종법
sterilizer 1. 멸균기 2. 소독기
sterilizing immunity 불임면역
sternal cleft 흉골열, 복장뼈갈림
sternal notch 복장뼈파임, 흉골파임
sternal puncture 흉골천자
sternochondral 복장연골-
sternoclavicular 1. 흉쇄(골)- 2. 복장빗장-
sternocleidal 1. 흉쇄(골)- 2. 복장빗장-
sternocleidomastoid muscle; SCM 목빗근, 흉쇄유돌근
sternocostal 흉늑-, 복장갈비-
sternohyoid 흉골설골-, 복장목뿔-
sternohyoid muscle 흉설골근, 복장목뿔근
sternoscapular 복장어깨뼈-, 흉골견갑골-
sternothyroid muscle 복장갑상근, 흉갑상근
sternotomy 흉골절개(술), 복장뼈절개(술)
sternum 흉골, 복장뼈
steroid 스테로이드
steroid retention enema 스테로이드정체관장
steroid withdrawal 스테로이드중단
steroid-induced glaucoma 스테로이드녹내장
sterol 스테롤
stethoscope 청진기
stethoscopy 청진(법)
Stevens-Johnson syndrome 스티븐스-존슨증후군
sticking plaster 반창고
stiff neck 목경직, 경부경직
stiffness 1. 경직, 강직, 굳음 2. 강성도
stillbirth 사산
stillborn 1. 사산- 2. 사산아
stimulant 1. 자극제 2. 흥분제
stirrup 1. 등자장치 2. 등자뼈
stitch 봉합, 꿰맴
stitch abscess 봉합부농양, 봉합고름집
stitch out 봉합사제거, 꿰맨실제거
stock solution 원액
stoma 1. 스토마, 구멍 2. 입
stoma prolapse 장루탈출
stomach 위
stomach ache 위통

stomach carcinoma 위암(종)
stomach clamp 위클램프, 위겸자
stomach polyp 위용종
stomach pump 위세척기
stomach tube 위관
stomach ulcer 위궤양
stomachache 위통(증)
stomachalgia 위통(증)
stomachic 1. 위- 2. 건위제, 위장보호제
stomachodynia 위통(증)
stomal stenosis 스토마협착, 구멍협착
stomal ulcer 가장자리궤양, 변연궤양, 스토마궤양
stomatitis 구내염, 입안염
stomatocyte 입모양적혈구, 유구적혈구
stomatodysodia 입냄새, 구취
stomatology 구강학
stomatorrhagia 구내출혈, 입안출혈
stomatosis 구강병, 입안병
stone 1. 결석, 돌 2. 연마기
stool 대변, 변
stool antigen test 대변항원 검사
stool examination 대변검사
stool softener 1. 대변연화제 2. 변연화제
stool specimen 1. 대변검체 2. 대변표본
stooped posture 웅크린자세
Stoppa 스토파
storage disease 축적병
storage iron 저장철
strabismus 사시
straight flush catheter 직선형 수세카테터
straining 1. 힘주기 2. 긴장
strangulated hernia 교액탈장, 조임탈장
strangulation 1. 질식, 목조름 2. 조임
strangulation ileus 교액장폐쇄(증), 조임장폐색(증)
stranguria 통증배뇨
strap muscle 띠근육
stratified epithelium 중층상피
stratum 층
strawberry gallbladder 딸기담낭
strawberry hemangioma 딸기혈관종
strawberry nevus 딸기모반
strawberry tongue 딸기혀
stream pulse 혈류맥박
strephenopodia 내반족
strephexopodia 외반족
strephopodia 첨족
streptococcal perianal dermatitis 1. 연쇄구균항문주위피부염 2. 사슬알균항문주위디부염
Streptococcus 연쇄구균<속>, 사슬알균<속>, 스트렙토코쿠스<속>
Streptococcus bovis 1. 소연쇄구균 2. 소사슬알균
***Streptococcus* food poisoning** 사슬알균식증독, 연쇄구균식중독
Streptococcus pneumoniae 폐렴연쇄구균, 폐렴사슬알균
Streptococcus pyogenes 화농연쇄구균, 고름사슬알균
***Streptococcus* species** 1. 연쇄구균종 2. 사슬알균종
streptokinase 스트렙토키나아제
streptolysin 연쇄구균용혈소, 사슬알균용혈소, 스트렙토리신
Streptomyces 스트렙토미세스<속>
streptomycin 스트렙토마이신
stress 1. 스트레스 2. 심적고통
stress breaker 완압장치
stress diabetes 스트레스당뇨병
stress echocardiography 부하심(장)초음파, 부하심(장)초음파검사
stress erythrocytosis 스트레스적혈구증가(증)
stress fracture 긴장골절, 피로골절
stress gastritis 스트레스 위염
stress incontinence 긴장성 실금
stress reaction 스트레스반응
stress ulcer 스트레스궤양
stress urinary incontinence 복압요실금, 복압오줌새기, 스트레스요실금
stress-related mucosal disease; SRMD 스트레스관련점막질환
stretcher 환자운반차, 들것

stretching 1. 늘이기 2. 신장시키기
stria 줄, 선
striate 줄무늬-, 선상-
striate cortex 선조피질, 줄무늬겉질
striated border 줄무늬가장자리
striated muscle 횡문근, 가로무늬근육
striated muscle innervation 1. 가로무늬근육신경지배 2. 횡문근신경지배
striation 1. 줄무늬 2. 줄넣기
stricture 협착
strictureplasty 협착성형(술)
stricturoscope 협착경
stricturotomy 협착절개(술)
stridor 그렁거림, 협착음
strip 1. 띠 2. 압착
stroke 1. 뇌졸중 2. 발작 3. 박동
stroke survivors 뇌졸중 생존자
stroke volume 일회박출량
stroke work 박출작업량
stroke-in-evolution 진행성 뇌졸중
stroma 버팀질, 간질
stroma ovarii 난소기질, 난소간질
Strongyloides stercoralis 분선충
strongyloidiasis 분선충증
structural gene 구조유전자
structural protein 구조단백질
struma 갑상선종, 갑상샘종, 스투루마
struma ovarii 난소갑상선종
strumectomy 갑상선종절제술, 갑상샘종절제술
study design 연구설계
stump 1. 절단단, 잘린끝 2. 밑동 3. 이뿌리
stump neuralgia 절단부신경통, 잘린끝신경통
stump pain 잘린끝통증, 절단통증
stupor 혼미
stuttering 1. 말더듬 2. 발음장애
stylet 속심, 소침
styloid process 붓돌기, 경상돌기
stylomastoid foramen 경유돌공, 붓꼭지구멍
styptic 1. 수렴성- 2. 수렴지혈제
styptic cotton 지혈솜
styptic pencil 지혈봉
styrene 스티렌
subacid 약산-
subacromial syndrome 봉우리밑증후군, 견봉하증후군
subacute 아급성-
subacute glomerulonephritis 아급성사구체신염
subacute hepatic necrosis 아급성간괴사
subacute inflammation 아급성염증
subalimentation 저영양
subaortic 대동맥하-, 대동맥밑-
subapical 첨단하-, 첨단밑-, 꼭대기밑-
subaponeurotic 건막하-, 널힘줄밑-
subarachnoid 지주막하-, 거미막밑-
subarachnoid anesthesia 지주막하마취, 거미막밑마취
subarachnoid block 1. 거미막밑차단 2. 거미막밑블록 3. 지주막하차단
subarachnoid cavity 지주막하공간, 거미막밑공간
subarachnoid hemorrhage 지주막하출혈, 거미막밑출혈
subarachnoid space 지주막하공간, 거미막밑공간
subarachnoid tumor 지주막하종양
subareolar area 젖꽃판밑부위, 유륜하부
subareolar location of tumor 유륜하종양
subauricular 이개하-, 귓바퀴밑-
subcapsular epithelium 피막하상피, 피막밑상피
subclavian artery 쇄골하동맥, 빗장밑동맥
subclavian catheterization 빗장밑정맥도관삽입, 빗장밑정맥카테터삽입
subclavian steal syndrome 쇄골하동맥도류증후군, 쇄골하동맥빼앗김증후군
subclavian vein 빗장밑정맥, 쇄골하정맥
subclavian vein thrombosis 쇄골하정맥혈전증
subclinical 무증상-
subclinical disease 불현성병
subclinical infection 무증상감염
subclinical rejection 무증상 거부반응
subcortical dementia 겉질밑치매, 피질하치매
subcortical lesion 겉질밑병터, 피질하병변

S

subcostal incision 늑골하절개, 갈비밑절개
subcostal line 늑골하선
subcostal muscle 늑하근, 갈비밑근
subcostal nerve 늑하신경, 갈비밑신경
subcostal plane 갈비밑면, 늑하면
subculture 계대배양, 대이음배양
subcutaneous 피하-, 피부밑-
subcutaneous abscess 피하농양
subcutaneous administration 피부밑투여, 피하투여
subcutaneous emphysema 피하기종, 피부밑공기증
subcutaneous fat 피하지방, 피부밑지방
subcutaneous fat necrosis 피부밑지방괴사, 피하지방괴사
subcutaneous fistula 피하루
subcutaneous infusion 피부밑주입, 피하주입
subcutaneous inguinal ring 피하서혜륜
subcutaneous injection 피부밑주사, 피하주사
subcutaneous inoculation 피하접종, 피부밑접종
subcutaneous internal lateral sphincterotomy 1. 피하측부안쪽조임근절개술 2. 피하측부내괄약근절개술 [동] lateral subcutaneous internal sphincterotomy
subcutaneous jejunostomy 피하공장루
subcutaneous mastectomy 피하유방절제술, 피부밑유방절제술
subcutaneous nutrition 피하영양
subcutaneous ossification 피하화골
subcutaneous pedicle flap 피하경피판, 피부밑줄기피판
subcutaneous tissue 피하조직
subcuticular suture 피하봉합, 피부밑봉합
subdiaphragmatic abscess 횡격막하농양, 가로막밑고름집
subdiaphragmatic fascia 횡경막하근막
subdural abscess 경막하농양
subdural empyema 경막하축농, 경질막밑고름집
subdural hemorrhage 경(질)막하출혈, 경(질)막밑출혈
subendocardial infarction 심내막하경색증, 심장내막밑경색증
subepithelial tumor 상피하종양
sub-fascial approach 근막하접근법
subfascial endoscopic perforator surgery; SEPS 근막하내시경관통정맥수술
subglottic hemangioma 성문하혈관종, 성(대)문밑혈관종
subglottic stenosis 성문하협착, 성(대)문밑협착 [의6] 성(대)문밑협착증
subhepatic abscess 간하농양
subintimal plane 내막하 면
subjective symptom 주관증상, 자각증상
sublayer mesh 써브레이어메쉬
sublethal damage 준치사손상
sublingual gland 설하선, 혀밑샘
sublingual medication 혀밑투약
sublingual ulcer 설하궤양
submandibular duct 턱밑샘관, 악하선관
submandibular gland 턱밑샘, 악하샘
submandibular lymph node 악하림프절, 턱밑림프절
submental lymph node 이하림프절, 턱끝밑림프절
submucosa 점막하조직
submucosa space 1. 점막하공간 2. 점막밑층공간 3. 점막하층공간
submucosal hemorrhoidectomy 점막하치핵절제술
submucosal lipoma 점막하지방종
submucosal plexus 점막밑신경얼기, 점막하신경총
submucosal tumor 점막하종양, 점막밑종양
submucosal venous plexus 점막하정맥총
submucous plexus 점막밑신경얼기, 점막하신경총
submucous resection 점막하절제(술), 점막밑절제(술)
submucous ulcer 점막하궤양
submusocal polyp 점막하용종, 점막하폴립
subperiosteal resorption 골막하흡수, 뼈막밑흡수
subphrenic abscess 횡격막하농양, 가로막밑고름집
subpyloric lymph node 유문하림프절, 날문밑림프절
subscapular line 견갑하선
subserosal inflammation 1. 장막하염증 2. 장막아래염증
subserosal plexus 장막밑신경얼기, 장막하신경총

subserous coat 장막밑조직
subsistence diet 생존식사
substance P 서브스탠스P, 물질P
substance withdrawal 물질금단
substernal goiter 복장밑갑상샘종, 흉골밑갑상샘종
substitution transfusion 대치수혈, 교환수혈
substitutive medication 대용투약
substrate 기질
subtotal adrenalectomy 대부분부신절제술, 아전부신절제술
subtotal colectomy 아전결장절제술
subtotal gastrectomy 위아전절제술
subtotal parathyroidectomy 대부분부갑상샘절제술, 아전부갑상샘절제술
subtotal resection 아전절제(술), 대부분절제(술)
subtotal thyroidectomy 대부분갑상샘절제술, 아전갑상샘절제술
subtype 아형
subunit 소단위, 하부단위
subvesical duct 담낭하담관
succinic acid 숙신산, 석신산
succinic dehydrogenase 숙신산탈수소효소, 석신산탈수소효소
succinylcholine 석시닐콜린
sucking reflex 빨기반사
sucralfate 수크랄페이트
sucrose 설탕, 수크로스
suction & irrigation cannula 흡인 및 세척 삽입관
suction apparatus 흡인기
suction coagulation electrode 흡인응고전극
suction lipectomy 흡인지방절제(술), 지방흡인(술)
sudden cardiac death 급성심장사, 심장돌연사
sudden death 급사
sudden infant death syndrome 영아돌연사증후군
sudoriparous abscess 한선농양, 땀샘고름집
suffocant 질식제
suffocation 질식
sugar control 혈당조절
sugar icing liver 당뇨성간
suggillation 광범피하출혈
Sugiura procedure Sugiura수법
Sugiura technique Sugiura술식
suicidal behavior 자살행동
suicide gene 자살유전자
sulcus 고랑, 홈, 구, 열구(裂溝)
sulfa drug 술파제
sulfate 황산염
sulfide 황화물
sulfonamide 설폰아마이드
sulfonated 설폰화-
sulfone 설폰, 술폰
sulfur 황
sulfur bacterium 유황균
sulfur dioxide 이산화황
sulfuric acid 황산
sulphatases 황산에스터가수분해효소
summer diarrhea 여름설사
sump drain 흡인배출관, 나들이식배출관
sun burn 일광화상, 햇빛화상
sunstroke 일사병
supeficial femoral artery 표재대퇴동맥, 얕은넙다리동맥
superactivity 과다활동
superconduction 초전도
superego 초자아
superficial 얕은, 표재-, 표면-
superficial abscess 표재농양, 얕은고름집
superficial attachment 표면부착
superficial basal cell carcinoma 표재성기저세포암(종)
superficial cellulitis 표재봉와직염
superficial circumflex iliac 표재장골회선
superficial epigastric 표재배벽-
superficial epigastric artery 위배벽동맥, 상복벽동맥
superficial esophageal cancer; SEC 표재식도암
superficial external pudendal vessels 표재외음부혈관
superficial fascia 얕은근막
superficial infection 얕은감염, 표재감염

S

superficial inguinal ring 외서혜륜
superficial layer 얕은층
superficial peroneal nerve 얕은종아리신경, 표재비골신경
superficial postanal space 1. 얕은항문뒤공간 2. 표제항문뒤공간
superficial spreading melanoma 얕은확산흑색종, 표재확산흑색종
superficial thrombophlebitis 표재혈전정맥염
superficial vein 표재정맥
superficial vesicle 얕은소포, 얕은잔물집
superinfection 중복감염, 균교대감염
superior 위-, 상-
superior duodenal flexure 상십이지장굴곡, 위샘창자굽이
superior epigastric artery 상배벽동맥, 상복벽동맥
superior hemorrhoidal artery 상치핵동맥
superior laryngeal nerve 위후두신경, 상후두신경
superior lumbar triangle 상요부삼각 [동] Grynfeltt
superior mediastinal lymph node 위세로칸림프절, 상종격림프절
superior mesenteric artery 상장간막동맥 [의6] 위창자간막동맥
superior mesenteric artery syndrome 상장간막동맥증후군
superior mesenteric vein 상장간막정맥
superior orbital fissure 상안와열, 위눈확틈새
superior pancreaticoduodenal artery 상췌십이지장동맥
superior pubic ramus 상부치골가지
superior ramus of pubis 상부치골가지
superior rectal artery 상직장동맥
superior thyroid artery 위갑상샘동맥, 상갑상샘동맥
superior vena cava 상대정맥
superior vena caval syndrome 상대정맥증후군
superior vesical artery 상방광동맥
supernatant 1. 윗물-, 상청액- 2. 윗물, 상청액
supernatant fluid 상청액, 윗물
supernumerary 과다-
supernumerary mamma 과다유방
supernumerary nipple 과다유두
supersaturation 과포화
supersecretion 과분비, 분비과다
supersensitivity 초민감성
supervision 감독, 지도
supination 뒤침, 회외
supine 바로누운-, 앙와위-
supine position 바로누운자세, 앙와위
supplementary view 보충영상
supplementation 보충
supporting area 지지부
supporting cell 버팀세포, 지지세포
supportive therapy 지지요법
suppository 좌약
suppressant 1. 억제- 2. 억제제
suppression 1. 억제, 억압 2. 제거 3. 진화
suppressor 억제인자
suppressor cell 억제세포
suppressor T cell 억제T세포
suppuration 화농, 곪음
suppurative cholangitis 화농성담관염, 고름담관염
suppurative complication 화농합병증
suppurative gastritis 화농위염
suppurative hidradenitis 1. 화농성땀샘염 2. 화농성한선염
suppurative inflammation 화농염증, 고름염증
suppurative parotitis 화농이하선염, 고름이하선염
suppurative pyelitis 화농신우염, 고름신우염
suppurative thrombophlebitis 화농혈전정맥염
supraaortic trunk 대동맥상방동맥
supraclavicular node 쇄골상림프절, 빗장위림프절
supraduodenal artery 십이지장위동맥
supraglottic hemilaryngectomy 성문상후두절제술
suprahepatic abscess 간위고름집
supralevator abscess 항문거근상부농양, 항문거근상부고름집
supralevator space 1. 항문거근상부공간 2. 항문올림근상부공간
supraomohyoid neck dissection 견갑설골근상경부림프절절제(술)

suprapyloric node 유문상림프절, 날문위림프절
suprarenal artery 부신동맥
suprarenal cortex 부신겉질, 부신피질
suprarenal gland 부신, 콩팥위샘
suprascapular artery 견갑상동맥, 어깨위동맥
suprasphincteric fistula 괄약근상형치루
suprasternal pulsation 흉골상부박동, 복장위박동
supraventricular arrhythmia 심실위부정맥
supraventricular tachycardia 심실상빈맥, 심실위빠른맥
supravesical fossa 방광상부오목
supressor gene 억제유전자
sural artery 비복동맥, 장딴지동맥
sural nerve 비복신경, 장딴지신경
surface 1. 표면 2. 면
surface antigen 표면항원
surface area 표면적
surface area body 체표면적
surface cooling 표면냉각
surface electrode 표면전극
surface tension 표면장력
surface tension depressant 표면장력저하제
surface-active disinfectant 표면활성소독제
surfactant 표면활성제, 표면활성물질
surgeon 1. 외과의사 2. 의무장교
surgeons knot 외과매듭
surgery 1. 외과학 2. 외과 3. 수술
surgery pain 통증수술, 통증외과
surgical abdomen 외과복증
surgical anatomy 외과해부학
surgical anesthesia 외과적마취
surgical complication 수술합병증
surgical debridement 외과적괴사조직제거(술), 외과적죽은조직제거(술)
surgical excision 외과적절제(술)
surgical infection 외과감염
surgical instrument 외과기구
surgical neck 외과목
surgical probe 1. 수술탐색자 2. 수술프로브
surgical procedure 외과적처치, 외과적방법, 수술적조처, 수술적방법
surgical repair 수술적교정
surgical risk 수술위험도
surgical shock 수술쇼크
surgical staging 외과적병기결정, 외과적시기결정
surgical stress 수술스트레스
surgical treatment 1. 외과적인치료 2. 수술적치료
surgical wound 수술창
surrogate marker 대리표지자
surveillance 1. 감시 2. 감독
surveillance data 관리정보조사자료, 감시자료
survival 생존
survival analysis 생존분석
survival curve 생존곡선
survival rate 생존율
survival time 생존시간
suspension 1. 걸기, 현수 2. 현탁 3. 현탁액, 부유액 4. 서스펜션
suspensory bandage 지지붕대
suspensory ligament 지지인대, 걸이인대
sustentacular cell 버팀세포
suture 1. 봉합, 꿰맴 2. 봉합사 3. 결합
suture catgut 장선봉합
suture line 봉합선
suture material 봉합재료
suture needle 봉합바늘
suture rectopexy 봉합직장고정술
suture removal 봉합사제거
suture silk 견사봉합
sutured repairs 봉합교정, 봉합재건
sutured techniques 봉합탈장교정술
suturing 봉합술
swabbing anesthesia 도포마취
swallowing 삼키기, 연하
swallowing center 삼킴중추
swallowing disorder 연하장애
swallwing difficulty 연하곤란
Swan-Ganz catheter 스완간즈유도자
Swan-Ganz catheterization 스완간즈도관법
sweat duct 땀관

S

sweat gland 한선, 땀샘
sweating disorder 땀남장애, 발한장애
swelling 부기, 종창
Swenson procedure 스웬슨수술
swing phase 흔듦기, 유각기
symbiosis 공생
symmastia 유방유착증
sympathectomy 교감신경절제(술)
sympathetic block 교감신경차단, 교감신경블록
sympathetic blockade 교감신경차단
sympathetic chain 교감신경줄기
sympathetic dystrophy 교감신경영양장애
sympathetic ganglion 교감신경절
sympathetic innervation 교감신경지배
sympathetic irritation 교감신경자극
sympathetic nerve 교감신경
sympathetic nerve supply 교감신경지배
sympathetic pathways 교감신경로
sympathomimetic 1. 교감신경작용- 2. 교감신경작용제
sympathomimetic drug 교감신경흥분제, 교감신경작용제
symphathetic nerve 교감신경
symphathetic nerve system 교감신경계
symphysis 1. 결합 2. 섬유연골결합
symphysis pubis 치골결합
symptom 증상
symptomatic cholelithiasis 유증상담석증
symptomatic therapy 1. 대증요법 2. 대증치료
symptomatology 1. 증상학 2. 동반증상
synapse 시냅스, 연접
synapsis 1. 시냅스, 연접 2. 접합
synaptic connection 시냅스연결, 연접연결
synaptic phase 시냅스기, 연접기
synaptic vesicle 시냅스소포, 연접소포
synchronous 동시성
synchronous cancer 동시성암
synchronous carcinoma 동시성암(종)
synchronous fistulotomy 동시누공절개술
synchronous polyp 동시성용종, 동시성폴립
syncope 실신
syncytial 융합체-, 합포체-
syncytial knot 융합영양막결절
syncytiotrophoblast 융합영양막, 합포영양막
syncytium 융합체, 합포체
syndrome 증후군
syndrome hereditary non polyposis colorectal 유전비용종결장직장증후군
syndrome of inappropriate antidiuretic hormone secretion; SIADH 항이뇨호르몬부적절분비증후군, 부적절항이뇨호르몬분비증후군
synergistic effect 상승효과
synergistic gangrene 상승괴저
synovial 1. (윤)활액-, 활액- 2. (윤)활막-, 활(액)막-
synovial cell 윤활세포, 활막세포
synovial fluid (윤)활액
synovial ganglion (윤)활액결절종
synovial joint 윤활관절
synovial sarcoma (윤)활막육종
synovitis (윤)활막염
synovium (윤)활막
synthesis 1. 합성, 생성 2. 접합
synthesis defect 합성결함
synthetase 합성효소
synthetic 1. 합성- 2. 합성제
synthetic drug 합성약
syphilid 매독진
syphilis 매독
syphilitic aneurysm 매독성동맥류
syphilitic aortitis 매독성대동액염
syphilitic arteritis 매독성동맥염
syphilitic arthritis 매독관절염
syphilitic cirrhosis 매독간경화증
syphilitic node 매독성결절
syphilitic proctitis 매독성직장염
syringe 1. 주사기 2. 주입기
syringocystadenoma papilliferum 1. 땀샘낭샘종 2. 한관낭선종
syringomyelia 척수물구멍증, 척수공동증

syrup 시럽(제), 단물약
system 1. 계통, 계, 체계 2. 장치 3. 제도, 법 4. 분류법
system analysis 계통분석
system complement 보체계
systematic (sub)segmentectomy 계통적분절절제술
systematic bacteriology 계통세균학
systematics 계통학, 분류학
systemic agent 1. 전신적물질 2. 전신적인자 3. 전신적약제
systemic circulation 체순환, 온몸순환
systemic death 전신사망
systemic disease 1. 전신질환 2. 전신병
systemic embolism 전신색전증
systemic hypotension 전신저혈압
systemic infection 전신감염
systemic inflammatory response syndrome 전신염증반응증후군
systemic lesion 계통병터
systemic lupus erythematosus 전신홍반루푸스
systemic nodular panniculitis 전신결절지방층염
systemic reaction 전신반응
systemic scleroderma 전신피부경화증
systemic sclerosis 전신경화증
systemic segmentectomy 계통적 분절절제술
systemic shunt 체순환계션트, 체순환계단락술
systemic therapy 1. 전신요법 2. 전신치료
systemic treatment 전신치료
systemic vascular resistance 전신혈관저항
systole 수축기
systole diastole quotient 수축이완지수, 수축확장지수
systolic collapse 수축기허탈
systolic pressure 수축기압
systolic thrill 수축기떨림
systolic velocity ratio 수축기 속도비

T

T cell T세포
T cell lymphoma T세포림프종
T lymphocyte T림프구, 흉선유래림프
tabes 1. 소모증, 타베스 2. 척수매독
tabes dorsalis 척수매독
tablet 알약, 정
tachygastria 위빈맥
tachyphagia 속식증, 빨리먹음(증)
tachyphylaxis 1. 빠른내성 2. 빠른면역화, 타키필락시스
tacker 택커
tactile hallucination 촉각환각, 환촉
Taenia asiatica 아시아조충
taenia band 띠
taenia coli 결장끈, 결장띠, 잘록창자띠
Taenia saginata 무구조충
Taenia solium 1. 갈고리촌충 2. 유구조충
taeniasis 조충증
taeniola saginata 무구조충
taeniola solium 유구조충
taeniomyotomy 띠근육절개술
tag 꼬리표, 표지
tagging 1. 표지 2. 표지하기, 표시하기
tailgut cyst 미장낭종
Takada pancreatic classification
Takada의 췌장구역구분
Takayasu arteritis 다카야스동맥염
Takayasu disease 다카야스동맥염
[동] Takayasu arteritis
talc 활석
tall cell variant 키큰세포변이
tampon 솜마개, 탐폰
tampon occlusion 탐폰폐색
tamponade 1. 눌림증 2. 탐폰사용
tandem stenosis 일렬협착증
tangential 접선-, 빗면-
tangential debridement 빗면죽은조직제거
tangential view 접선영상
tangential wound 접선창
tangle 매듭
tanned red cell 타닌산처리적혈구
tannin 타닌
tanycyte 띠뇌실막세포
tapering enteroplasty 줄임장성형(술)
tapeworm 1. 촌충 2. 조충
tapeworm anemia 조충빈혈
taping 테이프요법
tar 타르
tar burn 타르열상
tardive 지연-
tardive dyskinesia 지연이상운동증
target cell 표적세포
target gland 표적샘, 표적선
target lesion 표적병터
target organ 표적장기
target sign 표적징후
tarry stool 타르변
tarsal tunnel syndrome 족근관증후군, 발목굴증후군
taste bud 맛봉오리
tattoo 문신
tattooing 문신(술)
taxis 1. 정복술, 고침술 2. 주성, 쏠림성
taxonomy 분류학
Taylor patch 테일러패치
tear drop sign 눈물방울징후, 낙루징후
technetium 테크네튬
technetium-99m labeled red blood cells
테크네슘-99m부착적혈구
technetium-99m scans 테크네슘-99m스캔

technetium-99m sulfur colloid scans 테크네슘-99m황콜로이드스캔
^{99m}Tc-GSA scan ^{99m}Tc-GSA스캔
technetium-labeled scintigraphy 테크네슘부착신티그래피
technique 1. (기)술, 술기 2. (기)법
technology assessment 기술평가
tectum 덮개, 개
teeth 이, 치, 치아
teeth wiring 치아강선결박
Teflon halter operation 테플론홀터수술
Teflon sling repair 테플론걸이교정
tegmentum 1. 덮개, 피개 2. 뒤판
tegument 외피, 피막
telangiectasia 모세혈관확장(증)
telangiectasis 실핏줄확장증, 모세혈관확장(증)
telangiectatic lipoma 혈관지방종
telangiitis 실핏줄염, 모세혈관염
telemammography 원격유방촬영
telemedicine 원격의료
telencephalon 끝뇌, 종뇌
telepresence surgery 원격수술
telocentric chromosome 끝매듭염색체
telogen 휴지기
telomerase 1. 끝분절효소 2. 텔로머라제
telomere 1. 끝분절 2. 말단소체 3. 텔로미어
temperature blanket 체온조절담요
temperature body 체온
temperature regulation 체온조절
temperature regulatory center 체온조절중추
temperature sensitivity 체온민감도
temperature spot 온도점
temporal arteritis 관자동맥염, 측두동맥염
temporal dispersion 시간분산
temporal lobe epilepsy 측두엽간질, 관자엽간질
temporal region 측두부, 관자부위
temporary colostomy 일시적결장루(술)
tenacity 1. 강인성 2. 점착성
tenaculum 당기개
tender point 압통점, 누름통점
tendinitis 힘줄염, 건염
tendinous intersections 건교차
tendinous xanthoma 힘줄황색종
tendo calcaneus 발꿈치힘줄, 종골건
tendon 힘줄, 건
tendon cell 힘줄세포
tendon jerk 건반사
tendon reflex 건반사, 힘줄반사
tendon sheath 건초, 힘줄집
tendon suture 건봉합
tenesmic volume 뒤무직용량
tenesmus 뒤무직
teniae 띠
tennis arm 테니스팔
tensile force 장력, 인장력
tensile strength 인장강도
tensile strength wound 창상긴장력
tensile stress 인장응력
tension free repairs 무긴장교정술
tension length diagram 장력길이도표
tension pneumothorax 긴장기흉
tension pulse 긴장맥박
tension suture 긴장봉합
tension type headache 긴장형두통
tension-free 무긴장
tension-free hernioplasty 무긴장탈장교정술
tensor 긴장근
tentorium 천막
teratocarcinoma 기형암(종)
teratodermoid tumor 기형유피종
teratogenic drugs 기형발생약
teratogenous blastoma 기형아종
teratoid tumor 기형종
teratoma 기형종
terbutaline 터부탈린
term infant 만기아
term pregnancy 만기임신, 만삭임신
terminal bronchiole 종말세기관지
terminal ileitis 말단회장염
terminal ileum disease 말단회장질환

terminal infection 말기감염
terminal nerve 종말신경
terminal stage 말기
termination 종말, 종료
termination of pregnancy 임신중절
terminology 1. 용어 2. 용어학
terminus 끝머리, 종말
tertiary hyperparathyroidism 삼차부갑상샘기능항진증
tertiary syphilis 삼기매독
test 검사
test strip 검사띠
test tube 시험관
testicular carcinoma 고환암(종)
testicular descent 고환하강
testicular feminization 고환여성화
testicular feminization syndrome 고환성여성화증후군
testicular germ cell neoplasia 고환배아세포신생물
testicular torsion 고환꼬임
testicular varicocele 고환정맥류
testicular vessels 고환혈관
testis 고환
testis autograft 고환자가이식
testis gubernaculum 고환길잡이, 고환소대
testosterone-binding globulin 테스토스테론결합글로불린
tetanic contraction 테타니성수축
tetanic convulsion 테타니경련
tetanic spasm 파상풍연축, 테타니연축
tetanus antitoxin 파상풍항독소
tetanus bacillus 파상풍균
tetanus prophylaxis 파상풍예방
tetrachlorocarbon 사염화탄소
tetracycline 테트라사이클린
tetralogy of Fallot 팔로네증후
tetraploid 1. 네배수- 2. 네배수체
Thal fundoplication Thal위바닥주름술, Thal위저부주름술
thalamic syndrome 시상증후군
thalamotomy 시상파괴(술)
thalamus 시상
thalassemia 지중해빈혈
Thal-Dor hemifundoplication Thal-Dor반위바닥주름술, Thal-Dor반위저부주름술
thalidomide 탈리도마이드
thallium 탈륨
thallium technetium scan 탈륨테크네튬스캔
Thayer-Martin medium 테일러-마틴배지
theca 1. 막 2. 난포막
theca lutein cyst 난포막황체낭
thecoma 난포막종
thematic apperception test 주제통각검사
thenar atrophy 엄지두덩위축
thenar eminence 엄지두덩, 무지구
theophylline 테오필린
therapeutic colonoscopy 치료대장내시경술
therapeutic curettage 치료소파술, 치료긁어냄
therapeutic dose 1. 치료용량 2. 치료선량
therapeutic drug monitoring; TDM 치료약물농도감시
therapeutic endoscopy 치료내시경술
therapeutic index 치료지수
therapeutic interval 치료간격
therapeutic lymph node dissection 치료림프절절제
therapeutic range 치료범위
therapeutic ratio 치료가능비
therapy 1. 요법 2. 치료
thermal biofeedback 열생체되먹임, 열바이오피드백
thermal burn 열화상
thermal capacity 열용량
thermal coagulation 열응고
thermal death 열사, 열사멸
thermistor 서미스터
thermophilic *Actinomyces* 호열바퀴살균, 호열방선균
thermophilic bacterial digestion 고온균부패
thermoreceptor 온도수용기
thermoregulation 1. 온도조절 2. 체온조절

thermostat 1. 항온기 2. 온도조절기
thermotherapy 열요법
thiabendazole 티아벤다졸
thiamine deficiency 티아민결핍증
thiazide 티아지드
thiazide diuretic 타이아자이드이뇨제
thiazolidinedione 티아졸리디네디온
thick bile 끈적한담즙
Thiersch operation 티르슈수술
Thiersch procedure 티르슈술기
Thiersch wire 티르슈철사
thiopental 티오펜탈
thioridazine 티오리다진
thiotepa 티오테파
third degree burn 삼도화상
third-space edema 제3공간부종
third-space fluid loss 제3공간체액손실
thirst center 갈증중추
Thomas operation 토마스수술
Thomson band ligator 1. 톰슨밴드묶음기 2. 톰슨띠묶음기
thoracic aorta 가슴대동맥, 흉부대동맥
thoracic cage 가슴우리, 흉곽
thoracic cavity 흉강, 가슴안
thoracic deformity 가슴변형, 흉변형
thoracic disease 흉부질환, 가슴병
thoracic duct 가슴림프관, 흉관
thoracic esophagus 흉부식도
thoracic inlet 흉곽입구, 위가슴문
thoracic kidney 흉신(장)
thoracic outlet syndrome 흉곽출구증후군
thoracic stomach 흉강위, 가슴속위
thoracic surgery 1. 흉부외과학 2. 흉부외과
thoracic surgery instrument 흉부수술기계
thoracic vertebra 흉추, 등뼈
thoracoabdominal aortic aneurysm 흉복부대동맥류
thoracoabdominal incision 흉복부절개, 가슴배절개
thoracobiliary fistula 흉강담도루
thoracodorsal nerve 흉배신경, 가슴등신경
thoracoscopic esophagectomy 흉강경하 식도절제술
thoracoscopy 흉강경검사 의6 흉강경술
thoracostomy tube 흉강삽입관
thoracotomy 가슴절개(술), 개흉(술)
thought disorder 사고장애, 생각장애
thought withdrawal 사고탈취
thread worm 선충, 요충
threshold stimulus 역치자극, 문턱자극
threshold stimulus level 자극역치
threshold value 문턱값, 역치
thrill 떨림
thrombasthenia 혈소판기능저하증
thrombectomy 혈전제거(술)
thrombin time 트롬빈시간
thromboangiitis 혈전혈관염
thromboangiitis obliterans 폐쇄혈전혈관염
thromboarteritis 혈전동맥염
thromboasthenia 혈소판무력증
thrombocyte 혈소판
thrombocytopenic purpura 혈소판감소자반
thrombocytosis 혈소판증가증
thromboembolic devices 혈전색전증장치
thromboembolism 혈전색전증
thromboendarterectomy 혈전내막절제술, 혈전동맥내막제거(술)
thromboendocarditis 혈전심장내막염
thromboendophlebitis 혈전정맥내막염
thrombogenesis 혈전형성
thrombokinesis 혈전형성, 응혈
thrombolysoangioplasty 혈전용해혈관성형(술)
thrombo-obliterative disease 혈전폐쇄질환
thrombophlebitis 혈전정맥염
thrombophlebitis migrans 이행혈전정맥염, 이동혈전정맥염
thrombophlebitis prophylaxis 혈전정맥염예방
thromboplastin plasma component 트롬보플라스틴혈장성분
thromboplastin time 트롬보플라스틴시간
thromboplastinemia 트롬보플라스틴혈증

thromboplastinogen 트롬보플라스티노겐
thrombosed external hemorrhoids 혈전성외치핵
thrombosed hemorrhoid 혈전성치핵
thrombosis 혈전증
thrombotest 혈전시험
thrombotic crisis 혈전발작
thrombotic gangrene 혈전괴저
thrombotic infarct 혈전경색
thrombotic microangiopathy 혈전미세혈관병증
thrombotic obliteration 혈전성폐쇄
thrombotic thrombocytopenic purpura 혈전혈소판감소자반병
thromboxane 트롬복세인
thrombus 혈전
through drainage 관통배출
thumb 엄지
thumb print 엄지자국
thumbprinting of bowel wall 장벽의엄지자국
thymic corpuscle 흉선소체, 가슴샘소체
thymic cyst 가슴샘물혹, 흉선낭
thymidylate synthase inhibitors 타이미딜산염합성효소억제제
thymoma 흉선종 [의6] 가슴샘종
thymus 흉선 [의6] 가슴샘
thymus gland 흉선
thyrocervical trunk 갑상목동맥줄기, 갑상경동맥줄기
thyroglobulin 갑상샘글로불린
thyroglossal duct 갑상혀관, 갑상설관
thyroglossal duct cyst 갑상설관낭 [의6] 갑상혀관낭
thyroglossal fistula 갑상설루, 갑상혀샛길
thyrohyoid ligament 갑상설골인대
thyrohyoid nerve 갑상설골신경, 방패목뿔신경
thyroid 갑상샘, 갑상선
thyroid artery 갑상동맥
thyroid cartilage 갑상연골
thyroid follicle 갑상샘여포
thyroid fuction test 갑상샘기능검사
thyroid gland 갑상샘, 갑상선
thyroid hormone 갑상샘호르몬
thyroid isthmus 갑상선잘룩
thyroid nodule cold agglutinin 냉갑상선결절
thyroid papillary cancer 갑상선유두암
thyroid stimulating hormone 갑상샘자극호르몬
thyroidea ima artery 맨아래갑상동맥
thyroidectomy 갑상샘절제술
thyroiditis 갑상샘염
thyronine 타이로닌
thyroplasty 갑상성형
thyrotoxic cardiopathy 갑상선독성심장병(증)
thyrotoxic storm 갑상샘독성발작
thyrotoxicosis 갑상샘항진증
thyrotropin 갑상샘자극호르몬
thyroxine; T4 티록신, 타이록신
thyroxine-binding globulin 티록신결합글로불린
tibial artery 경골동맥
tibial nerve 경골신경, 정강신경
tick 진드기
tick-borne 진드기매개-
tidal rate 호흡수
tidal volume 일회호흡량
tie-over dressing 봉합고정드레싱
Ties classification Ties분류
Ties in Crohn disease surgery 크론병수술에서 Ties
tigroid body 니슬소체
tilt 기울임
tilt test 기립경사검사
time 시간
time coagulation 응고시간
time interval 시간간격
tinea 백선(증)
tinea circinata 환상백선
tinea cruris 완선, 샅백선증
tinea inguinalis 샅고랑백선증, 서혜백선증
tip deflection Tip편향, Tip치우침
tissue 조직
tissue anoxia 조직무산소증
tissue biopsy 조직생검
tissue characterization 조직특성감별
tissue damage 조직손상

tissue engineering 조직공학
tissue expander 조직확장기
tissue expansion 조직확장(술)
tissue factor 조직인자
tissue immunity 조직면역
tissue kallikrein 조직칼리크레인
tissue oxygen tension 조직산소장력
tissue plasminogen activator 조직플라스미노겐활성제
tissue polypeptide antigen 조직폴리펩티드항원
tissue repairs 조직교정술
titanium 티타늄
titer 1. 역가 2. 적정량
titration 1. 역가측정 2. 적정
titubation 1. 비틀거림 2. 떨림
TMOH examination TMOH검사
TNM classification TNM분류
to-and-fro bruit 동요잡음, 왕복잡음
tobramycin 토브라마이신
tocolytic 1. 자궁수축억제- 2. 자궁수축억제제
tocopherol 토코페롤
toilet training 배변훈련
toilet training in children 어린이화장실(배변)훈련
tolerance 1. 내성, 견딤 2. 허용, 관용
tolerance dose 견딤선량
toluene 톨루엔
tomography 단층촬영
tomudex 토무덱스
tone 1. 긴장 2. 음, 음조 3. 색조
tone quality 음질
tongue biting 교설벽
tongue depressor 혀누르개, 설압자
tongue tie 혀유착증, 설유착증
tonic contraction 긴장수축
tonic epilepsy 강직성간질
tonic spasm 긴장연축
tonicity 1. 긴장성 2. 강직성
tonic-neck reflex 긴장목반사
tonofilament 당김잔섬유, 토노필라멘트
tonogram 방수유출측정도
tonography 방수유출검사(법), 장력기록(법)
tonometer 안압계
tonometry 안압측정(법)
tonsillar crypt 편도움, 편도소와
tonsillectomy 편도절제(술)
tonus 1. 음 2. 긴장 3. 긴장도 4. 색조 5. 음조
tophus 통풍결절
topical anesthesia 1. 국소마취 2. 점안마취
topical anesthetic 국소마취제
topical antibiotic 국소항생제
topical corticosteroid 국소스테로이드
topical cream 국소연고
topical drug 국소약
topographic anatomy 국소해부학
topoisomerase 국소이성화효소
toradol 토라돌
torque devices 회전조절장치
torquing technique 회전기술
torsion 꼬임, 염전
torsion testis 고환꼬임
torticollis 사경 [의6] 기운목
torulopsis 토룰롭시스증
total abdominal hysterectomy 배전체자궁절제술, 복식전자궁절제술
total androgen 총안드로겐
total body nitrogen 체내총질소량
total body water 총체액량
total colectomy 전결장절제술
total colonic Hirschsprung disease 전결장형히르슈스프룽병
total colonoscopy 전대장내시경검사, 전결장내시경검사
total gastrectomy 위전절제술
total hepatic vascular occulusion 전간혈관차단
total iron binding capacity; TIBC 총철결합능
total lung capacity 총폐용량, 온허파용량
total mesorectal excision 전직장간막절제술
total organic carbon 총유기탄소
total oxygen demand 총산소요구량
total pancreatectomy 전췌장절제술

total parenteral nutrition 완전비경구영양, 완전정맥영양
total proctocolectomy 전직장결장절제술
total pulmonary resistance 총폐저항
total thyroidectomy 전체갑상샘절제술
total urogenital advancement 총비뇨생식기전진술
total urogenital sinus mobilization 총비뇨생식동이동술
totally extraperitoneal approach; TEP approach 완전복막외접근법
Toupet fundoplication 투펫위바닥주름술, 투펫위저부주름술
tourniquet 압박띠, 지혈대
toxemic jaundice 중독황달
toxic 독성-, 중독-
toxic agent 독물, 독극물
toxic cardiopathy 독성심장병(증)
toxic chemical regulation 독성화학물질규정
toxic degenerative perianal contact dermatitis 독성퇴행성항문주위접촉성피부염
toxic delirium 독성섬망
toxic dyspepsia 독성소화불량
toxic edema 독성부종
toxic epidermal necrolysis 독성표피괴사용해
toxic erythema 독성홍반
toxic gastritis 독성위염
toxic goiter 독성갑상선종
toxic injury 독성손상
toxic liver cirrhosis 독성간경화(증)
toxic megacolon 독성거대결장 [의6] 독성거대결장증
toxic multinodular goiter 독성다결절갑상선종
toxic nephropathy 독성콩팥병(증), 독성신장병(증)
toxic nodule 독성결절
toxic reaction 독성반응
toxic substance 독성물질
toxication 중독
toxicide 해독제
toxicity 독성
toxicopexis 독물중화, 해독
toxigenic bacterium 독소생산균
toxin 독소
Toxocara canis 개회충
toxocariasis 개회충증
toxoid 변성독소, 톡소이드
Toxoplasma gondii 톡소포자충
toxoplasmosis 톡소포자충증
TPHA test 1. 매독균혈구응집검사 2. TPHA검사
TPI test TPI검사
tracer 추적자, 트레이서
trachea 기관
trachea fistula 기관루, 기관샛길
tracheal bronchus 기관기관지
tracheal carina 기관용골
tracheal catheter 기관카테터
tracheal ring 기관륜, 기관연골고리
tracheal stenosis 기관협착(증)
tracheobronchial vascular compression 기관기관지혈관압박
tracheobronchomalacia 기관기관지연화(증)
tracheoesophageal compression 기관식도압박
tracheoesophageal fistula 기관식도루, 기관식도샛길
tracheoesophageal groove 기관식도고랑
tracheomalacia 기관연화(증)
tracheostomy 기관절개
tracheotomy 기관절개(술)
trachoma 트라코마
trackability 추적성
tract 1. 길, 로, 도 2. 관
tractus 1. 길, 로, 도 2. 관
traffic injury 교통손상, 교통상해
trait 1. 소질 2. 성향
tranquilizer 정온제, 신경안정제
tranquilizing drug 정신안정제, 정온제
tranqulization 정온화
transabdominal pre-peritoneal approach; TAPP approach 경복강전복막접근법
transaminase 아미노전달효소
transanal 항문경유-
transanal (peranal) techniques 1. 경항문시술

2. Parks기술

transanal anastomosis 1. 경항문연결, 경항문문합 2. 항문경유연결 3. 항문경유문합

transanal endoscopic microsurgery 1. 경항문내시경미세절제술 2. 항문경유내시경적미세절제술

transanal excision 1. 경항문절제술 2. 항문경유절제술

transanal flap advancement 경항문전진피판술

transaortic 대동맥관통, 대동맥경유

transarterial chemoembolization; TACE 동맥경유화학색전(술)

transcapillary transport 모세관경유운반

transcatheter arterial chemoembolization; TACE 도관경유동맥화학색전(술)

transcatheter embolization 도관경유색전술

transcellualr fluid 체강액, 세포투과액

transcobalamin 트랜스코발라민

transcoccygeal resection 경미골절제

trans-coelomic spread of colorectal cancer 체강을통한대장암의전이

transcranial doppler 경두개도플러

transcutaneous oxygen measurements 경피산소측정

transcystic cholangiography 담낭경유담도조영

transdermal administration 피부경유투여, 경피투여

transdermal delivery 피부경유전달, 경피전달

transdermal patch 피부경유부착, 피부경유패치

transducer 변환기, 탐촉자

transduodenal cystoduodenostomy 십이지장경유담낭십이지장연결(술)

transduodenal lavage 경십이지장세정

transduodenal sphincteroplasty 십이지장경유괄약근성형(술)

transection 가로절단, 횡단

transesophageal echocardiography 경식도심(장)초음파검사

transfascial 경근막

transfemoral aortography 넙다리동맥경유대동맥조영(술), 대퇴동맥경유대동맥조영(술)

transfer 전달, 전이술, 이식

transference 전이

transferrin 트랜스페린

transfixion 관통, 천자

transformation 1. 변환 2. 변형 3. 형질전환

transformed cell 형질전환세포

transforming growth factor; TGF 전환성장인자

transforming growth factor-α; TGF-α 전환성장인자α

transforming growth factor-β; TGF-β 전환성장인자β

transfusion 수혈

transfusion hepatitis 수혈후간염

transfusion nephritis 수혈신염

transfusion reaction 수혈반응

transfusion-transmitted infection 수혈전파감염

transgastric cystogastrostomy 위경유낭위문합(술)

transhepatic portal vein embolization 간경유문맥색전(술)

transhiatal esophagectomy 경열공식도절제술

transient albuminuria 일과성단백뇨

transient glycosuria 일과성당뇨

transient ischemic attack; TIA 일과성허혈발작

transient neonatal pustulosis 일과신생아고름물집증, 일과신생아농포증 [의6] 일과성신생아고름물집증

transient proteinuria 일과성단백뇨

transient toxic dilatation 일시적독성팽창

transilluminated powered phlebectomy 광투시전동형정맥제거술

transillumination 투과조명(법)

transilluminator 투과조명기

transit study 통과검사

transit time 통과시간

transitional breathing 이행호흡

transitional cell 이행세포

transitional cell carcinoma 이행세포암(종)

transitional epithelium 이행상피
transitional zone 이행부위
transitional-cloacogenic carcinoma 변이부위 배설강암
transitory hydrocele 일과성음낭수종
transjugular intrahepatic portosystemic shunt 경정맥경유간내문맥간정맥션트
translation 1. 유전자부호해독 2. 해석, 번역
translocation 자리옮김, 전위
translocation chromosome 염색체전좌
translucent 반투명-
translumbar aortography 허리경유대동맥조영(술)
transmembrane channel 막통로
transmembrane potential 막전위
transmembrane transport 막경유운반
transmission 1. 전달 2. 전파 3. 투과
transmission electron microscope 투과전자현미경
transmittance 1. 투과율 2. 투과도
transmitter 전달물질, 전파체
transmural 벽경유-, 전층-
transmural burn 전층화상
transmural ischaemia 전층허혈
transmural myocardial infarction 전층심근경색증
transonic 소리투과-, 음향통과-, 음속에 가까운-
transoral robotic surgery 구강경유로봇수술
transosseous wiring 뼈통과철선(술)
transparency 1. 투명 2. 투명도
transperitoneal approach 복막경유접근
transperitoneal metastasis 경복막전이
transpiration 불감수분손실
transplacental 태반경유-
transplacental immunity 태반경유면역
transplacental infection 태반경유감염
transplant commercialism 이식상업주의
transplant glomerulopathy 이식편사구체병증
transplant nephrectomy 이식신장적출술
transplant recipient 이식장기수혜자
transplant rejection 이식거부반응
transplant tourism 이식관광
transplantation 이식
transplantation antigen 이식항원
transplantation immunity 이식면역
transplantation nerve 신경이식
transporter 전달체
transposition 전위
transposition flap 전위피판, 자리옮김피판
transrectal ultrasonography 경직장초음파검사
transrectus abdominis muscle flap 횡복직근피판, TRAM피판
transsacral resection 경천골절제
trans-sacral route for rectal excision 경천골직장절제
transsphincteric (York-Mason) approach 경괄약근접근법, York-Mason접근법
transsphincteric excision 경괄약근절제술
trans-sphincteric fistula 괄약근관통형치루
transthoracic echocardiography 경흉심(장)초음파검사
transthoracic esophagectomy 경흉강식도절제술
transudative ascites 누출복수
transureteroureterostomy 요관요관문합술
transurethral resection 요도경유절제(술)
transvaginal 질경유-, 경질-
transversalis abdominis arch 복횡근활, 배가로근활
transversalis fascia 복횡근막, 배가로근막
transversalis fascial sling 복횡근막걸이
transversalis sling 복횡근막걸이
transverse axis 가로축, 횡축
transverse cervical artery 가로목동맥
transverse closure 가로봉합
transverse colon 횡행결장
transverse colostomy 횡행결장루, 횡행결장루조성술, 횡행결장루창냄술
transverse fascia 횡근막
transverse fracture 횡골절, 가로골절
transverse line 가로선, 횡선
transverse pancreatic artery 횡행췌동맥
transverse plane 가로면

transverse process 가로돌기, 횡돌기
transverse section 1. 횡단면, 가로단면 2. 가로절단, 횡단
transversion 1. 변위 2. 전위
transversus abdominis aponeurosis 복횡근건막
transversus abdominis aponeurotic arch 복횡근건막궁
transversus abdominis muscle 복횡근
trapezoid of disaster 재해의사다리꼴
trasnverse taeniamyotomy 횡결장띠근육절개술
trauma 외상
traumatic aneurysm 외상동맥자루, 외상동맥류
traumatic cyst 외상성낭
traumatic delirium 외상성섬망
traumatic dementia 외상치매
traumatic fat necrosis 외상지방괴사
traumatic gangrene 외상괴저
traumatic hematoma 외상혈종
traumatic lesion 외상병터
traumatic pancreatitis 외상췌장염
traumatic psychosis 외상정신병
traumatic purpura 외상자색반
traumatic shock 외상쇼크
traumatic thrombosis 외상혈전증
traveler diarrhea 여행자설사
treadmill exercise test 답차운동부하검사, 트레드밀운동부하검사
treadmill test 답차검사, 트레드밀검사
treatment 치료, 요법
treatment planning 치료계획
Treitz ligament 트라이츠인대
trematode 흡충
trematode infections 흡충감염
trematodiasis 흡충증
tremens delirium 진전섬망
trench diarrhea 참호설사
Trendelenburg position 트렌델렌부르크자세
Trendelenburg test 트렌델렌부르크검사
Treponema pallidum 매독균
***Treponema pallidum* hemaggulutination assay** 매독혈구응집검사
trial 시험
triamcinolone 트리암시놀론
triangle 삼각
Triangle of Doom 파멸의 삼각형
triangle of pain 동통의삼각형
triangular ligament 삼각인대
triangulation 삼각측량
trichobezoar 모발위석, 털위석, 위창자털덩이
trichomoniasis 질편모충증
trichophytobezoar 모발식물성위석
Trichophyton 백선균, 트리코피톤
trichostrongyliasis 모양선충증
Trichostrongylus 모양선충
trichuriasis 편충증
Trichuris trichiura 편충
tricrotic pulse 삼중맥박
tricuspid atresia 삼첨판폐쇄(증)
tricyclic antidepressants 삼환계항우울제
trifluoperazine 트리플루오페라진
trigeminal ganglion 삼차신경절
trigeminal nerve 삼차신경
trigeminal neuralgia 삼차신경통
trigeminal pulse 삼단맥박
trigger delay 유발지연
trigger finger 방아쇠손가락
triglyceride 중성지방
trigonal gland 방광삼각선, 방광삼각샘
trigone 삼각
triiodothyronine; T3 트라이아이오도타이로닌
trilaminar blastocyst 세겹주머니배
trimethoprim 트라이메토프림
trimethoprim-sulfamethoxazole 트리메토프림-설파메톡사졸
Triolein breath test Triolein호기검사
triphasic 삼상-
triple helix 삼중나선
triple marker test 삼중표지검사
triple test 삼중검사
Triple-loop system of Shafik

Shafik의 Triple-loop시스템
trisectorectomy 삼구역절제술
trocar 트로카, 투관침
Trocar (Port) 투관침
trophic center 영양중추
trophic change 영양장애성변화
trophic gangrene 영양장애성괴저
trophic lesion 영양장애성병터
trophic ulcer 영양장애성궤양
trophoblastic cell 영양막세포
trophoblastic tumor 영양막종양
trophology 영양학
trophotherapy 영양요법
trophozoite 영양형, 트로포조이트
tropical diarrhea 열대설사
tropical disease 열대병, 열대성질환
tropical infection 열대성감염
tropism 향성, 친화성
trough 최저치
Trousseau sign 트루소징후
true aneurysm 진성동맥류
true conjugate 진결합선, 참앞뒤지름
true knot 진짜매듭
true vocal cord 성대, 진성성대
truncal vagotomy 체간미주신경절단(술), 줄기미주신경절단(술)
truncus 1. 줄기, 몸통 2. 동맥
truncus arteriosus 동맥줄기
trusion 뻐드렁니, 치아위치이상
truss 탈장대
Trypanosoma cruzi 크루스파동편모충
trypanosomiasis 파동편모충증
trypsin 트립신
trypsinogen 트립시노겐
tryptophan 트립토판
TSH suppressive therapy 갑상샘자극호르몬억제치료
T-tube biliary drainage T-tube를 통한 담즙배액
tubal ligation 난관결찰, 자궁관묶음
tubal pregnancy 난관임신, 자궁관임신
tubal sterility 자궁관불임
tubal sterilization 자궁관불임법
tube cecostomy 튜브맹장루(술)
tube culture 시험관배양
tube enterostomy 튜브장루술
tube feeding 튜브영양법
tubercle bacillus 결핵균
tuberculin reaction 투베르쿨린반응
tuberculin skin test 투베르쿨린피부검사
tuberculin test 투베르쿨린검사
tuberculosis 결핵
tuberculosis cutis 피부결핵
tuberculosis Mycobacterium 결핵균
tuberculostatic drug 항결핵제
tuberculous abscess 결핵성농양
tuberculous arteritis 결핵성동맥염
tuberculous arthritis 결핵성관절염
tuberculous chancre 결핵굳은궤양
tuberculous colitis 결핵성결장염
tuberculous enteritis 결핵성장염
tuberculous lymphadenitis 결핵성림프절염
tuberculous lymphadenopathy 결핵성림프절병증
tuberculous peritonitis 결핵성복막염
tuberculous pyonephrosis 결핵화농신장, 결핵고름콩팥증
tuberculous pyothorax 결핵농흉, 결핵고름가슴증
tuboabdominal 자궁관배-, 난관복부-
tubo-ovarian abscess 자궁관난소농양, 자궁관난소고름집
tubular 1. 관모양 2. 관-, 대롱-
tubular adenocarcinoma 관상선암(종)
tubular adenoma 관선종
tubular aneurysm 관상동맥류
tubular atrophy 요세관위축
tubular breast cancer 관상유방암
tubular carcinoma 세관암(종)
tubular diuresis 요세관이뇨
tubular ectasia 요세관확장(증)
tubular gland 대롱샘, 관상선
tubular maximum 요세관최대값

tubular necrosis 요세관괴사
tubular reabsorption 요세관재흡수
tubular vision 관모양시야, 관상시야
tubulovillous 관상융모
tubulovillous adenoma 관상융모선종, 관상융모샘종
tufted angioma 얼기혈관종
tumescent local ansethesia 팽창국소마취
tumescent solution 팽창액, 팽창마취액
tumor 종양
tumor angiogenesis factor 종양혈관형성인자
tumor antigen 종양항원
tumor associated antigen 종양관련항원
tumor bone 골종양
tumor budding 종양싹
tumor control 종양억제
tumor embolism 종양색전증
tumor lymphnode metastasis classification 종양림프절전이분류
tumor lysis syndrome 종양용해증후군
tumor marker 종양표지자
tumor marker study 종양표지자연구
tumor necrosis factor; TNF 종양괴사인자
tumor necrosis factor-alpha; TNF-α 종양괴사인자α
tumor of undetermined malignant potential 악성화미결정종양
tumor size 종양크기
tumor specific antigen 종양특이항원
tumor suppressor gene 종양억제유전자
tumorectomy 종양절제술
tumorigenesis 종양형성, 종양발생
tumor-infiltrating lymphocyte 종양침윤림프구
tunnel 굴, 터널
tunnel vision 터널시야, 관모양시야, 관상시야
tunneler 굴뚫기도구
Tuohy-Borst adapter 투오이-볼스트연결기, 투오이-볼스트유도관
turbulent flow 소용돌이 흐름
Turcot syndrome 터코트증후군
turgor 피부긴장도
turnbull 턴불
turner approach 터너접근
Turner syndrome 터너증후군
Turner-Warwick approach 터너-워윅접근
tussive syncope 기침실신
twin pregnancy 쌍둥이임신
twin to twin transfusion syndrome 쌍태아(간)수혈증후군, 쌍둥이(간)수혈증후군 동 twin-twin transfusion syndrome
twin-twin transfusion syndrome 쌍태아(간)수혈증후군, 쌍둥이(간)수혈증후군
twist 꼬임, 비틀림
two-way catheter 두길카테터
tympanic plexus 고실신경얼기
tympanic sound 가스팽만음
type 1. 형 2. 유형
type specific antigen 형특이항원
typhlitis 맹장염, 막창자염
typhoid bacillus 장티푸스균
typhoid cholecystitis 장티푸스담낭염
typhoid fever 장티푸스
typing leukocyte 백혈구형구별, 백혈구형판정
tyrosine 티로신
tyrosinemia 티로신혈증

U

UCSF criteria UCSF기준
U-flap procedure U-피판시술
ulcer 궤양
ulcer surgery 궤양수술
ulcerated plaques 궤양판
ulceration 1. 궤양형성, 궤양화 2. 궤양
ulcerative 궤양-
ulcerative cancer 궤양암
ulcerative colitis 1. 궤양잘록창자염 2. 궤양대장염
ulcerative esophagitis 궤양식도염
ulcerative inflammation 궤양염증
ulcerative lesion 궤양병터
ulcerative lymphangitis 궤양성림프관염
ulcerative proctitis 궤양성직장염
ulcerative stomatitis 궤양성구내염, 궤양성입안염
ulcus durum 굳은궤양
ulcus molle 무른궤양
ulnar artery 척골동맥, 자동맥
ulnar collateral artery 척측측부동맥, 자쪽곁동맥
ulnar nerve 척골신경, 자신경
ultrashort wave diathermy 초단파투과열요법
ultrashort-segment Hirschsprung disease 초단분절히르슈스프룽병, 초단분절거대결장증
ultra-slow wave activity with anal fissures 치열에서초저파(활)동
ultraslow waves in manometry 내압검사에서초저파
ultrasonic activated scalpel 초음파절삭기
ultrasonic cardiogram 초음파심장도
ultrasonic diagnosis 초음파진단
ultrasonic disintegration 초음파붕괴
ultrasonic lithotripsy 초음파쇄석(술)
ultrasonic vibration 초음파진동
ultrasonic wave 초음파
ultrasonography 초음파검사, 초음파촬영
ultrasonography test 초음파검사
ultrasound probe 초음파탐색자
ultrasound therapy 1. 초음파요법 2. 초음파치료
ultrasound wave 초음파
ultrathin section 초박절편
ultraviolet A A자외선, 긴파장자외선
ultraviolet B B자외선
ultraviolet C C자외선
ultraviolet irradiation 자외선방사선치료, 자외선조사
ultraviolet light therapy 자외선치료
ultraviolet radiation 자외선복사
ultraviolet ray 자외선
ultraviolet therapy 자외선치료
ultroid device 울트로이드치료기
umbilical 1. 탯줄-, 제대- 2. 배꼽-, 제-
umbilical artery 제대동맥, 제동맥, 배꼽동맥
umbilical circulation 제대순환
umbilical coelom 탯줄체강
umbilical cord 제대, 탯줄
umbilical cord blood 제대혈
umbilical cord hernia 제대탈장
umbilical fissure 제대열
umbilical fistula 배꼽샛길
umbilical fold 배꼽주름
umbilical hernia 배꼽탈장
umbilical ligament 배꼽인대
umbilical polyp 배꼽용종
umbilical recessus 제대오목
umbilical region 제부, 배꼽부위
umbilical ring 배꼽고리, 제륜
umbilical vessel 배꼽혈관
umbilicalis arteritis 제동맥염
umbilicoplasty 배꼽성형(술)

umbilicus 배꼽, 제
uncinate process 갈고리돌기
uncompensated acidosis 비보정산증
unconjugate bilirubin 비결합빌리루빈
unconjugated hyperbilirubinemia 비결합고빌리루빈혈증
uncus 1. 갈고리이랑, 구상회 2. 갈고리돌기, 구상돌기
underactivity 저활동, 저활동성
underdevelopment 발육불량, 발육부전
underlay mesh 언더레이메쉬
underperfusion 저관류, 저환류
underweight 1. 체중미달 2. 무게미달
undescended testis 미하강고환 의6 안내려간고환
undifferenciated cell 미분화세포
undifferentiated 1. 미분화- 2. 미분류
undifferentiated cancer 미분화암
undifferentiated carcinoma 미분화암(종)
undifferentiated cell 미분화세포
undifferentiated embryonal sarcoma of liver 간미분화배아육종
undulating pulse 파동맥박, 파상맥박
unequal pulse 부동맥박, 강약맥박
unfertilized ovum 미수정난자, 미수정란
unfractionated 미분획
unfractionated heparin 미분획헤파린
ungual 손발톱-
unicameral bone cyst 단일성골낭포
unicellular organism 단세포생물
unilaminar blastocyst 홑겹주머니배, 단층포배
unilateral 한쪽, 편측
unilateral inheritance 한쪽유전
unilocular cyst 단방낭
unipolar 단극-, 홑극-
United Ostomy Association 연합장루연합(단체)
universal donor 만능공혈자
unknown cause 원인불명
unmyelinated fiber 무수신경섬유, 민말이집신경섬유
unmyelinated nerve 무수신경, 민말이집신경
unmyelinated nerve fiber 무수신경섬유, 민말이집신경섬유
Unna boots 운나부츠
unresolved bacteriuria 미해결세균뇨
unroofing 부분낭절제술
unsaturated fat 불포화지방
unsaturated fatty acid 불포화지방산
unsaturation 불포화
unstable angina 불안정협심증
unusual death 변사
upper airway 상기도
upper arm 위팔
upper esophageal sphincter; UES 상부식도괄약근
upper extremity 팔, 상지
upper eyelid 상안검, 위눈꺼풀
upper gastrointestinal bleeding 상부위장관출혈
upper gastrointestinal series; UGIS 상부위장관조영검사, 상부위장관조영술
upper limb 팔, 상지
upper motor neuron disease 위운동신경세포병, 상위운동신경원병
upper outer quadrant 상외사분역, 위바깥사분역
upright 1. 세움대 2. 수직상태
upright position 바로선자세
uptake 1. 섭취 2. 흡수
uptake ratio 섭취율
urachal remnant 요막관잔유물
urachal sinus 요막관동 의6 요막관굴
urachus 요막관
uracil 유라실
uranium 우라늄
uranyl 유라닐-, 유라닐기
urate 요산염
urate calculus 요산염석
urea 요소
urea breath test; UBT 요소호기검사
urea clearance 요소청소율
urea cycle deficiency 요소회로결핍증
urea nitrogen 요소질소
ureas test 요소분해효소 검사
urecholine 유레콜린

uremic acidosis 요독산증
uremic coma 요독혼수
uremic convulsion 요독경련
uremic eclampsia 요독자간(증)
uremic pruritus 요독가려움(증)
ureter 요관
ureter injury 요관손상
ureter stone 요관결석
ureteral catheter 요관카테터, 요관도관
ureteral colic 요관산통
ureteral diversion 요관전환(술)
ureteral duplication 중복요관
ureteral injury 요관손상
ureteral obstruction 요관폐색
ureteral stone 요관결석
ureteral stricture 요관협착
ureteral trauma 요관외상
ureteric cancer 요관암
ureteric gland 요관샘
ureteric implantation 요관이식
ureterocolic fistula 요관결장루
ureterocystoplasty 요관방광성형(술)
ureterocystostomy 요관방광연결(술)
ureteroneocystostomy 요관방광연결(술)
ureteropelvic junction obstruction; UPJ obstruction 요관신우경계폐쇄
ureteropelvic junction; UPJ 요관신우경계
ureterosigmoidostomy 요관구불창자연결(술), 요관구불결장연결(술)
ureterostomy stoma 요관루스토마
ureteroureterostomy 요관사이연결술, 요관사이문합술
ureterovesical junction obstruction 요관방광경계폐쇄
ureterovesical junction; UVJ 요관방광경계
urethra 요도
urethral artery 요도동맥
urethral gland 요도샘
urethral injury 요도손상
urethral meatus 요도구멍, 요도구
urethral sphincter 요도괄약근, 요도조임근
urethral valve 요도판막
urethrocutaneous fistula 요도피부루, 요도피부샛길
urethroperineal fistula 요도회음루
urethrorectal fistula 요도직장루, 요도직장샛길, 요도직장누공
urethroscopy 요도경검사 [의6] 요도경술
urethrovaginal fistula 요관질루, 요관질샛길
urge volume 긴급변의용적
urgency 절박성
urgent defecation 긴급배변
uric acid 요산
uric acid level 요산수준
uridine 우리딘
urinalysis 소변검사, 요검사, 요분석
urinary 1. 요-, 소변- 2. 비뇨-, 요로-
urinary acidification 요산성화
urinary bladder 방광
urinary catheter 도뇨도관, 방광카테터
urinary catheterization 도뇨법
urinary conduit 뇨통로
urinary diversion 요로전환(술)
urinary fistula 요로루, 요로샛길
urinary frequency 빈뇨
urinary incontinence 요실금
urinary reservoirs 뇨저장소
urinary retention 소변정체
urinary sediment 요침전물, 소변침전물
urinary system 비뇨계통, 비뇨계
urinary tract 요로
urinary tract anomality 요로기형
urinary tract complication 요로합병증
urinary tract disorder 요로질환
urinary tract infection 요로감염
urinary-perineal fistula 요로회음루
urinay catheter 요로카테터
urine analysis 요검사
urine color 요색
urine glucose 요당
urine output 소변배출량

urine replacement 소변보충
urine specimen 요검체
urine sugar 요당
urine urobilinogen 요우로빌리노겐
urinoma 소변종, 요(낭)종
urobilin jaundice 유로빌린황달
urobilinogen 유로빌리노젠
urobilinogenemia 유로빌리노젠혈증
urobilinogenuria 유로빌리노젠뇨
urobilinuria 요로빌린뇨
urodynamic 1. 요역동학-, 요류역학- 2. 요역동학, 요류역학
urodynamic study 요역동학검사
uroflow 요속
urogenital 비뇨생식-, 비뇨생식기-
urogenital defect 비뇨생식(기)결함
urogenital diaphragm 비뇨생식가로막
urogenital organ 비뇨생식기관
urogenital sinus 비뇨생식동 의6 비뇨생식굴
urogenital sinus anomaly 비뇨생식굴이상, 비뇨생식동기형
urogenital sinus mobilization 비뇨생식동이동(술)
urografin enema 유로그라핀관장
urografin study urografin검사
urography 요로조영술
urokinase 유로키나제
urolithiasis 요로결석증, 요로돌증
urologic evaluation 비뇨기과검사
uroporphyrin 유로포르피린
uroporphyrinogen 유로포르피리노젠
urorectal septum 요로직장중격, 요로곧창자사이벽
urotoxin 요독소
ursodeoxycholic acid; UDCA 우르소데옥시콜릭산, ursodeoxycholic산
urticaria 두드러기
uterine artery 자궁동맥
uterine cancer 자궁암
uterine cavity 자궁안, 자궁강
uterine cervix 자궁경부, 자궁목
uterine contraction 자궁수축
uterine cornu 자궁각, 자궁뿔
uterine gland 자궁샘
uterine myoma 자궁근종
uterine prolapse 자궁탈출
utero-ovarian varicocele 자궁난소덩굴정맥류
uterovagial prolapse 자궁질탈출
utilization 이용
utriculosaccular duct 타원주머니이음관, 타원구형낭관
uveitis 포도막염
uvula 목젖
UW solution UW보존액

V

vaccination 예방접종
vaccine 백신
vaccinia 우두증, 종두증
VACTERL association VACTERL연관
VACTERL syndrome VACTERL증후군
VACTERL-H association VACTERL-H연관
vacuolar degeneration 공포변성
vacuolation 공포형성, 공포화
vacuole 공포
vacuum 진공
vacuum dehydration 진공탈수
vacuum suction 진공흡인
vagal arrhythmia 미주신경부정맥
vagal bradycardia 미주신경느린맥, 미주신경서맥
vagal innervation 미주신경지배
vagal reflex 미주신경반사
vagina 1. 질 2. 집
vaginal agenesis 질무발생
vaginal canal 질관
vaginal delivery 질분만
vaginal examination 질검사, 내진
vaginal fistula 질루
vaginal fornix 질천장, 질원개
vaginal gland 질샘
vaginal infection 질감염
vaginal septum 질중격, 질막
vaginal speculum examination 질경검사
vaginal sphincter 질괄약근
vaginal tablet 질정
vaginalis ascites 초성복수
vaginalis hernia 질탈장
vaginalis rectocele 질직장탈출
vaginectomy 질절제술
vaginoplasty 질성형(술)
vaginoscopy in anorectal anomaly 질보개검사(법), 질경검사(법)
vaginovesical fistula 방광질루, 방광질샛길, 방광질누공
vagogenic shock 미주신경쇼크
vagolysis 미주신경박리
vagopressor reflex 미주신경압력반사
vagotomy 미주신경절단(술)
vagus nerve 미주신경
valence 1. 원자가 2. 결합가
valgus 외반-, 바깥굽은-
valium 발륨
valproic acid 발프로산
Valsalva maneuver 발살바법, 발살바조작
Valtrac biofragmentable ring anastomotic device 발트렉문합기
valve 판막
valve cusp 판막첨판
valve of coronary sinus 관상정맥동판
valve of Houston 휴스턴판막
valvular cardiopathy 판막심장병증
valvular insufficiency 판막기능부전
valvular regurgitation 판막역류
vancomycin 반코마이신
vanillylmandelic acid; VMA 바닐릴만델산
vapor disinfectant 증기소독제
variability 변이(성), 변동(성)
variable 변수
variable region 가변부위
variance 분산
variant 1. 변형 2. 변이 3. 변종
variant angina 변이협심증
variation 변이
varication 정맥류형성

variceal 정맥류-
varicectomy 정맥류절제(술)
varicella-zoster virus 수두대상포진바이러스
varices 정맥류, 맥관류
varicoblepharon 눈꺼풀정맥류
varicocele 덩굴정맥류
varicocelectomy 정맥낭종절제(술), 덩굴정맥류절제(술)
varicography 정맥류조영(술)
varicoid 정맥류모양-
varicomphalus 배꼽정맥류
varicophlebitis 정맥류정맥염
varicosclerosation 정맥류경화요법
varicose 정맥류-
varicose ulcer 정맥류궤양
varicose vein 정맥류
varicosectomy 정맥류절제(술)
varicosis 정맥류증
varicosity 정맥염주, 염주
varicotomy 정맥류절개(술)
varicula 결막정맥류
variety 변종, 다양성
variola 마마, 천연두
variolation 마마접종, 천연두접종
varix 정맥류, 맥관류
vas deferens 정관
vasa brevia 단혈관
vasa recta 곧은혈관, 직혈관
vasa vasorum 혈관벽혈관
vascular access 혈관접근
vascular anastomosis 혈관문합
vascular anomaly 혈관기형
vascular atrophy 혈관성위축
vascular autograft 혈관자가이식편
vascular bed 혈관상, 혈관바탕
vascular cancer 혈관암
vascular catheter 혈관도관
vascular cecal fold 맹장혈관주름
vascular cell adhesion molecule 혈관세포유착분자
vascular circle 혈관고리
vascular claudication 혈관탓절뚝거림/혈관성파행
vascular collapse 혈관허탈
vascular compression of duodenum 십이지장혈관압박, 샘창자혈관압박
vascular conduit 혈관도관
vascular cushion 혈관큐션
vascular damage 혈관손상
vascular dementia 혈관치매
vascular disease 혈관질환
vascular disorder 혈관질환, 혈관장애
vascular ectasia 혈관확장증
vascular endothelial growth factor; VEGF 혈관내피성장인자
vascular endothelium 혈관내피
vascular goiter 혈관성갑상선종
vascular graft 혈관이식편
vascular injury 혈관손상
vascular intervention 혈관시술, 혈관중재
vascular interventionalist 혈관시술전문의, 혈관중재전문의
vascular invasion 혈관침윤
vascular isolation 혈관분리
vascular layer 1. 혈관층 2. 맥관층
vascular lesion 혈관병변
vascular malformation 혈관기형
vascular pedicle 혈관줄기
vascular phase 혈관상
vascular plexus 혈관총
vascular purpura 혈관자반
vascular reflex 혈관반사
vascular rejection 혈관성거부반응
vascular resistance 혈관저항
vascular ring 혈관고리, 혈관륜
vascular sclerosis 혈관경화
vascular spider 거미혈관
vascular system 혈관계통
vascular tone 혈관긴장도
vascular tumor 혈관종양
vasculature 혈관구조

vasculitis 혈관염
vasculogenesis 혈관형성
vasculogenic impotence 혈관탓발기부전, 혈관성발기부전
vaseline 바셀린
vaso occlusion 혈관막힘, 혈관폐색
vasoactive amine 혈관작용아마인
vasoactive center 혈관활성중추
vasoactive drug 혈관작용약
vasoactive intestinal peptide 혈관작용장폴리펩타이드
vasoconstrictor 혈관수축제, 혈관수축신경
vasodilation 혈관확장
vasodilator 혈관확장제
vasodilator center 혈관확장중추
vasogenic edema 혈관탓부종
vasomotor center 혈관운동중추
vasomotor collapse 혈관운동허탈
vasomotor nerve 맥관운동신경, 혈관운동신경
vasopressin 바소프레신
vasopressor 혈압상승제
vasopressor receptor 혈압상승수용체
vasospasm 혈관연축, 혈관경련
vasospastic disorder 혈관연축질환
vasovagal reflex 혈관미주신경반사
vasovagal syncope 혈관미주신경실신
vector 1. 매개체 2. 벡터
vector-borne infection 매개체감염
vegetable diet 채식
vegetation 증식
vegetative endocarditis 증식심내막염
vegetative state 식물(인간)상태
veillonella 베일로넬라
vein 정맥
vein bypass 정맥우회(술)
velocity quotient 속도지수
vena cava filter 대정맥필터
vena cava foramen 대정맥구멍
vena caval interruption 대정맥차단
vena caval opening 대정맥구멍
vena caval stenosis 대정맥협착
vena cavography 대정맥조영(술)
venae comitantes 동반정맥
venectasia 정맥확장(증)
venectomy 정맥절제(술)
venereal disease 성병
venereal wart 성병사마귀
venesection 정맥절개(술), 사혈
venesuture 정맥봉합(술)
venipuncture 정맥천자
venisuture 정맥봉합(술)
venoconstriction 정맥수축
venofibrosis 정맥섬유증
venography 정맥조영(술)
venoocclusive disease 정맥폐쇄병
venosclerosis 정맥경화증
venosus rectalis plexus 직장정맥총
venous aneurysm 참정맥류
venous angioma 정맥성혈관종
venous bleeding 정맥출혈
venous blood 정맥혈
venous bypass 정맥우회(술)
venous capacitance 정맥용량
venous capillary 정맥모세혈관
venous catheterization 정맥도관법
venous circulation 정맥순환
venous claudication 정맥성파행
venous collapse 정맥허탈
venous congestion 정맥울혈
venous cutdown 정맥절개
venous disease 정맥질환
venous disorder 정맥장애
venous distension 정맥확장
venous drainage 정맥혈배류
venous edema 정맥부종
venous embolism 정맥색전증
venous gangrene 정맥성괴저
venous hemorrhage 정맥출혈
venous hum 정맥잡음
venous injury 정맥손상

venous insufficiency 정맥부전
venous invasion 정맥침범
venous oxygen pressure 정맥산소압
venous phase 정맥상
venous plexus 정맥얼기, 정맥총
venous pressure 정맥압
venous pulse 정맥맥박
venous pump 정맥펌프, 정맥압출기
venous return 정맥환류
venous sinus 정맥굴
venous stasis 정맥울혈
venous stasis ulcer 정맥울혈성궤양
venous thrombosis 정맥혈전증
venous thrombus 정맥혈전
venous trauma 정맥외상
venous valve 정맥판막
venoveno bypass 정맥정맥우회(술)
venovenostomy 정맥정맥문합(술)
vent 출구, 구멍
ventilation 1. 환기 2. 환기량
ventilation monitoring 환기감시
ventilation-perfusion inequality 환기관류불균형
ventilation-perfusion xenon scan 환기관류제논주사
ventilator 인공호흡기, 환기기
ventilatory 환기-
ventilatory assistance 환기보조
ventilatory capacity 환기능력
ventilatory insufficiency 환기부족
ventilatory pattern, postthoracotomy 개흉술후환기양상
ventilatory support 환기지지, 환기유지
ventilatory therapy 환기요법
ventral aorta 복부대동맥
ventral hernia 복벽탈장
ventral pancreas 복측췌장, 배쪽이자
ventral pancreatectomy 복측췌장절제술, 배쪽이자절제술
ventricle puncture 뇌실천자, 뇌실뚫기
ventricular arrhythmia 심실부정맥
ventricular capture 심실포착
ventricular catheter 뇌실도관, 뇌실카테터
ventricular diastole 심실확장기
ventricular ejection 심실박출
ventricular enlargement 1. 뇌실확장 2. 심실확장
ventricular fibrillation 심실세동, 심실잔떨림
ventricular fluid 뇌실액
ventricular flutter 심실조동, 심실된떨림
ventricular septal defect 심실중격결손
ventricular tachycardia 심실빈맥
ventriculoarterial discordance 심실대혈관불일치연결
ventriculoatrial shunt 뇌실심방션트
ventriculoperitoneal shunt 뇌실복막강션트
Venturi effect 벤투리효과
venulectasia 세정맥확장증
venulitis 세정맥염
verapamil 베라파빌
verapamil hydrochloride 베라파밀염산염
veress needle 베레스침, 베레스바늘
verge 둘레
vermicular colic 충수급통증, 막창자꼬리급통증
vermicular movement 연동운동, 벌레운동
vermicular pulse 꿈틀맥박, 곰지락맥박
vermiform appendix 막창자꼬리, 충수
verruca 사마귀
verrucosa arteritis 우상동맥염
verrucous carcinoma 사마귀모양암(종)
verrucous lesion 사마귀모양병터
verrucous simplex 단순사마귀
verrucous squamous carcimoma 사마귀모양편평세포암
verrucous vulgaris 보통사마귀
vertebra cervical exostosis 경추외골증
vertebral anomaly 척추기형
vertebral artery 척추동맥
vertebral arthritis 척추관절염
vertebral canal 척주관
vertebral column 척주, 등골뼈
vertebral fracture 척추골절

vertebral ganglion 척추신경절
vertebral osteomyelitis 척추골수염
vertex 마루점, 두정
vertex presentation 마루점태위, 두정위
vertical 1. 수직- 2. 마루-, 두정-
vertical axis 수직축
vertical diplopia 수직복시, 상하복시
vertical transmission 수직감염
vertigo 현기증, 현훈
very low density lipoprotein; VLDL 초저밀도지질단백질
vesical diverticulum 방광게실, 방광곁주머니
vesical fistula 방광루, 방광샛길, 방광누공
vesicle 수포, 잔물집
vesicoenteric fistula 방광장루, 방광창자샛길
vesicointestinal fistula 방광장루, 방광창자샛길
vesicostomy stoma 방광조루술스토마, 방광창냄술스토마
vesicoumbilical fistula 방광배꼽루, 방광배꼽샛길
vesicoureteral reflux 방광요관역류
vesicovaginal fistula 방광질루, 방광질샛길, 방광질누공
vesicovaginoenteric fistula 방광질장루, 방광질창자샛길
vesicular lesion 잔물집병터, 소수포병터
vessel 혈관
vessel graft 혈관이식편
vestibular fold 안뜰주름
vestibular ganglion 전정신경절, 안뜰신경절
vestibular nerve 전정신경, 안뜰신경
vestibular reflex 전정반사, 안뜰반사
vestibuli fenestra 전정창
vestibulocochlear nerve 전정와우신경, 속귀신경
vestigial organ 흔적기관
vibrating pulse 진동맥박
vibration-induced white finger 진동유도흰손가락
vibratory apparatus 진동기
Vibrio cholerae 콜레라균
***Vibrio* infection** 비브리오감염
Vibrio parahaemolyticus 장염비브리오균
vicryl mesh 바이크릴메쉬
vicryl structure 바이크릴구조
vidarabine 비다라빈
video assissted neck surgery 비디오보조목수술
video-assisted thoracoscopic surgery; VATS 비디오보조흉강경수술
videoendoscopy 비디오내시경
videoproctography 비디오직장경
videosigmoidoscope 비디오에스결장경
villi 융모
villous adenoma 융모선종, 융모샘종
villous atrophy 융모위축
villous fold 융모주름
villus 융모
vinblastine sulfate 황산빈블라스틴
Vincent stomatitis 빈센트구내염
vincristine 빈크리스틴
vincristine sulfate 황산빈크리스틴
vindesine sulfate 황산빈데신
vinyl 비닐-, 비닐기
violent death 외인사
viper 살모사, 독사
VIPoma 혈관활동장펩타이드종양, VIP종
viral 바이러스-
viral capsid 바이러스캡시드
viral conjunctivitis 바이러스결막염
viral disease 바이러스병
viral hemagglutination 바이러스적혈구응집
viral hepatitis 바이러스간염
viral inclusion 바이러스봉입체
viral infection 바이러스감염
viral oncogene 바이러스종양유전자
viral particle 바이러스입자
Virchow node 피르코우림프절, 좌쇄골상림프절
Virchow triad 피르호 세증후
virgin generation 무성생식
virginal membrane 처녀막
virilism 남성화
virilization 남성화
virilizing syndrome 남성화증후군

virilizing tumor 남성화종양
virion 바이러스입자
virologist 바이러스학자
virology 바이러스학
virtual endoscopy 가상내시경
virucide 바이러스살균제
virulence 독력, 발병력, 균력
virulent bacterium 병독성세균
viruria 바이러스뇨
virus 바이러스
virus diarrhea 바이러스설사
virusemia 바이러스혈증
virus-induced colitis 바이러스성결장염
visceral cleft 내장틈새
visceral nerve 내장신경
visceral nerve fiber 내장신경섬유
visceral pain 내장통증, 장기통증
visceral pelvic fascia 내장골반근막
visceral peritoneum 내장복막
visceral pleura 내장가슴막
visceral reflex 내장반사
viscerocardiac reflex 내장심장반사
visceromotor reflex 내장운동반사
viscerosensory reflex 내장감각반사
viscerotrophic reflex 내장영양반사
viscid saliva 점착침, 끈적침
viscosimeter 점도계
viscosity 점도, 점성도
vision cart 영상 카트
vision impairment 시각장애, 시력장애
visual 시력-, 시각-
visual acuity test 시력검사
visual cell 시각세포
visual center 시각중추
visual field 시야
visual field defect 시야결손
visual hallucination 환시
visual inspection 시진
visual pathway 시각경로
visual window 시야창
visual-evoked potential 시각유발전위, 시각유발전압
visuospatial 시(각)공간-, 시공-
vital capacity 폐활량
vital center 생명중추
vital lung capacity 폐활량
vital sign 활력징후
vital statistics 인구동태통계
vitamin 비타민 [복] vitamins
vitamin B12 비타민B12
vitamin D 비타민D
vitamin deficiency 비타민결핍
vitamin K 비타민K
vitamin requirement 비타민필요량
vitaminosis 비타민증
vitelline circulation 난황순환
vitelline duct 난황관
vitelline sac 난황낭, 난황주머니
vitiligo 백반증
vitreous 1. 유리체- 2. 유리체
vitreous body 유리체
viviparous 1. 태생- 2. 모체발아- 3. 태생
vocal area 성대구역
vocal cord 성대
vocal fold 성대(주름)
vocal fremitus 목소리진동감
vocational 직업-
voice training 발성훈련
voiding cystourethrogram; VCUG 배뇨방광요도조영사진
voiding cystourethrography; VCUG 배뇨방광요도조영(술)
voiding dysfunction 배뇨기능장애
voiding reflex 배뇨반사
voiding time 배뇨시간
Volkmann contracture 볼크만경축, 포크만경축
Volkmann ischemic contracture 볼크만허혈성구축, 포크만허혈성구축
volume 부피, 용적
volume deficit 용적결핍

volume excess 용적과잉
volume expander 혈량증량제
volume loss 용적손실
volume measurement 용적측정
volume of distribution; Vd 분포용적
volume overload 용적과부하
volume pulse 용적맥박
volumetry 용적측정, 체적측정
voluntary 맘대로-, 수의-
voluntary movement 수의운동, 맘대로운동
voluntary muscle 수의근, 맘대로근
volunteer donor 자원제공자
volvulus 장꼬임, 장염전
vomit 구토물
vomiting center 구토중추
vomiting reflex 구토반사
Von Meyenburg complex Von Meyenburg복합체
Von Recklinghausen disease 폰레클링하우젠병
vulnerability 취약성, 약점
vulnificus Vibrio 패혈증비브리오균
vulva 외음
vulvar cancer 외음암
vulvar intraepithelial neoplasia 외음상피내암
vulvectomy 음문절제술, 외음절제술
vulvocleisis 음문폐쇄(술), 외음폐쇄(술)
vulvovaginal gland 음문질선, 음문질샘
vulvovaginitis 외음질염
V-Y advancement flap V-Y전진피판
V-Y anoplasty V-Y항문성형술

W

W pouch W주머니
W reservoir in ulcerative colitis surgery 궤양성대장염수술에서 W저장소
Waardenberg syndrome 바르덴부르크증후군
Wader fascia Wader근막
WAF1 gene WAF1유전자
waiting list 대기자명단
Waldeyer fascia Waldeyer근막
wall tension 심벽긴장도
Walsh ureterostomy Walsh요관조루술
wandering abscess 이동농양, 이동고름집
wandering cell 유주세포, 자유세포
wandering liver 이동성간
wandering pain 이동통증
wandering spleen 유주비장, 유주지라
Wangen steen drainage 왕겐스틴배액법
war injury 전쟁손상, 전상
war psychosis 전쟁정신병
warm compress 더운찜질
warm ischemic time 온허혈시간
Warren shunt 와렌션트
Warren technique 와렌술식
wart 사마귀
Warthin tumor 워틴종양
water balance 수분평형, 체액평형
water blister 물집, 수포
water content 수분함량
water depletion 수분결핍
water deprivation test 수분제한검사
water diuresis 수분이뇨
water equilibrium 수분평형
water excretion 수분배설
water intake 수분섭취
water intoxication 물중독
water jet pump 물분사펌프
water loss 수분손실
water metabolism 수분대사
water permeability 수분투과성
water purification 정수
water quality 수질
water requirement 수분요구, 수분필요
water restriction 수분제한, 물제한
waterborne 수인성-
water-borne infection 수인성감염, 물매개감염
waterfall stomach 폭포위
waterjet dissector 물분사박리기
watershed 분수령
water-soluble contrast media 수용성조영제
water-soluble contrast study 수용성조영술
watery diarrhea 물설사
Watery diarrhea-colitis syndrome 물설사결장염증후군
watery stool 물변
waveform 파형
wavelength 파장
wax bone 골랍
waxing-and-waning neurologic deficit W-A-W 신경결핍
WDHA syndrome WDHA증후군
weak acid 약산
weak base 약염기
weaning 1. 뗌 2. 젖뗌, 이유
wedge 쐐기
wedge biopsy 쐐기생검
wedge pressure 쐐기압
wedge resection 쐐기절제(술)
Wegener granulomatosis 베게너육아종증
weight body 체중

weight gain 체중증가
weight loss 체중감소
Weil-Felix reaction 바일-펠릭스반응
Weir pull-through technique pull-through술식
welfare 복지, 후생
well being 참살이
well differentiated 고분화-
Wells (posterior) rectopexy 웰스(후방)직장고정술
Wells operation Wells수술법
Welsh Allen rigid sigmoidoscope Welsh Allen경에스결장경
Wernicke-Korsakoff syndrome 베르니케코르사코프증후군
Wernicke encephalopathy 베르니케뇌병증
Western blot test 웨스턴블롯검사
wet dressing 습윤드레싱, 젖은드레싱
wet gangrene 습성괴저
wet smear 젖은도말표본, 젖은펴바른 표본
wheal 두드러기
wheal reaction 두드러기반응, 팽진반응
wheeze 쌕쌕거림, 천명
wheezing 쌕쌕거림, 천명
whiplash injury 채찍질손상, 편타손상
Whipple operation 휘플수술
Whipple triad 휘플3주징
whipworm 편충
whirl 또아리, 나선, 소용돌이
white atrophy 백색위축
white bile 백색담즙, 백색쓸개즙
white blood cell scan 백혈구스캔
white blood cell transfusion 백혈구수혈
white blood cell; WBC 백혈구
white blood corpuscle 백혈구
white cell 백혈구
white coating 백태, 희게덮임
white line of Toldt Toldt백선
white mouth 아구창
white muscle fiber 백색근(육)섬유
white nevus 백색모반
white phosphorus burn 백인화상
white pulp 백색속질
white sponge nevus 백색해면모반
white thrombus 백색혈전
Whitehead anus 화이트헤드항문, Whitehead항문
Whitehead deformity 화이트헤드변형, Whitehead변형
Whitehead hemorrhoidectomy 화이트헤드치핵절제술, Whitehead치핵절제술
whole blood 전혈
whole blood clotting time 전혈응고시간
whole body exposures 전신노출
whole body irradiation 전신조사
whole body perfusion 전신관류, 온몸관류
whole body scan 전신스캔, 온몸스캔
whole bowel irrigation 전장세척
whole gut irrigation 전장세척
whole liver transplantation 전간이식
whole-body radiation 전신조사
whooping cough 백일해
Wickham striae Wickham줄, Wickham선
Widal test 위달시험
wide excision 광범위절제, 광역절제
wide local excision 광범위국소절제(술)
widely invasive follicuar carcinoma 광범위침습소포암(종)
Wilkie syndrome 윌키증후군
Wilms tumor 윌름종양 의6 빌름스종양
Wilson disease 윌슨병
wine-spot 포도주모반
winged scapula 날개견갑골, 날개어깨뼈
Wingspread classification of anorectal malformations 항문직장기형의 Wingspread분류
wire 철사
wire encircling material 와이어두르기물질
wire loop snare 와이어루프올가미
Wirsung pancreatic duct Wirsung주췌관
wiry pulse 세맥
withdrawal reflex 회피반사
withdrawal response 금단반응
withdrawal symptom 금단증상

withdrawal syndrome 금단증후군
Witzel gastrostomy 비첼-위조루술, 비첼-위창냄술
Wolff-Parkinson-White syndrome 월프-파킨슨-화이트증후군
Wood light 우드등
wood tick 숲진드기
work therapy 작업요법
working port 작업포트
working space 작업공간
worm ileus 기생충장폐쇄, 기생충창자막힘
wound base 상처바닥
wound closure 창상봉합, 상처꿰맴, 상처봉합
wound contraction 창상수축, 상처수축
wound excision 상처절제
wound healing 상처치유
wound infection 상처감염
wound sepsis 상처패혈증
wrinkling 주름, 주름형성
Wuchereria bancrofti 밴크로프트사상충
wuchereriasis 밴크로프트사상충증

XYZ

X chromosome X염색체
X syndrome 증후군엑스
xanthine 크산틴
xanthine oxidase 잔틴산화효소
xanthinuria 황색뇨
xanthochromatic 황색변색-, 황변-
xanthochromic 황색변색-, 황변-
xanthoerythrodermia 피부황홍색증
xanthogranluomatous cholecystitis
황색육아종성담낭염
xanthogranuloma 황색육아종
xanthogranuloma juvenile 소아황색육아종
xanthogranulomatosis 황색육아종증
xanthoma 황색종
xanthoma papular 황색종구진
xanthomatosis 황색종증
xanthomatous lesion 황색종병터
xanthopia 황색시(증)
xanthosarcoma 황색육종
xanthosis 황색증
xanthuria 크산틴뇨
xenobiotic 생체이물-
xenogenic 이종-
xenograft 이종이식, 이종이식편
xenoimmune 이종면역
xenon 크세논
xenotransplantation 이종이식
xeroderma 피부건조증, 피부마름증
xeroderma pigmentosum 색소성건피증
xeromammography 건조유방촬영
xerophthalmia 눈마름증, 안구건조증
xeroradiology 건조방사선조영술
xerosis 마름증, 건조증
xerostomia 입안마름증, 구강건조증
xerotic 건성-, 마른-
xiphoid cartilage 검상연골
xiphoid process 검상돌기
X-linked recessive inheritance X연관열성유전
x-ray X선
xylene 자일렌
xylidine test 자일리딘시험
xylocaine 자일로케인
xylose absorption test 목당흡수시험
xylose clearance test 목당청소시험
xylose concentration test 목당농축시험
xylose malabsorption in Crohn disease
크론병의 자일오로스흡수장애
Y chromosome Y염색체
yawning 하품
yearly basis 연단위
yeast 1. 효모 2. 효모균
yeast like fungus 효모균진균
yellow atrophy 황색위축
yellow bone marrow 황색골수
Yersinia enterocolitis 예르시니아소장결장염
Yersinia infection 예르시니아감염
Yersinia pseudotuberculosis
예르시니아가성결핵종
yersiniosis 예르시니아증
yield 1. 수율 2. 산출량, 생산량 3. 항복
yolk 노른자위, 난황
yolk cell 난황세포
yolk sac 난황낭, 난황주머니
yolk sac entoderm 난황낭내배엽, 난황주머니내배엽
yolk sac tumor 난황낭종양
yolk stalk 난황줄기
Y-piece Y연결관
Y-tube Y관

Y-V advancement Y-V전진술
Zanca syndrome 1. 잔카증후군 2. Zanca증후군
Zeulzer-Wilson syndrome 줄저-윌슨증후군
zidovudine 지도부딘
Ziehl-Neelsen stain 칠-넬센염색
zinax burn dressing 지낙스화상붕대
zinc 아연
zinc deficiency 아연결핍증
Zollinger-Ellison syndrome 졸린저-엘리슨증후군
zone 1. 구역, 영역 2. 대 3. 층
zone of high intensity scatter 고강도산란지점
zonula 띠, 소대
zonule 1. 띠, 소대 2. 섬모체
zoonosis 인수전염병, 동물사람공통감염증
zoonotic infection 인수감염, 동물사람공통감염
zoster herpes 대상포진
zovirax 조비락스
Z-plasty Z성형술
Zuckerkandl tubercle 주커칸들결절
zygocyte 접합자, 접합체
zygodactyly 합지증, 가락붙음증
zygomatic process 광대돌기
zygomaticofacial foramen 관골안면공, 광대얼굴구멍
zygomaticotemporal foramen 관골측두공, 광대관자구멍
zygosity 접합성
zygotene 접합기
zymogen 효소원
zymogenesis 1. 효소생성 2. 효소활성
zymolysis 발효
zymosis 1. 발효 2. 진균감염

한영 외과학용어

Korean-English

ㄱ

가계 pedigree
가골 callus
가공치 pontic
가관절증 pseudarthrosis
가는근육미세섬유 actin | actin filament
가는바늘 fine needle
가는바늘천자 fine-needle puncture
가는바늘흡인 fine needle aspiration
가는바늘흡인생검 fine needle aspiration biopsy
가는바늘흡인세포검사 fine needle aspiration cytology
가는털 fimbria
가능성 potential
가능징후 probable sign
가돌리늄 gadolinium
가동화 mobilization
가드너증후군 Gardner syndrome
가락 digit
가락- digital
가락결손증 ectrodactylia | ectrodactyly
가락과다증 polydactyly
가락끝붙음 acrosyndactyly
가락끝붙음증 acrosyndactyly
가락동맥 digital artery
가락모양 digital
가락붙음증 zygodactyly
가락뼈 phalanx
가락열 ray
가래 sputum
가래톳 bubo | bubonulus
가려움(증) pruritus
가려움발진 prurigo
가려움약 antipruritic drug | antipruritics
가로골절 transverse fracture
가로단면 transverse section
가로돌기 transverse process
가로막 diaphragm | diaphragma
가로막- diaphragmatic | phrenic
가로막가슴막 diaphragmatic pleura
가로막갈비각 phrenicocostal angle
가로막결장- phrenicocolic
가로막내장탈출 diaphragmatic eventration
가로막다리 diaphragmatic crus
가로막동맥 phrenic artery
가로막밑고름집 subdiaphragmatic abscess | subphrenic abscess
가로막반사 diaphragm reflex
가로막복막염 diaphragmatic peritonitis
가로막신경 phrenic nerve
가로막염 diaphragmitis
가로막탈장 diaphragmatic hernia | diaphragmatocele
가로막통증 diaphragmalgia
가로면 transverse plane
가로목동맥 transverse cervical artery
가로무늬근육 striated muscle
가로무늬근육신경지배 striated muscle innervation
가로봉합 transverse closure
가로선 transverse line
가로영상 axial view
가로절단 transection | transverse section
가로축 transverse axis
가루약 pulvis
가림효과 shielding effect
가면얼굴 masked face
가변부위 variable region
가사 apparent death
가상 simulation
가상내시경 virtual endoscopy
가서신경절 gasserian ganglion
가설 hypothesis

가성- pseudo-
가성 혈전정맥염 pseudothrombophlebitis
가성게실 pseudodiverticulum
가성게실증 pseudodiverticulosis
가성경련 pseudoseizure
가성낭 pseudocyst
가성담낭 pseudogallbladder
가성당뇨병 diabetes decipiens
가성동맥류 false aneurysm | pseudoaneurysm
가성림프종 pseudolymphoma
가성마비 pseudoparalysis
가성막 pseudo sac
가성반음양체 pseudohermaphrodite
가성병변 pseudolesion
가성복막염 pseudoperitonitis
가성부갑상선기능저하증 pseudohypoparathyroidism
가성비대 pseudohypertrophy
가성사마귀병변 pseudoverrucous lesions
가성사춘기 pseudopuberty
가성성조숙증 precocious pseudopuberty
가성신경전달물질 false neuro-transmitter
가성신경종 pseudoneuroma
가성암성침습 pseudocarcinomatous invasion
가성용종 pseudopolyp
가성용종증 pseudopolyposis
가성점액낭선종 pseudomucinous cystadenoma
가성점액종 pseudomyxoma
가성종양 pseudotumor
가성지방종증 pseudolipomatosis
가성충수염 pseudoappendicitis
가성췌장염 pseudopancreatitis
가성카포시육종 pseudo-Kaposi sarcoma
가성통풍 pseudogout
가성포르피린증 pseudoporphyria
가성폴립 pseudopolyp
가성폴립증 pseudopolyposis
가성흑색종 pseudomelanoma
가속기 acceleration phase
가수분해 hydrolysis
가수분해물 hydrolysate
가스괴저 gas gangrene
가스급통증 flatulent colic
가스소화불량 flatulent dyspepsia
가스중독 gas poisoning
가스트로그라핀 gastrografin
가스트로그라핀관장 gastrografin enema
가스트린 gastrin
가스트린종 gastrinoma
가스팽만음 tympanic sound
가스형성 aerosis
가슴 chest | pectus
가슴- pectoral
가슴(방사선)영상 chest radiograph
가슴고름집 empyema
가슴근부위 pectoral region
가슴근사이- interpectoral
가슴근신경 pectoral nerve
가슴근통증 pectoralgia
가슴대동맥 thoracic aorta
가슴둘레 chest circumference
가슴등신경 thoracodorsal nerve
가슴림프관 thoracic duct
가슴림프관팽대 cisterna chyli
가슴막 pleura
가슴막기원- pleurogenic | pleurogenous
가슴막마찰음 pleural friction rub
가슴막바깥- extrapleural
가슴막박리(술) pleurolysis
가슴막복막열공 pleuroperitoneal hiatus
가슴막복막틈새 pleuroperitoneal hiatus
가슴막삼출 pleural effusion
가슴막삼출액 pleural effusion | pleural effusion fluid
가슴막속주사 intrapleural injection
가슴막안 pleural cavity | pleural space
가슴막염 pleurisy | pleuritis
가슴막염통증 pleuritic pain
가슴막유착 pleurodesis
가슴막절개(술) pleurotomy
가슴막절제(술) pleurectomy
가슴막주머니 pleural sac
가슴막천자 pleurocentesis
가슴막통증 pleurodynia

가슴배절개 thoracoabdominal incision
가슴변형 thoracic deformity
가슴병 thoracic disease
가슴샘 thymus
가슴샘물혹 thymic cyst
가슴샘소체 thymic corpuscle
가슴샘없는생쥐 athymic nude mouse
가슴샘종 thymoma
가슴속위 thoracic stomach
가슴안 thoracic cavity
가슴우리 thoracic cage
가슴절개(술) thoracotomy
가슴조임증 angina pectoris
가슴조임통증 anginal pain
가슴통증 chest pain | pectoralgia
가슴폐쇄식배출 chest closed drainage
가시 spina | spine | spur
가시- spinal
가시돌기 spinous process
가시모양화 echinosis
가시적혈구 spur cell
가양성 false-positive
가역반응 reversible reaction
가역변화 reversible change
가역허혈신경학적결손 reversible ischemic neurologic deficit
가연성 inflammability
가와사키병 Kawasaki disease
가용석 fusible calculus
가용성 availability
가운데손가락 middle finger
가위 scissors
가위걸음 scissor gait
가위절제 scissor excision
가유전자 pseudogene
가음성 false-negative
가이거 계수관 Geiger counter tube
가인산분해효소 phosphorylase
가임 fertility
가임- childbearing
가임신 false pregnancy
가자미근 soleus muscle
가장자리 border | fimbria
가장자리- marginal
가장자리궤양 stomal ulcer
가장자리층 marginal layer
가장자리홍반 erythema marginatum
가장큰- maximus
가재손변형 lobster claw deformity
가정간호 home care
가정사춘기 presumptive puberty
가정산소요법 home oxygen therapy
가정의학 familly medicine
가정치료 home care
가족력 family history
가족성갑상샘수질암(종) familial medullary thyroid carcinoma
가족성결장용종증 familial polyposis coli
가족성고립부갑상샘기능항진증 familial isolated hyperparathyroidism
가족성담즙정체증후군 familial cholestatic syndrome
가족성부갑상샘기능항진증 familial hyperparathyroidism
가족성비수질갑상샘암(종) familial nonmedullary thyroid carcinoma
가족성샘종폴립증 familial adenomatous polyposis
가족성저칼슘뇨고칼슘혈증 familial hypocalciuric hypercalcemia
가족성증후군 familial syndrome
가족성췌장암 familial pancreatic cancer
가족연구 family study
가죽주머니위 leather bottle stomach
가지 branch | ramus
가지돌기 dendrite
가지돌기- dendriform | dendritic
가지돌기세포 dendritic cell
가지돌기암 dendritic cancer
가지떼기효소 debranching enzyme
가지사슬아미노산 branched-chain aminoacid
가지스텐트이식편 branched stent graft
가짜- pseudo-
가쪽들림 eversion

가쪽면 lateral surface
가쪽복사 lateral malleolus
가쪽위관절융기염 lateral epicondylitis
가쪽인대 lateral ligament
가쪽휜무릎 genu valgum
가피 eschar
가피절개(술) escharotomy
가피절제술 escharectomy
가학증 sadism
각 angle | cornu | peduncle
각(질)화 keratinization
각기 beriberi
각기병 rice disease
각도계 goniometer
각돌림피판 angle-rotation flap
각막 cornea
각막(곡률)계 ophthalmometer
각막(곡률)측정 ophthalmometry
각막반사 corneal reflex
각막확장 corneal ectasia
각성도 alertness
각성상태 awareness
각성제 psychoanaleptic
각진활주 angled gliding
각질 keratin
각질(형성)세포 keratinocyte
각질발생 keratogenesis
각질분해효소 keratinase
각질세포성장인자 keratinocyte growth factor
각질소체 keratinosome
각질피부증 keratoderma
각질화상피 keratinized epithelium
각차단 bundle branch block
각피 cuticle | keratoderma
각피증 keratoderma
각화병터 keratotic lesion
각화피부염 keratodermatitis
간 hepar | liver
간- hepatic
간가운데면 midplane of the liver
간격 gap | interval | space
간결석 hepatolith
간결석제거(술) hepaticolithotomy | hepatolithectomy
간결석증 hepatolithiasis
간결장- hepatocolic
간경변증 liver cirrhosis
간경유문맥색전(술) transhepatic portal vein embolization
간경정맥역류 hepatojugular reflux
간경화(증) hepatic cirrhosis
간곁주머니 hepatic diverticulum
간고름집 liver abscess
간고정 hepatopexy
간공장연결(술) hepaticojejunostomy
간관절개(술) hepaticotomy
간관조루(술) hepaticostomy
간관창냄(술) hepaticostomy
간관총담관절개(술) hepaticodochotomy
간굽이 hepatic flexure
간균 bacillus | rod
간극 interspace | space
간급통증 hepatic crisis
간기능검사 liver function test
간기능장애 dyshepatia
간낭 hepatic cyst
간낭종 hepatocele
간내결석 intrahepatic stone
간내담관 intrahepatic duct
간내담관형성부전 intrahepatic bile duct hypoplasia
간내담석 intrahepatic gallstone
간내담즙정체 intrahepatic cholestasis
간내콜레스테롤결석 intrahepatic cholesterol stone
간농양 hepatic abscess | liver abscess
간뇌 diencephalon
간담관공장연결(술) hepaticocholangiojejunostomy
간담관담낭십이지장연결(술) hepatocholangiocystoduodenostomy
간담관소장연결(술) hepatocholangioenterostomy
간담관염 hepatocholangitis
간담관창냄술 hepatocholangiostomy
간담낭- hepatocystic
간담도- hepatobiliary

간담도섬광조영 hepatobiliary scintigraphy
간담도스캔 hepatobiliary scan | hepatobiliary scintigraphy
간담즙 liver bile
간담즙- hepatobiliary
간대- clonic | clonus
간돌 hepatolith
간동맥 hepatic artery
간동맥류 hepatic artery aneurysm
간동맥색전술 hepatic artery embolization
간동맥혈전증 hepatic artery thrombosis
간동정맥루 heptic arteriovenous fistula
간동정맥샛길 heptic arteriovenous fistula
간둔탁음 hepatic dullness
간만곡부결장 hepatic flexure of colon
간모세선충 *Capillaria hepatica*
간모세포종 hepatoblastoma
간목정맥역류 hepatojugular reflux
간문 porta hepatis
간문맥 portal vein
간문맥색전술 portal vein embolization
간문맥염 portal pylephlebitis
간문맥정맥압차이 hepatic veous pressure gradient; HVPG
간문맥혈전 portal vein thrombus
간문맥혈전증 portal vein thrombosis
간문부담관암(종) hilar cholangiocarcinoma
간문부맥관개별처리법 individual ligation of portal pedicle
간미분화배아육종 undifferentiated embryonal sarcoma of liver
간-미와술식 Gant-Miwa plication
간바깥- extrahepatic
간바깥대사 extrahepatic metabolism
간박동 hepatic pulsation
간배꼽탈장 hepatomphalocele
간보조장치 liver assist device
간봉합 hepatorrhaphy
간부전 liver failure
간분절색전술 segmental embolization
간비대 hepatomegaly | liver hypertrophy | megalohepatia
간비비대 hepatolienomegaly
간비장- hepatolienal
간비장비대 hepatosplenomegaly
간사이클로버 ganciclovir
간상체 rod
간샘꽈리 liver acinus
간샘종 hepatic adenoma
간샘창자인대 hepatoduodenal ligament
간생검 liver biopsy
간석 hepatic calculus
간섭방실해리 interference atrioventricular dissociation
간성뇌증 hepatic encephalopathy
간성복수 hepatic ascites
간성사구체경화증 hepatic glomerulosclerosis
간성혼수 hepatic coma
간세동이 portal triad
간세엽 liver acinus
간세포 hepatocyte
간세포- hepatocellular
간세포모양선암(종) hepatoid adenocarcinoma
간세포선종 liver cell adenoma
간세포성장인자 hepatocyte growth factor; HGF
간세포암(종) hepatocellular carcinoma
간세포양선암(종) hepatoid adenocarcinoma
간세포의착상 hepatocyte engraftment
간세포이식 hepatocyte transplantation
간세포줄 hepatic cord
간세포형성이상 liver cell dysplasia
간세포황달 hepatocellular jaundice
간소장연결(술) hepaticoenterostomy
간손상 liver injury
간순환 hepatic circulation
간신- hepatonephric
간신(장)- hepatorenal
간신비대 hepatonephromegaly
간신장비대 hepatonephromegaly
간신장에코대조 hepatorenal echo contrast
간신장와 hepatorenal recess
간신증후군 hepatorenal syndrome
간실질절단 hepatic parenchymal transection

간실질절제율 parenchymal hepatic resection rate; PHPR rate
간십이지장연결(술) hepaticoduodenostomy
간십이지장인대 hepatoduodenal ligament
간싹 hepatic diverticulum
간쓸개- hepatocystic
간쓸개관염 hepatocholangitis
간쓸개길- hepatobiliary
간쓸개즙- hepatobiliary
간암 hepatoma
간암발생- hepatocarcinogenic | hepatoma
간열상 liver laceration
간염 hepatitis
간염후간경화증 posthepatitic cirrhosis
간엽절제술 hepatic lobectomy
간외- extrahepatic
간외담관암 extrahepatic bile duct cancer
간외담즙정체 extrahepatic cholestasis
간외대사 extrahepatic metabolism
간외쓸개즙정체 extrahepatic cholestasis
간외혈류량 extrahepatic blood flow
간우엽 liver right lobe
간원인대 ligamentum teres
간위- hepatogastric
간위고름집 suprahepatic abscess
간위연결(술) hepaticogastrostomy
간위오목 hepatogastric recess
간위축 liver atrophy
간의지방변성 hepatic adiposis | hepatic apodiposis
간이식 hepatic transplantation | liver transplantation
간이식편중량대비수혜자의 체중비 graft to recipient weight ratio; GRWR
간이자 hepatopancreas
간이자- hepaticopancreatic
간인대 hepatic ligament
간인대췌십이지장절제(술) hepato-ligamento pancreatoduodenectomy; HLPD
간재생 liver regeneration
간재이식(술) liver reimplantation
간저증후군 Ganser syndrome
간적혈구형성프로토포르피린증 hepatoerythropoietic protoporphyria
간전이 liver metastasis
간절개술 hepatotomy
간절단부 hepatic stump
간절제(술) hepatectomy | hepatic resection | liver resection
간절제율 liver resection rate
간절제지수 liver resection index
간접감염 indirect infection
간접면역형광반응 indirect immunofluorescence reaction
간접면역확산 indirect immunodiffusion
간접서혜탈장 indirect inguinal hernia
간접적혈구응집 indirect hemagglutination
간접탈장 indirect hernia
간접탈장낭 indirect hernia sac
간접흡연 passive smoking
간정맥 hepatic vein
간정중면 midplane of the liver
간조직관류 liver tissue hemoperfusion
간좌엽 liver left lobe
간주름창자인대 hepatocolic ligament
간주위염 parahepatitis | perihepatitis
간줄기세포 hepatic stem cell
간중간엽과오종 hepatic mesenchymal hamartoma
간지라- hepatolienal
간질 stroma
간질성기종 interstitial emphysema
간질약 antiepileptic
간질유방염 interstitial mastitis
간질증 fascioliasis | fasciolosis
간질지속상태 status epilepticus
간질환 liver disease
간창냄술 hepatostomy
간철증 iron liver
간철침착증 hepatic siderosis
간출혈 hepatorrhagia
간췌- hepaticopancreatic
간췌관팽대부 hepatopancreatic ampulla
간췌십이지장절제(술)

ㄱ

hepatopancreatoduodecectomy; HPD
간췌장 hepatopancreas
간췌주름 hepatopancreatic fold
간콩팥- hepatonephric | hepatorenal
간콩팥비대 hepatonephromegaly
간콩팥오목 hepatorenal recess
간탈출 hepatocele
간파열 hepatorrhexis
간폐증후군 hepatopulmonary syndrome
간하농양 subhepatic abscess
간해리황달 hepatic dissociation jaundice
간헐- intermittent
간헐공기다리압박 intermittent pneumatic leg compression
간헐공기압박 intermittent pneumatic compression
간헐당뇨병 diabetes intermittens
간헐맥박 intermittent pulse
간헐보균자 intermittent carrier
간헐보유자 intermittent carrier
간헐열 intermittent fever
간헐절뚝거림 intermittent claudication
간헐파행 intermittent claudication
간헐파형도플러심장초음파검사 pulsed wave Doppler echocardiography
간호 care
간흡충 *Clonorchis sinensis*
간흡충증 clonorchiasis | liver distomiasis
갈고리 hamulus
갈고리 전극 hook electrodes
갈고리돌기 uncinate process | uncus
갈고리이랑 uncus
갈고리인대 lacunar ligament
갈고리집게 hooked forceps
갈고리촌충 pork tapeworm | *Taenia solium*
갈락토세레브로사이드 galactocerebroside
갈락토스 galactose
갈락토스고정 galactopexy
갈락토스뇨 galactosuria
갈락토스혈증 galactosemia
갈락토스화물분해효소 galactosidase
갈락토인산화효소 galactokinase
갈래 caput
갈렉틴-3 galectin-3
갈륨67스캔 Gallium-67 scan
갈린 cleft
갈린입천장샛길 cleft palate fistula
갈림 bifurcation | cleft
갈비(뼈)- costal
갈비가로막각 costophrenic angle
갈비가로막오목 costodiaphragmatic recess
갈비가슴막 costal pleura
갈비돌기 costal process
갈비모서리 costal margin
갈비밑근 subcostal muscle
갈비밑면 subcostal plane
갈비밑부위 hypochondrium
갈비밑신경 subcostal nerve
갈비밑절개 subcostal incision
갈비뼈 rib
갈비뼈각 costal angle
갈비뼈견인기 rib retractor
갈비사이- intercostal
갈비사이근 intercostal muscle
갈비사이동맥 intercostal artery
갈비사이신경 intercostal nerve
갈비사이신경차단 intercostal nerve block
갈비사이위팔신경 intercostobrachial nerve
갈비세로칸오목 costomediastinal recess
갈비연골 costal cartilage
갈비척추각 costovertebral angle; CVA
갈비파임 costal notch
갈산염 gallate
갈색색소담석 brown pigment gallstone
갈색석 brown stone
갈색소 fuscin
갈색지방 brown fat
갈증중추 polydipsic center | thirst center
갈퀴 겸자 claw forceps
갈퀴발 clawfoot
갈퀴손 clawhand
감각 sensation | sense
감각- sensory

감각결손 sensory defect
감각계 sensimeter
감각과민 hyperesthesia
감각기(관) sensory organ
감각마비 sensory paralysis
감각부위 sensorium
감각상피 sensory epithelium
감각성- sensory
감각세포 sensory cell
감각수용기 sensory receptor
감각신경 sensory nerve
감각신경- neurosensory | sensorineural
감각신경교차 sensory decussation
감각신경로 sensory pathway
감각신경분포 sensory innervation
감각신경뿌리 sensory root
감각신경중추 sensorium
감각신경지배 sensory innervation
감각운동겉질 sensorimotor cortex
감각운동장애 sensorimotor disturbance
감각운동피질 sensorimotor cortex
감각이상 dysesthesia | paresthesia
감각이음 sensory junction
감각장애 sensory disturbance
감각저하 hypoesthesia
감각접합부 sensory junction
감각중추 sensory center
감각지각 sensory perception
감각해리 sensory dissociation
감광성 photosensitivity
감광유제 emulsion
감금- incarcerated
감금증후군 locked in syndrome
감금포경 paraphimosis
감는붕대 roller bandage
감도 sensibility
감독 supervision | surveillance
감돈 incarceration
감돈- incarcerated
감돈서혜부탈장 incarcerated inguinal hernia
감돈탈장 incarcerated hernia | incarceration hernia
감돈패혈증 incarcerate sepsis
감돈포경 paraphimosis
감마글로불린 gamma globulin
감마선 gamma ray
감마선조사 gamma irradiation
감마아미노부티르산 gamma aminobutylic acid
감마인터페론 gamma interferon
감마카메라 gamma camera
감별점 differential characteristic
감별진단 differential diagnosis
감소(율) decrement
감쇠 attenuation
감쇠형선종성용종증 attenuated adenomatous polyposis
감쇠형선종성폴립증 attenuated adenomatous polyposis
감수분열 meiosis | meiotic division
감수분열염색체 meiotic chromosome
감수성 receptivity | sensibility
감시 monitoring | surveillance
감시림프절 sentinel lymph node | sentinel node
감시림프절생검 sentinel lymph node biopsy
감시자료 surveillance data
감시장고리 sentinel loop
감시장치 monitor
감압 decompression
감압수술 decompressive surgery
감염 infection | infestation
감염- infectious | infective
감염감시 infection surveillance
감염결장염 infective colitis
감염경로 infection route
감염고리 infection cycle
감염관절염 infectious arthritis
감염기 infective stage
감염단핵구증 infectious mononucleosis
감염동맥류 infected aneurysm
감염력 infectivity
감염면역 infection immunity
감염병 infectious disease
감염사 infection cycle
감염상처 septic wound
감염색전증 infective embolism

감염설사 infectious diarrhea
감염성 infectiousness
감염성괴사 infected necrosis
감염성동맥류 mycotic aneurysm
감염성육아종 infective granuloma
감염성췌장괴사 infected pancreatic necrosis
감염심내막염 infective endocarditis
감염원 infection source | infectious agent
감염육아종 infectious granuloma
감염진원지 infection focus
감염체 infectious agent
감염혈전증 infective thrombosis
감염홍반 erythema infectiosum
감응 sense
감입손발톱 ingrowing nail
감입피부이식 skin graft inlay
감작 sensitization
감전사 electrocution
감정정화 catharsis
감정학 pathognomy
갑상경동맥줄기 thyrocervical trunk
갑상동맥 thyroid artery
갑상목동맥줄기 thyrocervical trunk
갑상샘 thyroid | thyroid gland
(갑상샘)소포암(종) follicular (thyroid) carcinoma
(갑상샘)여포암(종) follicular (thyroid) carcinoma
갑상샘근전절제술 near total thyroidectomy
갑상샘글로불린 thyroglobulin
갑상샘기능검사 thyroid fuction test
갑상샘기능저하증 hypothyroidism
갑상샘기능항진증 hyperthyroidism
갑상샘독성발작 thyrotoxic storm
갑상샘수질암(종) medullary thyroid carcinoma
갑상샘여포 thyroid follicle
갑상샘염 thyroiditis
갑상샘유두암(종) papillary thyroid carcinoma
갑상샘유두암소포변이 follicular variant of papillary thyroid carcinoma
갑상샘자극호르몬 thyroid stimulating hormone | thyrotropin
갑상샘자극호르몬억제치료 TSH suppressive therapy
갑상샘절제술 thyroidectomy
갑상샘종 goiter | struma
갑상샘종유발물질 goitrogenic
갑상샘종유발물질- goitrogenic agent
갑상샘종절제술 strumectomy
갑상샘종크레틴병 goitrous cretinism | Golgi complex
갑상샘항진증 thyrotoxicosis
갑상샘호르몬 thyroid hormone
갑상생항진성심장병 cardiothyrotoxicosis
갑상선 thyroid | thyroid gland
갑상선독성심장병(증) thyrotoxic cardiopathy
갑상선유두암 thyroid papillary cancer
갑상선잘룩 thyroid isthmus
갑상선종 struma
갑상선종절제술 strumectomy
갑상설골신경 thyrohyoid nerve
갑상설골인대 thyrohyoid ligament
갑상설관 thyroglossal duct
갑상설관낭 thyroglossal duct cyst
갑상설루 thyroglossal fistula
갑상성형 thyroplasty
갑상속연골 intrathyroid cartilage
갑상연골 thyroid cartilage
갑상혀관 thyroglossal duct
갑상혀관낭 thyroglossal duct cyst
갑상혀샛길 thyroglossal fistula
강 cavitas | cavity | cavum | class
강글리오시드 ganglioside
강내- intracavitary
강내방사선요법 intracavitary radiotherapy
강내방사선치료 intracavitary radiotherapy
강내액 intraluminal fluid
강박병 obsessive compulsive disorder
강박장애 obsessive compulsive disorder
강성도 stiffness
강약맥박 unequal pulse
강연 speech
강인성 tenacity
강제기침 forced cough
강제들숨 forced inspiration
강제분만 forced delivery

강제접종 compulsory inoculation
강제폐활량 forced vital capacity
강제호기량 forced expiratory volume
강제흡기 forced inspiration
강제흡기량 forced inspiratory volume
강직 spasticity | stiffness
강직성 tonicity
강직성간질 tonic epilepsy
강직성골반저증후군 spastic pelvic floor syndrome
강직성수축 spastic contraction
강직척추증 ankylosing spondylosis
강화 reinforcement
같은높이 고위결찰(술) flush high ligation
같은자리간이식 orthotopic liver transplantation
같은자리이식 orthotopic graft | orthotopic transplantation
같은자리전간이식 orthotopic whole liver transplantation
같은쪽- homonymous | ipsilateral
같은쪽반맹 homonymous hemianopsia
같은축- coaxial
개 tectum
개갠상처 abrasion
개교창 dog bite wound
개귀변형 dog ear deformity
개기침 barking cough
개념 concept | conception
개두 craniotomy
개머리판변형 gunstock deformity
개발 development
개방- patent
개방각녹내장 open angle glaucoma
개방갑상샘절제술 open thyroidectomy
개방골절 open fracture
개방교합 open bite
개방기흉 open lung biopsy
개방배액 open drainage
개방비메쉬교정술 open non-mesh methods
개방상처 open wound
개방생검 open biopsy
개방성기흉 open pneumothorax
개방손상 open injury
개방수술 open surgery
개방심장수술 open heart operation
개방정복 open reduction
개방제 open system
개방탈장교정술 open hernia repair
개방형병원 open system
개방형접근 open approach
개복 peritoneotomy
개복(술) abdominal section | celiotomy
개복담낭절제술 open cholecystectomy
개복대동맥류교정(술) open aneurysm repair
개복술 laparotomy
개시 starter
개시철사 starter wires
개심수술 open heart operation
개심장사상충 *Dirofilaria immitis*
개원 practice
개인력 personal history
개인위생 personal hygiene
개인화 personalization
개입 interposition | intervention
개재관 intercalated duct
개조 remodeling
개조충증 dipylidiasis
개존율 patency rate
개체사망 somatic death
개통률 patency rate
개회충 *Toxocara canis*
개회충증 toxocariasis
개흉(술) thoracotomy
개흉술후환기양상 ventilatory pattern, postthoracotomy
개흉심장마사지 open chest massage
객관- objective
객관구조화진료시험 objective structured clinical examination
객관증상 objective symptom
객혈 hemoptysis
갯솜모세포 spongioblast
갯솜세포 spongiocyte
갯솜질 spongy substance

갯솜화 spongiosis
갱년기 climacteric | climacterium | involutional period
거근슬링 levator sling
거근연축 levator spasm
거대게실 giant diverticulum
거대결장 megacolon
거대결절경화증 macronodular cirrhosis
거대두개 megacephaly
거대두개증 megacephaly
거대방광-작은결장-장연동저하증후군 megacystis-microcolon-intestinal hypoperistalsis syndrome
거대비후위염 giant hypertrophic gastritis
거대섬유선종 giant fibroadenoma
거대세포 giant cell
거대세포동맥염 giant cell arteritis
거대세포바이러스 cytomegalovirus; CMV
거대세포바이러스결장염 cytomegaloviral colitis
거대세포변이 giant cell variant
거대세포봉입소체 cytomegalic inclusion body
거대세포봉입체 cytomegalic inclusion
거대세포암종 giant cell carcinoma
거대세포종양 giant cell tumor
거대세포폐렴 giant cell pneumonia
거대소포림프종 giant follicular lymphoma
거대수포지방간 macrovesicular steatosis
거대식도 megaesophagus
거대식도증 megaesophagus
거대십이지장증 megaduodenum
거대요관 megaureter
거대요관증 megaureter
거대요도 megalourethra
거대요도증 megalourethra
거대위(증) megalogastria
거대위궤양 giant gastric ulcer
거대유방 gargantuan breast | giant breast | mammose
거대인공막이용내장낭보강술 giant prosthetic reinforcement of visceral sac; GPRVS
거대적혈모구 megaloblast
거대적혈모구빈혈 megaloblastic anemia
거대증 gigantism
거대직장 megarectum
거대콘딜로마 giant condyloma
거대핵모세포 megakaryoblast
거대핵세포 megakaryocyte
거르개 filter
거른액 filtrate
거리 diameter | distance
거미- arachnoid
거미막 arachnoid
거미막밑- subarachnoid
거미막밑공간 subarachnoid cavity | subarachnoid space
거미막밑마취 subarachnoid anesthesia
거미막밑블록 subarachnoid block
거미막밑차단 subarachnoid block
거미막밑출혈 subarachnoid hemorrhage
거미모세혈관확장증 spider telangiectasia
거미물림 spider bite
거미실핏줄확장증 spider telangiectasia
거미정맥 spider vein
거미정맥류 spider burst
거미혈관 vascular spider
거미혈관종 spider hemangioma
거부 rejection
거부반응 rejection | rejection reaction
거세 castration | eviration
거울상우심증 mirror image dextrocardia
거위발건염 pes anserinus
거인증 gigantism | somatomegaly
거절 rejection
거주자 resident
거주진료 residential care
거즈 gauze
거즈면구 gauze tampon
거즈배액법 gauze drainage
거짓- pseudo-
거짓가시세포증 pseudoacanthosis nigricans
거짓감염 spurious infection
거짓결장폐쇄 false colonic obstruction
거짓곁주머니 false diverticulum | pseudodiverticulum

거짓관절증 pseudarthrosis
거짓남녀한몸증 pseudohermaphroditism
거짓동맥류 false aneurysm | pseudoaneurysm
거짓림프종 pseudolymphoma
거짓막 pseudomembrane | pseudomembranous
거짓막결장염 pseudomembranous colitis
거짓막염증 pseudomembranous inflammation
거짓막힘 pseudo-obstruction
거짓멜라닌종 pseudomelanoma
거짓방광외번증 pseudoexstrophy
거짓복막염 pseudoperitonitis
거짓부갑상샘기능저하증 pseudohypoparathyroidism
거짓비대 pseudohypertrophy
거짓사춘기 pseudopuberty
거짓상승 false elevation
거짓성조숙 precocious pseudopuberty
거짓신경전달물질 false neuro-transmitter
거짓신경종 pseudoneuroma
거짓신장징후 pseudokidney sign
거짓쓸개 pseudogallbladder
거짓양성 false-positive
거짓음성 false-negative
거짓임신 false pregnancy
거짓잘록창자막힘 false colonic obstruction
거짓장막힘 pseudo-obstruction of intestines
거짓점액낭선종 pseudomucinous cystadenoma
거짓점액종 pseudomyxoma
거짓주머니 pseudocyst
거짓중층상피 pseudostratified epithelium
거짓콩팥징후 pseudokidney sign
거짓통풍 pseudogout
거짓폐쇄 pseudo-obstruction
거짓포르피린증 pseudoporphyria
거짓폴립 pseudopolyp
거짓폴립증 pseudopolyposis
거친 gross
거친선 linea aspera
거품세포 foam cell
거품소리 crackle | rale
거품쓸개 effervescent gallbladder
건 tendon

건강 health
건강격리 quarantine
건강보균자 healthy carrier
건강보험 health insurance
건강염려증 hypochondriasis
건강진단서 medical examination report
건강행태 health behavior
건교차 tendinous intersections
건너뜀전이 skipped metastasis
건락성림프절염 caseous lymphadenitis
건막 aponeurosis
건막염 aponeurositis
건막하- subaponeurotic
건반사 tendon jerk | tendon reflex
건봉합 tendon suture
건상막 epitendineum
건선 psoriasis
건선성관절염 psoriatic arthritis
건성- xerotic
건성괴저 dry gangrene
건성농양 dry abscess
건성수포음 dry rale
건염 tendinitis
건위제 stomachic
건조 desiccation | dryness
건조기 desiccator
건조방사선조영술 xeroradiology
건조붕대 dry dressing
건조유방촬영 xeromammography
건조제 desiccant
건조증 xerosis
건조촉진- desiccant
건조탈수증후군 desiccation-dehydration syndrome
건체중 dry weight
건초 tendon sheath
걸기 suspension
걸음 gait
걸음장애 dysbasia | gait disturbance
걸이 sling
걸이인대 suspensory ligament
검사 assay | challenge | examination | exploration |

inspection | test
검사기준치 laboratory reference value
검사띠 test strip
검사물 specimen
검사실 laboratory
검상돌기 xiphoid process
검상연골 xiphoid cartilage
검색 retrieval
검시 postmortem examination | postmortem inspection
검안 postmortem inspection
검안경 ophthalmoscope
검안경검사 ophthalmoscopy
검역 quarantine
검역소 quarantine
검은독거미교창 black widow spider bite
검체 specimen
검체유방촬영 specimen mammography
검출바이어스 detection bias
겉- exterior | external
겉말림 ectropion
겉보기밀도 apparent density
겉보기사망 apparent death
겉질 cortex
겉질- cortical
겉질밑병터 subcortical lesion
겉질밑치매 subcortical dementia
겉질층 cortical layer
게실 diverticula | diverticulum
게실고름집 diverticular abscess
게실농양 diverticular abscess
게실병 diverticular disease
게실주위고름집 peridiverticular abscess
게실주위농양 peridiverticular abscess
게실주위염 peridiverticulitis
게실질환 diverticular disease
게이지 gauge
겨드랑 axilla
겨드랑- axillary
겨드랑꼬리 axillary tail
겨드랑동맥 axillary artery
겨드랑땀과다증 axillary hyperhidrosis
겨드랑림프절 axillary lymph node
겨드랑림프절절제술 axillary dissection
겨드랑선 axillary line
겨드랑신경 axillary nerve
겨드랑양쪽대퇴동맥우회(술) axillobifemoral bypass
겨드랑양쪽대퇴동맥우회로 axillobifemoral bypass
겨드랑이 axilla
겨드랑이림프절절제술 axillary dissection
겨드랑정맥 axillary vein
겨드랑주름 axillary fold
겨드랑주위- circumaxillary | periaxillary
격동맥박 jerky pulse
격리 sequestration
격리실 seclusion room
격리종양세포 isolated tumor cells; ITC
격리항원 sequestered antigen
격막 diaphragm
격심통 excruciating pain
격자형 gridiron
격통 pang
격판 diaphragm
견갑 shoulder
견갑골 scapula
견갑상동맥 suprascapular artery
견갑설골근 omohyoid muscle
견갑설골근상경부림프절절제(술) supraomohyoid neck dissection
견갑피판 scapular flap
견갑하선 subscapular line
견관절 shoulder joint
견딤 tolerance
견딤선량 tolerance dose
견본 specimen
견봉 acromion
견봉단 acromial extremity
견봉하증후군 subacromial syndrome
견사 silkworm gut
견사봉합 silk suture | suture silk
견열골절 avulsion fracture
견인기 retractor

견조충 dog tapeworm
견촌충 dog tapeworm
견축고환 retractile testis
견치 canine
결과 sequela
결막 conjunctiva
결막염 conjunctivitis
결막정맥류 varicula
결막주름 conjunctival fold
결박 restraint
결석 calculus | stone
결석제거술 lithotomy
결석제거술자세 lithotomy position
결석증 calculosis | lithiasis
결속 bonding
결손 defect | deficit | deletion
결손- defective
결손감염 defective infection
결손맥박 deficient pulse
결실 deletion
결여 absence
결장 colon
결장- colic
결장가성흑생증 pseudomelanosis coli
결장간막 mesocolon
결장간막탈장 mesocolic hernia
결장결장루 colocolic fistula
결장결장문합(술) colocolonic anastomosis
결장결장연결(술) colocolonic anastomosis
결장경검사후증후군 postcolonoscopy syndrome
결장경검사후확장 postcolonoscopy distension
결장고정술 colofixation
결장공기증 Pneumatosis coli
결장기종 Pneumatosis coli
결장끈 taenia coli
결장내시경검사후증후군 postcolonoscopy syndrome
결장내압 intracolonic pressure
결장내우회문합 intracolonic bypass anastomosis
결장내우회연결 intracolonic bypass anastomosis
결장동맥 colic artery
결장띠 taenia coli
결장루 colonic fistula
결장루세척 irrigation colostomy
결장루주위고름집 paracolostomy abscess
결장루주위농양 paracolostomy abscess
결장루주위탈장 pericolostomy hernia
결장루폐쇄술 closure colostomy
결장무력증 colonic inertia
결장무신경절증 colonic aganglionosis
결장반달주름 plicae semilunares coli
결장반절제(술) hemicolectomy
결장삽입(술) colon interposition
결장샛길 colonic fistula
결장성형술 coloplasty
결장세포 colonocyte
결장소장염 coloenteritis
결장소화불량 colodyspepsia
결장암 colon cancer
결장암(종) colonic carcinoma
결장염 colitis
결장옆결절 paracolic node
결장옆고랑 paracolic gutter
결장옆농양 paracolic abscess
결장옆림프절 paracolic lymph node
결장의사흑생증 pseudomelanosis coli
결장절제술 colectomy
결장조루술 colostomy
결장주위고름집 pericolic abscess | pericolonic abscess
결장주위농양 pericolic abscess | pericolonic abscess
결장주위염 pericolitis
결장중첩증 colonic intussusception
결장직장- colorectal
결장직장문합 colorectal anastomosis
결장직장문합(봉합) colorectal anastomosis (sutured)
결장직장문합(스태플) colorectal anastomosis (stapled)
결장직장암 colorectal cancer
결장직장연결 colorectal anastomosis
결장직장연결(봉합) colorectal anastomosis (sutured)
결장직장연결(스태플) colorectal anastomosis (stapled)
결장창냄술 colostomy

결장창조영 colostogram
결장통 colonalgia
결장통로 colon conduit
결장통증 colonalgia
결장팽기 haustra coli
결장팽대 haustrum
결장피부루 colocutaneous fistula
결장피부샛길 colocutaneous fistula
결장항문문합 coloanal anastomosis
결장항문연결 coloanal anastomosis
결장항문정맥기형 coloanal venous malformation
결장혈관 colic vessels
결장후방탈장 retrocolic hernia
결절 knot | node | nodule | nodulus | nodus
결절갑상샘종 nodular goiter
결절과다형성 nodular hyperplasia
결절다발동맥염 polyarteritis nodosa
결절동맥경화증 nodular arteriosclerosis
결절동맥염 arteritis nodosa
결절동맥주위염 periarteritis nodosa
결절림프종 nodular lymphoma
결절사이경로 internodal pathway
결절성림프구증식 nodular lymphoid hyperplasia
결절세포 nodal cell
결절여러동맥염 polyarteritis nodosa
결절재생성과증식 nodular regenerative hyperplasia
결절종 ganglia | ganglion
결절지방층염 nodular panniculitis
결절홍반 erythema nodosum
결절흑색종 nodular melanoma
결점 disfigurement
결정 crystal
결정모양- crystalloid
결정봉입체 crystalloid inclusion
결정성담즙 lithogenic bile
결정유전자 determinant gene
결정인슐린 crystalline insulin
결정질용액 crystalloid solution
결정체 crystal
결집 coherence
결찰 clipping | ligation | ligature
결찰실 ligature
결찰집게 ligature forceps
결핍 deficiency | deficit
결핍성저나트륨혈증 depletional hyponatremia
결함 defect
결함물 defectus
결합 binding | bonding | conjugate | conjugation | docking | linkage | suture | symphysis
결합- conjugated
결합가 valence
결합경 conjugate
결합빌리루빈 conjugated bilirubin
결합쌍둥이 conjoined twin
결합조직 connective tissue
결합조직병 connective tissue disease
결합조직세포 connective tissue cell
결합조직파괴매개물 catabolin
결핵 tuberculosis
결핵고름가슴증 tuberculous pyothorax
결핵고름콩팥증 tuberculous pyonephrosis
결핵관절염 arthrocaries arthritis
결핵굳은궤양 tuberculous chancre
결핵균 *Mycobacterium tuberculosis* | tubercle bacillus | *tuberculosis Mycobacterium*
결핵농흉 tuberculous pyothorax
결핵성결장염 tuberculous colitis
결핵성관절염 tuberculous arthritis
결핵성농양 tuberculous abscess
결핵성동맥염 tuberculous arteritis
결핵성림프절병증 tuberculous lymphadenopathy
결핵성림프절염 tuberculous lymphadenitis
결핵성복막염 tuberculous peritonitis
결핵성장염 tuberculous enteritis
결핵약 antituberculosis drug
결핵화농신장 tuberculous pyonephrosis
결흐름 laminar flow
겸상 적혈구 sickle cell
겸상 적혈구소질 sickle cell trait
겸상인대 falciform ligament
겸상적혈구병 sickle cell disease
겸상적혈구빈혈 sickle cell anemia

겸상적혈구혈증 sicklemia
겸자 forceps | pliers
겹보임 diplopia | double vision
겹침 overlap
경 speculum
경(질)막밑출혈 subdural hemorrhage
경(질)막하출혈 subdural hemorrhage
경감 alleviation
경감- palliative
경감수술 palliative operation
경감효과 palliative effect
경계 border | borderline | junction | landmark
경계- marginal
경계(면) boundary
경계구분 demarcation
경계기증자 marginal donor
경계모반 junctional nevus
경계선 borderline
경계성 borderline
경계성병변 borderline lesion
경골동맥 tibial artery
경골신경 tibial nerve
경골전점액부종 pretibial myxedema
경관내초음파 endoluminal ultrasonography
경괄약근절제술 transsphincteric excision
경괄약근접근법 transsphincteric (York-Mason) approach
경구- oral
경구감염 oral infection
경구개 hard palate
경구내시경술 peroral endoscopy
경구담낭조영술 oral cholecystography
경구담즙산용해요법 oral bile acid therapy
경구담췌관내시경 peroral cholangiopancreatoscopy
경구당부하검사 oral glucose tolerance test
경구면역화 oral immunization
경구삽관 oral intubation
경구섭취 oral intake
경구쓸개조영술 oral cholecystography
경구접종 oral inoculation
경구투약 oral medication
경구투여 oral administration | oral inoculation
경구피임제 contraceptive pill | oral contraceptive
경근막 transfascial
경도 hardness
경동맥 carotid artery
경동맥- carotid
경동맥관 carotid canal
경동맥내막절제(술) carotid endarterectomy
경동맥동마사지 carotid sinus massage
경동맥류 carotid artery aneurysm
경동맥분 carotid bifurcation
경동맥색전증 carotid artery embolism
경동맥소체 carotid body
경동맥소체종양 carotid body tumor
경동맥스텐트삽입(술) carotid artery stenting; CAS
경동맥신경총 carotid plexus
경동맥조영(술) carotid angiography
경동맥초 carotid sheath
경동맥통증 carotodynia
경동맥해면정맥동샛길 carotid cavernous fistula
경두개도플러 transcranial doppler
경련 convulsion | cramp
경련약 antiseizure drug
경련통 cramping pain
경로 path | pathway
경로분석 path analysis
경막 dura
경막바깥- epidural
경막바깥마취 peridural anesthesia
경막외- epidural | extradural
경막외고름집 epidural abscess
경막외공간 epidural space
경막외마취 epidural anesthesia | peridural anesthesia
경막외바깥공간 epidural space
경막외종양 epidural tumor
경막외주사 epidural injection
경막외주입 epidural infusion
경막외진통 epidural analgesia
경막외차단 epidural block
경막외축농 epidural empyema
경막외출혈 epidural hemorrhage

경막외혈종 epidural hematoma
경막하농양 subdural abscess
경막하축농 subdural empyema
경미골절제 transcoccygeal resection
경복강전복막접근법 transabdominal pre-peritoneal approach; TAPP approach
경복막전이 transperitoneal metastasis
경부 neck
경부- cervical
경부게실 cervical diverticulum
경부경직 stiff neck
경부림프절 cervical lymph node
경부림프절병증 cervical lymphadenopathy
경부박리 neck dissection
경부선염 cervical adenitis
경부식도 cervical esophagus
경부식도암 cervical esophageal cancer
경부신경절 cervical ganglion
경사 gradient
경사- oblique
경사건막 oblique aponeurosis
경사근 oblique muscle | oblique muscle layer
경사널힘줄 oblique aponeurosis
경사열 oblique fissure
경사영상 oblique view
경산부- parous
경상돌기 styloid process
경색 infarct
경색전협심증 preinfarction angina
경색증 infarction
경색후협심증 post-infarction angina
경색흉터 infarcted scar
경성암(종) scirrhous carcinoma
경수 parameter
경식도심(장)초음파검사 transesophageal echocardiography
경신경 cervical nerve
경신경총 cervical plexus
경십이지장세정 transduodenal lavage
경에스결장경검사 rigid sigmoidoscopy
경열공식도절제술 transhiatal esophagectomy
경오염수술 clean contaminated operation
경유돌공 stylomastoid foramen
경쟁 rivalry
경쟁면역분석 competitive immunoassay
경쟁억제 competitive inhibition
경정맥경유간내문맥간정맥션트 transjugular intrahepatic portosystemic shunt
경정맥사구종양 glomus jugulare tumor
경정맥팽대 jugular bulb
경조직 hard tissue
경직 spasticity | stiffness
경직(성)방광 spastic bladder
경직결장염 spastic colitis
경직발성장애 spastic dysphonia
경직배뇨장애 spastic dysuria
경직성 장폐쇄 spastic ileus
경직성 창자막힘 spastic ileus
경직성골반저증후군 spastic pelvic floor syndrome
경직성수축 spastic contraction
경직잘록창자염 spastic colitis
경직장초음파검사 transrectal ultrasonography
경질- transvaginal
경질막밑고름집 subdural empyema
경질막바깥- extradural
경천골절제 transsacral resection
경천골직장절제 trans-sacral route for rectal excision
경추 cervical spine
경추간판 cervical disc
경추외골증 vertebra cervical exostosis
경추증 cervical spondylosis
경축 rigidity | rigor
경파 hard pulse
경피- percutaneous
경피간경유담관조영 percutaneous transhepatic cholangiography
경피간경유담도내시경 percutaneous transhepatic choledochoscopy
경피간경유담도배액 percutaneous transhepatic biliary drainage
경피간경유담즙배액 percutaneous transhepatic bile drainage

경피간경유문맥색전술 percutaneous transhepatic portal embolization
경피간경유문맥조영 percutaneous transhepatic portography
경피간경유배액 percutaneous transhepatic drainage
경피간경유정맥조영 percutaneous transhepatic venography
경피감염 percutaneous infection
경피경관담도생검 percutaneous transcatheter biliary biopsy
경피경관혈관성형술 percutaneous transluminal angioplasty; PTA
경피극초단파응고(법) percutaneous microwave coagulation therapy; PMCT
경피내시경위조루술 percutaneous endoscopic gastrostomy
경피내시경위창냄술 percutaneous endoscopic gastrostomy
경피담낭쇄석술 percutaneous cholecystolithotomy
경피담낭창냄술 percutaneous cholecystostomy | percutaneous cholecystostomy and gallbaldder drainage
경피대퇴동맥천자 percutaneous femoral arterial puncture
경피돌제거 percutaneous stone extraction
경피배액 percutaneous drainage
경피산소측정 transcutaneous oxygen measurements
경피신경차단 percutaneous nerve block
경피신낭종천자(술) percutaneous renal cyst puncture
경피신조루(술) percutaneous nephrostomy
경피아세트산주사 percutaneous acetic acid injection
경피에탄올주사 percutaneous ethanol injection; PEI
경피에탄올주사(술) percutaneous ethanol injection therapy; PEIT
경피위조루술 percutaneous gastrostomy
경피위창냄술 percutaneous gastrostomy
경피전달 transdermal delivery
경피종양내주사 percutaneous intratumoral injection
경피침생검 percutaneous needle biopsy
경피투버쿨린시험 percutaneous tuberculin test
경피투여 transdermal administration
경피풍선확장술 percutaneous balloon dilatation
경피혈관조영술 percutaneous angiography
경합 rivalry
경항문견인술 pull-through procedures
경항문경로 peranal route
경항문내시경미세절제술 transanal endoscopic microsurgery
경항문문합 transanal anastomosis
경항문시술 transanal (peranal) techniques
경항문연결 transanal anastomosis
경항문전진피판술 transanal flap advancement
경항문절제술 transanal excision
경향 disposition
경화 cirrhosis | induration | sclerosis
경화- sclerosing
경화간세포암종 sclerosing hepatocellular carcinoma
경화담관암(종) sclerosing cholangiocarcinoma
경화담관염 sclerosing cholangitis
경화복막뒤염 sclerosing retroperitonitis
경화부종 scleredema
경화샘증 sclerosing adenosis
경화성복막염 sclerosing peritonitis
경화염증 sclerosing inflammation
경화요법 sclerotherapy
경화위염 sclerosing gastritis
경화점액수종 scleromyxedema
경화제 sclerosing agent
경화제주사 sclerosing injection
경화종 scleroma
경화증 sclerosis
경화태선 lichen sclerosus
경화혈관종 sclerosing hemangioma
경화홍반 erythema induratum
경화후복막염 sclerosing retroperitonitis
경흉강식도절제술 transthoracic esophagectomy
경흉심(장)초음파검사 transthoracic echocardiography
곁 side
곁- juxta
곁배액 collateral drainage
곁순환 collateral circulation

곁주머니 diverticula | diverticulum
곁주머니고정 diverticulopexy
곁주머니병 diverticular disease
곁주머니염 diverticulitis
곁주머니절제 diverticulectomy
곁주머니증 diverticulosis
곁주머니질환 diverticular disease
곁주머니형성 diverticulation
곁주머니화 diverticulization
곁통로 collateral channel
계 line | system
계급 class
계대배양 subculture
계량 measure
계량봉 dipstick
계산장애 dyscalculia
계속보균자 constant carrier
계수 coefficient | factor
계절변이 seasonal variation
계통 system
계통나무 dendrogram
계통발생 phylogeny
계통발생학적분류 phylogenetic classification
계통병터 systemic lesion
계통분석 system analysis
계통세균학 systematic bacteriology
계통적 분절절제술 systemic segmentectomy
계통적분절절제술 systematic (sub)segmentectomy
계통학 systematics
계획 design
계획연구 prospective study
고가스트린혈증 hypergastrinemia
고갈 depletion
고감마글로불린혈증 hypergammaglobulinemia
고강도산란지점 zone of high intensity scatter
고결합빌리루빈혈증 conjugated hyperbilirubinemia
고관절 hip | hip joint
고관절골절 hip fracture
고관절전위 hip dislocation
고관절치환(술) hip replacement
고관절탈구 hip dislocation
고나트륨뇌병증 hypernatremic encephalopathy
고나트륨혈증 hypernatremia
고단백질식사 high protein diet
고대의학외과 ancient medicine and surgery
고등급림프종 high-grade lymphoma
고등급편평상피내병터 high grade squamous intraepithelial lesion; HSIL
고랑 sulcus
고래회충 *Anisakis simplex*
고래회충증 anisakiasis
고름 pus
고름- purulent
고름(형성) purulent
고름가슴증 pyothorax
고름간농양 purulent liver abscess
고름공기낭 pyopneumocyst
고름공기복막염 pyopneumoperitonitis
고름공기복막증 pyopneumoperitoneum
고름공기심막증 pyopneumopericardium
고름관절염 pyogenic arthritis
고름관절증 pyarthrosis | pyoarthrosis
고름궤양증 ecthyma
고름근육염 pyomyositis
고름기흉 pyopneumothorax
고름난관 pyosalpinx
고름뇨 pyuria
고름눈물 blennorrhea
고름담관염 suppurative cholangitis
고름담낭염 purulent cholecystitis
고름딱지증 impetigo
고름땀샘염 hidradenitis suppurativa
고름무릎 septic knee
고름물집 pustule
고름물집- pustular
고름물집발진 pustular eruption
고름물집세균발진 pustular bacterid
고름물집증 pustulosis
고름물집형성 pustulation
고름분비물 purulent discharge | pyorrhea
고름사슬알균 *Streptococcus pyogenes*
고름삼출 purulent effusion

고름삼출물 purulent exudate
고름소체 pus corpuscle
고름신(장) pyonephrosis
고름신(장)염 pyonephritis
고름신우염 suppurative pyelitis
고름염증 purulent inflammation | suppurative inflammation
고름육아종 pyogenic granuloma
고름이하선염 suppurative parotitis
고름입안염 pyostomatitis
고름자궁 pyometra
고름자궁관 pyosalpinx
고름자궁염 pyometritis
고름주머니 pus pocket
고름질 pyocolpos
고름집 abscess
고름패혈증 pyosepticemia
고름피부증 pyoderma
고름혈액가슴 pyohemothorax
고름혈증 pyemia
고름혈증- pyemic
고름형성 purulence
고름형성- pyogenic
고름형성감염 pyogenic infection
고름형성균 pyogenic bacterium
고리 circle | collar | cycle | ring
고리- annular | circular
고리결장루플라스틱지지대 plastic rod for loop colostomy
고리구불창자창냄술 sigmoid loop colostomy
고리염색체 circular chromosome
고리육아종 granuloma annulare
고리작용이뇨제 loop diuretic
고리췌장 annular pancreas
고리형보조기 collar
고리형암 annular cancer
고리화합물 ring
고립- solitary
고립낭 solitary cyst
고립된간관류 isolated hepatic perfusion
고립병터 solitary lesion
고립성직장궤양 solitary rectal ulcer
고마그네슘혈증 hypermagnesemia
고막 eardrum | myringa | myrinx
고면역글로불린 hyperimmune globulin
고무 gum | rubber
고무밴드결찰 rubber ring ligation
고무종 gumma
고무종궤양 gummatous ulcer
고무종대동맥염 gummatous aortitis
고무줄묶음(술) rubber band ligation
고밀도지단백질 high density lipoprotein; HDL
고분자 macromolecule
고분자- macromolecular
고분자글로불린혈증 macroglobulinemia
고분화- well differentiated
고비사지허혈증 critical limb ischemia
고빌리루빈혈증 hyperbilirubinemia
고삐 habenula
고사난자 blighted ovum
고산소증 hyperoxia
고삼투압균 osmophilic bacterium
고삼투압제 hyperosmotic agent
고삼투질비케토산혼수 hyperosmolar nonketotic coma
고샅고환절제술 inguinal orchiectomy
고샅구멍 inguinal ring
고샅림프관 inguinal lymphatics
고샅림프절 inguinal node
고샅림프절절제술 inguinal lymphadenectomy
고샅부위 inguinal region
고샅주머니 inguinal sac
고선택미주신경절단(술) highly selective vagotomy; HSV
고섬유질식사 high fiber diet
고셔병 Gaucher disease
고식적절제 palliative resection
고식적직장결장절제술 conventional Proctocolectomy
고실끈신경 chorda tympani
고실바깥- extratympanic
고실신경얼기 tympanic plexus
고실외- extratympanic
고알도스테론증 hyperaldosteronism

ㄱ

고알부민혈증 hyperalbuminemia
고암모니아혈증 hyperammonemia
고압 hypertension
고압력대 high pressure zone
고압맥박 hard pulse
고압산소 hyperbaric oxygen
고약 plaster
고양이할퀸병 cat scratch disease
고어린징후 Gorlin sign
고어텍스 goretex
고에너지결합 energy-rich bond | high energy bond
고역가 high potency
고열 hyperthermia | hyperthermy
고열(증) hyperpyrexia
고열량식이 high calorie diet
고염소혈증 chloridemia
고영양 hyperalimentation
고옥살산뇨 hyperoxaluria
고온계 pyrometer
고온균부패 thermophilic bacterial digestion
고온요법 hyperthermy
고요산뇨 hyperuricuria
고요산혈증 hyperuricemia
고용량 high-dose
고용량 혈장교환 high volume plasmapheresis
고용량혈장교환 high-volume plasmapheresis
고원 plateau
고원맥박 plateau pulse
고위결찰(술) high ligation
고위관장법 enteroclysis
고위절석술 high lithotomy
고위험군 high risk group
고유- idiopathic | inherent
고유간동맥 proper hepatic artery
고유감각 proprioception
고유감각- proprioceptive
고유감각감수성 proprioceptive sensibility
고유감각기 proprioceptor
고유근층 muscularis propria
고유면역 inherent immunity
고유저항 resistivity
고유판 lamina propria
고유활성도 specific activity
고이산화탄소혈증 hypercapnia
고이산화탄소혈증혼수 hypercapnic coma
고인산염혈증 hyperphosphatemia
고인슐린증 hyperinsulinism
고인슐린혈증 hyperinsulinemia
고자 eunuch
고자음성 eunuchoid voice
고자증 eunuchism
고잔류식사 high residue diet
고잠재력 high potency
고장성- hypertonic
고장성탈수 hypertonic dehydration
고장식염수 hypertonic saline
고전- classical
고정 anchorage | fusion | immobilization | pexis
고정- stationary
(고정)판 board
고정기 brace
고정동공 fixed pupil
고정붕대 fixed dressing
고정액 fixative
고정원섬유 anchoring fibril
고정제 fixative
고주파 radiofrequency
고주파대 radiofrequency band
고주파맥동파 radio-frequency pulse
고주파열치료 radiofrequency thermal ablation; RFA
고주파진동환기 high-frequency oscillatory ventilation; HFOV
고주파폐쇄(술) radiofrequency ablation
고주파환기 high-frequency ventilation; HFV
고중성지방혈증 hypertriglyceridemia
고지단백혈증 hyperlipoproteinemia
고지단백혈증췌장염 hyperlipoproteinemic pancreatitis
고지방식사 high fat diet
고지질혈증 hyperlipemia
고지혈저나트륨혈증 hyperlipemic hyponatremia
고지혈증 hyperlipidemia
고집증 perseveration

고체- solid
고체상 solid phase
고체온 hyperthermia | hyperthermy
고체화 solidification
고초열 rose cold
고충 distress | sparganum
고충증 sparganosis
고침술 taxis
고카로틴혈증 carotinosis
고칼로리식이 high calorie diet
고칼륨혈증 hyperkalemia
고칼슘혈증췌장염 hypercalcemic pancreatitis
고케톤혈증 hyperketonemia
고코르티솔증 hypercortisolism
고콜레스테롤혈증 hypercholesteremia
고통 distress
고포타슘혈증 hyperpotassemia
고해상컴퓨터단층촬영 high resolution computed tomography; HRCT
고혈당 hyperglycemia
고혈당혼수 hyperglycemic coma
고혈압 arteriopressor
고혈압- hypertensive
고혈압(증) hypertension
고혈압망막병증 hypertensive retinopathy
고혈압병 hypertensive disease
고혈압성위장애 hypertensive gastric disorder
고혈압심장질환 hypertensive heart disease
고혈압약 antihypertensive drug
고혈압혈관병 hypertensive vascular disease
고혈압혼수 hypertensive coma
고혈압환자 arteriopressor | hypertensive
고형- solid
고형가유두상종양 solid and pseudopapillary neoplasm; SPEN | solid pseudopapillary neoplasm
고형물 solid
고형식이 solid diet
고형암 solid cancer
고형장기 solid organ
고형종양 solid tumor
고환 testis
고환거근 cremaster muscle
고환거근동맥 cremasteric artery
고환거근막 cremasteric fascia
고환거근반사 cremasteric reflex
고환거근섬유 cremasteric fibers
고환곁- paratesticular
고환고정 orchidopexy | orchiopexy
고환길잡이 testis gubernaculum
고환꼬임 testicular torsion | torsion testis
고환배아세포신생물 testicular germ cell neoplasia
고환부속물 appendix testis
고환성여성화증후군 testicular feminization syndrome
고환소대 testis gubernaculum
고환암(종) testicular carcinoma
고환없음(증) anorchism
고환여성화 testicular feminization
고환염 orchiditis | orchitis
고환올림근막 cremasteric fascia
고환올림근반사 cremasteric reflex
고환자가이식 testis autograft
고환절제 orchiectomy
고환정맥류 testicular varicocele
고환종 seminoma
고환주위염 periorchitis
고환하강 testicular descent
고환혈관 testicular vessels
고활력패혈쇼크 hyperdynamic septic shock
고효능 high potency
곤란 distress
곤봉손가락 clubbed finger
곤봉체 club
곤봉형 club
곤충매개감염 insect-borne infection
곤충자창 insect sting
곧은- rectus
곧은혈관 vasa recta
곧창자 rectum
곧창자곁공간 pararectal space
곧창자고정(술) rectopexy
곧창자구불창자보개검사 proctosigmoidoscopy
곧창자구불창자염 proctosigmoiditis

곧창자구불창자절제(술) proctosigmoidectomy | rectosigmoidectomy
곧창자굴 rectal sinus
곧창자방광누출관 rectovesical fistula
곧창자보개검사 proctoscopy
곧창자요도샛길 rectourethral fistula
곧창자정맥얼기 hemorrhoidal plexus
곧창자질샛길 rectovaginal fistula
곧창자질어귀샛길 rectovestibular fistula
곧창자탈출증 rectocele
곧창자판막 rectal valve
곧창자협착 rectostenosis
골 bone | os
골간 diaphysis
골간- diaphyseal
골간혈관통로 interosseous vascualr access
골감염 bone infection
골강 bone lacuna
골격 bony skeleton | skeleton
골격- skeletal
골격견인(법) skeletal traction
골격근 skeletal muscle
골격근신괄약근 skeletal muscle neosphincter
골격근신조임근 skeletal muscle neosphincter
골격학 skeletology
골격형성 skeletogeny
골경화증 osteosclerosis
골관절염 osteoarthritis | osteoarthrosis
골괴사 osteonecrosis
골구조 bone structure
골극 bony spur
골기아 hunger bone
골농양 bone abscess
골다공증 osteoporosis
골단 epiphysis
골단연골 epiphyseal cartilage
골단염 epiphysitis
골단외- extraepiphyseal
골단이탈 slipped epiphysis
골단판 epiphyseal plate
골랍 wax bone
골막 periosteum
골막- periosteal
골막반응 periosteal reaction
골막염 periostitis
골막이식 periosteal graft
골막하흡수 subperiosteal resorption
골모세포 osteoblast
골밀도 bone density
골밀도계측 densitometry bone
골밀도측정 densitometry bone
골반 pelvis
골반- pelvic
골반가로막 pelvic diaphragm
골반강 pelvic cavity
골반검사 pelvic examination
골반결핵 pelvic tuberculosis
골반경사 pelvic inclination
골반경술 pelvioscopy
골반고름집 pelvic abscess
골반골절 pelvic fracture
골반굽이 pelvic curvature
골반근막 pelvic fascia
골반기관 pelvic organ
골반기울기 pelvic inclination
골반낭 pelvic pouch
골반내근막 endopelvic fascia
골반내근막외측인대 lateral ligament of endopelvic fascia
골반내용물적출 pelvic evisceration | pelvic exenteration
골반내장신경 nervi erigentes | pelvic splanchnic nerve
골반내정지 pelvic arrest
골반내진 pelvic examination
골반림프절병(증) pelvic lymphadenopathy
골반림프절절제술 pelvic lymphadenectomy
골반만곡 pelvic curvature
골반바깥- extrapelvic
골반바닥 pelvic floor
골반박리 pelvic dissection
골반방사선조사 pelvic irradiation
골반복막 pelvic peritoneum

골반복막염 pelvic peritonitis
골반부 pars pelvina
골반분계선 linea terminalis pelvis
골반손상 pelvic injury
골반수술 pelvic surgery
골반신(장) pelvic kidney
골반신경 pelvic nerve
골반신경절 pelvic ganglion
골반신경총 pelvic plexus
골반안 pelvic cavity
골반연조직염 pelvic celluitis | pelvic cellulitis | pelvicellulitis
골반염 pelvic inflammatory disease; PID
골반염증질환 pelvic inflammatory disease; PID
골반염질환 pelvic inflammatory disease; PID
골반외- extrapelvic
골반이음구조 pelvic girdle
골반입구 pelvic inlet
골반장기탈출 pelvic organ prolapse
골반재발 pelvic recurrence
골반저 pelvic floor
골반저근 pelvic floor muscle
골반저재건 pelvic floor reconstruction
골반지수 pelvic index
골반직경 pelvic diameter
골반직장고름집 pelvirectal abscess
골반직장농양 pelvirectal abscess
골반질환 pelvic disease
골반축 pelvic axis
골반출구 pelvic outlet
골반출구폐쇄 pelvic outlet obstruction
골반컴퓨터단층촬영 pelvic computed tomography
골반크기 pelvic size
골반탈장 pelvic hernia
골반통증 pelvic pain
골반패혈증 pelvic sepsis
골반혈종 pelvic hematoma
골반회장저장소 pelvic ileal reservoir
골발생 osteogenesis
골발생이상 dysostosis
골병증 osteopathy
골섬유종 osteofibroma
골섬유종증 osteofibromatosis
골성형 osteoplasty
골세포 osteocyte
골수 bone marrow | marrow | medulla
골수- medullary
골수(기원)- myelogenous
골수강 medullary canal
골수공간 medullary canal
골수발생- myelogenous
골수병증 myelopathy
골수생검 bone marrow biopsy
골수세포 marrow cell | myeloid cell
골수억제 bone marrow depression | myelosuppression
골수염 osteomyelitis
골수외- extramedullary
골수외골수지방종 extramedullary myeloliopoma
골수외형질세포종 extramedullary plasmacytoma
골수유래세포 bone marrow-derived cell
골수이식(술) bone marrow transplantation
골수종 myeloma
골수종글로불린 myeloma globulin
골수종세포 myeloma cell
골수증식- myeloproliferative
골수증식질환 myeloproliferative disorder
골수지방종 myelolipoma
골수혈액 bone marrow blood
골수형성이상증후군 myelodysplasia | myelodysplastic syndrome
골수형성이상질환 myelodysplastic disorder
골수형성장애 myelodysplastic disorder
골수화생 myeloid metaplasia
골암 cancer bone
골연골- osteochondral
골연골골절 osteochondral fracture
골연령 bone age
골염 osteitis
골용해 osteolysis | osteolytic
골육종 osteogenic sarcoma | osteosarcoma
골이식 bone graft | graft bone

골재형성 reossification
골절 fracture | fracture bone
골절단기 osteotome
골절절편 fracture fragment
골절조각 fracture fragment
골종양 tumor bone
골지-마조니체 Golgi-Mazzoni body
골편 fragment bone
골학 osteology
골형성 osteogenesis
골형성장애 osteodystrophy
골화 ossification
골화섬유종 ossifying fibroma
골흡수 resorption of bone
곪음 suppuration
곰지락맥박 vermicular pulse
곰팡이 fungus | mycete
곰팡이- fungal | mycotic
곰팡이고름집 fungal abscess
곰팡이덩이 fungus ball
곰팡이모양- fungiform | fungoid
곰팡이약 fungicide
곰팡이억제제 fungistat
곰팡이위질환 gastrosia fungosa
공 ball | foramen
공간 cave | cavern | cavitas | cavity | cavum | lacuna | space
공간감각 space sense
공간분해능 spatial resolution
공간살포 space spray
공간세포 lacunar cell
공간속- intracavitary
공간유지장치 space maintainer
공간점유병터 space occupying lesion
공간해상력 spatial resolution
공간형성 cavitation
공격성 aggressiveness
공기 air
공기가슴증 pneumothorax
공기감염 aerial infection
공기걸림 air trapping
공기고름집 gas abscess
공기공간 air space
공기관절 pneumarthrosis
공기낭종 pneumatocele
공기낭포 air cyst
공기담관 pneumobilia
공기뒤복막증 pneumoretroperitoneum
공기매개감염 airborne infection
공기머리증 pneumocephalus
공기배증 aeroperitoneum
공기복막증 Pneumoperitoneum
공기삼킴증 gastrospiry
공기색전증 air embolism
공기심장막증 pneumopericardium
공기액체층 air fluid level
공기역학 aerodynamics
공기주머니 air bag
공기증 emphysema | pneumatosis
공기증- emphysematous
공기팽창손상 air-blast injury
공기폭압손상 air-blast injury
공기후복막증 pneumoretroperitoneum
공동 cavitas | cavity | cavum
공동응집 coagglutination
공동응집소 coagglutinin
공동화 cavitation
공막 sclera
공막- scleral
공막극 scleral spur
공막노출(법) bare sclera
공막돌기 scleral spur
공막맥락막염 sclerochoroiditis
공막바깥 episclera
공막바깥염 episcleritis
공막절제술 sclerectomy
공막확장 scleral ectasia
공명 resonance
공명기 resonator
공명음 resonance
공모양 spheroid
공모양세포 spherical cell

공모양적혈구 spherocyte
공모양적혈구증 spherocytosis
공복 fasting
공복저혈당 fasting hypoglycemia
공복통 hunger pain
공복혈당 fasting blood sugar
공생 symbiosis
공생균 commensal bacterium
공수병 hydrophobia | rabies
공수병백신 rabies vaccine
공식 formula
공유결합 covalent bond
공유집단 cohort
공인혈관검사사 registered vascular technologist; RVT
공장 jejunum | plant
공장궤양 jejunal ulcer
공장낭 jejunal pouch
공장동맥 jejunal artery
공장루관식사 jejunostomy tube feeding
공장삽입(술) jejunal interposition
공장염 jejunitis
공장절개(술) jejunotomy
공장조루(술) jejunostomy
공장창냄(술) jejunostomy
공장폐쇄 jejunal atresia
공장회장 jejunoileum
공장회장- jejunoileal
공장회장우회(술) jejunoileal bypass
공장회장폐쇄 jejunoileal atresia
공장회장협착 jejunoileal stenosis
공존- coexistent
공중보건 public health
공중보건기관 public health agency
공중보건사업 public health service
공중위생 public hygiene
공중합체 copolymer
공진기 resonator
공통관 common channel
공통관기형 common channel anomaly
공통관이상 common channel anomaly
공판막 ball valve
공포 vacuole
공포반응 phobic reaction
공포변성 vacuolar degeneration
공포증 phobia
공포형성 vacuolation
공포화 vacuolation
공혈자 blood donor
공황 panic
공황발작 panic attack
공황장애 panic disorder
곶 promontory
과다 excess
과다- supernumerary
과다발한 hidrorrhea
과다보상 overcompensation
과다분비위병증 hypersecretory gastropathy
과다분엽핵중성구 hypersegmented neutrophil
과다분할방사선요법 hyperfractionated radiotherapy
과다비타민증 hypervitaminosis
과다색소침착 hyperpigmentation
과다수분공급 overhydration
과다월경 profuse menstruation
과다유두 supernumerary nipple
과다유방 supernumerary mamma
과다자극 hyperstimulation
과다점도 hyperviscosity
과다점성증후군 hyperviscosity syndrome
과다철증 siderosis
과다침흘림 salivation
과다폄 hyperextension
과다혈량(증) hypervolemia
과다형성증 hyperplasia
과다호흡 hyperpnea
과다환기 hyperventilation
과다환기알칼리증 hyperventilation alkalosis
과다환기증후군 hyperventilation syndrome
과다활동 overactivity | superactivity
과당 fructose
과당뇨(증) fructosuria
과대망상 grandiose delusion

과대망상상태 expansiveness
과도반응 overresponse
과도성장 overgrowth
과도증식 overgrowth
과로 overstrain
과립 granule
과립(백혈)구 granulocyte
과립구대식구집락자극인자 granulocyte macrophage colony-stimulating factor
과립구대식세포집락 granulocyte-macrophage colony
과립구집락자극인자 granulocyte colony-stimulating factor
과립구큰포식세포집락자극인자 granulocyte macrophage colony-stimulating factor
과립막 granulosa
과립막세포암종 granulosa cell carcinoma
과립막세포종양 granulosa cell tumor
과립세포 granule cell
과립세포근모세포종 granular cell myoblastoma
과립세포신경초종 granular cell schwannoma
과립세포외배출 granule exocytosis
과립세포종양 granular cell tumor
과립세포질 granular cytoplasm
과립층 granulosa
과립층세포 granulosa cell
과립형성 granulation
과립화 granulation
과망간산용액 permangante solution
과메틸화 hypermethylation
과민대장증후군 irritable bowel syndrome
과민반응 hypersensitivity reaction
과민방광 irritable bladder
과민성 hypersensitivity
과민위 irritable stomach
과민유방 irritable breast
과민질환 hypersensitivity disorder
과민혈관염 hypersensitive vasculitis
과민화세포 hypersensitized cell
과부하 overload
과분비 supersecretion
과분할기법 hyperfractionation technique
과산성소화불량 acid dyspepsia
과산화 peroxidation
과산화물 peroxide
과산화수소 hydrogen peroxide
과산화수소분해효소 catalase
과산화효소 peroxidase
과섭취 hyperalimentation
과소월경 hypomenorrhea
과신전 hyperextension
과영양 hyperalimentation
과오종 hamartoma
과오종성용종증 hamartomatous polyposis
과용증후군 overuse syndrome
과음과식성 설사 crapulous diarrhea
과잉 excess | overload
과잉배팔다리태아 gastromelus
과잉보상 hypercompensation
과잉섭취 excessive intake
과잉수혈 overtransfusion
과잉영양화 eutrophication
과잉족증 polypodia
과잉진정 oversedation
과잉치료 overtreatment
과잉팽창 overinflation
과장모방- histrionic
과정 process
과체중 overweight
과투과성 hyperpermeability
과포화 supersaturation
과학 science
과호모시스테인혈증 hyperhomocysteinemia
과호흡 hyperventilation
과환기테타니 hyperventilation tetany
과활성 overactivity
관 canal | canalis | corona | ductus | salpinx | tract | tractus
관- tubular
관강내초음파검사 intraductal ultrasonography; IDUS
관골구지수 perfusion index
관골안면공 zygomaticofacial foramen

관골측두공 zygomaticotemporal foramen
관내근접요법 intraluminal brachytherapy
관내암종 intraductal carcinoma
관내액 intraluminal fluid
관내유두종 intraductal papilloma
관내인공삽입물 endoprosthesis
관내장치 endoprosthesis
관내증식 intraductal hyperplasia
관넣기 intubation
관념 idea
관례 routine
관례- routine
관류 irrigation | perfusion
관류결손 perfusion defect
관류기 irrigation units | irrigator
관류삽입관 perfusion cannula
관류성도관 perfused catheter
관류속도 perfusion rate
관류스캔 perfusion scan
관류압 perfusion pressure
관류액 perfusate
관류율 perfusion rate
관류장비 perfusion apparatus
관류저하 hypoperfusion
관류회로 perfusion circuit
관리 management
관리정보조사자료 surveillance data
관명 eponym
관모양 tubular
관모양시야 tubular vision | tunnel vision
관삽입(술) cannulation
관상- coronary
관상동맥 coronary artery
관상동맥경색증 coronary infarction
관상동맥경화증 coronary arteriosclerosis
관상동맥루 coronary artery fistula
관상동맥류 coronary aneurysm | tubular aneurysm
관상동맥병 coronary artery disease; CAD
관상동맥사 coronary death
관상동맥샛길 coronary artery fistula
관상동맥순환 coronary circulation
관상동맥염 coronary arteritis
관상동맥우회로이식(술) coronary artery bypass graft
관상동맥조영술 coronary arteriography
관상동맥집중치료실 coronary care unit; CCU
관상동맥폐쇄 coronary artery occlusion
관상면 coronal plane
관상봉합 coronal suture
관상선 tubular gland
관상선암(종) tubular adenocarcinoma
관상시야 tubular vision | tunnel vision
관상영상 coronal image | coronal view
관상유방암 tubular breast cancer
관상융모 tubulovillous
관상융모샘종 tubulovillous adenoma
관상융모선종 tubulovillous adenoma
관상인대 coronary ligament
관상정맥 coronary vein
관상정맥동판 valve of coronary sinus
관상피내암(종) ductal carcinoma in situ; DCIS
관상피증식증 ductal hyperplasia
관상혈관성형술 coronary angioplasty
관상혈관조영술 coronary angiography
관샘암 ductal adenocarcinoma
관샘종 ductal adenoma
관석 scale
관선배액 seton drainage
관선분할 seton division
관선종 tubular adenoma
관성 inertia
관세포암(종) ductal cell carcinoma
관세포암종 duct cell carcinoma
관암 duct cancer
관암종 duct carcinoma | ductal carcinoma
관용 tolerance
관자놀이점 pterion
관자동맥염 temporal arteritis
관자부위 temporal region
관자엽간질 temporal lobe epilepsy
관장 enema
관장기 enemator
관장액 enema

ㄱ

관절 articulation | joint
관절강 articular cavity
관절강직 ankylosis
관절결석 arthrolith
관절경 arthroscope
관절골절 articular fracture
관절구축 articular contracture | joint contracture
관절굳음 ankylosis | joint stiffness
관절낭 articular capsule | joint capsule
관절낭외- extracapsular
관절돌 arthrolith
관절마찰음 articular crepitus
관절면 articular surface | facet
관절병(증) arthropathy
관절보개 arthroscope
관절비빔소리 articular crepitus
관절삼출액 articular effusion
관절상완- glenohumeral
관절성형(술) arthroplasty
관절안 articular cavity
관절연골 articular cartilage
관절염 arthritis
관절염성결절 arthritic nodule
관절원반 articular disc
관절유합술 arthrodesis
관절융기 articular eminence
관절절개(술) arthrotomy
관절조영(술) arthrography
관절주머니 articular capsule | joint capsule
관절주머니바깥- extracapsular
관절주위- circumarticular
관절주위염 periarthritis
관절증 arthrosis
관절탈구 joint dislocation
관절통 arthralgia
관절통기 pneumarthrosis
관절흡인 joint aspiration
관점막문합 duct-to-mucosa anastomosis
관점막연결 duct-to-mucosa anastomosis
관제거 extubation
관조영촬영 ductography
관주위- periductal
관주위섬유증 periductal fibrosis
관찰연구 observational study
관찰자바이어스 observer bias
관찰자변이 observer variation
관찰자치우침 observer bias
관찰재수술 relook operation
관통 penetration | perforans | perforation | transfixion
관통- perforating
관통동맥 perforating artery
관통배출 through drainage
관통상 penetrating injury
관통성복부외상 penetrating abdominal trauma
관통정맥 perforating vein
관해 remission | remittence
관해유도치료 remission induction therapy
관혈류 perfusion
관확장 ductal ectasia
괄약근 sphincter muscle
괄약근간감염 intersphincteric infection
괄약근간고랑 intersphincteric groove
괄약근간고름집 intersphincteric abscess | intrasphincteric abscess
괄약근간공간 intersphincteric space
괄약근간농양 intersphincteric abscess | intrasphincteric abscess
괄약근간면 intersphincteric plane
괄약근간치루 intersphincteric fistula | intrasphincteric fistula
괄약근관통형치루 trans-sphincteric fistula
괄약근복원(술) sphincter repair
괄약근상형치루 suprasphincteric fistula
괄약근성형술 sphincteroplasty
괄약근외치루 extrasphincteric fistula
괄약근재건(술) sphincter reconstruction
괄약근절개(술) sphincterotomy
괄약근주름형성 sphincter plication
괄약근협동장애 sphincter dyssynergia
괄약근확장(술) sphincter dilation
광(물)질 mineral

광각내시경검사 panendoscopy
광견병 hydrophobia | rabies
광견병백신 rabies vaccine
광대관자구멍 zygomaticotemporal foramen
광대돌기 zygomatic process
광대뼈- malar
광대얼굴구멍 zygomaticofacial foramen
광도계 photometer
광도측정 photometry
광물질화 mineralization
광배근 latissimus dorsi
광범위 broad spectrum
광범위- diffuse
광범위간괴사 massive hepatic necrosis
광범위갑상샘종 diffuse goiter
광범위경화성변형 diffuse sclerosing variant
광범위관내상피병소 extensive intraductal component; EIC
광범위국소절제(술) wide local excision
광범위동맥경화증 diffuse arteriosclerosis
광범위동맥류 diffuse aneurysm
광범위무기폐 diffuse atelectasis
광범위식도연축 diffuse esophageal spasm
광범위염증 diffuse inflammation
광범위완전복막외교정술 extended totally extraperitoneal repair; eTEP
광범위완전복막외접근법 extended totally extraperitoneal repair; eTEP
광범위절제 wide excision
광범위침습소포암(종) widely invasive follicuar carcinoma
광범위항생제 broad spectrum antibiotic
광범위혈관내응고 diffuse intravascular coagulation
광범피하출혈 suggillation
광색소 photochrome
광생물학 photobiology
광선육아종 actinic granuloma
광선피부염 actinic dermatitis
광섬유내시경검사 fiberoptic endoscopy
광섬유선 fiberoptic cables
광섬유위내시경 fiberoptic gastroscope
광속 beam
광양자 photoplethysmography; PPG
광역 broad spectrum
광역절제 wide excision
광역학요법 photodynamic therapy; PDT
광원 light sources
광유 mineral oil
광응고술 photocoagulation therapy
광인대 broad ligament
광자 photon | photoplethysmography; PPG
광자극 photic stimulation
광전자 photoelectron
광투시전동형정맥제거술 transilluminated powered phlebectomy
광학 optics
광학밀도 optical density
광학현미경 optical microscope
광합성 photosynthesis
광화학요법 photochemotherapy
괴사 necrosis
괴사- necrotizing
괴사근막염 necrotizing fasciitis
괴사동맥염 necrotizing arteritis
괴사딱지 eschar
괴사딱지절개(술) escharotomy
괴사딱지절제술 escharectomy
괴사성결장루 necrotic colostomy
괴사성항문직장고름집 necrotizing anorectal abscess
괴사성항문직장농양 necrotizing anorectal abscess
괴사성회음부감염 necrotizing perineal infection
괴사세동맥염 necrotizing arteriolitis
괴사소장결장염 necrotizing enterocolitis
괴사소장대장염 necrotizing enterocolitis
괴사소장염 necrotizing enteritis
괴사신장유두염 necrotizing renal papillitis
괴사연조직염 necrotizing cellulitis
괴사열상 combustio escharotica
괴사염증 necrotizing inflammation
괴사용해 necrolysis
괴사용해이동홍반 necrolytic migratory erythema
괴사작은창자큰창자염 necrotizing enterocolitis

괴사장염 necrotizing enteritis
괴사췌장염 necrotizing pancreatitis
괴사혈관염 necrotizing vasculitis
괴사후간경화(증) postnecrotic cirrhosis
괴저 cancrum | gangrene
괴저- gangrenous
괴저고름(농)피부증 pyoderma gangrenosum
괴저괴사 gangrenous necrosis
괴저구내염 gangrenous stomatitis
괴저농양 gangrenous abscess
괴저담낭염 gangrenous cholecystitis
괴저발생 gangrenosis
괴저쓸개염 gangrenous cholecystitis
괴저연조직염 gangrenous cellulitis
괴저입안염 gangrenous stomatitis
괴혈병 scurvy
교감신경 sympathetic nerve | symphathetic nerve
교감신경계 symphathetic nerve system
교감신경로 sympathetic pathways
교감신경블록 sympathetic block
교감신경영양장애 sympathetic dystrophy
교감신경자극 sympathetic irritation
교감신경작용- sympathomimetic
교감신경작용제 sympathomimetic | sympathomimetic drug
교감신경절 sympathetic ganglion
교감신경절제(술) sympathectomy
교감신경줄기 sympathetic chain
교감신경지배 sympathetic innervation | sympathetic nerve supply
교감신경차단 sympathetic block | sympathetic blockade
교감신경흥분제 sympathomimetic drug
교뇌 pons
교대맥박 pulsus alternans
교대불빛검사 flashlight swinging test
교대유전 alternative inheritance
교란 disturbance
교란바이어스 confounding bias
교란배제인자 exclusion of confounding factor
교류저항혈량측정 impedance plethysmography
교배쌍 mating pair
교살 hanging
교상 bite
교설벽 tongue biting
교수형 hanging
교수형골절 hangman fracture
교액장폐쇄(증) strangulation ileus
교액탈장 strangulated hernia
교원기질 collagen matrix
교원섬유 collagenous fiber
교원혈관병 collagen-vascular disease
교잡 hybridization
교잡유전 blending inheritance
교정 reduction
교정(술) repair | revision
교정시력 corrected vision
교정장치 appliance
교질 colloid
교질분산 colloidal dispersion
교질분산도 colloidal dispersion
교질삼투압 colloid osmotic pressure
교차 chiasm | decussation
교차 도관집 crossover sheath
교차 클램프 cross clamp
교차감염 cross infection
교차검사 cross examination
교차면역 cross immunity
교차면역전기영동 crossed immunoelectrophoresis
교차반응 cross reaction
교차순환 cross circulation
교차유전 cross inheritance
교차저항 cross resistance
교차적합(검사) cross matching
교차투석 cross dialysis
교통동맥 communicating artery
교통상해 traffic injury
교통손상 traffic injury
교통음낭수종 communicating hydrocele
교통정맥 communicating vein
교합 articulation | bite
교합검사 occlusion test

교합균형 occlusal balance
교합기 articulator
교합납 bite wax
교합압 bite pressure
교합조정 occlusal adjustment
교합평면 occlusal plane
교환 exchange | replacement
교환기 exchanger
교환수혈 exchange transfusion | substitution transfusion
교환요법 repalcement therapy
교환체 exchanger
구 gutter | introitus | meatus | ostium | sulcus
구각염 angular stomatitis
구간 interval
구강 mouth | oral | oral cavity
구강건조 mouth dryness
구강건조증 xerostomia
구강경유로봇수술 transoral robotic surgery
구강내부목 intraoral splint
구강병 stomatosis
구강성교 fellatio
구강세균학 oral bacteriology
구강외영양 extrabuccal feeding
구강위생 oral hygiene
구강위생불량 poor oral hygiene
구강학 stomatology
구개열 cleft palate
구개열루 cleft palate fistula
구개음 palatal sound
구균 coccus
구균- coccal
구내염 stomatitis
구내출혈 stomatorrhagia
구동 drive
구두- oral
구루병 rickets
구리결핍증 copper deficiency
구리증 chalcosis
구리축적병 copper storage disease
구리침착증 chalcosis
구리혈증 cupremia
구멍 foramen | hiatus | introitus | meatus | opening | orifice | ostium | pore | ring | stoma | vent
구멍주위홍색각질피부증 erythrokeratodermia periorificialis
구멍협착 stomal stenosis
구부결장창냄술 sigmoidostomy
구불(잘록)창자 sigmoid colon
구불결장 sigmoid colon
구불결장간막 mesosigmoid
구불결장경 sigmoidoscope
구불결장경검사 sigmoidoscopy
구불결장고정 sigmoidopexy
구불결장굴곡 sigmoid flexure
구불결장동맥 sigmoid artery
구불결장방광성형 sigmoidocystoplasty
구불결장염 sigmoiditis
구불결장염전 sigmoid volvulus
구불결장절개 sigmoidotomy
구불결장절제 sigmoidectomy
구불결장절제술 sigmoid colectomy
구불결장직장연결 sigmoidoproctostomy | sigmoidorectostomy
구불정맥굴 sigmoid sinus
구불정맥동 sigmoid sinus
구불창자간막 mesosigmoid | sigmoid mesocolon
구불창자꼬임 sigmoid volvulus
구불창자내시경 sigmoidoscope
구불창자내시경검사 sigmoidoscopy
구불창자동맥 sigmoid artery
구불창자보개 sigmoidoscope
구불창자보개검사 sigmoidoscopy
구불창자창냄술 sigmoid colostomy
구상돌기 uncus
구상회 uncus
구석 angle | fornix
구속 restraint
구순열 cleft lip | harelip
구술- oral
구심- afferent
구심성감각신경섬유 afferent sensory nerve fiber

구심신경 afferent nerve
구심신경섬유 afferent nerve fiber
구아네티딘 guanethidine
구아노신 guanosine
구아닌 guanine
구역 area | domain | gag | nausea | sector | segment | segmentum | sicchasia | spectrum | zone
구역간면 intersectional plane
구역결장염 segmental colitis
구역경색증 segmental infarction
구역기관지 segmental bronchus
구역담관 sectoral hepatic duct
구역사이면 intersectional plane
구역유방절제술 segmental mastectomy
구역잘록창자염 segmental colitis
구역절제 segmentectomy
구역절제술 segmental resection
구역질 retching
구역허탈 segmental collapse
구연산염 citrate
구연산염뇨 citraturia
구연산중독 citrate toxicity
구연산회로 citric acid cycle
구음장애 dysarthria
구제수술 salvage operation
구제요법 salvage therapy
구제절제 salvage resection
구조 configuration
구조단백질 structural protein
구조유전자 structural gene
구진 papule
구진- papuliferous
구진극세포해리성피부병 papular acantholytic dermatosis
구진-농포여드름 acne papulo-pustula
구진성황색종 papular xanthoma
구진증 papulosis
구창 gutter wound
구축 contracture
구충 hookworm
구충병 hookworm disease
구충제 antihelminthic agent | pesticide
구취 stomatodysodia
구토 emesis | regurgitation
구토물 vomit
구토반사 vomiting reflex
구토약 antiemetic | antiemetic drug
구토유발- emetic | emetogenic
구토제 emetic
구토중추 vomiting center
구토학 emeticology
구해면체근 bulbocavernosus muscle
구형 spheroid
구형낭 saccule
구형세포 spherical cell
구형적혈구 spherocyte
구형적혈구증 spherocytosis
구획 compartment | demarcation
구획절제술 sectionectomy | sectorectomy
구획증후군 compartment syndromes
국립장기조직혈액관리원 Korea network for organ sharing; KONOS
국민건강보험 national health insurance
국소- focal | regional
국소간질 localized epilepsy
국소감염 local infection | localized infection
국소결절성증식증 focal nodular hyperplasia
국소농양 localized abscess
국소도포 local application
국소동맥내주입 regional arterial infusion
국소마취 topical anesthesia
국소마취제 local anesthetic | topical anesthetic
국소면역 local immunity
국소바름 local application
국소변형 local deformity
국소병터 focal lesion
국소부위재발 locoregional recurrence
국소분절사구체경화증 focal segmental glomerulosclerosis; FSGS
국소색전사구체신염 focal embolic glomerulonephritis
국소소장염 regional enteritis

국소스테로이드 topical corticosteroid
국소약 topical drug
국소연고 topical cream
국소요법 local treatment
국소이성화효소 topoisomerase
국소재발 local recurrence
국소적용 local application
국소절제 local excision
국소진행 locally advanced
국소치료 local treatment
국소피판 local flap | regional flap
국소항생제 topical antibiotic
국소해부학 regional anatomy | topographic anatomy
국소화 localization
국소화학요법 regional chemotherapy
국소회장염 regional ileitis
국한- circumscribed
국한림프관종 lymphangioma circumscriptum
군 cluster
군발두통 cluster headache
군별 grouping
군집면역 herd immunity
군집성미세석회화 clustered microcalcification
굳기름침착물 mutton fat deposit
굳은 scirrhous
굳은궤양 chancre | ulcus durum
굳은살 callus
굳은암종- scirrhous
굳은어깨 frozen shoulder
굳은음식 solid diet
굳음 sclerosis | stiffness
굴 canalis | cavern | sinus | tunnel
굴곡 flexion | flexura | flexure
굴곡강도 bending strength
굴곡내시경술 flexible endoscopy
굴곡변형 flexion deformity
굴곡섬유경 flexible fiberscope
굴곡위경 flexible gastroscope
굴근 flexor
굴느린맥 sinus bradycardia
굴뚝형스텐트이식편 chimney stent graft
굴뚫기도구 tunneler
굴맥관 sinusoid
굴모세혈관 sinusoidal capillary
굴모양- sinusoid
굴모양패턴 sinusoidal pattern
굴모양혈관 sinusoid
굴부정맥 sinus arrhythmia
굴빠른맥 sinus tachycardia
굴심방결절 sinoatrial node
굴염 sinusitis
굴절률 refractive index
굴절지수 refractive index
굴조영(술) sinography
굴형성 sinus formation
굶주림 starvation
굽은도관 elbowed catheter
굽이 flexura | flexure
굽힌쪽 flexural
굽힘 flexion
굽힘근 flexor
굽힘변형 flexion deformity
굽힘세기 bending strength
굽힘쪽 flexural
굿솔법칙 Goodsall rule
굿패스처증후군 Goodpasture syndrome
궁 bow
궁둥- sciatic
궁둥(뼈)- ischiadic
궁둥뼈 ischium
궁둥뼈- sciatic
궁둥뼈가시 ischial spine
궁둥뼈직장고름집 ischiorectal abscess
궁둥신경 sciatic nerve
궁둥신경- sciatic
궁둥이 buttock
궁둥탈장 ischiatic hernia
궁둥항문고름집 ischioanal abscess
궁둥항문공간 ischioanal space
궁둥항문농양 ischioanal abscess
궁둥항문오목 ischioanal fossa
궁상동맥 arcuate artery

궁상인대 arcuate ligament
권장량 allowance
권투선수골절 boxer fracture
궤양 cancrum | sore | ulcer | ulceration
궤양- ulcerative
궤양대장염 ulcerative colitis
궤양병터 ulcerative lesion
궤양성구내염 ulcerative stomatitis
궤양성대장염수술에서 W저장소 W reservoir in ulcerative colitis surgery
궤양성대장염에서의 Paneth세포 Paneth cell in ulcerative colitis
궤양성대장염에서의 파네트세포 Paneth cell in ulcerative colitis
궤양성림프관염 ulcerative lymphangitis
궤양성입안염 ulcerative stomatitis
궤양성직장염 ulcerative proctitis
궤양수술 ulcer surgery
궤양식도염 ulcerative esophagitis
궤양암 ulcerative cancer
궤양염증 ulcerative inflammation
궤양잘록창자염 ulcerative colitis
궤양판 ulcerated plaques
궤양형성 helcosis | ulceration
궤양화 helcosis | ulceration
귀 ear
귀관 salpinx
귀관염 salpingitis
귀두 glans
귀두염 balanitis
귀뒤겨드랑이접근 postauricular axillary approach
귀무가설 null hypothesis
귀밑샘 parotid gland
귀밑샘관 parotid duct
귀밑샘근막 parotid fascia
귀밑샘부위 parotid region
귀밑샘속신경얼기 intraparotid plexus
귀밑샘유두 parotid papilla
귀밑샘침 parotid saliva
귀밑샘타액 parotid saliva
귀보개 aural speculum
귀신경절 otic ganglion
귀앓이 earache
귀위- epiotic
귀지 cerumen | earwax
귀통증 earache
귓바퀴 auricle
귓바퀴뒤- retroauricular
귓바퀴밑- subauricular
귓바퀴앞낭 preauricular cyst
귓불 earlobe
규격 specification | standard
규모 magnitude
규석 silica
규소 silicon
규정 regulation
규정식량 ration
규폐증 silicosis
균 microbe | organism
균- microbial
(균)열 fissure
균교대감염 superinfection
균력 virulence
균막 biofilm
균무리 flora
균사체진균 mycelial fungus
균상식육종 mycosis fungoides
균억제 bacteriostasis
균억제작용 bacteriostatic action | bacteriostatic effect
균열 rhagades
균열유두 fissured nipple
균종 mycetoma
균주 flora
균주무리생성 clustering
균질- homogeneous
균질성 homogeneity
균체항원 somatic antigen
균형 balance
균형마취 balanced anesthesia
균형식사 balanced diet
균형자리옮김 balanced translocation

균형전위 balanced translocation
귤껍질 peau d'orange
그람양성균 Gram-positive bacterium
그람염색 Gram stain
그람염색(법) Gram staining
그람음성균 Gram-negative bacterium
그람음성균혈증 Gram-negative bacteremia
그람음성패혈쇼크 gram-negative septic shock
그런펠트탈장 Grynfeltt hernia
그렁거림 stridor
그레이브병 Graves disease
그레이브즈병 Graves disease
그레이터너징후 Gray-Turner sign
그리세오풀빈 Griseofulvin
그림표 diagram
그물 reticulum
그물- reticular
그물내피- reticuloendothelial
그물내피계통 reticuloendothelial system
그물내피세포 reticuloendothelial cell
그물내피증 reticuloendotheliosis
그물막 omentum
그물막- omental
그물막고정 omentofixation | omentopexy
그물막구멍 epiploic foramen
그물막구멍탈장 foraminal hernia
그물막꼬임 omentovolvulus
그물막낭 omental cyst | omental sac
그물막봉합 omentorrhaphy
그물막비장고정 omentosplenopexy
그물막염 omentitis
그물막이식 omental graft | omentoplasty
그물막절개 omentotomy
그물막절제 omentectomy | omentumectomy
그물막주머니 omental sac
그물막탈장 omental hernia
그물섬유 reticular fiber
그물세포 reticular cell | reticulum cell
그물세포육종 reticulum cell sarcoma
그물울혈반 livedo reticularis
그물이식 mesh graft
그물적혈구 reticulocyte
그물적혈구증가 reticulocytosis
그물정맥 reticular vein
그물조직구증 reticulohistiocytosis
그물조직세포 reticulohistiocyte
그물증 reticulosis
그물증모양- reticuloid
그물진피 reticular dermis
그물층 reticular layer
극 spur
극구흡충 *Echinostoma*
극구흡충증 echinostomiasis
극돌기 spinous process
극성결합 polar bond
극소동공 pinhole pupil
극초단파응고기 microwave coagulation
극초단파지짐기 microwave coagulation
극초단파화상 microwave burn
극파 spike
근 muscle
근(육)강직 muscular stiffness
근(육)경직 muscular stiffness
근(육)괴사 myonecrosis
근(육)모양세포 myoid cell
근(육)방추 muscle spindle
근(육)상피세포 myoepithelial cell
근(육)섬유 muscle fiber
근(육)섬유괴사 myonecrosis
근(육)섬유증 myofibrosis
근(육)세포 muscle fiber
근(육)염 myositis
근(육)절개 myotomy
근(육)절제(술) myectomy
근(육)조직 muscular tissue | musculature
근(육)판 flap muscle | muscle flap
근(육)풀림제 muscle relaxant
근(육)피부- musculocutaneous
근(육)피판 muscle flap
근간대뇌전증 myoclonic epilepsy
근강직 rigidity muscle
근거의 분류/수준 class/level of evidence

근경련 spasm muscle
근경직 rigidity muscle
근골격계 musculoskeletal system
근긴장- myotonic
근긴장도 muscle tone
근긴장동공 myotonic pupil
근긴장이상증 dystonia
근긴장증 myotonia
근디스트로피 muscular dystrophy
근막 fascia
근막- fascial
근막걸이(술) fascial sling
근막바깥- epifascial
근막성형 fascioplasty
근막염 fasciitis | fascitis
근막외- epifascial
근막외주사 epifascial injection
근막이식 fascia graft
근막절개 fasciotomy
근막지방피판 fascia-fat flap
근막피부판 fasciocutaneous flap
근막하내시경관통정맥수술 subfascial endoscopic perforator surgery; SEPS
근막하접근법 sub-fascial approach
근막확장기 fascial dilator
근모세포 myoblast
근본치료 radical cure
근색소 myoglobin
근색소뇨 myoglobinuria
근섬유분절 sarcomere
근섬유육종 myofibrosarcoma
근섬유종증 myofibromatosis
근시 myopia
근연축 spasm muscle
근원섬유 sarcostyle
근원섬유속 sarcostyle
근위- proximal
근위결장폐쇄 proximal colon obstruction
근위부위미주신경절단(술) proximal gastric vagotomy; PGV
근위부위절제술 proximal gastrectomy
근위이동 proximal migration
근위축 muscular atrophy
근육 muscle
근육경련 cramp
근육근막판 musculofascial flap
근육긴장저하영아 floppy infant
근육내- intramuscular
근육내주사 intramuscular injection
근육내주입 intramuscular infusion
근육바깥막 epimysium
근육병 muscle disease
근육병증 myopathy
근육병증(질환) myopathic disorder
근육뼈대계통 musculoskeletal system
근육사이탈장 intermuscular hernia
근육성조절 myogenic regulation
근육세포질그물 sarcoplasmic reticulum
근육속- intramuscular
근육수축력- inotropic
근육외막 epimysium
근육원섬유다발 sarcostyle
근육원섬유마디 sarcomere
근육주사 intramuscular injection
근육층 muscular coat
근육층신경얼기 Auerbach plexus | myenteric plexus
근육통 myalgia
근육포자충증 sarcocystosis | sarcosporidiasis
근육피부신경 musculocutaneous nerve
근육형질그물 sarcoplasmic reticulum
근이식(편) graft muscle
근이완제 muscle relaxant | relaxant muscle
근전기검사 myoelectrical study
근전기활성 myoelectrical activity
근전도(기록) electromyography; EMG
근전도검사 electromyography; EMG
근절 sarcomere
근점 near point
근접- juxta
근접반사 near reflex
근접방사선요법 brachytherapy | radiobrachytherapy
근접요법 brachytherapy

근접위치 juxtaposition
근종 myoma
근종절제 myomectomy
근치 radical cure
근치- radical
근치골구멍 myopectineal orifice
근치림프절절제(술) radical lymph node dissection | radical lymphadenectomy
근치목절제 radical neck dissection
근치보존수술 radical conservative operation
근치수술 radical operation | radical surgery
근치외음절제술 radical vulvectomy
근치위아전절제술 radical subtotal gastrectomy
근치위전절제술 radical total gastrectomy
근치유방절제술 radical mastectomy
근치유양돌기절제술 radical mastoidectomy
근치음문절제술 radical vulvectomy
근치자궁절제술 radical hysterectomy
근치적출술 radical extirpative operations
근치절제술 radical excision
근피신경 musculocutaneous nerve
근피이식편 musculocutaneous graft
근피판 musculocutaneous flap | myocutaneous flap
글라스만위조루술 Glassman gastrostomy
글라이신 glycine
글라이신뇨 glycinuria
글라이코시데이스 glycosidase
글래스고혼수척도 Glasgow coma scale
글로불린 globulin
글로빈 globin
글루카곤 glucagon
글루카곤종 glucagonoma
글루카곤종증후군 glucagonoma syndrome
글루칸 glucan
글루코사민 glucosamine
글루코세레브로사이드 glucocerebroside
글루코세레브로사이드분해효소 glucocerebrosidase
글루코시데이스 glucosidase
글루코시드 glucoside
글루코코티코이드 glucocorticoid
글루코키나아제 glucokinase
글루콘산염 gluconate
글루콘산칼슘 calcium gluconate
글루쿠론산분해효소 glucuronidase
글루쿠론산염 glucuronate
글루쿠론산전이효소 glucuronyltransferase
글루큐로닐기전달효소 glucuronyltransferase
글루큐론산염 glucuronate
글루큐론산화물분해효소 glucuronidase
글루큐론산화빌리루빈 bilirubin glucuronide
글루타르알데히드 glutaraldehyde
글루타민 glutamine
글루타민분해효소 glutaminase
글루타싸이온 glutathione
글루타티온 glutathione
글루탐산분해효소 glutaminase
글루탐산염 glutamate
글루탐산염탈수소효소 glutamate dehydrogenase
글루탐산탈수소효소 glutamate dehydrogenase
글루테티미드 glutethimide
글루텐 gluten
글리세롤 glycerol
글리세르알데히드 glyceraldehyde
글리세린 glycerin
글리세린관장 glycerine enema
글리세린젤리 glycerin jelly
글리세린좌약 glycerin suppository
글리슨지일괄처리법 Glisson pedicle ligation
글리슨집 Glissonian sheath
글리슨초 Glissonian sheath
글리슨피막 Glisson capsule
글리코겐 glycogen
글리코겐축적병 glycogen storage disease
글리코겐합성 glycogenesis
글리코사미노글리칸 glycosaminoglycan
글리코시드 glycoside
글리코포린 glycophorin
긁어냄 curettage
긁어냄(술) curage
긁은상처 excoriation
긁은자국 scratch mark
긁음 scraping | scratch

긁음반사 scratch reflex
긁음표본 scraping
금기 contraindication
금단검사 abstinence test
금단반응 withdrawal response
금단섬망 abstinence delirium
금단증상 withdrawal symptom
금단증후군 withdrawal syndrome
금속내관 metal stent
금속노출스텐트 bare metal stent
금속단백질분해효소 metalloproteinase
금속스텐트 metal stent
금속열량계 metallic block calorimeter
금식 alimentary abstinence | nil per os; NPO | non per os; NPO
금주모임 anonymous alcoholic
급 class
급경련복통 abdominal colicky pain
급경련통 colicky pain
급냉 quenching
급복통- colicky
급사 sudden death
급성- acute
급성간부전 acute liver failure
급성간염 acute hepatitis
급성간헐포르피린증 acute intermittent porphyria
급성감염 acute infection
급성감염병 acute infectious disease
급성감염위장염 acute infectious gastroenteritis
급성거부반응 acute rejection
급성게실염 acute diverticulitis
급성결석담낭염 acute calculous cholecystitis
급성결석쓸개염 acute calculous cholecystitis
급성관절염 acute arthritis
급성기종담낭염 acute emphysematous cholecystitis
급성기종쓸개염 acute emphysematous cholecystitis
급성농양 acute abscess
급성담낭염 acute cholecystitis
급성무기폐 acute pulmonary atelectasis
급성사구체신염 acute glomerulonephritis
급성사지허혈 acute limb ischemia
급성생리, 연령, 만성건강평가 acute physiology and chronic health evaluation; APACHE
급성섬유성담즙정체간염 acute fibrosing cholestatic hepatitis
급성세관괴사 acute tubular necrosis
급성세포성거부반응 acute cellular rejection
급성신부전 acute renal failure
급성신세뇨관괴사 acute renal tubular necrosis
급성신우신염 acute pyelonephritis
급성신장염 acute nephritis
급성심장사 sudden cardiac death
급성쓸개염 acute cholecystitis
급성애벌레이행 larva currens
급성염증 acute inflammation | phlegmasia
급성울혈성녹내장 acute congestive glaucoma
급성장간막동맥허혈에서의 파파베린 papaverine in acute mesenteric ischemia
급성전격성간염 acute fulminent hepatitis
급성충수염 acute appendicitis
급성췌장염 acute pancreatitis
급성콩팥기능상실 acute renal failure
급성콩팥손상 acute kidney injury
급성콩팥염 acute nephritis
급성통풍성관절염 acute gouty arthritis
급성폐렴 acute pneumonia
급성허혈상완신경병(증) acute ischemic brachial neuropathy
급성허혈위팔신경병(증) acute ischemic brachial neuropathy
급성화농성관절염 acute suppurative arthritis
급속공여자간절제술 rapid donor hepatectomy
급속눈운동 rapid eye movement; REM
급속주입장치 rapid infusion system; RIS
급속진행사구체신염 rapidly progressive glomerulonephritis
급식 feeding
급증 spurt
급통증 colic | crisis | griping pain
긍정- positive
기 age | phase | radical | stage
기- air

(기)법 technique
(기)술 technique
기간 interval
기계적 창자막힘 mechanical ileus
기계적손상 mechanical injury
기계적쇄석술 mechanical lithotripsy
기계적수용기 mechanoreceptor
기계적수용체 mechanoreceptor
기계적장세척 mechanical bowel preparation
기계적장폐쇄 mechanical ileus | mechanical intestinal obstruction
기계적폐쇄 mechanical obstruction
기계적환기 mechanical ventilation
기관 apparatus | organ | trachea
기관경유- endotracheal
기관곁림프절 paratracheal lymph node
기관기관지 tracheal bronchus
기관기관지연화(증) tracheobronchomalacia
기관기관지혈관압박 tracheobronchial vascular compression
기관내- endotracheal
기관내삽관 endotracheal intubation
기관루 trachea fistula
기관륜 tracheal ring
기관바깥- extratracheal
기관샛길 trachea fistula
기관식도고랑 tracheoesophageal groove
기관식도루 tracheoesophageal fistula
기관식도샛길 tracheoesophageal fistula
기관식도압박 tracheoesophageal compression
기관앞- pretracheal
기관앞림프절 pretracheal lymph node
기관앞층 pretracheal layer
기관연골고리 tracheal ring
기관연화(증) tracheomalacia
기관외- extratracheal
기관요법 organotherapy
기관용골 tracheal carina
기관전림프절 pretracheal lymph node
기관절개 tracheostomy
기관절개(술) tracheotomy
기관지 bronchus
기관지간 stem bronchus
기관지경흡인 bronchoscopic aspiration
기관지나무 bronchial tree
기관지낭 bronchogenic cyst
기관지담관루 bronchobiliary fistula
기관지담관샛길 bronchobiliary fistula
기관지동맥 bronchial artery
기관지동맥색전술 bronchial artery embolization
기관지물혹 bronchogenic cyst
기관지배액 bronchial drainage
기관지배출 bronchial drainage
기관지수축 bronchoconstriction
기관지식도루 bronchoesophageal fistula
기관지식도샛길 bronchoesophageal fistula
기관지쓸개관샛길 bronchobiliary fistula
기관지암 bronchial cancer
기관지유발검사 bronchial provocation test
기관지조영(술) bronchography
기관지종양 bronchial tumor
기관지천식 bronchial asthma
기관지폐분리(증) bronchopulmonary sequestration
기관지폐전장기형 bronchopulmonary foregut malformation
기관지폐형성이상 bronchopulmonary dysplasia
기관지허파분리(증) bronchopulmonary sequestration
기관지협착 bronchial stenosis
기관지호흡음 bronchial breathing sound
기관지확장 bronchodilatation
기관지확장(증) bronchiectasis
기관지확장제 bronchodilator
기관카테터 tracheal catheter
기관특이성 organ specificity
기관협착(증) tracheal stenosis
기구 appliance | device | instrument | instrumentation
기구멸균법 instrument sterilization technique
기구조작 instrumentation
기구탐폰삽입 balloon tamponade
기기 instrument
기기 관 instrument cannula

기기 외함 instrument housing
기기 축 instrument shaft
기기 캐뉼라 instrument cannula
기기 팔 instrument arm
기기조작 instrumentation
기뇌증 pneumocephalus
기능갑상샘결절 functioning thyroid nodule
기능게실 functional diverticulum
기능결핍 functional deficiency
기능단백뇨 functional proteinuria
기능불량 malfunction
기능사망 functional death
기능상실 failure
기능성 장폐쇄 functional intestinal obstruction
기능소화불량 functional dyspepsia
기능역류 functional regurgitation
기능용량 functional capacity
기능이상 dysfunction
기능잔기용량 functional residual capacity
기능장애 dysfunction
기능장애배뇨 dysfunctional voiding
기능장폐쇄 functional ileus
기능종양 functioning tumor
기능창자막힘 functional ileus
기능출혈 functioning bleeding
기능항진 hyperfunction
기능항진결절 hyperfunctioning nodule
기니피그모델 Guinea pig model
기대 expectancy
기대값 expectancy
기대누운- recumbent
기대여명 life expectancy
기도 airway | respiratory tract
기도감염 respiratory tract infection
기도관리 airway management
기도내압 airway pressure
기도막힘 respiratory obstruction
기도반사 airway reflex
기도유지기 airway | artificial airway
기도저항 airway resistance
기도폐색 choking
기도협착(증) respiratory stenosis
기록연계 record linkage
기록전극 recording electrode
기류 air flow
기름관장 oil enema
기름낭 oil cyst
기름담금 oil immersion
기름샘 sebaceous gland
기름샘낭 sebaceous cyst
기름샘상피종 sebaceous epithelioma
기름샘암 sebaceous carcinoma
기름샘종 sebaceous adenoma
기름샘주머니 sebaceous follicle
기름흐름 seborrhea
기름흐름피부염 seborrhea
기립경사검사 tilt test
기립곤란 dysstasia
기립단백뇨 orthostatic proteinuria
기립호흡곤란 orthostatic dyspnea
기면 drowsiness | lethargy
기면병 narcolepsy
기문 spiracle
기미 chloasma | melasma
기복 aeroperitoneum
기복증 Pneumoperitoneum
기본 basis
기본금속스텐트 bare metal stent
기본량 elementary quantum
기본소체 elementary body
기본영양균 prototrophic bacterium
기분 mood
기분저하증 dysthymia
기생균 parasitic bacterium
기생생물 parasite | parasitus
기생생물학 parasitology
기생생활 parasitism
기생세대 parasitic generation
기생증 parasitism
기생충 parasite | parasitus
기생충감염 parasitic infection | parasitic infestation | parasitization

기생충유사체 pseudoparasite
기생충장폐쇄 ileus verminosus | worm ileus
기생충증 parasitosis
기생충창자막힘 worm ileus
기생충학 parasitology
기생충혈증 parasitemia
기술- descriptive
기술평가 technology assessment
기술해부학 descriptive anatomy
기시감 deja vu
기아 starvation
기아부종 famine edema
기압 atmosphere | barometric pressure
기앵-바레증후군 Guillain-Barré syndrome
기억(력) retention
기억바이어스 memory bias
기억상실 obliteration
기억착오 paramnesia
기운- oblique
기운목 torticollis
기울기 gradient
기울임 tilt
기원 origin
기원판 placoda
기이색전증 paradoxical embolism
기인위험도 attributable risk
기저 base | fundus
기저- basal
기저귀발진 diaper rash
기저동맥 basal artery
기저막 basement membrane
기저부절제술 fundusectomy
기저산배출 basal acid output
기저세포 basal cell
기저세포모반증후군 basal cell nevus syndrome
기저세포상피종 basal cell epithelioma
기저세포암종 basal cell carcinoma
기저영상 basilar view
기저위산분비 basal acid output; BAO
기저층 basal layer
기저판 basal lamina | basal plate
기저편평세포암종 basosquamous cell carcinoma
기저핵 basal ganglia | basal nuclei
기저혈압 basal blood pressure
기전 mechanism
기전력 electromotive force; EMF
기절 fainting
기정맥 azygos vein
기제 base | mechanism
기종 emphysema | pneumatosis
기종- emphysematous
기종성담낭염 emphysematous cholecystitis
기준 criterion | landmark | standard
기준깊이 reference depth
기준선 base line
기준전극 standard electrode
기준점 reference point
기증 donation
기증자 donor
기증자간절제(술) donor hepatectomy
기증자신장절제(술) donor nephrectomy
기증자저항 donor resistance
기증자특이항체 donor-specific antibody
기증자혈액 donor blood
기증장기면역수정 donor organ immune modification
기증장기배분 organ allocation
기증활성화프로그램 donor action program
기질 substrate
기질성병터 organic lesion
기질성질환 organic disease
기체감시장치 gas monitoring
기체마취제 gaseous anesthetic
기체부종 gaseous edema
기체산증 gaseous acidosis
기체주입 insufflation
기체패혈증 gas sepsis
기초- basal
기초과학 basic science
기초대사 basal metabolism
기초대사율 basal metabolic rate
기초상태 basal state

기초식사 basal diet
기초자료 baseline data
기초조건 basal condition
기침 cough
기침실신 tussive syncope
기침약 antitussive
기침완화- antitussive
기침형천식 cough variant asthma
기쿠치병 Kikuchi disease
기태 mole
기포담낭 effervescent gallbladder
기형 anomaly | disfigurement | malformation
기형발생약 teratogenic drugs
기형아종 teratogenous blastoma
기형암(종) teratocarcinoma
기형유피종 teratodermoid tumor
기형종 teratoid tumor | teratoma
기회감염 opportunistic infection
기회감염병원체 opportunistic pathogen
기후 climate
기흉 pneumothorax
긴가슴신경 long thoracic nerve
긴급 emergency
긴급배변 urgent defecation
긴급변의용적 urge volume
긴노쪽손목폄근 extensor carpi radialis longus
긴장 straining | tone | tonus
긴장골절 stress fracture
긴장근 tensor
긴장기흉 tension pneumothorax
긴장도 tonus
긴장동공 pupillatonia
긴장동공(증) pupillotonia
긴장맥박 tension pulse
긴장목반사 tonic-neck reflex
긴장봉합 tension suture
긴장성 tonicity
긴장성 실금 stress incontinence
긴장수축 tonic contraction
긴장없음(증) atony
긴장연축 tonic spasm
긴장저하 hypotonicity
긴장항진- hypertonic
긴장항진방광 hypertonic bladder
긴장형두통 tension type headache
긴촌충증 diphyllobothriasis
긴털 flagellum
긴파장자외선 ultraviolet A
길 canal | meatus | tract | tractus
길버트증후군 Gilbert syndrome
길이 magnitude
길잡이 orientation | pacemaker
길항작용 antagonism | antagonistic action
길항제 antagonist
깃 collar
깊은넓적다리동맥 deep femoral artery
깊은목림프절 deep cervical lymph node
깊은종아리신경 deep peroneal nerve
까짐 erosion
깔때기 infundibulum
깔때기- infundibular
깔때기부분 infundibulum
깔때기제거(술) infundibulectomy
꺼짐 excavation
꺼풀 preputium
꺾임 kink
껍질 capsid | coat | cuticle | envelope | sheath
껍질제거 decortication
껍질층 cuticular layer
꼬리 cauda
꼬리- caudal
꼬리(뼈)- coccygeal
꼬리근 coccygeus muscle
꼬리돌기 caudate process
꼬리마취 caudal anesthesia
꼬리블록 caudal block
꼬리뼈 coccyx
꼬리뼈절제술 coccygectomy
꼬리뼈통증 coccygodynia
꼬리신경 coccygeal nerve
꼬리신경얼기 coccygeal plexus
꼬리엽 caudate lobe

꼬리오목 coccygeal dimple
꼬리유충피부염 cercarial dermatitis
꼬리표 tag
꼬임 torsion | twist
꼬임장애 detorsion
꼬임풀기 detorsion
꼭대기 apex
꼭대기밑- subapical
꼭지 apex
꼭지돌기 mastoid process
꼭지돌기고름집 mastoid abscess
꽈리 acinus | aneurysm
꽈리구조 alveolar structure
꽈리모세혈관장벽 alveolo-capillary barrier
꽈리샘 acinar gland | alveolar gland
꽈리세포 acinar cell
꽈리세포낭샘암(종) acinic cell cystoadenocarcinoma
꽈리세포암(종) acinar cell carcinoma
꽈리주머니 alveolar sac | alveolar saccule
꽈리중심세포 centroacinar cell
꽉집게 clamp
꾀병 malingering | simulation
꿈틀맥박 vermicular pulse
꿈틀운동 enterokinesia
꿈틀운동없음 aperistalsis
꿈틀운동파 peristaltic wave
꿰맨실제거 stitch out
꿰맴 stitch | suture
꿰맴기 stapler
퀴노분절 Couinaud segment
끈 chord | chorda | cord
끈- chordal
끈적침 viscid saliva
끈적한담즙 thick bile
끊긴 interrupted
끓는거품소리 bubbling rale
끓는수포음 bubbling rale
끝 apex | extremity
끝결매듭염색체 acrocentric chromosome
끝뇌 telencephalon
끝매듭염색체 telocentric chromosome
끝머리 terminus
끝분절 telomere
끝분절효소 telomerase
끝점 endpoint
끝판 endplate
끼어듦 interposition
끼어듦이식편 interposition graft

ㄴ

나그네바이러스 passenger virus
나들이식배출관 sump drain
나비(뼈)- sphenoid
나선 spiral | whirl
나선- spiral
나선기관 spiral organ
나선능선 spiral crest
나선동맥 spiral artery
나선식컴퓨터단층촬영 helical CT
나선신경절 spiral ganglion
나선주름 spiral fold
나선판 spiral lamina
나이 age
나이먹음 aging
나이세리아<속> *Neisseria*
나이세리아감염 *Neisseria* infection
나이세리아임균 *Neisseria gonorrheae*
나이트라진 nitrazine
나일론두르기재료 nylon encircling material
나일론현탁 nylon suspension
나종형 lepromatous type
나트륨 sodium
나트륨운반계 sodium transport system
나트륨칼륨펌프 sodium-potassium pump
나트륨통로 sodium channel
나트륨펌프 sodium pump
나트륨혈증 sodemia
낙뢰손상 lightning injury
낙루징후 tear drop sign
낙설 scaling
난관 Fallopian tube | salpinx
난관결찰 tubal ligation
난관난소절제(술) salpingo-oophorectomy
난관복부- tuboabdominal
난관염 salpingitis
난관임신 tubal pregnancy
난관절제술 salpingectomy
난모세포 oocyte
난산 dystocia
난세포 egg cell
난소 ovary
난소간질 stroma ovarii
난소갑상선종 struma ovarii
난소고정 oophoropexy
난소고환(증) ovotestis
난소고환종 dysgerminoma
난소기능 ovarian function
난소기질 stroma ovarii
난소기형종 ovarian teratoma
난소낭 ovarian cyst
난소낭종 ovarian cyst
난소다배아종 ovarian polyembryoma
난소동맥 ovarian artery
난소물혹 ovarian cyst
난소버팀질종양 sex cord-stromal tumor
난소부전 ovarian failure
난소술 ovarian fimbria
난소암 ovarian cancer
난소암종 ovarian carcinoma
난소임신 ovarian pregnancy
난소자궁절제 oophorohysterectomy
난소자궁절제술 ovariohysterectomy
난소절개 oophorotomy | ovariotomy
난소절제(술) oophorectomy
난소정맥 ovarian vein
난소혼합종자세포종양 ovarian mixed germ cell tumor
난원공개존 patent foramen ovale
난자 oocyte | ovum
난청 deafness
난치- intractable

난치궤양 intractable or refractory ulcer
난치성 intractability
난포 follicle | folliculus
난포- follicular
난포낭 follicular cyst
난포막 theca
난포막종 thecoma
난포막황체낭 theca lutein cyst
난포세포 follicle cell
난포주머니 follicular cyst
난포체 oocyst
난포층 follicular layer
난할 cleavage
난형열원충 *Plasmodium ovale*
난황 yolk
난황관 vitelline duct
난황관잔유물 remnant of vitelline duct
난황낭 vitelline sac | yolk sac
난황낭내배엽 yolk sac entoderm
난황낭종양 yolk sac tumor
난황세포 yolk cell
난황순환 vitelline circulation
난황주머니 vitelline sac | yolk sac
난황주머니내배엽 yolk sac entoderm
난황줄기 yolk stalk
난황편위- ectolecithal
날- centrifugal | efferent
날개견갑골 winged scapula
날개근정맥얼기 pterygoid plexus
날개아래턱- pterygomandibular
날개어깨뼈 winged scapula
날개위턱- pterygomaxillary
날관 efferent duct
날록손 naloxone hydrochloride
날문 pylorus
날문- pyloric
날문관 pyloric canal
날문구멍 pyloric orifice
날문근(육)절개(술) pyloromyotomy
날문근육절개 pyloromyotomy
날문근층절개 pyloromyotomy
날문망 pyloric web
날문밑림프절 subpyloric lymph node
날문반사 pyloric reflex
날문방폐쇄 antral atresia
날문배제(술) pyloric exclusion
날문보존 pylorus preservation
날문보존근위부위절제술 pylorus preserving proximal gastrectomy
날문보존원위부위절제술 pylorus preserving distal gastrectomy; PPG
날문보존췌(장)십이지장절제술 pylorus preserving pancreaticoduodenectomy
날문샘 pyloric gland
날문샘창자중복주머니 pyloroduodenal duplication cyst
날문성형 pyloplasty
날문성형(술) pyloroplasty
날문앞 prepyloric
날문연축 pyloric spasm | pylorospasm
날문위림프절 suprapyloric node
날문절개 pylorotomy
날문절제술 gastropylorectomy
날문조임근 pyloric sphincter
날문중복 pyloric duplication
날문창냄술 pylorostomy
날문처짐증 pyloroptosis
날문출구폐쇄 pyloric outlet obstruction
날문폐쇄 pyloric obstruction
날문협착 pyloric stenosis
날사구체세동맥 efferent glomerular arteriole
날세동맥 efferent arteriole
날숨곤란 expiratory dyspnea
날숨끝양압 positive end-expiratory pressure; PEEP
날숨말기압 end expiratory pressure
날숨쌕쌕거림 expiratory wheezing
날숨중추 expiratory center
날숨폐활량 expiratory vital capacity
날신경 efferent nerve
날트렉손 naltrexone
남녀모자이크증 gynandromorphism
남녀한몸 hermaphrodite

남녀한몸장애 intersex disorder
남녀한몸증 gynandromorphism | hermaphroditism
남색 anal intercourse | sodomy
남성 male
남성- male
남성모세포종 androblastoma
남성생식기(관) male genital organ
남성성 masculinity
남성성징소실 demasculinization
남성유방 male breast
남성주의 masculinism
남성형다모증 hirsutism
남성형털과다증 hirsutism
남성호르몬 androgen
남성화 masculinization | virilism | virilization
남성화배세포종 arrhenoblastoma
남성화종양 virilizing tumor
남성화증후군 virilizing syndrome
남용 abuse
남은공기량 residual volume
납보호구 lead shield
납작- flat
납작귀 flat ear
납작머리증 brachycephaly
납중독 lead poisoning | saturnism
납중독뇌병증 lead encephalopathy
납차폐 lead shield
낫인대 falciform ligament
낫적혈구 sickle cell
낫적혈구병 sickle cell disease
낫적혈구빈혈 sickle cell anemia
낫적혈구혈증 sicklemia
낫적혈구형질 sickle cell trait
낫지 않는 궤양 nonhealing ulcer
낭 bag | bursa | capsule | cyst | follicle | folliculus pouch | sac | saccus
낭- capsular | cystic | follicular
낭공장연결(술) cystojejunostomy
낭림프관종 cystic hygroma
낭미충증 cysticercosis
낭병터 cystic lesion
낭샘섬유종 cystadenofibroma
낭샘암(종) cystoadenocarcinoma
낭샘암종 cystadenocarcinoma
낭샘종 cystadenoma
낭샘종양기형 cystadenomatoid malformation
낭성간 cystic liver
낭성림프관종 cystic lymphangioma
낭성불완전골형성증 osteogenesis imperfecta cystica
낭성섬유골염 osteitis fibrosa cystica
낭성섬유증 cystic fibrosis
낭성신생물 cystic neoplasm
낭성암 cystic cancer
낭성유방염 cystic mastitis
낭성종양 cystic tumor
낭성중간막괴사 cystic medial necrosis
낭성질환 cystic disease
낭신우염 pyelitis cystica
낭십이지장연결(술) cystoduodenostomy
낭염 bursitis | pouchitis
낭위연결(술) cystogastrostomy
낭육종 cystosarcoma
낭장연결 cystoenterostomy
낭종 cyst
낭종절제 cystectomy
낭주변- paracystic
낭창 lupus
낭항문문합 pouch-anal anastomosis
낭항문연결 pouch-anal anastomosis
내- inner | internal
내감압(술) internal decompression
내강 lumen
내경동맥 internal carotid artery
내경동맥신경 internal carotid nerve
내경정맥 internal jugular vein
내골반근막 endoplevic fascia
내공 internal os
내과 medicine
내과의사 physician
내과적해부학 medical anatomy
내관 stent
내담도루 internal biliary fistula

내독소 endotoxin
내독소쇼크 endotoxin shock
내독소혈증 endotoxemia
내림 depression | descensus
내림- descendens | descending
내림대동맥 descending aorta
내림프 endolymph
내림프관 endolymphatic duct
내림프낭 endolymphatic sac
내림프낭감압 endolymphatic sac decompression
내막과다형성증 intimal hyperplasia
내막증식증 intimal hyperplasia
내막하 면 subintimal plane
내밂근 protractor
내반슬 genu varum
내반족 strephenopodia
내반첨족 equinovarus
내배엽 endoblast | endoderm | entoderm
내배엽- endodermal | entodermal
내배엽굴종양 endodermal sinus tumor
내배엽동종양 endodermal sinus tumor
내번족 club foot
내복근막 endoabdominal fascia
내복사근 internal oblique abdominal muscle | internal oblique muscle
내복사근건막 internal oblique aponeurosis
내부- endogenous | internal
내부견인기 endo-retractor
내부고리 endo-loops
내부산화효소 endooxidase
내부손상 internal injury
내분비- endocrine
내분비기관 endocrine organ
내분비병증 endocrinopathy
내분비샘 endocrine gland
내분비세포 endocrine cell
내분비위축 endocrIne atrophy
내분비종양 endocrine tumor
내분비췌장 endocrine pancreas
내분비학 endocrinology
내사복근 internal abdominal oblique muscle
내사시 esotropia
내산균 aciduric bacterium
내서혜륜 internal inguinal ring | internal ring
내성 resistance | tolerance
내성장 ingrowth
내시경 endoscope
내시경갑상선절제술 edoscopic thyroidectomy
내시경괄약근절개(술) endoscopic sphincterotomy
내시경부갑상선절제술 edoscopic parathyroidectomy
내시경비뇨의학(과) endourology
내시경수술 endoscopic operation | endoscopic surgery
내시경술 endoscopy
내시경역행담췌관조영 endoscopic retrograde cholangiopancreatography; ERCP
내시경역행췌관촬영조영 endoscopic retrograde pancreatography
내시경요관절개 endoureterotomy
내시경유두절개 endoscopic papillotomy
내시경적 췌관 괄약근절개(술) endoscopic pancreatic ductal sphincterotomy
내시경적담도배액(술) endoscopic biliary drainage
내시경점막절제(술) endoscopic mucosal resection; EMR
내시경점막하박리(술) endoscopic submucosal dissection; ESD
내시경정맥류결찰(술) endoscopic variceal ligation; EVL
내시경정맥류경화요법 ednoscopic variceal sclerotherapy
내시경조임근절개 endoscopic sphincterotomy
내시경초음파 endoscopic ultrasound | endosonography
내시경초음파검사 endoscopic ultrasonography; EUS
내시경클립 endoclip
내시음성 eunuchoid voice
내안각주름 epicanthal fold
내압검사에서초저파 ultraslow waves in manometry
내압확장게실 pulsion diverticulum
내연골종 enchondroma
내연골종증 enchondromatosis

내용물적출 devisceration | exenteration
내용물적출(술) evisceration
내유방정맥 internal mammary vein
내윤상근 inner circular muscle
내음부피판 internal pudendal flap
내이 inner ear | internal ear
내이도 internal acoustic canal
내인- endogenous | intrinsic
내인(인)자 intrinsic factor
내인감염 endogenous infection
내인단백질 endogenous protein
내인발열원 endogenous pyrogen
내인압력손상 internal barotrauma
내인응고경로 intrinsic pathwav of coagulation
내인천식 intrinsic asthma
내장가슴막 visceral pleura
내장감각반사 viscerosensory reflex
내장거대증 splanchnomegaly
내장골동맥 internal iliac artery
내장골반근막 visceral pelvic fascia
내장낭미충 Cysticercus viscerotropica
내장돌출 devisceration
내장리슈만편모증 kala-azar
내장반사 visceral reflex
내장복막 visceral peritoneum
내장비대증 splanchnomegaly
내장순환 splanchnic circulation
내장신경 splanchnic nerve | visceral nerve
내장신경섬유 visceral nerve fiber
내장신경절제(술) splanchnicotomy
내장심장반사 viscerocardiac reflex
내장영양반사 viscerotrophic reflex
내장왜소증 splanchnomicria
내장운동반사 visceromotor reflex
내장위치이상증 heterotaxia
내장적출 devisceration
내장적출(술) evisceration
내장전위(증) splanchnectopia
내장통증 visceral pain
내장틈새 visceral cleft
내장혈 splanchnic blood
내장혈관상 splanchnic vascular bed
내장혈관영역 splanchnic vascular bed
내전 adduction
내전근반사 adductor reflex
내전피열연골고정술 adduction arytenoidopexy
내정값 default
내정삭근막 internal spermatic fascia
내증식 ingrowth
내진 bimanual examination | combined examination | vaginal examination
내출혈 internal bleeding
내측- medial
내측박리 medial dissection
내측배꼽인대 medial umbilical ligament
내측서혜오목 medial inguinal fossa
내측서혜와 medial inguinal fossa
내층 lining
내치핵 internal hemorrhoids
내편위 esodeviation
내포 internal capsule
내피 endothelium
내피모세포 endothelioblast
내피세포 endothelial cell | endotheliocyte
내피암 endothelial cancer
내혈관망 inner vascular web
내형질 endoplasm
내화도 refractoriness
내회전 internal rotation
내흉동맥 internal mammary artery | internal thoracic artery
냄새 smell
냄새제거- deodorant
냄새제거제 deodorant
냅킨-링암(종) Napkin-Ring carcinoma
냉각 chilling | cooling
냉각기 cooler
냉각담요 cooling blanket
냉감각상실 cryanesthesia
냉감증 frigidity
냉갑상선결절 thyroid nodule cold agglutinin
냉농양 cold abscess

냉동발거술 cryostripping
냉동보존 cryopreservation
냉동수술 cryosurgery
냉동요법 cryotherapy | frigotherapy
냉동풍선 cryo-balloon
냉허혈 cold ischemia
냉허혈시간 cold ischemic time
널힘줄밑- subaponeurotic
널힘줄염 aponeurositis
넓은등근 latissimus dorsi
넓은등근피판 latissimus dorsi flap
넓은목근 platysma
넓은인대 broad ligament
넓적다리- femoral
넓적다리골체 femoral shaft
넓적다리관 femoral canal
넓적다리동맥 femoral artery
넓적다리뼈 femur
넓적다리뼈머리끝분리(증) slipped capital femoral epiphysis
넓적다리슬와동맥 femoropopliteal artery
넓적다리슬와우회(술) femoropopliteal bypass
넓적다리슬와하부우회(술) femoroinfrapopliteal bypass
넓적다리신경 femoral nerve
넓적다리정맥 femoral vein
넓적다리탈장 femoral hernia
넙다리관구멍 femoral ring
넙다리근막 fascia lata
넙다리동맥경유대동맥조영(술) transfemoral aortography
넙다리뼈머리무혈관괴사 avascular necrosis of the femoral head
넙다리탈장 enteromerocele
네갈래근- quadriceps
네겹고리저장낭 quadruple-loop reservoir
네모- quadriangular
네배수- tetraploid
네배수체 tetraploid
네비라핀 nevirapine
넬라톤근 Nelaton muscle
넬라통도관 Nelaton catheter
노- radial
노년 old age | senility
노년- senile
노년동맥경화 senile arteriosclerosis
노년섬망 senile delirium
노년위축 senile atrophy
노년치매 senile dementia
노던블롯분석 Northern blot analysis
노동맥 radial artery
노동맥-노쪽피부정맥 동정맥루 radiocephalic fistula
노력날숨폐활량 forced expiratory volume
노령화 aging
노르아드레날린- noradrenergic
노르에피네프린 norepinephrine
노르웨이옴 norweigian scabies
노르카르디아증 nocardiasis
노른자위 yolk
노말 normal
노뼈 radius
노쇠 senescence | senility
노신경 radial nerve
노안경 reading spectacles
노이하우저징후 Neuhauser sign
노인외과 geriatric surgery
노인의학 geriatrics
노인치매 senile dementia
노인학 gereology
노인환자 aging patient | geriatric patient
노쪽- radial
노쪽곁동맥 radial collateral artery
노쪽피부정맥 cephalic vein
노출시간 exposure time
노화 aging | senescence
노화과정 aging process
녹과체 gonidium
녹기복막증 pyopneumoperitoneum
녹내장 glaucoma
녹농균 *Pseudomonas aeruginosa*
녹말 starch
녹말분해효소- diastatic

녹시씨올린세척 noxythiolin lavage
논문 article
농 pus
농- purulent
농가진 impetigo
농기낭 pyopneumocyst
농기복막염 pyopneumoperitonitis
농기흉 pyopneumothorax
농뇨 pyuria
농도 density | level
농도측정 densitometry
농루 blennorrhea | pyorrhea | sinus
농루형성 sinus formation
농심낭기증 pyopneumopericardium
농양 abscess
농양성천굴성두부모낭주위염 perifolliculitis capitis abscedens
농창 festering wound
농축뇨 oligohydruria
농축물 concentrate
농축적혈구 packed red blood cell | packed red cell
농패혈증 pyosepticemia
농포 pustule
농포- pustular
농포증 pustulosis
농포진 pustular eruption
농포형성 pustulation
농혈증 pyemia
농혈증- pyemic
농혈흉 pyohemothorax
농흉 empyema | pyothorax
뇌 brain
뇌(성)- cerebral
뇌간 brainstem
뇌간반사 brainstem reflex
뇌간신경(아)교종 brainstem glioma
뇌건성황색종증 cerebrotendonous xanthomatosis
뇌경색 brain infarct
뇌경색증 cerebral infarction
뇌경화 cerebrosclerosis
뇌고름집 brain abscess | pyocephalus
뇌교 중심부 수초용해증 central pontine myelinolysis
뇌기저동맥 basilar artery
뇌내- intracerebral
뇌내출혈 intracerebral hemorrhage
뇌농양 pyocephalus
뇌동맥류 brain aneurysm
뇌동정맥기형 cerebral arteriovenous malformation
뇌류 cephalocele | encephalocele
뇌바닥동맥 basilar artery
뇌병증 encephalopathy
뇌부종 cerebral edema
뇌사 brain death
뇌사증후군 brain death syndrome
뇌상 cephalic phase
뇌섬엽 insula
뇌성경직양측마비 cerebral spastic diplegia
뇌성마비 cerebral palsy; CP
뇌성이완양측마비 cerebral atonic diplegia
뇌손상 brain damage | brain Injury
뇌수막염 encephalomeningitis
뇌스캔 brain scan
뇌신경 cranial nerve
뇌실내출혈 intraventricular hemorrhage
뇌실도관 ventricular catheter
뇌실뚫기 ventricle puncture
뇌실막세포 ependymocyte
뇌실막세포종 ependymoma
뇌실막종 ependymoma
뇌실바깥- extraventricular
뇌실복막강션트 ventriculoperitoneal shunt
뇌실심방션트 ventriculoatrial shunt
뇌실액 ventricular fluid
뇌실외- extraventricular
뇌실외배액 extraventricular drainage
뇌실천자 ventricle puncture
뇌실카테터 ventricular catheter
뇌실확장 ventricular enlargement
뇌연화증 encephalomalacia
뇌염 encephalitis
뇌엽 cerebritis
뇌엽위축 lobar atrophy

뇌영상 neuroimaging
뇌이랑 gyrus
뇌저산소증 cerebral hypoxia
뇌전증 epilepsia | epilepsy
뇌전증모양- epileptiform
뇌전증유발- epileptogenic
뇌전증지속상태 status epilepticus
뇌졸중 cerebrovascular accident; CVA | stroke
뇌졸중 생존자 stroke survivors
뇌종양 brain tumor
뇌좌상 cerebral contusion
뇌줄기 brainstem
뇌줄기반사 brainstem reflex
뇌줄기신경(아)교종 brainstem glioma
뇌줄기청각유발전위 brainstem auditory evoked potential
뇌진탕 cerebral concussion | concussion brain
뇌척수- cerebrospinal
뇌척수병증 encephalomyelopathy
뇌척수압 cerebrospinal pressure
뇌척수액 cerebrospinal fluid; CSF
뇌척수액세포증가증 pleocytosis
뇌척수염 encephalomyelitis
뇌초음파검사 echoencephalography
뇌초음파영상 echoencephalogram
뇌출혈 cerebral hemorrhage
뇌컴퓨터단층촬영 brain CT
뇌타박상 cerebral contusion
뇌탈출 cephalocele
뇌탈출증 encephalocele
뇌파검사 electroencephalography; EEG
뇌파도 electroencephalogram; EEG
뇌하수체 hypophysis | pituitary | pituitary gland
뇌하수체- pituitary
뇌하수체샘종 pituitary adenoma
뇌하수체선종 pituitary adenoma
뇌하수체절제(술) hypophysectomy
뇌하수체졸중 pituitary apoplexy
뇌하수체줄기 infundibular stem | pituitary stalk
뇌하수체항진거인증 hyperpituitary gigantism
뇌혈관- cerebrovascular
뇌혈관사고 cerebroavascular attack; CVA
뇌혈관조영 cerebral angiography
뇌혈관질환 cerebrovascular disease
뇌활 fornix
뇌힘줄황색종증 cerebrotendonous xanthomatosis
뇨저장소 urinary reservoirs
뇨통로 urinary conduit
누골관 lacrimal canal
누공검사 fistula test
누공절개술 fistulotomy
누관 lacrimal duct
누두 infundibulum
누두부 infundibulum
누드마우스 athymic nude mouse
누락탈장 missed hernia
누름통점 tender point
누스수술 Nuss procedure
누운- recumbent
누운자세 decubitus | decubitus position | recumbent position
누움 decubitus
누적발생률 cumulative incidence rate
누적사망률 cumulative death rate
누적생존율 cumulative survival rate
누진보험 step rate insurance
누출 leak | leakage
누출복수 transudative ascites
누크관 canal of Nuck
눈 eye
눈- ophthalmic | optic
눈감음반사 eyelid closure reflex
눈구석주름 epicanthal fold
눈근간대경련 opsomyoclonus
눈금 scale
눈깜박(임) blink
눈꺼풀 eyelid | palpebra
눈꺼풀겉말림 ectropion
눈꺼풀뒤당김 lid retraction
눈꺼풀성형(술) blepharoplasty
눈꺼풀솔기 palpebral raphe
눈꺼풀연축 blepharospasm

눈꺼풀염 blepharitis
눈꺼풀정맥류 varicoblepharon
눈꺼풀처짐 lid ptosis | ptosis
눈동맥 ophthalmic artery
눈된떨림 ocular flutter
눈뒤- retrobulbar
눈뒤동공반사 retrobulbar pupillary reflex
눈뒤마취 retrobulbar anesthesia
눈마름증 xerophthalmia
눈머리반사 oculocephalic reflex
눈물관 lacrimal duct
눈물방울징후 tear drop sign
눈물뼈관 lacrimal canal
눈물주머니고름집 lacrimal abscess
눈물흘림증 epiphora
눈바닥 fundus | ocular fundus
눈벌림 divergence
눈부심 photophobia
눈속염 endophthalmitis
눈썹 eyebrow
눈썹활사이 glabella
눈알 eyeball
눈압박반사 eyeball compression reflex
눈엽 brow eye
눌림증 tamponade
눌림프구 Null lymphocyte
뉴라미니데이스 neuraminidase
뉴로텐신 neurotensin
뉴론특이에놀라아제 neuron-specific enolase
뉴클레오사이드 nucleoside
뉴클레오사이드분해효소 nucleosidase
뉴클레오이드 nucleoid
뉴클레오캡시드 nucleocapsid
뉴클레오타이드 nucleotide
뉴클레오타이드분해효소 nucleotidase
느린맥 bradycardia | bradyrhythmia
느린맥박 slow pulse
느린부정맥 bradyarrhythmia
느린시작감염 slow onset infection
느린파 slow wave
늑(골)- costal
늑간- intercostal
늑간근 intercostal muscle
늑간동맥 intercostal artery
늑간상완신경 intercostobrachial nerve
늑간신경 intercostal nerve
늑간신경차단 intercostal nerve block
늑골 rib
늑골각 costal angle
늑골늑연골관절 costochondral joint
늑골돌기 costal process
늑골연 costal margin
늑골종격오목 costomediastinal recess
늑골척추각 costovertebral angle; CVA
늑골파임 costal notch
늑골하선 subcostal line
늑골하절개 subcostal incision
늑골횡격막각 costophrenic angle
늑골횡격막오목 costodiaphragmatic recess
늑골흉막 costal pleura
늑연골 costal cartilage
늑하근 subcostal muscle
늑하면 subcostal plane
늑하신경 subcostal nerve
늘어진영아 floppy infant
늘이기 stretching
늘임성 distensibility
능 capacity
-능 activity
능동감시 active surveillance
능동면역 active immunity
능동면역화 active immunization
능선 ridge
늦은재발 late relapse
니슨위바닥주름형성술 Nissen fundoplication
니슨위저부주름형성술 Nissen fundoplication
니슬소체 Nissl body | tigroid body
니쯔방광내시경 nitze cytoscope
니카르디핀 nicardipine
니커슨우무 nickerson agar
니코틴부착포 nicotine patch
니트로글리세린 nitroglycerin

니트로블루테트라졸륨검사 nitroblue tetrazolium test; NBT test

ㄷ

다(발)- multiple
다(발)근육통 polymyalgia
다(발)샘병증 polyadenopathy
다(발)샘염 polyadenitis
다(발)신경병증 polyneuropathy
다(발)신경염 polyneuritis
다(발)신경통 polyneuralgia
다(발)연골염 polychondritis
다가알레르기 pathergy
다가혈청 polyvalent serum
다결절- multinodular
다결절갑상샘종 multinodular goiter
다고환증 polyorchism
다공 multiside hole
다공도관 multihole catheter
다관절염 polyarthritis
다기관계부전 multiple organ system failure; MOSF
다기관부전 multiple organ failure
다나졸 danazol
다낭- polycystic
다낭난소 polycystic ovary
다낭난소증후군 polycystic ovarian syndrome
다낭성간질환 polycystic liver disease
다낭성질환 polycystic disease
다낭신장 polycystic kidney
다낭포간 polycystic liver
다낭형성이상신장 multicystic dysplastic kidney
다뇨 polyuria
다뇨질환 diabetes
다능성세포 pluripotential cell
다단계암화모델 multistep carcinogenesis model
다단맥박 polycrotic pulse
다단붕대 many-tailed bandage
다당(류) polysaccharide
다래끼 hordeolum
다량영양소 macronutrient
다루개 spatula
다루기 manipulation
다른자리이식 heterotopic graft | heterotopic transplantation
다리 lower extremity | lower limb | pedicle | peduncle | pelvic limb
(다리)오금- popliteal
다리뇌 pons
다리올림 leg elevation
다리이음뼈 pelvic girdle
다모증 hypertrichosis | pilosis
다발 bundle | chord | chorda | cluster | cord | fascicle | fasciculus
다발감염 multiple infection
다발경화증 multiple sclerosis
다발고름집 multiple abscess
다발과오종증후군 multiple hamartoma syndrome
다발내분비병증 polyadenopathy
다발내분비샘신생물 multiple endocrine neoplasia; MEN
다발내분비샘종증 multiple endocrine adenomatosis; MEA
다발동맥염 polyarteritis
다발색전증 multiple embolism
다발성 multicentricity
다발성- multicetric
다발신경섬유종증 multiple neurofibromatosis
다발용종증후군 multiple polyposis syndrome
다발장막염 multiple serositis
다발장중첩증 multiple intussusception
다발혈관염 polyangiitis
다방- multilocular
다방낭 multilocular cyst
다방조충 *Echinococcus multilocularis*

다방포충 *Echinococcus multilocularis*
다배수 polyploidy
다병소- multifocal
다병소성 multifocality
다분만부 pluripara
다비장증 polysplenia
다비장증후군 polysplenia syndrome
다섯쌍둥이 quintuplet
다세포- multicellular
다세포군항체 polyclonal antibody
다시증 polyopia
다식증 polyphagia
다양성 variety
다염(색)적혈모구 polychromatic erythroblast
다엽간경화증 multilobular cirrhosis
다운증후군 Down syndrome | mongolism
다유두증 polythelia
다유방증 polymastia
다유전자유전 polygenic inheritance
다유즙증 polygalactia
다음다갈증 polydipsia
다음증 polydipsia
다이뉴클레오티드 dinucleotide
다이아제팜 diazepam
다이옥신 dioxin
다이펩타이드분해효소 dipeptidase
다이펩티드 dipeptide
다인자- multifactorial
다인자유전 multifactorial inheritance
다임신부 plurigravida
다중- multiple
다중격형성 multiseptation
다중결합 multiple bond
다중성격 multiple character
다중심- multicentric | multicetric
다중심모세포종 pluricentric blastoma
다중심염색체 polycentric chromosome
다중인과이론 multiple causation theory
다지증 polydactyly | polyphalangism
다카야스동맥염 Takayasu arteritis | Takayasu disease
다클론항체 polyclonal antibody
다태아분만 multiple birth | plural birth
다태임신 plural pregnancy
다학제 권고안 multispecialty guidelines
다학제접근 multidisciplinary approach
다한 hidropedesis | hidrorrhea
다한증 hyperhidrosis | polyhidrosis
다핵거대세포 multinuclear giant cell
다핵세포 polynucleated cell
다행감 euphoria
다혈구증 polycytosis
다혈색 plethora
다혈증 plethora
다형- polymorphous
다형(태)- pleomorphic
다형선종 pleomorphic adenoma
다형성미세석회화 pleomorphic microcalcification
다형태 pleomorphism
다형태균 pleomorphic bacterium
다형태샘종 pleomorphic adenoma
다형핵- polymorphonuclear
다형핵백혈구 polymorph
다형홍반 erythema multiforme
단 extremity | stage
단계 stage
단계감압(술) stage decompression
단계적 압박 스타킹 graduated stocking
단계적수술 stage operation
단극- unipolar
단극발생장치 monopolar generator
단극심전도검사 monopolar electrocardiography
단극전기수술 monopolar electrosurgery
단기노출 short-term exposure
단기변동 short-term variability
단기변동소실 loss of short-term variability
단기작용인슐린 short acting insulin
단단문합 end-to-end anastomosis
단단연결 end-to-end anastomosis
단단입천장 hard palate
단당(류) monosaccharide
단독 erysipelas

단독기관식도루 isolated tracheoesophageal fistula
단독기관식도샛길 isolated tracheoesophageal fistula
단두증 brachycephaly
단락 break
단량체 monomer
단련 annealing
단맥박 monocrotic pulse
단면 section
단면연구 cross-sectional study
단물 soft water
단물약 syrup
단발- solitary
단방낭 unilocular cyst
단방조충 *Echinococcus granulosus*
단방포충 *Echinococcus granulosus*
단백뇨 proteinuria
단백분해유도인자 proteolysis-inducing factor
단백분해효소 protease | proteinase
단백분해효소억제제 protease inhibitors
단백증 proteinosis
단백질 protein
단백질결합 protein binding
단백질분해 proteolysis
단백질분해효소억제제 protease inhibitor
단백질소실 protein loss
단백질소실장병 protein-losing enteropathy
단백질열량부족증 kwashiorkor
단백질제거 deproteinization
단백질제거혈액 deproteinated blood
단백질지수 protein quotient
단백혈증 proteinemia
단분자층 monomolecular layer
단상 monophasic
단상파동 monophasic pulse
단세포군- monoclonal
단세포군항신경잔섬유 monoclonal antineurofilament
단세포생물 unicellular organism
단속 interruption
단속- interrupted
단속비흡수봉합 interrupted nonabsorbable sutures
단순간낭종 simple liver cyst
단순골낭종 simple bone cyst
단순단백뇨 simple proteinuria
단순맹검법 single blinding study
단순사마귀 verrucous simplex
단순유방절제(술) simple mastectomy
단순자궁절제(술) simple hysterectomy
단순종양적출술 simple tumorectomy
단순증식 simple hyperplasia
단순포진 herpes simplex | simplex herpes
단순포진감염 herpes simplex infection
단순포진바이러스 herpes simplex virus
단순헤르페스 herpes simplex
단순혈관종 hemangioma simplex
단순확산 simple diffusion
단식 alimentary abstinence
단식결장염 starvation colitis
단신비만- pyknic
단열정맥 scissural vein
단요측수근신근 extensor carpi radialis brevis
단위동맥 short gastric artery
단일고환증 monorchidism | monorchism
단일광자(방출)컴퓨터단층촬영 single photon emission computed tomography; SPECT
단일광자방출단층촬영 single photon emission computed tomography; SPECT
단일맹검연구 single blinding study
단일면역확산 single immunodiffusion
단일병터 solitary lesion
단일뼈낭종 simple bone cyst
단일성골낭포 unicameral bone cyst
단일시 single vision
단일약제화학요법 single-agent chemotherapy
단일연쇄 single linkage
단일제제항암화학요법 single-agent chemotherapy
단일증상- monosymptomatic
단일체 monomer
단자검사 prick test
단장증후군 short bowel syndrome
단절봉합 interrupted suture
단종법 sterilization
단주모임 anonymous alcoholic

단지(증) brachydactyly
단추 bouton | button
단축(술) retrenchment
단축수술 shortening operation
단측문합 end-to-side anastomosis
단측연결 end-to-side anastomosis
단층상피 simple epithelium
단층촬영 tomography
단층판막형생체반응기 flat plate monoplayer
단층포배 unilaminar blastocyst
단클론- monoclonal
단클론면역글로불린검출 monoclonal immunoglobulin detection
단클론항체 monoclonal antibody
단클론항체요법 monoclonal antibody therapy
단핵 mononucleus
단핵구 monocyte | mononuclear cell
단핵구- monocytic
단핵구증 mononucleosis
단핵구증가 monocytosis
단핵세포 mononuclear cell
단혈관 vasa brevia
닫개 obturator
닫힌장폐쇄 closed loop intestinal obstruction
닫힌창자막힘 closed loop obstruction
닫힌창자폐쇄 closed loop obstruction
닫힘 closure
달덩이얼굴 moon face
달력나이 chronological age
달무리 halo
달무리징후 halo sign
달팽이신경절 spiral ganglion
달팽이창 cochleae fenestra | round window
담갈색반점 café au Iait spot
담관 bile duct
담관결석 bile duct stone
담관공장연결(술) cholangiojejunostomy
담관낭종 bile duct cyst
담관내공기 pneumobilia
담관삽입(술) bile duct cannulation
담관샘종 bile duct adenoma
담관섬광조영 cholescintigraphy
담관성간경화(증) biliary cirrhosis
담관성경화간 biliary cirrhotic liver
담관손상 bile duct injury
담관스캔 cholescintigraphy
담관스텐트삽입 biliary stenting
담관암 cholangiocarcinoma
담관암종 cholangiocarcinoma
담관염 cholangitis
담관운동이상 biliary dyskinesia
담관이자조영 cholangiopancreatography
담관장연결(술) cholangioenterostomy
담관조루(술) cholangiostomy
담관조영 cholangiogram | cholangiography
담관조영상 cholangiogram
담관종 cholangioma
담관창냄술 cholangiostomy
담관침윤형 ductal infiltrating type
담관폐쇄황달 cholangetic jaundice
담관혈전 bile thrombus
담금 immersion
담금띠 dipstick
담금질 quenching
담낭 biliary | cholecyst | cystis fellea | gall bladder | gallbladder
담낭- hepatocystic
담낭결석 cystic stone
담낭결석제거(술) cholecystolithotomy
담낭결석증 cholecystolithiasis
담낭결장루 cholecystocolic fistula
담낭결장문합(술) cholecystocolostomy
담낭결장샛길 cholecystocolic fistula
담낭결장연결(술) cholecystocolostomy
담낭경유담도조영 transcystic cholangiography
담낭고정(술) cholecystopexy
담낭공장연결(술) cholecystojejunostomy
담낭관 cystic duct
담낭관담도조영 cystic duct cholangiography
담낭관조영 cholecystocholangiography
담낭담관조영 cholecystocholangiography
담낭담즙 cystic bile | gallbladder bile

담낭동맥 cystic artery
담낭봉합(술) cholecystorrhaphy
담낭수종 gallbladder hydrops | hydrops of gallbladder
담낭수축촉진제 cholecystagogue
담낭십이지장루 cholecystoduodenal fistula
담낭십이지장샛길 cholecystoduodenal fistula
담낭십이지장연결(술) cholecystoduodenostomy
담낭암 gallbladder cancer
담낭염 cholecystitis
담낭운동이상증 gallbladder dyskinesia
담낭위연결(술) cholecystogastrostomy
담낭이완 cholecystatony
담낭장루 cholecystoenteric fistula
담낭장봉합술 cholecystoenterorrhaphy
담낭장연결(술) cholecystoenterostomy
담낭절개(술) cholecystotomy
담낭절개술 cysticotomy | cystifellotomy
담낭절제(술) cholecystectomy
담낭절제술 laparocholecystotomy
담낭제자리암 carcinoma in situ, gallbladder
담낭조루술 cholecystostomy
담낭조영 cholecystogram
담낭조영(술) cholecystography
담낭조영상 cholecystogram
담낭주위고름집 pericholecystic abscess
담낭주위농양 pericholecystic abscess
담낭주위염 pericholecystitis
담낭증 cholecystosis
담낭창냄술 cholecystostomy
담낭총담관결석증 cholecystocholedocholithiasis
담낭총담관루 cholecystocholedochal fistula
담낭총담관샛길 cholecystocholedochal fistula
담낭하담관 subvesical duct
담낭확장 cholecystectasia
담낭회장연결(술) cholecystoileostomy
담당의 attending physician
담도 biliary tract
담도- biliary
담도경 choledochoscopy
담도계 biliary system
담도고름집 biliary abscess
담도낭샘암 biliary cystadenocarcinoma
담도낭샘종 biliary cystadenoma
담도농양 biliary abscess
담도-담도루 bilobiliary fistula
담도담도샛길 bilobiliary fistula
담도루 biliary fistula
담도망 biliary web
담도배출 biliary drainage
담도병 cholepathia
담도샛길 biliary fistula
담도성췌장염 biliary pancreatitis
담도유두종증 biliary papillomatosis
담도장문합 biliary-enteric anastomosis
담도장배액 biliary-enteric drainage
담도장연결 biliary-enteric anastomosis
담도저형성 biliary hypoplasia
담도주위염 periangiocholitis
담도폐쇄 biliary obstruction | biliary tract obstruction
담도폐쇄증 biliary atresia
담도합병증 biliary complication
담도협착 biliary stricture
담도형성저하 biliary hypoplasia
담모세관 bile canaliculus
담배모양배출관 cigarette drain
담석 biliary calculus | biliary stone | cholelith | gallstone
담석급통증 biliary colic | gallstone colic
담석분류 gallstone classification
담석산통 gallstone colic
담석쇄석(술) cholelithotripsy
담석용해 gallstone dissolution
담석장폐쇄(증) gallstone ileus
담석제거(술) cholelithotomy
담석증 cholelithiasis
담성급통 cholecystalgia
담성산통 cholecystalgia
담세관 bile canaliculus | bile ductule | cholangiole
담세관- cholangiolar
담세관염 cholangiolitis
담요 blanket

담적색소 bilirubin
담즙 bile | bile juice | gall
담즙- biliary | bilious
담즙가려움증 biliary pruritus
담즙구토 bilious vomit | cholemesis
담즙구토물 bilious vomit
담즙뇨 biliuria | choluria
담즙누출 bile leakage | biliary leak
담즙배설촉진 cholaneresis
담즙배출검사 biliary drainage test
담즙배출촉진제 cholagogue
담즙변 bilious stool
담즙병 biliousness
담즙복막염 bile peritonitis | choleperitonitis
담즙분비촉진- choleretic
담즙산 bile acid
담즙산염 bile salt
담즙산흡수장애 bile acid malabsorption
담즙색소 bile pigment
담즙생성 biligenesis | cholanopoiesis
담즙성간경변 biliary liver cirrhosis
담즙염 bile salt
담즙용해도검사 bile solubility test
담즙이상 biliousness | dyscholia
담즙전증후군 inspissated bile plug syndrome
담즙정체 cholestasis
담즙정체- cholestatic
담즙정체 지방간 cholestatic steatosis
담즙정체가려움 cholestatic pruritus
담즙정체황달 cholestatic jaundice
담즙종 biloma
담즙찌꺼기 biliary mud | biliary sludge
담즙플러그증후군 bile plug syndrome
담즙혈증 cholemia
담즙형성 biligenesis
담증분비촉진제 choleretic
담청색소 cholecyanin
담청소 cholecyanin
담췌관조영 cholangiopancreatography
답차검사 treadmill test
답차운동부하검사 treadmill exercise test

당(류) saccharide
당고정 glycopexis
당글루코오스 glucose
당기개 tenaculum
당김기 retractor
당김잔섬유 tonofilament
당뇨 glucosuria | glycosuria
당뇨계 diabetometer
당뇨괴저 glycemic gangrene
당뇨망막병증 diabetic retinopathy
당뇨병 diabetes | diabetes mellitus; DM
당뇨병- diabetic
당뇨병괴저 diabetic gangrene
당뇨병궤양 diabetic ulcer
당뇨병산증 diabetic acidosis
당뇨병성- diabetogenous
당뇨병식사 diabetic diet
당뇨병약 antidiabetic drug
당뇨병요법 diabetotherapy
당뇨병위무력증 diabetic gastroparesis
당뇨병유발- diabetogenic
당뇨병유발물질 diabetogenic
당뇨병케톤산증 diabetic ketoacidosis
당뇨병허탈 diabetic collapse
당뇨병환자 diabetic
당뇨성간 sugar icing liver
당뇨신(장)병증 diabetic nephropathy
당뇨신경병증 diabetic neuropathy
당뇨측정기 diabetograph
당다뇨(증) glycopolyuria
당단백질 glucoprotein | glycoprotein
당대사 glycometabolism
당부하검사 glucose tolerance test; GTT
당분해 glucolysis | glycolysis
당생성- glycogenic
당신생성 glyconeogenesis
당신합성 glyconeogenesis
당원 glycogen
당원분비- glycosecretory
당원분해 glycogenolysis
당원생성 glycogenesis

당원축적병 glycogen storage disease
당인지질 glycophospholipin
당저장 glycopexis
당지질 glycolipid
당질부신피질호르몬 glucocorticoid
당질층 glycocalyx
당펩타이드 glycopeptide
당핵단백질 glyconucleoprotein
당혈증 glycemia
당화 glycosylation
당화물 glycoside
대 cord | stage | zone
대- macro
(대)기포 bullae
대각- diagonal
대공탈장 foraminal hernia
대구치 molar
대기 air | atmosphere
대기자명단 waiting list
대나무척주 bamboo spine
대낭형 macrocystic type
대뇌 cerebrum
대뇌- cerebral
대뇌감압 cerebral decompression
대뇌거인증 cerebral gigantism
대뇌교뇌- cerebropontile
대뇌내- intracerebral
대뇌다리뇌- cerebropontile
대뇌동맥 cerebral artery
대뇌동맥고리 cerebral arterial circle
대뇌병증 cerebropathy
대뇌사 cerebral death
대뇌섬 insula
대뇌위축 cerebral atrophy
대뇌제거- decerebrated
대뇌제거경축 decerebrate rigidity
대뇌증 cerebrosis
대뇌척수- cerebrospinal
대뇌출혈 cerebral hemorrhage
대뇌허혈 cerebral ischemia
대다핵구 macropolycyte
대동맥 aorta
대동맥갈림 aortic bifurcation
대동맥걸침 aorta overriding | aortic overriding
대동맥경유 transaortic
대동맥곁림프절 para-aortic lymph node
대동맥곁체 para-aortic body
대동맥고정(술) aortopexy
대동맥공 aortic hiatus
대동맥관통 transaortic
대동맥구멍 aortic hiatus
대동맥굴 aortic sinus
대동맥굴동맥류 aortic sinusal aneurysm
대동맥굴압력수용기 aortic sinus baroreceptor
대동맥굴자루 aortic sinusal aneurysm
대동맥기승 aortic overriding
대동맥내막염 endaortitis | endoaortitis
대동맥내풍선맞박동 intraaortic balloon counterpulsation
대동맥내풍선펌프 intraaortic balloon pump; IABP
대동맥동 aortic sinus
대동맥두넙다리동맥우회술 aortobifemoral bypass
대동맥류 aortic aneurysm
대동맥밑- subaortic
대동맥박리 aortic dissection
대동맥병(증) aortopathy
대동맥봉합(술) aortorrhaphy
대동맥상방동맥 supraaortic trunk
대동맥성형(술) aortoplasty
대동맥소체 aortic body
대동맥신동맥우회로이식술 aortorenal bypass graft
대동맥압박기 aorta compressor
대동맥양측대퇴동맥우회술 aortobifemoral bypass
대동맥열공 arotic opening
대동맥염 aortitis
대동맥우회술 aortic bypass surgery
대동맥자루 aortic aneurysm
대동맥장관루 aortoenteric fistula
대동맥장관샛길 aortoenteric fistula
대동맥절개(술) aortotomy
대동맥조영(술) aortography
대동맥조영상 aortogram

ㄷ

대동맥주위 림프절박리(술) paraaortic lymph node dissection
대동맥주위림프절절제(술) paraaortic lymph node dissection
대동맥중막염 meso-aortitis
대동맥질환 aortism
대동맥차단 aortic control
대동맥축착 aortic coarctation | coarctation of aorta
대동맥판 aortic valve
대동맥판막기능부전 aortic insufficiency
대동맥판폐쇄(증) aortic atresia
대동맥판협착(증) aortic stenosis
대동맥팽대 aortic bulb
대동맥폐동맥창 aortopulmonary window
대동맥하- subaortic
대동맥확장 aortectasia
대동맥활 aortic arch
대동맥활조영상 arch aortogram
대동정맥루 aorto-caval fistula
대동정맥샛길 aorto-caval fistula
대량출혈 massive bleeding | massive hemorrhage
대롱- tubular
대롱샘 tubular gland
대리표지자 surrogate marker
대립유전자 allelic gene
대만곡 greater curvature
대망 greater omentum
대망공 epiploic foramen
대망낭 omental cyst
대망염 epiploitis
대머리 baldness
대물렌즈 objective
대발작 generalized seizure | grand mal seizure
대발작뇌전증 grand mal epilepsy
대변 evacuation | feces | stool
대변- stercoraceous
대변검사 stool examination
대변검체 stool specimen
대변결석 coprolith | fecalith
대변굳기 fecal consistency
대변급통증 stercoral colic
대변농양 fecal abscess
대변덩이 stercoroma
대변돌 stercolith
대변매복 fecal impaction
대변못참음 rectal urgency
대변복막염 fecal peritonitis
대변석 fecal calculus
대변실금 encopresis | fecal incontinence
대변연화제 stool softener
대변오염 fecal contamination
대변자제 fecal continence
대변절박 rectal urgency
대변종 fecaloma
대변지림 soiling
대변찔끔 soiling
대변표본 stool specimen
대변학 coprology
대변항원 검사 stool antigen test
대변항체 coproantibody
대복막낭 greater sac
대복재-대퇴정맥이음부 sapheno-femoral junction
대부분갑상샘절제술 subtotal thyroidectomy
대부분부갑상샘절제술 subtotal parathyroidectomy
대부분부신절제술 subtotal adrenalectomy
대부분절제(술) subtotal resection
대사 metabolism
대사- metabolic
대사(산)물 metabolite
대사감시 metabolic monitoring
대사경로 metabolic pathway
대사경로도 metabolic map
대사과다증 hypermetabolism
대사산증 metabolic acidosis
대사산혈증 metabolic acidemia
대사알칼리증 metabolic alkalosis
대사억제제 metabolic inhibitor
대사이상 metabolic abnormality
대사장애 metabolic disorder
대사전환 metabolic turnover
대사조절 metabolic regulation
대사주기 metabolic cycle

대사질환 metabolic disease
대사혼수 metabolic coma
대상 object
대상성위축 compensatory atrophy
대상통증 girdle pain
대상포진 herpes zoster | shingles | zoster herpes
대상포진후신경통 postherpetic neuralgia
대상형 band form
대세포암종 large cell carcinoma
대식세포 macrophage
대식세포응집인자 macrophage aggregating factor
대식세포이동억제인자 macrophage migration inhibitory factor
대식세포집락자극인자 macrophage colonystimulating factor
대식세포화학쏠림인자 macrophage chemotactic factor
대식세포활성인자 macrophage activating factor
대안의학 alternative medicine
대용투약 substitutive medication
대용혈장 blood plasma substitute
대이개신경 great auricular nerve
대이음배양 subculture
대장 large intestine
대장- colic
대장균 coliform bacillus | coliform bacterium | *Escherichia coli*
대장균뇨 colibacilluria
대장균방광염 colicystitis
대장균증 colibacillosis
대장균증독(증) colitoxicosis
대장균혈증 colibacillemia
대장내시경검사 colonoscopy
대장뇨저장소 colonic urinary reservoir
대장무신경절증 colonic aganglionosis
대장발란티움 *Balantidium coli*
대장방광루 colovesical fistula
대장섬모충 *Balantidium coli* | *coli Balantidium*
대장섬모충증 balantidiasis
대장절제(술) proctocolectomy
대장통과시간 colonic transit time
대장폴립증 polyposis coli
대장흑색증 melanosis coli
대적혈구빈혈 macrocytic anemia
대정맥구멍 vena cava foramen | vena caval opening
대정맥단락 caval shunt
대정맥뒤- postcaval
대정맥션트 caval shunt
대정맥염 celophlebitis
대정맥장간막정맥션트 mesocaval shunt
대정맥절개술 caval venotomy
대정맥조영(술) vena cavography
대정맥주위 paracaval
대정맥주위부 paracaval portion
대정맥차단 vena caval interruption
대정맥필터 vena cava filter
대정맥협착 vena caval stenosis
대조실험 control experiment
대좌골공 greater sciatic foramen
대증요법 symptomatic therapy
대증치료 symptomatic therapy
대체(술) replacement
대체요법 replacement therapy
대체의학 alternative medicine
대측절개 contraincision | counterincision
대치수혈 substitution transfusion
대퇴- femoral
대퇴골 femur
대퇴골간 femoral shaft
대퇴골두골단분리(증) slipped capital femoral epiphysis
대퇴골두무혈관괴사 avascular necrosis of the femoral head
대퇴관 femoral canal
대퇴근막 fascia lata
대퇴동맥 femoral artery
대퇴동맥경유대동맥조영(술) transfemoral aortography
대퇴륜 femoral ring
대퇴분지 femoral branch
대퇴삼각 femoral triangle
대퇴슬와동맥 femoropopliteal artery
대퇴슬와우회(술) femoropopliteal bypass

대퇴신경 femoral nerve
대퇴정맥 femoral vein
대퇴초 femoral sheath
대퇴탈장 enteromerocele | femoral hernia
대퇴피부신경 femoral cutaneous nerve
대퇴혈관 femoral vessels
대피 evacuation
대항 rivalry
대항근 antagonist
대항작용 antagonism
대항제 antagonist
대혈관불일치연결 arterial discordance
대흉근 pectoralis major muscle
대흉근피판 pectoralis major myocutaneous flap
댑손 dapsone
더글라스와 Douglas pouch
더글라스와절개술 culdotomy
더글라스활꼴선 arcute line of Douglas
더듬자 probe
더듬자검사 probing
더부신경 accessory nerve
더운찜질 warm compress
던킹법 Dunking method
덤핑증후군 dumping syndrome
덧간정맥 accessory hepatic vein
덧갑상선 accessory thyroid gland
덧귀밑샘 accessory parotid gland
덧눈꺼풀 epiblepharon
덧대 splint | stent
덧돌기 accessory process
덧문기전 shutter mechanism
덧문작용 shutter action
덧비장 accessory spleen
덧염색체 accessory chromosome
덧우간동맥 accessory right hepatic artery
덧유방 accessory breast
덧이자 accessory pancreas
덧이자관 accessory pancreatic duct
덧좌간동맥 accessory left hepatic artery
덧증상 accessory symptom
덧지라 accessory spleen | lienunculus
덩굴정맥류 pampinocele | varicocele
덩굴정맥류절제(술) varicocelectomy
덩굴정맥얼기 pampiniform plexus
덩이 ball | clot | lump | mass | pad
덩이병터 mass lesion
덩이절제술 lumpectomy
덮개 integument | tectum | tegmentum
덮개상피 covering epithelium
데논빌리어근막 Denonvilliers fascia
데농빌리에근막 Denonvilliers fascia
데브리망 debridement
데스모이드 desmoid
데스모이드종양 desmoid tumor
데스모프레신 desmopressin
데스민 desmin
데시벨 decibel; dB
데옥시구아노신 deoxyguanosine
데옥시리보핵산 deoxyribonucleic acid; DNA
데옥시리보핵산분해효소 deoxyribonuclease
데옥시사이티딘 deoxycytidine
데옥시아데노신 deoxyadenosine
데옥시코티솔 deoxycortisol
데옥시타이미딘 deoxythymidine
데이크론 Dacron
데이터베이스 database
데페록사민 deferoxamine
데하이드로에메핀 dehydroemefine
데하이드로에피안드로스테론 dehydroepiandrosterone; DHEA
데하이드로에피안드로스텐다이온 dehydroepiandrostenedione; DHEA
데하이드로콜레스테롤 dehydrocholesterol
데하이드로콜산염 dehydrocholate
덱사메타손 dexamethasone
덱사메타손억제검사 dexamethasone suppression test
덱스트란 dextran
덱스트로스 dextrose
덱스트린 dextrin
델피림프절 delphian node
도 insula | meatus | tract | tractus

(도)관 duct
도관 catheter
도관 바탕 시술 catheter-based procedure
도관 바탕 중재(술) catheter-based intervention
도관 유도혈전용해(술) catheter-directed thrombolysis
도관 유도혈전용해치료 catheter-directed thrombolytic therapy
도관 퍼덕임 catheter whip
도관경유동맥화학색전(술) transcatheter arterial chemoembolization; TACE
도관경유색전술 transcatheter embolization
도관공장조루술 jejunostomy catheter
도관배액 catheter drainage
도관삽입 catheterization
도관패혈증 catheter sepsis
도너반리슈만편모충 *Leishmania donovani*
도너반소체 Donovan body
도너반증 donovanosis
도넛징후 donut sign
도노바니아육아종균 *Donovania granulomatis*
도뇨도관 urinary catheter
도뇨법 urinary catheterization
도려낸병터 punched out lesion
도류 steal
도류증후군 steal syndrome
도르래 pulley
도르미아바구니 Dormia basket
도립상검안 indirect ophthalmoscopy
도립현미경 inverted microscope
도말 smear
도말표본 smear | smear preparation
도메인 domain
도부타민 dobutamine
도서형피판 island flap
도안 design
도약맥박 bounding pulse
도약전이 skip metastasis | skipped metastasis
도움세포 helper cell
도움체- complementary
도움체억제제 complement inhibitor
도움체제거 decomplementation
도입감염 introduced infection
도착증 perversion
도킹 docking
도태 selection
도파 dopa
도파민 dopamine
도파민- dopaminergic
도파민길항제 Dopamin antagonist
도파민작용- dopaminergic
도파민작용제 dopamine agonist
도포 application
도포마취 swabbing anesthesia
도표 chart | diagram
도플러 doppler
도플러심초음파검사 Doppler echocardiography
도플러초음파 Doppler ultrasound
도플러초음파검사 Doppler ultrasonography
도플러탐색자 Doppler probe
도플러혈류계 Doppler flowmeter
독극물 toxic agent
독력 virulence
독립장기구득기관 independent organ procurement organization; independent OPO
독물 poison | toxic agent
독물중화 toxicopexis
독사 viper
독서안경 reading spectacles
독성 toxicity
독성- toxic
독성간경화(증) toxic liver cirrhosis
독성갑상선종 toxic goiter
독성거대결장 toxic megacolon
독성거대결장증 toxic megacolon
독성결절 toxic nodule
독성다결절갑상선종 toxic multinodular goiter
독성물질 toxic substance
독성반응 toxic reaction
독성부종 toxic edema
독성섬망 toxic delirium
독성소화불량 toxic dyspepsia
독성손상 toxic injury

독성신장병(증) toxic nephropathy
독성심장병(증) toxic cardiopathy
독성위염 toxic gastritis
독성콩팥병(증) toxic nephropathy
독성퇴행성항문주위접촉성피부염 toxic degenerative perianal contact dermatitis
독성표피괴사용해 toxic epidermal necrolysis
독성홍반 toxic erythema
독성화학물질규정 toxic chemical regulation
독소 toxin
독소루비신 doxorubicin
독소생산균 toxigenic bacterium
독시사이클린 doxycycline
독약 poison
돌 calculus | stone
돌기 process | spike | spur
돌기세포 spur cell
돌깸술 lithotripsy
돌륭술 buckling
돌림- circular
돌림근 rotator muscle
돌림근띠 rotator cuff
돌림근층 circular muscle layer
돌림주름 circular fold
돌막창자오목 ileocecal recess
돌막창자주름 ileocecal fold
돌막창자판막주름띠 frenulum of ileocecal valve
돌발- paroxysmal
돌발기 paroxysmal period
돌발빈맥 paroxysmal ventricular tachycardia
돌발심실상빈맥 paroxysmal supraventricular tachycardia
돌발야간혈색뇨 paroxysmal nocturnal hemoglobinuria
돌발야간호흡곤란 paroxysmal nocturnal dyspnea
돌발출혈 breakthrough bleeding
돌발피진 exanthem subitum
돌발호흡곤란 paroxysmal dyspnea
돌봄 care
돌연변이 mutation
돌연변이- mutant
돌연변이검출 mutation detection
돌연변이빈도 mutant frequency
돌연변이유발 mutagenesis
돌연변이유발- mutagenic
돌연변이유발유전자 mutator gene
돌연변이유전자 mutant gene
돌연변이율 mutation rate
돌연변이체 mutant
돌연세대변이 halmatogenesis
돌제거술 lithotomy
돌진연동 peristaltic rush
돌창자암 ileal cancer
돌출 evagination | extrusion | knob | protrusion
동 sinus
동(성)부정맥 sinus arrhythmia
동(성)빈맥 sinus tachycardia
동(성)서맥 sinus bradycardia
동결견 frozen shoulder
동결절편 frozen section
동결지짐 cryocautery
동결침전제제수혈 cryoprecipitate transfusion
동공 pupil
동공- pupillary
동공반사 pupillary reflex
동공측정법 pupillometry
동공확대 pupillary dilatation
동기 sibling
동력장폐쇄 dynamic ileus
동력주사기 power injector
동력창자막힘 dynamic ileus
동맥 arteria | artery | truncus
동맥경유화학색전(술) transarterial chemoembolization; TACE
동맥경화(증) arteriosclerosis
동맥경화괴저 arteriosclerotic gangrene
동맥경화동맥류 arteriosclerotic aneurysm
동맥경화심(장)혈관병 arteriosclerotic cardiovascular disease
동맥경화심장병 arteriosclerotic heart disease
동맥경화자루 arteriosclerotic aneurysm
동맥계 arterial system

동맥골화 arteriostosis
동맥관 ductus arteriosus
동맥관개존증 patent ductus arteriosus
동맥관삽입(술) arterial cannulation
동맥관인대 ligamentum arteriosum
동맥괴사 arterionecrosis
동맥기형 arterial malformation | arterial vascular malformation
동맥꽈리 aneurysm
동맥내- intraarterial
동맥내막염 endarteritis | endoarteritis
동맥내막절제 endarterectomy
동맥내외막염 endoperiarteritis
동맥내장력 arteriotony
동맥내주사 intraarterial injection
동맥내화학요법 intraarterial chemotherapy
동맥도관 arterial catheter
동맥도관삽입 arterial catheterization
동맥뚫기 arteriopuncture
동맥류 aneurysm | arterial aneurysm
(동맥류)속누출 endoleak
동맥류골낭종 aneurysmal bone cyst
동맥류내봉합(술) endoaneurysmorrhaphy
동맥류봉합(술) aneurysmorrhaphy
동맥류성형(술) aneurysmoplasty
동맥류잡음 aneurysmal bruit
동맥류절개(술) aneurysmotomy
동맥류절제(술) aneurysmectomy
동맥모세혈관 arterial capillary | precapillary
동맥병(증) arteriopathy
동맥봉합(술) arteriorrhaphy
동맥불일치연결 arterial discordance
동맥뼈되기 arteriostosis
동맥성형(술) arterioplasty
동맥속- intraarterial
동맥압 arterial pressure
동맥연축 arteriospasm
동맥연화(증) arteriomalacia
동맥염 arteritis
동맥염전지혈법 arteriostrepsis
동맥외막염 exarteritis
동맥원뿔 infundibulum
동맥의 arterial
동맥이식 arterial graft
동맥절개(술) arteriotomy
동맥절개기 arteriotome
동맥절제(술) arterectomy | arteriectomy
동맥조영(술) arteriography
동맥조영상 arteriogram
동맥주위신경얼기 periarterial nerve plexus
동맥주위신경총 periarterial nerve plexus
동맥주위염 periarteritis
동맥줄기 truncus arteriosus
동맥중간막경화증 medial arteriosclerosis
동맥천자 arteriopuncture
동맥파열 arteriorrhexis
동맥폐색 arterial occlusion
동맥피 arterial blood
동맥학 arteriology
동맥혈가스 arterial blood gas
동맥혈가스분석 arterial blood gas study
동맥혈산소분압 arterial oxygen tension
동맥혈산소포화도 arterial oxygen saturation
동맥혈압 arterial pressure
동맥혈액 arterial blood
동맥혈화 arterialization
동맥협착 arteriostenosis
동맥확장 arterial dilatation
동맥확장(증) arterioectasia
동물 animal
동물물림 animal bite
동물사람공통감염 zoonotic infection
동물사람공통감염증 zoonosis
동물상 fauna
동물실험 animal experiment
동반이환 comorbidity
동반정맥 accompanying vein | venae comitantes
동반증상 symptomatology
동반질병 comorbidity
동상 frostbite
동성애 homosexuality
동소간이식 orthotopic liver transplantation

동소부분보조간이식 auxiliary partial orthotopic liver transplantation
동소이식 orthotopic graft | orthotopic transplantation
동소전간이식 orthotopic whole liver transplantation
동순연동문합(술) isoperistaltic anastomosis
동순연동연결(술) isoperistaltic anastomosis
동시- concurrent
동시감염 concurrent infection
동시누공절개술 synchronous fistulotomy
동시동적직장운동도검사 simultaneous dynamic proctography
동시발생 concurrence
동시변이 concomitant variation
동시성 synchronous
동시성암 synchronous cancer
동시성암(종) synchronous carcinoma
동시성용종 synchronous polyp
동시성폴립 synchronous polyp
동시화학방사선치료 concomitant chemoradiotherapy
동심방결절 sinoatrial node
동심성위축 concentric atrophy
동심형바늘근전도검사(법) concentric needle electromyography
동양담관간염 oriental cholangiohepatitis
동양쓸개관간염 oriental cholangiohepatitis
동양왜소촌충 oriental dwarf tapeworm
동염 sinusitis
동요가슴 flail chest
동요잡음 to-and-fro bruit
동원체 centromere
동위원소 isotope
동의 consent
동인자간이식 isoplastic graft
동인자형이식 isogenic graft
동일시 identification
동작 motion
동적급속주입전산화단층촬영 dynamic bolus CT
동적자기공명영상 dynamic MRI
동적자세 dynamic posture
동전대동맥염 nummular aortitis
동정맥교차 arteriovenous crossing
동정맥기형 arteriovenous malformation
동정맥루 arteriovenous fistula
동정맥류 arteriovenous aneurysm
동정맥문합 arteriovenous anastomosis
동정맥샛길 arteriovenous fistula
동정맥연결 arteriovenous anastomosis
동정맥자루 arteriovenous aneurysm
동조영(술) sinography
동종(적)혈구응집소 isohemagglutinin
동종면역 homologous immunity | isoimmunization
동종성 homology
동종성 II형고지질단백혈증 homozygos type 2 hyperlipoproteinemia
동종숙주역- ecotropic
동종응집 isoagglutination
동종응집소 isoagglutinin
동종이식 allogeneic graft | allograft | homeograft | homeotransplantation | homograft | homologous graft | homoplastic graft | homotransplant | isograft | isotransplantation
동종이식(술) homoplastic transplantation
동종이식거부반응 allograft rejection | homograft rejection
동종이식내성 allograft tolerance
동종이식반응 allograft reaction | homograft reaction
동종이식편 allograft | homotransplant
동종이식편기능부전 allograft dysfunction
동종이형 allotype
동종이형억제 allogenic inhibition
동종접합열성- homozygous recessive
동종포식작용 cannibalism
동종항원 isoantigen
동종효소 isoenzyme | isozyme
동질- homogeneous
동질성 homogeneity
동질이형 dysmorphia | dysmorphism
동창 chilblain
동창상육아종 granuloma permo
동축- coaxial

동측- homonymous
동측반맹 homonymous hemianopsia
동측유방암재발 ipsilateral breast tumor recurrence; IBTR
동통발증 crisis pain
동통쇽 shock pain
동통의삼각형 triangle of pain
동향- concordant | conjugate
동형 isotype
동형성 sinus formation
동형접합성 homozygosity
동형접합체 homozygote
동화 anabolism | assimilation
동화작용 anabolism
돼지꼬리형도관 pigtail catheter
돼지꼬리형카테터 pigtail catheter
되긁어냄(술) recurettage
되돌이- recurrent
되돌이붕대 recurrent bandage
되돌이신경 recurrent nerve
되돌이후두신경 recurrent laryngeal nerve
되먹임 feedback
되먹임회로 feedback circuit
된떨림 flutter
된떨림파동 flutter wave
두(부)- cephalic
두갈래근 biceps
두개- cranial
두개 이골증 cranial dysostosis
두개골 cranial bone | cranium | skull
두개골결손 skull bone defect
두개골발생장애 cranial dysostosis
두개골유합증 craniosynostosis
두개골이상증 dyscephaly
두개내- intracranial
두개내압 intracranial pressure; ICP
두개내종양 intracranial tumor
두개뇌손상 craniocerebral injury
두개동맥염 cranial arteritis
두개안면- craniofacial
두개안면골발생이상 craniofacial dysostosis
두개안면기형 craniofacial malformation
두개안면열 craniofacial cleft
두개안면왜소(증) craniofacial microsomia
두개안면외과 craniofacial surgery
두개외 뇌혈관 질환 extracranial cerebrovascular disease
두개인두관 craniopharyngeal canal
두개인두종 craniopharyngioma
두개저 base of skull
두개혈종 cephalhematoma | cephalohematoma
두겹주머니배 bilaminar blastocyst
두근거림 palpitation
두길카테터 two-way catheter
두꺼비종 ranula
두눈보기 binocular vision
두눈시각상실 both eye blindness
두덩 eminence
두덩(뼈)- pubic
두덩결절직경 pubotuberous diameter
두덩꼬리- pubococcygeal
두덩꼬리근 pubococcygeus muscle
두덩넓적다리- pubofemoral
두덩뒤공간 retropubic space
두덩뒤전립샘절제술 retropubic prostatectomy
두덩방광- pubovesical
두덩방광근 pubovesical musle
두덩부위 hypogastrium | pubic region
두덩부위- pubic
두덩뼈 pubis
두덩요도삼각 pubourethral triangle
두덩전립샘 puboprostatic
두덩정강근 gracilis muscle
두덩직장- puborectal
두덩질- pubovaginal
두덩질근 pubovaginal muscle
두둔덕 bigeminum
두드러기 urticaria | wheal
두드러기반응 wheal reaction
두렁구멍 saphenous hiatus
두렁신경 saphenous nerve
두렁정맥 saphenous vein

두렁정맥발거(술) saphenous vein stripping
두렁정맥이식편 saphenous vein graft
두르기장치 encircling device
두매듭염색체 dicentric chromosome
두몸체 disomus
두몸한머리태아 disomus
두배수체염색체 diploid chromosome
두부외상 head injury
두빈존슨증후군 Dubin Johnson syndrome
두손진찰 bimanual examination | combined examination
두심장증 diplocardia
두음경증 diphallia
두정 vertex
두정- parietal | vertical
두정부위 parietal region
두정위 vertex presentation
두측- cranial
두통 cephalalgia | headache
두피 scalp
두피결손 scalp defect
두피열상 scalp laceration
두피화상 scalp burn
두하멜수술 Duhamel operation
두핵- binuclear
두흉부 cephalothorax
두힘살근 digastric muslce
둔감 obtundation
둔근 gluteal muscle | gluteus muscle
둔근선 gluteal line
둔기손상 blunt injury
둔부 gluteal region
둔부- gluteal
둔부염 glutitis
둔부파행 buttock claudication
둔부피판 gluteal flap
둔신경 gluteal nerve
둔열 anal cleft
둔위분만 breech delivery
둔탁음 dullness
둔통 dull pain
둔함 dullness
둔화 obtundation
둔화성- obtundent
둔화제 obtundent
둘레 circumference | verge
둘째거부반응 second set reaction
둘째목뼈 axis
둥근주머니 saccule
둥근창 cochleae fenestra | round window
둥지 nidus
뒤 dorsum
뒤- dorsal | posterior
뒤굽은- retroflexed
뒤굽음 retroversion
뒤굽이 retroflexion
뒤굽이정면영상 anteroposterior lordotic view
뒤기둥 posterior column
뒤당김 retraction
뒤당김고리 retraction ring
뒤대뇌동맥 posterior cerebral artery
뒤무직 tenesmus
뒤무직용량 tenesmic volume
뒤뿔 posterior horn
뒤아래소뇌동맥 posterior inferior cerebellar artery
뒤앞방향영상 posteroanterior view
뒤요도판막 posterior urethral valve
뒤정강동맥 posterior tibial artery
뒤집힘 eversion
뒤집힘증 exstrophy
뒤창자 hindgut
뒤침 supination
뒤콧구멍 choana
뒤콧구멍폐쇄 choanal atresia
뒤콧구멍폐쇄증 choanal atresia
뒤콩팥관 metanephric duct
뒤통수 occiput
뒤통수- occipital
뒤통수신경 occipital nerve
뒤틀림 anteversion
뒤판 tegmentum
뒤퓌트랑구축 Dupuytren contracture

뒷가죽 quarter
듀크병기 Dukes classification
듀하멜수술 Duhamel operation
드라이브 drive
드러몬드변연동맥 Drummond marginal artery
드레싱 dressing
드루몬드동맥 Drummond artery
드르몽의 모서리동맥 marginal artery of Drummond
드베이키분류 DeBakey classification
드퀘르뱅갑상샘염 de Quervain thyroiditis
듣기 hearing
듣기유발전위 auditory evoked potential
듣기장애 hearing disorder
들- afferent
들것 stretcher
들로름술식 Delorme procedure
들문 cardia
들문- cardiac | cardiacus
들문샘 cardiac gland
들문역류 cardiac regurgitation
들문연축 cardiospasm
들문이완증 chalasia
들문절개 cardiotomy
들문절제술 cardiectomy
들문조임근 cardiac sphincter
들문형샘 cardiac-type glands
들문확장기 cardiodilator
들세동맥 afferent arteriole
들숨 inhalation | inspiration
들숨곤란 inspiratory dyspnea
들숨날숨비율 inspiratory expiratory ratio
들숨용량 inspiratory capacity
들숨유지 maintained inspiration
들숨중추 inspiratory center
들숨폐활량 inspiratory vital capacity
들숨힘 inspiratory force
들신경 afferent nerve
들신경섬유 afferent nerve fiber
들임 retraction
들토리세동맥 afferent glomerular arteriole
등 back | dorsum
등- dorsal
등골뼈 vertebral column
등급 scale
등록제도 registration system
등록체계 registry
등방성- isotropic
등뼈 thoracic vertebra
등성이 ridge
등용성수축 isovolumetric contraction
등자뼈 stirrup
등자장치 stirrup
등장- isotonic
등장력수축 isotonic contraction
등장성탈수 isotonic dehydration
등장수 isotonic water
등장수축 isotonic contraction
등장액 isotonic
등쪽 dorsum
등쪽- dorsal
등쪽대동맥 dorsal aorta
등쪽면 dorsal surface
등쪽이자 dorsal pancreas
등쪽췌동맥 dorsal pancreatic artery
등쪽췌장 dorsal pancreas
등척수축 isometric contraction
등통증 back pain
디곡신 digoxin
디기탈리스 digitalis
디기탈리스요법 digitalization
디기톡신 digitoxin
디딤기 stance phase
디스코이드 discoid
디스크 discus
디스토마증 distomiasis
디스트로피 dystrophy
디아이소시안톨루엔 diisocyanate toluene
디옵터 diopter
디조지증후군 DiGeorge syndrome
디지털 digital
디지털감산혈관조영 digital subtraction angiography; DSA

디지털유방촬영 digital mammography
디지털재구성방사선사진 digitally reconstructed radiograph
디폴트 default
디프테리아 diphtheria
디프테리아균 *Corynebacterium diphtheriae*
따가움 smarting
딱지 crust
딱지형성 sloughing
딴곳- ectopic
딴곳감염 ectopic infection
딴곳갑상샘 ectopic thyroid
딴곳부정맥 ectopic arrhythmia
딴곳증 ectopia | ectopy
딴곳콩팥 ectopic kidney
딴곳항문 ectopic anus
딸결절 daughter nodule
딸기담낭 strawberry gallbladder
딸기동맥류 berry aneurysm
딸기모반 strawberry nevus
딸기혀 strawberry tongue
딸기혈관종 strawberry hemangioma
딸꾹질 hiccup | singultus
딸세포 daughter cell
딸염색체 daughter chromosome
땀과다증 hyperhidrosis | polyhidrosis
땀관 sweat duct
땀남 diaphoresis | perspiration
땀남- diaphoretic
땀남장애 sweating disorder
땀띠 miliaria
땀샘 sweat gland
땀샘고름집 sudoriparous abscess
땀샘낭샘종 syringocystadenoma papilliferum
땀샘염 hidradenitis
땀샘종 hidradenoma | spiradenoma
땀악취증 bromhidrosis | osmidrosis
땀흘림이상 dyshidrosis
떠돌이쓸개돌 floating gallbladder stone
떡 clot
떨굼 drop
떨기 oscillation
떨림 thrill | titubation
뗌 weaning
또아리 whirl
뚫림 perforans
뜬느낌 ballottement
뜬느낌검사 ballottement
뜬지라 floating spleen
띠 band | cuff | strip | taenia band | teniae | zonula | zonule
띠근육 strap muscle
띠근육절개술 taeniomyotomy
띠뇌실막세포 tanycyte
띠중성구 band neutrophil
띠통증 girdle pain
띠헤르페스 shingles

ㄹ

라돈 radon
라듐 radium
라드 rad
라드수술 Ladd procedure
라디칼 radical
라미부딘 lamivudine
라이게이스 ligase
라이덴 Leiden
라이디히세포 leydig cell
라이포푸신 lipofuscin
라포르 rapport
라플라스법칙 law of LaPlace
락탐 lactam
락토바이오네이트 lactobionate
락토페린 lactoferrin
락툴로오스 lactulose
락트아마이드 lactamide
락트알부민 lactalbumin
람블편모충 *Giardia lamblia*
람블편모충증 giardiasis
랑게르한스섬 Langerhans islet
랑게르한스세포 Langerhans cell
랑게르한스세포육아종증 Langerhans cell granulomatosis
랑게르한스세포조직구증 Langerhans cell histiocytosis
랜슨지표 Ranson criteria
럼프관절개(술) hydrangiotomy
레닌 renin
레닌기질 renin substrate
레닌-안지오텐신계 renin-angiotensin system
레닌-안지오텐신-알도스테론계 renin-angiotensin-aldosterone system
레닌활성도 renin activity
레리시증후군 Leriche syndrome
레바미졸 levamisole
레바테레놀 levarterenol
레빈관 Levin tube
레시틴단백질 lecithoprotein
레이노병 Raynaud disease
레이노증후군 Raynaud syndrome
레이노현상 Raynaud phenomenon
레이저 laser
레이저내시경술 laser endoscopy
레이저쇄석법 laser lithotripsy
레이저수술 laser surgery
레이저치료 laser therapy
레이저치핵절제술 laser hemorrhoidectomy
레이저칼 razor blade
레이증후군 Reye syndrome
레트로바이러스 retrovirus
레티노산 retinoic acid
레티노이드 retinoid
레티놀 retinol
레플리콘 replicon
렉스오목 Rex fossa
렉틴 lectin
렘 rapid eye movement; REM
렛지우스 Retzius
렛지우스공간 space of Retzius
로 tract | tractus
로렌분류 Lauren classification
로렌분류, 미만형 Lauren classification, diffuse type
로렌분류, 불확정형 Lauren classification, indeterminate type
로렌분류, 장형 Lauren classification, intestinal type
로렌분류, 혼합형 Lauren classification, mixed type
로르샤흐검사 Rorschach test
로봇 장치 robotic system
로봇 전립선절제술 robotic prostatectomy
로봇갑상선절제술 robotic thyroidectomy

로봇결장절제술 robotic colectomy

로봇보조갑상샘절제술 robot assisted thyroidectomy

로봇위절제술 robotic gastrectomy

로봇의학 robotic medicine

로브싱징후 Rovsing sign

로우스육종바이러스 Rous sarcoma virus

로제트 rosette

로키탄스키게실 Rokitansky diverticulum

로타바이러스 rotavirus

로터증후군 Rotor syndrom

로페라마이드 loperamide

롱마이어술기 Longmire procedure

루쉬카관 Luschka duct

루와이담도공장문합술 Roux-en-Y hepaticojejunostomy

루와이문합술 Roux-en-Y anastomosis

루와이재건(술) Roux-en-Y reconstruction

루테인 lutein

루푸스 lupus

루프결장루조성술 loop colostomy

루프형장루 loop stoma

뤼골용액 Lugol solution

류 aneurysm | class | flow

류마티스- rheumatoid

류마티스결절 rheumatoid nodule

류마티스관절염 rheumatoid arthritis

류마티스응집글로불린 rheumatoid agglutinating globulin

류마티스이상 rheumatological disturbance

류마티스인자 rheumatoid factor

류마티스질환 rheumatism

류마티스척추염 rheumatoid spondylitis

류마티스학 rheumatology

류마틱- rheumatic

류마틱대동맥염 rheumatic aortitis

류마틱동맥염 rheumatic arteritis

류마틱병 rheumatic disease

류마틱심내막염 rheumatic endocarditis

류마틱심장염 rheumatic carditis

류마틱열 rheumatic fever

류마틱염증 rheumatic inflammation

류머티즘 rheumatism

류코보린 leucovorin

류코트리엔 leukotriene

륜 halo

르포르시술 Le Fort procedure

리가슈어 발생장치 Ligasure generator

리간드 ligand

리노바이러스 rhinovirus

리델갑상샘염 Riedel thyroiditis

리델갑상선염 Riedel thyroiditis

리도케인 lidocaine

리듬 rhythm

리듬장애 dysrhythmia

리모델링 remodeling

리버퀸와 crypt of Lieberkuhn

리버퀸음와 Lieberkühn crypt

리보소체 ribosome

리보스화 ribosidation

리보플라빈 riboflavin

리보핵산 ribonucleic acid; RNA

리보핵산단백질 ribonucleoprotein

리보핵산분해효소 ribonuclease

리보핵산잘라이음 RNA splicing

리브스-스토파기법 Rives-Stoppa technique

리비도 libido

리슈만편모충증 leishmaniasis

리스테리아감염 *Listeria* infection

리스테리아모노사이토게네스 *Listeria monocytogenes*

리스페리돈 risperidone

리신 ricin

리올란, 모서리동맥 Riolan, marginal artery

리올랑궁 Arc of Riolan | arch of Riolan

리올랑동맥 Riolan artery

리올랑문합(술) anastomosis of Riolan

리올랑연결(술) anastomosis of Riolan

리케차<속> *Rickettsia*

리터탈장 Littre hernia

리튬 lithium

리틀사망지수 Little mortality indicator

리팜피신 rifampicin

리팜핀 rifampin

리-프라우메니증후군 Li-Fraumeni syndrome
리피오돌 lipiodol
리히터탈장 Richter hernia
리히텐슈타인 Lichtenstein
리히텐슈타인탈장성형술 Lichtenstein hernioplasty
린치증후군 Lynch syndrome
린톤패치 Linton patch
림포카인활성살해세포 lymphokine-activated killer cell
림프 lymph
림프- lymphatic
림프계(통) lymphatic system
림프계세포 lymphoid cell
림프계조사 lymphatic irradiation
림프골수종 lymphomyeloma
림프관- lymphatic
림프관그물 lymphatic network
림프관근종 lymphangiomyoma
림프관망 lymphatic network
림프관성형(술) lymphangioplasty
림프관얼기 lymphatic plexus
림프관염 lymphangitis
림프관육종 lymphangiosarcoma
림프관재발 lymphangitic recurrence
림프관절개(술) lymphangiotomy
림프관절제술 lymphangiectomy
림프관조영(술) lymphangiography
림프관종 lymphangioma
림프관종증 lymphangiomatosis
림프관형성저하 lymphatic hypoplasia
림프관확장(증) lymphangiectasia
림프구 lymphocyte
림프구갑상샘염 lymphocytic thyroiditis
림프구결장염 lymphocytic colitis
림프구성갑상선염 lymphocytic thyroiditis
림프구조상세포 lymphoid progenitor
림프구증가 lymphocytosis
림프구증식 lymphoid hyperplasia
림프구증식질환 lymphoproliferative disorder
림프구형성세포 lymphopoietic cell
림프구활성인자 lymphocyte activating factor
림프기형 lymphatic malformation
림프낭종 lymphocele
림프독소 lymphotoxin
림프모세관그물 lymphatic capillary network
림프모세관망 lymphatic capillary network
림프모세포종 lymphoblastoma
림프모양세포 lymphoid cell
림프모양용종 lymphoid polyp
림프모양용종증 lymphoid polyposis
림프모양폴립 lymphoid polyp
림프모양폴립증 lymphoid polyposis
림프부종 lymphedema
림프상피세포모양림프종 lymphoepithelioid lymphoma
림프색전증 lymphembolism
림프성감염 lymphogenous infection
림프성악액질 lymphatic cachexia
림프성전이 lymphogenous metastasis
림프소절 lymphatic nodule
림프소포 lymphatic follicle
림프순환 lymphokinesis
림프신티그래피 lymphoscintigraphy
림프신티그램 lymphoscintigram
림프육아종증 lymphogranulomatosis
림프육종 lymphosarcoma
림프재발 lymphatic recurrence
림프전이 lymphatic metastasis
림프절 lymph node | nodus
림프절병증 lymphadenopathy
림프절염 lymphadenitis
림프절외장기 extranodal organ
림프절전이 lymph node metastasis
림프절절제술 lymph node dissection | lymphadenectomy
림프절종 lymphadenoma
림프정맥기형 lymphaticovenous malformation
림프조영 lymphography
림프조직 lymphatic tissue
림프종 lymphoma
림프종모양육아종증 lymphomatoid granulomatosis
림프종성용종증 lymphomatous polyposis

림프종성유두모양낭샘종 papillary cystadenoma lymphomatosum
림프종성폴립증 lymphomatous polyposis
림프종증 lymphomatosis
림프주머니 lymphatic cyst
림프학 lymphology
립스테인수술 Ripstein operation
링거용액 Ringer solution
링거젖산용액 Ringer lactate solution

ㅁ

마개결장루(술) plug colostomy
마그네슘 magnesium
마그네슘혈증 magnesemia
마뇨산 hippuric acid
마니톨 mannitol
마디 knob | segment | segmentum
마디과다증 polyphalangism
마디뼈 phalanx
마디형성 segmentation
마루- parietal | vertical
마루점 vertex
마루점태위 vertex presentation
마르졸랭궤양 Marjolin ulcer
마르팡증후군 Marfan syndrome
마른- xerotic
마른거품소리 dry rale
마른고름집 dry abscess
마른괴저 dry gangrene
마른눈 dry eye
마른눈증후군 dry eye syndrome
마른비늘증 psoriasis
마른체질량 lean body mass
마름 dryness
마름모형피판 rhombic flap
마름증 xerosis
마마 pox | smallpox | variola
마마바이러스 poxvirus
마마접종 variolation
마멸 abrasion
마모 abrasion
마미 cauda equina
마미병변 cauda equina lesion
마미증후군 cauda equina syndrome
마비 anesthesia | palsy | paralysis
마비방광 paralytic bladder
마비삼킴곤란 paralytica dysphagia
마비연하곤란 paralytica dysphagia
마비유발- paralytogenic
마비장폐쇄 paralytic ileus
마비제 paralyzant
마사지 massage
마스 molecular absorbents reticulation system; MARS
마시 Marcy
마약 narcotic | narcotic drug
마약- narcotic
마약금단 narcotic withdrawal
마약중독 narcotic intoxication
마약진통제 narcotic analgesic
마운셀웨어수술 Maunsell-Weir operation
마이스너소체 meissner corpuscle
마이스너신경얼기 Meissner plexus
마이스너신경절 Meissner ganglion
마이스너신경총 Meissner plexus
마이스너점막밑신경기 meissner submucosal plexus
마이스너점막밑신경총 meissner submucosal plexus
마이오글로불린 myoglobulin
마이코박테리아감염 mycobacterial infection
마이코시스풍고이데스 mycosis fungoides
마이코페놀레이트 모페틸 mycophenolate mofetil
마이코플라스마<속> *Mycoplasma*
마이토테인 mitotane
마일즈수술 miles operation
마제상 horseshoe
마찰 friction | rub
마찰음 friction rub | rub
마찰잡음 friction murmur
마초저장고 silo
마취 anesthesia | narcosis
마취- anesthetic

(마취)차단 block
마취간호사 anesthetist
마취과의사 anesthesiologist
마취과학 anesthesiology
마취사 anesthetist
마취제 anesthetic
마취제역가 anesthetic potency
마취통증의학 anesthesiology
마취통증의학의사 anesthesiologist
마취회로 anesthetic circuit
마취후회복 postanesthetic recovery
마취후회복점수 postanesthesia recovery score; PARS
막 coat | membrane | panniculus | theca
막거르개 membrane filter
막경유운반 transmembrane transport
막구멍 foramen cecum
막내골화 intramembranous ossification
막대 bar | rod
막대균 bacillus | rod
막대균뇨 bacilluria
막대균혈증 bacillemia
막박리 membrane dissection
막사구체신염 membranous glomerulonephritis
막사이- intermembranous
막속뼈형성 intramembranous ossification
막수송 membrane transport
막여과기 membrane filter
막염(증) membranous inflammation
막자사발손상 mortar injury
막전위 membrane potential | transmembrane potential
막전하 membrane charge
막증식사구체신염 membranoproliferative glomerulonephritis
막창자꼬리 vermiform appendix
막창자꼬리급통증 vermicular colic
막창자꼬리절제술 appendectomy
막창자동맥 cecal artery
막창자뒤- postcecal
막창자염 typhlitis
막통로 transmembrane channel
막힌 장폐쇄 closed loop obstruction
막힌고리증후군 blind loop syndrome
막힌샛길 blind fistula
막힌자궁뿔 blind uterine horn
막힌정맥염 obliterating phlebitis
막힌주머니 cul-de-sac
막힌틈 crypt
막힌틈염 cryptitis
막힘 imperforation | obstruction | obturation | occlusion
만곡 curvature
만곡족 club foot
만기아 term infant
만기임신 term pregnancy
만기정상분만 full term normal delivery
만기출생 full term birth
만기후- postterm
만능공혈자 universal donor
만델산 mandelic acid
만발성림프부종 lymphedema tardum
만병통치제 panpharmacon
만삭 full term
만삭아 mature infant
만삭임신 term pregnancy
만삭후- postterm
만상정맥총 pampiniform plexus
만성- chronic
만성간염 chronic hepatitis
만성간질환 chronic liver disease
만성감염 chronic infection
만성거부반응 chronic rejection
만성골수성백혈병 chronic myeloid leukemia
만성골수증식질환 chronic myeloproliferative disorder
만성농양 chronic abscess
만성단순태선 lichen simplex chronicus
만성담낭염 chronic cholecystitis
만성동종이식신(장)병증 chronic allograft nephropathy
만성림프구백혈병 chronic lymphocytic leukemia; CLL
만성변비 chronic constipation

만성병빈혈 anemia of chronic disease
만성비결석담낭염 chronic acalculous cholecystitis
만성사구체신염 chronic glomerulonephritis
만성신부전 chronic renal failure; CRF
만성쓸개염 chronic cholecystitis
만성양성가족성천포창 chronic benign familial pemphigus
만성염증 chronic inflammation
만성염증성관절염 chronic inflammatory arthritis
만성완전폐색 chronic total occlusion
만성위염 chronic gastritis
만성위축위염 chronic atrophic gastritis
만성육아종병 chronic granulomatous disease
만성융모성관절염 chronic villous arthritis
만성이동홍반 erythema chronicum migrans
만성재발이자염 chronic relapsing pancreatitis
만성재발췌장염 chronic relapsing pancreatitis
만성증식성담관염 chronic proliferative cholangitis
만성췌장염 chronic pancreatitis
만성특발성기립성저혈압 chronic idiopathic orthostatic hypotension
만성폐쇄폐질환 chronic obstructive pulmonary disease; COPD
만성활동간염 chronic active hepatitis
만성흡수불량증 sprue
말굽농양 horseshoe abscess
말굽소리 gallop sound
말굽신장 horseshoe kidney
말굽음 gallop sound
말굽형 horseshoe
말기 terminal stage
말기감염 terminal infection
말단- distal
말단 작동체 end effector
말단결장루 end colostomy
말단비대(증) acromegaly
말단소체 telomere
말단청색저온병(증) acrocyanotic cryopathy
말단청색증 acrocyanosis
말단청색한랭병(증) acrocyanotic cryopathy
말단합지 acrosyndactyly
말단합지증 acrosyndactyly
말단혈관피부염 acroangiodermatitis
말단회장루 end ileostomy
말단회장염 terminal ileitis
말단회장질환 terminal ileum disease
말단흑자흑색종 acral lentiginous melanoma
말더듬 psellism | stuttering
말라리아약 antimalarial drug
말라리아종말증 malarial cachexia
말렉스걸이교정술 marlex sling repair
말렉스메쉬 marlex mesh
말렌플라스틱고리인공항문조성술막대 marlen plastic loop ostomy rod
말로리소체 mallory body
말론수술 Malone procedure
말린귀 scroll ear
말린자두배증후군 prune belly syndrome
말림 desiccation
말소리듣기 speech hearing
말소리명료도 speech discrimination
말이집 myelin sheath
말이집신경섬유 myelinated fiber
말이집탈락 demyelination
말이집탈락질환 demyelinating disorder
말초- peripheral
말초담관암(종) peripheral cholangiocarcinoma
말초동맥질환 peripheral arterial disease
말초맥박 peripheral pulse
말초면역관용 peripheral tolerance
말초색전증 peripheral embolism
말초성중성구감소증 peripheral neutropenia
말초성호중구감소증 peripheral neutropenia
말초순환 peripheral circulation
말초신경 peripheral nerve
말초신경계(통) peripheral nervous system
말초신경병증 peripheral neuropathy
말초신경차단 peripheral nerve block
말초신경통 peripheral neuralgia
말초청색증 peripheral cyanosis
말초혈관손상 peripheral vascular trauma
말초혈관저항 peripheral vascular resistance

말초혈관질환 peripheral vascular disease
말초혈액 peripheral blood
말초혈액림프구 peripheral blood lymphocyte
말총 cauda equina
말총증후군 cauda equina syndrome
말타기색전 riding embolus
말투 speech
말하기 speech
맘대로- voluntary
맘대로근 voluntary muscle
맘대로운동 voluntary movement
맛보기 degustation | gustation
맛봉오리 taste bud
망 omentum
망- omental | reticular
망낭 omental bursa
망낭공 omental foramen
망막 retina
망막독성- retinotoxic
망막동맥 retinal artery
망막모세포종 retinoblastoma
망막모세포종유전자 retinoblastoma gene
망막병증 retinopathy
망막분리 retinodialysis
망막색소상피 retinal pigment epithelium
망막세포종 retinocytoma
망막열공 retinal break
망막염 retinitis
망막원공 retinal hole
망막이상 retinal disorders
망막전위도 electroretinogram; ERG
망막전위도검사 electroretinography
망막절제술 retinectomy
망막증 retinosis
망막해리 retinodialysis
망상 delusion
망울 bulb
망울해면체근 bulbocavernosus muscle
망이식 omental graft
망치손가락 mallet finger
망케이크 omental cake
망투검사 Mantoux skin test
망투피부검사 Mantoux skin test
맞교차 commissure
맞물림 bite
맞물림검사 occlusion test
맞물림면 occlusal plane
맞물림밀랍 bite wax
맞물림압 bite pressure
맞물림장애 malocclusion
맞물림틀 articulator
맞절개 contraincision | counterincision
맞춤 reduction
맞흐름면역전기영동 countercurrent immunoelectrophoresis | counterimmunoelectrophoresis; CIE
매개물질 mediator
매개변수 parameter
매개체 mediator | vector
매개체감염 vector-borne infection
매독 syphilis
매독간경화증 syphilitic cirrhosis
매독관절염 syphilitic arthritis
매독균 *Treponema pallidum*
매독균혈구응집검사 TPHA test
매독대동맥중막염 meso-aortitis syphilitica
매독대동액염 luetic aortitis
매독성결절 syphilitic node
매독성대동액염 syphilitic aortitis
매독성동맥류 syphilitic aneurysm
매독성동맥염 syphilitic arteritis
매독성직장염 syphilitic proctitis
매독진 syphilid
매독혈구응집검사 *Treponema pallidum* hemaggulutination assay
매듭 centromere | knot | tangle
매듭짓기 knotting
매맞는 어린이 battered child
매몰봉합 buried suture
매시간 quaque hora; q.h.
매연손상 smoke damage
매체 medium

매큔-올브라이트증후군 McCune-Albright syndrome
매트리스봉합 mattress suture
맥각중독(증) ergotism
맥관류 varices | varix
맥관부종 angioedema
맥관운동신경 vasomotor nerve
맥관종 angioma
맥관층 vascular layer
맥동파 pulse
맥동파- pulsed
맥락막위축 choroidal atrophy
맥락얼기 choroid plexus
맥락총 choroid plexus
맥량기록 pulse volume recording
맥립종 hordeolum
맥박 pulse | pulsus | sphygmus
맥박감시계 pulse monitor
맥박결손 pulse deficit
맥박산소측정 pulse oximetry
맥박산소측정기 pulse oximeter
맥박수 pulse rate
맥박압 pulse pressure
맥박항진 increased pulse
맥버니절개 McBurney incision
맥버니점 McBurney point
맥베이 McVay
맥베이봉합 McVay repair
맥아당 maltose
맥압 pulse pressure
맨눈- gross
맨눈검사 gross examination | macroscopic examination
맨눈해부학 gross anatomy
맨바깥섬유막 extreme capsule
맨손- manual
맨손교정 manipulation
맨손제거 manual removal
맨아래갑상동맥 thyroidea ima artery
맬로리-바이스증후군 Mallory-Weiss syndrome
맹 blindness
맹관증후군 blind loop syndrome
맹자궁각 blind uterine horn
맹장 caecum | cecum
맹장고정술 caecopexy
맹장꼬리절제술 appendectomy
맹장동맥 cecal artery
맹장뒤- retrocecal
맹장뒤농양 retrocecal abscess
맹장뒤오목 retrocecal fossa
맹장뒤탈장 retrocecal hernia
맹장루조성술 caecostomy
맹장염 typhlitis
맹장염전 cecal volvulus
맹장조루술 cecostomy
맹장직장문합 caecorectal anastomosis
맹장직장연결 caecorectal anastomosis
맹장창냄술 cecostomy
맹장항문문합 caecoanal anastomosis
맹장항문연결 caecoanal anastomosis
맹장혈관주름 vascular cecal fold
맹장후방농양 postcecal abscess
맹장후방탈장 retrocecal hernia
맹점 blind point | blind spot
맹출 eruption
머리 caput
머리- capital | cephalic | cranial
머리가슴 cephalothorax
머리기울임 head tilt
머리덮개 galea | scalp
머리덮개널힘줄 galea aponeurotica
머리둘레 head circumference
머리뼈 cranial bone | cranium | skull
머리뼈결손 skull bone defect
머리뼈바닥 base of skull
머리뼈붙음증 craniosynostosis
머리뼈이상증 dyscephaly
머리뼈절개 craniotomy
머리속- intracranial
머리아픔 headache
머리얼굴- craniofacial
머리얼굴갈림증 craniofacial cleft
머리얼굴뼈발생이상 craniofacial dysostosis

머리얼굴외과 craniofacial surgery
머리얼굴작음(증) craniofacial microsomia
머리엑스선 skull x-ray
머리인두관 craniopharyngeal canal
머리인두종 craniopharyngioma
머리쪽- cranial
머리혈종 cephalhematoma | cephalohematoma
머릿니 *Pediculus humanus capitis*
머스카린- muscarinic
머피징후 Murphy sign
먼로농양 Munro abscess
먼지감염 dust infection
먼쪽- distal
먼쪽비신정맥연결 distal splenorenal shunt surgery
먼쪽이동 distal migration
먼쪽이자절제(술) distal pancreatectomy
먼쪽피판 distant flap
멍 bruise
메네트리에병 Menetrier disease
메니에르병 Meniere disease
메두사머리 caput medusae
메디나충 serpent worm
메디케어 medicare
메르켈세포암종 Merkel cell carcinoma
메벤다졸 mebendazole
메산지움바탕질 mesangial matrix
메산지움세포 mesangial cell
메산지움증식사구체신염 mesangial proliferative glomerulonephritis
메살라진 mesalazine
메쉬 mesh
메쉬교정술 mesh repair
메쉬마개 mesh plug
메쉬종괴 meshoma
메쉬첩포 mesh patch
메쉬플러그 mesh plug
메스꺼움 nausea
메움봉 pack
메이슨수직착대위성형 Mason vertical banded gastroplasty
메이-터너증후군 May-Thurner syndrome
메켈곁주머니 Meckel diverticulum
메켈곁주머니염 Meckel diverticulitis
메켈곁주머니절제술 Meckel diverticulectomy
메타네프린 metanephrine
메타분석 metaanalysis
메타아이오도벤질구아니딘 metaiodobenzylguanidine; MIBG
메타콜린유발검사 metacholine challenge test
메탄 methane
메테인 methane
메트혈색소혈증 methemoglobinemia
메티라폰 metyrapone
메티마졸 methimazole
메틸렌블루 methylene blue
메틸렌블루염색 methylene blue stain
메틸프레드니솔론 methylprednisolone
메틸화 methylation
메틸히퓨르산 methylhippuric acid
멘델유전 Mendelian inheritance | particulate inheritance
멘델유전질환 Mendelian disorder
멜라닌 melanin
멜라닌결핍모반 amelanotic nevus
멜라닌색소 melanin pigment
멜라닌세포 melanocyte
멜라닌세포모반 melanocytic nevus
멜라닌세포자극호르몬 melanocyte-stimulating hormone
멜라닌소체 melanosome
면 facet | plane | planum | side | surface
면도식절제 shaving off procedure
면망사 gauze
면역 immunity
면역- immune | immunologic | immunological
면역감시 immunologic monitoring | immunosurveillance
면역감지 immunologic sensing
면역강화 immunopotentiation
면역강화제 immunopotentiator
면역거름 immunofiltration
면역거부반응 immunorejection

면역결핍 immune deficiency | immunodeficiency
면역결핍- immunodeficient
면역결핍병 immunodeficiency disease
면역고정 immunofixation
면역과립백혈구증가증 immunogranulocytosis
면역교착반응 immunoconglutination
면역글로불린 immune globulin | immunoglobulin
면역글로불린계 immunoglobulin class
면역글로불린분할 immunoglobulin cleavage
면역글로불린영역 immunoglobulin domain
면역기억반응 anamnestic response
면역기억세포 memory cell
면역기전 immunomechanism
면역내성 immune tolerance
면역독소 immunotoxin
면역모세포 immunoblast
면역모세포림프절병증 immunoblastic lymphadenopathy
면역반응 immune response | immunologic reaction | immunological reaction
면역반응력 immunoreactivity
면역반응성 immune reactivity | immunoreactivity
면역반응유전자 immune response gene
면역반응인슐린 immunoreactive insulin
면역반응체 immunoreactant
면역반응표적 immune response target
면역범혈구감소증 immunopancytopenia
면역병리(학) immunopathology
면역보강 immunopotentiation
면역보강제 immunoadjuvant | immunopotentiator
면역복합체 immune complex
면역복합체병 immune complex disease
면역복합체사구체신염 immune complex glomerulonephritis
면역부전 immunological incompetence
면역부착반응 immune adherence reaction
면역분석 immunoassay
면역블롯 immunoblot
면역비탁계측기 immunonephelometry
면역사람혈청글로불린 immune human serum globulin
면역생물학 immunobiology
면역선택 immunoselection
면역성 immunity
면역성분채집 immunopheresis
면역세균용해 immune bacteriolysis
면역세포 immune cell | immunocyte
면역세포용해 immune cytolysis
면역세포조절자 immune cell regulator
면역세포종 immunocytoma
면역세포증식 immunoproliferation
면역세포증식병 immunoproliferative disease
면역세포화학 immunocytochemistry
면역손상- immunocompromised
면역손상환자 immunocompromised patient
면역수혈 immunotransfusion
면역신티그라피 immunoscintigraphy
면역약리(학) immunopharmacology
면역약화- immunocompromised
면역억제 immunologic inhibition | immunosuppression
면역억제- immunosuppressive
면역억제요법 immunosuppressant therapy | immunosuppressive therapy | immunosuppressive treatment
면역억제제 immunosuppressant | immunosuppressive drug
면역여과 immunofiltration
면역요법 immunotherapy
면역우세 immunodominance
면역우세- immunodominant
면역원 immunogen
면역원- immunogenic
면역원성 immunogenicity
면역유전- immunogenetic
면역유전학 immunogenetics
면역인터페론 immune interferon
면역자극 immunostimulation
면역자극- immunostimulant
면역자극제 immunostimulant | immunostimulator
면역장애 immune disorder
면역적격성 immunological competence

면역전기이동 immunoelectrophoresis
면역접종 immunization
면역접합 immunoconjugate
면역정상세포 immunologically competent cell
면역제어 immunomodulation
면역조작 immunomanipulation
면역조절 immunomodulation | immunoregulation
면역조절- immunoregulatory
면역조절세포 immunoregulatory cell
면역조절제 immunomodulator
면역조직병리(학) immunohistopathology
면역조직화학 immunohistochemistry
면역조치 immunomanipulation
면역증식소장질환 immunoproliferative small intestinal disease
면역진단 immunodiagnosis
면역질환 immune disorder | immunological disease
면역체계 immune system
면역촉매 immunocatalysis
면역촉진 immunofacilitation
면역치우침 immunodeviation
면역침전 immunoprecipitation
면역침전반응 immunoprecipitin reaction
면역침착물 immune deposit
면역침착병 immune deposit disease
면역표현형 immunophenotype
면역학 immunology
면역학- immunological
면역학자 immunologist
면역학적- immunologic
면역학적예방 immunoprophylaxis
면역학조정 immunologic intervention
면역혈소판감소자반병 immune thrombocytopenic purpura
면역혈청 immune serum
면역혈청글로불린 immune serum globulin
면역형광 immunofluorescence
면역화 immunification | immunization | sensitization
면역화학 immunochemistry
면역확산 immunodiffusion
면역흡수체 immunoabsorbent
면역흡착제 immunoadsorbent
면적 area
면포 comedo
면포성 여드름 acne comedonica
면포암종 comedo carcinoma
면포유방염 comedo mastitis
멸균 sterilization
멸균기 sterilizer
명료기간 lucid interval
명료도 articulation
명목압력 nominal pressure
명세 specification
명세서 specification
명주묶음실 silk ligature
명치- epigastric
명치각 infrasternal angle
명치박동 epigastric pulsation
명치반사 epigastric reflex
명치부위 epigastric region | epigastrium | precordium
명치불쾌감 epigastric distress
명치절개 epigastric incision
명치탈장 epigastric hernia | epigastrocele
명치통증 epigastralgia
모 hair
모관 hair canal
모구 blast
모기둥 prism
모낭 hair follicle | pilar cyst
모낭성이각화종 dyskeratosis follicularis
모낭염 folliculitis
모노레일 풍선카테터 monorail balloon catheter
모노레일카테터 기술 monorail catheter technology
모노아민산화효소 monoamine oxidase; MAO
모노아민산화효소억제제 monoamine oxidase inhibitor; MAOI
모니터 monitor
모니터링 monitoring
모닐리아증 moniliasis
모래종 psammoma
모래종수막종 psammoma

모래종체 psammoma body
모로반사 Moro reflex
모르가니 morgagni
모르가니기둥 column of Morgagni
모르가니주 column of Morgagni
모르가니탈장 Morgagni hernia
모르타르손상 mortar injury
모르핀 morphine
모리슨오목 morrison pouch
모반 mole | nevus | phakoma
모반세포 nevus cell
모발 hair
모발둥지굴 pilonidal sinus
모발둥지낭 pilonidal cyst
모발둥지암 pilonidal sinus cancer
모발식물성위석 trichophytobezoar
모발위석 hair bezoar | trichobezoar
모발제거 hair removal
모비츠 II형 Mobitz type II
모상용종증 filiform polyposis
모서리 border
모서리- marginal
모서리동맥 marginal artery
모서리홍반 erythema marginatum
모성면역 maternal immunity
모성복지 maternal welfare
모성사망 maternal death
모세관 canaliculus | capillaris | capillary
모세관경유운반 transcapillary transport
모세관림프관기형 capillary-lymphatic malformation
모세관림프관종 capillary lymphangioma
모세관배액 capillary drainage
모세관병(증) capillaropathy
모세관염 capillaritis
모세관주입증후군 capillary infusion syndrome
모세관출혈 capillary hemorrhage
모세관투과성 capillary permeability
모세포 blast
모세포종 blastoma
모세혈관 capillaris | capillary
모세혈관(이)전- precapillary
모세혈관기형 capillary malformation
모세혈관누출증후군 capillary leak syndrome
모세혈관동정맥기형 capillary arteriovenous malformation
모세혈관바탕 capillary bed
모세혈관압 capillary pressure
모세혈관염 capillaritis | telangiitis
모세혈관이전세동맥 precapillary arteriole
모세혈관저항검사 capillary resistance test
모세혈관정맥기형 capillary venous malformation
모세혈관종 capillary angioma | capillary hemangioma | hemangioma capillare
모세혈관확장(증) telangiectasia | telangiectasis
모세혈관확장증 capillary telangiectasis
모수 parameter
모순동공 paradoxical pupil
모순맥박 paradoxic pulse | pulsus paradoxus
모순산뇨 paradoxic aciduria
모순색전증 paradoxical embolism
모순운동 paradoxical movement
모야모야병 Moyamoya disease
모양 appearance
모양선충 *Trichostrongylus*
모양선충증 trichostrongyliasis
모염색체 mother chromosome
모유 breast milk
모유수유 breast feeding
모유이상 galactacrasia
모유황달 breast milk jaundice
모음 adduction
모음근반사 adductor reflex
모의 simulation
모의감염실험 mock infection
모의실험 simulation
모의실험장치 simulator
모의치료기 simulator
모의훈련장치 simulator
모자동실 rooming-in
모자이크 mosaic
모자이크유전 mosaic inheritance
모자이크현상 mosaicism

모종 phakoma
모집단분산 population variance
모체발아- viviparous
모충피부염 caterpillar dermatitis
모티린농도 motilin level
모틸린 motilin
모형 cast
모호 ambiguity
모호생식기(관) ambiguous genitalia
목 cervix | neck
목- cervical
목 기저부 neck base
목갈비근- scalene
목갈비근림프절 scalene node
목갈비근절제술 scalenectomy
목경직 stiff neck
목경축 nuchal rigidity
목당농축시험 xylose concentration test
목당청소시험 xylose clearance test
목당흡수시험 xylose absorption test
목덜미 nuchal
목동맥 carotid artery
목동맥- carotid
목동맥갈림 carotid bifurcation
목동맥소체 carotid body
목동맥신경얼기 carotid plexus
목동맥조영(술) carotid angiography
목동맥통증 carotodynia
목동맥팽대마사지 carotid sinus massage
목동맥해면굴샛길 carotid cavernous fistula
목매닮 hanging
목맴 choking
목멤 choke
목발 crutch
목부위 cervical region
목빗근 sternocleidomastoid muscle; SCM
목뼈 cervical spine
목뿔- hyoid
목뿔활 hyoid arch
목샘염 cervical adenitis
목소리진동감 vocal fremitus
목신경 cervical nerve
목신경고리 ansa cervicalis
목신경얼기 cervical plexus
목신경절 cervical ganglion
목앓이 sore throat
목얼굴기형종 cervicofacial teratoma
목없는- sessile
목없는폴립 sessile polyp
목욕 bath
목있는용종 pedunculated polyp
목있는평활근종 pedunculated leiomyoma
목적 objective
목점액세포 mucous neck cell
목정맥 jugular vein
목정맥맥박 jugular pulse
목정맥신경 jugular nerve
목정맥오목 jugular fossa
목정맥주머니 jugular sac
목정맥징후 jugular sign
목정맥토리 종양 glomus jugulare tumor
목정맥활 jugular venous arch
목젖 uvula
목조름 strangulation
목통증 cervicodynia
목표 landmark
목해부 neck dissection
목혈관신경집 carotid sheath
몫 quotient
몰 mole
몰농도 molar concentration | molarity
몸 soma
몸감각신경 somatosensory nerve
몸니 *Pediculus humanus corporis*
몸분절 somite
몸신경 somatic nerve
몸운동신경 somatomotor nerve
몸조성 body composition
몸쪽- proximal
몸쪽창자막힘 proximal bowel obstruction
몸통 body | corpus | shaft | soma | truncus
몸통증 somatic pain

몸환각 somatic hallucination
못 nail
못고정 nailing
못삼킴증 aphagia
몽골반점 mongolian spot
몽도르병 Mondor disease
몽유병 somnambulism
무간기 anhepatic phase
무간전기 preanhepatic phase
무간후기 posthepatic phase
무감각 anesthesia | numbness
무감각제 anesthetic
무감마글로불린혈증 agammaglobulinemia
무게미달 underweight
무결석담낭염 acalculous cholecystitis
무고환(증) anorchism
무과립구증 agranulocytosis
무과립세포질그물 agranular endoplasmic reticulum
무과립세포질세망 agranular endoplasmic reticulum
무구조 amorphia
무구조충 beef tapeworm | *Taenia saginata* | taeniola saginata
무균 asepsis | sterility
무균- aseptic | sterile
무균고름뇨 aseptic pyuria | sterile pyuria
무균고름집 sterile abscess
무균괴사 aseptic necrosis
무균기술 aseptic technique
무균농뇨 aseptic pyuria | sterile pyuria
무균농양 sterile abscess
무균배양 sterile culture
무균법 asepsis
무균성복막염 aseptic peritonitis
무균세정 antiseptic scrub
무균소독 listerism
무균수술 aseptic surgery
무균실험대 cabinet | safety cabinet
무균액 aseptic solution
무균조작 aseptic procedure
무균창상 aseptic wound
무균처치 aseptic treatment
무극결합 nonpolar bond
무글루텐식이 gluten-free diet
무기- inorganic
무기관- inorganic
무기력 inertia
무기염 mineral salt
무기질 mineral
무기질결핍 mineral deficiency
무기질부신피질호르몬 mineralocorticoid
무기질요구(량) mineral requirement
무기질유 mineral oil
무기질침착 mineralization
무기폐 atelectasis | detelectasis | pulmonary atelectasis
무기하 액와부 접근법 gasless transaxillary approach
무기화학 inorganic chemistry
무긴장 tension-free
무긴장(증) atony
무긴장교정술 tension free repairs
무긴장성 atonicity
무긴장이완성방광 atonic bladder
무긴장탈장교정술 tension-free hernioplasty
무뇌증 anencephaly
무뇨 anuria
무담즙(증) acholia
무담즙뇨황달 acholuric jaundice
무담즙변 acholic stool
무더기 cluster
무도느린비틀림운동 choreoathetosis
무도증 chorea
무딘손상 blunt injury
무력장폐쇄 adynamic ileus
무력증 inertia
무력창자막힘 adynamic ileus
무른궤양 chancroid | soft chancre | ulcus molle
무릎 geniculum | genu | knee
무릎- geniculate
무릎가슴자세 knee chest position
무릎관절 knee joint
무릎밑오금동맥 below-knee popliteal artery
무릎반사 knee jerk reflex | patellar reflex

무릎뼈 patella
무릎위오금동맥 above-knee popliteal artery
무리림프소절 aggregated lymphatic nodule
무맥관 avascularity
무맥관- avascular
무맥박- pulseless
무맥박병 pulseless disease
무명동맥 innominate artery
무모증 atrichia | atrichosis
무미- ecaudate
무미낭충 cercocystis
무반사 areflexia
무반사방광 areflexic bladder
무반응- nonreactive
무반향- echolucent
무발생 agenesis
무배란월경 anovular menstruation
무배란월경주기 anovulatory menstrual cycle
무분별탐식증 pica
무비장증 asplenia
무산소- anaerobic
무산소균 anaerobic bacterium
무산소균감염 anaerobic infection
무산소균봉와직염 anaerobic cellulitis
무산소대사 anaerobic metabolism
무산소배양 anaerobic incubation
무산소성균 anaerobe
무산소성발작 anoxic spell
무산소성장애 anoxic disturbance
무산소세균 anaerobic organism
무산소증 anoxia
무산소호흡 anaerobic respiration
무색- colorless
무색성적혈구 achromic erythrocyte
무생물재료삽입물 alloplastic implant
무생물재료이식편 alloplastic graft
무선주파수 radiofrequency
무섬유소원혈증 afibrinogenemia
무성 silence
무성생식 virgin generation
무성세대 asexual generation
무세균고름뇨 abacterial pyuria
무세균농뇨 abacterial pyuria
무손상 intactness
무손상- intact
무수신경 unmyelinated nerve
무수신경섬유 unmyelinated fiber | unmyelinated nerve fiber
무수알코올 absolute alcohol
무수정체녹내장 aphakic glaucoma
무신경절증 aganglionosis
무심장쌍둥이 acardiac twin
무에코 echolucent
무연동 aperistalsis
무염식 salt-free diet
무영양면역 athreptic immunity
무용공간 dead space
무용공간환기 dead space ventilation
무월경 amenorrhea
무위산소화불량 achlorhydric dyspepsia
무위산증 achlorhydria
무유방증 amastia
무음 silence
무자극식이 smooth diet
무작위대조시험 randomized controlled trial
무작위선택 random selection
무작위시험 randomized trial
무작위파괴 random destruction
무작위피판 random flap
무작위할당 random allocation
무정자증 azoospermia
무정형 amorphia
무정형밀도 amorphous density
무중심절염색체 acentric chromosome
무증상 silence
무증상- subclinical
무증상 거부반응 subclinical rejection
무증상감염 asymptomatic infection | inapparant infection | silent infection | subclinical infection
무증상결석 silent stone
무증상기 silent period
무증상기간 free interval

무증상담석 asymptomatic cholelithiasis | asymptomatic gallstone
무증상보균자 asymptomatic carrier
무증상보인자 silent carrier
무증상심근경색증 silent myocardial infarction
무증상쓸개돌 asymptomatic cholelithiasis | asymptomatic gallstone
무증상탈장 asymptomatic hernia
무지 bowler thumb
무지구 thenar eminence
무지내반(증) hallux varus
무지증 amelia
무침습 intactness
무통 aponia
무통증 analgesia
무표지세포 null cell
무혈관 avascularity
무혈관- avascular
무혈관괴사 avascular necrosis
무혈관이식 avascular graft
무혈관층 nonvascular layer
무혈성- avascular
무혈수술 bloodless operation
무형성 aplasia
무형성빈혈 aplastic anemia | panmyelophthisis
무형질 ground substance
무호흡 apnea
무호흡검사 apnea test
무호흡지수 apnea index
무홍채(증) aniridia
무활력 hypotrophy
무효- invalid
묶개 clip
묶는집게 ligature forceps
묶음 clipping | ligation | ligature
묶음검사 battery
묶음실 ligature
문 hilum | hilus | inlet | introitus | outlet | porta | portal
문- portal
문맥 portal | portal vein
문맥- portal
문맥계 portal system
문맥고름혈증 portal pyemia
문맥고혈압 portal hypertension
문맥관 portal canal
문맥내주입 portal vein infusion
문맥농혈증 portal pyemia
문맥뇌병증 portal encephalopathy
문맥담낭문합술 portocholecystostomy
문맥담낭연결술 portocholecystostomy
문맥대정맥- portocaval
문맥대정맥문합 portocaval anastomosis
문맥대정맥션트 portacaval shunt
문맥대정맥션트수술 portocaval shunt operation
문맥색전증후군 portoembolization syndrome
문맥순환 portal circulation
문맥압 portal blood pressure
문맥압항진성위병증 portal hypertensive gastropathy
문맥열 portal fissure
문맥염 pylephlebitis
문맥의 해면체화 cavernous transformation, portal vein
문맥장문합(술) portoenterostomy
문맥장연결(술) portoenterostomy
문맥전신순환션트 portosystemic shunt
문맥전신순환션트수술 portasystemic shunt surgery
문맥전신순환정맥정맥우회술 portosystemic venovenous bypass
문맥조영(술) portography
문맥주위- periportal
문맥혈류 portal blood flow
문맥혈전증 portal thrombosis | pylethrombosis
문신 tattoo
문신(술) tattooing
문장완성검사 sentence completion test
문정맥혈관조영술 portal venography
문제행동 problem behavior
문진 inquiry
문턱값 threshold value
문턱자극 threshold stimulus
문합 anastomosis

문합도구 anastomotic device
문합부궤양 anastomotic ulcer
문합부누출 anastomotic leak
문합부전 anastomotic insufficiency
문합부정맥류 anastomotic varix
문합부협착 anastomotic stenosis | anastomotic stricture
문화 culture
물 hydro
물가슴증 hydrothorax
물개 clamp
물공기가슴증 hydropneumothorax
물공기복막증 hydropneumoperitoneum
물공포- hydrophobic
물공포증 hydrophobia
물기 biting
물담즙분비증 hydrocholeresis
물때 scale
물렁조직 soft tissue
물렁종 molluscum
물렁종소체 molluscum body
물렁진드기 soft tick
물리(적)- physical
물리요법 physical therapy | physiotherapy
물리적체온조절 physical thermoregulation
물리치료 physical therapy | physiotherapy
물리치료사 physiotherapeutist
물리학 physics
물리화학 physical chemistry
물린상처 bite
물림 bite
물매개감염 water-borne infection
물변 watery stool
물분사박리기 waterjet dissector
물분사펌프 water jet pump
물빼기 hydrocenosis
물사마귀 molluscum contagiosum
물설사 watery diarrhea
물설사결장염증후군 Watery diarrhea-colitis syndrome
물자궁질증 hydrometrocolpos
물제한 water restriction
물주머니 hygroma
물중독 water intoxication
물질 agent | material
물질P substance P
물질금단 substance withdrawal
물집 bleb | blister | bulla | water blister
물집- bullous
물집목구멍염 herpangina
물집열상 combustio bullosa
물집증 pemphigus
물집피부염 bullous dermatitis
물체 object
물콩팥증 hydronephrosis
물혹 cyst
물혹간 cystic liver
뭇형태- polymorphous
뭉친여드름 acne conglobata
뭉친염색질 condensed chromatin
뭉침 conglomerate
뮐러관기형 Mullerian anomaly
뮐러관무발생 Mullerian agenesis
뮐러관억제물질 Mullerian inhibiting substance
뮐러관이상 Mullerian anomaly
뮐러관잔류물 Mullerian remnant
뮤코다당류증 mucopolysaccharidosis
미 brow eye
미(성)숙분만 immature delivery
미각 degustation | gustation
미각구역 gustatory area
미각이상 dysgeusia
미각중추 gustatory center
미간 glabella
미간점 glabella
미결정성비정형 atypia of undetermined significance; AUS
미결정형 소포병변 follicular lesion of undetermined significance
미골골절 coccyx fracture
미골근 coccygeus muscle
미골신경 coccygeal nerve

미골신경총 coccygeal plexus
미골오목 coccygeal foveola
미골와 coccygeal foveola
미골절제술 coccygectomy
(미국)노인의료보험제도 medicare
미국외과전문의위원회 American Board of Surgery
미국외과학회 American College of Surgeons; ACS
미국외과협회 American Surgical Association; ASA
미끄러짐 slippage
미끄럼고샅탈장 sliding inguinal hernia
미끄럼서혜탈장 sliding inguinal hernia
미끄럼앞옮김피판 sliding advancement flap
미끄럼탈장 sliding hernia
미끄럼틈새탈장 sliding hiatal hernia
미네소타관 Minnesota duct
미네소타다면인성검사 Minnesota multiphasic personality inventory; MMPI
미란 erosion
미란관절염 erosive arthritis
미란위염 erosive gastritis
미량영양소 micronutrient
미로현기증 labyrinthine vertigo
미리지증후군 Mirizzi syndrome
미만- diffuse
미벨리땀구멍각화증 porokeratosis of Mibelli
미분류 undifferentiated
미분만부 nullipara
미분화- undifferentiated
미분화세포 undifferenciated cell | undifferentiated cell
미분화암 undifferentiated cancer
미분화암(종) undifferentiated carcinoma
미분획 unfractionated
미분획헤파린 unfractionated heparin
미사일손상 missile injury
미상돌기 caudate process
미상엽 caudate lobe
미생물 germ | microbe | microorganism
미생물- microbial
미생물무리 microbial flora | microflora
미생물소화 microbial digestion
미생물학 microbiology
미생물학자 bacteriologist
미세 수포정 지방간 microcytic fatty liver
미세(아)교세포 microglial cell
미세고름집 microabscess
미세관 microtubule
미세구 microsphere
미세낭암종 microcystic carcinoma
미세대장염 microscopic colitis
미세동맥류 microaneurysm
미세림프절이식 microlymphatic graft
미세바늘 microneedle
미세산소균 microaerophilic bacterium
미세색전증 microembolism
미세색전형성 microembolization
미세석회화 microcalcification
미세선종 microadenoma
미세섬유 filament
미세소체 microsome
미세수술 microsurgery
미세수술기구 microsurgical instrument
미세수술법 microsurgical technique
미세순환 microcirculation
미세알균 micrococcus
미세암(종) microcarcinoma
미세용량 microdosage
미세원섬유 microfibril
미세육아종 microgranuloma
미세융모 microvillus
미세응집물 microaggregate
미세자 micrometer
미세잔섬유 microfilament
미세전이 micrometastasis
미세조작 micromanipulation
미세측정 micrometry
미세침습암(종) microinvasive carcinoma
미세침윤성유방암 microinvasive breast cancer
미세침윤암(종) microinvasive carcinoma
미세혈관병증 microangiopathy
미세혈관전이 microvascular transfer
미세혈관종 microangioma

미세혈전증 microthrombosis
미셀화 micellisation
미수정난자 unfertilized ovum
미수정란 unfertilized ovum
미숙 prematurity
미숙- premature
미숙아 immature infant | premature baby | premature infant
미숙아분만 premature delivery
미열 low fever
미용수술 aesthetic surgery | cosmetic surgery
미용외과 cosmetic surgery
미장낭종 tailgut cyst
미정결절 indeterminate nodule
미주세관 aberrant ductule
미주신경 vagus nerve
미주신경긴장증 parasympathotonia
미주신경느린맥 vagal bradycardia
미주신경박리 vagolysis
미주신경반사 vagal reflex
미주신경부정맥 vagal arrhythmia
미주신경서맥 vagal bradycardia
미주신경쇼크 vagogenic shock
미주신경압력반사 vagopressor reflex
미주신경절단(술) vagotomy
미주신경절단후설사 postvagotomy diarrhea
미주신경절단후증후군 postvagotomy syndrome
미주신경지배 vagal innervation
미즙 chyme
미추 coccyx
미추차단 caudal block
미출산부 nullipara
미코박테륨<속> *Mycobacterium*
미코박테륨아비움인트라셀룰라레 *Mycobacterium avium intracellulare*
미코박테륨파라투베르굴로시스 *Mycobacterium paratuberculosis*
미쿨리치병 Mikulicz disease
미쿨리치수술 Mikulicz operation
미터촉광 meter candle
미포 micelle
미하강고환 undescended testis
미하엘리스-구트만소체 Michaelis-Gutmann body
미해결세균뇨 unresolved bacteriuria
민간의료보험 commercial health insurance
민감결장 irritable colon
민감도 sensitivity
민감성 sensitivity
민감제 sensitizer
민감화 sensitization
민감화반응 sensitization response
민감화세포 sensitized cell
민감화주사 sensitizing injection
민꼬리- ecaudate
민말이집신경 unmyelinated nerve
민말이집신경섬유 unmyelinated fiber | unmyelinated nerve fiber
민무늬근(육)섬유 smooth muscle fiber
민무늬근육 smooth muscle
민촌충 beef tapeworm
밀도 density
밀도차 density difference
밀도측정 densitometry
밀란기준 Milan criteria
밀러소매 Miller cuff
밀로이병 Milroy disease
밀림자 calipers
밀봉제 sealant
밀폐제 sealant
밑동 stump

ㅂ

바 bar
바구니 basket
바깥- exophytic | exterior | external
바깥가장자리층 ectoglia
바깥고샅탈장 external inguinal hernia
바깥굽은- valgus
바깥귀 external ear
바깥돌림 external rotation
바깥림프 perilymph
바깥림프관 perilymphatic duct
바깥림프샛길 perilymphatic fistula
바깥막 adventitia | fibrous coat
바깥목동맥 external carotid artery
바깥빗건막 external oblique aponeurosis
바깥뼈대 exoskeleton
바깥생식기관 external genital organ | external genitalia
바깥섬유막 external capsule
바깥엉덩동맥 external iliac artery
바깥원인- ectogenic | ectogenous
바깥융모막 exochorion
바깥음부동맥 external pudendal artery
바깥자궁목 ectocervix
바깥탄력판 external elastic lamina; external EL
바깥항문조임근 sphincter ani externus muscle
바깥홀씨 exospore
바늘 needle
바늘대손상 needle-stick injuriy
바늘따끔검사 pin prick test
바늘집게 needle holder | needleholders
바늘흡인 needle aspiration
바닐릴만델산 vanillylmandelic acid; VMA
바다표범손발증 phocomelia
바닥 base | bed | floor | fundus
바닥- basal
바닥동맥 basal artery
바닥막 basement membrane
바닥세포 basal cell
바닥세포모반증후군 basal cell nevus syndrome
바닥세포상피종 basal cell epithelioma
바닥세포암종 basal cell carcinoma
바닥영상 basilar view
바닥절제술 fundusectomy
바닥쪽- palmaris
바닥층 basal layer
바닥판 basal lamina | basal plate
바닥편평세포암종 basosquamous cell carcinoma
바닥핵 basal ganglia | basal nuclei
바레트궤양 Barrett ulcer
바렛식도 Barrett esophagus
바로교차시험 immediate crossmatching
바로누운- supine
바로누운자세 supine position
바로서기반사 righting reflex
바로선자세 upright position
바륨 barium
바륨검사 barium study
바륨관장 barium enema
바륨육아종 barium granuloma
바륨정복(술) barium reduction
바륨조영제 barium contrast medium
바르덴부르크증후군 Waardenberg syndrome
바르톨린샘 Bartholin gland
바르톨린샘암종 Bartholin gland carcinoma
바름 application
바뱅스키반사 Babinski reflex
바뱅스키징후 Babinski sign
바비튜르산염 barbiturate
바셀린 petrolatum | vaseline
바소프레신 vasopressin
바시니 Bassini

바시트라신 bacitracin
바이러스 virus
바이러스- viral
바이러스간염 viral hepatitis
바이러스감염 viral infection
바이러스결막염 viral conjunctivitis
바이러스뇨 viruria
바이러스병 viral disease
바이러스봉입체 viral inclusion
바이러스살균제 virucide
바이러스설사 virus diarrhea
바이러스성결장염 virus-induced colitis
바이러스약 antiviral drug
바이러스입자 viral particle | virion
바이러스적혈구응집 viral hemagglutination
바이러스종양유전자 viral oncogene
바이러스캡시드 viral capsid
바이러스학 virology
바이러스학자 virologist
바이러스혈증 virusemia
바이어스 bias
바이오틴결핍 biotin deficiency
바이오피드백요법 biofeedback therapy
바이크릴구조 vicryl structure
바이크릴메쉬 vicryl mesh
바일-펠릭스반응 Weil-Felix reaction
바제도갑상샘종 Basedow disease
바퀴살균 *Actinomyces*
바탕 base | bed
바탕구조 infrastructure
바탕선 base line
바탕질 ground substance
바탕질결석 matrix calculus
바탕질세포 matrix cell
바터증후군 Bartter syndrome
바토린농양 Bartholin abscess
박근 gracilis muscle
박근성형술 graciloplasty
박근인공괄약근 gracilis neosphincter
박근전위 gracilis muscle transposition
박동 pulsation | stroke
박동- pulsatile
박동가슴고름집 pulsating empyema
박동뇌초음파 pulsatile echoencephalography
박동조율기 pacemaker
박동통증 pulsatile pain
박리 break | detachment | dissection
박리- desquamative
박리기 dissector
박리기구 dissecting instrument
박리동맥류 dissecting aneurysm
박리면 plane of dissection
박리식도염 desquamative esophagitis
박리연조직염 dissecting cellulitis
박사 doctor
박출 ejection
박출기 ejection period | sphygmic period
박출률 ejection fraction
박출분율 ejection fraction
박출작업량 stroke work
박탈 exfoliation
박탈세포진단 exfoliative cytology
박탈세포학 exfoliative cytology
박탈식도염 exfoliative esophagitis
박탈피부염 exfoliative dermatitis
박테로이데스 *Bacteroides*
박테로이데스 프라질리스 *Bacteroides fragilis*
박테로이데스감염 *Bacteroides* infection
박테리오신 bacteriocin
박테린 bacterin
박판섬유화간세포암 fibromuscular hepatocelluar carcinoma
박피 denudation | dermabrasion
반 patch
반- hemi-
반(상)출혈 ecchymosis
반(점) macule
반(점)- macular
(반)점 mark
반간절제(술) hemihepatectomy
반감기 half life
반경 radius

반고리관 semicircular duct
반고리뼈관 semicircular canal
반골반절제 hemipelvectomy
반관 semicanal
반관절성형(술) hemiarthroplasty
반구 hemisphere
반구진- maculopapular
반구진발진 maculopapular rash
반달 meniscus
반달선 linea semicircularis | linea semilunaris | semilunar line
반달연골 meniscus | semilunar cartilage
반달주름 semilunar fold
반대쪽- contralateral
반동 rebound
반동- rebound | repercussive
반동형성 reaction formation
반류교환 countercurrent exchange
반막모양근 semimembranosus
반막양근 semimembranosus
반맹 hemianopsia
반발압통 rebound tenderness
반복 replication
반복- recurrent
반복거즈교환(술) redressement
반복시간 repetition time
반복자극 repetitive stimulation
반비대 hemihypertrophy
반사 reflex
반사교감신경이상증 reflex sympathetic dystrophy
반사궁 reflex arc
반사기능 reflex function
반사방광 reflex bladder
반사소화불량 reflex dyspepsia
반사억제장폐쇄 reflex inhibition ileus
반사억제창자막힘 reflex inhibition ileus
반사운동 reflex movement
반사장애 reflex disturbance
반사중추 reflex center
반사통증 reflex pain
반사확장기 reflex diastole
반상- mottled
반상판 mottled plaque
반성- sex-linked
반시야결손 hemianopsia
반신(완전)마비 hemiplegia
반신마비 hemiparalysis
반신불완전마비 hemiparesis
반신비대 hemihypertrophy
반앉은자세 semisitting position
반액체 semiliquid
반액체- semiliquid
반엎드린자세 lateral recumbent position
반응 reaction | response
반응곡선 response curve
반응률 response rate
반응문턱값 reaction threshold
반응물질 reactant | reaction substance
반응산소군 reactive oxygen species; ROS
반응성 reactivity
반응성결절증식 reactive nodular hyperplasia
반응속도 reaction velocity
반응순서 reaction sequence
반응시간 reaction time
반응열 reaction fever
반응염증 reactive inflammation
반응중심 reaction center
반응형성 reaction formation
반전 reversal
반점 locus | spot
반점성무기폐 patchy atelectasis
반젖당 galactose
반지갑상- cricothyroid
반지갑상근 cricothyroid muscle
반지갑상막 cricothyroid membrane
반지갑상연골절개 cricothyroidotomy
반지기관절제 cricotracheal resection
반지름 radius
반지름방향- radial
반지세포 signet-ring cell
반지세포암(종) signet ring cell carcinoma
반지손가락 ring finger

반지연골 cricoid cartilage
반지연골활 cricoid arch
반지인두- cricopharyngeal
반지인두인대 cricopharyngeal cartilage
반지인두장애 cricopharyngeal disorder
반지형 ring form
반쪽- hemi-
반창고 adhesive | plaster | sticking plaster
반척추(뼈) hemivertebra
반척추뼈증 hemivertebra
반측관절 hemijoint
반코마이신 vancomycin
반투과- semipermeable
반투막 semipermeable membrane
반투명- translucent
반투성- semipermeable
반프기준 Banff criteria
반항아동 rebellious child
반항어린이 rebellious child
반향 echo
반향- repercussive
반향언어증 echolalia
반혼수 semicoma | semisomnus
반홀정맥 hemiazygos vein
반회- recurrent
반회후두신경 recurrent laryngeal nerve
반후두절제(술) hemilaryngectomy
반흔(성)의 cicatrical
반흔교정(술) scar revision
반흔구축 scar contracture
반흔성비대 cicatricial hypertrophy
반흔수축 cicatrical contracture
반흔유천포창 cicatrical pemphigoid
받개 acceptor
받는이 donee
받침 pillow
발 foot | pes
발- pedal
발갈림증 schistopodia
발과다증 polypodia
발관 extubation
발기 erection
발기부전 impotence
발기장애 erectile dysfunction
발꿈치 heel
발꿈치안쪽휜들린발 equinovarus
발꿈치힘줄 tendo calcaneus
발단환자 index case
발달 development
발달선 developmental line
발달이상 developmental abnormality | developmental anomaly
발달장애 developmental disorder
발달지수 development quotient
발달지연 developmental delay
발동기 pacemaker
발등동맥 dorsalis pedis artery
발륨 valium
발목 ankle
발목관절 ankle joint
발목굴증후군 tarsal tunnel syndrome
발바닥 sole
발바닥접종 footpad inoculation
발바닥쪽굽힘 plantar flexion
발바닥통증 pedionalgia
발병 pedopathy
발병- pathogenic
발병기전 pathogenesis
발병력 virulence
발병률 attack rate | incidence
발병성 pathogenicity
발분만 foot delivery
발사 emission
발살바동 sinus of Valsalva
발살바법 Valsalva maneuver
발살바조작 Valsalva maneuver
발색 development
발생 development
발생- genetic | seminal
발생기 generator
발생기형 developmental malformation
발생률 incidence | incidence rate

발생모체 blastema
발생빈도 incidence
발생억제 genesistasis
발생이상 developmental anomaly
발생장애 dysgenesis
발생학 embryology
발생해부학 developmental anatomy
발성 phonation | speech
발성장애 dysphonia
발성훈련 voice training
발세포 podocyte
발아 germ
발암- cancerigenic | carcinogenic
발암기전 carcinogenesis
발암물질 carcinogen
발암물질- carcinogenic
발암물질검출 carcinogen detection
발암성 carcinogenicity | oncogenicity
발암인자 carcinogenic factor
발암전구물질 procarcinogen
발열 pyrexia
발열- pyretic
발열(성)- febrile
발열기간- intrafebrile
발열단백뇨 febrile proteinuria
발열물질 pyrogenic substance
발열반응 pyrogenic reaction
발열수혈반응 febrile transfusion reaction
발열외독소 pyrogenic exotoxin
발열원 pyretic | pyrogen
발열원성 pyrogenicity
발열전- antepyretic
발열제 pyretics
발육 development | growth
발육난포 growing foillicle
발육부전 underdevelopment
발육불량 underdevelopment
발육융합선 developmental line
발육지수 growth quotient
발육지연 growth retardation
발음 speech
발음장애 articulation disorder | stuttering
발작 attack | crisis | ictus | seizure | stroke
발작후- postictal
발정이전기 proestrus
발진 eruption | rash
발진기 oscillator
발진열 spotted fever
발치 dental extraction | extraction
발톱 calcar
발통증 pedialgia
발트렉문합기 Valtrac biofragmentable ring anastomotic device
발프로산 valproic acid
발한 diaphoresis | perspiration
발한- diaphoretic
발한이상 dyshidrosis
발한장애 sweating disorder
발한제 diaphoretic
발현 manifestation
발효 fermentation | zymolysis | zymosis
발효설사 fermental diarrhea
발효소화불량 fermentative dyspepsia
밤- nocturnal
방 atrium | chamber | lacuna
방광 bladder | urinary bladder
방광게실 vesical diverticulum
방광결석 bladder stone
방광결석제거 cystolithotomy
방광곁- paracystic
방광곁염 paracystitis
방광곁주머니 vesical diverticulum
방광고름 pyocystis
방광내시경술 cystoscopy
방광내압측정 cystometry
방광농 pyocystis
방광누공 vesical fistula
방광대체(술) bladder substitution
방광뒤집힘증 bladder exstrophy
방광루 vesical fistula
방광류 cystocele
방광배꼽루 vesicoumbilical fistula

방광배꼽샛길 vesicoumbilical fistula
방광삼각샘 trigonal gland
방광삼각선 trigonal gland
방광상부오목 supravesical fossa
방광샛길 vesical fistula
방광성형 cystoplasty
방광세척 bladder washing
방광수축 bladder contraction
방광암 bladder cancer | bladder carcinoma
방광압 bladder pressure
방광앞- prevesical
방광염 cystitis
방광외번 bladder exstrophy
방광외번증 bladder exstrophy
방광요관역류 vesicoureteral reflux
방광요도내시경술 cystourethroscopy
방광요도조영 cystourethrography
방광용적 bladder capacity | bladder volume
방광장루 vesicoenteric fistula | vesicointestinal fistula
방광절제 cystectomy
방광조루술스토마 vesicostomy stoma
방광조영(술) cystography
방광주위고름집 perivesical abscess
방광주위농양 perivesical abscess
방광질누공 vaginovesical fistula | vesicovaginal fistula
방광질루 vaginovesical fistula | vesicovaginal fistula
방광질샛길 vaginovesical fistula | vesicovaginal fistula
방광질장루 vesicovaginoenteric fistula
방광질창자샛길 vesicovaginoenteric fistula
방광창냄술 cystostomy
방광창냄술스토마 vesicostomy stoma
방광창자샛길 vesicoenteric fistula | vesicointestinal fistula
방광카테터 urinary catheter
방광탈출(증) cystocele
방광확대(술) bladder augmentation
방귀 flatus
방법 procedure
방벽 Barrier
방복직근절개 pararectus incision
방부 antisepsis | asepsis
방부- antiseptic
방부드레싱 antiseptic dressing
방부법 asepsis
방부요법 listerism
방부제 antiseptic | antiseptic drug
방사 emission | radiation
방사- radial
방사계 radiometer
방사능 radioactivity
방사능- radioactive
방사능물질 radioactive material
방사능붕괴 radioactive disintegration
방사능축적 radioactive deposit
방사능측정 radioactivity count
방사능폐기물 radioactive waste
방사능표지 radioactive label
방사능핵종 radioactive nuclide
방사력 radial force
방사면역 radioimmunity
방사면역섬광조영술 radioimmunoscintigraphy
방사면역요법 radioimmunotherapy
방사면역유도수술 radioimmunoguided surgery
방사면역측정 radioimmunoassay
방사면역탐지 radioimmunodetection
방사면역확산 radial immunodiffusion
방사분해 radiolysis
방사선 radiation
(방사선)영상 radiograph | roentgenograph
(방사선)영상촬영 radiography | roentgenography
방사선검사 radiologic examination
방사선견딤선량 radiation tolerance dose
방사선결장염 radiation colitis
방사선골괴사 radio-osteonecrosis
방사선골반측정 radiopelvimetry
방사선관련암 radiation-related cancer
방사선괴사 radiation necrosis | radionecrosis
방사선근치성 radiocurability
방사선량 radiation dose
방사선물리학 radiation physics

방사선민감- radiosensitive
방사선민감성 radiosensitivity
방사선민감화 radiosensitization
방사선민감화제 radiosensitizer
방사선반응도 radioresponsiveness
방사선발암성 radiation carcinogenicity
방사선방어 radiation protection
방사선방출 radiation beam
방사선병 radiation sickness
방사선보호 radioprotection
방사선보호구 radiation shield
방사선보호장치 radioprotector
방사선보호제 radioprotector
방사선비투과- radio-opaque | radiopaque
방사선비투과성 radio-opacity | radiopacity
방사선비투과성표식자 radio-opaque markers
방사선산란 radiation scatter
방사선생물학 radiation biology | radiobiology
방사선선 radiation beam
방사선손상 radiation damage | radiation injury
방사선수술 radiosurgery
방사선시술 radiologic intervention
방사선식도염 radiation esophagitis
방사선요법 radiation therapy | radiotherapy
방사선위염 radiation gastritis
방사선유도수술 radioguided surgery
방사선유발- radiation-induced
방사선유발암 radiation-induced cancer
방사선장염 radiation enteritis
방사선저항 radiation resistance | radioresistance
방사선조사 irradiation
방사선조사영역 irradiation field | radiation field
방사선조영제 radiographic contrast agent
방사선종양전문의 radiation oncologist
방사선종양학자 radiation oncologist
방사선직장염 radiation proctitis
방사선쬠 irradiation
방사선차폐 radiation shield
방사선측정 radiometry
방사선치료 radiation therapy
방사선투과- radiotransparent
방사선투과성 radiolucency
방사선품질 radiation quality
방사선피부염 radiodermatitis
방사선학적조사 radiologic evaluation
방사선해부학 radiological anatomy
방사선화상 radiation burn
방사선효과 radiation effect
방사선흡수선량 radiation absorbed dose
방사성- radioactive
방사성동위원소 radioisotope
방사성동위원소검사 radioisotope studies
방사성아이오딘 radioactive iodine | radioiodine
방사성아이오딘섭취율 radioactive iodine uptake
방사성아이오딘스캔 radioiodine scan
방사성아이오딘잔여갑상샘제거 radioiodine remnant ablation
방사성요오드 radioactive iodine
방사성요오드섭취율 radioactive iodine uptake
방사성의약품 radiopharmaceutical
방사성추적자 radiotracer
방사성표지 radiolabeling
방사성표지테크네튬 radiolabled technetium
방사성핵종 radionuclide
방사성핵종검사 radionuclide studies
방사성핵종순도 radionuclide purity
방사성핵종스캔 radionuclide scan
방사성핵종심혈관조영(술) radionuclide angiocardiography
방사층 radial layer
방사통증 radiating pain
방사화학 radiochemistry
방사화학정화 radiochemical purification
방선균 *Actinomyces*
방선균증 actinomycosis
방수배출 aqueous outflow
방수유출 aqueous outflow
방수유출검사(법) tonography
방수유출측정도 tonogram
방실결절 atrioventricular node
방실결절부정맥 nodal arrhythmia
방실관 atriovenltricular canal

ㅂ

방실불일치연결 atrioventricular discordance
방실사이막 atrioventricular septum
방실우회로 bypass tract
방실이음부빠른맥 atrioventricular junctional tachycardia
방실전도장애 atrioventricular conduction disturbance
방실접합부빈맥 atrioventricular junctiona tachycardia
방실중격 atrioventricular septum
방실차단 atrioventricular block | auriculoventricular block
방실해리 atrioventricular dissociation
방아쇠손가락 trigger finger
방어 defense
방어기전 protective mechanism
방어면역 protective immunity
방울 drop
방울떨어짐 dribbling
방울뱀교상 rattlesnake bites
방울주입 drip | instillation
방전 discharge
방전요법 fulguration
방지 prevention
방추 spindle
방추(모양)- fusiform
방추균 fusiform bacterium
방추균<속> *Fusobacterium*
방추동맥류 fusiform aneurysm
방추막대균 fusiform bacillus
방추미세관 spindle microtubule
방추세포 fusiform cell | spindle cell
방추세포암(종) spindle cell carcinoma
방추세포층 fusiform layer
방추체 spindle
방출 discharge | emission
방패목뿔신경 thyrohyoid nerve
방패속연골 intrathyroid cartilage
방향 direction
방향- directional
방향감 orientation
방향오류 malorientation
방향족아미노산 aromatic aminoacid
방향화 aromatization
방형성가슴고름집 loculated empyema
방흡수 lacunar resorption
배 abdomen | belly | embryo | germ
배- abdominal | abdomino-
배가로근막 transversalis fascia
배가로근활 transversalis abdominis arch
배가슴붙은쌍둥이 gastrothoracopagus
배간절개술 laparohepatotomy
배곧은근 rectus abdominis muscle
배곧은근분리 diastasis recti abdominus
배곧은근판 rectus abdominis flap | rectus abdominis muscle flap
배근육 abdominal muscle
배근육반사 abdominal reflex
배근육염 celiomyositis
배기량 displacement
배꼽 umbilicus
배꼽- umbilical
배꼽곁 paraumbilical
배꼽곁탈장 paraumbilical hernia
배꼽고리 umbilical ring
배꼽동맥 umbilical artery
배꼽부위 umbilical region
배꼽샛길 umbilical fistula
배꼽성형(술) umbilicoplasty
배꼽염 omphalitis
배꼽용종 umbilical polyp
배꼽인대 umbilical ligament
배꼽장간막- omphalomesenteric
배꼽장간막관 omphalomesenteric canal omphalomesenteric duct
배꼽장간막관잔유물 omphalomesenteric duct remnant
배꼽장간막순환 omphalomesenteric circulation
배꼽절제 omphalectomy
배꼽정맥류 varicomphalus
배꼽정맥염 omphalophlebitis
배꼽주름 umbilical fold

배꼽주위염 periomphalitis
배꼽주위탈장 paraumbilical hernia
배꼽창자간막- omphalomesenteric
배꼽탈장 exomphalos | omphalocele | umbilical hernia
배꼽혈관 umbilical vessel
배냇솜털 lanugo
배농 drainage
배뇨 micturition
배뇨근 detrusor
배뇨근과다활동 detrusor overactivity
배뇨기능장애 voiding dysfunction
배뇨반사 micturition reflex | voiding reflex
배뇨방광요도조영(술) voiding cystourethrography; VCUG
배뇨방광요도조영사진 voiding cystourethrogram; VCUG
배뇨시간 voiding time
배뇨작열통 burning on urination
배뇨장애 dysuria | micturition disorder
배뇨중추 micturition center
배뇨지연 hesitancy
배뇨통 dysuria
배당 allocation
배당체 glucoside | glycoside
배대동맥 abdominal aorta
배대동맥류 abdominal aortic aneurysm; AAA
배둘레 abdominal circumference
배뚫음 celiocentesis
배띠 abdominal binder
배란 ovulation
배란전기 preovulatory stage
배란전단계 preovulatory stage
배란주기 ovulation cycle
배란통 mittelschmerz
배막 peritoneum
배막안 peritoneal cavity
배멀미 sea sickness
배모양배 scaphoid abdomen
배바깥빗근 external abdominal oblique muscle | external oblique abdominal muscle
배반 blastodisc
배발생 blastogenesis
배벽 abdominal wall
배벽동맥 epigastric artery
배벽진동감 abdominal fremitus
배변 bowel movement | defecation | evacuation
배변순서 defecation sequence
배변습관 bowel habit
배변조영술 defecography
배변조영술용이동좌변기 commode for defecography
배변횟수 bowel frequency
배변훈련 bowel training | toilet training
배부위 abdominal region
배분 allocation
배붙은쌍둥이 omphalodidymus
배상피봉입낭 germinal inclusion cyst
배샅절제술 abdominoperineal resection
배설 evacuation | excretion
배설- evacuant
배설강 cloaca
배설강외번증 cloacal exstrophy
배설강존속증 persistant cloaca
배설관 excretory duct
배설기(관) excretory organ
배설물 excretion
배설요로조영 excretory urography
배설제- evacuant
배성형(술) abdominoplasty
배세모근 pyramidalis
배세포 germ cell
배속빗근 internal oblique abdominal muscle
배수량 displacement
배수성 ploidy
배아 embryo
배아- embryonal
배아관찰경 embryoscope
배아기 embryonic period
배아단계 horizon
배아모양- embryoid
배아바깥- extraembryonic
배아바깥체강 extraembryonic coelom

배아반점 embryonic spot
배아발생 embryogenesis
배아병리학 embryopathology
배아병증 embryopathy
배아속체강 intraembryonic coelom
배아암종 embryonal carcinoma
배아외- extraembryonic
배아외배엽 embryonic ectoderm
배아원기 blastoderm
배아원반 embryonic disc
배아이식 embryo transfer
배아접종 embryo inoculation
배아종 embryoma
배아줄기세포 embryonic stem cell
배아형성 embryogeny
배아형성- embryoplastic
배아호르몬 embryonic hormone
배안 abdominal cavity
배안보개 celioscope
배안임신 abdominal pregnancy
배안주머니 abdominal sac
배앓이 abdominal pain
배액 drainage
배액관 drain
배액도관 drainage catheter
배양 culture
배양기 culture medium | incubator
배양액 culture fluid
배양특성 cultural characteristic
배열 arrangement | array
배우자 gamete
배우자발생 gametogenesis
배우자생식 gametogony
배위결합 coordinate linkage
배위창냄(술) laparogastrostomy
배전체자궁절제술 total abdominal hysterectomy
배제 exclusion | rule out
배중심 germinal center
배지 culture media | culture medium | medium
배쪽이자 ventral pancreas
배쪽이자절제술 ventral pancreatectomy
배출 emission | excretion
배출관 drain | excretory duct
배출기 evacuator
배측- dorsal
배측면 dorsal surface
배측췌장 dorsal pancreas
배측췌장두부절제(술) dorsal pancreatic head resection
배치 configuration
배합 blending
배호흡 abdominal respiration
백(색)선 linea alba
백반 alum
백반증 vitiligo
백분위수범위 percentile range
백색근(육)섬유 white muscle fiber
백색담즙 white bile
백색모반 white nevus
백색속질 white pulp
백색쓸개즙 white bile
백색위축 atrophie blanche | white atrophy
백색증 albinism | albinoidism
백색통증다리염 phlegmasia alba dolens
백색통증정맥염 phlegmasia alba dolens
백색판증 leukoplakia
백색피부증 leukoderma
백색해면모반 white sponge nevus
백색혈전 white thrombus
백선(증) ringworm | tinea
백선균 *Trichophyton*
백신 vaccine
백인화상 white phosphorus burn
백일해 whooping cough
백태 white coating
백혈구 leucocyte | leukocyte | white blood cell; WBC | white blood corpuscle | white cell
백혈구감소 leukocytopenia | leukopenia
백혈구농축물 leukocyte concentrate
백혈구성분채집 leukapheresis
백혈구수혈 white blood cell transfusion
백혈구스캔 white blood cell scan
백혈구쏠림인자 leukotaxic factor

백혈구연층 buffy coat
백혈구증가 leukocytosis
백혈구증가(증) leucocytosis
백혈구파괴혈관염 leukocytoclastic vasculitis
백혈구형구별 typing leukocyte
백혈구형판정 typing leukocyte
백혈병 leukemia
백혈병세포 leukemic cell
밴크로프트사상충 *Wuchereria bancrofti*
밴크로프트사상충증 wuchereriasis
뱀교상 snake bite
뱀머리모양 snake head appearance
뱀모양발변형 skewfoot deformity
뱃물 seroperitoneum
버거병 Buerger disease
버드키아리증후군 Budd-Chiari syndrome
버드-히아리증후군 Budd-Chiari syndrome
버섯모양- fungiform | fungoid
버섯유두 fungiform papilla
버짐 ringworm
버킷림프종 Burkitt lymphoma
버팀세포 Sertoli cell | supporting cell | sustentacular cell
버팀질 stroma
버팀테강도 hoop strength
벅슨바이어스 Berkson bias
번개손상 lightening injury
번데기 pupa
번데기화 pupation
번식 breeding | reproduction
번역 translation
벌렁임 flaring
벌레운동 vermicular movement
벌리개 speculum
벌림 abduction
벌림덧대 abduction splint
벌어짐 dehiscence
벌자창 bee sting
벌집- cancellous
벌집굴 ethmoid sinus
벌집굴염 ethmoid sinusitis
범골수병증 panmyelopathy
범뇌염 panencephalitis
범동맥염 panarteritis
범람 overflow
범망막광응고 panretinal photocoagulation
범면역성 panimmunity
범발응집 panagglutination
범발폐쇄폐병 generalized obstructive lung disease
범백혈구감소증 panleukopenia
범복막염 generalized peritonitis | panperitonitis
범불안 pananxiety
범위 interval | spectrum
범유행- pandemic
범유행성 pandemicity
범유행콜레라 pandemic cholera
범응집 panagglutination
범정맥염 panphlebitis
범죄신경 criminal nerve
범혈관염 panangiitis
범혈구감소증 pancytopenia | panhematopenia
법 system
법의학- medicolegal
벗김 denudation
벗음 exfoliation
베개 pillow
베거술식 Beger technique
베게너육아종증 Wegener granulomatosis
베데스다기준 Bethesda criteria
베데스다체계 Bethesda system
베데스타체계 Bethesta system
베라파밀염산염 verapamil hydrochloride
베라파빌 verapamil
베레스바늘 veress needle
베레스침 veress needle
베르누이원리 Bernoulli principle
베르니케뇌병증 Wernicke encephalopathy
베르니케코르사코프증후군 Wernicke-Korsakoff syndrome
베리인대 ligament of Berry
베릴륨 beryllium
베릴륨(중독)증 berylliosis

베일로넬라 veillonella
베체트병 Behçet disease
베체트증후군 Behçet syndrome
베타2작용제 beta2 agonist
베타네콜 bethanechol
베타딘 betadine
베타선 beta ray
베타세포 beta cell
베타수용체 beta receptor
베타수용체차단제 beta-receptor blocker
베타차단제 beta blocker
베타카로텐 beta carotene
벡위드-비더만증후군 Beckwith-Wiedemann syndrome
벡-위조루술 Beck gastrostomy
벡-위창냄술 Beck gastrostomy
벡터 vector
벤자틴페니실린 benzathine penicillin
벤젠헥사클로라이드 benzene hexachloride
벤투리효과 Venturi effect
벨마비 Bell palsy
벼락손상 lightning injury
벼룩 flea
벼림 annealing
벽- parietal
벽가슴막 parietal pleura
벽경유- transmural
벽내혈종 intramural hematoma
벽복막 parietal peritoneum
벽사이탈장 interparietal hernia
벽세포 oxyntic cell | parietal cell
벽세포미주신경절단(술) parietal cell vagotomy; PCV
벽세포암(종) parietal cell carcinoma
벽심내막염 mural endocarditis
벽오동<속> *Sterculia*
벽측통증 parietal pain
벽층 parietal layer
변 stool
변동 fluctuation
변동(성) variability
변두리 periphery
변비 constipation | coprostasis | costiveness
변비성궤양 stercoral ulcer | stercoral ulceration
변비성천공 stercoral perforation
변비에 의한 천공 stercoral perforation
변비후설사 stercoral diarrhea
변사 unusual death
변색 discoloration
변성 denaturation
변성단백질 denatured protein
변성독소 toxoid
변성병 degenerative disease
변성위축 degenerative atrophy
변성제 denaturant
변수 variable
변실금에서 접음술식 reefing procedures in incontinence
변연궤양 stomal ulcer
변연부궤양 marginal ulcer
변연층 marginal layer
변연화제 stool softener
변온동물 poikilothermal animal
변위 displacement | transversion
변이 variant | variation
변이(성) variability
변이부위 배설강암 transitional-cloacogenic carcinoma
변이협심증 variant angina
변잠혈검사 fecal occult bood test
변종 variant | variety
변지절개 helotomy
변질 denaturation
변태 metamorphosis
변통제 copragogue
변형 deformity | disfigurement | metamorphosis | modification | transformation | variant
변형Whitehead치핵절제술 modified Whitehead hemorrhoidectomy
변형교정 redressement
변형근치목절제 modified radical neck dissection
변형근치유방절제술 modified radical mastectomy
변형동맥염 deformans arteritis
변형셀딩거기법 modified Seldinger technique
변형셀딩거술기 modified Seldinger technique

변형우간이식 modified right lobe transplantation
변형적혈구 poikilocyte
변형적혈구증가증 poikilocytosis
변형족 club foot
변형좌간동맥 aberrant left hepatic artery
변형척추증 spondylosis deformans
변형클라크백금산소전극 modified Clark platinum oxygen electrode
변화 change
변화공포증 cainophobia
변환 transformation
변환기 transducer
별모양반흔 stellate scar
별세포 stellate cell
별신경절 stellate ganglion
별아교모세포 astroblast
별아교모세포종 astroblastoma
별아교세포 astrocyte
별아교세포종 astrocytoma
별큰포식세포 Kupffer cell
병 disorder | dyscrasia | sickness
병감 malaise
병기 stage
병기감소 down-staging
병기결정 staging
병기결정개복(술) staging laparotomy
병기분류 staging
병독성세균 virulent bacterium
병력 case history
병력청취 history taking
병리(학) pathology
병리의사 pathologist
병리진단 pathological diagnosis
병리학자 pathologist
병리학적- pathologic
병리해부학 pathological anatomy
병발감염 intercurrent infection
병변 lesion
병상 bed
병상- bedside
병상회전율 bed turnover rate
병소 lesion
병약- invalid
병약자 invalid
병용- combined
병용요법 combination therapy
병용화학요법 combined chemotherapy
병원감염 hospital acquired infection | hospital acquired nosocomial infection
병원감염관리 hospital infection control
병원감염괴저 hospital gangrene | nosocomial gangrene
병원관리 hospital management
병원균주 hospital strain
병원내- nosocomial
병원내감염 nosocomial infection
병원내세균뇨 nosocomial bacteriuria
병원내폐렴 nosocomial pneumonia
병원부설장기구득기관 hospital-based organ procurement organization; hospital-based OPO
병원성 pathogenicity
병원성- pathogenic
병원성균 pathogenic bacterium | pathogenic organism
병원소 reservoir
병원찾아다니기 hospital shopping
병원체 pathogen
병인 etiology
병인론 etiology
병인체 etiologic agent
병인학 etiology
병자역할행동 sickrole behavior
병적- morbid | pathologic
병적골절 pathologic fracture | pathological fracture
병적비만 morbid obesity
병적상태 morbid condition
병적석회화 pathologic calcification
병적세포 pathologic cell
병적중독 pathological intoxication
병적학 pathography
병척위축 pathologic atrophy
병태생리학 pathologic physiology | pathophysiology
병터 focus | lesion | nidus

병터- focal
병합건 conjoined tendon
보간피판 Indian flap
보강제 adjuvant
보건 health
보건소 health center | public health center
보건의료계획 health care plan
보건의료인 health care worker
보건행동 health behavior
보고 report
보관 preservation
보균자 carrier
보그로스공간 Bogros space | space of Bogros
보기 sightedness
보르만 1형, 융기형 Borrmann type I, polypoid type
보르만 2형, 궤양형 Borrmann type II, ulcerated type
보르만 3형, 궤양침윤형 Borrmann type III, ulceroinfiltrative type
보르만 4형, 침윤형 Borrmann type IV, infiltrative type
보르만 5형, 미분류형 Borrmann type V, unclassified type
보르만분류 Borrmann classification
보르만형 Borrmann type
보상 compensation
보상- compensated | compensatory
보상기전 compensatory mechanism
보상변화 dismutation
보상비대 compensatory hypertrophy
보상산증 compensated acidosis
보상순환 compensatory circulation
보속증 perseveration
보엔병 Bowen disease
보완의학 complementary medicine
보웬양구진증 bowenoid papulosis
보유 reservoir
보유숙주 reservoir host
보유주머니 reservoir bag
보육기 incubator
보이디이질균 *Shigella boydii*
보인자 carrier
보정 adjustment | retention
보조 aid
보조간이식 auxiliary liver transplantation
보조개 dimple
보조개형성 dimpling
보조기 aid | brace
보조물 aid
보조방사선치료 adjuvant radiotherapy
보조분만 assisted delivery
보조생식기술 assisted reproductive technology
보조약 adjunct
보조이식 auxiliary transplantation
보조인자 cofactor
보조장치 assist
보조제 adjuvant
보조호흡(법) assisted respiration
보조화학요법 adjuvant chemotherapy
보조효소 coenzyme
보족- complementary
보족유전자 complementary gene
보존 conservation | preservation
보존- conservative
보존손상 preservation injury
보존수술 conservative surgery
보존제 preservative
보존치료 conservative treatment
보체 complement
보체- complementary
보체결핍 complement deficiency
보체결합반응 complement fixation reaction
보체계 system complement
보체매개- complement-mediated
보체매개세포독성 complement-mediated cytotoxicity
보체억제제 complement inhibitor
보체연쇄반응 complement cascade
보체유도- complement-induced
보체의존세포독성 complement-dependent cytotoxicity
보체제거 decomplementation
보체짝 complementary pair
보충 supplementation
보충물 replenisher

보충시간 refill time
보충영상 supplementary view
보충인자 complementary factor
보충자 carrier
보통- normal
보통루푸스 lupus vulgaris
보통물집증 pemphigus vulgaris
보통사마귀 verrucous vulgaris
보통사망률 crude death rate
보통생존율 crude survival rate
보통식사 normal diet
보통약 common drug
보통여드름 acne vulgaris
보통염색체 autosomal chromosome | autosome
보통염색체열성질환 autosomal recessive disorder
보통염색체우성질환 autosomal dominant disorder
보통염색체유전 autosomal inheritance
보통염색체유전자 autosomal gene
보통자연증가율 crude natural increase rate
보통출산율 crude fertility rate
보통출생률 crude birth rate
보툴리누스중독 botulism
보툴리눔독소 botulinum toxin
보툴리눔 A 독소 *Clostridium botulinum* A toxin
보행 ambulation | gait | locomotion
보행장애 dysbasia | gait disturbance
보형물 prosthesis
보형물삽입(술) prosthesis implantation
보호구 shield
보호상피 protective epithelium
보호소 shelter
보흐달렉허니아 Bochdalek hernia
복강 abdominal cavity | peritoneal cavitiy
복강- celiac
복강가성점액종 pseudomyxoma peritonei
복강거짓점액종 pseudomyxoma peritonei
복강경 celioscope | laparoscope
복강경- laparoscopic
복강경 검사물 채집통 Lap. bag
복강경 초음파 절삭기 Lap. coagulating shears
복강경(검사) celioscopy
복강경검사 laparoscopic exploration
복강경결장절제술 laparoscopic colectomy
복강경담낭절제술 laparoscopic cholecystectomy
복강경보조원위부위절제술 laparoscopy-assisted distal gastrectomy; LADG
복강경보조위절제술 laparoscopy-assisted gastrectomy
복강경복막전(층) laparoscopic preperitoneal
복강경부신절제술 laparoscopic adrenalectomy
복강경술 laparoscopy
복강경쐐기절제(술) laparoscopic wedge resection
복강경용 리가슈어 날 Ligasure lap. blade
복강경총담관결석제거술 laparoscopi choledocholithotomy
복강낭 abdominal sac
복강내- intraabdominal
복강내감염 intraabdominal infection
복강내고름집 intraabdominal abscess
복강내농양 intraperitoneal abscess
복강내봉합술 endosuturing
복강내샛길 intraabdominal fistula
복강내세포검사 peritoneal cytology
복강내압 intraabdominal pressure
복강내온레이메쉬설치법 intraperitoneal onlay mesh; IPOM
복강내온열화학요법 hyperthermic intraperitoneal chemotherapy; HIPEC
복강내천공 intraabdominal perforation
복강내출혈 hematocelia | hematocoelia
복강내패혈증 intraabdominal sepsis
복강내항암화학요법 intraperitoneal chemotherapy
복강도관 peritoneal catheter
복강동맥 celiac artery
복강림프절 celiac node
복강분지 celiac branch
복강스프루 celiac sprue
복강신(장) abdominal kidney
복강신경얼기 celiac plexus
복강신경절 celiac ganglia | celiac ganglion
복강신경총 celiac plexus
복강위기 celiac crisis
복강임신 abdominal pregnancy

ㅂ

복강주머니 abdominal sac
복강천자 abdominocentesis | celiocentesis
복강천자(술) abdominal paracentesis
복경괄약근절제 abdominotranssphincteric resection
복구 restoration | retrieval
복구(술) repair
복귀돌연변이 reverse mutation
복근 abdominal muscle
복근결손증후군 abdominal muscle deficiency syndrome
복대 abdominal binder | belly band
복륜 abdominal ring
복막 peritoneum
복막강 peritoneal cavity
복막강정맥션트 peritoneovenous shunt
복막경유접근 transperitoneal approach
복막곁탈장 paraperitoneal hernia
복막낭 peritoneal pouch
복막내- intraperitoneal
복막내주사 intraperitoneal injection
복막내출혈 intraperitoneal bleeding
복막뒤- retroperitoneal
복막뒤고름집 retroperitoneal abscess
복막뒤공간 retroperitoneal cavity | retroperitoneal space | retroperitoneum
복막뒤섬유화 retroperitoneal fibrosis
복막뒤연조직염 retroperitoneal cellulitis | retroperitoneal phlegmon
복막뒤염 retroperitonitis
복막뒤종양 retroperitoneal tumor
복막뒤출혈 retroperitoneal bleeding
복막뒤혈종 retroperitoneal hematoma
복막바깥- extraperitoneal
복막바깥근막 extraperitoneal fascia
복막바깥기관 extraperitoneal organ
복막반전 peritoneal reflection
복막성형 peritoneoplasty
복막세척(술) peritoneal lavage
복막세척세포검사 peritoneal lavage cytology
복막속- intraperitoneal
복막수 appendices epiploicae
복막안세포검사 peritoneal cytology
복막안출혈 hematocelia | hematocoelia
복막앞지방층 properitoneal fat line
복막앞탈장 properitoneal hernia
복막염 peritonitis
복막외- extraperitoneal
복막외강화층 extraperitoneal reinforcing layer
복막외교정술 extraperitoneal repair
복막외근막 extraperitoneal fascia
복막외기관 extraperitoneal organ
복막외박리 extraperitoneal dissection
복막외접근법 extraperitoneal approach
복막자극 peritoneal irritation
복막자극징후 peritoneal irritation sign
복막재발 peritoneal recurrence
복막전(층) preperitoneal
복막전(층)공간 preperitoneal space
복막전(층)접근(법) preperitoneal approach
복막전공간 preperitoneal cavity
복막전근막 preperitoneal fascia
복막전메쉬탈장교정술 preperitoneal mesh repair
복막전이 peritoneal metastasis
복막전지방 preperitoneal fat
복막전층강 preperitoneal space
복막전층박리 preperitoneal dissection
복막절개 peritoneotomy
복막절제술 peritonectomy
복막천자 peritoneocentesis
복막체강 peritoneal coelom
복막투석 peritoneal dialysis
복막피복 peritonization
복막화 peritonealization
복반흡충증 gastrodisciasis
복벽 abdominal wall
복벽갈림(증) gastroschisis
복벽결손 abdominal wall defect
복벽고름집 mural abscess
복벽근염 celiomyositis
복벽동맥 epigastric artery
복벽반사 abdominal reflex

복벽진동감 abdominal fremitus
복벽탈장 abdominal hernia | ventral hernia
복부 abdomen | abdominal region
복부- abdominal | abdomino-
복부검사 abdomen exploration
복부골반컴퓨터단층촬영 abdominopelvic CT
복부구성요소분리(수술법) abdominal component separation; abdominal CS
복부구획증후군 abdominal compartment syndrome
복부농양 abdominal abscess
복부다지체 gastromelus
복부대동맥 abdominal aorta | ventral aorta
복부대동맥류 abdominal aortic aneurysm; AAA
복부둘레 abdominal circumference
복부선 abdominal stria
복부성형(술) abdominoplasty
복부식도 abdominal esophagus
복부염증 celitis
복부외과(학) abdominal surgery
복부천자(술) abdominal paracentesis
복부컴퓨터단층촬영 abdominal CT
복부파열 burst abdomen
복부팽대 abdominal bloating
복부팽만 abdominal distension
복분해 double decomposition
복사 radiation
복사계 radiometer
복사고온계 radiation pyrometer
복사선량 radiation dose
복사유전자 duplicate gene
복세대- digenetic
복수 ascites | ascitic fluid | seroperitoneum
복시 diplopia | double vision
복식- abdominal | abdomino-
복식간절개술 laparohepatotomy
복식분만 abdominal delivery
복식위누공형성(술) laparogastrostomy
복식전자궁절제술 total abdominal hysterectomy
복식호흡 abdominal respiration
복압 abdominal pressure
복압오줌새기 stress urinary incontinence
복압요실금 stress urinary incontinence
복와위 face down position
복원 restoration
복원(술) repair
복원제 restorative
복원직장결장절제술 restorative proctocolectomy
복장갈비- sternocostal
복장갑상근 sternothyroid muscle
복장곁- parasternal
복장곁긴축단면도 parasternal long axis view
복장뒤갑상샘종 retrosternal goiter
복장뒤공간 retrosternal space
복장목뿔- sternohyoid
복장목뿔근 sternohyoid muscle
복장밑갑상샘종 substernal goiter
복장빗장- sternoclavicular | sternocleidal
복장뼈 sternum
복장뼈갈림 sternal cleft
복장뼈절개(술) sternotomy
복장뼈파임 sternal notch
복장어깨뼈- sternoscapular
복장연골- sternochondral
복장위박동 suprasternal pulsation
복재신경 saphenous nerve
복재열공 saphenous hiatus
복재오류경로 replication error pathway
복재정맥 saphenous vein
복재정맥발거(술) saphenous vein stripping
복재정맥우회치환술 saphenous vein bypass graft
복재정맥이식편 saphenous vein graft
복제 duplication | replication | reproduction
복제단위 replicon
복지 welfare
복직근 rectus abdominis muscle | rectus muscle
복직근막 rectus abdominis sheath
복직근막혈종 rectus sheath hematoma
복직근분리 diastasis recti abdominus
복직근외연절개 pararectus incision
복직근전초 anterior laminar of rectus sheath | anterior rectus sheath
복직근초 rectus sheath

복직근판 rectus abdominis flap | rectus abdominis muscle flap
복직근후방복원(술) retrorectus repair
복천골절제술 abdominosacral resection
복측췌장 ventral pancreas
복측췌장절제술 ventral pancreatectomy
복통 abdominal pain | gastralgia
복통증후군 abdominal pain syndrome
복합 complex
복합- compound
복합(조직)이식 composite graft
복합균감염 polymicrobial infection
복합기형 multiple deformity
복합면역결핍 combined immunodeficiency
복합모반 compound nevus
복합부분발작 complex partial seizure
복합섬유선종 complex fibroadenoma
복합세포 complex cell
복합체 complex
복합콜레스테롤담석 complex cholesterol gallstone
복합피판 composite flap
복회음절제술 abdominoperineal resection
복횡근 transversus abdominis muscle
복횡근건막 transversus abdominis aponeurosis
복횡근건막궁 transversus abdominis aponeurotic arch
복횡근막 transversalis fascia
복횡근막걸이 transversalis fascial sling | transversalis sling
복횡근활 transversalis abdominis arch
본초학 herbal medicine
본태- essential
본태경련 essential convulsion
본태모세혈관확장 essential telangiectasia
본태현기증 essential vertigo
볼가지 buccal branch
볼거리 epidemic parotitis
볼거리고환염 mumps orchitis
볼기 breech | buttock | gluteal region
볼기- gluteal
볼기근 gluteal muscle | gluteus muscle
볼기근선 gluteal line
볼기부위 gluteal region
볼기분만 breech delivery
볼기신경 gluteal nerve
볼기염 glutitis
볼기틈새 gluteal cleft
볼록- convex
볼배브 ball valve
볼부위 buccal region
볼샘 buccal gland
볼점막 buccal mucosa
볼크만경축 Volkmann contracture
볼크만허혈성구축 Volkmann ischemic contracture
봉선 raphe
봉오리 caliculus
봉우리끝 acromial extremity
봉우리밑증후군 subacromial syndrome
봉입 inclusion
봉입낭 inclusion cyst
봉입체 inclusion
봉합 closure | stitch | suture
봉합(술) repair
봉합고름집 stitch abscess
봉합고정드레싱 tie-over dressing
봉합교정 sutured repairs
봉합기 stapler
봉합바늘 suture needle
봉합부농양 stitch abscess
봉합사 suture
봉합사제거 stitch out | suture removal
봉합선 suture line
봉합선폐쇄장애 dysraphism
봉합술 suturing
봉합장치 closure devices
봉합재건 sutured repairs
봉합재료 suture material
봉합직장고정술 suture rectopexy
봉합탈장교정술 sutured techniques
뵈르하베증후군 Boerhaave syndrome
부 area | region | side
부가작용 additive action

부간정맥 accessory hepatic vein
부갑상샘 parathyroid gland
부갑상샘- parathyroid
부갑상샘기능저하증 hypoparathyroidism
부갑상샘기능항진위기 hyperparathyroid crisis
부갑상샘기능항진증 hyperparathyroidism
부갑상샘기능항진-턱종양 증후군 hyperparathyroidism-jaw tumor syndrome
부갑상샘위기 parathyroid crisis
부갑상샘절제 parathyroidectomy
부갑상샘종 parathyroid adenoma
부갑상샘파종 parathyromatosis
부갑상샘호르몬 parathyroid hormone
부갑상선- parathyroid
부갑상선골염 parathyroid osteitis
부갑상선자가이식 parathyroid autotransplantation
부갑상선절제 paratyphoid fever
부갑상선절제술 parathyroidectomy
부갑상선종양 parathyroid tumor
부검 autopsy | necropsy | postmortem examination
부계 paternity
부계유전 patroinheritance
부고환 epididymis
부고환관 epididymal duct
부고환염 epididymitis
부골 sequestrum
부골형성 sequestration
부골화 sequestration
부교감신경 parasympathetic nerve
부교감신경- parasympathetic
부교감신경약 parasympathetic drug
부교감신경억제- parasympathicolytic
부교감신경억제제 parasympathicolytic
부교감신경작용- parasympathicomimetic
부교감신경작용제 parasympathomimetic drug
부구감 ballottement
부구법 ballottement
부기 swelling
부동- stationary
부동고정 stationary anchorage
부동고정위 asynclitism
부동맥박 unequal pulse
부동화 immobilization
부목 splint
부목고정 splinting
부분 segment | segmentum
부분- partial
부분간이식 partial liver transplantation
부분간절제술 partial hepatectomy
부분낭절제술 partial cystectomy | unroofing
부분담낭절제술 partial cholecystectomy
부분대장내시경검사 partial colonoscopy
부분반성(部分伴性) partial sex linkage
부분부신절제술 partial adrenalectomy
부분분비선 apocrine gland
부분위절제술 partial gastrectomy
부분유방절제술 partial mastectomy
부분층이식 partial thickness graft
부분층이식편 partial thickness graft
부분층피부이식 split skin graft | split-thickness skin graft
부분층화상 partial-thickness burn
부분트롬보플라스틴시간 partial thromboplastin time
부분틀니 partial denture
부비공간 paranasal cavity
부비동 paranasal cavity | paranasal sinus
부비동염 sinusitis
부비장 accessory spleen | lienunculus
부산물 by product
부상 injury
부선 accessory gland
부성 paternity
부속기 adnexa
부속기(관) appendage
부속기관 adnexa
부속기주위진피 periadnexal dermis
부속물 appendage
부수사례 collateral case
부스러기 debris
부식결장염 corrosive colitis
부식성손상 caustic injury
부식식도손상 corrosive esophageal injury

부식식도염 corrosive esophagitis
부식식도협착 corrosive esophageal stricture
부식위염 corrosive gastritis
부식제 cauterant
부식제협착 caustic stricture
부식해부학 corrosion anatomy
부신 adrenal gland | suprarenal gland
부신- adrenal
부신겉질 suprarenal cortex
부신겉질부전 adrenocortical insufficiency
부신겉질스테로이드 adrenocortical steroid
부신경 accessory nerve
부신경절 paraganglion
부신경절종 paraganglioma | paraganglionic tumor
부신기능부전발증 addisonian crisis
부신동맥 suprarenal artery
부신백(색)질형성장애(증) adrenoleukodystrophy
부신부전 adrenal insufficiency
부신생식기증후군 adrenogenital syndrome
부신성고혈압 adrenal hypertension
부신수질 adrenal medulla
부신스테로이드 adrenal steroid
부신외갈색세포종 extra-adrenal pheochromocytoma
부신외골수지방종 extra-adrenal myelolipoma
부신외크롬친화세포종 extra-adrenal pheochromocytoma
부신우연종 adrenal incidentaloma
부신위기 adrenal crisis
부신잔류물 adrenal rest
부신절제(술) adrenalectomy
부신정맥혈채취 adrenal vein sampling
부신종 paranephroma
부신피질 adrenal cortex | suprarenal cortex
부신피질부전 adrenocortical insufficiency
부신피질선종 adrenal cortical adenoma
부신피질스테로이드 adrenocortical steroid
부신피질암종 adrenal cortical carcinoma | adrenocortical carcinoma
부신피질자극호르몬 adrenocorticotropic hormone; ACTH | corticotrophin
부신피질자극호르몬방출호르몬 corticotropin-releasing hormone; CRH
부신피질증식증 adrenal cortical hyperplasia
부신피질호르몬 corticoid
부안검 epiblepharon
부영양화 eutrophication
부우간동맥 accessory right hepatic artery
부위 area | region | site | station
부위- regional
부위마취 regional anesthesia
부유담석 floating gallbladder stone
부유두부 accessory papillary part
부유방 accessory breast
부유비장 floating spleen
부유액 suspension
부은- puffy
부이하선 accessory parotid gland
부인과(학) gynecology
부인병증 gynecopathy
부적절항이뇨호르몬분비증후군 syndrome of inappropriate antidiuretic hormone secretion SIADH
부적합 incompatibility | incompatible
부적합혈액 incompatible blood
부전 failure | insufficiency
부전- impaired
부전각화증 parakeratosis
부정교합 malocclusion
부정맥 arrhythmia
부정맥약 antiarrhythmic drug
부정형결장염 indeterminate colitis
부조직적합복합체 minor histocompatibility complex
부조직적합항원 minor histocompatibility antigen
부족 deficit | insufficiency
부종 edema
부좌간동맥 accessory left hepatic artery
부증상 accessory symptom
부지 bougie
부지(술) bougienage
부지확장(술) bougie dilatation
부착 adherence | adhesion | attachment
부착단백질 adherence protein

부착물 affix
부착성 adhesiveness
부착포 patch
부채꼴 sector
부챗살 radiation
부챗살- radial
부챗살층 radial layer
부챗살통증 radiating pain
부췌관 accessory pancreatic duct
부췌장 accessory pancreas
부패 decomposition | putrefaction
부패- putrescent | septic
부패균 putrefactive bacterium
부패물 putrilage
부패성- putrid
부패취 foul odor
부피 volume
부피삼투질농도 osmolarity
부하 bearing | burden
부하심(장)초음파 stress echocardiography
부하심(장)초음파검사 stress echocardiography
부형제 excipient
부호화 encoding
부화 breeding
부황체세포 paralutein cell
북미분아균증 north American blastomycosis
북미원홀씨충 *Cyclospora cayetanensis*
북채손가락 drumstick finger
분계 demarcation
분광계 spectrometer
분광광도(법) spectrophotometry
분광광도계 spectrophotometer
분광기 spectrograph
분광사진기 spectrograph
분광상 spectrogram
분극전하 polarization charge
분당박출량 minute volume
분당심(장)박출량 cardiac minute output
분당호흡량 minute volume
분당환기(량) minute ventilation
분류 classification | grouping
분류법 system
분류학 systematics | taxonomy
분리 decoupling | detachment | disconnection | segregation | split
분리- diastatic
분리간절제술 splitting liver resection
분리결함 separation defect
분리비 segregation ratio
분리술 exclusion
분리식이 dissociated diet
분리조직 sequestrum
분리죽은뼈 sequestrum
분리증 sequestration
분리췌장 pancreas divisum
분만 bearing | birth | childbirth | delivery | disengagement | extraction | partus
분만- parturient
분만과정 birth process
분만력 birth history
분만손상 birth injury
분만중- parturient
분만후기 postpartum period
분모 denominator
분무감염 aerosol infection
분무제 aerosol
분문 cardia
분문- cardiac
분문샘 cardiac gland
분문역류 cardiac regurgitation
분문형샘 cardiac-type glands
분문확장기 cardiodilator
분변세포상 coprocytogram
분변응집반응 coproagglutination
분변항원 coproantigen
분변혈액학 coprohematology
분비 secretion
분비과다 supersecretion
분비기 secretory stage
분비물 discharge | drop | secretion
분비상피 secretory epithelium
분비샘 secretory gland

분비성설사 secretory diarrhea
분비소관 secretory canaliculi
분비신경 secretory nerve
분비양성자 secretor
분비유전자 secretor
분비자 secretor
분비촉진- secretagogue
분비촉진신경 secretomotor nerve
분비촉진제 secretagogue
분산 dispersion | divergence | variance
분산도 dispersion
분석 analysis | assay | stercolith
분석기 analyzer
분석성궤양 stercoral ulcer
분석화학 analytical chemistry
분선충 *Strongyloides stercoralis*
분선충증 strongyloidiasis
분쇄 comminution
분쇄골절 comminuted fracture
분수령 watershed
분압 partial pressure
분열 fissio | fission | split
분열적혈구 fragmented RBC | schistocyte
분열체 schizont
분엽 segment | segmentum
분엽핵중성구 segmented neutrophil
분엽화 lobation | lobulation
분위기 atmosphere
분자 molecule
분자- molecular
분자검문유전자 molecular check point gene
분자량 molecular weight
분자방사선생물학 molecular radiation biology
분자분산 molecular dispersion
분자사이- intermolecular
분자생리학 molecular physiology
분자생물학 molecular biology
분자표지자 molecular marker
분절 segment | segmentation | segmentum
분절간면 intersegmental plane
분절담관 segmental duct
분절마비 segmental anesthesia
분절사이면 intersegmental plane
분절유리질혈관염 livedo vasculitis | segmented hyalinizing vasculitis
분절절제술 segmentectomy
분지 branching | ramus
분지모세혈관확장(증) arborizing telangiectasia
분지형스텐트이식편 branched stent graft
분출 ejection
분출용 포트 flush port
분포용적 volume of distribution; Vd
분할 cleavage | segmentation | split
분할간이식 split liver transplantation
분할돌창자창냄(술) split ileostomy
분할선 cleavage line
분할세포 blastomere
분할알갱이 blastomerus
분할층피부이식 split-thickness graft
분할회장조루(술) split ileostomy
분해 decomposition | degradation | lysis
분해능 resolution
분해대사 catabolism
분해대사산물 catabolite
분해성 resolvent
분해제 resolvent
분해효소 lyase
분화 differentiation
분화갑상선암(종) differentiated thyroid carcinoma
분화세포 differentiated cell
분획긁어냄술 fractional curettage
분획배설 fractional excretion
분획소파술 fractional curettage
불감땀남 insensible perspiration
불감발한 insensible perspiration
불감수분손실 transpiration
불감증 frigidity | sex frigidity
불공포증 pyrophobia
불균질성 inhomogeneity
불균형 disequilibrium
불균형증후군 disequilibrium syndrome
불내성 intolerance

불능파행 disabling claudication
불면 insight | insomnia
불면증 insight
불멸화 간세포 immortalized hepatocyte
불발감염 abortive infection
불분명 ambiguity
불분명발음 slurred speech
불소화변 lineteric stool
불수의근 involuntary muscle
불순물제거 defecation
불안반응 anxiety reaction
불안정당원 labile glycogen
불안정맥박 labile pulse
불안정협심증 unstable angina
불안정화 destabilization
불안치료제 antianxiety drug
불연속- discontinuous | interrupted
불연속내피 discontinuous endothelium
불연속봉합 interrupted suture
불완전골형성증 osteogenesis imperfecta
불완전마비 paresis
불완전마비- paretic
불완전탈장 incomplete hernia
불완전항원 hapten
불용골다공증 disuse osteoporosis
불응 refractoriness
불응기 refractory period
불응상태 refractory state
불응성쇽 refractory shock
불일치복구유전자 mismatch repair gene
불임 infertilily | sterility
불임- sterile
불임면역 sterilizing immunity
불임법 sterilization
불쾌 discomfort
불쾌감 dysphoria | malaise
불쾌감각 dysesthesia
불쾌미각 dysgeusia
불투명- opaque
불편 discomfort
불포화 unsaturation
불포화지방 unsaturated fat
불포화지방산 unsaturated fatty acid
불포화화 desaturation
불현감염 abortive infection
불현성감염 inapparant infection
불현성병 subclinical disease
불확정결절 indeterminate nodule
불활성 inertia
불활성- inert
불활성화백신 inactivated vaccine
붓꼭지구멍 stylomastoid foramen
붓돌기 styloid process
붕괴 decay | degradation | disintegration | disruption
붕대 bandage
붕산수 boric acid solution
붕산연고 boric acid ointment
붙은세로근 conjoined longitudinal muscle
붙은힘줄 conjoined tendon
붙음 adhesion
뷰티레이트 butyrate
브라디키닌 bradykinin
브라운문합(술) Braun anastomosis
브라운연결(술) Braun anastomosis
브라질파라콕시디오이데스 *Paracoccidioides brasiliensis*
브레너종양 Brenner tumor
브레시아-시미노 동정맥루 Brescia-Cimino fistula
브레시아-시미노 손목동정맥루 Brescia-Cimino arteriovenous wrist fistula
브레시아-시미노 손목동정맥샛길 Brescia-Cimino arteriovenous wrist fistula
브레틸륨 bretylium
브로디고름집 Brodie abscess
브로디농양 Brodie abscess
브로모크립틴 bromocriptine
브로민 bromine
브로비악도관 Broviac catheter
브롬산염 bromate
브루너샘 Brunner gland
브루너샘선종 Brunner gland adenoma
브루너선 Brunner gland

브루셀라감염 *Brucella* infection
브루셀라증 brucellosis
브루스프로토콜 Bruce protocol
브루크회장조루술 Brooke ileostomy
브루크회장창냄술 Brooke ileostomy
블라스토시스티스<속> *Blastocystis*
블레오마이신 bleomycin
비 nose | ratio
비- nasal
비(比)활성도 specific activity
비(장)- lienal
비(장)신장- lienorenal
비(장)췌장- lienopancreatic
비Q파 non-Q wave
비가역- irreversible
비가역변화 irreversible change
비가역성 irreversibility
비가역손상 irreversible damage
비가역쇼크 irreversible shock
비각질중층편평상피 nonkeratinized stratified squamous epithelium
비감염- noninfectious
비감염괴사 noninfectious necrosis
비감염성결장염 noninfectious colitis
비강 nasal cavity
비결합고빌리루빈혈증 unconjugated hyperbilirubinemia
비결합빌리루빈 unconjugate bilirubin
비경 nasal speculum
비경구감염 parenteral infection
비경구소화 parenteral digestion
비경구영양 parenteral alimentation | parenteral feeding | parenteral nutrition
비골 fibula
비골동맥 peroneal artery
비골신경 peroneal nerve
비공장관영양 nasojejunal tube feeding
비과(학) rhinology
비관성화된 결장 detubularized colon
비교빈도 relative frequency
비교생물학 comparative biology
비교해부학 comparative anatomy
비궤양소화불량증 nonulcer dyspepsia
비균질성 heterogeneity
비근치위절제술 non-curative gastrectomy
비근치절제(술) non-curative resection
비기능결절 nonfunctioning nodule
비기능종양 nonfunctioning tumor
비뇨- urinary
비뇨계 urinary system
비뇨계통 urinary system
비뇨기과검사 urologic evaluation
비뇨생식- genitourinary | urogenital
비뇨생식(기)결함 urogenital defect
비뇨생식가로막 urogenital diaphragm
비뇨생식관 genitourinary tract
비뇨생식굴 urogenital sinus
비뇨생식굴이상 urogenital sinus anomaly
비뇨생식기- urogenital
비뇨생식기관 urogenital organ
비뇨생식기형 genitourinary anomaly
비뇨생식동 urogenital sinus
비뇨생식동기형 urogenital sinus anomaly
비뇨생식동이동(술) urogenital sinus mobilization
비뇨생식이상 genitourinary anomaly
비누거품 징후 soap bubble sign
비누거품모양대변 soapy stool
비눗물관장 soap enema
비늘 scale
비늘- squamous
비늘담낭 fish scale gallbladder
비늘벗음 desquamation | scaling
비늘쓸개 fish scale gallbladder
비닐- vinyl
비닐기 vinyl
비다라빈 vidarabine
비단백질호흡지수 nonprotein respiratory quotient
비담도배액 nasobiliary drainage
비담도삽관 nasobiliary intubation
비대 hypertrophy
비대- hypertrophic
비대날문협착 hypertrophic pyloric stenosis

비대날문협착증 hypertrophic pyloric stenosis
비대유문협착 hypertrophic pyloric stenosis
비대유방염 gargantuan mastitis
비대응- disparate
비대칭- asymmetric
비대흡충 *Fasciolopsis buski*
비대흡충증 fasciolopsiasis
비도 nasal meatus
비독성갑상샘종 nontoxic goiter
비동시성 asynchronism | asynchrony
비등 ebullition
비디오내시경 videoendoscopy
비디오보조목수술 video assissted neck surgery
비디오보조흉강경수술 video-assisted thoracoscopic surgery; VATS
비디오에스결장경 videosigmoidoscope
비디오직장경 videoproctography
비뚤음 bias
비루 rhinorrhea
비루골관 nasolacrimal canal
비루관 nasolacrimal duct
비르성관 duct of Wirsung
비만 obsity
비만- bariatric
비만(증) obesity
비만병 corpulence
비만세포 mast cell | mastocyte
비만세포병 mast cell disease
비만의 obese
비만증 adiposis | adiposity
비만지수 obesity index
비만치료제 antiobestic drug
비말감염 droplet infection
비멘델유전 nonmendelian inheritance
비모수방법 nonparametric method
비문맥고혈압 splenoportal hypertension
비방사능 specific activity
비배수체 aneuploidy
비병원체 nonpathogen
비보정산증 uncompensated acidosis
비복동맥 sural artery
비복신경 sural nerve
비부비동염 rhinosinusitis
비브리오감염 *Vibrio* infection
비빔소리 crepitation | crepitus
비산 arsenic acid
비산역류 non-acid reflux
비선택적 수세 nonselective flush
비성병매독 nonvenereal syphilis
비소- arsenical
비소변감소성신부전 nonoliguric renal failure
비소약 arsenic drug
비소제 arsenical
비숍-쿱수술 Bishop-Koop procedure
비수축검사 nonstress test; NST
비스듬- oblique
비스듬근층 oblique muscle layer
비스무스분류 Bismuth classification
비스테로이드소염제 nonsteroidal antiinflammatory drugs; NSAIDs
비스테로이드항염증제 nonsteroidal antiinflammatory drugs; NSAIDs
비스포스포네이트 bisphosphonate
비식도영양 nasoesophageal feeding
비신인대 splenorenal ligament
비-신정맥션트 splenorenal shunt
비-신정맥우회로이식편 splenorenal bypass graft
비아토피천식 nonatopic asthma
비아편유사진통제 nonopioid analgesic
비알코올열대췌장염 nonalcoholic tropical pancreatitis
비알코올지방간염 nonalcoholic steatohepatitis
비앙키장늘임술 Bianchi intestinal lengthening procedure
비앙키장연장술 Bianchi intestinal lengthening procedure
비염 rhinitis
비염색(세포) chromophobe
비완치수술 noncurative operation
비용종성결장암(종) non-polyposis colon carcinoma
비우기 emptying
비우세대뇌반구 nondominant hemisphere
비위관 nasogastric tube

비율 quotient | rate | ratio
비이온(성) nonionic
비이온화방사선 nonionizing radiation
비이완성치골직장근 증후군 nonrelaxing puborectalis syndrome
비인두 nasopharynx | rhinopharynx
비인두염 rhinopharyngitis
비자발수축 involuntary contraction
비장 lien | spleen
비장간비대 splenohepatomegaly
비장결장- splenocolic
비장경색 splenic infarction
비장고정(술) splenopexy
비장관영양 nasoenteric tube feeding
비장굴곡 splenic flexure
비장기능저하증 hyposplenism
비장낭 splenic cyst
비장농양 splenic abscess
비장독소 lienotoxin
비장동 splenic sinus
비장동맥 splenic artery
비장동맥류 splenic artery aneurysm
비장모양- splenoid
비장문 hilum of spleen
비장문맥조영(술) splenoportography
비장문부 splenic hilum
비장배벽고정(술) exosplenopexy
비장병(증) splenopathy
비장보존원위췌장절제술 spleen preserving distal pancreatectomy
비장봉합(술) splenorrhaphy
비장비대 megalosplenia | splenomegaly
비장삭 splenic cord
비장손상 splenic injury
비장수질 splenic pulp
비장신경총 splenic plexus
비장연화(증) splenomalacia
비장염 splenitis
비장절개(술) splenotomy
비장절제술 splenectomy
비장절제후패혈증 postsplenectomy sepsis
비장정맥혈전증 splenic vein thrombosis
비장조영(술) splenography
비장증 splenosis
비장지수 spleen index
비장출혈 splenorrhagia
비장통(증) splenalgia
비장파열 splenic rupture
비장피막염 episplenitis
비장하수 splenoptosis
비장항진(증) hypersplenism
비장항진호중구감소(증) hypersplenic neutropenia
비저항 resistivity
비전분다당 non-starch polysaccharide
비전염- noninfectious
비전형결절병변 atypical nodular lesion
비전형림프종 atypical lymphoma
비절제술 splenectomy
비접촉수기 No-touch technique
비접합 asynapsis
비정상 abnormality
비정상조직석회화 dystrophic calcification
비정형- atypical
비정형낭성증식 atypical cystic hyperplasia
비정형선종성과다증식 atypical adenomatous hyperplasia
비정형성 atypia
비정형절제 atypical excision
비정형폐렴 atypical pneumonia
비정형항체 atypical antibody
비중격 nasal septum
비중격- septonasal
비중격만곡 nasal septal deviation
비중측정 pycnometry
비진단 nondiagnostic
비첼-위조루술 Witzel gastrostomy
비첼-위창냄술 Witzel gastrostomy
비치즈- noncaseating
비치즈육아종 noncaseating granuloma
비치즈화- noncaseating
비침습감시 noninvasive monitoring
비침습양압환기 noninvasive positive pressure

ventilation
비침습측정 noninvasive measurement
비커 beaker
비케톤혼수 nonketonic coma
비클로스트리듐괴저연조직염 non-clostridial gangrenous cellulitis
비타민 vitamin
비타민A과잉증 hypervitaminosis A
비타민B12 vitamin B12
비타민D vitamin D
비타민D과잉증 hypervitaminosis D
비타민K vitamin K
비타민결핍 vitamin deficiency
비타민증 vitaminosis
비타민필요량 vitamin requirement
비탁면역분석 nephelometric immunoassay
비투과- opaque
비투과음영 opacity
비특이- nonspecific
비특이면역 nonspecific immunity
비틀거림 titubation
비틀림 twist
비폐색성 소혈관 부전 nonocclusive small-vessel insufficiency
비폐색성장간막허혈 nonocclusive mesenteric ischemia
비현실사고 dereistic thinking
비호지킨림프종 non-Hodgkin lymphoma
비환원탈장 irreducible hernia
비회귀후두신경 nonrecurrent laryngeal nerve
비후- hypertrophic
비후관절염 hypertrophic arthritis
비후위염 hypertrophic gastritis
비후항문유두돌기 hypertrophic anal papilla
비후흉터 hypertrophic cicatrix | hypertrophic scar
비후흉터형성 hypertrophic scarring
빈뇨 frequent urination | urinary frequency
빈대 Cimex lectularius
빈대가려움증 cimicosis
빈대물림 bedbug bite
빈대물림창 cimicosis
빈맥 frequent pulse | pyknocardia
빈발월경 polymenorrhea
빈센트구내염 Vincent stomatitis
빈속통증 hunger pain
빈안장증후군 empty sella syndrome
빈캡시드 empty capsid
빈크리스틴 vincristine
빈혈 anemia
빈혈저산소증 anemic hypoxia
빌로스 I 술식 Billroth I operation
빌로스 II 술식 Billroth II operation
빌름스종양 Wilms tumor
빌리루빈 bilirubin
빌리루빈뇨 bilirubinuria
빌리루빈산 칼슘 담석 calcium bilirubinate stone
빌리루빈산염 bilirubinate
빌리루빈혈증 bilirubinemia
빌리버딘 biliverdin
빔 beam
빗- oblique
빗면- tangential
빗면죽은조직제거 tangential debridement
빗살띠 Park ligament | pecten band
빗살선 pectinate line
빗장- clavicular
빗장밑동맥 subclavian artery
빗장밑정맥 subclavian vein
빗장밑정맥도관삽입 subclavian catheterization
빗장밑정맥카테터삽입 subclavian catheterization
빗장뼈 clavicle
빗장위림프절 supraclavicular node
빗장중간선 midclavicular line
빗장파임 clavicular notch
빗틈새 oblique fissure
빛감수성 photosensitivity
빛공포증 photophobia
빛깔 color
빛독성 phototoxiciy
빛민감성 photosensitivity
빛민감화 photosensitization
빛살 beam
빛수용기 photoreceptor

빛알레르기 photoallergy
빛알레르기반응 photoallergic contact dermatitis
빛역학요법 photochemotherapy
빛요법 phototherapy
빛응고 light coagulation | photocoagulation
빛접촉피부염 photodermatitis
빛주사 light scanning
빠른내성 tachyphylaxis
빠른맥 pyknocardia
빠른맥박 frequent pulse
빠른면역화 tachyphylaxis
빠른작용인슐린 regular insulin; RI
빨기반사 sucking reflex
빨리먹음(증) tachyphagia
빼앗김 steal
빼앗김증후군 steal syndrome
뺨 cheek
뺨- malar
뻐드렁니 trusion
뼈 bone | os
뼈관절병증 osteoarthropathy
뼈구조 bone structure
뼈끝 epiphysis
뼈끝밀림 slipped epiphysis
뼈끝바깥- extraepiphyseal
뼈끝연골 epiphyseal cartilage
뼈끝염 epiphysitis
뼈끝판 epiphyseal plate
뼈나이 bone age
뼈대 bony skeleton | skeleton
뼈대- skeletal
뼈대근육 skeletal muscle
뼈대당김(법) skeletal traction
뼈대발생 skeletogeny
뼈대학 skeletology
뼈돌기 bony spur
뼈돌출(증) exostosis
뼈막 periosteum
뼈막- periosteal
뼈막밑흡수 subperiosteal resorption
뼈막이식 periosteal graft
뼈모세포 osteoblast
뼈모양 osteoid
뼈몸통 diaphysis
뼈몸통- diaphyseal
뼈무기질대사 bone mineral metabolism
뼈밀도 bone density
뼈바탕질 bone matrix
뼈발생 osteogenesis
뼈발생이상 dysostosis
뼈병증 osteopathy
뼈섬유종 osteofibroma
뼈세포 osteocyte
뼈스캔 bone scan | scan bone
뼈연골- osteochondral
뼈연골골절 osteochondral fracture
뼈연골종 exostosis
뼈연화증 osteomalacia
뼈염 osteitis
뼈이식 bone graft | graft bone
뼈자름(술) osteotomy
뼈재형성 reossification
뼈전이 osseous metastasis
뼈제거집게 rongeur
뼈종 osteoma
뼈창 bony window
뼈침착 bone deposition
뼈통과철선(술) transosseous wiring
뼈파괴세포 osteoclast | osteophage
뼈형성 ossification | osteogenesis
뼛조각 bone fragment
뽀도라쥬징후 peau d'orange sign
뽑아냄 extraction
뾰족손상 sharp injury
뾰족콘딜로마 condyloma accuminata
뿌리 pedicle
뿔 cornu
삠 sprain

ㅅ

사(멸) death
사(멸)백신 killed vaccine
사가- quadrivalent
사각- quadriangular
사각근- scalene
사각근림프절 scalene node
사각근절제술 scalenectomy
사각붕대 quadrangular bandage
사강 dead space | rigor mortis
사강환기 dead space ventilation
사경 torticollis
사고 idea
사고- casual
사고사 accidental death
사고장애 thought disorder
사고탈취 thought withdrawal
사골굴동 ethmoid sinus
사골동염 ethmoid sinusitis
사과껍질 장폐쇄 apple peel intestinal atresia
사관 Corona Mortis
사구 glomus
사구종양 glomus tumor
사구체 glomerular | glomerulus
사구체경화증 glomerulosclerosis
사구체기능검사 glomerular function test
사구체모세혈관 glomerular capillary
사구체병증 glomerulopathy
사구체신염 glomerulonephritis
사구체여과압 glomerular filtration pressure
사구체여과율 glomerular filtration rate; GFR
사구체옆장치 juxtglomerular apparatus
사구체요세관평형 glomerulotubular balance
사구체질환 glomerular disease
사구체청소 glomerular clearance
사구체혈관사이세포 mesangial cell
사근 oblique muscle
사기질 enamel
사기질상피 enamel epithelium
사다리모양 step ladder appearance
사두근- quadriceps
사두증 plagiocephaly
사두형 snake head appearance
사디즘 sadism
사라지는 evanescent
사람공수병면역글로불린 human rabies immune globulin
사람등포자충 *Isospora belli*
사람면역결핍바이러스 human immunodeficiency virus; HIV
사람백혈구항원 human leukocyte antigen; HLA
사람백혈구항원복합체 human leukocyte antigen complex
사람백혈구항원복합체유전자 human leukocyte antigen complex gene
사람에르페스바이러스 human herpes virus
사람유두종바이러스 human papilloma virus; HPV
사람유두종바이러스검사 HPV test
사람융모생식샘자극호르몬 human chorionic gonadotropin; hCG
사람융모생식선자극호르몬 human chorionic gonadotropin; hCG
사례 case
사례대조군연구 case control study
사례보고 case report | casuistics
사르코이드증 sarcoidosis
사립체 mitochondria | mitochondrion
사립체- mitochondrial
사립체바탕질 mitochondrial matrix
사립체염색체 mitochondrial chromosome
사마귀 verruca | wart

사마귀모양말단각화증 acrokeratosis verruciformis
사마귀모양병터 verrucous lesion
사마귀모양암(종) verrucous carcinoma
사마귀모양편평세포암 verrucous squamous carcimoma
사마귀양표피형성장애 epidermodysplasia verruciformis
사망 death | mortality
사망기증자 deceased donor
사망률 death rate | mortality | mortality rate
사망비 mortality ratio
사망전혈전증 agonal thrombosis
사망진단서 death certificate
사면발이 crab louse | Pediculus pubis | phthirus pubis
사면발이감염증 pediculosis pubis
사면발이증 phthiriasis
사무실피로증후군 sick building syndrome
사분암점 quadrantic scotoma
사분역 quadrant
사분위수 quantile
사분의일 quarter
사분의일- quadrant
사분절제 quadrantectomy
사산 stillbirth
사산- stillborn
사산아 stillborn
사상- cribriform
사상자 casualty
사상충 filaria
사상충증 filariasis
사슬 chain
사슬반응 chain reaction
사슬알균<속> *Streptococcus*
사슬알균감염후사구체신염 poststreptococcal glomerulonephritis
사슬알균식중독 *Streptococcus* food poisoning
사슬알균용혈소 streptolysin
사슬알균종 *Streptococcus* species
사슬알균항문주위피부염 streptococcal perianal dermatitis
사슴뿔결석 staghorn calculus
사슴뿔돌 staghorn calculus
사시 heterotropia | strabismus
사염기- quadribasic
사염화탄소 carbon tetrachloride | tetrachlorocarbon
사이 gap
사이관 intercalated duct
사이기 resting phase
사이뇌 diencephalon
사이벽 septum
사이벽- septal
사이아노코발라민 cyanocobalamin
사이안화물 cyanide
사이질 interstitium
사이질- interstitial
사이질섬유증 interstitial fibrosis
사이질섬유화 interstitial fibrosis
사이질세포 interstitial cell
사이질액 interstitial fluid
사이질유방염 interstitial mastitis
사이질이하선염 interstitial parotitis
사이질췌장염 interstitial pancreatitis
사이질폐렴 interstitial pneumonia
사이클로스포린 cyclosporine
사이클로옥시게나제 cyclooxygenase
사이토빈 cytovene
사이토카인 cytokine
사이토크롬 cytochrome
사이틈 interspace
사인 cause of death
사일로 silo
사일열원충 *Plasmodium malariae*
사잇길 shunt
사전검사 pretest
사전동의 informed consent
사정 assessment | ejaculation
사정관 ejaculatory duct
사정기능 ejaculatory function
사정후통증병 postejaculatory pain disorder
사정후통증장애 postejaculatory pain disorder
사종 psammoma

사종체 psammoma body
사지 extremity | limb
사지결핍 limb deficiency
사지구제 limb salvage
사지마비 quadriplegia
사지비대 limb hypertrophy
사지위협 limb threat
사지허혈증 limb ischemia
사창 firearms wound
사춘기 puberty | pubescence
사춘기전 prepuberty
사춘기전- prepubertal
사춘기지연 delayed puberty
사카린 saccharin
사코이드- sarcoid
사코이드증 sarcoid
사포닌 saponin
사행족변형 skewfoot deformity
사혈 exsanguination | venesection
사회경제상태 socioeconomic status
사회의학 social medicine
사회적위축 social withdrawal
사회적응 social adjustment
사회적죽음 sociological death
사후- postmortem
사후경축 rigor mortis
사후진단 paragnosis
삭 cord
삭제 deletion
산 acid
산개의 항문 patulous anus
산결합력 basicity
산과 obstetrics
산과마취 obstetric anesthesia
산과병동 maternity ward
산과학 obstetrics
산기 acid radical
산뇨 aciduria
산도 birth canal | parturient canal
산도측정 pH monitoring
산동 pupillary dilatation
산라디칼 acid radical
산란 dispersion
산란방사선 scattered radiation
산란선 scattered ray
산물 product
산발- sporadic
산발감염 sporadic infection
산발성 sporadicity
산분비위샘 oxyntic gastric gland
산생성균 acidogenic bacterium
산성고름뇨 acid pyuria
산성농뇨 acid pyuria
산성인산분해효소 acid phosphatase
산성지질분해효소 acid lipase
산성지질분해효소결핍 acid lipase deficiency
산성화 acidification
산소 oxygen
산소공급 oxygenation
산소공급기 oxygenator
산소균 aerobic bacterium
산소대사 aerobic metabolism
산소독성 oxygen toxicity
산소부족- anaerobic
산소부채 oxygen debt
산소분압 oxygen tension
산소성- aerobic
산소성균 aerobe
산소소모(율) oxygen consumption
산소실 oxygen room
산소요구량 oxygen demand | oxygen requirement
산소요법 oxygen therapy
산소운반 oxygen delivery | oxygen transport
산소운반용량 oxygen carrying capacity
산소이동 oxygen transport
산소이용계수 oxygen utilization coefficient
산소자유라디칼 oxygen free radical
산소장력 oxygen tension
산소측정 oximetry
산소측정기 oximeter
산소치료 O_2 therapy
산소투여 oxygenation

ㅅ

산소포화도 oxygen saturation
산소포화도측정 oxymetry
산소함유량 oxygen content
산소혈색소 oxyhemoglobin
산소호흡 aerobic respiration
산소화 oxygenation
산소흡입기 oxygen inhaler
산업발암물질 industrial carcinogen
산업보험 industrial insurance
산업손상 industrial injury
산업위생 industrial hygiene
산업의학 occupational medicine
산업재해 industrial accident
산업중독 industrial intoxication
산업폐기물 industrial waste
산염 acid salt
산염기보상 acid-base compensation
산-염기평형 acid-base balance
산욕감염 puerperal infection
산욕경련 puerperal convulsion
산욕열 puerperal fever
산저하(증) hypoacidity
산증 acidosis | oxidosis | oxyosis
산출량 yield
산탄총창 shotgun wound
산토리니관 duct of Santorini | Santorini duct
산통 colic
산통- colicky
산툴리장조루(술) Santulli enterostomy
산툴리장창냄(술) Santulli enterostomy
산포도 dispersion
산혈증 acidemia
산화- oxidative
산화(작용) oxidation
산화물 oxide
산화분해 oxidative degradation
산화상 acid burn
산화제 oxidant | oxidizing agent
산화질소 nitric oxide
산화질소합성효소 nitric oxide synthase
산화칼슘 quicklime
산화탈아민화 oxidative deamination
산화탈탄산반응 oxidative decarboxylation
산화혈색소해리곡선 oxyhemoglobin dissociation curve
산화환원 oxidation reduction
산화환원효소 oxidoreductase
산화효소 oxidase
산후- puerperal
산후감염 puerperal infection
산후경련 puerperal convulsion
산후기 puerperal period | puerperium
산후부 puerpera
산후열 puerperal fever
산후유방염 puerperal mastitis
산후자간증 puerperal eclampsia
산후패혈증 puerperal sepsis | puerperal septicemia
산후혈전증 puerperal thrombosis
살균- biocidal | microbicidal
살균드레싱 antiseptic dressing
살균작용 bacteriocidal action
살균제 antiseptic drug | bactericide | microbicide
살람발작 salaam seizure
살리실산염 salicylate
살모넬라<속> *Salmonella*
살모넬라엔테리티디스 *Salmonella enteritidis*
살모넬라증 salmonellosis
살모사 viper
살미생물제 microbicide
살빼는약 antiobestic drug
살정자제 spermicide
살진균제 fungicide
살충제 pesticide
살포 dissemination
살해세포 killer cell
삶의질 quality of life
삼각 triangle | trigone
삼각봉합 lambdoid suture
삼각인대 triangular ligament
삼각측량 triangulation
삼각흉군- deltopectoral
삼구역절제술 trisectorectomy
삼기매독 tertiary syphilis

삼단맥박 trigeminal pulse
삼도화상 third degree burn
삼상- triphasic
삼인산구아노신 guanosine triphosphate; GTP
삼일열원충 *Plasmodium vivax*
삼중검사 triple test
삼중나선 triple helix
삼중맥박 tricrotic pulse
삼중표지검사 triple marker test
삼지창변형 silver fork deformity
삼차난포 graafian follicle
삼차부갑상샘기능항진증 tertiary hyperparathyroidism
삼차신경 trigeminal nerve
삼차신경절 trigeminal ganglion
삼차신경통 trigeminal neuralgia
삼첨판폐쇄(증) tricuspid atresia
삼출 effusion | exudation | oozing | seepage
삼출- exudative | oozing
삼출관절염 exudative arthritis
삼출물 effusion | exudate
삼출복막염 exudative peritonitis
삼출복수 exudative ascites
삼출설사 exudative diarrhea
삼출액 effusion
삼출염증 exudative inflammation
삼출출혈 oozing bleeding
삼키기 swallowing
삼킴 deglutition
삼킴곤란 aphagopraxia | dysphagia
삼킴중추 swallowing center
삼투 osmosis
삼투(압)수용기 osmoreceptor
삼투농도 osmotic concentration
삼투설사 osmotic diarrhea
삼투압 oncotic pressure | osmotic pressure
삼투압- osmotic
삼투압계 osmometer
삼투압제 osmotic agent
삼투압친화균 osmophilic bacterium
삼투이뇨 osmotic diuresis
삼투이뇨제 osmotic diuretic
삼투장벽 osmotic barrier
삼투저항 osmotic resistance
삼투전이 osmotic transfer
삼투조절 osmotic regulation
삼투질청소율 osmolar clearance
삼투취약성 osmotic fragility
삼투취약성검사 osmotic fragility test
삼환계항우울제 tricyclic antidepressants
삽관 intubation
삽입 implantation | interposition
삽입관 cannula | cannulas
삽입관제거 decannulation
삽입기 introducer
삽입물 implant
삽입심장충격기 implantable defibrillator
삽입이식편 interposition graft
상 bed | phase
상- superior
상가유전자 additive gene
상갑상샘동맥 superior thyroid artery
상공막 episclera
상공막염 episcleritis
상과골절 epicondylar fracture
상과염 epicondylitis
상관비 correlation ratio
상기도 upper airway
상기도막힘(증) croup
상대면역 relative immunity
상대빈도 relative frequency
상대위험도 relative risk
상대정맥 superior vena cava
상대정맥증후군 superior vena caval syndrome
상동성 homology
상동염색체 homologous chromosome
상동자세 stereotyped posture
상동해부학 homologic anatomy
상반변화 dismutation
상반억제 reciprocal inhibition
상반운동반복장애 dysdiadochokinesia
상방광동맥 superior vesical artery
상배벽동맥 superior epigastric artery

상보성 complementarity
상복벽동맥 superficial epigastric artery | superior epigastric artery
상복부- epigastric
상복부탈장 epigastric hernia
상복부통증 epigastralgia
상부식도괄약근 upper esophageal sphincter; UES
상부위장관조영검사 upper gastrointestinal series; UGIS
상부위장관조영술 upper gastrointestinal series; UGIS
상부위장관출혈 upper gastrointestinal bleeding
상부치골가지 superior pubic ramus | superior ramus of pubis
상상 imaging
상습성중독 addiction
상승괴저 synergistic gangrene
상승효과 synergistic effect
상십이지장굴곡 superior duodenal flexure
상아질 dentin
상아질화 eburnation
상악골 maxilla
상악관 maxillary canal
상악동 maxillary sinus
상악동염 maxillary sinusitis
상악안면손상 maxillofacial injury
상안검 upper eyelid
상안와열 superior orbital fissure
상염색체 autosomal chromosome
상완- brachial
상완골 humerus
상완골소두 capitulum
상완근 bracial muscle
상완동맥 brachial artery
상완동맥조영술 brachial angiography
상완신경 brachial nerve
상완신경마비 brachial palsy
상완신경총 brachial plexus
상완신경총병증 brachial plexopathy
상완신경총차단 brachial plexus block
상완신경통 brachial neuralgia
상외사분역 upper outer quadrant
상요부삼각 superior lumbar triangle
상위운동신경원병 upper motor neuron disease
상자 box
상장간막동맥 superior mesenteric artery
상장간막동맥증후군 superior mesenteric artery syndrome
상장간막정맥 superior mesenteric vein
상재균 resident
상전 elevation
상종격림프절 superior mediastinal lymph node
상주세포 residential cell
상지 arm | upper extremity | upper limb
상직장동맥 superior rectal artery
상처감염 wound infection
상처꿰맴 wound closure
상처바닥 wound base
상처봉합 wound closure
상처수축 wound contraction
상처절제 wound excision
상처치료 dressing
상처치료재료 dressing
상처치유 wound healing
상처패혈증 wound sepsis
상청액 supernatant | supernatant fluid
상청액- supernatant
상췌십이지장동맥 superior pancreaticoduodenal artery
상치핵동맥 superior hemorrhoidal artery
상태 condition | status
상태악화 deconditioning
상품명 proprietary name
상피 epithelium
상피(성)- epithelial
상피내신생물 intraepithelial neoplasia
상피내암종 intraepithelial carcinoma
상피모양세포 epithelioid cell
상피모양혈관내피종 epithelioid hemangioendothelioma
상피병 elephantiasis
상피병증 epitheliopathy

상피세포 epithelial cell
상피암 epithelial cancer
상피종 epithelioma
상피종증 epitheliomatosis
상피탈락 desquamation
상피하종양 subepithelial tumor
상피화 epithelialization | epithelization
상하복시 vertical diplopia
상해관리 injury control
상행결장 ascending colon
상행경동맥 ascending cervical artery
상행대동맥 ascending aorta
상행동맥 ascending artery
상행성신경병증 ascending neuropathy
상호보충유전자 complementary gene
상호억제 reciprocal inhibition
상후두신경 superior laryngeal nerve
상후두신경외분지 external branch of superior laryngeal nerve
샅 perineal | perineum
샅고랑백선증 tinea inguinalis
샅굽이 perineal flexure
샅근막 perineal fascia
샅동맥 perineal artery
샅백선증 tinea cruris
샅샛길 perineal fistula
샅힘줄중심 perineal body
새(궁)기형 branchial anomaly
새(궁)루 branchial fistula
새(궁)샛길 branchial fistula
새(궁)주머니 branchial pouch
새(궁)틈새 branchial cleft
새가슴 pectus carinatum | pigeon breast | pigeon chest
새가슴변형 pectus carinatum deformity | pigeon breast deformity
새궁증후군 branchial arch syndrome
새기 leakage
새끼두덩 hypothenar eminence
새끼두덩망치증후군 hypothenar hammer syndrome
새살 granulation
새살형성 granulation
새항문괄약근 neoanal sphincter
새항문조임근 neoanal sphincter
색 color
색- chromatic
색각 color vision
색소 pigment
색소간경화증 pigmentary cirrhosis
색소검사 dye test
색소곰팡이증 chromomycosis
색소균 chromogenic bacterium
색소내시경술 chromoendoscopy
색소담석증 pigment cholelithiasis | pigment gallstone
색소레이저 dye laser
색소모세포 chromoblast
색소상피 pigment epithelium
색소성건피증 xeroderma pigmentosum
색소성기저세포암(종) pigmented basal cell carcinoma
색소세포 pigment cell
색소이상 pigmentary disorder
색소진균증 chromomycosis
색소침착 pigmentation
색소침착간 pigmented liver
색소침착변화 pigmentation change
색소침착이상 pigmentation abnormality
색소침착저하 hypopigmentation
색소혐성샘종 chromophobe adenoma
색소혐성선종 chromophobe adenoma
색전 embolus
색전경색증 embolic infarction
색전괴저 embolic gangrene
색전물질 embolic material
색전술 embolization
색전제거술 embolectomy
색전증 embolism
색전형성 embolization
색조 tone | tonus
색층분석 chromatography
색혈류영상 color flow image
색혈류지도화 color flow mapping
샘 gland | glandula

샘근상피종 adenomyoepithelioma
샘근증식 adenomyomatic proliferation
샘꽈리세포암(종) acinic cell carcinoma
샘뇌하수체 adenohypophysis
샘빈창자굽이 duodenojejunal flexure
샘세포 glandular cell
샘암종 glandular carcinoma
샘잘룩창자- duodenocolic
샘적출술 adenectomy
샘종 adenoma
샘종과다증식 glandular hyperplasia
샘종낭종 adenomatous cyst
샘종성갑상샘종 adenomatous goiter
샘종성용종 adenomatous polyp
샘종증식 adenomatous hyperplasia
샘증 adenosis
샘지방종 adenolipoma
샘창자 duodenum
샘창자- duodenal
샘창자간막 mesoduodenum
샘창자간인대 duodenohepatic ligament
샘창자게실 duodenal diverticulum
샘창자게실화술(식) duodenal diverticulization
샘창자곁주름 paraduodenal fold
샘창자공장각 duodenojejunal angle
샘창자염 duodenitis
샘창자오목 duodenal recess
샘창자-위 역류 duodenogastric reflux
샘창자유두 duodenal papilla
샘창자잘록창자- duodenocolic
샘창자전환(술) duodenal switch
샘창자절제(술) duodenectomy
샘창자조루술 duodenostomy
샘창자조영 duodenography
샘창자조영(상) duodenogram
샘창자창냄술 duodenostomy
샘창자팽대 duodenal bulb
샘창자혈관압박 vascular compression of duodenum
샘창자확장 duodenectasia
샘피막 glandular capsule
샛길 fistula | fistulous tract | sinus
샛길검사 fistula test
샛길수술 fistulizing operation
샛길장연결술 fistuloenterostomy
샛길절개술 fistulotomy
샛길절제술 fistulectomy
샛길조영(술) fistulography
샛길조영상 fistulogram
샛길형성 fistulation | fistulization | sinus formation
생각장애 thought disorder
생검 biopsy
생검기구 biopsy instrument
생검바늘 biopsy needle
생검진단 biopsy diagnosis
생고무 crude rubber
생괴사아교질 necrobiotic collagen
생리검사 physiology laboratory test
생리식염수 normal saline | physiological saline | physiological salt solution
생리식염용액 physiological salt solution
생리적 제대탈장 physiologic umbilical hernia
생리적기관 biorgan
생리적무용공간 physiologic dead space
생리적무월경 physiologic amenorrhea
생리적배꼽탈장 physiological umbilical hernia
생리적사강 physiologic dead space
생리적신경차단 neurapraxia
생리적연구 physiologic study
생리적위축 physiologic atrophy
생리적지연 physiologic delay
생리적특성 physiological character
생리적평가 physiological assessment
생리적황달 physiologic jaundice
생리학 physiology
생리해부학 physiological anatomy
생리화학 physiochemistry
생명 biosis
생명공학 biotechnology
생명중추 vital center
생물 organism
생물- biological
생물(학)효과 bioeffect

생물공학 biotechnology
생물군(계) biome
생물기상학 biometeorology
생물리학계수 biophysical profile
생물분해 biolysis
생물수학 biomathematics
생물약제학 biopharmaceutics
생물에너지학 bioenergetics
생물역동학 biokinetics
생물역학 biomechanics
생물요법 biotherapy
생물의학 biomedicine
생물제제 biologics
생물지구화학 biogeochemistry
생물지리학 biogeography
생물통계학 biostatistics
생물학 biology
생물학적- biological
생물학적검정 bioassay
생물학적동등성 bioequivalence
생물학적등가 bioequivalence
생물학적분석 bioassay
생물학적산소요구량 biological oxygen demand
생물학적상처치료 biological dressing
생물학적정화 biological purification
생물학적제제 biologicals
생물학적진단 biological diagnosis
생물학적특성 biological characteristic
생물학적표지자 biological marker
생물형 biotype
생물화학 biological chemistry
생백신 live vaccine
생분석 bioanalysis
생사감정 bioscopy
생산량 yield
생석회 quicklime
생성 generation | synthesis
생성물 product
생식 generation | procreation | reproduction
생식- genetic | genital | sexual
생식(기)융기 genital eminence
생식(능)력 fertility
생식계(통) reproductive system
생식관 genital tract
생식기(관) genital organ | genitalia | reproductive organ
생식기(관)- genital
생식기결핵 genital tuberculosis
생식기바깥- extragenital
생식기분비 genital secretion
생식기사마귀 genital wart
생식기소체 genital corpuscle
생식기손상 genital trauma
생식기신경 genital nerve
생식기외- extragenital
생식기이상 genital anomaly
생식기이전- pregenital
생식기틈새 genital cleft
생식기헤르페스 genital herpes
생식길 genital tract
생식넙다리 genitofemoral
생식능선 genital fold
생식률 fertility rate
생식모세포 gametocyte | gamont
생식샘 gonad
생식샘동맥 gonadal artery
생식샘모세포종 gonadoblastoma
생식샘무발생 gonadal agenesis
생식샘무형성 gonadal aplasia
생식샘발생장애 gonadal dysgenesis
생식샘스테로이드결합글로불린 gonadal steroid-binding globulin
생식샘외배아암종 extragonadal embryonal carcinoma
생식샘외종자세포종양 extragonadal germ cell tumor
생식샘외혼합종자세포종양 extragonadal mixed germ cell tumor
생식샘자극세포 gonadotrope cell
생식샘자극호르몬 비율 gonadotropic quotient
생식샘자극호르몬방출호르몬작용제 GnRH agonist | gonadotropin releasing hormone agonist

생식샘자극호르몬분비종양 gonadotropin-secreting tumor
생식샘저하증 hypogonadism
생식샘절제(술) gonadectomy
생식선 gonad
생식선발생장애 gonadal dysgenesis
생식선혈관 gonadal vessel
생식세포 gamete | germ cell | gonocyte | sexual cell
생식세포돌연변이 germ-line mutation
생식세포복강내이식 peritoneal oocyte and sperm transfer
생식세포복강내전달 peritoneal oocyte and sperm transfer
생식세포자궁관내이식 gamete intrafallopian transfer
생식세포자궁관내전달 gamete intrafallopian transfer
생식염색질 reproductive chromatin
생식자 gamete
생식자발생 gametogenesis
생식주기 reproduction cycle
생식주름 genital fold
생의학측정 biomedical measurement
생장 growth
생존 survival
생존곡선 survival curve
생존분석 survival analysis
생존시간 survival time
생존식사 subsistence diet
생존율 survival rate
생체 organism
생체감응장치 biosensor
생체거대분자 biomacromolecule
생체공학 bioengineering
생체교질 biocolloid
생체내분해 biodegradation
생체되먹임 biofeedback
생체리듬 biorhythm
생체막삼투성 biosmosis
생체밖간절제(술) ex-vivo liver resection
생체반응기 bioreactor
생체부분간이식 living donor liver transplantation
생체분자 biomolecule
생체비혈연기증자 living-unrelated donor
생체상 biophase
생체심리학 biopsychology
생체아민 biogenic amine
생체역학 biodynamics | biomechanics
생체연구 biotrepy
생체운동기록기 biograph
생체원소 bioelement
생체유동학 biorheology
생체의학 biomedicine
생체이물- xenobiotic
생체이용률 bioavailability
생체자가기록 bioautography
생체자기 biomagnetism
생체장기기증자 living donor
생체촉매제 biocatalyzer
생체측정(학) biometry
생체측정기 bioinstrument | biometer
생체투석법 biodialysis
생체투석액 biodialysate
생체현미경 biomicroscope
생체현미경검사 biomicroscopy
생체혈연기증자 living-related donor
생체형성 bioplasia
생태계 ecosystem
생태기관 biorgan
생태연구 ecological study
생태작동성 bioergy
생태학 ecology
생합성 biosynthesis
생화학 biochemistry | physiological chemistry
생화학 불완전반응 biochemical incomplete response
생화학적산소요구량 biochemical oxygen demand
생화학형태학 biochemorphology
생화형태- biochemorphic
생활력 biosis
생활습관병 life style disease
생후질식 postnatal asphyxia
샤가스병 Chagas disease
샤르코세증후 Charcot triad
서기곤란 dysstasia

서던부합법 Southern hybridization
서로다른- disparate
서맥 bradycardia | bradyrhythmia | slow pulse
서맥부정맥 bradyarrhythmia
서미스터 thermistor
서브스탠스P substance P
서스펜션 suspension
서파 slow wave
서행성변비 slow transit constipation
서혜부통증 inguinodynia
서혜- inguinal
서혜겸 falx inguinalis
서혜관 inguinal canal
서혜륜 inguinal ring
서혜백선증 tinea inguinalis
서혜부 groin | inguinal area | inguinal region
서혜부감염 groin infection
서혜부아래혈관질환 infrainguinal vascular disease
서혜부육아종 granuloma inguinale
서혜부탈장 groin hernia
서혜삼각 inguinal triangle | inguinal trigone
서혜와 fossa inguinalis | inguinal fossa
서혜인대 inguinal ligament | Poupart ligament
서혜탈장 inguinal hernia
서혜하부폐쇄질환 infrainguinal occlusive disease
서혜하부혈관성형(술) infrainguinal angioplasty
석고 plaster
석고붕대 cast | plaster cast
석고붕대고정 casting
석면 asbestos
석면증 asbestosis
석시닐콜린 succinylcholine
석신산 succinic acid
석신산탈수소효소 succinic dehydrogenase
석영 quartz
석탄산 phenol
석탄산괴저 carbolic acid gangrene
석탄산염 carbolate
석회 calcarea | calcium carbonate
석회담즙 limy bile
석회쓸개즙 limy bile
석회화 calcification
석회화담낭 porcelain gallbladder
석회화상피종 calcifying epithelioma
석회화연골 calcified cartilage
섞임 mosaic
섞임유전 mosaic inheritance
섞임증 mosaicism
선 beam | gland | line | linea | ray | stria
선골절 linear fracture
선근상피종 adenomyoepithelioma
선근종 adenomyoma
선근증 adenomyosis
선낭암(종) adenocystic carcinoma | adenoid cystic carcinoma
선뇌하수체 adenohypophysis
선단거대성거인증 acromegalic gigantism
선량계 dosimeter
선량당량 quantity dose equivalent
선량반응관계 dose response relationship
선모반 linear nevus
선반수술 shelf operation
선별 selection
선별검사 screening test
선상- striate
선암(종) adenocarcinoma
선양암 adenoid cancer
선적출술 adenectomy
선제진통 preemptive analgesia
선조세포 progenitor cell
선조피질 striate cortex
선종 adenoma
선종암종연쇄 adenoma-carcinoma sequence
선종증 adenomatosis
선증 adenosis
선지방종 adenolipoma
선질계수 quality factor
선천- congenital | inborn
선천가로막탈장 congenital diaphragmatic hernia; CDH
선천거대결장 congenital megacolon
선천거대결장증 congenital megacolon

선천결손 congenital defect
선천결함 congenital defect
선천기형 congenital malformation
선천낭샘종모양기형 congenital cystic adenomatoid malformation
선천낭선종모양기형 congenital cystic adenomatoid malformation
선천다발관절굽음(증) arthrogryposis multiplex congenita
선천다발관절만곡증 arthrogryposis multiplex congenita
선천대사이상 inborn errors of metabolism
선천매독 congenital syphilis
선천면역 innate immunity | native immunity
선천반사 inborn reflex
선천복벽탈장 omphalocele
선천부신과다형성증 congenital adrenal hyperplasia
선천성간섬유증 congenital hepatic fibrosis
선천성고빌리루빈혈증 congenital hyperbilirubinemia
선천성기종 congenital emphysema
선천성담도폐쇄(증) congenital biliary atresia
선천성동맥기형 congenital arterial vascular malformation
선천성동맥류 congenital aneurysm
선천성림프부종 lymphedema congenitum
선천성망막색소상피 비대증 congenital hypertrophic retinal pigment epithelium
선천성무기폐 congenital atelectasis
선천성질환 congenital disorder
선천성총담관낭종 congenital choledochal cyst
선천성출혈성모세혈관확장증후군 Rendu-Osler-Weber syndrome
선천심장병 congenital heart disease
선천전신섬유종증 congenital generalized fibromatosis
선천척주후만 congenital kyphosis
선천피부무형성 aplasia cutis congenita
선천횡격막탈장 congenital diaphragmatic hernia; CDH
선체주세포 chief cell body
선충 Nematoda | thread worm
선택 selection
선택관삽입 selective cannulation
선택말초신경차단 selective peripheral denervation
선택목절제 selective neck dissection
선택미주신경절단 selective vagotomy
선택바이어스 selection bias
선택배지 selective agar
선택생존바이어스 selective survival bias
선택세로토닌재흡수억제제 selective serotonin reabsorption inhibitor; SSRI
선택우무 selective agar
선택재흡수 selective reabsorption
선택적경정맥 채취 selective jugular venous sampling
선택적혈관조영(술) selective angiography
선택집단화학요법 selective mass chemotherapy
선택혈관조영 selective arteriography
선택혈구감소 selective cytopenia
선통 gnawing pain
선편평암(종) adenosquamous carcinoma
선행- anterograde
선행보조- neoadjuvant
선행보조생물학적제제요법 neoadjuvant biologic therapy
선행보조화학요법 neoadjuvant chemotherapy
선행진통 preemptive analgesia
선형절단문합기 linear stapler
선형회귀 linear regression
선호도 relevance index
선흉터 linear scar
설 glossa
설계 design
설골- hyoid
설골궁 hyoid arch
설문지 questionnaires
설사 catharsis | diarrhea
설사- cathartic
설사변 diarrheal stool
설사병 diarrheal disease
설사약 antidiarrheal | antidiarrheic
설사제 cathartic | cathartics | copragogue | laxative |

purgative | purgatives
설사제관장 purgative enema
설사제남용 laxative abuse
설사제사용 purging
설사제에 의한 결장가성흑생증 pseudomelanosis coli in laxative use
설사제에 의한 결장의사흑생증 pseudomelanosis coli in laxative use
설상기관지 lingular bronchus
설샘 lingual gland
설소대단축(증) ankyloglossia
설신경 lingual nerve
설압자 tongue depressor
설염 glossitis
설유착증 tongue tie
설인신경 glossopharyngeal nerve
설측 lingual
설치류 rodent
설탕 sucrose
설통 glossalgia
설폰 sulfone
설폰아마이드 sulfonamide
설폰화- sulfonated
설하궤양 sublingual ulcer
설하선 sublingual gland
설하신경 hypoglossal nerve
설하신경고리 ansa hypoglossi nerve | ansa nervi hypoglossi
설하신경관 hypoglossal canal
섬 insula | islet
섬광조영 scintigraphy
섬광화상 flash burn
섬망 delirium
섬모 cilium | pili | pilus
섬모- ciliary | ciliated
섬모상피 ciliated epithelium
섬모세포 ciliated cell
섬모원주상피 ciliated columnar epithelium
섬모체 ciliary body | zonule
섬모체틈새 ciliary cleft
섬모충 ciliate
섬세포 islet cell
섬세포-신생물질환 islet cell, neoplastic disease
섬세포암종 islet cell carcinoma
섬세포종 islet cell tumor
섬유 fiber | fibra
섬유- fibrous
섬유결석형췌장성당뇨병 fibrocalculous pancreatic diabetes
섬유결합소 fibronectin
섬유근육간세포암 fibromuscular hepatocelluar carcinoma
섬유근육증식(증) fibromuscular hyperplasia
섬유근육형성이상 fibromuscula dysplasia; FMD
섬유근통 fibromyalgia
섬유낭병 fibrocystic disease
섬유낭성변화 fibrocystic change
섬유낭성질환 fibrocystic disorder
섬유단 funiculus
섬유단염 funiculitis
섬유막 fibrous coat
섬유모세포 fibroblast
섬유모세포성장인자 fibroblast growth factor
섬유모세포종 fibroblastoma
섬유발생 fibrogenesis
섬유상피종 fibroepithelioma
섬유샘종 fibroadenoma
섬유선종 fibroadenoma
섬유선지방종 fibroadenolipoma
섬유성- desmoid
섬유성갑상선종 fibrous goiter
섬유성형성이상 fibrous dysplasia
섬유세포 fibrocyte
섬유소 fibrin
섬유소모양괴 fibrinoid necrosis
섬유소분해효소 plasmin
섬유소분해효소전구체 plasminogen
섬유소안정인자 fibrin stabilizing factor
섬유소염증 fibrinous inflammation
섬유소용해 fibrinolysis
섬유소용해- fibrinolytic
섬유소원 fibrinogen

섬유소원분해산물 fibrinogen degradation product; FDP
섬유소위염 fibrinous gastritis
섬유소접착제 fibrin glue
섬유연골 fibrocartilage | fibrous cartilage
섬유연골결합 symphysis
섬유육종 fibrosarcoma
섬유조직구종 fibrous histiocytoma
섬유조직형성 desmoplasia
섬유종 fibroma
섬유종증 fibromatosis
섬유증 fibrosis
섬유증식 fibroplasia
섬유증식위벽염 linitis plastica
섬유층판형암 fibrolamellar cancer
섬유피막 fibrous capsule
섬유화 fibrosis
섬피판 island flap
섬피판(술) island flap procedure
섭식 food intake
섭식중추 feeding center
섭취 intake | uptake
섭취량 intake
섭취부족 deficient intake
섭취율 uptake ratio
성 gender | sex
성- sexual
성(대)문밑혈관종 subglottic hemangioma
성(대)문밑협착 subglottic stenosis
성(대)문밑협착증 subglottic stenosis
성(적)장애 sexual disorder
성감별 sex identification
성격 character | personality
성격장애 personality disorder
성곽유두 circumvallate papilla
성교 sexual intercourse
성교감각 coital sensation
성교능 sexual potency
성교능력 sexual potency
성교통증 dyspareunia
성교후검사 postcoital test
성극치감 orgasm
성근조직 areolar tissue
성기능 sexual function
성기능장애 sexual dysfunction
성끈 sex cord
성끈버팀질종양 sex cord-stromal tumor
성대 true vocal cord | vocal cord
성대(주름) vocal fold
성대구역 vocal area
성대문 glottis
성대염 chorditis | chorditis vocalis
성대절개 chordotomy
성대절개(술) cordotomy
성도착(증) sexual deviation
성매개감염 sexually transmitted infection
성매개병 sexually transmitted disease
성모부츠 St. Mary Boot
성문 glottis
성문상후두절제술 supraglottic hemilaryngectomy
성문하혈관종 subglottic hemangioma
성문하협착 subglottic stenosis
성발달 sexual maturation
성범죄 sexual abuse
성별 gender | sex | sexuality
성별확인 sex identification
성병 sexually transmitted disease | venereal disease
성병림프육아종 lymphogranuloma venereum
성병사마귀 venereal wart
성병육아종 granuloma venereum
성분 component | ingredient
성분수혈 component transfusion
성분식사 elemental diet
성분채집술 apheresis
성불감증 sex frigidity
성비 sex ratio
성삭 sex cord
성상교세포 astroglia
성상교증 astroglioma
성상반흔 stellate scar
성상세포 astrocyte
성상신경절 stellate ganglion

성세포 gonocyte
성숙 maturation
성숙기법 maturation technique
성숙기형종 mature teratoma
성숙난포 graafian follicle
성연관- sex-linked
성연관우성유전 sex-linked dominant inheritance
성염색질 sex chromatin
성염색질소체 sex chromatin body
성염색체 sex chromosome
성염색체유전자 gonosomal gene
성욕 libido | sexual desire | sexuality
성욕감소병 hypoactive sexual desire disorder
성인거대결장 adult megacolon
성인기 adulthood
성인병 adult disease
성인호흡곤란증후군 adult respiratory distress syndrome
성장 growth
성장결함 growth defect
성장곡선 growth curvature
성장급증 growth spurt
성장기(간) growing period
성장률 growth rate
성장유발인자 growth inducer
성장이상 growth abnormality
성장인자 growth factor
성장인자수용체 growth factor receptor; GFR
성장장애 growth disorder
성장지수 growth quotient
성장지연 growth delay | growth retardation
성장통 growing pain
성장판 physis
성장판손상 growth plate injury
성장호르몬 somatotropin
성장호르몬억제인자 somatostatin
성적- sexual
성적성숙 sexual maturation
성적행동 sexual behavior
성전환 sexual reversion
성조발증 precocious puberty
성조숙 precocious puberty | sexual precocity | sexual prematurity
성징 sex characteristic
성특징 sex characteristic
성폭행 sexual abuse | sexual assault
성학대 sexual abuse
성향 trait
성형(술) plasty
성형외과(학) plastic surgery
성호르몬결합글로불린 sex hormone-binding globulin
성호르몬수치 sex hormone level
성홍열 scarlatina | scarlet fever
성홍조 sex flush
성활동 sexual activity
세겹주머니배 trilaminar blastocyst
세계적유행- pandemic
세관 ductule
세관암(종) tubular carcinoma
세균 bacteria | bacterium | bacterium bacteria | germ
세균- bacterial
세균감염 bacterial infection
세균내독소 bacterial endotoxin
세균뇨 bacteriuria
세균독소 bacterial toxin
세균무리 bacterial flora
세균발진 bacterid
세균배양 bacterial culture
세균백신 bacterin
세균병 bacterial disease
세균분해 bacterial decomposition
세균상승작용 bacterial synergism
세균성식중독 bacterial food poisoning
세균성알레르기 bacterial allergy
세균성염증 bacterial inflammation
세균성장 bacterial growth
세균성폐렴 bacterial pneumonia
세균성항원 bacterial antigen
세균성혈색소뇨증 bacillary hemoglobinuria
세균세포 bacterial cell
세균세포학 bacterial cytology
세균쇼크 bacterial shock

세균심내막염 bacterial endocarditis
세균오염 bacterial contamination
세균외독소 bacterial exotoxin
세균요법 bacteriotherapy
세균용해 bacteriolysis
세균용해바이러스 bacteriophage
세균용해소 bacteriolysin
세균전위 bacterial translocation
세균정액증 bacteriospermia
세균주 bacterial strain
세균증 bacteriosis
세균증식률 bacterial growth rate
세균집락 bacterial colony
세균체 bacterial body
세균추출물 bacterial extract
세균학 bacteriology
세균학자 bacteriologist
세균혈증 bacteremia
세극등생체현미경 slit lamp biomicroscope
세극등생체현미경검사(법) slit lamp biomicroscopy
세기관지 bronchiole
세기관지염 bronchiolitis
세기관지폐포교통 bronchiole-alveolar communication
세대 generation
세대교대- digenetic
세동 fibrillation
세동맥 arteriole
세동맥경화(증) arteriolosclerosis
세동맥괴사 arteriolar necrosis
세동맥신경화증 arteriolar nephrosclerosis
세동맥염 arteriolitis
세동제거 defibrillation
세라시아<속> *Serratia*
세로근층 longitudinal muscle layer
세로면 longitudinal plane
세로층 longitudinal layer
세로칸 mediastinum
세로칸- mediastinal
세로칸가슴막 mediastinal pleura
세로칸고름집 mediastinal abscess
세로칸공기증 pneumomediastinum
세로칸기종 mediastinal emphysema
세로칸기형종 mediastinal teratoma
세로칸눌림증 mediastinal tamponade
세로칸된떨림 mediastinal flutter
세로칸물혹 mediastinal cyst
세로칸종양 mediastinal tumor
세로칸탈장 mediastinal hernia
세로토닌 serotonin
세룰로플라스민 ceruloplasmin
세룰로플라스민결핍 ceruloplasmin deficiency
세륨 cerium
세르톨리라이디히종양 Sertoli-Leydig tumor
세르톨리세포 Sertoli cell
세린 serine
세린제 serine
세망 reticulum
세맥 wiry pulse
세모가슴근- deltopectoral
세모가슴근고랑 deltopectoral groove
세모날 lancet
세엽 acinus
세엽선 acinar gland
세엽세포 acinar cell
세엽세포낭선암(종) acinic cell cystoadenocarcinoma
세엽세포암(종) acinar cell carcinoma | acinic cell carcinoma
세엽중심세포 centroacinar cell
세움대 upright
세정 scrub
세정맥염 venulitis
세정맥확장증 venulectasia
세척 irrigation | lavage
세척기 irrigation units | irrigator
세침 fine needle
세침천자 fine-needle puncture
세침흡인 fine needle aspiration
세침흡인생검 fine needle aspiration biopsy
세침흡인세포검사 fine needle aspiration cytology
세칸심장 cor triatriatum
세크레틴 secretin

세크레틴검사 secretin test
세파졸린 cefazolin
세파클로르 cefaclor
세팔로스포린 cephalosporin
세포 cell | fiber
세포- cellular
(세포)핵융합 karyogamy
세포감소수술 cytoreductive surgery
세포감퇴수술 cytoreductive surgery
세포검사 cytology
세포계 cell line
세포계산 cytometry
세포껍질 cell envelope
세포내- intracellular
세포내모세관 intracellular canaliculus
세포내병원체 intracellular pathogen
세포내봉입소체 intracellular inclusion body
세포내부착분자 intracellular adhesion molecule
세포내삼투압 intracellular osmotic pressure
세포내섭취 endocytosis
세포내액 intracellular fluid
세포뇨 cyturia
세포독성 cytotoxicity
세포독성- cellulotoxic | cytotoxic
세포독성T세포 cytotoxic T cell
세포독성림프구 cytotoxic lymphocytes
세포독성부종 cytotoxic edema
세포독성세포 cytotoxic cell
세포독성약물 cytotoxic drug
세포독성항암제 cytotoxic anticancer durg
세포독성화학요법 cytotoxic chemotherapy
세포독소 cytotoxin
세포동력학 cytokinetics
세포막투과성 cell membrane permeability
세포매개거부반응 cell mediated rejection
세포매개면역 cell mediated immunity; CMI
세포매개세포독성 cell-mediated cytotoxicity
세포매개세포용해 cell-mediated cytolysis
세포면역 cellular immunity
세포면역부전 impaired cellular immunity
세포바깥바탕질 extracellular matrix
세포바깥바탕질단백질 extracellular matrix protein
세포바깥삼투압 extracellular osmotic pressure
세포바깥액 extracellular fluid
세포바깥효소 exoenzyme
세포발생 cytogenesis
세포방어제 cytoprotective agent
세포배양 cell culture
세포변성- cytopathogenic
세포병리 cytopathology
세포병리학 cytopathology
세포병변- cytopathic
세포봉입체 cell inclusion
세포분열 cell division
세포사 cell death
세포사이- intercellular
세포사이결합체 intercellular bridge
세포사이공간 intercellular space
세포사이모세관 intercellular canaliculus
세포사이물질 intercellular substance
세포사이부착분자 intercellular adhesion molecule
세포사이신호전달 intercellular communication
세포사이이음 intercellular junction
세포성거부반응 cellular rejection
세포속- intracellular
세포속모세관 intracellular canaliculus
세포속액 intracellular fluid
세포영양 cytotrophy
세포영양막 cytotrophoblast
세포예정사 programmed cell death
세포외바탕질 extracellular matrix
세포외바탕질단백질 extracellular matrix protein
세포외배출 exocytosis
세포외액 extracellular fluid
세포외효소 exoenzyme
세포용해 cytolysis
세포용해- cytolytic
세포용해제 cytolytic agent
세포유전- cytogenetic
세포유전학 cytogenetics
세포융합 cell fusion
세포은행 cell bank

세포자멸사 apoptosis
세포조직학 cytohistology
세포종양유전자 cellular oncogene
세포주 cell line
세포주기 cell cycle
세포진단 cytodiagnosis
세포질 cytoplasm | plasma
세포질그물 endoplasmic reticulum
세포질바탕질 cytoplasmic matrix
세포질봉입소체 cytoplasmic inclusion body
세포질분열 cytokinesis
세포질소포 cytoplasmic vesicle
세포질수용체 cytosolic receptor
세포질유전 cytoplasmic inheritance
세포체 soma
세포충실성 cellularity
세포치료 cytotherapy
세포친화- cytotropic
세포친화성 cytotropism
세포침윤 cellular infiltration
세포탁심 cefotaxime
세포탈분화 cell dedifferentiation
세포투과액 transcellualr fluid
세포틈새 intercellular cleft
세포포식작용 cytophagocytosis
세포표면항원무리 cluster designation; CD
세포풋종양유전자 cellular protooncogene
세포피막 cell envelope
세포학 cytology
세포형 cellular type
세포호흡 cell respiration
세포화생 cytometaplasia
세포화학 cytochemistry
세프트라이악손 ceftriaxone
센터 center | centrum
셀딩거법 Seldinger technique
셀레늄 selenium
셀레늄결핍증 selenium deficiency
셀렉틴 selectin
셀룰로스 cellulose
셍스타켄-블랙모어관 Sengstaken-Blackemore duct
셔터기전 shutter mechanism
셔터작용 shutter action
션트 shunt
션트수술 shunt operation
션트회로 shunt circuit
소- bovine
(소)장내시경 enteroscope
소각로 incinerator
소간세포암 small hepatocellular carcinoma
소견 finding
소결절 nodulus
소결핵균감염 *Mycobacterium bovis* infection
소관 canaliculus
소구치 bicuspid
소구형적혈구증가 microspherocytosis
소금 salt
소기관 organelle
소낭 saccule | sacculus
소낭- saccular
소낭성동맥류 saccular aneurysm
소낭형 microvesicluar
소뇌 cerebellum
소뇌- cerebellar
소뇌교뇌- cerebellopontine
소뇌다리뇌- cerebellopontine
소뇌별아교세포종 cerebellar astrocytoma
소뇌척수- cerebellospinal
소눈 bull eye
소단위 subunit
소당(류) oligosaccharide
소대 frenulum | frenum | zonula | zonule
소도 islet
소독- disinfectant
소독기 sterilizer
소독제 disinfectant
소듐아이오딘심포터 sodium iodide symporter
소르비톨 sorbitol
소리 sound
소리- acoustic
소리반사담즙 reflective bile
소리창 acoustic window

소리투과- transonic
소리환각 auditory hallucination
소마토스타틴 somatostatin
소마토스타틴종 somatostatinoma
소마토트로핀 somatotropin
소마토트로핀분비종 somatotropin-secreting tumor
소만곡 lesser curvature
소망 lesser omentum
소매 cuff
소매이식 sleeve graft
소매절제 sleeve resection
소매절제(술) sleeve excision
소모성응고병(증) consumptive coagulopathy
소모응고병증 coagulopathy consumption | consumption (consumptive) coagulopathy
소모증 marasmus | tabes
소반점 puncticulum
소발작 absence | absence seizure | petit mal seizure
소발작뇌전증 petit mal epilepsy
소발작지속상태 petit mal status
소변- urinary
소변감소 oliguria
소변검사 urinalysis
소변배출량 urine output
소변보충 urine replacement
소변정체 urinary retention
소변종 urinoma
소변주저 hesitancy
소변침전물 urinary sediment
소변환기 microtransducer
소복재-오금정맥이음부 sapheno-popliteal junction
소분엽화 lobulation
소사슬알균 *Streptococcus bovis*
소생 resuscitation
소생기 resuscitator
소생술 resuscitation
소생실 resuscitation cage
소세포암(종) small cell carcinoma
소세포폐암 small cell lung cancer
소수(성)- hydrophobic
소수포병터 vesicular lesion
소실 obliteration | resolution
소실성- evanescent
소아 child
소아- juvenile | puerile
소아간경화증 juvenile cirrhosis
소아기 childhood | puerility
소아당뇨병 juvenile diabetes
소아대장용종증 juvenile polyposis coli
소아마취 pediatric anesthesia
소아무도병 juvenile chorea
소아베수술 Soave procedure
소아부정맥 juvenile arrhythmia
소아비뇨의학(과) pediatric urology
소아사망률 child death rate
소아섬유선종 juvenile fibroadenoma
소아신경외과(학) pediatric neurosurgery
소아외과(학) pediatric surgery
소아외과수술 pediatric surgery
소아외상 pediatric trauma
소아용종 juvenile polyp
소아용종증 juvenile polyposis
소아용종증증후군 juvenile polyposis syndrome
소아유두종증 juvenile papillomatosis
소아유방비후 juvenile hypermastia
소아정신의학 child psychiatry
소아청소년과(학) pediatrics | pediatry
소아청소년과의사 pediatrician | pediatrist
소아청소년과전문의 pediatrician | pediatrist
소아코인두혈관섬유종 juvenile nasopharyngeal angiofibroma
소아황색육아종 juvenile xanthogranuloma | xanthogranuloma juvenile
소악증 micrognathia
소알부민 bovine albumin
소양증 pruritus
소연쇄구균 *Streptococcus bovis*
소염제 anti-inflammatory agent
소엽 lobule
소엽간기종 interlobular emphysema
소엽간중격 interlobular septum
소엽무기폐 lobular atelectasis

소엽사이- interlobular
소엽사이벽 interlobular septum
소엽상피내암(종) lobular carcinoma in situ
소엽중심성기종 centrilobular emphysema
소엽증식증 lobular hyperplasia
소엽지방층염 lobular panniculitis
소용돌이 whirl
소용돌이 흐름 turbulent flow
소위증 microgastria
소인 disposition
소작 cautery
소장 small intestine
소장- enteric
소장결장문합술 enterocolostomy
소장결장연결술 enterocolostomy
소장결장절제술 enterocolectomy
소장궤양 small intestinal ulcer
소장대장염 enterocolitis
소장병증 enteropathy
소장상피세포 enterocyte
소장세포 enterocyte
소장소장문합술 enteroenterostomy
소장소장연결술 enteroenterostomy
소장염 enteritis
소장이식 small bowel transplantation
소적혈구 microcytic RBC
소절 follicle | nodule
소절형성 nodularity
소좌골공 lesser sciatic foramen
소중격 septulum
소중합체 oligomer
소지구 hypothenar eminence
소질 disposition | trait
소체 body | corpuscle
소총상 rifle wound
소침 stylet
소통성 accessibility
소파 scratch
소파기 curet | curette
소파술 curettage
소팽대부 minor ampulla
소포 caveola | follicle | folliculus
소포- follicular
소포곁세포 parafollicular cell
소포샘종 follicular adenoma
소포세포 follicle cell | follicular cell
소포신생물 follicular neoplasm
소포암 follicular cancer
소포암종 follicular carcinoma
소포중심성기종 centriacinar emphysema
소핵 micronucleus
소형B세포림프종 small B-cell lymphoma
소화 digestion | peptization
소화- digestive | peptic
소화관 alimentary tract
소화관병 digestive tract disease
소화관중복 alimentary tract duplication
소화궤양 peptic ulcer
소화궤양질환 peptic ulcer disease
소화기(관) digestive organ
소화능력 digestibility
소화불량 dyspepsia | indigestion | maldigestion
소화식도염 peptic esophagitis
소화액 digestive juice
소화저하 hypopepsia
소화제 digestant | digestive
소화촉진- digestant
소흉근 pectoralis minor muscle
속 beam | fascicle | fasciculus | genus
속- generic | inner | internal
속가슴동맥 internal mammary artery | internal thoracic artery
속공간 lumen
속구멍 internal os
속귀 inner ear | internal ear
속귀길 internal acoustic canal
속귀신경 vestibulocochlear nerve
속귀신경집종 acoustic neuroma
속넣기피부이식 skin graft inlay
속눈썹 cilium | eyelash
속눈썹- ciliary
속눈썹빠짐 ptilosis

속도 rate
속도지수 velocity quotient
속돌림층 inner circular layer
속림프 endolymph
속림프관 endolymphatic duct
속림프주머니 endolymphatic sac
속림프주머니감압 endolymphatic sac decompression
속립- miliary
속명 generic name
속목동맥 internal carotid artery
속목동맥신경 internal carotid nerve
속목정맥 internal jugular vein
속발동맥류 secondary aneurysm
속발유착 secondary adhesion
속빈장기 hollow organ
속섬유막 internal capsule
속성 attribute
속식증 tachyphagia
속심 stylet
속쓰림 brash | heartburn
속이식편 endograft
속질 medulla
속질- medullary
속질암 soft cancer
속질암(종) medullary cancer | medullary carcinoma
속질집합관 medullary collecting duct
속탄력판 internal elastic lamina; internal EL
속형질 endoplasm
속효인슐린 regular insulin; RI
손 hand
손가락 finger
손금 crease | palm print | palmar print
손네이이질균 *Shigella sonnei*
손목 carpus
손목- carpal
손목굴증후군 carpal tunnel syndrome
손목뼈 carpal bone
손목뼈- carpal
손바닥 palm
손바닥- palmar | palmaris
손바닥널힘줄 palmar aponeurosis
손바닥동맥활 palmar arch
손바닥문 palm print | palmar print
손바닥크기의 도플러 handheld Doppler
(손발)등쪽굽힘 dorsiflexion
손발입병 hand foot mouth disease
손발톱 nail
손발톱- ungual
손발톱바닥 nail bed
손발톱바탕질 nail matrix
손발톱변색 nail discoloration
손발톱이상(증) onychodystrophy
손발톱절제 nail excision
손발톱주위염 paronychia
손보조복강경수술 hand-assisted laparoscopic surgery; HALS
손상 damage | injury | lesion
손상반응 injury response
손상부통증 homotopic pain
손수술 hand surgery
손실 loss
손씻는시간 scrub time
손외과 hand surgery
손외상 hand injury
손치료 hand therapy
손톱밑선상출혈 splinter hemorrhage
손허리손가락관절 metacarpophalangeal joint
손화상 hand burn
솔 brush
솔가장자리 brush border
솔기 raphe
솔기형성이상 dysraphism
솔방울샘 epiphysis | pineal gland
솜마개 tampon
솜털침전 flocculation
솟음 papule
솟음- papuliferous
솟음증 papulosis
송곳니 canine
송과체 epiphysis | pineal gland
쇄골 clavicle
쇄골- clavicular

쇄골상림프절 supraclavicular node
쇄골중간선 midclavicular line
쇄골파임 clavicular notch
쇄골하동맥 subclavian artery
쇄골하동맥도류증후군 subclavian steal syndrome
쇄골하동맥빼앗김증후군 subclavian steal syndrome
쇄골하정맥 subclavian vein
쇄골하정맥혈전증 subclavian vein thrombosis
쇄석 litholapaxy
쇄석술 lithotripsy
쇠그렌증후군 Sjogren syndrome
쇠퇴 decay
쇼그렌증후군 Sjogren syndrome
쇼크 shock
쇼크폐 lung shock | shock lung
쇼크허파 shock lung
숄디스 Shouldice
수 hand | hydro
수근- carpal
수근골 carpal bone
수근골- carpal
수근관증후군 carpal tunnel syndrome
수기 maneuver | manipulation
수기- manual
수기 환납 manual reduction
수기봉합문합 hand-sutured anastomosis
수기봉합연결 hand-sutured anastomosis
수기정복(술) manual reduction
수기흉 hydropneumothorax
수동- manual
수동면역 passive immunity
수동면역요법 passive immunotherapy
수동면역화 passive immunization
수동부종 passive edema
수동운반 passive transport
수두 chickenpox
수두대상포진바이러스 varicella-zoster virus
수두증 hydrocephalus
수렴성- styptic
수렴제 astringents
수렴지혈제 styptic
수막 meninx
수막내투약 intrathecal medication
수막류 meningocele
수막알균면역 meningococcal immunization
수막탈출(증) meningocele
수면- hypnagogue | hypnotic
수면다원검사 polysomnography
수면다원기록 polysomnogram
수면무호흡 sleep apnea
수면발작 sleep seizure
수면방추파 sleep spindle
수면장애 somnipathy
수면제 hypnagogue | hypnotic | somnifacient
수면중추 sleeping center
수명칭 numerical designation
수반면역 concomitant immunity
수법 procedure
수부외과 hand surgery
수분결핍 water depletion
수분과 전해질 fluid and electrolyte
수분대사 water metabolism
수분배설 water excretion
수분섭취 water intake
수분손실 water loss
수분요구 water requirement
수분이뇨 water diuresis
수분제한 water restriction
수분제한검사 water deprivation test
수분투과성 water permeability
수분평형 water balance | water equilibrium
수분필요 water requirement
수분함량 water content
수분혈증부종 hydremic edema
수산염석 oxalate calculus
수산칼슘석 calcium oxalate calculus
수산화물 hydroxide
수산화칼륨검사 KOH examination
수산화효소 hydroxylase
수상돌기 dendrite
수상돌기- dendriform | dendritic
수상돌기세포 dendritic cell

수상돌기암 dendritic cancer
수상이식 sleeve graft
수성교질 hydrocolloid
수소 hydrogen
수소결합 hydrogen bond
수소이온농도 hydrogen ion concentration | pH
수술 operation | surgery
수술가능- operable
수술담관조영술 operative cholangiography
수술대위-장세척 on-table bowel preparation
수술대위-장준비 on-table bowel preparation
수술사망률 operative mortality rate
수술쇼크 surgical shock
수술스트레스 surgical stress
수술실 operating room
수술쓸개관조영술 operative cholangiography
수술위험 operative risk
수술위험도 surgical risk
수술적교정 surgical repair
수술적방법 surgical procedure
수술적조처 surgical procedure
수술적치료 surgical treatment
수술전- preoperative
수술전상담 preoperative counselling
수술전자가혈액예치 preoperative autologous deposit
수술전처치 preoperative procedures
수술중- intraoperative
수술중 혈액 회수 intraoperative blood salvage
수술중감시 intraoperative monitoring
수술중검사 intraoperative examination
수술중담도내시경 intraoperative cholangioscopy
수술중담도조영(술) intraoperative cholangiography
수술중부갑상샘호르몬측정 intraoperative PTH assay
수술중신경감시 intraoperative neuromonitoring
수술중초음파검사 intraoperative ultrasonography
수술창 surgical wound
수술칼 scalpel
수술탐색자 surgical probe
수술프로브 surgical probe
수술합병증 surgical complication
수술혈전제거술 operative thrombectomy
수술후감염 postoperative infection
수술후관리 postoperative management
수술후무기폐 postoperative atelectasis
수술후무뇨 postoperative anuria
수술후미추차단 postoperative caudal block
수술후발기부전 postoperative impotence
수술후발열 postoperative fever
수술후보강치료 postoperative adjuvant treatment
수술후복막염 postoperative peritonitis
수술후쇼크 postoperative shock
수술후스트레스반응 postoperative stress response
수술후신경증 postoperative neurosis
수술후신부전 postoperative renal failure
수술후안면신경마비 postoperative facial palsy
수술후우울증 postoperative depression
수술후위염 postoperative gastritis
수술후장폐쇄 postoperative ileus
수술후조기복강내항암화학요법 early postoperative intraperitioneal chemotheraphy; EPIC
수술후진통 postoperative analgesia
수술후출혈 postoperative bleeding
수술후탈장 postoperative hernia
수술후통증 postoperative pain
수술후폐염 postoperative pneumonia
수술후합병증 postoperative complication
수신기 receiver
수신증 hydronephrosis
수압확장(법) hydrostatic dilatation
수액요법 fluid therapy
수여자간절제술 recipient hepatectomy
수염 beard
수요 demand
수용기 receptor
수용성 receptivity
수용성조영술 water-soluble contrast study
수용성조영제 water-soluble contrast media
수용성페니실린 aqueous penicillin
수용이완작용 receptive relaxation
수용체 acceptor | receptor
수용체결합 receptor binding
수용체부위 biophase | receptor site

수용체세포 receptor cell
수용체차단제 receptor blocker
수유 lactation
수유누공 lactation fistula
수유선종 lactating adenoma
수유쇠약 galactophthisis
수율 yield
수은 mercury
수은기압계 mercurial barometer
수은이뇨제 mercurial diuretic
수의- voluntary
수의근 voluntary muscle
수의운동 voluntary movement
수인성- waterborne
수인성감염 water-borne infection
수입- afferent
수입각증후군 afferent loop syndrome
수입사구체세동맥 afferent glomerular arteriole
수입세동맥 afferent arteriole
수입유전자군 exogenote
수자궁질증 hydrometrocolpos
수장건막 palmar aponeurosis
수정 fecundation | fertilization | impregnation | modification | quartz
수조 bath | cistern | reservoir
수족구병 hand foot mouth disease
수종 hydrops | hygroma
수종담낭염 hydrocholecystis
수준 level
수중폭발손상 immersion blast injury
수지 finger | resin
수지신경압박 digital nerve compression
수지진 digital examination
수지혈액관류 resin hemoperfusion
수지확장법 digital dilatation
수직- vertical
수직감염 vertical transmission
수직복시 vertical diplopia
수직상태 upright
수직축 vertical axis
수질 medulla | water quality
수질- medullary
수질암 soft cancer
수질암(종) medullary cancer | medullary carcinoma
수질집합관 medullary collecting duct
수집 harvest
수초 myelin sheath
수축 constriction | retraction
수축근 constrictor
수축기 systole
수축기 속도비 systolic velocity ratio
수축기떨림 systolic thrill
수축기압 systolic pressure
수축기허탈 systolic collapse
수축력억제- negative inotropic
수축력촉진- positive inotropic
수축륜 retraction ring
수축말기- end systolic
수축말기용적 end systolic volume
수축상피 contractile epithelium
수축이완지수 systole diastole quotient
수축자극검사 contraction stress test; CST
수축제 astringents
수축초기 protosystole
수축촉진부정맥 inotropic arrhythmia
수축촉진약 inotropic drug
수축촉진제 inotropic agent
수축확장지수 systole diastole quotient
수출- efferent
수출각증후군 efferent loop syndrome
수치료 hand therapy
수컷 male
수컷- male
수크랄페이트 sucralfate
수크로스 sucrose
수태 conception | embryogeny | fertility | impregnation
수태가능성 fecundability
수평면 horizontal plane
수평현기증 horizontal vertigo
수포 bleb | vesicle | water blister
수포성표피박리증 epidermophyton

수포음 crackle | rale
수포표피박리증 epidermolysis bullosa
수행능력- competent
수행도 performance status
수혈 blood transfusion | transfusion
수혈반응 blood transfusion reaction | transfusion reaction
수혈신염 transfusion nephritis
수혈자 blood recipient | donee
수혈전파감염 transfusion-transmitted infection
수혈후간염 transfusion hepatitis
수혈후감염 posttransfusion infection
수혈후자색반 posttransfusion purpura
수혜자 donee | recipient
수화기 receiver
수확 harvest
수흉증 hydrothorax
숙소 accommodation
숙신산 succinic acid
숙신산탈수소효소 succinic dehydrogenase
숙주 host
숙주반응 host response
숙주방어 host defense
숙주선호 host preference
순도 purity
순서도 flow chart
순서열 sequence
순알코올 absolute alcohol
순음 pure tone
순응 adaptation
순응(도) compliance
순응성 adaptability
순차계획 sequential design
순차적치료 sequential treatment
순환 circulation | cycle
순환- circulatory
순환기 circulator
순환기분장애 cyclothymia
순환량 circulatory volume
순환면역복합체 circulating immune complex
순환부전 circulatory failure
순환재개 refusion
순환정지 circulatory arrest
순환정지사망 circulatory death
순환정지사망후기증 donation after circulatory death; DCD
순환허탈 circulatory collapse
순환혈액량 circulating blood volume
술 fimbria
술기 procedure | technique
술잔세포 goblet cell
술전처치 preoperative preparation
술전평가 preoperative evaluation
술전화학요법 preoperative chemotherapy
술통가슴 barrel chest
술파제 sulfa drug
술폰 sulfone
술후처치 postoperative care
숨길 airway | respiratory tract
숨길반사 airway reflex
숨뇌 medulla
숨뇌뒤- retrobulbar
숨뇌마비 bulbar palsy
숨뇌바깥- extramedullary
숨뇌호흡중추 medullary respiratory center
숨뇌호흡화학수용체 medullary respiratory chemoreceptor
숨쉬기 breathing
숨은- occult
숨참 shortness of breath
숨헐떡임 gasping
숫구멍 fontanelle | fonticulus
숫자 digit
숯 charcoal
숲진드기 wood tick
슈반세포 Schwann cell
슈반세포종 schwannoma
슈반종 schwanoma
스멀거림맥박 formicant pulse
스며나옴 seepage
스모그 smog
스완간즈도관법 Swan-Ganz catheterization

ㅅ

스완간즈유도자 Swan-Ganz catheter
스웬슨수술 Swenson procedure
스카르파근막 Scarpa fascia
스캐너 scanner
스캐닝 scanning
스캔 scan
스케일 scale
스코폴라민 scopolamine
스타틴 statin
스탐위조루술 Stamm gastrostomy
스탐위창냄술 Stamm gastrostomy
스탠포드분류 Standford classification
스테로이드 steroid
스테로이드녹내장 steroid-induced glaucoma
스테로이드정체관장 steroid retention enema
스테로이드중단 steroid withdrawal
스테롤 sterol
스테르쿨리아<속> *Sterculia*
스테머징후 Stemmer sign
스텐트 stent
스텐트결합인조혈관 stent-graft
스텐트붕대 stent dressing
스텐트삽입(술) stenting
스텐트삽입술 stent insertion
스텐트유도관집 stent introducer sheath
스텐트이식편 stent graft
스토마 stoma
스토마궤양 stomal ulcer
스토마협착 stomal stenosis
스토파 Stoppa
스투루마 struma
스트레스 stress
스트레스 위염 stress gastritis
스트레스관련점막질환 stress-related mucosal disease; SRMD
스트레스궤양 stress ulcer
스트레스당뇨병 stress diabetes
스트레스반응 stress reaction
스트레스요실금 stress urinary incontinence
스트레스적혈구증가(증) stress erythrocytosis
스트렙토리신 streptolysin
스트렙토마이신 streptomycin
스트렙토미세스<속> *Streptomyces*
스트렙토코쿠스<속> *Streptococcus*
스트렙토키나아제 streptokinase
스티렌 styrene
스티븐스-존슨증후군 Stevens-Johnson syndrome
스파르가눔 sparganum
스파르가눔증 sparganosis
스파이크 spike
스펙트럼 spectrum
스펙트로그램 spectrogram
스펙티노마이신 spectinomycin
스포츠의학 sports medicine
스포츠탈장 sports hernia
스프루 sprue
스플린트 splint
스피겔근막 spigelian fascia
스피겔엽 papillary process | Spigel lobe
스피겔탈장 spigelian hernia
스피로놀락톤 spironolactone
스피로헤타<속> *Spirochaeta*
스피츠모반 Spitz nevus
스핀 spin
스핀들 spindle
스핀에코 spin echo
슬 geniculum | genu
슬- geniculate
슬(관절) knee
슬개골 patella
슬관절 knee joint
슬와동맥 popliteal artery
슬와동정맥루 popliteal arteriovenous fistula
슬와동정맥샛길 popliteal arteriovenous fistula
슬와하동맥폐쇄 infrapopliteal artery obstruction
습관변비 habitual constipation
습성괴저 wet gangrene
습성수포음 moist rale
습윤드레싱 wet dressing
습진 eczema
승모세포 mitral cell
승모판고리석회화 mitral annular calcification

승모판부정맥 mitralized pulse
승모판폐쇄증 mitral atresia
승산 odds
승산비 odds ratio
승압제 arteriopressor | pressor agent
시(각)공간- visuospatial
시각- optic | visual
시각경로 visual pathway
시각교차앞구역 preoptic area
시각상실 blindness
시각세포 visual cell
시각유발전압 visual-evoked potential
시각유발전위 visual-evoked potential
시각장애 vision impairment
시각중추 visual center
시간 time
시간간격 time interval
시간분산 temporal dispersion
시겔라<속> *Shigella*
시겔라증 shigellosis
시공- visuospatial
시기 stage
시냅스 synapse | synapsis
시냅스기 synaptic phase
시냅스소포 synaptic vesicle
시냅스연결 synaptic connection
시데로필린 siderophilin
시럽(제) syrup
시력 sight
시력- visual
시력검사 visual acuity test
시력장애 vision impairment
시료 specimen
시메티딘 cimetidine
시멘트 cement
시멘트질 cement
시뮬레이션 simulation
시방서 specification
시버트 Sieverts; Sv
시상 thalamus
시상- sagittal
시상단면 sagittal section
시상면 sagittal plane
시상면- sagittal
시상봉합 sagittal suture
시상영상 image sagittal | sagittal image
시상절단 sagittal section
시상증후군 thalamic syndrome
시상파괴(술) thalamotomy
시상하부 hypothalamus
시상하부- hypothalamic
시상하부-뇌하수체-부신축 hypothalamic-pituitary-adrenal axis
시술 procedure
시스터매리요셉프결절 Sister Mary Joseph nodule
시스터매리요셉프림프절 Sister Mary Joseph lymph node
시스테인 cysteine
시스티딘 cystidine
시스틴 cystine
시스틴뇨 cystinuria
시스틴석 cystine calculus
시스틴아민 cystinamine
시신 cadaver
시신경 optic nerve
시신경관 optic canal
시신경교차교종 optic chiasm glioma
시신경망막병증 neuroretinopathy
시신경염 optic neuritis
시신경원반 disc | optic disc
시신경유두 disc | optic disc
시알리데이스 Sialidase
시알산 sialic acids
시야 sight | visual field
시야결손 visual field defect
시야창 visual window
시야측정 perimetry
시야측정계 perimeter
시약 reagent
시옷봉합 lambdoid suture
시진 inspection | visual inspection
시체 cadaver | corpse

시체- cadaveric
시체간 cadaveric liver
시체해부 autopsy
시클로스포린 cyclosporin
시클로포스파미드 cyclophosphamide
시토신 cytosine
시트로박터<속> *Citrobacter*
시트르산염 citrate
시트르산염뇨 citraturia
시트르산회로 citric acid cycle
시프로플록사신 ciprofloxacin
시한증후군 Sheehan syndrome
시험 examination | exploration | trial
시험감염 challenge
시험관 test tube
시험관배양 tube culture
시험편 specimen
식단 diet
식단- dietary
식도 esophagus
식도- esophageal
식도 pH검사 esophageal pH test
식도 스탠트 esophageal stent
식도간막 mesoesophagus
식도게실 esophageal diverticulum
식도결장문합술 esophagocolostomy
식도결장연결술 esophagocolostomy
식도경 esophagoscope
식도경검사 esophagoscopy
식도경련 esophagism
식도경술 esophagoscopy
식도곁주머니 esophageal diverticulum
식도곁탈장 paraesophageal hernia
식도곁혈관절제 paraesophageal devascularization
식도고리 esophageal ring
식도공장문합술 esophagojejunostomy
식도공장연결술 esophagojejunostomy
식도공장위문합술 esophagojejunogastrostomy
식도공장위연결술 esophagojejunogastrostomy
식도구멍 esophageal hiatus | esophageal opening
식도구멍인대 hiatal ligament
식도근(육)절개(술) esophagomyotomy
식도기관루 esophagotracheal fistula
식도기관사이벽 esophagotracheal septum
식도기관샛길 esophagotracheal fistula
식도기관중격 esophagotracheal septum
식도낭 esophageal cyst
식도내시경 esophageal endoscopy
식도대체(술) esophageal replacement
식도뒤공간 retroesophageal space
식도들문- cardioesophageal
식도루 esophagostomy
식도류 esophagocele
식도병증 esophagopathy
식도분문- cardioesophageal
식도성삼킴곤란 esophageal dysphagia
식도성형(술) esophagoplasty
식도소장문합술 esophagoenterostomy
식도소장연결술 esophagoenterostomy
식도식도문합(술) esophagoesophagostomy
식도식도연결(술) esophagoesophagostomy
식도심초음파검사 esophageal echocardiography
식도십이지장문합술 esophagoduodenostomy
식도십이지장연결술 esophagoduodenostomy
식도암 esophageal cancer
식도암(종) esophageal carcinoma
식도압력측정 esophageal manometry
식도연축 esophageal spasm | esophagospasm
식도연화(증) esophagomalacia
식도염 esophagitis
식도운동장애 esophageal dysmotility
식도위경계 esophagogastric junction; EGJ
식도위내시경검사 esophagogastroscopy
식도위문합(술) esophagogastroanastomosis
식도위문합술 esophagogastrostomy
식도위성형(술) esophagogastroplasty
식도위십이지장경검사 esophagogastroduodenoscopy
식도위연결(술) esophagogastroanastomosis
식도위연결술 esophagogastrostomy
식도위연화증 esophagogastromalacia
식도위절개(술) esophagogastrotomy
식도위절제술 esophagogastrectomy

식도위정맥류 esophagogastric varix
식도육종 esophageal sarcoma
식도음성 esophageal voice
식도이완(증) esophageal atony
식도이완불능(증) esophageal achalasia
식도재건(술) esophageal reconstruction
식도절개(술) esophagotomy
식도절개기 esophagotome
식도절제(술) esophageal resection
식도절제술 esophagectomy
식도정맥류 esophageal varix
식도조루술 esophagostomy
식도조영검사 esophagography
식도조영사진 esophagogram
식도조영촬영 esophagography
식도조임근 esophageal sphincter
식도주름형성(술) esophagoplication
식도질환 esophagopathy
식도창냄술 esophagostomy
식도처짐(증) esophagoptosis
식도천공 esophageal perforation
식도출혈 esophagorrhagia
식도치환(술) esophageal replacement
식도칸디다증 esophageal candidiasis
식도탈장 esophagocele
식도통(증) esophagalgia | esophagodynia
식도폐쇄(증) esophageal atresia
식도풍선확장(술) esophageal balloon dilatation
식도하수(증) esophagoptosis
식도협착 esophagostenosis
식도협착(증) esophageal stenosis | esophageal stricture
식도확장 esophagectasia
식물 plant
식물(인간)상태 vegetative state
식물상 flora
식물생화학 plant biochemistry
식물위석 phytobezoar
식별 identification
식사 meal
식사요법 bromatotherapy | diet | dietotherapy
식사요법- dietary
식사요법(학) dietetics
식사장애 eating disorder
식염 saline
식염수 saline
식염수세척 saline lavage
식염수자제검사 saline continence test
식염수주입검사 saline infusion test
식염수하제 saline cathartics
식욕 appetite
식욕부진 anorexia
식이급통증 bolus colic
식이력 diet history
식이섬유 dietary fiber
식이요법 dietary therapy
식인증 cannibalism
식전- preprandial
식중독 food poisoning
식치술 plantation
식품매개감염 food-borne infection
식품섭취 food intake
식후- postcibal
신(장)결석 renal calculi | renal calculus | renal stone
신(장)경화증 nephrosclerosis
신(장)관류스캔 renal perfusion scan
신(장)독성 nephrotoxicity
신(장)독소 nephrotoxin
신(장)병증 nephropathy
신(장)부갑상샘기능항진증 renal hyperparathyroidism
신(장)석회증 nephrocalcinosis
신(장)성골형성장애 renal osteodystrophy
신(장)성산증 renal acidosis
신(장)스캔 renal scan
신(장)염 nephritis
신(장)염결석 nephritic calculus
신(장)염증후군 nephritic syndrome
신(장)증 nephrosis
신겨외막 epineurium
신결장루 nephrocolic fistula
신경 nerve
신경(아)교미세섬유 gliofilament
신경(아)교세포 glia | glial cell | neuroglial cell

신경(아)교종 glioma
신경(원)성종양 neurogenic tumor
신경곁- paraneural
신경계(통) nervous system
신경계진찰 neurologic examination
신경계질환 neurological disorder
신경과의사 neurologist
신경과학 neuroscience
신경과학자 neurologist
신경관 neural canal
신경관결손 neural tube defect
신경관절병증 neuroarthropathy
신경근 nerve root
신경근뿌리염 funiculitis
신경근육- neuromuscular
신경근육방추 neuromuscular spindle
신경근육연접 neuromuscular synapse
신경근육장애 neuromuscular disorder
신경근절단(술) radicotomy
신경근절제술 rhizotomy
신경내막 endoneurium | epilemma
신경내박리 intraneural dissection
신경내분비- neuroendocrine
신경내분비반사 neuroendocrine reflex
신경내분비반응 neuroendocrine response
신경내분비세포 neuroendocrine cell
신경내분비암종 neuroendocrine carcinoma
신경내분비종양 neuroendocrine tumor
신경뇌하수체 neurohypophysis
신경능선 neural crest
신경능선병(증) neurocristopathy
신경능선세포 neural crest cell
신경다발막 perineurium
신경독 neurotoxin
신경독성 neurotoxicity
신경마비 neuroparalysis
신경면역학 neuroimmunology
신경모세포 neuroblast
신경모세포이주 neuroblast migration
신경모세포종 neuroblastoma
신경바깥막 epineurium
신경박리(술) neurolysis
신경발생- neurogenic
신경변성 neurodegeneration
신경병성관절병증 neuropathic arthropathy
신경병성관절염 neuropathic arthritis
신경병증 neuropathy
신경봉합 neurorrhaphy
신경분비 neurosecretion
신경분비세포 neurosecretory cell
신경분포 innervation
신경블록 nerve block
신경뿌리 nerve root
신경뿌리마비 radicular paralysis
신경뿌리병증 radiculopathy
신경뿌리염 radiculitis
신경뿌리절단(술) radicotomy
신경뿌리절제술 rhizotomy
신경뿌리증후군 radicular syndrome
신경뿌리통증 radiculalgia | root pain
신경상피 neuroepithelium
신경상피세포 neuroepithelial cell
신경생리학 neurophysiology
신경생물학 neurobiology
신경섬유 fiber nerve | nerve fiber
신경섬유육종 neurofibrosarcoma
신경섬유종 neurofibroma
신경섬유종증 neurofibromatosis
신경성- neurogenic
신경성결핍 neurogenic deficit
신경성방광 neurogenic bladder
신경성쇼크 neurogenic shock
신경성식욕부진 anorexia nervosa
신경성실금 neurogenic incontinence
신경성요붕증 neurogenic diabetes insipidus
신경성장인자 nerve growth factor
신경성통증 neurogenic pain
신경성폭식(증) bulimia nervosa
신경세포 nerve cell | neuron
신경세포내소체 intraneuronal body
신경세포이형성 neuronal dysplasia
신경세포장형성이상 neuronal intestinal dysplasia

신경세포종 neurocytoma
신경세포체 nerve cell body
신경세포형성이상 neuronal dysplasia
신경속막 endoneurium | epilemma
신경순환허탈 neurocirculatory collapse
신경심리학 neuropsychology
신경안정제 tranquilizer
신경압박 nerve compression
신경얼기 nerve plexus
신경얼기병증 plexopathy
신경염 neuritis
신경영상의학 neuroradiology
신경외과(학) neurosurgery
신경외상 neurotrauma
신경원 neuron
신경원섬유매듭 neurofibrillary tangle
신경이식 neurotization | transplantation nerve
신경이완제악성증후군 neuroleptic malignant syndrome
신경자가이식 autograft nerve
신경자극기 nerve stimulator
신경잔섬유 neurofilament
신경장관 neurenteric canal
신경장낭 neurenteric cyst
신경장물혹 neurenteric cyst
신경재분포 reinnervation
신경재생 neurotization
신경전달물질 neurotransmitter
신경전도 nerve conduction
신경전도검사 electroneurography | nerve conduction study
신경전도속도 nerve conduction velocity
신경절 ganglia | ganglion | neuroganglion
신경절개 neurotomy
신경절단 neurotmesis | neurotomy
신경절세포 gangliocyte | ganglion cell
신경절세포감소증 hypoganglionosis
신경절신경모세포종 ganglioneuroblastoma
신경절신경종 ganglioneuroma
신경절신경종증 ganglioneuromatosis
신경절아교모세포 ganglionic glioblast
신경절없음증 aganglionosis
신경절염 ganglionitis
신경절이전- preganglionic
신경절이전신경섬유 preganglionic nerve fiber
신경절전- preganglionic
신경절절제술 ganglionectomy
신경절제 neurectomy
신경절차단제 ganglionic blocking drug
신경절후신경섬유 postganglionic nerve fiber
신경정신장애 neuropsychiatric disorder
신경제거 denervation
신경조절 neuroregulation
신경종 neuroma
신경종말 nerve terminal
신경종양 neural tumor
신경주름 neural fold
신경주위침습 perineural invasion
신경증 neurosis
신경증장애 neurotic disorder
신경지배 innervation
신경집 neurilemma
신경집세포 Schwann cell
신경집종 neurilemmoma | schwannoma | schwanoma
신경차단 denervation | nerve block
신경척수염 neuromyelitis
신경초 neurilemma
신경초세포 Schwann cell
신경초종 neurilemmoma | schwannoma | schwannomas | schwanoma
신경초침윤 perineural invasion
신경총병증 plexopathy
신경통 neuralgia | neurodynia
신경통- neuralgic
신경퇴행 neurodegeneration
신경판 neural plate
신경판유도물질 neurogen
신경펩타이드 neuropeptide
신경포착 nerve entrapment
신경피부염 neurodermatitis
신경학 neurology

신경해부학 neuroanatomy
신경혈관다발 neurovascular bundle
신경혈관장애 neurovascular disorder
신고제도 registration system
신기공포증 cainophobia
신기능 renal function
신기능부전 renal insufficiency
신기능장애 renal dysfunction
신내막 neointima
신내막과다형성증 neointimal hyperplasia
신내막증식증 neointimal hyperplasia
신농양 renal abscess
신동맥 renal artery
신동맥조영술 renal arteriography
신동맥폐색 renal arterial occlusion
신배 calyx | renal calyx
신배아종 renal embryoma
신부전 renal failure
신산통 renal colic
신생물 neoplasia | neoplasm
신생물- neoplastic
신생물딸림- paraneoplastic
신생물딸림다(발)신경병증 paraneoplastic polyneuropathy
신생물딸림신경병증 paraneoplastic neuropathy
신생물딸림증후군 paraneoplastic syndrome
신생물딸림표지자 paraneoplastic marker
신생물형질전환 neoplastic transformation
신생아 neonate | newborn | newborn infant
신생아감염 neonatal infection
신생아고빌리루빈혈증 neonatal hyperbilirubinemia
신생아고인슐린증 neonatal hyperinsulinism
신생아괄약근이식 neonatal sphincter muscle transplantation
신생아기 neonatal period
신생아대사장애 newborn metabolic disturbance
신생아무기폐 neonatal atelectasis
신생아사망 neonatal death
신생아사망률 neonatal mortality rate
신생아선별검사 neonatal screening
신생아설사 neonatal diarrhea
신생아자간 eclampsia neonatorum
신생아자반 neonatal purpura
신생아작은좌결장 증후군 neonatal small left colon syndrome
신생아중증황달 gravis neonatorum icterus | icterus gravis neonatorum
신생아질식 neonatal asphyxia
신생아집중치료실 neonatal intensive care center
신생아학 neonatology
신생아황달 icterus neonatorum | neonatal jaundice
신생아흑색변 melena neonatorum
신생혈관막 neovascular membrane
신선냉동혈장 fresh frozen plasma; FFP
신선동결혈장 fresh frozen plasma; FFP
신선전혈 fresh whole blood
신성고칼슘뇨 renal hypercalciuria
신세관괴사 renal tubular necrosis
신세관산증 renal tubular acidosis
신우 renal pelvis
신우- pyelic
신우결석제거 pyelolithotomy
신우경술 pelvioscopy
신우방광염 pyelocystitis
신우병증 pyelopathy
신우신(장)증 pyelonephrosis
신우신염 pyelonephritis
신우염 pyelitis
신우요관조영 pyeloureterography
신우정맥역류 pyelovenous reflux
신우정맥염 pyelophlebitis
신우조영 pyelography
신우조영상 pyelogram
신우확장증 pyelectasia
신장 kidney | ren | stature
신장- renal
신장(방사선)영상촬영 renography
신장감시 renal monitoring
신장감염 renal infection
신장곁고름집 paranephric abscess
신장곁염 paranephritis
신장곁지방 paranephric fat

신장곁지방덩이 pararenal fat pad
신장기증자 kidney donor
신장낭 renal cyst
신장낭천자 renal cyst puncture
신장누두 renal infundibulum
신장단위 nephron
신장동 renal sinus
신장모세포종 nephroblastoma
신장무발생 renal agenesis
신장병 renal disease
신장보존 kidney preservation
신장생검 renal biopsy
신장생리학 renal physiology
신장선암(종) renal adenocarcinoma
신장시키기 stretching
신장신장반사 renorenal reflex
신장아세포종 renal blastoma
신장암 renal cancer
신장요관방광단순촬영 kidney ureter and bladder; KUB
신장요관방광일반촬영 kidney ureter and bladder; KUB
신장원주 renal column
신장유두 renal papilla
신장유두괴사 renal papillary necrosis
신장이식 kidney transplantation | renal transplantation
신장장애 renal disorder
신장절제 nephrectomy
신장졸중 renal apoplexy
신장주위 pararenal
신장주위- perirenal
신장주위고름집 perinephric abscess
신장주위염 perinephritis
신장주위조직 perinephrium
신장주위지방 perinephric fat
신장창냄술 nephrostomy
신장췌장 동시이식 simultaneous pancreas kidney transplantation
신장투석 renal dialysis
신장폐색 renal obstruction
신장피라미드 renal pyramid
신장피질 renal cortex
신전반사 extension reflex
신전신부전 prerenal renal failure
신정맥 renal vein
신정맥혈전증 renal vein thrombosis
신종 species nova
신주위지방 paranephric fat
신증후군 nephrotic syndrome
신증후출혈열 hemorrhagic fever with rena syndrome; HFRS
신체 soma
신체- physical
신체검사 physical examination
신체계측 physical measurement
신체구속 physical restraint
신체상태분류 physical status classification
신체쇠약 somasthenia
신체의존 physical dependence
신체장애 somatic disorder
신체적작업능력 physical working capacity
신체조성 body composition
신체징후 somatic sign
신체형장애 somatoform disorder
신체형통증장애 somatoform pain disorder
신체화 somatization
신체화병 somatization disorder
신체화장애 somatization disorder
신체환각 somatic hallucination
신티스캔 scan
신피막박리 renal decortication
신혈관- renovascular
신혈관고혈압 renovascular hypertension
신혈류 renal blood flow
신호 signal
신호대잡음비 signal-to-noise ratio
신호종양유전자 signaling oncogene
실 cage | chamber
실금 incontinence
실금에서 물리요법 physiotherapy in incontinence
실도관 filiform-tipped catheter

실리카 silica
실리콘 silicone
실링검사 Schilling test
실명 blindness
실모양유두 filliform papilla
실바딘화상크림 silvadene burn cream
실신 fainting | syncope
실신발작 absence seizure
실어증 aphasia
실제나이 chronological age
실제사망률 actual death rate
실조 ataxia
실지해부학 practical anatomy
실질 parenchyma
실질기관 solid organ
실질성신부전 parenchymal renal failure
실질유방염 parenchymatous mastitis
실크장갑징후 silk glove sign
실핏줄 capillaris | capillary
실핏줄염 telangiitis
실핏줄확장증 telangiectasis
실험 experiment
실험결장염 experimental colitis
실험실 laboratory
실혈 blood loss | exsanguination | hematozemia
심(장) heart
심(장)마사지 cardiac massage
심(장)박출량 cardiac output
심(장)압박성쇽 cardiac compressive shock
심(장)위험요인 cardiac risk factor
심(장)율동전환 cardioversion
심(장)잡음 cardiac murmur
심(장)정지 cardiac arrest
심(장)폐쇄성쇽 cardiac obstructive shock
심(장)혈관- cardiovascular
심(장)혈관계(통) cardiovascular system
심(장)혈관션트 cardiovascular shunt
심경부림프절 deep cervical lymph node
심근 myocardium
심근- myocardial
심근경색증 cardiac infarction | myocardial infarction
심근병증 myocardiopathy
심근염 myocarditis
심근운동기록술 myocardiography
심근운동도 myocardiogram
심근조영술 myocardiography
심근좌상 myocardial contusion
심근층 myocardium
심근타박상 myocardial contusion
심근허혈 myocardial ischemia
심기 culture
심낭 pericardial cavity | pericardium
심낭기종 pneumopericardium
심낭삼출액 pericardial effusion
심낭외- extrapericardial
심내막 endocardium
심내막염 endocarditis
심내막융기 endocardial eminence
심내막하경색증 subendocardial infarction
심리사 psychologist
심리적- psychologic
심리적요인 psychologic factor
심리적지지 psychological support
심리통증 psychalgia
심리학 psychology
심리학자 psychologist
심막 heart sac
심막눌림증 pericardial tamponade
심막액 pericardial effusion
심박동 heart beat
심박수 heart rate
심박장애 dysrhythmia
심방 atrium | heart atrium
심방경색증 atrial infarction
심방나트륨이뇨펩티드 atrial natriuretic peptide
심방대정맥단락 atriocaval shunt
심방된떨림 atrial flutter | auricular flutter
심방빈맥 atrial tachycardia
심방빠른맥 atrial tachycardia
심방사이막결손 atrial septal defect
심방세동 atrial fibrillation | auricular fibrillation

심방수축 atrial contraction | auricular contraction
심방수축기 atrial systole
심방잔떨림 atrial fibrillation | auricular fibrillation
심방조동 atrial flutter | auricular flutter
심방조율 atrial pacing
심방중격 interatrial septum
심방중격결손 atrial septal defect
심방확장기 atrial diastole
심벽긴장도 wall tension
심부낭성위염 gastritis cystica profunda
심부농양 deep abscess
심부대퇴동맥 deep femoral artery
심부륜 deep ring
심부비골신경 deep peroneal nerve
심부서혜륜 deep inguinal ring
심부장골회선혈관 deep circumflex iliac vessels
심부전 heart failure
심부정맥 deep vein
심부정맥혈전증 deep vein thrombosis
심부체온 core temperature
심부항문뒤고름집 deep postanal abscess
심부항문뒤농양 deep postanal abscess
심세동제거기 cardiac defibrillator
심실 cardiac chamber
심실대혈관불일치연결 ventriculoarterial discordance
심실된떨림 ventricular flutter
심실바깥- extraventricular
심실박출 ventricular ejection
심실부정맥 ventricular arrhythmia
심실빈맥 ventricular tachycardia
심실사이벽 interventricular septum
심실상빈맥 supraventricular tachycardia
심실세동 ventricular fibrillation
심실외- extraventricular
심실위부정맥 supraventricular arrhythmia
심실위빠른맥 supraventricular tachycardia
심실잔떨림 ventricular fibrillation
심실조동 ventricular flutter
심실중격 interventricular septum
심실중격결손 ventricular septal defect
심실포착 ventricular capture
심실확장 ventricular enlargement
심실확장기 ventricular diastole
심에코영상 echocardiogram
심외막 epicardium
심율동전환세동제거기 cardioverter-defibrillator
심음 cardiac sound | heart tone
심음기록기 phonocardiograph
심음기록술 phonocardiography
심음도 phonocardiogram
심음도자 phonocatheterization
심인성- psychogenic
심인성자율신경병증 cardiac autonomic neuropathy
심잡음 heart murmur
심장 cor
심장- cardiac | cardiacus | coronary
심장간경화 cardiac cirrhosis | cardiocirrhosis
심장경화(증) cardiosclerosis
심장근육 myocardium
심장근육- myocardial
심장근육층 myocardium
심장기능상실 heart failure
심장꼭대기박동 apical impulse
심장내막밑경색증 subendocardial infarction
심장눌림증 cardiac tamponade
심장도 cardiogram
심장도검사 cardiography
심장도관삽입 cardiac catheterization
심장독성- cardiotoxic
심장돌연사 sudden cardiac death
심장동력- cardiodynamic
심장동맥 coronary artery
심장동맥순환 coronary circulation
심장동맥조영술 coronary arteriography
심장마비 cardioplegia
심장마비- cardioplegic
심장마비무수축 cardioplegic asystole
심장막 pericardium
심장막바깥- extrapericardial
심장막복막관 pericardioperitoneal canal
심장막안 pericardial cavity
심장막액 pericardial fluid

심장막염 pericarditis
심장막절개 pericardiotomy
심장막절제 pericardiectomy
심장막천자 pericardial paracentesis | pericardiocentesis
심장막체강 pericardial coelom
심장무수축 asystole | asystolia
심장박동수 cardiac rate
심장박동장애 dysrhythmia
심장박동조율기 cardiac pacemaker
심장박출지수 cardiac index
심장발생 cardiogenesis
심장발생- cardiogenic
심장벽혈전 mural thrombus
심장병 heart disease
심장병(증) cardiopathy
심장병환자 cardiac
심장부정맥 cardiac arrhythmia
심장비대 cardiomegalia | cardiomegaly
심장사 cardiac death
심장사후기증 donation after cardiac death; DCD
심장색전증 cardiac embolism
심장성- cardiogenic
심장성간경화증 cardiac cirrhosis
심장성쇼크 cardiogenic shock
심장성호흡곤란 cardiac dyspnea
심장소생술 cardiac resuscitation
심장속막 endocardium
심장속막융기 endocardial eminence
심장스캔 heart scan
심장실신 cardiac syncope
심장악액질 cardiac cachexia
심장역학 cardiodynamics
심장염 carditis
심장이소증 ectocardia | ectopia cordis
심장이식 cardiac (heart) transplantation | heart transplantation
심장작용- cardioactive
심장전문의 cardiologist
심장전위 ectocardia | ectopia cordis
심장절개 cardiotomy
심장정맥 coronary vein
심장정지- cardioplegic
심장차단 heart block
심장촉진중추 cardioaccelerating center
심장촬영 heart scan
심장충격기 defibrillator
심장통증 cardiodynia
심장파열 cardiorrhexis
심장판막 heart valve
심장펌프 cardiac pump
심장학 cardiology
심장혈관조영(술) angiocardiography
심재성 낭성 대장염 collagen colitis cystica profunda
심적고통 stress
심전도 electrocardiogram; ECG, EKG
심전도검사 electrocardiography
심정지기증자 non-heart-beating donor
심즈자세 lateral recumbent position
심첨박동 apical impulse
심초음파검사 echocardiography
심초음파영상 echocardiogram
심측기관지 cardiac bronchus
심폐- cardiopulmonary
심폐비율 heart-lung ratio
심폐소생술 cardiopulmonary resuscitation
심폐우회술 cardiopulmonary bypass
심폐유지펌프 cardiopulmonary support pump
심폐이식 heart-lung transplantation
심폐정지 cardiopulmonary arrest
심한절뚝거림 severe claudication
심혈관수술 cardiovascular surgery
심혈관조영 cardioangiography
심혈관조영술 cardiac angiography
심혈관질환 cardiovascular disease
심혈관학 cardioangiology
심혈관허탈 cardiovascular collapse
십이지장 duodenum
십이지장- duodenal
십이지장간막 mesoduodenum
십이지장간인대 duodenohepatic ligament
십이지장게실 duodenal diverticulitis |

duodenal diverticulum
십이지장게실화술(식) duodenal diverticulization
십이지장결장- duodenocolic
십이지장경 duodenoscopy
십이지장경유괄약근성형(술) transduodenal sphincteroplasty
십이지장경유담낭십이지장연결(술) transduodenal cystoduodenostomy
십이지장곁오목 paraduodenal recess
십이지장곁주름 paraduodenal fold
십이지장곁탈장 paraduodenal hernia
십이지장공장각 duodenojejunal angle
십이지장공장굴곡 duodenojejunal flexure
십이지장공장연결(술) duodenojejunostomy
십이지장궤양 duodenal ulcer
십이지장담낭연결(술) duodenocystostomy
십이지장뒤동맥 retroduodenal artery
십이지장뒤오목 retroduodenal fossa
십이지장망 duodenal web
십이지장박리(술) duodenolysis
십이지장보존췌장두부절제(술) duodenum preserving pancreatic head resection
십이지장보존췌장머리절제 duodenum preserving pancreatic head resection
십이지장봉합(술) duodenorrhaphy
십이지장샘 duodenal gland
십이지장샘종 duodenal adenoma
십이지장샛길 duodenal fistula
십이지장선종 duodenal adenoma
십이지장성형(술) duodenoplasty
십이지장세로주름 longitudinal duodenal fold
십이지장소장연결(술) duodenoenterostomy
십이지장역류 duodenal reflux | duodenal regurgitation
십이지장염 duodenitis
십이지장오목 duodenal recess
십이지장-위 역류 duodenogastric reflux
십이지장위동맥 supraduodenal artery
십이지장유동화 kocherization
십이지장유두 duodenal papilla
십이지장전환 duodenal diversion
십이지장전환(술) duodenal switch
십이지장절개(술) duodenotomy
십이지장절제(술) duodenectomy
십이지장조루술 duodenostomy
십이지장조영 duodenography
십이지장조영(상) duodenogram
십이지장주위염 periduodenitis
십이지장중복 duodenal duplication
십이지장지연 duodenal delay
십이지장창냄술 duodenostomy | duodenotomy
십이지장췌장절제(술) duodenopancreatectomy
십이지장폐쇄증 duodenal atresia
십이지장혈관압박 vascular compression of duodenum
십이지장협착(증) duodenal stenosis
십이지장확장 duodenectasia
십이지장회장연결(술) duodenoileostomy
십이지팽대 duodenal bulb
십자유전 criss-cross inheritance
십자인대 cruciate ligament
십자절개 crucial incision | cruciate incision
십자형문합(술) crucial anastomosis
십자형연결(술) crucial anastomosis
싸개 sheath
싹 blastema | bud | germ
쌀뜨물변 rice water stool
쌀한천배지 rice agar
쌍 pair
쌍동원체염색체 dicentric chromosome
쌍둥이(간)수혈증후군 twin to twin transfusion syndrome | twin-twin transfusion syndrome
쌍둥이임신 twin pregnancy
쌍별 diaster
쌍성 diaster
쌍태아(간)수혈증후군 twin to twin transfusion syndrome | twin-twin transfusion syndrome
쌕쌕거림 wheeze | wheezing
써브레이어메쉬 sublayer mesh
써지셀 oxidized regenerated cellulose
쏠린머리증 plagiocephaly
쏠림성 taxis
쐐기 wedge

쐐기생검 wedge biopsy
쐐기압 wedge pressure
쐐기절제(술) wedge resection
쓴맛 bitterness
쓸개 biliary | cholecyst | cystis fellea | gallbladder
쓸개- hepatocystic
쓸개공장연결(술) cholecystojejunostomy
쓸개관 bile duct
쓸개관경화(증) biliary cirrhosis
쓸개관돌 bile duct stone
쓸개관손상 bile duct injury
쓸개관염 cholangitis
쓸개관절개술 cysticotomy
쓸개관조영(술) cholangiogram | cholangiography
쓸개관주위염 periangiocholitis
쓸개관창냄(술) cholangiostomy
쓸개관혈전 bile thrombus
쓸개길 biliary tract
쓸개길- biliary
쓸개길돌 biliary stone
쓸개돌 cholelith | cystic stone | gallstone
쓸개돌급통증 gallstone colic
쓸개돌증 cholelithiasis
쓸개돌폐쇄 gallstone ileus
쓸개동맥 cystic artery
쓸개모세관 bile canaliculus
쓸개샘창자샛길 cholecystoduodenal fistula
쓸개세관 bile canaliculus | bile ductule | cholangiole
쓸개세관- cholangiolar
쓸개세관염 cholangiolitis
쓸개쓸개관조영 cholecystocholangiography
쓸개암 gallbladder cancer
쓸개염 cholecystitis
쓸개위연결(술) cholecystogastrostomy
쓸개절개술 cystifellotomy
쓸개절제(술) cholecystectomy
쓸개절제술 laparocholecystotomy
쓸개제자리암 carcinoma in situ, gallbladder
쓸개조영 cholecystogram
쓸개조영(술) cholecystography
쓸개주머니관 cystic duct
쓸개즙 bile | bile juice | gall
쓸개즙- biliary
쓸개즙구토 cholemesis
쓸개즙뇨 choluria
쓸개즙복막염 choleperitonitis
쓸개즙생성 cholanopoiesis
쓸개즙정체 cholestasis
쓸개즙찌꺼기 biliary sludge
쓸개즙형성 biligenesis
쓸개증 cholecystosis
쓸개창자봉합술 cholecystoenterorrhaphy
쓸개창자연결(술) cholecystoenterostomy
쓸개회장연결(술) cholecystoileostomy
씌우기 coating
씨눈 embryo
씨뿌림 dissemination | semination
씹기 biting
씻어냄 lavage

ㅇ

(아)교모세포 glioblast
(아)교모세포종 glioblastoma | glioblastoma multiforme
(아)교세포 gliocyte
(아)교세포- glial
아가미기형 branchial anomaly
아가미루 branchial fistula
아가미샛길 branchial fistula
아가미주머니 branchial pouch
아가미틈새 branchial cleft
아가미틈새기형 branchial cleft anomaly
아가미활 branchial arch
아가미활증후군 branchial arch syndrome
아교질 collagen
아교질결장염 collagenous colitis
아교질띠 collagen band
아교질병 collagen disease
아교질분해효소 collagenase
아구창 white mouth
아급성- subacute
아급성간괴사 subacute hepatic necrosis
아급성사구체신염 subacute glomerulonephritis
아급성염증 subacute inflammation
아나필락시스 anaphylaxis
아나필락시스괴저 anaphylactic gangrene
아나필락시스반응 anaphylactic reaction
아나필락시스성중독 anaphylactic intoxication
아나필락시스쇼크 anaphylactic shock
아나필락시스자색반병 anaphylactoid purpura
아니사키스증 anisakiasis
아닐린 aniline
아데노바이러스 adenovirus
아데노신 adenosine
아데노이드덩이 adenoid pad
아데닌 adenine
아데포비어 adefovir
아동 child
아동기 childhood
아동학대 child abuse
아드레날린섬유 adrenergic fiber
아드레날린수용체 adrenergic receptor
아드레날린작용약 adrenergic drug
아드레날린차단 adrenergic block
아라키돈산 arachidonic acid
아란티우스관 Arantius duct
아래골반문 pelvic outlet
아래골반문막힘 pelvic outlet obstruction
아래대정맥- postcaval
아래샘창자굽이 inferior duodenal flexure
아래위상 caudocranial view
아래창자간막동맥 inferior mesenteric artery
아래턱뒤당김증 mandibular retraction
아래턱뒤맞물림 retrusive occlusion
아래턱뼈 mandible
아래턱신경 mandibular nerve
아래턱얼굴뼈발생이상 mandibulofacial dysostosis
아래팔 forearm
아래후두신경 inferior laryngeal nerve
아랫배 hypogastrium
아랫배 신경 hypogastric (presacral) nerve
아랫배동맥 hypogastric artery
아랫배벽피판 hypogastric flap
아랫배신경 hypogastric nerve
아르곤광선응고 Argon beam coagulation
아르곤레이저 argon laser (light amplification by stimulated emission of radiation)
아르기닌 arginin
아르보바이러스 arbovirus
아마인전구물질흡수 및 카복실기분해세포 amine precursor uptake and decarboxylation cell; APUD cell

아메리카구충증 necatoriasis
아메리카구충 *Necator americanus*
아메바간고름집 amebic liver abscess
아메바간농양 amebic liver abscess
아메바결장염 amebic colitis
아메바성결장염 amoebic colitis
아메바성궤양 amebic ulcer
아메바성농양 amebic abscess
아메바성대장염 amoebic colitis
아메바성육아종 amebic granuloma
아메바약 antiamebic drug
아메바종 ameboma
아메바증 amebiasis | amoebiasis
아목시실린 amoxicillin
아미노글리코시드 aminoglycoside
아미노기전달효소 aminotransferase
아미노기제거 deamination
아미노산 amino acid
아미노산뇨 aminoaciduria
아미노전달효소 transaminase
아미노전이효소 aminotransferase
아미노프테린 aminopterin
아미노필린 aminophylline
아미카신 amikacin
아민 amine
아밀라아제 amylase
아밀로이드증 amyloidosis
아산화질소 nitrous oxide
아세테이트링거액 acetated Ringer solution
아세토아세트산 acetoacetic acid
아세톤 acetone
아세트산 acetic acid
아세트아미노펜 acetaminophen
아세트알데히드 acetaldehyde
아세틸- acetyl
아세틸가수분해효소 acetylhydrolase
아세틸기 acetyl
아세틸반응 acetylation
(아세틸살리실산)항혈소판요법 acetylsalicylic acid antiplatelet therapy; ASA antiplatelet therapy
아세틸콜린에스터분해효소 acetylcholinesterase
아세틸콜린에스터분해효소억제제 acetylcholinesterase inhibitor
아세틸콜린에스터분해효소염색 acetylcholinesterase staining
아세틸화 acetylation
아셔만증후군 Asherman syndrome
아스코르빈산 ascorbic acid
아스코르빈산결핍증 ascorbic acid deficiency
아스파라긴 asparagine
아스파르테이트아미노전달효소 aspartate aminotransferase; AST
아스파르테이트아미노전이효소 aspartate aminotransferase; AST
아스퍼질러스감염 *Aspergillus* infestation
아스페르길루스<속> *Aspergillus*
아스페르길루스종 aspergilloma
아스페르길루스증 aspergillosis
아스페르길루스푸미가투스 *Aspergillus fumigatus*
아스피린 aspirin
아시네토박터종 *Acinetobacter* species
아시아조충 *Taenia asiatica*
아연 zinc
아연결핍증 zinc deficiency
아연프로토포르피린 protoporphyrin zinc
아우어바하신경절 Auerbach ganglion
아우어바흐신경얼기 Auerbach plexus
아우어바흐신경총 Auerbach plexus
아이오디닌 iodinine
아이오딘 iodine
아이오딘- iodic
아이오딘화물 iodide
아이젠맹거증후군 Eisenmenger syndrome
아자싸이오프린 azathioprine; AZT
아전갑상샘절제술 subtotal thyroidectomy
아전결장절제술 subtotal colectomy
아전부갑상샘절제술 subtotal parathyroidectomy
아전부신절제술 subtotal adrenalectomy
아전절제(술) subtotal resection
아즈트레오남 aztreonam
아질산염 nitrite
아침강직 morning stiffness

아코디언피부이식 accordion graft
아킬레스건 Achilles tendon
아킬레스힘줄 Achilles tendon
아토피 atopy
아토피천식 atopic asthma
아토피피부염 atopic dermatitis
아트로핀 atropine
아파치지표 APACHE score
아편 opium
아편유사제 opioid
아편유사진통제 opioid analgesic
아편제수용체 opiate receptor
아편제제 opiate
아포 spore
아포단백질 apoprotein
아포크린관 apocrine duct
아포크린땀샘 aporcrine sweat gland
아포크린선 apocrine gland
아포크린선암(종) apocrine gland carcinoma
아포크린한선 aporcrine sweat gland
아포크린화생 apocrine metaplasia
아프가점수 Apgar score
아프타 aphtha
아프타구내염 aphthous stomatitis
아프타궤양 aphthous ulcer
아프타입안염 aphthous stomatitis
아픈- sore
아픈감각 pain sense
아플라톡신 aflatoxin
아픔 ache
아형 subtype
악성 malignancy
악성- malignant
악성고열 malignant hyperthermia
악성고혈압 malignant hypertension
악성궤양 malignant ulcer
악성림프종 malignant lymphoma
악성림프종성용종증 malignant lymphomatous polyposis
악성변화 malignant change
악성비만(증) malignant obesity
악성빈혈 pernicious anemia
악성샘종 malignant adenoma
악성섬유조직구종 malignant fibrous histiocytoma
악성신경초종양 malignant nerve sheath tumor
악성신생물 malignant neoplasm
악성용종 malignant polyp
악성위궤양 malignant gastric ulcer
악성유암종 malignant carcinoid
악성유암종증후군 malignant carcinoid syndrome
악성육아종 malignant granuloma
악성육아종증 malignant granulomatosis
악성전환 malignant transformation
악성종양 malignant tumor
악성중성구감소 malignant neutropenia
악성중피종 malignant mesothelioma
악성카시노이드 malignant carcinoid
악성콜레라 malignant cholera
악성폴립 malignant polyp
악성화미결정종양 tumor of undetermined malignant potential
악성흑색점 lentigo maligna
악성흑색종 malignant melanoma
악성흑점흑색종 lentigo maligna melanoma
악전돌증 prognathism
악하림프절 submandibular lymph node
악하샘 submandibular gland
악하선관 submandibular duct
악화 exacerbation
안 cavitas | cavity | cavum
안- inner
안(쪽)- internal
안검 eyelid | palpebra
안검외반 ectropion
안검하수 lid ptosis | ptosis
안검화상 eyelid burn
안과(학) ophthalmology
안구 eyeball
안구- ophthalmic
안구건조증 dry eye syndrome | xerophthalmia
안구내염 endophthalmitis
안구내용물적출(술) evisceration

안구돌출 protopsis
안구돌출(증) exophthalmos
안구뒤- retrobulbar
안구압박반사 eyeball compression reflex
안구적출 enucleation
안구조동 ocular flutter
안구편위 ocular deviation
안구함몰 enophthalmos
안구후퇴증후군 retraction syndrome
안내도관 introducer
안내려간고환 undescended testis
안드로겐 androgen
안드로스텐디온 androstenedione
안뜰반사 vestibular reflex
안뜰신경 vestibular nerve
안뜰신경절 vestibular ganglion
안뜰주름 vestibular fold
안락사 euthanasia
안마 massage
안면 face
안면- facial
안면골 facial bone
안면동맥 facial artery
안면마비 facial palsy | facial paralysis
안면신경 facial nerve
안면신경통 facial neuralgia
안면열증 schistoprosopia
안면정맥 facial vein
안면지각마비 facial anesthesia
안변화상 facial burn
안압 ocular tension
안압계 tonometer
안압측정(법) tonometry
안열 facial fissure
안와고름집 orbital abscess
안와내용물제거 exenteration
안와부위 orbital region
안와외파열골절 blow out fracture
안장관절 saddle joint
안장색전 riding embolus
안장색전증 saddle embolism
안장차단 saddle block
안장코 saddle nose
안저 fundus | ocular fundus
안저반사 red reflex
안전관리 safety control
안절부절(증) restlessness
안정기 stabilizer
안정도 stability
안정성 stability
안정세포 stable cell
안정압력 resting pressure
안정에너지소비량 resting energy expenditure; REE
안정위치 rest position
안정제 stabilizer
안정혈압 resting blood pressure
안정협심증 stable angina
안지오텐신 angiotensin
안지오텐신전환효소억제제 angiotensin converting enzyme inhibitor
안쪽- medial
안쪽돌림 internal rotation
안쪽복사 medial malleolus
안쪽휜무릎 genu varum
앉아숨쉬기 orthopnea
앉은자세 sitting position
알균 coccus
알균- coccal
알껍데기석회화 eggshell calcification
알데히드 aldehyde
알도스테론 aldosterone
알도스테론 분비선종 aldosterone producing adenoma; APA
알도스테론종양 aldosteronoma
알라닌 alanine
알라질증후군 Alagille syndrome
알러지성육아종증 allergic granulomatosis
알레르기 allergy
알레르기결막염 allergic conjunctivitis
알레르기반응 allergic reaction
알레르기병 allergic disease
알레르기약 antiallergic drug

알레르기자색반병 allergic purpura
알레르기접촉피부염 allergic contact dermatitis
알레르기천식 allergic asthma
알레르기피부염 allergic dermatitis
알로퓨리놀 allopurinol
알루미늄 aluminium
알부민 albumin
알부민용액 albumin solution
알부민투석 albumin hemodialysis
알세포 egg cell
알약 pill | tablet
알약식도염 pill esophagitis
알츠하이머병 Alzheimer disease
알츠하이머치매 Alzheimer dementia
알칼로이드 alkaloid
알칼리 alkali | base
알칼리역류위염 alkaline reflux gastritis
알칼리염 alkali salt
알칼리인산분해효소 alkaline phosphatase
알칼리중독 alkaline intoxication
알칼리증 alkalosis
알칼리혈증 alkalemia
알칼리화 alkalization
알칼리화상 alkali burn
알캅톤 alkapton
알캅톤뇨 alcaptonuria | alkaptonuria
알코올 alcohol
알코올- alcoholic
알코올간경화(증) alcoholic cirrhosis
알코올간염 alcoholic hepatitis
알코올간질환 alcoholic liver disease
알코올금단섬망 alcohol withdrawal delirium
알코올섭취 alcohol ingestion
알코올유발반응검사 alcohol challenge
알코올의존 alcohol dependence
알코올중독 alcohol intoxication | alcoholism
알코올중독자 alcoholic
알코올췌장염 alcoholic pancreatitis
알코올탈수소효소 alcohol dehydrogenase
알코올혼수 alcoholic coma
알코홀성신경병증 alcoholic neuropathy
알코홀성간경변 alcoholic liver cirrhosis
알콕스관 Alcock canal
알킬화 alkylation
알킬화약물 alkylating agent
알킬화제 alkylating agent
알파과립 alpha granule
알파산당단백 alpha-acid glycoprotein
알파수용체 alpha receptor
알파아드레날린성약 alpha-adrenergics
알파인터페론 alpha-interferon
알파태아단백 alpha fetoprotein
알파태아단백질 alpha-fetal protein; AFP | alpha-fetoprotein
알포트증후군 Alport syndrome
암 cancer | malignancy
암가족증 cancer family syndrome
암공포(증) cancerphobia
암모늄 ammonium
암모니아 ammonia
암발생 carcinogenic
암배아- carcinoembryogenic
암배아항원 carcinoembryonic antigen; CEA
암변성 cancerous degeneration
암성복수 cancerous ascites
암성악액질 cancerous cachexia
암수한몸증 gynandromorphism
암순응 dark adaptation | scotopic adaptation
암순응- scotopic
암순응측정기 biophotometer
암유발성 oncogenicity
암육종 carcinosarcoma
암이전상태 premalignant condition
암절제술 carcinectomy
암점 scotoma
암종 carcinoma
암종절제술 carcinomectomy
암종증 carcinomatosis | carcinosis
암죽 chyle
암죽가슴(증) chylothorax
암죽관확장(증) chylectasia
암죽뇨 chyluria | galactosuria

암죽미립 chylomicron
암죽미립혈증 chylomicronemia
암죽복수 chylous ascites
암죽삼출 chylous effusion
암죽삼출액 chylous effusion
암죽생성- chyliferous
암죽설사 chylorrhea | diarrhea chylosa
암죽심막증 chylopericardium
암죽혈증 chylemia
암죽흐름 chylorrhea
암컷 female
암통증 cancer pain
암파괴성 약제 cancericidal agent
암페타민 amphetamine
암피실린 ampicillin
암항원 cancer antigen; CA
암형성- cancerigenic
암형성기전 carcinogenesis
암화학요법 cancer chemotherapy
압 pressure
압궤손상 crush injury | crushing injury
압도적비장절제후감염 overwhelming postsplenectomy infection; OPSI
압력 pressure
압력민감호흡기 pressure sensitive respirator
압력반사 baroreflex
압력손상 barotrauma
압력수용기 baroreceptor
압력수용체 baroreceptor
압력용적측정법 manovolumetry | manuvolumetry
압력제한호흡기 pressure limited respirator
압력조절환기 pressure-controlled ventilation
압력측정 manometry | pressure measurements
압력측정철사 pressure wires
압박 pressure
압박검사 compression study
압박골절 compression fracture | pressure fracture
압박괴사 pressure necrosis
압박궤양 pressure sore
압박띠 tourniquet
압박붕대 compression bandage | pressure bandage | pressure dressing
압박성무기폐 compression atelectasis
압박신경병증 compression neuropathy
압박울혈 pressure stasis
압박위축 compression atrophy | pressure atrophy
압수용체반사 baroreceptor reflex
압착 strip
압출 extrusion
압통점 tender point
압평안압계 applanation tonometer
앙금 deposit
앙기나 angina
앙와위 supine position
앙와위- supine
앞 frontal
앞- anterior
앞겨드랑선 anterior axillary line
앞골반내용물적출(술) anterior pelvic exenteration
앞뇌순환 anterior cerebral circulation
앞대뇌동맥 anterior cerebral artery
앞덧큰두렁정맥 anterior accessory great saphenous vein; anterior accessory GSV
앞뒤방향영상 anteroposterior view
앞뒤세로영상 image sagittal
앞뒤지름 conjugate
앞방각보개검사 gonioscopy
앞방향- antegrade | anterograde
앞방향간절제 antegrade hepatectomy | anterior approach hepatectomy
앞방향경사 anteversion
앞방향관장 antegrade enema
앞방향쓸개절제 antegrade cholecystectomy
앞옮김 advance
앞옮김(술) advancement
앞옮김돌림피판 advancement-rotation flap
앞옮김피판 advancement flap
앞정강동맥 anterior tibial artery
앞창자 foregut
앞창자주머니 foregut cyst
앞톱니근 serratus anterior
앞투약 premedication

앞투약제 premedicant
애드슨검사 Adson test
애디슨병 Addison disease
애벌뼈 callus
애주번트 adjuvant
애착 attachment
애착상실 detachment
애플비수술 Appleby operation
액 juice | liquor | solution
액사 hanging
액상 liquid
액와 axilla | fossa axillaris
액와- axillary
액와농양 axillary abscess
액와동맥 axillary artery
액와림프절 axillary lymph node
액와림프절절제술 axillary dissection
액와선 axillary line
액와쇄골하정맥 axillosubclavian vein
액와신경 axillary nerve
액와정맥 axillary vein
액체 liquid | liquor
액체- liquid
액체배지 broth
액체열량계 liquid calorimeter
액취증 osmidrosis
액틴 actin
액틴필라멘트 actin filament
액화 liquefaction
액화괴사 liquefaction necrosis
액화변성 liquefaction degeneration
액화지방층염 liquefying panniculitis
앤빌 집게 Anvil grasper
앤지오텐신 수용체 차단제 angiotensin receptor blocker
앰부주머니 air mask bag unit | Ambu bag
야간- nocturnal
야간공복 overnight fasting
야간뇨 nocturia
야간땀 night sweat
야간발작 nocturnal seizure
야간발한 night sweat
야간천식 nocturnal asthma
야간혈색소뇨 nocturnal hemoglobinuria
야간호흡곤란 nocturnal dyspnea
야경증 night terror
야뇨증 nocturia
약 drug | medication | medicine
-약 agent
약(독)화백신 attenuated vaccine
약(물)열 drug fever
약(물)요법 pharmacotherapy
약관련결장염 medication-related colitis
약국 pharmacy
약독백신 attenuated vaccine
약동학 pharmacokinetics
약력학 pharmacodynamics
약리작용 pharmacological action
약리학 pharmacology
약물 drug
약물감시 drug monitoring
약물검출 drug detection
약물남용 drug abuse
약물내성- drug-fast
약물내성균 drug resistant bacterium
약물농도감시 drug level monitoring
약물농도측정 drug level monitoring
약물단백상호작용 drug-protein interaction
약물용출스텐트 drug-eluting stents
약물유발- drug-induced
약물유발간염 drug induced hepatitis
약물유발면역복합체 drug-induced immune complex
약물유발자반 drug-induced purpura
약물유해반응 adverse drug reaction
약물저항균 drug resistant bacterium
약물저항성 drug resistance
약물처치 medication
약물특이체질 drug idiosyncrasy
약분 reduction
약분가능- reducible
약분가능성 reducibility
약산 weak acid
약산- subacid

약어 acronym
약염기 weak base
약용숯 medicinal charcoal
약전 dispensatory
약점 vulnerability
약제 drug | preparation
약품해설서 dispensatory
약학 pharmacy
약한맥박 soft pulse
약한신호 low signal
약화 attenuation
양 capacity | quantity | quantum | rate
양귀쪽반맹 bitemporal hemianopsia
양극 anode
양극 발생장치 bipolar generator
양극 케이블 bipolar cable
양극선 bipolar cable
양극성 bipolarity
양극심전도 bipolar electrocardiography
양극응고기 bipolar coagulator
양극응고전극 bipolar coagulation electrodes
양극지짐기 bipolar coagulator
양극현상 bipolarity
양막 amnion | amnionic membrane
양막관 amniotic duct
양막띠 amniotic band
양막염 amnionitis
양막절개(술) amniotomy
양막천자 amniocentesis
양배추꽃암 Cauliflower cancer
양성- benign | positive
양성가족성만성천포창 familial benign chronic pemphigus
양성낭종 benign cyst
양성림프구증식 benign lymphoid hyperplasia
양성물혹 benign cyst
양성성 bisexuality
양성속임약 positive placebo
양성수축력- positive inotropic
양성예측치 positive predictive value
양성자 proton
양성자밀도강조영상 proton density weighted image
양성자펌프 proton pump
양성자펌프억제제 proton pump inhibitors; PPIs
양성전립샘비대 benign prostatic hypertrophy
양성전립선증식증 benign prostatic hyperplasia
양성점막유천포창 benign mucosal pemphigoid
양성종양 benign tumor
양성징후 positive sign
양수 amniotic fluid
양수골반검사 bimanual pelvic examination
양수과소(증) oligoamnios | oligohydramnios
양수지수 amniotic fluid index; AFI
양수천자 amniocentesis
양안실명 both eye blindness
양압 positive pressure
양압호흡 positive pressure breathing
양이온 cation | positive ion
양이온- cationic
양이온발생물 cationogen
양이온통로 cation channel
양자 foster child | quantum
양자관계 dyad
양자선방사선치료 proton beam radiotherapy
양전자 positron
양전자(방출)단층촬영술 positron emission tomography; PET
양전자방출 positron emission
양쪽동시결찰 simultaneous bilateral ligation
양쪽마비 diplegia
양쪽성 bilaterality
양측겨드랑이유방접근 bilateral axillobreast approach
양측두반맹 bitemporal hemianopsia
양측성 bilaterality
양친유전 amphigonous inheritance
얕은 superficial
얕은감염 superficial infection
얕은고름집 superficial abscess
얕은근막 superficial fascia
얕은넙다리동맥 supeficial femoral artery
얕은소포 superficial vesicle
얕은연조직염 erysipelas

얕은잔물집 superficial vesicle
얕은종아리신경 superficial peroneal nerve
얕은층 superficial layer
얕은피부지방종모반 nevus lipomatosus cutaneous superficialis
얕은항문뒤공간 superficial postanal space
얕은확산흑색종 superficial spreading melanoma
어고타민 ergotamine
어귀 rima
어긋남 dislocation
어깨 shoulder
어깨관절 shoulder joint
어깨목뿔근 omohyoid muscle
어깨뼈 scapula
어깨뼈봉우리 acromion
어깨위동맥 suprascapular artery
어깨이음구조 shoulder girdle
어닐링 annealing
어댑터 adapters
어둠공포증 scotophobia
어둠적응 dark adaptation | scotopic adaptation
어둠적응- scotopic
어루러기균 *Malassezia furfur*
어린이 child
어린이화장실(배변)훈련 toilet training in children
어음명료도 discrimination score | speech discrimination
어음청력 speech hearing
어지럼 dizziness | giddiness
억압 suppression
억제 depression | inhibition | suppression
억제- depressant | suppressant
억제T세포 suppressor T cell
억제검사 inhibition test
억제물질 inhibitor substance
억제반응 inhibition reaction
억제세포 suppressor cell
억제유전자 repressor gene | supressor gene
억제인자 inhibitor | suppressor
억제작용 inhibitory action
억제제 depressant | inhibitor | suppressant
억제풀림 derepression
억제효과 inhibitory effect
언더레이메쉬 underlay mesh
언어상실증 aphasia
언어음성 speech voice
언어장애 dysphasia | language disorder
언어중추 speech center
언어치료 speech therapy
얼굴 face
얼굴- facial
얼굴갈림증 facial cleft | schistoprosopia
얼굴근육 facial muscle
얼굴동맥 facial artery
얼굴마비 facial palsy | facial paralysis
얼굴반사 facial reflex
얼굴뼈 facial bone
얼굴성형 facioplasty
얼굴신경 facial nerve
얼굴신경통 facial neuralgia
얼굴연축 facial spasm
얼굴저형성 facial hypoplasia
얼굴정맥 facial vein
얼굴지각마비 facial anesthesia
얼굴틈새 facial cleft | facial fissure
얼굴형성저하 facial hypoplasia
얼굴화상 facial burn
얼기 plexus
얼기모양병터 plexiform lesion
얼기혈관종 tufted angioma
얼룩 spot | stain
얼룩간 nutmeg liver
얼룩증 heterochromia
얼룩출혈 ecchymosis
엄지 bowler thumb | thumb
엄지두덩 thenar eminence
엄지두덩위축 thenar atrophy
엄지발가락 hallux
엄지발가락반사 great toe reflex
엄지발가락안쪽휨(증) hallux varus
엄지자국 thumb print
없음 absence

엇갈림 shear | shearing
엇갈림세기 shearing strength
엇갈림손상 shearing injury
엇갈림힘 shear stress
엉덩고샅 신경 ilioinguinal nerve
엉덩관절 hip | hip joint
엉덩꼬리근 iliococcygeus muscle
엉덩넓적다리혈전 iliofemoral thrombosis
엉덩동맥 iliac artery
엉덩두덩인대 iliopubic ligament
엉덩림프절 iliac lymph node
엉덩뼈 ilium
엉덩뼈능선 iliac crest
엉덩신경얼기 iliac plexus
엉덩아랫배신경 iliohypogastric nerve
엉덩이 buttock | hip
엉덩이절뚝거림 buttock claudication
엉치(뼈)- sacral
엉치가시인대 sacrospinous ligament
엉치굽이 sacral flexure
엉치꼬리- sacrococcygeal
엉치꼬리기형종 sacroccygeal teratoma | sacrococcygeal teratoma
엉치내장신경 sacral splanchnic nerve
엉치마취 sacral anesthesia
엉치부위 sacral region
엉치뼈 sacrum
엉치뼈곶 sacral promontory
엉치뼈절제술 sacrectomy
엉치신경 sacral nerve
엉치신경얼기 sacral plexus
엉치앞기형종 presacral teratoma
엉치엉덩관절통 sacrocoxalgia
엉치척추- sacrovertebral
엉치통증 sacrodynia
엎드린 prone
엎드린자세 face down position | prone position
엎드린잭나이프자세 prone jackknife position
엎침 prone
에너지소비 energy expenditure
에너지양자 energy quantum
에놀라아제 enolase
에드몬슨스타이너분류 Edmondson-Steiner classifcation
에디슨발증 addisonian crisis
에르고트중독(증) ergotism
에르프마비 Erb palsy
에리트로마이신 erythromycin
에메틴 emetine
에스결장간막 mesosigmoid
에스결장간막성형술 mesosigmoid plasty
에스결장고정(술) sigmoidopexy
에스결장굴곡 sigmoid flexure
에스결장방광성형(술) sigmoidocystoplasty
에스결장염 sigmoiditis
에스결장절개(술) sigmoidotomy
에스결장절제(술) sigmoidectomy
에스결장직장연결(술) sigmoidoproctostomy | sigmoidorectostomy
에스결장창냄술 sigmoidostomy
에스낭 S pouch
에스터 ester
에스터분해효소 esterase
에스트로겐수용체 estrogen receptor
에스트로겐-프로게스테론요법 estrogen-progesterone therapy
에스트로젠 estrogen
에스트로젠대체요법 estrogen replacement therapy
에스트로젠부하검사 estrogen challenge test
에스트로젠수용체 estrogen receptor
에스트로젠크림 estrogen cream
에어로졸 aerosol
에오신 eosin
에이즈 acquired immunodeficiency syndrome; AIDS
에코 echo
에코결 echotexture
에코맥 echopulse
에코바이러스 echovirus
에코발생 echogenecity
에코발생덩이 echogenic mass
에코발생병터 echogenic lesion
에코양상 echopattern

에코영상 echogram
에크린샘 eccrine gland
에크린암종 eccrine carcinoma
에탄올 ethanol
에터 ether
에틸렌 ethylene
에페드린 ephedrine
에풀리스 epulis
엑손 exon
엑스터시 ecstasy
엑시머레이저 excimer laser
엔도루프 endo-loops
엔도지아이에이 : 직, 회전 Endo-GIA : straight, roticulator
엔도텔린 endothelin
엔도핀 endorphin
엔케팔린 enkephalin
엔테로바이러스<속> *Enterovirus*
엔테로박테르 *Enterobacter*
엔테로박틴 enterobactin
엔테로키나아제 enterokinase
엔플루레인 enflurane
엘러스-단로스증후군 Ehlers-Danlos syndrome
엡스타인기형 Ebstein anomaly
엡스타인-바바이러스 Epstein-Barr virus; EBV
여과극(濾過隙) filtration slit
여과기 filter
여과수술 filtering operation
여과액 filtrate
여과틈새 filtration slit ǀ slit pore
여과포 filtering bleb
여드름 acne ǀ pimple
여드름집 comedo
여드름켈로이드 acne keloid
여러균감염 polymicrobial infection
여러내분비병증 polyadenopathy
여러동맥염 polyarteritis
여러리보소체 polyribosome ǀ polysome
여러모양핵- polymorphonuclear
여러뼈섬유형성이상 polyostotic fibrous dysplasia
여러샘병증 polyadenopathy
여러샘염 polyadenitis
여러세포- multicellular
여러유방증 polymastia
여러전문분야적 접근 multidisciplinary approach
여러주머니- polycystic
여러칸- multilocular
여러칸낭 multilocular cyst
여러혈관염 polyangiitis
여러형태- polymorphous
여럿보임증 polyopia
여름설사 summer diarrhea
여성 female
여성생식기(관) female genital organ
여성음부 female pudendum
여성화 effemination ǀ eviration ǀ feminization
여성화(증) feminism
여성화망상 eviration
여유 clearance
여포샘종 follicular adenoma
여포세포 follicular cell
여포신생물 follicular neoplasm
여행자설사 traveler diarrhea
역 area
역- reversal
역가 potency ǀ titer
역가측정 titration
역감염 retroinfection
역돌연변이 reverse mutation
역동적 재발위험도분류 dynamic risk stratification
역류 reflux ǀ regurgitation ǀ retropulsion
역류방지판막 antireflux valve
역류성회장염 backwash ileitis
역류식도염 reflux esophagitis
역류위염 reflux gastritis
역류저지판막 check valve
역류출혈 backflow bleeding
역류황달 regurgitation jaundice
역방향- retrograde
역방향깔때기조영(술) retrograde pyelography; RGP
역방향신우조영(술) retrograde pyelography; RGP
역삼투 reverse osmosis

역설적수축 paradoxical contraction
역연동문합(술) antiperistaltic anastomosis
역연동연결(술) antiperistaltic anastomosis
역연동운동 retrostalsis
역위 situs inversus
역위치정맥편우회술 reversed vein bypass
역전 reversal
역전- reversal
역전사 reverse transcriptase
역전사효소 reverse transcriptase
역전이 counter transference
역전전위 reversal potential
역전효과 reversing effect
역진행 retropulsion
역청화상 bitumen burn
역축착 reversed coarctation
역치 threshold value
역치자극 threshold stimulus
역트렌델렌부르크 reverse Trendelenburg
역학적삼각형 epidemiologic triangle
역학조사 epidemiological investigation
역행- retrograde
역행간절제술 retrograde hepatectomy
역행담낭절제술 retrograde cholecystectomy
역행대동맥조영 retrograde aortography
역행사정 retrograde ejaculation
역행색전증 retrograde embolism
역행수축 retrograde contraction
역행식도경검사(법) retrograde esophagoscopy
역행신우조영 retrograde pyelography; RGP
역행요관신우조영 retrograde ureteropyelography
역행장중첩증 retrograde intussusception
역행카테터삽입 retrograde catheterization
역행탈장 retrograde hernia
역형성 anaplasia
역형성갑상샘암(종) anaplastic thyroid carcinoma
역형성암(종) anaplastic carcinoma
연- marginal
연결 anastomosis
연결기 adaptor
연결도구 anastomotic device
연결물질 ligand
연결부 commissure
연결부궤양 anastomotic ulcer
연결부누출 anastomotic leak | anastomotic leakage
연결부전 anastomotic insufficiency
연결부정맥류 anastomotic varix
연결부협착 anastomotic stenosis | anastomotic stricture
연결효소 ligase
연계 linkage
연고 ointment
연고기제 ointment base
연골 cartilage
연골막 perichondrium
연골막염 perichondritis
연골모세포 chondroblast
연골모세포종 chondroblastoma
연골모양- chondroid
연골무형성증 achondroplasia
연골발생 chondrogenesis
연골병증 chondropathy
연골석회증 chondrocalcinosis
연골세포 chondrocyte
연골양암 chondroid cancer
연골연화증 chondromalacia
연골용해 chondrolysis
연골육종 chondrosarcoma
연골종 chondroma
연골형성 chondrogenesis | chondroplasia
연골형성이상 chondrodysplasia
연골형성이상증 dyschondroplasia
연골형성장애 chondrodystrophy
연골화생 chondrometaplasia
연관 association | linkage
연관불균형 linkage disequilibrium
연관통 referred pain
연관통증 heterotopic pain
연구 research
연구계획 research design
연구계획서 protocol
연구설계 study design

연극적- histrionic
연기흡입손상 smoke inhalation injury
연단위 yearly basis
연동 enterokinesia
연동운동 peristalsis | peristaltic movement | vermicular movement
연동운동수축작용 peristaltic contraction
연동장애 dysperistalsis
연동파 peristaltic wave
연동항진 hyperperistalsis
연령 age
연령별비율 age-specific rate
연령별사망률 age-specific death rate
연령성피라미드 age-sex pyramid
연령표준화 age standardization
연마 abrasion
연마기 stone
연맥 soft pulse
연맥파 soft pulse
연무 smog
연무기 nebulizer
연부조직육종 soft tissue sarcoma
연상 association
연설 speech
연성궤양 chancroid
연소 combustion
연소섬유선종 juvenile fibroadenoma
연소성흑색종 juvenile melanoma
연소유방비후 juvenile hypermastia
연속가로장성형(술) serial transverse enteroplasty; STEP
연속내피 continuous endothelium
연속단계 cascade
연속단계반응 cascade reaction
연속단면 serial section
연속맥박 running pulse
연속봉합 continuous suture
연속식도촬영 cine-esophagography
연속절편 serial section
연속파도플러 continuous wave Doppler
연속활 arcade
연쇄 chain | linkage | sequence
연쇄구균<속> *Streptococcus*
연쇄구균식중독 *Streptococcus* food poisoning
연쇄구균용혈소 streptolysin
연쇄구균종 *Streptococcus* species
연쇄구균항문주위피부염 streptococcal perianal dermatitis
연쇄반응 cascade
연수 medulla | soft water
연수뒤- retrobulbar
연수외- extramedullary
연역기능 immune function
연접 synapse | synapsis
연접기 synaptic phase
연접소포 synaptic vesicle
연접연결 synaptic connection
연접후- postsynaptic
연조직 soft tissue
연조직고름집 phlegmonous abscess
연조직염 cellulitis | phlegmon | phlegmonous cellulitis
연조직염위염 phlegmonous gastritis
연조직염장염 phlegmonous enteritis
연조직염증 phlegmonous inflammation
연조직육종 soft tissue sarcoma
연조직종양 soft tissue tumor
연질식사 soft diet
연축 spasm
연축발성장애 spasmodic dysphonia
연축억제 spasmolysis
연축천식 spasmodic asthma
연축호흡 spasmodic respiration
연충 helminth
연충증 helminthiasis
연필변 lead pencil stool
연하 deglutition | swallowing
연하곤란 aphagopraxia | dysphagia | swallwing difficulty
연하불능증 aphagia
연하장애 swallowing disorder
연하통 odynophagia
연한음식 soft diet

ㅇ

연합 association
연합세로근 conjoined longitudinal muscle
연합장루연합(단체) United Ostomy Association
연합중추 association center
연화 softening
연화증 malacia | softening
연화판(증) malacoplakia
열 calor | sequence
열(성)- febrile
열경련 febrile convulsion
열공 hiatus | lacuna
열공결손 hiatal defect
열공탈장 hiatal hernia
열구(裂溝) sulcus
열대병 tropical disease
열대설사 tropical diarrhea
열대성감염 tropical infection
열대성질환 tropical disease
열대열원충 *Plasmodium falciparum*
열두조충증 diphyllobothriasis
열량 calorie
열량/질소평형 calorie/nitrogen balance, rario
열량계 calorimeter
열량섭취 caloric intake
열량측정 calorimetry
열린- patent
열린난황관 patent vitelline duct
열린동맥관 patent ductus arteriosus
열린배꼽장간막관 patent omphalomesenteric duct
열린요막관 patent urachus
열린타원구멍 patent foramen ovale
열림 opening
열민감장독소 heat-labile enterotoxin
열바이오피드백 thermal biofeedback
열발작 febrile seizure
열병- febrile
열분해 pyrolysis
열사 thermal death
열사멸 thermal death
열사병 heat pyrexia | heat stroke
열상 combustion | laceration
열생체되먹임 thermal biofeedback
열섬망 febrile delirium
열성- recessive
열성대립유전자 recessive
열성소질 recessive
열성위기 febrile crisis
열성유전 recessive inheritance
열성유전자 recessive gene
열성형질 recessive character
열손상 heat injury
열쇠구멍동공 keyhole pupil
열쇠구멍변형 keyhole deformity
열요법 hyperpyrexia | thermotherapy
열용량 thermal capacity
열원충<속> *Plasmodium*
열응고 thermal coagulation
열저항장독소 heat-stable enterotoxin
열창 fissure
열충격단백질 heat shock protein
열치료 artificial fever
열탈진 heat prostration
열탕화상 scald | scalding burn
열피로 heat prostration
열허탈 heat collapse
열화상 thermal burn
염 phlegmasia | salt
염(증) inflammation
염기 base
염기결핍 base deficit
염기과잉 base excess
염기교환 base exchange
염기도 basicity
염기쌍 base pair
염기짝지음 base pairing
염료 stain
염류- saline
염발수포음 crepitant rale
염분 salt
염분제한 salt restriction
염산 hydrochloric acid
염산메클로르에타민 mechlorethamine hydrochloride

염산퀴나크린 quinacrine hydrochloride
염산피리독신 pyridoxine hydrochloride
염색 stain
염색(법) staining
염색분체 chromatid
염색분체교환 chromatid exchange
염색사 axoneme
염색질 chromatin
염색질- chromatic
염색질모양소체 chromatoid body
염색체 chromosome
염색체- chromosomal
염색체 불안정 chromosomal instability
염색체과다 chromosomal abundance
염색체내결손 interstitial deletion
염색체농축 pyknosis
염색체띠 chromosome band
염색체바탕질 chromosome matrix
염색체실 axoneme
염색체외유전 extrachromosomal inheritance
염색체위성 chromosomal satellite
염색체이상 abnormality chromosome | chromosome abnormality
염색체장애 chromosomal disorder
염색체재배열 chromosomal rearrangement
염색체재조합 chromosome recombination | recombination chromosome
염색체전좌 translocation chromosome
염색체접합형 chromosome configuration
염색체지도 chromosome map
염소 chlorine
염소량 chloride content
염소소독 chlorination
염소요구량 chlorine demand
염소처리 chlorination
염소처리- chlorinated
염소혈증 chloremia
염소화 chlorination
염소화- chlorinated
염전 torsion
염좌 sprain
염주 beading | rosary | varicosity
염증 phlegmasia
염증- inflammatory
염증거진종양 inflammatory pseudotumor
염증괴저 inflammatory gangrene
염증근육섬유모세포종 inflammatory myoblastic tumor
염증매개물질 inflammatory mediator
염증반응 inflammatory reaction | inflammatory response
염증설사 inflammatory diarrhea
염증성위축 inflammatory atrophy
염증성유방암 inflammatory breast cancer
염증성장질환에서의 폴리머식이 polymeric diet in inflammatory bowel disease
염증성장질환에서의 프레드니솔론 prednisolone in inflammatory bowel disease
염증세포 inflammatory cell
염증암종 inflammatory carcinoma
염증약 anti-inflammatory agent
염증용종 inflammatory polyp
염증장질환 inflammatory bowel disease
염증폴립 inflammatory polyp
염화나트륨 sodium chloride
염화마그네슘 magnesium chloride
염화메틸렌 methylene chloride
염화물 chloride
염화알루미늄 aluminum chloride
염화암모늄 ammonium chloride
염화인 phosphorus chloride
염화철 ferric chloride
염화칼슘 calcium chloride
염화포타슘 potassium chloride
엽 lobe
엽간중격 interlobar septum
엽기관지 lobar bronchus
엽무기폐 lobar atelectasis
엽사이- interlobar
엽사이벽 interlobar septum
엽산 folic acid
엽산결핍빈혈 folate deficiency anemia
엽산결핍증 folate deficiency

엽산염 folate
엽상낭성육종 cystosarcoma phyllodes
엽상종 cystosarcoma phyllodes
엽상종양 phyllodes tumor
엽성기종 lobar emphysema
엽절제(술) lobectomy
엽형성 lobation
엿당 maltose
영가설 null hypothesis
영구면역 permanent immunity
영구보균자 permanent carrier
영구적결장루(술) permanent colostomy
영상 imaging | scan
영상 카트 vision cart
영상법 imaging
영상소견 radiological finding
영상수용기 image receptor
영상연구 imaging study
영상의학 diagnostic radiology | radiology
영상의학과의사 radiologist
영상의학과전문의 radiologist
영상증강장치 image intensifier
영상화 imaging
영성형유방(증) gynecomastia
영아 infant
영아- infantile
영아간혈관내피종 infantile hepatic hemangioendothelioma
영아기 infancy
영아돌연사 crib death
영아돌연사증후군 sudden infant death syndrome
영아동맥염 infantile arteritis
영아사망률 infant mortality rate
영아설사 infantile diarrhea
영아양쪽마비 infantile diplegia
영아연축 infantile spasm
영아탈장 infantile hernia
영아혈관내피종 infantile hemangioendothelioma
영양 alimentation | feeding
영양(법) nutrition
영양간경화증 nutritional cirrhosis
영양결핍 innutrition
영양공급 feeding
영양공장창냄술 feeding jejunostomy
영양관 nutrient canal
영양권장량 recommended dietary allowance
영양막세포 trophoblastic cell
영양막종양 trophoblastic tumor
영양법 alimentation
영양보충 nutritional support
영양부족 hypoalimentation
영양부종 nutritional edema
영양분장주입 enteroclysis
영양상태 nutritional status
영양소 nutrient
영양실조 malnutrition | oligotrophy
영양약리학 nutritional pharmacology
영양요구량 nutritional requirement
영양요법 trophotherapy
영양위창냄술 feeding gastrostomy
영양의 nutritional
영양장애 cacotrophy | hypotrophy | nutritional disorder
영양장애성괴저 trophic gangrene
영양장애성궤양 trophic ulcer
영양장애성변화 trophic change
영양장애성병터 trophic lesion
영양장창냄술 feeding enterostomy
영양중추 trophic center
영양지원 nutritional support
영양질환 nutritional disease
영양평가 nutritional assessment
영양필요량 nutritional requirement
영양학 dietetics | trophology
영양형 trophozoite
영역 area | domain | region | zone
영화배변조영 cinedefecography
영화현미경촬영 cinemicrography
영화혈관조영 cineangiography
옆- juxta
옆구리 flank
옆구리절개 flank incision

옆누운- lateral decubitus
옆누운자세 lateral decubitus position
옆면결합쌍둥이 ectopagus
옆문접근법 back door approach
옆비스듬누움자세 lateral oblique position
예기손상 sharp force injury
예르시니아가성결핵종 *Yersinia pseudotuberculosis*
예르시니아감염 *Yersinia* infection
예르시니아소장결장염 *Yersinia* enterocolitis
예르시니아증 yersiniosis
예리한박리 sharp dissection
예리한충격손상 sharp force injury
예방 prevention | prophylaxis
예방- prophylactic
예방경부림프절절제(술) prophylactic neck dissection
예방담낭절제술 prophylactic cholecystectomy
예방림프절절제 prophylactic lymph node dissection
예방면역접종 prophylactic immunization
예방유방절제술 prophylactic mastectomy
예방의학 preventive medicine
예방접종 immunification | immunization | prophylactic inoculation | vaccination
예방항생제 antibiotic prophylaxis | prophylactic antibiotics
예방화학요법 chemoprevention | chemoprophylaxis | prophylactic chemotherapy
예비 reserve
예비력 reserve
예비세포 reserve cell
예비연구 pilot study
예비투약 premedication
예비투약제 premedicant
예비하중 preload
예비혈량 reserve blood
예산 budget
예상 sharp injury
예정수술 elective operation
예측 expectancy | prognosis
예측치 predictive value
예측폐활량 predicted vital capacity
예후 prognosis
예후인자 prognostic factor
예후점수 prediction score
예후지표 prognostic indices
오그라듦 contracture | retraction
오금 fossa
오금동맥 popliteal artery
오금동맥류 popliteal artery aneurysm
오금아래우회(술) infrapopliteal bypass
오길비증후군 Ogilvie syndrome
오디결석 mulberry calculus
오디괄약근 Oddi sphincter | sphincter of Oddi
오디괄약근기능이상 sphincter of Oddi dysfunction
오랜발기 prolonged erection
오르내림고환 retractile testis
오른(잘록)창자굽이 hepatic flexure
오른(쪽)- dexter | dextro
오른심장증 dextroversion
오른잘록창자굽이 right colic flexure
오른주름창자동맥 right colic artery
오른쪽보기 dextroversion
오른쪽앞구역 right anterior section (segment 5,8)
오름대동맥 ascending aorta
오름동맥 ascending artery
오름목동맥 ascending cervical artery
오목 depression | dimple | excavation | fossa | foveola | pit | pouch | recess
오목가슴 funnel breast | funnel chest | pectus excavatum
오목부종 pitting edema
오목형성 dimpling
오배자 gall
오버레이메쉬 overlay mesh
오스몰 osmole
오스몰농도 osmolar concentration | osmolarity
오스테오칼신 osteocalcin
오염 contamination
오염제거 decontamination
오즈 odds
오즈비 odds ratio
오진 misdiagnosis
오팔리나<속> *Opalina*

오한 chill | chilliness | rigor
오한감 chilling
옥사실린 oxacillin
옥살산 oxalic acid
옥살산염 oxalate
옥살산증 oxalosis
옥시셀 oxidized cellulose
옥시토신 oxytocin
(온)쓸개관낭 choledochal cyst
온간관 common hepatic duct
온간동맥 common hepatic artery
온도수용기 thermoreceptor
온도점 temperature spot
온도조절 thermoregulation
온도조절기 thermostat
온레이 onlay
온레이메쉬 onlay mesh
온목동맥 common carotid artery
온몸관류 whole body perfusion
온몸순환 systemic circulation
온몸스캔 whole body scan
온분비샘 holocrine gland
온불안 pananxiety
온쓸개관 common bile duct
온쓸개관돌 choledocholith | common duct stone
온쓸개관돌증 choledocholithiasis
온쓸개이자관팽대부 hepatopancreatic ampulla
온엉덩동맥 common iliac artery
온열치료 hyperthermia
온열화학요법 hyperthermic chemotherapy
온종아리신경 common peroneal nerve
온허파용량 total lung capacity
온허혈시간 warm ischemic time
올리고당(류) oligosaccharide
올림 elevation
옴 scabies
옴의 방정식 Ohm equation
옴진드기 sarcoptes scabiei
옵소닌 opsonin
옵소닌면역 opsonic immunity
옵소닌화 opsonization
옷엣니 *Pediculus humanus corporis*
와 crypt | fossa | fossae | recess
와렌션트 Warren shunt
와렌술식 Warren technique
와이어두르기물질 wire encircling material
와이어루프올가미 wire loop snare
와포자충증 cryptosporidiosis
완결갑상선절제술 completion thyroidectomy
완두동맥 brachiocephalic artery
완두동맥염 brachiocephalic arteritis
완선 tinea cruris
완성 completion
완성률 completion rate
완수 completion
완압장치 stress breaker
완전- complete | intact
완전골절 complete fracture
완전관해 complete remission
완전무심(장)체 holoacardius
완전복막외접근법 totally extraperitoneal approach; TEP approach
완전부정맥 complete arrhythmia
완전비경구영양 total parenteral nutrition
완전색맹 achromatic vision
완전완화 complete remission
완전전뇌증 holoprosencephaly
완전정맥영양 total parenteral nutrition
완전치료 complete cure
완전탈장 complete hernia
완전회음열상 complete perineal tear
완충(제) buffer
완충계 buffer system
완충능 buffer capacity | buffering capacity
완충액 buffer solution
완충염 buffer salt
완충염기 buffer base
완충작용 buffer action
완치절제 curative resection
완화 alleviation | remission | remittence
완화- palliative
완화방사선요법 palliative radiotherapy

완화수술 palliative operation | palliative surgery
완화요법 palliative therapy
완화의학 palliative medicine
완화전기응고 palliative electrocoagulation
완화절제 palliative resection
완화치료 palliative treatment
완화화학요법 palliative chemotherapy
완화효과 palliative effect
왕겐스틴배액법 Wangen steen drainage
왕복잡음 to-and-fro bruit
왜소유방증 micromastia
왜소조충 *Hymenolepis nana*
왜소조충증 hymenolepiasis
왜소증 dwarfism
왜소회충 dwarf roundworm
외- exterior | external
외(측)대퇴피부신경 lateral cutaneous nerve of thigh | lateral femoral cutaneous nerve
외감압 external decompression
외경동맥 external carotid artery
외골격 exoskeleton
외골증 exostosis
외과 surgery
외과감염 surgical infection
외과기구 surgical instrument
외과매듭 surgeons knot
외과목 surgical neck
외과복증 surgical abdomen
외과용거즈 pledget
외과의사 operator | surgeon
외과적괴사조직제거(술) surgical debridement
외과적마취 surgical anesthesia
외과적방법 surgical procedure
외과적병기결정 surgical staging
외과적시기결정 surgical staging
외과적인치료 surgical treatment
외과적절제(술) surgical excision
외과적죽은조직제거(술) surgical debridement
외과적처치 surgical procedure
외과학 surgery
외과해부학 surgical anatomy
외난황- ectolecithal
외담도루 external biliary fistula
외담도샛길 external biliary fistula
외독소 ectotoxin | exotoxin
외래마취 outpatient anesthesia
외래수술 outpatient surgery
외래시술 ambulatory procedures
외래진료 ambulatory care
외래환자 outpatient
외림프관 perilymphatic duct
외막 adventitia
외막낭성질환 adventitial cystic disease
외막낭종성질환 adventitial cystic disease
외반- valgus
외반슬 genu valgum
외반족 strephexopodia
외배엽 ectoderm
외배엽성중간엽 ectodermal mesenchyme
외배엽증 ectodermosis
외배엽체형 ectomorphy
외번 ectropion | eversion | eversion
외번(증) exstrophy
외번결장루 eversion colostomy
외번점막절제술 eversion mucosectomy
외번족 pes valgus, convex
외번회장루 eversion ileostomy
외복막염 ectoperitonitis
외복사근 external abdominal oblique muscle | external oblique abdominal muscle | external oblique muscle
외부- exoteric
외부근층 muscularis externa
외부기생충 ectoparasite | ectozoon
외부방사선치료 external beam radiotherapy
외부배액 external drainage
외부생식기 external genitalia
외부생식기관 external genital organ
외분비- exocrine
외분비샘 exocrine | exocrine gland
외분비이자 exocrine pancreas
외분비췌장 exocrine pancreas

외사시 exotropia
외사위 exophoria
외상 trauma
외상괴저 traumatic gangrene
외상동맥류 traumatic aneurysm
외상동맥자루 traumatic aneurysm
외상병터 traumatic lesion
외상성낭 traumatic cyst
외상성섬망 traumatic delirium
외상쇼크 traumatic shock
외상자색반 traumatic purpura
외상정신병 traumatic psychosis
외상지방괴사 traumatic fat necrosis
외상췌장염 traumatic pancreatitis
외상치매 traumatic dementia
외상혈전증 traumatic thrombosis
외상혈종 traumatic hematoma
외상후골다공증 posttraumatic osteoporosis
외상후발열 posttraumatic fever
외상후수두증 posttraumatic hydrocephalus
외상후위축 posttraumatic atrophy
외상후증후군 posttraumatic syndrome
외생- exophytic
외서혜륜 external ring | superficial inguinal ring
외서혜탈장 external inguinal hernia
외성장- exophytic
외수용 exteroceptor
외연골증 ecchondrosis
외유방림프군 external mammary lymph node group
외융모막 exochorion
외음 vulva
외음반절제(술) hemivulvectomy
외음부동맥 external pudendal artery
외음상피내암 vulvar intraepithelial neoplasia
외음암 vulvar cancer
외음절개술 episiotomy
외음절제술 vulvectomy
외음질염 vulvovaginitis
외음폐쇄(술) vulvocleisis
외이 external ear
외인- ectogenic | ectogenous | exogenous | exoteric
외인감염 exogenous infection
외인발열원 exogenous pyrogen
외인사 violent death
외인성종양 extrinsic tumor
외인응고경로 extrinsic pathwav of coagulation
외인종양 exogenous tumor
외인중독 exogenous intoxication
외인천식 extrinsic asthma
외자궁경부 ectocervix
외장골동맥 external iliac artery
외전 abduction
외전부목 abduction splint
외정삭근막 external spermatic fascia
외종주근 outer logitudinal muscle
외종주층 outer longitudinal layer
외진법 ectoscopy
외진피 adventitial dermis
외측면 lateral surface
외측박리 lateral dissection
외측배꼽인대 lateral umbilical ligament
외측복벽탈장 spigelian hernia
외측부인대 lateral collateral ligament
외측상과염 lateral epicondylitis
외측서혜부와 lateral inguinal fossa
외측서혜와 fossa inguinalis lateralis
외측속괄약근절개(술) lateral internal sphincterotomy
외측속조임근절개(술) lateral internal sphincterotomy
외측유선지 lateral mammary branch
외측인대 lateral ligament
외치핵 external hemorrhoids
외투세포림프종 Mantle-cell lymphoma
외포 external capsule
외피 integument | tegument
외피 막 envelope
외피기생충증 epizoonosis
외피암 epidermal cancer
외항문괄약근 sphincter ani externus muscle
외향- exophytic
외형질 ectoplasm
외형질막 plasmalemma
외활꼴인대 lateral arcuate ligament

외회전 external rotation
왼간 Lt. hemiliver | Lt. liver
왼간절제술 Lt. hemihepatectomy | Lt. hepatectomy
왼손잡이 sinistral
왼잘록창자굽이 left colic flexure
왼쪽- sinister | sinistral
왼쪽가쪽구역 left lateral section (segment 2,3) | left lateral segment
왼쪽안구역 left medial section (segment 4)
왼쪽이동백혈구증가 normoskeocytosis
왼창자굽이 splenic flexure of colon
요- urinary
요(낭)종 urinoma
요감소 oliguria
요검사 urinalysis | urine analysis
요검체 urine specimen
요골 radius
요골- radial
요골골절 radial fracture
요골동맥 radial artery
요골신경 radial nerve
요골신경마비 radial nerve palsy
요관 ureter
요관결석 ureter stone | ureteral stone
요관결장루 ureterocolic fistula
요관구불결장연결(술) ureterosigmoidostomy
요관구불창자연결(술) ureterosigmoidostomy
요관도관 ureteral catheter
요관루스토마 ureterostomy stoma
요관방광경계 ureterovesical junction; UVJ
요관방광경계폐쇄 ureterovesical junction obstruction
요관방광성형(술) ureterocystoplasty
요관방광연결(술) ureterocystostomy | ureteroneocystostomy
요관사이문합술 ureteroureterostomy
요관사이연결술 ureteroureterostomy
요관산통 ureteral colic
요관샘 ureteric gland
요관손상 ureter injury | ureteral injury
요관신우경계 ureteropelvic junction; UPJ
요관신우경계폐쇄 ureteropelvic junction obstruction; UPJ obstruction
요관암 ureteric cancer
요관외상 ureteral trauma
요관요관문합술 transureteroureterostomy
요관이식 ureteric implantation
요관전환(술) ureteral diversion
요관질루 urethrovaginal fistula
요관질샛길 urethrovaginal fistula
요관카테터 ureteral catheter
요관폐색 ureteral obstruction
요관협착 ureteral stricture
요관회장연결 ileal conduit
요구 requirement
요구량 demand | requirement
요근 psoas muscle
요근근막 psoas fascia
요근농양 psoas abscess
요근징후 psoas sign
요-늑골삼각 lumbocostal trigone
요당 melituria | mellituria | urine glucose | urine sugar
요도 urethra
요도경검사 urethroscopy
요도경술 urethroscopy
요도경유절제(술) transurethral resection
요도곁관 paraurethral duct
요도곁염 paraurethritis
요도괄약근 urethral sphincter
요도구 urethral meatus
요도구멍 urethral meatus
요도동맥 urethral artery
요도상열증 epispadias
요도샘 urethral gland
요도손상 urethral injury
요도조임근 urethral sphincter
요도직장누공 urethrorectal fistula
요도직장루 urethrorectal fistula
요도직장샛길 urethrorectal fistula
요도판막 urethral valve
요도피부루 urethrocutaneous fistula

ㅇ

요도피부샛길 urethrocutaneous fistula
요도하열 hypospadias
요도하열증 hypospadias
요도회음루 urethroperineal fistula
요독가려움(증) uremic pruritus
요독경련 uremic convulsion
요독산증 uremic acidosis
요독소 urotoxin
요독자간(증) uremic eclampsia
요독혼수 uremic coma
요람사 crib death
요로 urinary tract
요로- urinary
요로감염 urinary tract infection
요로결석증 urolithiasis
요로곧창자사이벽 urorectal septum
요로기형 urinary tract anomality
요로돌증 urolithiasis
요로루 urinary fistula
요로빌린뇨 urobilinuria
요로샛길 urinary fistula
요로전환(술) urinary diversion
요로조영술 urography
요로직장중격 urorectal septum
요로질환 urinary tract disorder
요로카테터 urinay catheter
요로합병증 urinary tract complication
요로회음루 urinary-perineal fistula
요류역학 urodynamic
요류역학- urodynamic
요막 allantois
요막강액 allantoic fluid
요막공간액 allantoic fluid
요막관 allantoic duct | urachus
요막관굴 urachal sinus
요막관동 urachal sinus
요막관잔유물 urachal remnant
요법 remedy | therapy | treatment
요부 lumbar region
요부- lumbar
요분석 urinalysis
요붕증 diabetes insipidus
요산 uric acid
요산성화 urinary acidification
요산수준 uric acid level
요산염 urate
요산염석 urate calculus
요색 urine color
요세관괴사 tubular necrosis
요세관위축 tubular atrophy
요세관이뇨 tubular diuresis
요세관재흡수 tubular reabsorption
요세관최대값 tubular maximum
요세관확장(증) tubular ectasia
요소 component | ingredient | urea
요소분해효소 검사 ureas test
요소질소 urea nitrogen
요소청소율 urea clearance
요소호기검사 urea breath test; UBT
요소회로결핍증 urea cycle deficiency
요속 uroflow
요수근- radiocarpal
요신(장) lumbar kidney
요실금 urinary incontinence
요역동학 urodynamic
요역동학- urodynamic
요역동학검사 urodynamic study
요오드표지- iodinated
요우로빌리노겐 urine urobilinogen
요인 factor
요천추각 lumbosacral angle
요천추신경총 lumbosacral plexus
요추- lumbar
요추교감신경절제 lumbar sympathectomy
요추늑골궁 lumbocostal arch
요추복막강션트 lumboperitoneal shunt
요추천자 lumbar puncture
요충 *Enterobius vermicularis* | pinworm | seatworm | thread worm
요충증 enterobiasis | oxyuriasis
요측- radial
요측측부동맥 radial collateral artery

요침전물 urinary sediment
요통 back pain | low back pain | lumbago
욕 bath
욕동 drive
욕지기 sicchasia
욕창 bedsore | decubitus | pressure sore | sore
욕창궤양 decubitus ulcer
용균감염 lytic infection
용균효소 lysozyme
용량 capacity
용량반응관계 dose response relationship
용매 solvent
용매평형 solvent balance
용액 solution
용어 terminology
용어학 terminology
용적 volume
용적결핍 volume deficit
용적과부하 volume overload
용적과잉 volume excess
용적맥박 volume pulse
용적손실 volume loss
용적측정 volume measurement | volumetry
용종 polyp
용종모양 polypoid
용종모양덩이 polypoid mass
용종모양암(종) polypoid carcinoma
용종모양종양 polypoid tumor
용종성낭성위염 gastritis cystica polyposa
용종성질환 polypoidal disease
용종암 polyps cancer
용종-암순서 polyp-cancer sequence
용종양선종 polypoid adenoma
용종절제(술) polypectomy
용종절제술후응고증후군 postpolypectomy coagulation syndrome
용종증 polyposis
용종증후군 polyposis syndrome
용종탈출 polyp prolapse
용질 solute
용질교환 solute exchange
용질이뇨 solute diuresis
용해 lysis
용해- solvent
용해도 solubility
용해성 resolvent
용해소 lysin
용해소체 lysosome
용해소체축적병 lysosomal storage disease
용해제 resolvent
용해화 solubilization
용혈 hematocytolysis | hematolysis | hemoclasis | hemocytocatheresis | hemolysis
용혈- hemoclastic
용혈균 hemolytic bacterium
용혈녹내장 hemolytic glaucoma
용혈반응 hemoclastic reaction
용혈병 hemolytic disease
용혈비장비대 hemolytic splenomegaly
용혈빈혈 hemolytic anemia
용혈사슬알균 hemolytic *Streptococcus*
용혈소 hemolysin
용혈수혈반응 hemolytic transfusion reaction
용혈연쇄구균 hemolytic *Streptococcus*
용혈요독증후군 hemolytic uremic syndrome
용혈위기 hemolytic crisis
용혈제 hemoclastic
용혈지라비대 hemolytic splenomegaly
용혈판형성세포 hemolytic plaque-forming cell
용혈황달 hemolytic icterus
우(측)- dexter | dextro
(우)유지방 milk fat
우각차단 right bundle branch block; RBBB
우간관 right hepatic duct
우간동맥 right hepatic artery
우간절제술 right hemihepatectomy
우결장 right colon
우결장굴곡 right colic flexure
우두증 vaccinia
우드등 Wood light
우라늄 uranium
우르소데옥시콜릭산 ursodeoxycholic acid; UDCA

우리 cage
우리딘 uridine
우반결장절제술 right hemicolectomy
우발- casual
우발상황 contingency
우발적외상 accidental trauma
우삼구역절제술 right trisectionectomy (segment 4-8)
우상동맥염 verrucosa arteritis
우성보체 dominant complement
우성유전 dominant inheritance
우성유전자 dominant gene
우성형질 dominant character
우세대뇌반구 dominant hemisphere
우세안 dominant eye
우심증 dextrocardia | dextroversion
우연성 contingency
우연종 incidentaloma
우울- depressed
우울(증) depression
우위대망동맥 right gastroepiploic artery
우위동맥 right gastric artery
우유덩어리증후군 milk curd syndrome
우유매개감염 milk-borne infection
우유불내성 milk intolerance
우전구역 right anterior section (segment 5,8)
우전구역절제술 right anterior sectoral resection
우좌션트 right-left shunt
우주의학 space medicine
우측간문맥 right portal vein
우측시 dextroversion
우측엽절제술 right lobectomy
우측위치대동맥 dextropositioned aorta
우회로 bypass
우회로단락 shunt bypass
우회로이식(술) graft bypass
우회선 dextrotorsion
우회션트 shunt bypass
우회술 bypass | bypass operation
우회술이식편 bypass graft
우후구역 right posterior section (segment 6,7)
우후구역절제술 right posterior sectoral resection
운나부츠 Unna boots
운동 motion | movement
운동가슴통증 exertional chest pain
운동감소증 hypokinesia
운동단백뇨 exercise proteinuria
운동단위 motor unit
운동단위전위지속시간 motor unit potential duration
운동마비 motor paralysis
운동반응 motor reaction
운동부하검사 Bruce protocol
운동성 motility | movability
운동성검사 motility test
운동성약물 motility agent
운동신경 motor nerve
운동신경로 motor pathway
운동신경뿌리 motor root
운동신경세포 motor cell
운동신경세포손상 motor neuron damage
운동신경전도검사 motor nerve conduction study
운동신경지배 motor innervation
운동언어장애 motor dysphasia
운동완만 bradykinesia
운동요법 exercise therapy
운동이상 dysmotility
운동이상증 dyskinesia
운동장애 motility disorder
운동종말기관 motor end organ
운동중추 kinetic center
운동지수 motor quotient
운동질환 motility disorder
운동촉진제 prokinetic agents
운동혈전증 effort thrombosis
운동호흡곤란 exertional dyspnea
운동활동 motor activity
운동흉통 exertional chest pain
운반단백질 carrier protein
운반수레 cart
운반체 carrier
울체 stagnation
울타리배열 palisade arrangement
울트로이드치료기 ultroid device

울혈 blood stasis | congestion | stasis
울혈간 stasis liver
울혈간경화증 congestive cirrhosis
울혈경색 congestion infarct
울혈괴저 static gangrene
울혈궤양 stasis ulcer
울혈담낭 stasis gallbladder
울혈반 livedo
울혈반혈관염 livedo vasculitis
울혈비장 congestive spleen
울혈비장비대 congestive splenomegaly
울혈심부전 congestive heart failure; CHF
움 crypt
움고름집 crypt abscess
움선기원직장항문질환 cryptoglandular anorectal disease
움염 cryptitis
움직임 motion
웅크린자세 stooped posture
워인불명- essential
워틴종양 Warthin tumor
원 circle
원개 fornix
원격수술 telepresence surgery
원격유방촬영 telemammography
원격의료 telemedicine
원격재발 distant recurrence
원격전이 distant metastasis
원기 stamina | standard
원기(原基) rudiment | rudimentum
원반 disc | discus
원반모양- discoid
원반모양홍반루푸스 discoid lupus erythematosus
원반소체 discoid body
원발- primary
원발다음다갈증 primary polydipsia
원발다음증 primary polydipsia
원발무기폐 primary atelectasis
원발병터 primary focus
원발복막염 spontaneous primary peritonitis
원발성기능부전 primary non-function
원발암 primary cancer
원발암(종) primary carcinoma
원발위림프종 primary gastric lymphoma
원발자극피부염 primary irritant dermatitis
원뿔 conus
원뿔유두 conical papilla
원뿔절제 conization
원생동물 protozoa
원생자 biophore
원섬유 fibril
원섬유아교질 fibrillar collagen
원숭이바이러스 simian virus
원시난포 primordial follicle
원시대동액 primitive aorta
원시외배엽 primitive ectoderm
원시위 primordial stomach
원시장 celenteron
원시종자세포 primordial germ cell
원시창자 archenteron | celenteron | gut | primordial gut
원심- centrifugal | efferent
원심분리 centrifugation
원심분리기 centrifuge
원심신경 efferent nerve
원액 stock solution
원위- distal
원위부위절제술 distal gastrectomy
원위비신션트 distal splenorenal shunt
원위비신연결 distal splenorenal shunt
원위비신정맥션트 distal splenorenal shunt surgery
원위이동 distal migration
원위췌장절제(술) distal pancreatectomy
원인 cause | etiology
원인- causal
원인불명 unknown cause
원인불명- idiopathic
원인불명감염 cryptogenic infection
원인불명고름혈증 cryptogenic pyemia
원인불명골수화생 agnogenic myeloid metaplasia
원인불명식도확장(증) idiopathic esophageal dilatation
원인불명의 변비 idiopathic constipation

원인불명자가면역간질환 idiopathic autoimmune liver disease
원인체 etiologic agent
원자 atom
원자가 valence
원자결합 atomic linkage
원장 archenteron
원주 cast
원주상피 columnar epithelium
원주세포 columnar cell | cylindrical cell
원주세포변형 columnar cell variant
원추 conus
원충 protozoa
원충감염 protozoal infection | protozoan infection
원핵생물 prokaryotic organism
원형 prototype
원형- circular
원형봉합기 circular stapler
원형인대 round ligament
원형질 plasma | protoplasm
원형질막 plasmalemma
원형탈모증 areata alopecia
원홀씨충증 cyclosporiasis
월경 menstruation
월경- menstrual
월경과다 menorrhagia
월경과소증 hypomenorrhea
월경장애 menstrual disorder
월경전기 premenstrual period
월경전기- progestational
월경전불쾌장애 premenstrual dysphoric disorder
월경주기 menstrual cycle
월경통 dysmenorrhea | menorrhalgia | menstrual cramp
월프-파킨슨-화이트증후군 Wolff-Parkinson-White syndrome
웨스턴블롯검사 Western blot test
웰스(후방)직장고정술 Wells (posterior) rectopexy
위 gaster | stomach
위- gastric | gastrogenic | stomachic | superior
위가로막주름 gastrophrenic fold
위가슴문 thoracic inlet
위각부 incisura angularis
위간막 gastrohepatic ligament | mesogastrium
위간인대 gastrohepatic omentum
위감응전기요법 gastrofaradization
위갑상샘동맥 superior thyroid artery
위결장- gastrocolic
위결장그물막 gastrocolic omentum
위결장망 gastrocolic omentum
위결장문합술 gastrocolostomy
위결장반사 gastrocolic reflex
위결장샛길 gastrocolic fistula
위결장연결술 gastrocolostomy
위결장인대 gastrocolic ligament
위결장정맥 gastrocolic vein
위결장정맥간 gastrocolic trunk
위결장처짐 gastrocoloptosis
위결장하수증 gastrocoloptosis
위겸자 stomach clamp
위경유낭위문합(술) transgastric cystogastrostomy
위고정(술) gastropexy
위고정접합기 gastrophore
위골반문 pelvic inlet
위공장문합술 gastrojejunostomy
위공장식도문합술 gastrojejunoesophagostomy
위공장식도연결술 gastrojejunoesophagostomy
위공장연결술 gastrojejunostomy
위과다분비 gastric hypersecretion
위관 gastric tube | stomach tube
위관내낭위문합술 intragastric cystogastrostomy
위관절융기골절 epicondylar fracture
위관절융기염 epicondylitis
위구역절제(술) segmental gastric resection
위구역절제술 segmantal gastrectomy
위궤양 gastric ulcer | stomach ulcer
위근육절개(술) gastromyotomy
위급식 gastric feeding
위급통증 gastric crisis
위기 crisis
위기능이상 gastric dysfunction
위꿰맴(술) gastrorrhaphy

위나선균 *Helicobacter pylori; H. pylori*
위날문막힘 gastric outlet obstruction
위내부사진기 photogastroscope
위내시경 gastric endoscopy | gastroscope
위내시경검사 gastroscopy
위내압측정법 gastrotonometry
위누공 gastric fistula
위눈꺼풀 upper eyelid
위눈확틈새 superior orbital fissure
위달시험 Widal test
위대망- gastroepiploic
위대치액 gastric replacement fluid
위도 gastric canal
위독기설사 critical diarrhea
위동맥 gastric artery
위루 gastric fistula | gastrostomy
위루관급식 gastrostomy tube feeding
위루영양 gastrostogavage
위마비 gastroparalysis | gastroparesis
위막 pseudomembrane
위막염증 pseudomembranous inflammation
위몸통관 gastric canal
위무긴장증 gastroatonia
위무력 gastric atony
위문합(술) gastric anastomosis | gastroanastomosis
위바깥사분역 upper outer quadrant
위바닥 gastric fundus
위바닥샘 fundic gland
위바닥샘용종 fundic gland polyp
위바닥점막 fundic mucosa
위바닥주름술 fundoplication
위바닥주름형성술 fundoplication
위박리(술) gastrolysis
위배벽동맥 superficial epigastric artery
위배출 gastric emptying
위배출검사 gastric emptying study
위배출지연 delayed gastric emptying
위벽- gastroparietal
위벽염 linitis
위병증 gastropathy
위보액 gastric replacement fluid
위봉합(술) gastrorrhaphy
위분문부 gastrocardiac
위분비 gastric secretion
위비망 gastrosplenic omentum
위비장- gastrosplenic
위비장인대 gastrosplenic ligament
위빈맥 tachygastria
위산 gastric acid
위산과다 chlorhydria
위산과다(증) gastric hypersecretion | hyperchlorhydria
위산분비 gastric acid secretion
위산분석 gastric acid analysis
위산없음증 achlorhydria
위산역류 gastric acid reflux
위산저하(증) hypochlorhydia
위상 gastric phase | phase
위상부호화방향 phase encode direction
위상지연 phase delay
위상차 phase difference
위상차현미경 phase contrast microscope
위샘 gastric gland
위샘종 gastric adenoma
위샘창자- gastroduodenal
위샘창자경계부 gastroduodenal juction
위샘창자굽이 superior duodenal flexure
위샘창자궤양 gastroduodenal ulcer
위샘창자기능 gastroduodenal function
위샘창자내시경검사 gastroduodenoscopy
위샘창자동맥 gastroduodenal artery
위샘창자문합술 gastroduodenostomy
위샘창자연결술 gastroduodenostomy
위샘창자염 gastroduodenitis
위샘창자점막출혈 gastroduodenal mucosal hemorrhage
위샛길 gastric fistula
위샛길영양 gastrostogavage
위생 health | hygiene | sanitation
위생학 hygiene | hygieology
위서파 gastric slow wave
위석 bezoar | gastric bezoar | gastrolith

위선염 gastradenitis
위성설사 gastrogenic diarrhea
위성세포 satellite cell
위성염색체 satellite chromosome
위성전이 satellite metastasis
위성형(술) gastroplasty
위세로칸림프절 superior mediastinal lymph node
위세척 gastric lavage | gastrolavage
위세척기 stomach pump
위소장- gastroenteric | gastrointestinal
위소장결장문합술 gastroenterocolostomy
위소장결장연결술 gastroenterocolostomy
위소장결장염 gastroenterocolitis
위소장문합술 gastroenterostomy
위소장성형(술) gastroenteroplasty
위소장연결(술) gastroenteroanastomosis
위소장연결술 gastroenterostomy
위소장염 gastroenteritis
위소장절개(술) gastroenterotomy
위소장하수증 gastroenteroptosis
위소화불량 gastric dyspepsia
위수술 gastric surgery
위식도- gastroesophageal
위식도경계 gastroesophageal junction
위식도역류 gastroesophageal reflux; GER
위식도역류질환 gastroesophageal reflux disease; GERD
위식도열상 gastroesophageal laceration
위식도염 gastroesophagitis
위식도정맥류 gastroesophageal varix
위식도조임근 gastroesophageal sphincter
위식도탈장 gastroesophageal hernia
위십이지장- gastroduodenal
위십이지장경계부 gastroduodenal juction
위십이지장궤양 gastroduodenal ulcer
위십이지장기능 gastroduodenal function
위십이지장내시경검사 gastroduodenoscopy
위십이지장동맥 gastroduodenal artery
위십이지장문합술 gastroduodenostomy
위십이지장연결술 gastroduodenostomy
위십이지장염 gastroduodenitis
위십이지장점막출혈 gastroduodenal mucosal hemorrhage
위아전절제술 subtotal gastrectomy
위암 gastric cancer
위암(종) stomach carcinoma
위액 gastric juice
위약 placebo
위약반응 placebo response
위역류 gastric reflux | gastric regurgitation
위연결(술) gastroanastomosis
위연축 gastrospasm
위연화증 gastromalacia
위염 gastritis
위염균 *Helicobacter pylori; H. pylori*
위염전 gastric volvulus
위영양 gastrogavage
위오목 gastric foveolar | gastric pit
위용종 stomach polyp
위우회로 gastric bypass
위운동도검사 gastrography
위운동도검사기 gastrograph
위운동신경세포병 upper motor neuron disease
위움 gastric pit
위원인- gastrogenic
위-위문합술 gastrogastrostomy
위-위연결술 gastrogastrostomy
위위축 gastratrophy | gastric atrophy
위유전자 pseudogene
위이완증 gastroatonia
위잘록창자반사 gastrocolic reflex
위장- gastroenteric | gastrointestinal
위장(관)내기체배출- carminative
위장(관)내기체배출제 carminative
위장(관)반사 gastrointestinal reflex
위장(관)운동이상 gastrointestinal dysmotility
위장(관)출혈 gastrointestinal hemorrhage
위장관- gastrointestinal
위장관 gastrointestinal tract
위장관기질종양 gastrointestinal stromal tumor; GIST
위장관림프종 gastrointestinal lymphoma

위장관봉합기 GIA stapling instrument
위장관분비 gastrointestinal secretion
위장관세척 gastrointestinal lavage
위장관신경병증 gastrointestinal neuropathy
위장관암 gastrointestinal cancer
위장관운동질환 gastrointestinal motility disorder
위장관장애 gastrointestinal disorder
위장관중복 gastrointestinal duplication
위장관질환 gastrointestinal disease
위장관출혈 gastrointestinal bleeding
위장관폐쇄 gastrointestinal obstruction
위장문합(술) gastroenteroanastomosis
위장병(증) gastroenteropathy
위장보호제 stomachic
위장소화 gastrointestinal digestion
위장연결(술) gastroenteroanastomosis
위장염 enterogastritis | gastroenteritis
위장용종증 gastrointestinal polyposis
위장운동촉진제 prokinetic drug
위장전문의 gastroenterologist
위장폴립증 gastrointestinal polyposis
위장학 gastroenterology
위장학자 gastroenterologist
위저류 gastric retention
위저부주름술 fundoplication
위저부주름형성술 fundoplication
위저장소 gastric reservoir
위적응 gastric accommodation
위전위 gastrokateixia
위전위술 gastric transposition
위전절제술 total gastrectomy
위절개기 gastrotome
위절제술 gastrectomy
위절제후증후군 postgastrectomy syndrome
위절제후흡수장애 postgastrectomy malabsorption
위점막 gastric mucosa
위점막분비 gastric mucosal secretion
위점막장벽 gastric mucosal barrier
위점막주름 gastric rugae
위점액 gastric mucin | gastric mucus
위정체 gastric stasis
위조루술 gastrostomy
위주름형성(술) gastroplication
위주위염 perigastritis
위중복 gastric duplication
위직류전기치료 gastrogalvanization
위직류통전법 gastrogalvanization
위진균증 gastromycosis
위질환 gastropathy | gastrosia
위창냄술 gastrostomy
위창자- gastrointestinal
위창자가스 flatus
위창자간막동맥 superior mesenteric artery
위창자길 gastrointestinal tract
위창자돌 bezoar
위창자털덩이 trichobezoar
위처짐 gastric ptosis
위추벽형성(술) gastroptyxis
위축 hypotrophy
위축(증) atrophy
위축간경화 atrophic cirrhosis
위축공기증 atrophic emphysema
위축관절염 atrophic arthritis
위축기종 atrophic emphysema
위축세포질 shrinked cytoplasm
위축위염 atrophic gastritis
위축자궁내막염 atrophic endometritis
위축칸디다증 atrophic candidiasis
위축흉터 atrophic scar
위출구폐쇄 gastric outlet obstruction
위출렁소리 capotement
위출혈 gastrorrhagia
위췌장오목 gastropancreatic recess
위췌장주름 gastropancreatic fold
위치 position
위치결정 positioning
위치복원 reposition
위치복원- repositioning
위치선정 localization
위치이상 malposition
위침샘반사 gastrosalivary reflex
위클램프 stomach clamp

위탈장 gastrocele
위탓- gastrogenic
위턱관 maxillary canal
위턱굴 maxillary sinus
위턱굴염 maxillary sinusitis
위턱뼈 maxilla
위턱얼굴손상 maxillofacial injury
위통 stomach ache
위통(증) stomachache | stomachalgia stomachodynia
위통증 gastralgia | gastrodynia
위파열 gastrorrhexis
위팔 arm | upper arm
위팔- brachial
위팔동맥 brachial artery
위팔동맥-노쪽피부정맥 동정맥루 brachiocephalic fistula
위팔뼈 humerus
위팔뼈작은머리 capitulum
위팔신경 brachial nerve
위팔정맥 brachial vein
위팽창 gastric distention
위평활근종 gastric leiomyoma
위하수 gastrokateixia | gastroptosis
위험 risk
위험도 risk
위험도관리 risk management
위험도평가 risk assessment
위험사지허혈증 critical limb ischemia
위험인자 risk factor
위험장기 critical organ
위화생 gastric metaplasia
위확장 gastrectasia | gastrectasis | gastric dilatation
위회장문합술 gastroileostomy
위회장반사 gastroileal reflex
위회장연결술 gastroileostomy
위회장염 gastroileitis
위횡격막- gastrophrenic
위후두신경 superior laryngeal nerve
윌름종양 Wilms tumor
윌슨병 Wilson disease
윌키증후군 Wilkie syndrome
윗물 supernatant | supernatant fluid
윗물- supernatant
유(당) lac
유각기 swing phase
유경피판 pedicle flap
유골 osteoid
유관 lactiferous duct
유관누공 mammary fistula
유관동 lactiferous ampulla | lactiferous sinus
유관샛길 mammary fistula
유관염 galactophoritis
유관조영촬영 galactography
유구적혈구 stomatocyte
유구조충 pork tapeworm | *Taenia solium* | taeniola solium
유기산 organic acid
유기산뇨증 organic aciduria
유기철색소 organoiron pigment
유기체 organism
유기화학 organic chemistry
유뇨증 enuresis
유도 derivation | induction
유도 카테터 guide catheter
유도관 adaptor | introducer sheath
유도기 induction period
유도면역억제 induction immunosuppression
유도물질 induction agent
유도분만 induced delivery
유도세포 inducer cell
유도유방촬영 guided mammography
유도인자 inducer
유도자 introducer
유도제 inducer | induction agent
유도철사 guidewire
유도체 derivant | derivative
유도침 introducer
유도화학요법 induction chemotherapy
유독기체 damp
유동 flow
유동신호 flow signal

유동학 rheology
유동화 mobilization
유두 mammary papilla | mammilla | nipple | papilla
유두- mamillary | papillary
유두과다(증) hyperthelia
유두괄약근절개술 sphincteropapillotomy
유두괴사 papillary necrosis
유두뒤당김 nipple retraction
유두모양 mammose
유두모양- papillary
유두모양낭샘종 papillary cystadenoma
유두모양낭성종양 papillary cystic tumor
유두모양담관암종 papillary cholangiocarcinoma
유두모양돌기 papillary projection
유두모양암 papillary cancer
유두모양암(종) papillary carcinoma
유두보존유방절제술 nipple-sparing mastectomy
유두분비물 nipple discharge
유두샘종 nipple adenoma
유두선 mammary line
유두선암(종) papillary adenocarcinoma
유두선종 nipple adenoma
유두성낭성신생물 papillary-cystic neoplasm
유두성형술 mamilliplasty
유두십이지장절제술 papilloduodenectomy
유두염 mamillitis | papillitis
유두절개 papillotomy
유두절제술 papillectomy
유두종 papilloma
유두종바이러스 papillomavirus
유두종바이러스감염 papilloma virus infection
유두종증 papillomatosis
유두진피 papillary dermis
유두판(막) nipple valve
유두협착증 papillary stenosis
유라닐- uranyl
유라닐기 uranyl
유라실 uracil
유량 flow
유량계 flowmeter
유레콜린 urecholine
유령세포 ghost cell
유령적혈구 ghost cell
유로그라핀관장 urografin enema
유로빌리노겐 urobilinogen
유로빌리노겐뇨 urobilinogenuria
유로빌리노겐혈증 urobilinogenemia
유로빌린황달 hemapheic jaundice | urobilin jaundice
유로키나제 urokinase
유로포르피린 uroporphyrin
유로포르피리노겐 uroporphyrinogen
유륜 areola | mammary areola
유륜- areolar
유륜보존유방절제술 areolar-sparing mastectomy
유륜상암 areolar cancer
유륜상의 areolar
유륜염 areolitis
유륜하부 subareolar area
유륜하종양 subareolar location of tumor
유리 discharge
유리- free | hyaline
유리TRAM피판 free transeverse rectus abdominis muscle flap; free TRAM flap
유리공기 free air
유리막대 glass rod
유리산소기 free oxygen radical
유리수분제거(율) free-water clearance
유리이식편 free graft
유리질- hyaline
유리질막병 hyaline membrane disease
유리질봉입체 hyaline inclusion
유리질세동맥경화증 hyaline arteriolosclerosis
유리체 vitreous | vitreous body
유리체- vitreous
유리체관 hyaloid canal
유리체피막 hyaloid capsule
유리코티졸 free cortisol
유리트리아이오도티로닌 free triiodothyronine; free T3
유리티록신 free thyroxine; free T4
유리티록신지수 free thyroxine (T4) index; FTI
유리피판 free flap

유리피판전이(술) free flap transfer
유리횡복직근피판(술) free transeverse rectus abdominis muscle flap; free TRAM flap
유모백반 hairy leukoplakia
유문 pylorus
유문- pyloric
유문관 pyloric canal
유문괄약근 pyloric sphincter
유문구멍 pyloric orifice
유문근(육)절개(술) pyloromyotomy
유문근층절개(술) gastromyotomy
유문망 pyloric web
유문반사 pyloric reflex
유문보존 pylorus preservation
유문보존근위부위절제술 pylorus preserving proximal gastrectomy
유문보존원위부위절제술 pylorus preserving distal gastrectomy; PPG
유문상림프절 suprapyloric node
유문샘 pyloric gland
유문성형 pyloplasty
유문성형(술) pyloroplasty
유문십이지장중복낭 pyloroduodenal duplication cyst
유문앞 prepyloric
유문연축 pyloric spasm | pylorospasm
유문전폐쇄 prepyloric atresia
유문절개 pylorotomy
유문절제술 gastropylorectomy
유문조루술 pylorostomy
유문중복 pyloric duplication
유문처짐증 pyloroptosis
유문출구폐쇄 pyloric outlet obstruction
유문폐쇄 pyloric obstruction
유문하림프절 subpyloric lymph node
유문협착 pyloric stenosis
유미 chyle
유미관확장(증) chylectasia
유미낭 chylous cyst
유미루 chyle fistula
유미복수 chylous ascites
유미설사 diarrhea chylosa
유미의 chylous
유발시험 provocation test
유발인자 inducer
유발전위 evoked potential
유발접종 provocative injection
유발주사 eliciting injection | provocative injection
유발지연 trigger delay
유방 breast | mamma
유방- mammary
유방(방사선)영상 mammogram
유방(방사선)촬영 mammography
(유방)결절샘증 nodular adenosis (of breast)
유방고름집 mammary abscess
유방고정술 mastopexy
유방과다증 hypermastia | pleomastia
유방농양 mammary abscess
유방모양고름집 mastoid abscess
유방병증 mastopathy
유방삽입물 breast implant
유방성형술 mammaplasty | mammoplasty | mastoplasty
유방암 breast cancer
유방염 mastitis
유방오목 mammary pit
유방외파제트병 extramammary Paget disease
유방유착증 symmastia
유방자가검사 breast self examination
유방자가검진 breast self examination
유방재건술 breast reconstruction
유방절개술 mammotomy | mastotomy
유방절제 mastectomy
유방절제술 mammectomy
유방조직증식증 mazoplasia
유방종괴 breast mass
유방주름 mammary fold
유방주위염 perimastitis
유방줄임(술) breast reduction
유방증 mastosis
유방처짐 mastoptosis
유방촬영검사 mammography

유방촬영사진 mammogram
유방축소(술) breast reduction
유방출혈 mastorrhagia
유방키움(술) breast augmentation
유방통 mammalgia | mastalgia
유방통(증) mastodynia | mazodynia
유방피판술 breast flap
유방확대(술) breast augmentation
유방후낭 retromammary bursa
유병률 prevalence | prevalence rate
유분증 encopresis
유사고자증 eunuchoidism
유사그물증- reticuloid
유사문턱값 quasi threshold
유사물질 analogue
유사분열 karyokinesis | mitosis
유사분열- mitotic
유사분열기 mitotic period
유사분열기세포 mitotic cell
유사분열억제제 mitotic inhibitor
유사분열주기 mitotic cycle
유사분열촉진제 mitogen
유사실험 quasi experiment
유사아나필락시스반응 anaphylactoid reaction
유사증례 borderline case
유사지질- lipoid
유사체 analogue
유사초과민반응 anaphylactoid reaction
유사혈우병 hemophiloid
유산균 *Lactobacillus*
유산나트륨용액 sodium lactate solution
유산소균감염 aerobic infection
유산염 lactate
유산율 abortion rate
유산칼슘 calcium lactate
유생생식 pedogenesis
유선 mammary gland | milk line
유선관팽대 lactiferous ampulla
유선관확장 mammary duct ectasia
유선농양 milk abscess
유선림프관얼기 mammary lymphatic plexus
유선림프총 mammary lymphatic plexus
유선염 mastadenitis
유선자극- mammotropic
유선자극세포 mammotroph
유선조영 galactography
유선종 mastadenoma
유선주위염 paramastitis | perimastitis
유성생식 gametogony | sexual generation
유성세대 sexual generation
유속측정(법) flowmetry
유수신경섬유 myelinated fiber
유암 mammary cancer
유암종 carcinoid
유암종양 carcinoid tumor
유암종위기 carcinoid crisis
유암종증 carcinoidosis
유암종증후군 carcinoid syndrome
유약세포 juvenile cell
유양돌기 mastoid process
유연성 flexibility
유육종- sarcoid
유육종증 sarcoid | sarcoidosis
유의성 significance
유잉육종 Ewing sarcoma
유잉종양 Ewing tumor
유전 heredity | inheritance
유전- genetic | hereditary
유전(자)형 genotype
유전가능성 heritability
유전가족성- heredofamilial
유전결손 genetic defect
유전결함 heritable defect
유전공모양적혈구증 hereditary spherocytosis
유전구형적혈구증 hereditary spherocytosis
유전림프부종 hereditary lymphedema
유전매독 hereditary syphilis
유전변이 genetic drift
유전병 genetic disease | hereditary disease | inherited disease
유전분증 amyloidosis
유전비용종결장직장증후군 syndrome hereditary non

polyposis colorectal
유전비용종대장암 hereditary nonpolyposis colorectal cancer; HNPCC
유전사 genetic death
유전상담 genetic counseling
유전성비용종증결장직장암 hereditatry non-polyposis colorectal carcinoma
유전성비용종증대장암 hereditatry non-polyposi colorectal carcinoma
유전성위암 hereditary gastric cancer
유전신염 hereditary nephritis
유전양성상피내이상각화증 hereditary benign intraepithelial dyskeratosis
유전유문협착 hereditary pyloric stenosis
유전율 heritability
유전응고장애 hereditary coagulation disorder
유전인자 genetic factor
유전자 gene
유전자- genic
유전자결손 gene defect | gene deletion
유전자다형성 polymorphism
유전자돌연변이 gene mutation
유전자발현 gene expression
유전자부체 episome
유전자부호 codon
유전자부호해독 translation
유전자연관 genetic linkage
유전자요법 gene therapy
유전자위치지정 gene mapping
유전자자리 locus
유전자재조합 gene recombination
유전자재집합 genetic reassortment
유전자재편성 genetic reassortment
유전자조절 gene regulation
유전자지도 gene map
유전자지도작성 gene mapping
유전자치료 gene therapy
유전장애 hereditary disorder
유전적재활성화 genetic reactivation
유전적조절 genetic regulation
유전정보 genetic information
유전질환 genetic disorder | hereditary disorder
유전체 genome
유전체도서관 genomic library
유전체질 heredity
유전출혈모세혈관확장증 hereditary hemorrhagic telangiectasia
유전췌장염 hereditary pancreatitis
유전코프로포르피린증 hereditary coproporphyria
유전학 genetics
유전학자 geneticist
유주 emigration
유주비장 wandering spleen
유주세포 wandering cell
유주지라 wandering spleen
유즙분비과다 galactorrhea
유즙혈증 galactemia
유증상담석증 symptomatic cholelithiasis
유지 retention
유지면역억제 maintenance immunosuppression
유착 adherence | adhesion
유착- adhesive
유착성 adhesiveness
유착절제(술) adhesiotomy
유출 outflow
유출량 discharge
유출액 extravasation
유출저항 outflow resistance
유치 dens lacteus
유치도관 indwelling catheter
유치도관배액 indwelling catheter drainage
유치도관삽입 indwelling catheterization
유치배출관 indwelling drain
유침 oil immersion
유탁액 emulsion
유피낭 dermoid
유피낭종 dermoid cyst
유피종암 dermoid cancer
유피종양 dermoid tumor
유합 fusion
유해작용 adverse action
유핵세포 nucleated cell

유핵적혈구 nucleated erythrocyte | nucleated RBC
유행곡선 epidemic curve
유행귀밑샘염 epidemic parotitis
유행설사 epidemic diarrhea
유행성 장염 epidemic enteritis
유행성 창자염 epidemic enteritis
유행조사 outbreak investigation
유형 type
유황균 sulfur bacterium
유효간용적률 effective liver volume rate
유효선량 effective dose
유효수요 effective demand
유효순환용적 effective circulating volume
유효용량 effective dose
유효용적 effective capacity
유효전하 effective charge
유효혈액량 effective blood volume
육두구간 nutmeg liver
육아 granulation
육아궤양 granulation ulcer
육아조직 granulation tissue
육아종 granuloma
육아종갑상샘염 granulomatous thyroiditis
육아종결장염 granulomatous colitis
육아종대동맥염 granulomatous aortitis
육아종병 granulomatous disease
육아종복막염 granulomatous peritonitis
육아종성장염 granulomatous enteritis
육아종소엽유방염 granulomatous lobular mastitis
육아종양 granulation tumor
육아종염증 granulomatous inflammation
육아종위염 granulomatous gastritis
육아종유방염 granulomatous mastitis
육아종잘록창자염 granulomatous colitis
육아종전립샘염 granulomatous prostatitis
육아종증 granulomatosis
육아종피막성구균 *Calymmatobacterium granulomatis*
육아종회결장염 granulomatous ileocolitis
육안- gross
육안검사 gross examination | macroscopic examination
육안병변 gross lesion
육안해부학 gross anatomy
육종 sarcoma
육종양간세포암종 sarcomatoid hepatocellular carcinoma
육종유사종양 sarcoid
육종증 sarcomatosis
육체 soma
윤 ring
(윤)활막 synovium
(윤)활막- synovial
(윤)활막염 synovitis
(윤)활막육종 synovial sarcoma
(윤)활액 synovial fluid
(윤)활액- synovial
(윤)활액결절종 synovial ganglion
윤곽 configuration
윤상- annular | circular
윤상갑상- cricothyroid
윤상갑상근 cricothyroid muscle
윤상갑상막 cricothyroid membrane
윤상갑상연골절개 cricothyroidotomy
윤상갑상인대 cricothyroid ligament
윤상기관절제 cricotracheal resection
윤상연골 cricoid cartilage
윤상인두- cricopharyngeal
윤상인두인대 cricopharyngeal cartilage
윤상인두장애 cricopharyngeal disorder
윤상체 ring form
윤상형암 annular cancer
윤활관절 synovial joint
윤활낭 bursa
윤활설사제 lubricant cathartic
윤활세포 synovial cell
윤활주머니 bursa
율 quotient | rate | ratio
율동 rhythm
율동장애 dysrhythmia
융기 bulla | elevation | eminence | knob | prominence | prominentia | protuberance
융기사이융기 intercondylar eminence

융기창백 elevation pallor
융기피부섬유육종 dermatofibrosarcoma protuberans
융모 villi | villus
융모막 chorion | serosa
융모막- chorionic
융모막샘종 chorioadenoma
융모막암(종) choriocarcinoma
융모막융모 chorionic villus
융모막융모표본채취 chorionic villi sampling
융모막종 chorioma
융모샘종 villous adenoma
융모생식샘자극호르몬 choriogonadotropin
융모선종 villous adenoma
융모양막 chorioamnion
융모양막염 chorioamnionitis
융모요막- chorioallantoic
융모위축 villous atrophy
융모주름 villous fold
융합 assimilation | blending | coalescense | confluence | fusion | hybrid
융합- confluent
융합각 fusion angle
융합결함 fusion defect
융합성- confluent
융합신(장) fused kidney
융합영양막 syncytiotrophoblast
융합영양막결절 syncytial knot
융합체 syncytium
융합체- syncytial
융해 fusion
으깸손상 crush injury
으뜸세포 chief cell | principal cell
은염색 silver stain
은친화성 argyrophilia
은클립 silver dip
은폐항원 sequestered antigen
은협자 silver dip
음 sound | tone | tonus
음경 penis | phallus
음경- penile
음경귀두 glands penis | glans penis
음경꺼풀 foreskin | preputium
음경상피내종양 penile intraepithelial neoplasia
음경성형 phalloplasty
음경전이 penile metastasis
음경해면체 corpus cavernosum penis
음극 cathode
음낭 scrotum
음낭- scrotal
음낭루 scrotal fistula
음낭반상출혈 scrotal ecchymosis
음낭수종 hydrocele | scrotal hydrocele
음낭수종절제술 hydrocelectomy
음낭탈장 scrotal hernia | scrotocele
음료 liquor
음모 pubic hair
음모슬증 pediculosis pubis
음문절제술 vulvectomy
음문질샘 vulvovaginal gland
음문질선 vulvovaginal gland
음문폐쇄(술) vulvocleisis
음반사담즙 reflective bile
음부 pudendum
음부- pudendal
음부넓다리신경 genitofemoral nerve
음부대퇴신경 genitofemoral nerve
음부동맥 pudendal artery
음부분지 genital branch
음부신경 pudendal nerve
음부신경관 pudendal canal
음부신경말단운동잠복기 pudendal nerve terminal motor latency
음부신경박리(술) pudendal neurolysis
음부신경차단 pudendal block
음부탈장 pudendal hernia
음부틈새 pudendal cleft
음성되먹임 negative feedback
음성되먹임기전 negative feedback mechanism
음성수축력- negative inotropic
음성증상 negative symptom
음성질소평형 negative nitrogen balance
음속 beam

음속에 가까운- transonic
음순유착 labial adhesion
음식 diet | meal
음식- dietary
음식알레르기 food allergy
음식요구량 dietary requirement
음식조절 diet | diet adjustment
음식조절- dietary
음식혐오(증) sicchasia
음압 negative pressure
음양모세포종 gynandroblastoma
음영 density | opacity | sihlouette
음영증가 opacification
음영차 density difference
음영화 opacification
음이온차이 anion gap
음전하 negative charge
음조 tone | tonus
음질 tone quality
음파 sound wave
음핵 clitoris
음핵- clitoral
음핵윤절 female circumcision
음향- acoustic
음향더듬자 sound probe
음향창 acoustic window
음향탐색자 sound probe
음향통과- transonic
음향학 acoustics
응결 coalescense
응고 clotting | coagulation
응고경로 coagulation pathway
응고괴사 coagulation necrosis
응고기 coagulator
응고기전 clotting mechanism | coagulation mechanism
응고반응 setting reaction
응고병증 coagulopathy
응고성 coagulability
응고성- coagulative
응고시간 time coagulation
응고억제제 clotting inhibitor
응고요법 coagulative therapy
응고인자 clotting factor | coagulation factor | factor coagulation
응고장애 coagulation disorder | disorder coagulation
응고저하 hypocoagulability
응고저하- hypocoagulable
응고절개(술) coagulotomy
응고항진상태 hypercoagulable state
응고항진성 hypercoagulability
응괴 clumping
응급 emergency
응급개복 emergency laparotomy
응급의학 emergency medicine
응급처치 emergency care
응답률 response rate
응용화학 applied chemistry
응집 aggregation | coherence | cohesion | flocculation
응집검사 agglutination test
응집능 agglutinating capacity
응집반응 agglutination reaction
응집소 agglutinin
응혈 thrombokinesis
응혈성 coagulability
의료 care | medical care
의료과실 malpractice
의료기관종사자 health care worker
의료사회사업가 medical social worker
의료수요 health care demand | medical need
의료요구 medical need
의무기록 medical record
의무실 infirmary
의무장교 surgeon
의사 doctor | physician
의사감염 spurious infection
의사지방종증 pseudolipomatosis
의사찾아다니기 healer shopping
의사카포시육종 pseudo-Kaposi sarcoma
의사환자관계 doctor patient relationship
의사-환자관계 physician-patient relationship

의식변동 consciousness fluctuation
의식상태 sensorium
(의약품)임상시험관리기준 good clinical practice
의원- iatrogenic
의원병 iatrogenic disease
의인- iatrogenic
의인동맥기형 iatrogenic arterial vascular malformation
의인병 iatrogenic disease
의족 prosthetic foot
의존- dependent
의치 denture
의학 medicine
의학검사보고 medical examination report
의학물리학 medical physics
의학생태학 medical ecology
의학세균학 medical bacteriology
의학진단기구 medical diagnostic instrument
이 dens | ear | lice | teeth
이- dental
이<속> *Pediculus*
이감염증 pediculosis | phthiriasis
이개 auricle
이개하- subauricular
이경 aural speculum | ear speculum
이관 salpinx
이관염 salpingitis
이구역절제술 bisectionectomy
이글 기준 Eagle criteria
이글-바레트증후군 Eagle-Barrett syndrome
이끌관 catheter
이뇨 diuresis
이뇨- diuretic
이뇨억제 antidiuresis
이뇨작용 diuretic action
이뇨제 diuretic
이는곳 origin
이단 break
이단맥 bigeminum
이단맥박 bigeminal pulse | couple pulse
이당(류) disaccharide
이당분해효소 disaccharidase
이돋이 eruption
이동 ambulation | locomotion | migration | mobilization
이동고름집 migrating abscess | wandering abscess
이동농양 wandering abscess
이동둔탁음 shifting dullness
이동비장 movable spleen
이동성간 wandering liver
이동정맥염 migratory phlebitis
이동통증 wandering pain
이동혈전정맥염 thrombophlebitis migrans
이동홍반 erythema migrans
이두근 biceps
이랑 gyrus
이른거짓사춘기 precocious pseudopuberty
이른사춘기 precocious puberty
이리노테칸 irinotecan
이마 forehead | frons | frontal
이마굴 frontal sinus
이마굴염 frontal sinusitis
이마면 frontal plane
이마엽 frontal lobe
이마융기 frontal eminence
이모양- odontoid
이물(질) foreign body
이물거대세포 foreign body giant cell
이물제거기 protractor
이물충수염 foreign-body appendicitis
이미프라민 imipramine
이발론스펀지피복(술) Ivalon sponge wrap operation
이발생 odontogenesis | odontogeny
이복근 digastric muslce
이부- mental
이분열 binary fission
이분절절제술 bisegmentectomy
이분척추 spina bifida
이뿌리 stump
이뿌리통증 root pain
이산화규소 silica
이산화물 dioxide
이산화질소 nitrogen dioxide

이산화탄소 carbon dioxide; CO_2
이산화탄소- carbogaseous
이산화탄소레이저 carbon dioxide laser
이산화탄소산증 carbon dioxide acidosis
이산화탄소주입기 CO_2 insufflators
이산화탄소혼수 carbon dioxide narcosis
이산화황 sulfur dioxide
이상 abnormality | anomaly
이상(성)- biphasic
이상각화종 dyskeratoma
이상각화증 dyskeratosis
이상간동맥 aberrant hepatic artery
이상배수- heteroploid
이상배수성 heteroploidy
이상배수체 heteroploid
이상변 caddy stool
이상분만 dystocia
이상섬유소원혈증 dysfibrinogenemia
이상와 piriform sinus | pyriform sinus
이상운동증 dyskinesia
이상자궁출혈 abnormal uterine bleeding
이상재생 aberrant regeneration
이상증 dystrophy
이상초과민 pathergy
이상파형 biphasic wave form
이상폐쇄동맥 aberrant obturator artery
이상행동 abnormal behavior
이상행복감 euphoria
이상형태증 dysmorphia | dysmorphism
이상화전이 idealizing transference
이색증 heterochromia
이성애 heterosexuality
이성유전 criss-cross inheritance
이소고환 parorchidium
이소골화 ectopic ossification
이소부정맥 ectopic arrhythmia
이소성 ectopic
이소성간동맥 aberrant hepatic artery
이소성감염 ectopic infection
이소성갑상샘 ectopic thyroid
이소성고환 parorchidium
이소성골화 heterotopic ossification
이소성보조간이식 heterotopic auxiliary liver transplantation
이소성신장 ectopic kidney
이소성위점막 ectopic gastric mucosa
이소스포라증 isosporiasis
이소증 ectopia | ectopy
이소췌장 ectopic pancreas
이수 completion
이시성 metachronous
이식 graft | grafting | implant | implantation | plantation | transfer | transplantation
이식거부반응 transplant rejection
이식관광 transplant tourism
이식면역 transplantation immunity
이식물 implant
이식상업주의 transplant commercialism
이식신장적출술 transplant nephrectomy
이식장기수혜자 transplant recipient
이식증 pica
이식편 graft
이식편거부반응 graft rejection
이식편기능느림 slow graft function
이식편기능지연 delayed graft function
이식편대숙주 graft-versus-host; GVH
이식편대숙주반응 graft-versus-host reaction
이식편대숙주병 graft-versus-host disease
이식편사구체병증 transplant glomerulopathy
이식편주위- perigraft
이식편지연성기능회복 liver graft delayed non-function
이식학 implantology
이식항원 transplantation antigen
이식후림프세포증식병 posttransplant lymphoproliferative disorder; PTLD
이식후면역증식병 posttransplant lymphoproliferative disease
이신경절 otic ganglion
이심률 eccentricity
이염(색)소체 metachromatic body
이염색체성 disomy

이온 ion
이온결합 ionic linkage
이온교환 ion exchange
이온교환수지 ion exchange resin
이온농도 ionic concentration
이온조절 ionic regulation
이온투과성 ionic permeability
이온포착 ion trapping
이온화 ionization
이온화방사선 ionizing radiation
이완 relaxation
이완(증) atony
이완골반바닥 relaxed pelvic floor
이완기 relaxation phase
이완못함(증) achalasia
이완방광 flaccid bladder
이완봉합 relaxation suture
이완불능(증) achalasia
이완상 relaxation phase
이완상태 relaxation state
이완율 relaxation rate
이완절개 relaxing incision | relief incision
이완제 relaxant
이용 utilization
이용률 availability
이유 weaning
이음 junction
이음구조 girdle
이음부 junction
이음뼈 girdle
이이에이 문합기 EEA stapler
이이에이 연결기 EEA stapler
이인증 depersonalization
이자 pancreas
이자- pancreatic
이자동맥 pancreatic artery
이자머리 head of pancreas
이자모세포종 pancreatoblastoma
이자샘창자동맥 pancreaticoduodenal artery
이자샘창자절제술 pancreaticoduodenectomy
이자섬 pancreas islet | pancreatic islet
이자섬염 insulitis
이자섬절제술 nesidiectomy
이자쓸개관조영술 pancreaticocholangiography
이자쓸개주머니연결술 pancreaticocholecystostomy
이자앞동맥 prepancreatic artery
이자외원인당뇨병 extrapancreatogenic diabetes
이자위연결술 pancreaticogastrostomy
이자작은창자연결술 pancreaticoenterostomy
이종- xenogenic
이종단백질 heterologous protein
이종면역 xenoimmune
이종면역- heteroimmune
이종수혈 heterotransfusion
이종이식 heterograft | heteroplastic graft | heteroplastid | heterotransplantation | xenograft | xenotransplantation
이종이식(술) heteroplastic transplantation
이종이식(편) heterologous graft
이종이식편 heterograft | heteroplastid | xenograft
이종접합보인자 heterozygous carrier
이종피부이식 heterodermic graft
이종항독소 heterologous antitoxin
이종항체 heterologous antibody
이종핵짝풀림 heteronuclear decoupling
이종혈청 foreign serum
이중- dual
이중가닥나선 double stranded helix
이중관대동맥 double-barreled aorta
이중기포징후 double bubble sign
이중나선 double helix
이중내강도관 double lumen catheter | dual lumen catheter
이중대동맥궁 double aortic arch
이중동력박근성형술 double dynamic graciloplasty
이중매듭 double knot
이중맹검법 double blind method
이중맹검연구 double blind study
이중방광 double bladder
이중벽징후 double wall sign
이중산소측정 dual oximetry
이중스캔 duplex scanning

이중스태플문합술 double stapling technique
이중스태플연결술 double stapling technique
이중심장증 diplocardia
이중염색체 dyad
이중조영바륨검사 double contrast barium study
이중조영바륨관장 double contrast barium enema
이중창결장루조성술 double-barrelled colostomy
이중천자기술 double puncture technique
이중초음파검사 duplex ultrasonography
이중프롤렌메쉬교정술 bilayer polypropylene mesh repair
이중회장 duplex ileum
이지문합(술) heterocladic anastomosis
이지연결(술) heterocladic anastomosis
이질 dysentery | shigellosis
이질균<속> *Shigella*
이질설사 dysenteric diarrhea
이질성 heterogeneity
이질아메바 *Entamoeba histolytica*
이질염색질 heterochromatin
이질염색체 heterosome
이질이질균 *Shigella dysenteriae*
이차- quadric | secondary
이차감염 secondary infection
이차결석 secondary stone
이차곡면 quadric
이차담관성간경화증 secondary biliary cirrhosis
이차동맥류 secondary aneurysm
이차면역반응 secondary immune response
이차무월경 secondary amenorrhea
이차반응 second order reaction
이차병 secondary disease
이차복막염 secondary peritonitis
이차봉합 secondary suture
이차부갑상샘기능항진증 secondary hyperparathyroidism
이차상아질 secondary dentition
이차상처봉합 secondary wound closure
이차성무기폐 secondary atelectasis
이차성징 secondary sexual character
이차쇼크 secondary shock
이차유발반응 secondary evoked response
이차유착 secondary adhesion
이차질환 secondary disease
이차항문구 secondary anal opening
이차확인수술 Second Look Operation
이첨판 bicuspid valve
이첨판- bicuspid
이체이식 heterotransplantation
이층구조 bilayered
이타주의 altruism
이탈 dislocation
이틀 alveolus
이하림프절 submental lymph node
이하선유두 parotid papilla
이하선타액 parotid saliva
이합체 dimer
이핵- binuclear
이행발진 creeping eruption
이행부위 transitional zone
이행상피 transitional epithelium
이행세포 transitional cell
이행세포암(종) transitional cell carcinoma
이행혈전정맥염 thrombophlebitis migrans
이행혈전증 creeping thrombosis
이행호흡 transitional breathing
이형성 dysplasia
이형성결절 dysplastic nodule
이형성관증식증 atypical ductal hyperplasia
이형성모반 dysplastic nevus
이형성상피 dysplastic epithelium
이형염색체 heterosome
이형유전자접합체 heterogenote
이형접합결손 heterozygosity loss
이형접합성 heterozygosity
이형접합성소실 loss of heterozygosity
이형접합체 heterozygote
이형흡충 *Heterophyes*
이화상 catabolic phase | catabolic state
이환 morbidity
이환- morbid
이환율 morbidity | morbidity rate

이황화탄소 carbon disulfide
익사 drowning
인 phosphorus
인격 character | personality
인격화 personalization
인공간 artificial liver | bioartificial liver
인공고막 artificial eardrum
인공관절 artificial joint
인공괄약근 artificial sphincter
인공기도 artificial airway
인공눈물 artificial tears
인공능동면역 artificial active immunity
인공담관삽입술 biliary endoprosthesis
인공막 mesh | prosthetic mesh
인공막교정술 prosthetic repair
인공면역 artificial immunity
인공물 artifact
인공발 prosthetic foot
인공발열 artificial fever
인공배지 artificial culture medium
인공삽입물 prosthesis
인공소화 artificial digestion
인공수정 artificial fertilization
인공수태 artificial conception
인공신(장) artificial kidney
인공심장 artificial heart
인공심장폐장치 artificial heart-lung apparatus | pump oxygenator
인공심장허파장치 artificial heart-lung apparatus
인공심폐기 heart-lung machine
인공양막파열 amniotomy
인공영양 artificial feeding
인공음영 artifact
인공이 pontic
인공장기 artificial organ
인공재료 prosthetic material
인공조임근 artificial sphincter
인공지방층염 factitial panniculitis
인공콩팥 artificial kidney
인공판막대치 prosthetic valve replacement
인공판막심내막염 prosthetic valve endocarditis
인공폐경 artificial menopause
인공피부 artificial skin
인공피부염 artificial dermatitis
인공피부이식 artificial skin graft
인공혈액 artificial blood
인공호흡 artificial respiration
인공호흡기 respirator | ventilator
인과론 causal
인과성 causality
인광 phosphorescence
인교창 human bite
인구동태통계 vital statistics
인구모형 population pyramid
인구조사 population study
인구통계 demographics
인구피라미드 population pyramid
인구학 demographics
인단백질 phosphoprotein
인대 ligament | ligaments | ligamentum
인대고정(술) ligamentopexy
인도메타신 indomethacin
인도시아닌그린 indocyanine green
인도피판 Indian flap
인두 pharynx
인두- pharyngeal
인두곁농양 parapharyngeal abscess
인두뒤고름집 retropharyngeal abscess
인두뒤림프절 retropharyngeal lymph node
인두마비 pharyngeal palsy | pharyngoplegia
인두성형 pharyngoplasty
인두식도괄약근 pharyngoesophageal sphincter
인두신경 pharyngeal nerve
인두염 pharyngitis
인두절제 pharyngectomy
인두주위농양 parapharyngeal abscess
인두통 sore throat
인두편도염 pharyngotonsillitis
인레이 inlay
인류생태학 human ecology
인류학 anthropology
인산뇨 phosphaturia

인산염 phosphate
인산염관장 phosphate enema
인산염뇨 phosphaturia
인산염분해효소 phosphatase
인산염석 phosphate calculus
인산염완충식염수 phosphate-buffered saline
인산화 phosphorylation
인산화효소 kinase
인수감염 zoonotic infection
인수전염병 zoonosis
인슐린 insulin
인슐린내성 insulin resistance
인슐린분비이상- insulopathic
인슐린분해효소 insulinase
인슐린비의존- noninsulin-dependent
인슐린비의존당뇨병 noninsulin-dependent diabetes
인슐린쇼크 insulin shock
인슐린요법 insulinization
인슐린의존- insulin-dependent
인슐린의존당뇨병 insulin-dependent diabetes
인슐린저항당뇨병 insulin-resistant diabetes
인슐린저항성 insulin resistance
인슐린종 insulinoma | insuloma
인슐린종국소화 localization insulinoma
인슐린종위치선정 localization insulinoma
인슐린혈증 insulinemia
인식 awareness
인식불능 blindness
인위열 factitious fever
인자 agent | factor
인자결핍증 factor deficiency
인장강도 tensile strength
인장력 tensile force
인장응력 tensile stress
인접면 proximate surface
인조혈관감염 prosthetic graft infection
인종 race
인종면역 racial immunity
인종특성 racial characteristic
인중 philtrum
인지 perception
인지- cognitive
인지절차 cognitive procedure
인지질 phospholipid
인지질혈증 phospholipidemia
인체계측(법) anthropometry
인터루킨 interleukin
인터페론 interferon
인플루엔자 influenza
인플루엔자균 *Hemophilus influenzae*
인플루엔자바이러스 influenza virus
인화성 inflammability
인후두절제 pharyngolaryngectomy
일과성단백뇨 transient albuminuria | transient proteinuria
일과성당뇨 transient glycosuria
일과성바이러스 passenger virus
일과성신생아고름물집증 transient neonatal pustulosis
일과성음낭수종 transitory hydrocele
일과성직장통 proctalgia fugax
일과성허혈발작 transient ischemic attack; TIA
일과성흑암시 amaurosis fugax
일과신생아고름물집증 transient neonatal pustulosis
일과신생아농포증 transient neonatal pustulosis
일관성 coherence
일괄절제 en bloc dissection | en bloc resection | en-bloc resection
일광 daylight
일광가려움(증) solar pruritus
일광화상 sun burn
일도화상 first-degree burn
일렬협착증 tandem stenosis
일반(방사성)영상 plain radiograph
일반개원의사 general practitioner
일반명 generic | generic name
일반식 general formula
일반외과환자 general surgical patient
일방판막 one-way valve
일부- partial
일부혈구감소 cytopenia
일사병 sunstroke
일산염기 monoacidic base

일산화탄소 carbon monoxide
일산화탄소중독 carbon monoxide intoxication | carbon monoxide poisoning
일산화탄소헤모글로빈 carboxyhemoglobin
일산화탄소혈색소증 carboxyhemoglobinemia
일산화탄소황혈색소 carboxysulfhemoglobin
일상 routine
일상- routine
일시적결장루(술) temporary colostomy
일시적독성팽창 transient toxic dilatation
일일섭취최대허용량 maximum acceptable daily intake
일일섭취허용량 acceptable daily intake
일중변동 diurnal variation
일차- primary
일차간암 primary hepatoma
일차감염 primary infection
일차개통 primary patency
일차개통률 primary patency rate
일차결석 primary stone
일차경화담관염 primary sclerosing cholangitis
일차담관성간경화증 primary biliary cirrhosis
일차도움개통 primary assisted patency
일차도움개통률 primary assisted patency rate
일차면역반응 primary immune response
일차무기능 primary afunction
일차병터 primary lesion
일차보건의료 primary health care
일차봉합 primary closure | primary suture
일차부갑상샘기능항진증 primary hyperparathyroidism
일차선택약 drug of choice
일차성복막염 primary peritonitis
일차이식편부전 primary graft nonfunction
일치 coincidence | concordance
일치- concordant
일치율 concordance rate
일회박출량 stroke volume
일회용투관침 disposable trocar
일회호흡량 tidal volume
임신성영양모세포성선자극증 gestational trophoblastic gonadotropism
임계점 critical point
임균 gonococcus
임균감염 gonococcal infection
임균성부고환염 gonococcal epididymitis
임균직장염 gonococcal proctitis
임박파열 pending rupture
임상- clinical
임상강의 clinic
임상기록 clinical record
임상소견 clinical finding
임상시험 clinical trial
임상의(사) clinician
임상의학 clinical medicine
임상자료 clinical data
임상적중요성 clinical significance
임상증상 clinical manifestation
임상진단 clinical diagnosis
임신 conception | fetation | gestation | gravidism | pregnancy
임신- gravid
임신가능- childbearing
임신가능징후 probable sign
임신검사 pregnancy test
임신기간 gestational period
임신나이 gestational age
임신낭 gestational sac
임신단백뇨 gestational proteinuria
임신력 gravidity
임신무도증 chorea gravidarum
임신부 gravida
임신분만력 parity
임신선 abdominal stria
임신수 gravidity
임신영양막병 gestational trophoblastic disease
임신율 pregnancy rate
임신자간 eclampsia gravidarum
임신전기 progravid
임신주수 gestational age
임신중절 termination of pregnancy
임신추정징후 presumptive sign
임의량 quantum placeat
임종간호 hospice

임질 gonorrhea
임질에서의 프로베네시드 Probenecid in gonorrhea
임플란트 implant
입 mouth | stoma
입- oral
입각기 stance phase
입구 inlet | introitus
입궤양 oral ulcer
입꼬리염 angular stomatitis
입냄새 stomatodysodia
입맛 appetite
입맛없음 anorexia
입모양적혈구 stomatocyte
입방상피 cuboidal epithelium
입방세포 cuboidal cell
입벌리개 gag | mouth gag
입소리 articulation
입술갈림증 cleft lip | harelip
입술염 cheilitis
입안 mouth | oral | oral cavity
입안감염 oral infection
입안균 oral bacterium
입안덧대 intraoral splint
입안마름 mouth dryness
입안마름증 xerostomia
입안바닥 oral floor
입안병 stomatosis
입안염 stomatitis
입안증상 oral manifestation
입안출혈 stomatorrhagia
입안칸디다증 oral *Candida* infection
입안투여 oral inoculation
입양면역 adoptive immunity
입양면역요법 adoptive immunotherapy
입원 hospitalization
입원환자 inpatient
입인두 oropharynx
입자 particle
입자면역분석 particle immunoassay
입주위- perioral
입천장갈림증 cleft palate
입천장소리 palatal reflex | palatal sound
입체경 stereoscope
입체뇌수술 stereotactic surgery
입체다른성질체 stereoisomer
입체보개 stereoscope
입체생검 stereotatic biopsy
입체수술 stereooperation | stereotactic surgery
입체시 stereoscopic vision | stereoscopic visual
입체이성질(현상) stereoisomerism
입체이성체 stereoisomer
입체적- stereotactic
입체체계 stereotactic system
입출력장치 input/output device
입호흡 mouth breathing
입힘 sheathing
잇몸 gingiva | gum
잇몸낭 paradental cyst
잇몸비대 gum hypertrophy
잇몸뼈막성형(술) gingivoperiosteoplasty
잇몸염 gingivitis
잇몸점막 gingival mucosa
잇몸종 epulis
잇몸퇴축 recession of gum
잇몸틈새 gingival cleft
잎 leaf
잎새유두 foliate papilla

ㅈ

자(기)화전이맥동파 magnetization transfer pulse
자가- self
자가 팽창성 self-expanding
자가감염 autoinfection | autoinoculation
자가면역 autoimmunity
자가면역- autoimmune
자가면역간염 autoimmune hepatitis
자가면역반응 autoimmune reaction
자가면역용혈빈혈 autoimmune hemolytic anemia
자가면역질환 autoimmune disease
자가면역췌장염 autoimmune pancreatitis
자가면역항체 autoimmune antibody
자가면역화 autoimmunization
자가민감피부염 autosensitization dermatitis
자가반응 autoreactivity
자가방사성기록 radioautography
자가분해복막염 autolytic peritonitis
자가비장절제술 autosplenectomy
자가뼈이식 autogenous bone graft
자가수용체 autoreceptor
자가수혈 autologous transfusion | autotransfusion
자가알레르기병 autoallergic disease
자가용해 autolysis
자가이식 autogenous graft | autograft | autotransplantation
자가이식(편) autologous graft
자가이식편 autograft
자가접종 autoinoculation
자가제어동통회로 self contained pain circuit
자가조절 self regulation
자가진단 autodiagnosis
자가카테터삽입 self catheterization
자가포식 autophagocytosis
자가포식공포 autophagic vacuole
자가피부이식 autodermic graft
자가항원 autoantigen
자가항체 autoantibody
자가헌혈 autologous donation
자가혈액 autologous blood
자가호흡 spontaneous respiration
자가확장술 self-dilatation
자각증상 subjective symptom
자간(증) eclampsia
자간유발- eclamptogenic
자간전증 preeclampsia
자갈모양점막 cobblestone mucosa
자국 mark
자궁각 uterine cornu
자궁강 uterine cavity
자궁경관내막소파 endocervical curettage
자궁경관내막염 endocervicitis
자궁경부 cervix | uterine cervix
자궁경부- cervical
자궁경부곁차단 paracervical block
자궁경부뒤- retrocervical
자궁경부상피내신생물 cervical intraepithelia neoplasia
자궁경부샘 cervical gland
자궁경부암 cervical cancer
자궁경부암(종) cervical carcinoma
자궁경부열상 cervical laceration
자궁경부점막염 endocervicitis
자궁경부질세포검사 Pap test
자궁관 Fallopian tube | salpinx
자궁관난소고름집 tubo-ovarian abscess
자궁관난소농양 tubo-ovarian abscess
자궁관난소절제(술) salpingo-oophorectomy
자궁관묶음 tubal ligation
자궁관배- tuboabdominal
자궁관불임 tubal sterility

자궁관불임법 tubal sterilization
자궁관염 salpingitis
자궁관임신 tubal pregnancy
자궁근(육)층 myometrium
자궁근종 uterine myoma
자궁긁어냄 dilatation and curettage; D&C
자궁난관조영(술) hysterosalpingography; HSG
자궁난소덩굴정맥류 utero-ovarian varicocele
자궁내막 endometrium
자궁내막낭 endometrial cyst
자궁내막물혹 endometrial cyst
자궁내막샘 endometrial gland
자궁내막암 endometrial cancer
자궁내막염 endometritis
자궁내막종 endometrioma
자궁내막증 endometriosis
자궁내성장지연 intrauterine growth retardation; IUGR
자궁내장치 intrauterine device
자궁내태아사망 intrauterine death
자궁내피임장치 intrauterine contraceptive device
자궁동맥 uterine artery
자궁목 cervix | uterine cervix
자궁목- cervical
자궁목샘 cervical gland
자궁바깥- extrauterine
자궁바닥높이 height of fundus
자궁복막염 metroperitonitis
자궁부속기 adnexa
자궁부속기절제술 adnexectomy
자궁뿔 uterine cornu
자궁샘 uterine gland
자궁소파술 dilatation and curettage; D&C
자궁속막 endometrium
자궁수축 uterine contraction
자궁수축억제- tocolytic
자궁수축억제제 tocolytic
자궁안 uterine cavity
자궁암 uterine cancer
자궁외- extrauterine
자궁외분만중치료 ex utero intrapartum treatment; EXIT
자궁외임신 eccyesis | ectopic pregnancy | extrauterine gestation
자궁자궁관조영(술) hysterosalpingography; HSG
자궁저고 height of fundus
자궁절개(술) hysterotomy
자궁절제(술) hysterectomy
자궁질부질세포펴바른표본 Pap smear | Papanicolaou smear
자궁질탈출 uterovagial prolapse
자궁축농 pyometra
자궁출혈 metrorrhagia
자궁탈출 uterine prolapse
자극설사 irritative diarrhea
자극설사제 irritant cathartic
자극역치 threshold stimulus level
자극접촉피부염 irritant contact dermatitis
자극제 stimulant
자기 porcelain | self
자기결장루 magnetic colostomy
자기결장창냄술 magnetic colostomy
자기고리연결장치 magnetic ring anastomatic device
자기공명신호 MR signal
자기공명영상 magnetic resonance imaging; MRI
자기공명유방촬영 magnetic resonance mammography
자기공명혈관조영 magnetic resonance angiography; MRA
자기선택식사 self selection diet
자기소화 self digestion
자기인식 self awareness
자기자극 self stimulation
자기절단 self mutilation
자기차단장치 magnetic occlusive device
자기치료 self treatment
자기파괴 self destruction
자기한정적 self-limiting
자동간헐양압호흡기 automatic intermittent positive pressure respirator
자동능 automaticity
자동맥 ulnar artery

자동반복자세 stereotyped posture
자동방광 spastic bladder
자동분석기 automated analyzer
자동조절 autoregulation
자동조절기전 autoregulation mechanism
자동증 automatism
자동차사고 motor vehicle accident
자동호흡기 automatic respirator
자동화 automation
자력영양균 autotrophic bacterium
자료 data | resource
자료연계 record linkage
자료집적 database
자름 amputation
자리옮김 translocation
자리옮김피판 transposition flap
자릿수 digit
자매 sibling
자발- idiopathic
자발공기가슴증 spontaneous pneumothorax
자발기흉 spontaneous pneumothorax
자발성 automaticity
자발성세균성복막염 spontaneous bacterial peritonitis
자발운동 spontaneous movement
자발일차복막염 spontaneous primary peritonitis
자발증 idiopathy
자발통증 spontaneous pain
자발호흡 spontaneous breathing
자살유전자 suicide gene
자살행동 suicidal behavior
자상 stab
자색반 purpura
자색반(병) purpura
자석 magnet
자세 position | posture
자세- postural
자세고정불능 asterixis
자세반사 static reflex
자세잡기 positioning
자손 descendant
자식일세대 first filial generation
자신경 ulnar nerve
자아 self
자연감염 natural infection
자연골절 spontaneous fracture
자연면역 natural immunity
자연분만 natural childbirth | spontaneous labor
자연붕괴 physiolysis
자연사 natural death
자연살해세포 natural killer cell; NK cell
자연살해세포백혈병 natural killer cell leukemia
자연실험 natural experiment
자연완화 spontaneous remission
자연유산 spontaneous abortion
자연출혈 spontaneous bleeding | spontaneous hemorrhage
자연회복 spontaneous recovery
자외선 ultraviolet ray
자외선방사선치료 ultraviolet irradiation
자외선복사 ultraviolet radiation
자외선조사 ultraviolet irradiation
자외선치료 ultraviolet light therapy | ultraviolet therapy
자웅동체 hermaphrodite
자웅동체장애 intersex disorder
자웅동체증 hermaphroditism
자원 resource
자원제공자 volunteer donor
자유- free
자유세포 wandering cell
자율기능 autonomous function
자율성 autonomy
자율신경 autonomic nerve
자율신경기능장애 autonomic dysfunction
자율신경병(증) autonomic neuropathy
자율신경얼기 autonomic nerve plexus
자율신경이상증 dysautonomia
자율신경작용제 autonomic drug
자율신경총 autonomic nerve plexus
자일렌 xylene
자일로케인 xylocaine
자일리딘시험 xylidine test

자전 spin
자제 continence
자(주)색 purple
자(주)색색소 purple
자쪽곁동맥 ulnar collateral artery
자쪽피부정맥 basilic vein
자쪽피부정맥전위술 basilic vein transposition
자체기원- intrinsic
자콥슨문합(술) Jacobson anastomosis
자콥슨연결(술) Jacobson anastomosis
자통증 prick pain | stabbing pain
자폐증 autism
자해 self mutilation
작동세포 effector cell
작동유전자 operator | operator gene
작약 explosive bursting
작업공간 working space
작업요법 work therapy
작업치료사 occupational therapist
작업포트 working port
작열감 burning sensation | burning sense
작열통 burning pain | causalgia | causalgic pain
작용 action
작용근 agonist
작용제 agonist
작은- lesser
작은가슴근 pectoralis minor muscle
작은결장 microcolon
작은결장(증) microcolon
작은결절 nodulus
작은공모양적혈구증가 microspherocytosis
작은궁둥구멍 lesser sciatic foramen
작은그물막 lesser omentum
작은두렁-오금정맥이음부 sapheno-popliteal junction
작은머리 capitulum
작은물주머니 hydatid
작은발작 absence seizure
작은병원 infirmary
작은복막주머니 lesser sac
작은비장 microsplenia
작은세포 cellule
작은세포허파암 small cell lung cancer
작은수술 minor operation
작은알약 pillet
작은어금니 bicuspid
작은와홀씨충 *Cryptosporidium parvum*
작은위 miniature stomach
작은위증 microgastria
작은유방증 hypomastia | micromastia
작은적혈구 microcytic RBC
작은좌결장증후군 small left colon syndrome
작은주머니 cellule
작은지혈집게 mosquito forceps
작은창자 small intestine
작은창자이식 small bowel transplantation
작은칼 scalpel
작은턱증 micrognathia
작은함몰 caveola
작은핵 micronucleus
작은홀씨균종 *Microsporum* species
작은홀씨충증 microsporidiosis
잔(류)- residual
잔기 residue
잔기량 residual volume
잔기율 residual quotient
잔뇨 residual urine
잔떨림 fibrillation
잔떨림제거 defibrillation
잔류 retention
잔류- persistent | resident
잔류간기능검사 liver reserve fuction test
잔류결석 residual stone
잔류고름집 residual abscess
잔류궁둥동맥 persistent sciatic artery
잔류기간 residual period
잔류낭 residual cyst
잔류농양 residual abscess
잔류단백뇨 residual proteinuria
잔류담석 retained gallstone
잔류물 residue | residuum
잔류용종 retained polyp
잔류좌골동맥 persistent sciatic artery

ㅈ

잔류지수 residual quotient
잔류태반 retained placenta
잔류태반조직 retained placental tissue
잔류폴립 retained polyp
잔물집 vesicle
잔물집병터 vesicular lesion
잔섬유 filament
잔여- residual
잔여갑상샘절제술 remnant thyroidectomy
잔여면역 residual immunity
잔여염색질 residual chromatin
잔여탄소 residual carbon
잔위암 remnant gastric cancer
잔유물 remnant | rudiment | rudimentum
잔재 residue
잔카증후군 Zanca syndrome
잔틴산화효소 xanthine oxidase
잘록곧창자- colorectal
잘록절제 isthmectomy
잘록창자 colon
잘록창자- colic
잘록창자띠 taenia coli
잘록창자반절제(술) hemicolectomy
잘록창자주위염 pericolitis
잘록창자팽대 haustrum
잘록창자폴립증 polyposis coli
잘룩- isthmic
잘룩절제(술) isthmectomy
잘린끝 stump
잘린끝신경통 stump neuralgia
잘린끝통증 stump pain
잘절개술 enterotomy
잠복 silence
잠복감염 cryptogenic infection | latent infection
잠복고환 enorchia
잠복고환- cryptorchid
잠복고환(증) cryptorchidism | cryptorchism
잠복고환고정 cryptorchidopexy
잠복고환절제술 cryptorchidectomy
잠복기 incubation period | latency | latent period | latent phase | latent stage
잠복기보균자 incubatory carrier
잠복매독 latent syphilis
잠복탈장 concealed hernia
잠시 latency
잠재- occult
잠재가슴고름집 cryptoempyema | latent empyema
잠재결핍증 latent deficiency
잠재기 latency | latent period | latent phase | latent stage
잠재농흉 cryptoempyema
잠재력 potency | potential
잠재면역화 latent immunization
잠재암 occult cancer
잠재유방암종 occult breast carcinoma
잠재유전 cryptomeric inheritance
잠재적공간 potential space
잠재출혈 occult bleeding
잠재패혈증 cryptogenic septicemia
잠정진단 provisional diagnosis
잠혈 occult blood
잠혈검사 guaiac test | occult blood test
잡음 bruit | murmur
잡종 hybrid
장 bowel | gut | intestine
장- enteral | enteric | intestinal
장간고름집 interloop abscess
장간막 mesentery
장간막- mesenteric
장간막경색증 mesenteric infarction
장간막낭 mesenteric cyst
장간막늘임술 mesentery lengthening
장간막대정맥션트 mesosystemic shunt
장간막대정맥연결(술) mesosystemic shunt
장간막동맥 mesenteric artery
장간막동맥조영(술) mesenteric arteriography
장간막동맥허혈 mesenteric artery ischemia
장간막뒤 postmesenteric
장간막림프절병 mesenteric lymphadenopathy
장간막림프절염 mesenteric adenitis | mesenteric lymphadenitis
장간막사이신경총 intermesenteric plexus

장간막색전증 mesenteric embolism
장간막신경 mesenteric nerve
장간막신경총 mesenteric plexus
장간막연장술 mesentery lengthening
장간막정맥 mesenteric vein
장간막정맥류 mesentery varix
장간막정맥혈전증 mesenteric vein thrombosis
장간막종양 mesenteric tumor
장간막지방층염 mesenteric panniculitis
장간막출혈 mesenteric hemorrhage
장간막탈장 mesenteric hernia
장간막폐쇄 mesenteric occlusive disease
장간막혈관병 mesenteric vascular disease
장간막협심증 mesenteric angina
장간순환 enterohepatic circulation
장간염 enterohepatitis
장간탈장 enterohepatocele
장간탈출 enterohepatocele
장결석 enterolith | splanchnolith
장결석증 enterolithiasis
장결핵 intestinal tuberculosis
장경색 intestinal infarction
장고리조영 loopography
장고정 intestinal fixation
장고정(술) enteropexy
장골 ilium
장골근막 iliac fascia
장골능선 iliac crest
장골대퇴골- iliofemoral
장골대퇴골혈전 iliofemoral thrombosis
장골-대퇴정맥혈전증 ilio-femoral vein thrombosis
장골동맥 iliac artery
장골림프절 iliac lymph node
장골서혜- ilioinguinal
장골신경총 iliac plexus
장골정맥 iliac vein
장골정맥결찰(술) iliac vein ligation
장골치골궁 iliopectineal arch
장골치골인대 iliopectineal ligament
장골하복 iliohypogastric
장골하복신경 iliohypogastric nerve
장골혈관 iliac vessel
장관 intestinal canal
장관광치(술) exteriorization
장관낭 enteric cyst
장관련림프조직 gut-associated lymphoid tissue
장관면역 gut immunity
장관문합(술) intestinal anastomosis
장관연결(술) intestinal anastomosis
장관영양 enteral feeding | enteral nutrition
장관영양처방 enteral formula
장관유형 intestinal type
장관플루 intestinal flu
장관학 enterology
장근 iliacus muscle
장급통증 enteralgic crisis | intestinal colic
장기 organ
장기 부전 organ failure
장기관류 organ perfusion
장기구득기관 organ procurement organization; OPO
장기기증 organ donation
장기기증자 organ donor
장기능상실 intestinal failure
장기매매 organ trafficking
장기배양 organ culture
장기보존 organ preservation
장기보존액 organ preservation solution
장기부전증후군 organ failure syndrome
장기수집 organ harvest
장기수확 organ harvest
장기요법 organotherapy
장기요양서비스 long term care
장기원낭 enterogenous cyst
장기이식 organ transplantation
장기종 intestinal emphysema
장기통증 visceral pain
장기특이성 organ specificity
장꼬임 volvulus
장낭 enterocyst
장낭종 enterocystoma
장내미생물총 intestinal microflora
장내발효 intestinal fermentation

장내정상균무리 normal intestinal flora
장늘임술 intestinal lengthening procedure
장담낭연결(술) enterocholecystostomy
장독소 enterotoxin
장독소생성- enterotoxigenic
장독소혈증 enterotoxemia
장딴지 calf
장딴지동맥 sural artery
장딴지신경 sural nerve
장력 tensile force
장력기록(법) tonography
장력길이도표 tension length diagram
장루주위고름집 parastomal abscess | peristomal abscess
장루주위괴저성농피증 peristomal pyoderma gandrenosum
장루주위궤양 peristomal ulcer
장루주위농양 parastomal abscess | peristomal abscess
장루주위복벽고름집 parastomal abdominal wall abscess
장루주위복벽농양 parastomal abdominal wall abscess
장루주위세척 peristomal lavage
장루주위정맥류 parastomal varix
장루주위탈장 parastomal hernia | peristomal hernia
장루탈출 stoma prolapse
장림프관확장증 intestinal lymphangiectasis
장마비 enteroplegia
장막 serosa | serous coat | serous membrane
장막대균 enteric bacillus
장막밑신경얼기 subserosal plexus
장막밑조직 subserous coat
장막아래염증 subserosal inflammation
장막염 serositis
장막하신경총 subserosal plexus
장막하염증 subserosal inflammation
장미골근 iliococcygeus muscle
장미반점 rose spot
장미증 rosacea
장미진 roseola
장방광루 enterovesical fistula
장방광류 enterocystocele
장방광샛길 enterovesical fistula
장방광성형(술) enterocystoplasty | enterovesicoplasty | intestinocystoplasty
장방광탈출증 enterocystocele
장배강 gastrocoele
장배형성 gastrulation
장밸브 intestinal valves
장벽 Barrier | bowel wall
장벽기종 pneumatosis intestinalis
장벽낭기종 pneumatosis cystoides intestinalis
장벽의엄지자국 thumbprinting of bowel wall
장벽탈장 parietal hernia
장병원성- enteropathogenic
장병증 enteropathy
장병증형T세포림프종 enteropathy-type T-cell lymphoma
장보액 intestinal replacement fluid
장봉합 enterorrhaphy
장부전 intestinal failure
장비 apparatus | instrument
장상 intestinal phase
장상피화 intestinalization
장상피화생 intestinal metaplasia
장샘 intestinal gland
장샛길 intestinal fistula
장생검 intestinal biopsy
장석증 splanchnolithiasis
장선봉합 suture catgut
장선와 crypt of Lieberkuhn
장성월결 enteromenia
장성형(술) enteroplasty
장세균 enteric bacterium | intestinal bacterium
장세균- enterobacterial
장세척 bowel preparation | intestinal lavage
장세포 enterocyte
장소 station
장소리 intestinal intonation
장소화불량 intestinal dyspepsia
장신경계 enteric nervous system
장신경총 enteric nervous plexus | enteric plexus

장신경형성이상 intestinal neuronal dysplasia
장알균 *Enterococcus*
장애 defect | derangement | disability | disorder | disturbance | impairment
장애아 handicapped child
장애아동 handicapped child
장액 intestinal juice | serous fluid
장액- serous
장액(성)삼출물 serous exudate
장액(성)설사 serous diarrhea
장액(성)염증 serous inflammation
장액(성)중이염 serous otitis media
장액낭 serous cyst
장액낭샘암(종) serous cystadenocarcinoma
장액낭샘종 serous cystadenoma
장액낭선암(종) serous cystadenocarcinoma
장액낭선종 serous cystadenoma
장액샘 serous gland
장액샘종 serous adenoma
장액선 serous gland
장액선종 serous adenoma
장액섬유소염증 serofibrinous inflammation
장액성 serosity
장액성장염 lymphenteritis
장액세포 serous cell
장액점액샘 seromucous gland
장액점액선 seromucous gland
장액종 seroma
장액혈액성- serosanguineous
장연동운동 intestinal peristalsis
장연장술 intestinal lengthening procedure
장연축 enterospasm
장염 enteritis
장염비브리오균 *Vibrio parahaemolyticus*
장염전 volvulus
장요관루 enteroureteric fistula
장요관샛길 enteroureteric fistula
장요관성형(술) enteroureteroplasty
장요근 iliopsoas | iliopsoas muscle
장요근막 iliopsoas fascia
장요루 enterourinary fistula
장요샛길 enterourinary fistula
장요측수근신근 extensor carpi radialis longus
장용해캡슐 enteric capsule
장우회(술) intestinal bypass
장운동 bowel movement
장운동기록 enterography
장운동기록기 enterograph
장운동기록도 enterogram
장운동성 intestinal motility
장움 intestinal crypt
장유착박리(술) enterolysis
장음 bowel sound
장이완(증) intestinal atony
장장반사 intestinointestinal reflex
장절개칼 enterotome
장절제술 enterectomy
장정체 intestinal stasis
장조임 intestinal strangulation
장조임통 intestinal angina
장주머니 enterocyst
장중복증 enteric duplication | intestine duplication
장중첩증 intussusception
장지방영양장애 intestinal lipodystrophy
장질루 enterovaginal fistula
장질샛길 enterovaginal fistula
장질환 intestinal disease
장창냄술 enterostomy
장천공 intestinal perforation
장천자 enterocentesis
장출혈 enterorrhagia | enterostaxis | intestinal hemorrhage
장출혈- enterohemorrhagic
장치 apparatus | appliance | device | system
장치골근막띠 iliopubic tract
장치인대 iliopubic ligament
장친화- enterotropic
장크롬친화세포 enterochromaffin cell
장크롬친화유사세포 enterochromaffin-like cell; ECL
장통과시간 intestinal transit time
장통과지연변비 slow transit constipation
장통증 enteralgia

장티푸스 typhoid fever
장티푸스균 *Salmonella* Typhi | typhoid bacillus
장티푸스담낭염 typhoid cholecystitis
장티푸스위장염 gastroenteritis typhosa
장파열 enterorrhexis
장판막 intestinal valves
장패혈증 enterosepsis
장폐쇄 intestinal atresia | intestinal obstruction
장폐쇄증 ileus | intestinal atresia
장피부루 enterocutaneous fistula
장피부샛길 enterocutaneous fistula
장피판 intestinal flap
장허혈 intestinal ischemia
장협착 intestinal stenosis
장협착증 enterostenosis | intestinal stenosis
장호르몬 enteric hormone
장확장성약물 bulking agent
장확장성충전제 bulking agent
장회전 intestinal rotation
장회전이상 intestinal malrotation
장흉신경 long thoracic nerve
잦아듦 attenuation
잦은배뇨 frequent urination
잦은숨 hyperventilation
잦은월경 polymenorrhea
재(료) material
재(방사선)조사 reirradiation
재가압 recompression
재감염 reinfection
재건(술) reconstruction | repair
재건수술 reconstructive operation | reconstructive surgery
재건술관절성형(술) shelf operation
재건직장결장절제술 restorative proctocolectomy
재결합 recombination
재골절 refracture
재골절술 refracture
재관류 refusion | reperfusion
재관류손상 reperfusion injury
재관류수술 revascularization surgery
재관류후증후군 postreperfusion syndrome
재구성 reconstruction
재귀열 relapsing fever
재기록 restoration
재래식직장결장절제술 conventional Proctocolectomy
재발 recurrence | relapse
재발- recurrent | relapsing
재발성화농성담관염 recurrent pyogenic cholangitis
재발암 recurrence cancer | recurrent cancer
재발열 relapsing fever
재발위험도 recurrence risk
재발탈장 recurrent hernia
재배 plantation
재배열 rearrangement
재배치 relocation | reposition
재배치- repositioning
재봉합 resuture
재분극 repolarization
재분포 redistribution
재분화 redifferentiation
재분화요법 redifferentiation therapy
재산화 reoxidation
재삽입 reimplantation
재생 regeneration | retrieval
재생불능사 reproductive death
재생불량빈혈 aplastic anemia | panmyelophthisis
재석회화 recalcification
재섭취 reuptake
재소파(술) recurettage
재수액공급치료 rehydration therapy
재순환 recirculation
재순환시간 recirculation time
재순환체계 recirculation system
재에스테르화 reesterization
재원기간 length of stay; LOS
재위치 relocation
재이식 reimplantation
재이식(술) retransplantation
재입수술 reentry operation
재저장 restoration
재접종 revaccination
재접합(술) replantation

재조합 recombination
재조합- recombinant
재조합DNA recombinant DNA
재조합백신 recombinant vaccine
재조합인적혈구 조혈인자 recombinant human erythropoietin
재조합인체갑상샘자극호르몬 recombinant human thyrotropin; rhTSH
재조합체 recombinant
재조합체- recombinant
재조합항원 recombinant antigen
재조합형 recombinant
재조합형- recombinant
재주입 reinfusion
재증류수 double distilled water
재증식 repopulation
재착상 reimplantation
재출혈 rebleeding
재팽창 reexpansion
재해 casualty | catastrophe
재해사 accidental death
재해의사다리꼴 trapezoid of disaster
재형성 remodeling
재형성과정 remodeling process
재호흡 rebreathing
재호흡주머니 rebreathing bag
재활 rehabilitation
재활성- reactivated
재활성화 reactivation | reinvocation
재활센터 rehabilitation center
재활원 rehabilitation center
재활의학 rehabilitation medicine
재흡수 reabsorption | resorption | reuptake
재흡수성 resorbent
재흡수제 resorbent
잭나이프자세 jackknife position
저감마글로불린혈증 hypogammaglobulinemia
저관류 underperfusion
저긴장성 hypotonicity
저긴장영아 floppy infant
저나트륨혈증 hyponatremia
저단백혈증 hypoproteinemia
저당 glycopexis
저당증 glycopenia
저린감 numbness
저림 numbness
저마그네슘혈증 hypomagnesemia
저모양- punctate
저밀도 hypodensity
저밀도지단백질 low density lipoprotein; LDL
저분자글로불린 microglobulin
저분자량헤파린 low molecular weight heparin
저분화 poorly differentiated
저산소뇌손상 hypoxic brain injury
저산소산증 hypoxic acidosis
저산소세포증 hypoxidosis
저산소증 hypoxia
저산소혈증 hypoxemia
저색소증 hypochromia
저섬유소원혈증 hypofibrinogenemia
저신호 low signal
저아미노산혈증 hypoaminoacidemia
저알도스테론증 hypoaldosteronism
저알부민혈증 hypoalbuminemia
저압 hypotension
저압실 low pressure chamber
저역가 low potency
저염소혈증 hypochloremia
저염소혈혼수 hypochloremic coma
저염식이 low salt diet
저영양 subalimentation
저온과민성 cold hypersensitivity
저온담금검사 cold immersion test
저온발육균 cold-growing bacterium
저온법 hypothermia
저온섬유소원 cryofibrinogen
저온손상 cold injury
저온응집소 cold agglutinin
저온침전물 cryoprecipitate
저온통증 cryalgesia | crymodynia
저온혈구응집소병 cold hemagglutinin disease
저울 balance | scale

저위결장직장문합 low colorectal anastomosis
저위결장직장연결 low colorectal anastomosis
저위전방절제술 low anterior resection
저위험군 low risk group
저인산염혈증 hypophosphatemia
저자 author
저잔류식사 low residue diet
저잠재력 low potency
저장 reserve
저장결장루 colostomy reservoir
저장낭계측 pouchometogram
저장낭수술 pouch surgery
저장낭을 이용한 경항문직장에스상(자)결장절제술 pouch perineal rectosigmoidectomy
저장낭조영술 pouchography
저장당원 deposit glycogen
저장물질 reserve substance
저장성 hypotonicity
저장성십이지장조영(술) hypotonic duodenography
저장성자궁기능장애 hypotonic uterine dysfunction
저장성탈수 hypotonic dehydration
저장소 reservoir
저장액 hypotonic solution
저장인슐린 depot insulin
저장철 storage iron
저장혈액 bank blood
저장형회장루 reservior ileostomy
저장형회장조루술에서 Medina도관 medina catheter in reservoir ileostomy
저장형회장창냄술에서 Medina도관 medina catheter in reservoir ileostomy
저장회장루 ileostomy reservoir
저지 inhibition
저지방식이 low fat diet
저지작용 inhibitory action
저체온(증) hypothermia
저체온상태 hypothermic state
저체중출생아 low birth weight infant
저칼로리식이 low calorie diet
저칼륨마비 hypokalemic paralysis
저칼륨주기마비 hypokalemic paralysis
저칼륨혈증 hypokalemia
저칼륨혼수 hypokalemic coma
저칼슘혈증 hypocalcemia
저하제 depressant
저항 resistance
저항계 resistometer
저항력 resistibility
저항률 resistivity
저항성 resistance | resistibility
저항세균 resistance bacteria
저항지수 resistive index
저혈당(증) hypoglycemia
저혈당쇼크 hypoglycemic shock | hypoglycomic shock
저혈당혼수 hypoglycemic coma
저혈량쇼크 hematogenic shock | hypovolemic shock
저혈색소적혈구 hypochromic erythrocyte | hypochromic RBC
저혈색소증 hypochromia
저혈압(증) hypotension
저환기 hypoventilation
저환류 underperfusion
저활동 underactivity
저활동성 underactivity
저활력패혈쇼크 hypodynamic septic shock
저효능 low potency
적극적감시 active surveillance
적대적전이 hostile transference
적색경색 red infarct
적색골수 red marrow
적색근(육)섬유 red muscle fiber
적색근(육)세포 red muscle fiber
적색근육 red muscle
적색반사 red reflex
적외- infrared
적외선 infrared | infrared ray
적외선광응고(술) infrared photocoagulation
적용 application
적응 accommodation | adaptation | adjustment
적응기 adaptor
적응기전 adaptive mechanism
적응반응 adjustment reaction

적응성 adaptability
적응성 이완작용 adaptive relaxation
적응증 indication
적절도 adequacy
적절도지수 relevance index
적정 titration
적정량 titer
적정선량 optimum dose
적정용량 optimum dose
적출 enucleation | excision | extraction
적합(성) compatibility
적혈구 erythrocyte | erythroid cell | red blood cell; RBC | red blood corpuscle; RBC
적혈구가시돌기화 echinosis
적혈구스캔 erythrocyte scan | RBC scan
적혈구용적률 hematocrit
적혈구응집 hemagglutination
적혈구응집검사 hemagglutination test
적혈구응집소 hemagglutinin
적혈구응집시험 hemagglutination test
적혈구응집억제검사 hemagglutination inhibition test
적혈구응집억제반응 hemagglutination inhibitio reaction
적혈구응집억제항체 hemagglutination inhibition antibody
적혈구증가 erythrocytosis
적혈구증가증 polycythemia
적혈구침강속도 erythrocyte sedimentation rate
적혈구크기분포폭 red cell distribution width
적혈구혈증 erythrocythemia
적혈구형성 erythrogenesis | erythropoiesis
적혈구형성프로토포르피린증 erythropoietic protoporphyria
적혈구형성호르몬 erythropoietin
적혈구형태이상(증) RBC dysmorphism
적혈모구 erythroblast | normoblast
적혈모구증 erythroblastosis
적혈모세포 normoblast
전각 anterior crus
전간이식 whole liver transplantation
전간혈관차단 total hepatic vascular occulusion
전개 deployment | development
전격간부전 fulminant hepatic failure | fulminent liver failure
전격간염 fulminant hepatitis
전격감염 fulminant infection
전격결장염 fulminant colitis
전격균혈증 fulminating bacteremia
전격윌슨질환 fulminant Wilson disease
전격잘록창자염 fulminant colitis
전격췌장염 fulminant pancreatitis
전격통증 shooting pain
전결장내시경검사 total colonoscopy
전결장절제술 total colectomy
전결장형히르슈스프룽병 total colonic Hirschsprung disease
전경골동맥 anterior tibial artery
전경부림프절절제(술) anterior compartment neck dissection
전골반내용물적출(술) anterior pelvic exenteration
전골수구 promyelocyte
전골수세포 promyelocyte
전공의 resident
전구기 prodromal stage
전구물질 precursor
전구약물 prodrug
전구증 prodrome
전구증상 prodrome
전구체 precursor
전궁 anterior arch
전극 electrode | rheophore
전극도관 electrode catheter
전극선 electrodes cable
전기경련요법 electroconvulsive therapy; ECT
전기도 electrogram
전기사형 electrocution
전기삼투 electroosmosis
전기생리검사 electrophysiologic testing
전기손상 electrical injury
전기수술 electrosurgery
전기수술칼 electrosurgical knife
전기수압쇄석(술) electrohydraulic lithotripsy

ㅈ

전기수압충격파쇄석 electrohydraulic shock wave lithotripsy
전기영동 cataphoresis | dielectrolysis | electrophoresis
전기요법 electrotherapy
전기용량 capacitance
전기응고 electric coagulation | electrocoagulation
전기응고수술 electrocoagulative surgery
전기자극 electrical stimulation | electrostimulation
전기절제 electroexcision
전기지짐 electric cauterization | electric cautery | electrocauterization | electrocautery
전기지짐기 electric cautery | electrocautery
전기지혈 electrohemostasis
전기진통 electrical analgesia
전기체온계 electrothermometer
전기충격 electroshock
전기칼 electric knife
전기화상 electrical burn
전뇌순환 anterior cerebral circulation
전단 shear | shearing
전단강도 shearing strength
전단기 shear
전단변형 shear
전단손상 shearing injury
전단응력 shear stress
전달 delivery | transfer | transmission
전달물질 transmitter
전달체 transporter
전대뇌동맥 anterior cerebral artery
전대장내시경검사 total colonoscopy
전도장애 conduction defect
전두 forehead | frontal
전두동 frontal sinus
전두동염 frontal sinusitis
전두면 frontal plane
전두엽 frontal lobe
전두융기 frontal eminence
전럽선산성인산효소 prostatic acid phosphatase
전령 messenger
전리방사선 ionizing radiation
전립샘 prostate gland
전립샘결석 prostatolith
전립샘돌 prostatolith
전립샘바깥- extraprostatic
전립샘방광절개 prostatocystotomy
전립샘암 prostate cancer | prostatic cancer
전립샘주위염 extraprostatitis
전립선 prostate gland
전립선암 prostate cancer | prostatic cancer
전립선외- extraprostatic
전립선절개 prostatotomy
전립선주위염 extraprostatitis
전립선직장루 prostatorectal fistula
전립선특이항원 prostate-specific antigen
전문가 specialist
전문의 specialist
전문의사 specialist
전문직업병 professional disease
전발암물질 procarcinogen
전방- anterior
전방각경검사 gonioscopy
전방개방식복막전(층)접근(법) anterior open preperitoneal approach
전방경사 anteversion
전방고정술 anterior fixation
전방교정술 anterior repair
전방복막전(층)접근(법) anterior preperitoneal approach
전방온레이 anterior onlay
전방전위항문 anterior ectopic anus
전방접근(법) anterior approach
전방접근수술 anterior repair
전방직장고정 anterior rectopexy
전방천골척수탈출 anterior sacral meningocele
전부속대복재정맥 anterior accessory great saphenous vein; anterior accessory GSV
전부하 preload
전분 starch
전산화단층촬영 computed tomography; CT
전상 war injury
전상장골극 anterior superior iliac spine

전선 rheophore
전수축기 presystole
전시험 pretest
전신감염 generalized infection | systemic infection
전신결절지방층염 systemic nodular panniculitis
전신경화증 systemic sclerosis
전신관류 whole body perfusion
전신노출 whole body exposures
전신반응 systemic reaction
전신발작 generalized seizure
전신병 systemic disease
전신병감 general malaise
전신부종 anasarca
전신불쾌감 general malaise
전신사망 systemic death
전신색전증 systemic embolism
전신스캔 whole body scan
전신억제제 general depressant
전신염증반응증후군 systemic inflammatory response syndrome
전신요법 systemic therapy
전신저혈압 systemic hypotension
전신적물질 systemic agent
전신적약제 systemic agent
전신적인자 systemic agent
전신조사 whole body irradiation | whole-body radiation
전신질환 systemic disease
전신치료 systemic therapy | systemic treatment
전신통증 pantalgia
전신피부경화증 systemic scleroderma
전신혈관저항 systemic vascular resistance
전신홍반루푸스 systemic lupus erythematosus
전알부민 prealbumin
전암 precancer
전암- precancerous | premalignant
전암기 precancerous stage
전암병터 precancerous lesion | premalignant lesion
전암상태 premalignant condition
전암유전자 protooncogene
전압차 potential difference
전액와선 anterior axillary line
전액와주름 anterior axillary fold
전염 dissemination
전염- infectious
전염력 infectivity
전염물렁종 molluscum contagiosum
전염병 communicable disease
전염병관리 communicable disease control
전염성 infectiousness
전염성농가진 contagiosa impetigo
전염원 infection source
전염장간염 infectious enterohepatitis
전염창자간염 infectious enterohepatitis
전완부절단 below elbow amputation
전위 dislocation | displacement | ectopia | ectopy | potential | translocation | transposition | transversion
전위도 electrogram
전위면 potential surface
전위차 potential difference
전위피판 transposition flap
전이 metastasis | transference
전이(성)- metastatic
전이간암 metastatic hepatoma
전이간질환 metastatic liver disease
전이고름집 metastatic abscess
전이석회화 metastatic calcification
전이술 transfer
전이암 metastatic cancer
전이암종 metastatic carcinoma
전이염증 metastatic inflammation
전이유암종 metastatic carcinoid
전이종양 metastatic tumor
전이질환 metastatic disease
전이카시노이드 metastatic carcinoid
전자간증 preeclampsia
전자고밀도체 electrodense body
전자기방사선 electromagnetic radiation
전자기장 electromagnetic field; EMF
전자친화- electrophilic
전자현미경 electron microscope

전자현미경검사(법) electron microscopy
전장 foregut
전장낭 foregut cyst
전장세척 whole bowel irrigation | whole gut irrigation
전쟁손상 war injury
전쟁정신병 war psychosis
전정반사 vestibular reflex
전정부 antrum
전정부위염 antral gastritis
전정부절제술 antrectomy
전정신경 vestibular nerve
전정신경절 vestibular ganglion
전정와우신경 vestibulocochlear nerve
전정창 vestibuli fenestra
전정폐쇄 antral atresia
전조 presymptom
전주와 antecubital fossa | antecubital space
전증상 presymptom
전지 battery
전직장간막절제술 total mesorectal excision
전직장결장절제술 panproctocolectomy | total proctocolectomy
전진 advance
전진(술) advancement
전진피판 advancement flap
전진회전피판 advancement-rotation flap
전체갑상샘절제술 total thyroidectomy
전체혈구계산 complete blood count; CBC
전초림프절 sentinel node
전초림프절생검 sentinel lymph node biopsy
전췌장절제술 total pancreatectomy
전층 anterior layer
전층- transmural
전층동맥염 panarteritis
전층심근경색증 transmural myocardial infarction
전층피부이식 full-thickness graft
전층허혈 transmural ischaemia
전층화상 full-thickness burn | transmural burn
전치 displacement
전치태반 placenta previa
전파 transmission
전파속도 propagation velocity
전파원격측정 radiotelemetry
전파체 transmitter
전포화파 presaturation pulse
전하 charge | electric charge
전해질 electrolyte
전해질장애 electrolyte disorder
전해질재흡수 electrolyte reabsorption
전해질평형 electrolyte balance
전향연구 prospective study
전향코호트연구 prospective cohort study
전혈 whole blood
전혈응고시간 whole blood clotting time
전환 conversion
전환(술) diversion
전환성장인자 transforming growth factor; TGF
전환성장인자α transforming growth factor-α; TGF-α
전환성장인자β transforming growth factor-β; TGF-β
전환율 conversion rate
전환효소억제제 converting enzyme inhibitor
전회음낭종 anterior perineal cyst
전후상 anteroposterior view
전후전만상 anteroposterior lordotic view
절개 discission | dissection | incision | section
절개기구 dissector
절개배농(술) incision and drainage
절개배액(술) incision and drainage
절개수술 open surgery
절개창탈장 incisional hernia
절개후개방술 laying open technique
절골(술) osteotomy
절구지수 perfusion index
절단 amputation | cleavage | section
절단단 stump
절단부신경통 stump neuralgia
절단술 amputation
절단침생검 cutting needle biopsy
절단통 cutting pain
절단통증 stump pain
절대(침상)안정 absolute bed rest; ABR

절뚝거림 claudication
절박성 urgency
절식 fasting
절제 ablation | dissection | excision | exsection
절제(술) resection
절제가능성 resectability
절제면 resection margin
절제방법 resection procedures
절제생검 excisional biopsy
절지동물매개감염 arthropod-borne infection
절지동물매개체 arthropod vector
절차 procedure
절편 section
점 nevus | punctum | spot
점- punctate
점강 일과성 허혈발작 crescendo TIA
점도 viscosity
점도계 viscosimeter
점돌연변이 point mutation
점막 mucosa | mucous coat | mucous membrane
점막고유층 lamina propria mucosae
점막고유판 lamina propria mucosae
점막근(육) muscularis mucosa | muscularis mucosae
점막내암 Intraepithelial cancer
점막루 mucous fistula
점막민감도측정 mucosal sensitivity measurement
점막밑신경얼기 submucosal plexus | submucous plexus
점막밑절제(술) submucous resection
점막밑종양 submucosal tumor
점막밑층공간 submucosa space
점막박리술 mucosal stripping
점막벗기기 mucosal stripping
점막보호제 mucosal protective drug
점막샛길 mucous fistula
점막신경종 mucosal neuromas
점막연관림프조직 mucosa-associated lymphoid tissue; MALT
점막연관림프조직림프종 mucosa-associated lymphoid tissue lymphoma; MALT lymphoma
점막염 mucositis
점막이식 mucosal graft
점막장벽 mucosal barrier
점막전진피판 mucosal advancement flap
점막절제 demucosation
점막절제술 mucosectomy
점막주름 mucosal fold
점막진 enanthem
점막탈출 mucosal prolapse
점막파종 mucosal seeding
점막판 mucous plaque
점막피부림프절증후군 mucocutaneous lymph node syndrome
점막피부칸디다증 mucocutaneous candidiasis
점막피부피판 mucocutaneous flap
점막하공간 submucosa space
점막하궤양 submucous ulcer
점막하신경총 submucosal plexus | submucous plexus
점막하용종 submusocal polyp
점막하절제(술) submucous resection
점막하정맥총 submucosal venous plexus
점막하조직 submucosa
점막하종양 submucosal tumor
점막하지방종 submucosal lipoma
점막하층공간 submucosa space
점막하치핵절제술 submucosal hemorrhoidectomy
점막하폴립 submusocal polyp
점상호염기성 punctate basophilia
점성도 viscosity
점수 score
점안 instillation
점안마취 topical anesthesia
점액 mucin | mucinous | mucus
점액- mucous
점액가래 mucous sputum
점액고름- mucopurulent
점액낭 mucous cyst | myxoid cyst
점액낭샘종 mucinous cystadenoma | mucous cystadenoma
점액낭선암(종) mucinous cystadenocarcinoma
점액낭종 mucinous cyst | mucocele
점액다당(류) mucopolysaccharide

점액다당류증 mucopolysaccharidosis
점액마개 mucous plug
점액모양- mucinoid | mucoid
점액변 mucous stool
점액부종 myxedema
점액부종혼수 myxedema coma
점액분비물 mucus discharge
점액삼출물 mucinous exudate
점액샘 mucous gland
점액선암(종) mucinous adenocarcinoma
점액설사 mucous diarrhea
점액성 mucoid
점액성- mucous
점액성유방암 mucinous breast cancer
점액세포 mucous cell
점액소 mucin
점액소표현형 mucin phenotype
점액암 mucinous cancer
점액암(종) mucinous carcinoma
점액용해- mucolytic
점액용해제 mucolytic
점액유사- myxoid
점액장액- mucoserous
점액정체낭 mucous retention cyst
점액종 myxoma
점액종양 mucinous tumor
점액증 mucinosis
점액질 phlegm
점액혈변 currant jelly stool
점적약제 drop
점적주입 drip | instillation
점진실혈 hematozemia
점착성 tenacity
점착침 viscid saliva
점출혈 petechial bleeding
접근 access
접근(법) approach
접근성 accessibility
접선- tangential
접선영상 tangential view
접선창 tangential wound
접속기 adapters
접시모양성형(술) saucerization
접시위팔- glenohumeral
접종 challenge | inoculation
접종기 inoculator
접종물 inoculum
접종물질 inoculum
접종자 inoculator
접착제 adhesive
접촉감염 contact infection | contagious infection
접촉과민증 contact hypersensitivity
접촉두드러기증후군 contact urticaria syndrome
접촉면역요법 contact immunotherapy
접촉성 accessibility
접촉성설사제 contact cathartics
접촉전염 contagion
접촉전염병 contagious disease
접촉조사법 contact irradiation
접촉피부염 contact dermatitis
접합 conjugation | synapsis | synthesis
접합- conjugated
접합기 zygotene
접합단백질 conjugated protein
접합부 junction
접합성 zygosity
접합자 zygocyte
접합체 conjugate | zygocyte
접형(골)- sphenoid
접형동 sphenoid sinus
정 pill | tablet
정강뼈앞점액부종 pretibial myxedema
정강신경 tibial nerve
정강이 shin
정골의학 osteopathy
정관 deferent duct | ductus deferens | spermatic duct | vas deferens
정관- deferential
정관절제 deferentectomy
정낭 seminal vesicle | seminal veside
정낭손상 seminal vesicle injury
정도 rate

정량 quantification | quantitation
정량- quantitative
정량검사 quantitative test
정량배양 quantitative culture
정량분석 quantitative analysis
정력 stamina
정렬오류 misalignment
정맥 vein
정맥결석증 phlebolithiasis
정맥경화증 phlebosclerosis | venosclerosis
정맥고정(술) phlebopexy
정맥관 ductus venosus
정맥굴 venous sinus
정맥굴염 sinusitis
정맥굴혈전정맥염 sinus thrombophlebitis
정맥굴혈전증 sinus thrombosis
정맥낭종절제(술) varicocelectomy
정맥내레이저치료 endovenous laser treatment
정맥내막염 endophlebitis | endovenitis
정맥내방울주입 intravenous drip
정맥내이물주사 intravenation
정맥내이물침입 intravenation
정맥내차단(술) endovenous ablation
정맥담관조영 intravenous cholangiography
정맥담낭조영 intravenous cholecystography
정맥도관법 venous catheterization
정맥돌 phlebolith
정맥동염 sinusitis
정맥류 varices | varicose vein | varix
정맥류- variceal | varicose
정맥류경화요법 varicosclerosation
정맥류궤양 varicose ulcer
정맥류모양- varicoid
정맥류절개(술) varicotomy
정맥류절제(술) varicectomy | varicosectomy
정맥류정맥염 varicophlebitis
정맥류조영(술) varicography
정맥류증 varicosis
정맥류체질 status varicosus
정맥류형성 varication
정맥마취 intravenous anesthesia | intravenous narcosis
정맥맥박 venous pulse
정맥모세혈관 venous capillary
정맥봉합(술) phleborrhaphy | venesuture | venisuture
정맥부전 venous insufficiency
정맥부종 venous edema
정맥산소압 venous oxygen pressure
정맥상 venous phase
정맥색전증 venous embolism
정맥섬유증 venofibrosis
정맥성괴저 venous gangrene
정맥성파행 venous claudication
정맥성혈관종 venous angioma
정맥성형(술) phleboplasty
정맥손상 venous injury
정맥수축 venoconstriction
정맥순환 venous circulation
정맥신우조영(술) intravenous pyelography; IVP
정맥신우조영사진 intravenous pyelogram; IVP
정맥압 venous pressure
정맥압출기 venous pump
정맥얼기 venous plexus
정맥염 phlebitis
정맥염주 varicosity
정맥외상 venous trauma
정맥용량 venous capacitance
정맥우회(술) vein bypass | venous bypass
정맥울혈 venous congestion | venous stasis
정맥울혈성궤양 venous stasis ulcer
정맥인대 ligamentum venosum
정맥잡음 venous hum
정맥장애 venous disorder
정맥절개 venous cutdown
정맥절개(술) phlebotomy | venesection
정맥절제(술) phlebectomy | venectomy
정맥정맥문합(술) venovenostomy
정맥정맥우회(술) venoveno bypass
정맥조영(술) phlebography | venography
정맥주사 intravenous injection
정맥주사선 intravenous line
정맥주위염 periphlebitis

정맥주입 intravenous infusion
정맥질환 venous disease
정맥천자 venipuncture
정맥총 venous plexus
정맥출혈 venous bleeding | venous hemorrhage
정맥침범 venous invasion
정맥투여 intravenous administration
정맥판막 venous valve
정맥펌프 venous pump
정맥폐쇄병 venoocclusive disease
정맥허탈 venous collapse
정맥혈 venous blood
정맥혈배류 venous drainage
정맥혈압계 phlebomanometer
정맥혈전 venous thrombus
정맥혈전증 phlebothrombosis | venous thrombosis
정맥협착증 phlebostenosis
정맥확장 venous distension
정맥확장(증) venectasia
정맥확장증 phlebectasia
정맥확장혈전증 dilatation thrombosis
정맥환류 venous return
정모세포 spermatocyte
정밀도 precision
정보관리 information management
정보바이어스 information bias
정보의 전산화 computing of information
정보제공유전자 reporter gene
정보체계 information system
정복(술) reduction
정복가능- reducible
정복가능성 reducibility
정복술 taxis
정삭 spermatic cord
정삭고정(술) funiculopexy
정삭구조(물) cord structures
정삭근막 spermatic fascia
정삭염 chorditis | funiculitis
정삭혈관 spermatic vessels
정상- normal
정상감각 euesthesia
정상갑상샘 euthyroid
정상건강 eucrasia
정상균무리 normal flora
정상꿈틀운동 euperistalsis
정상단백혈증 normoproteinemia
정상담즙 eucholia
정상반응자 normoresponder
정상배뇨 normosthenuria
정상분만 eutocia
정상비례백혈구증가 normoorthocytosis
정상비중뇨 normosthenuria
정상상태 ordinary state | steady state
정상색소성 normochromia
정상색소적혈구 normochromic erythrocyte
정상암죽 euchylia
정상압 normal pressure
정상압- normotensive
정상압수두증 normal pressure hydrocephalus; NPH
정상연동 euperistalsis
정상영양 eutrophia
정상위산분비 euchlorhydria
정상유미 euchylia
정상인지 eugnosia
정상적혈구 normocyte
정상적혈구혈액 normocytosis
정상정액 normospermia
정상지혈증 normolipidemia
정상칼륨혈- normokalemic
정상파 stationary wave
정상혈당 normoglycemia
정성 quality
정성- qualitative
정성분석 qualitative analysis
정성시험 qualitative test
정성인자 quality factor
정수 water purification
정수기 purifier
정수압 hydrostatic pressure
정신- mental | psychic
정신과 psychiatry
정신과학 psychiatry

정신긴장- psychotonic
정신긴장제 psychotonic
정신마비제 psychoplegic
정신병 folie | psychosis | psychotic disorder
정신병- psychotic
정신병리학 pathopsychology | psychopathology
정신병약 antipsychotic drug
정신병유발- psychotogenic
정신병유발제 psychotogenic
정신병유사- psychotomimetic
정신병유사제 psychotomimetic
정신병자 psychotic
정신병증상 psychotic symptom
정신병질자 psychopath
정신병질증 psychopathy
정신분석 psychoanalysis
정신분석이론 psychoanalytic theory
정신분열병 schizophrenia
정신사회병력 psychosocial history
정신상태 mentality
정신생리질환 psychophysiologic disorder
정신생리학 psychophysiology
정신성- psychogenic
정신성장애 psychogenic disorder
정신성통증 psychalgia | psychogenic pain
정신성현기증 psychogenic vertigo
정신쇠약(증) psychasthenia
정신신경증 psychoneurosis
정신신체- psychosomatic
정신신체의학 psycosomatic medicine
정신신체장애 psychosomatic disorder
정신안정제 tranquilizing drug
정신약리학 psychopharmacology
정신약물치료 psychopharmacotherapy
정신요법 psychotherapy
정신요법의사 psychotherapist
정신운동- psychomotor
정신운동장애 psychomotor disturbance
정신의학 psychiatry
정신자극제 psychostimulant
정신작용제 psychoactive drug | psychotropic
정신장애 mental disorder | psychiatric disorder
정신치료자 psychotherapist
정신혼동 mental confusion
정신흥분제 psychoanaleptic
정액 semen | seminal fluid | sperm | sperma
정액- seminal
정액은행 semen bank
정액제공자 semen donor
정액주입 semination
정열 array
정염(색)성 normochromia
정염(색)적혈구 normochromic erythrocyte
정염적혈모구 orthochromatic erythrocyte
정온제 tranquilizer | tranquilizing drug
정온화 tranqulization
정위- stereotactic
정위고정기 stereotactic system
정위법 stereotaxis
정위생검 stereotatic biopsy
정위수술 stereooperation | stereotactic surgery
정위술 stereotaxis
정위체계 stereotactic system
정위치전위정맥편우회술 non-reverse translocated vein bypass
정위치정맥편우회(술) in situ vein bypass
정의역 domain
정자 sperm | sperm cell | spermatozoa | spermatozoon
정자기장 static magnetic field
정자발생 spermatogenesis
정자발생세포 spermatogenic cell
정자세포 spermatid | spermoblast
정자세포종 spermocytoma
정자없음(증) azoospermia
정자은행 sperm bank
정자형성장애 dyszoospermia
정적- static
정적반응 static reaction
정적자세 static posture
정적폐유순도 static lung compliance
정적폐탄성 static lung compliance

정적허파탄성 static lung compliance
정점지속 plateau
정점지속기 plateau phase
정정사망률 corrected death rate
정정출생률 corrected life birth rate
정제 purification
정제수 purified water
정제인슐린 purified insulin
정중- median
정중곁 paramedian
정중기관절개 median tracheostomy
정중능형설염 median rhomboid glossitis
정중단면 median section
정중마름모혀염 median rhomboid glossitis
정중면 median plane
정중배꼽인대 median umbilical ligament
정중복장뼈절개 median sternotomy
정중선 median line | midline
정중선오목 midline pit
정중시상면 median sagittal plane
정중신경 median nerve
정중신경마비 median nerve palsy
정중신경압박 median nerve compression
정중엉치동맥 median sacral artery
정중절개 midline incision
정중천골동맥 median sacral artery
정중췌장절제술 median pancreatectomy
정중활꼴인대 median arcuate ligament
정중흉골절개 median sternotomy
정지 arrest
정지성무기폐 stagnation atelectasis
정지영상 static image
정진균 fungistat
정착 colonization
정체 retention | stagnation | stasis
정체관장 retention enema
정체궤양 stasis ulcer
정체시간 retention time
정체식 retention meal
정체자색반 stasis purpura
정체피부염 stasis dermatitis
정체황달 retention jaundice
정해진 파열압력 rated burst pressure
정형외과(학) orthopedics
정화 purification
정화기 purifier
정확도 accuracy
젖 breast | mamma
젖- mammary
젖(당) lac
젖과다증 polygalactia
젖과잉분비증 polygalactia
젖꼭지 mammilla | nipple
젖꼭지뒤당김 nipple retraction
젖꼭지샘종 nipple adenoma
젖꽃판 areola | mammary areola
젖꽃판밑부위 subareolar area
젖꽃판염 areolitis
젖낭종 galactocele
젖니 dens lacteus
젖당 lactose
젖당뇨 lactosuria
젖당분해효소 lactase
젖당분해효소결핍 lactase deficiency
젖당불내성 lactose intolerance
젖뗌 weaning
젖마름증 agalactia
젖먹임 breast feeding
젖멈춤 galactophygous
젖분비 lactation
젖분비과다 galactorrhea
젖분비샘종 lactating adenoma
젖분비샛길 lactation fistula
젖분비억제 galactischia | galactophygous
젖분비이상 dysgalactia
젖분비촉진제 galactagogue
젖분비호르몬 prolactin
젖비중계 galactometer
젖산균 *Lactobacillus*
젖산균감염 *Lactobacillus* infection
젖산뇨 lactaciduria
젖산산증 lactic acidosis

젖산염 lactate
젖산염링거용액 lactated Ringer solution
젖산혈증 lactic acidemia | lacticemia
젖샘 mammary gland
젖샘곁염 paramastitis
젖샘고름집 milk abscess
젖샘관 lactiferous duct
젖샘관염 galactophoritis
젖샘관팽대 lactiferous ampulla | lactiferous sinus
젖샘관확장 mammary duct ectasia
젖샘농양 milk abscess
젖샘염 mastadenitis
젖샘자극- mammotropic
젖샘자극세포 mammotroph
젖샘조영 galactography
젖샘종 mastadenoma
젖생성 galactopoiesis
젖선 milk line
젖영양 galactotrophy
젖은거품소리 moist rale
젖은도말표본 wet smear
젖은드레싱 wet dressing
젖은펴바른 표본 wet smear
젖재건술 breast reconstruction
젖중독 galactotoxism
젖피판술 breast flap
젖혈증 galactemia
젖흐름증 galactorrhea
젖힘 hyperextension
제 umbilicus
제- umbilical
-제 agent
제2- secondary
제2기 second stage
제3공간부종 third-space edema
제3공간체액손실 third-space fluid loss
제5혈액응고인자 coagulation V factor
제7인자 결핍증 factor VII deficiency
제8인자 결핍증 factor VIII deficiency
제9인자 결핍증 factor IX deficiency
제거 ablation | clearance | delivery | extirpation | obliteration | purging | removal | suppression
제거가능성 removability
제거기 retriever
제거율 clearance
제길이수축 isometric contraction
제뇌- decerebrated
제뇌경축 decerebrate rigidity
제대 umbilical cord
제대- umbilical
제대동맥 umbilical artery
제대로근육 involuntary muscle
제대순환 umbilical circulation
제대열 umbilical fissure
제대오목 umbilical recessus
제대절단(술) omphalotomy
제대탈장 umbilical cord hernia
제대혈 cord blood | umbilical cord blood
제도 system
제동맥 umbilical artery
제동맥염 umbilicalis arteritis
제륜 umbilical ring
제모 depilation
제방향- antegrade | anterograde
제방향간절제 antegrade hepatectomy
제방향관장 antegrade enema
제방향담낭절제 antegrade cholecystectomy
제방향신우조영 antegrade pyelography
제부 umbilical region
제부피수축 isovolumetric contraction
제산제 antacid
제산제치료 antacid therapy
제시 presentation
제암- carcinoclastic | carcinostatic
제약 restraint
제약화학 pharmaceutical chemistry
제어유전자 control gene
제왕자궁절제 cesarean hysterectomy
제왕절개 cesarean section; CS
제이철- ferric
제일철- ferrous
제자리 in situ

제자리관암종 ductal carcinoma in situ; DCIS
제자리소엽암(종) lobular carcinoma in situ
제자리암종 carcinoma in situ
제자리정맥편우회술 in situ vein bypass
제제 preparation
제초제 herbicide
제피경축 decorticate rigidity
제한 restriction
제한숙주역- ecotropic
제한핵산내부분해효소 restriction endonuclease
제한효소지도 restriction map
젠타마이신 gentamicin
젤 gel
젤피견인기 Gelpi retractor
조각 segment | segmentum
조각적혈구 fragmented RBC
조건 condition
조건병원체 facultative pathogen
조건화 conditioning
조기- premature
조기간세포암(종) early hepatocelluar carcinoma
조기보행 early ambulation
조기분만 preterm delivery
조기분만아 preterm infant
조기사정 premature ejaculation
조기수축 premature systole
조기식도암 early esophageal cancer
조기심실수축 premature ventricular contraction
조기암 early cancer
조기양막파수 premature rupture of membrane; PROM
조기양막파열 premature rupture of membrane; PROM
조기위암 early gastric cancer; EGC
조기위암, 소점막형 early gastric cancer small mucosal type; EGC small mucosal type
조기위암, 침윤형 early gastric cancer penetrating type; EGC penetrating type
조기위암, 표면확산형 early gastric cancer superficially spreading type; EGC superficially spreading type
조기위암, 혼합형 early gastric cancer, mixed type; EGC, mixed type
조기위암1형, 융기형 early gastric cancer type I, protruded type; EGC type I, protruded type
조기위암2a형, 표면융기형 early gastric cancer type IIa, superficial elevated type; EGC type IIa, superficial elevated type
조기위암2b형, 표면평탄형 early gastric cancer type IIb, flat type; EGC type IIb, flat type
조기위암2c형, 표면함몰형 early gastric cancer type IIc, superficial depressed type; EGC type IIc, superficial depressed type
조기위암2형, 표면형 early gastric cancer type II, superficial type; EGC type II, superficial type
조기위암3형, 함몰형 early gastric cancer type III, excavated type; EGC type III, excavated type
조기태아사망 early fetal death
조기폐경 premature menopause
조기흥분 preexcitation
조대술 marsupialization
조동 flutter
조동파 flutter wave
조력세포 helper cell
조로(증) premature senility
조로증 geromorphism
조롱박- piriform | pyriform
조롱박오목 piriform sinus | pyriform sinus
조루술 ostomy
조류결핵균 *Mycobacterium avium intracellulare*
조류수두 avian pox
조류폭스바이러스 avipox virus
조리개 diaphragm
조밀- dense
조발림프부종 lymphedema praecox
조발성복수 praecox ascites
조비락스 zovirax
조사 exploration | inquiry | inspection | irradiation | radiation
조사망률 crude death rate
조사영역 boost field
조사자바이어스 interviewer bias
조산 preterm delivery

조산아 premature baby | premature infant
조생존율 crude survival rate
조선 linea aspera
조숙 precocity | prematurity
조숙- premature
조영 imaging
조영검사 contrast studies
조영관장 contrast enema
조영관장액 contrast enema
조영심초음파검사 contrast echocardiography
조영제 contrast agent | contrast media | contrast medium
조영제주입기 power injector
조영증강영상 enhanced image
조영증강후- postcontrast
조울정신병 manic depressive psychosis
조율 pacing
조음 articulation
조음장애 dysarthria
조임 strangulation
조임근 sphincter muscle
조임근복원(술) sphincter repair
조임근사이감염 intersphincteric infection
조임근사이고랑 intersphincteric groove
조임근사이고름집 intersphincteric abscess | intrasphincteric abscess
조임근사이공간 intersphincteric space
조임근사이농양 intersphincteric abscess | intrasphincteric abscess
조임근사이면 intersphincteric plane
조임근사이치루 intersphincteric fistula | intrasphincteric fistula
조임근성형 sphincteroplasty
조임근성형술 sphincteroplasty
조임근재건(술) sphincter reconstruction
조임근절개(술) sphincterotomy
조임근주름형성 sphincter plication
조임근협동장애 sphincter dyssynergia
조임근확장(술) sphincter dilation
조임기전 sphincter mechanism
조임작용 sphincter action
조임장폐색(증) strangulation ileus
조임탈장 strangulated hernia
조임통증 griping pain
조자연증가율 crude natural increase rate
조작 maneuver | manipulation | operation
조절 accommodation | adjustment | regulation
조절과다 accommodative excess
조절내사시 accommodative esotropia
조절마비 accommodative palsy
조절유전자 modulator gene | regulator gene
조절형위밴드(술) adjustable gastric banding
조절회로 modulating circuit
조정 adjustment
조정기 adjuster
조정사망률 adjusted death rate
조정원인 intervening cause
조정자 pacemaker
조정체 adjuster
조제지침 dispensatory
조준기 collimator
조증 mania
조증- manic
조증정신병 manic psychosis
조직 tissue
조직공학 tissue engineering
조직교정술 tissue repairs
조직구 histiocyte
조직구종 histiocytoma
조직구증 histiocytosis
조직내이식물 interstitial implant
조직령 histologic dating
조직면역 tissue immunity
조직무산소증 tissue anoxia
조직발생 histoagenesis | histogenesis
조직발생결핍 histogenetic deficiency
조직병리학 histopathology
조직병변 histologic lesion
조직산소장력 tissue oxygen tension
조직생검 tissue biopsy
조직손상 tissue damage
조직인자 tissue factor

조직적합검사 histocompatibility testing
조직적합성 histocompatibility
조직적합성복합체 histocompatibility complex
조직적합항원 histocompatibility antigen
조직적합항원유전자 histocompatibility gene
조직적합형 histocompatibility type
조직칼리크레인 tissue kallikrein
조직특성감별 tissue characterization
조직파쇄 histotripsy
조직파편 debris
조직폴리펩티드항원 tissue polypeptide antigen
조직표본 preparation
조직플라스미노겐활성제 tissue plasminogen activator
조직학 histology
조직학- histologic | histological
조직해부학 histologic anatomy
조직화학 histochemistry
조직확장(술) tissue expansion
조직확장기 tissue expander
조짐 presymptom
조짐기 prodromal stage
조짐증상 signal symptom
조출산율 crude fertility rate
조출생률 crude birth rate
조충 tapeworm
조충감염 cestode infection
조충빈혈 tapeworm anemia
조충증 taeniasis
조치 indication
조향성 steerability
조현병 schizophrenia
조현형장애 schizophreniform disorder
조혈 hematopoiesis | hemocytopoiesis | hemopoiesis
조혈- hemafacient | hemopoietic
조혈소 hematopoietin
조혈인자 hemopoietin
조혈제 hemafacient | hematinic drug | hematopoietic | hemopoietic
조화운동못함증 ataxias
조화운동불능 ataxias
조화운동언어장애 ataxic dysphasia
조회 inquiry
족 class | foot
족관절 ankle joint
족근관증후군 tarsal tunnel syndrome
족무지 hallux
족무지반사 great toe reflex
족배동맥 dorsalis pedis artery
족병 pedopathy
족위분만 foot delivery
족저 sole
졸린저-엘리슨증후군 Zollinger-Ellison syndrome
졸음 drowsiness
졸음증 lethargy
좁쌀- miliary
좁쌀고름집 miliary abscess
좁쌀색전증 miliary embolism
좁쌀암종증 miliary carcinomatosis | miliary carcinosis
좁쌀종 milium
좁은전방각녹내장 narrow angle glaucoma
종 species
종- specific
종격 mediastinum
종격- mediastinal
종격기종 mediastinal emphysema
종격기형종 mediastinal teratoma
종격낭 mediastinal cyst
종격농양 mediastinal abscess
종격눌림증 mediastinal tamponade
종격동기종 pneumomediastinum
종격조동 mediastinal flutter
종격종양 mediastinal tumor
종격탈장 mediastinal hernia
종격흉막 mediastinal pleura
종골건 tendo calcaneus
종괴 lump | mass
종괴형성형 mass forming type
종교망상 religious delusion
종기 furuncle | furunculus
종기증 furunculosis
종뇌 telencephalon
종두증 vaccinia

종료 termination
종말 termination | terminus
종말기관 end organ
종말단추 bouton terminal
종말세기관지 terminal bronchiole
종말신경 terminal nerve
종말압 end pressure
종말점 endpoint
종말증 cachexia
종말증부종 cachectic edema
종말판 endplate
종면 longitudinal plane
종명 species name
종속- dependent
종속영양균 heterotrophic bacterium
종속영양세포 heterotrophic cell
종숙주 definitive host
종아리 lower leg
종아리동맥 crural artery | peroneal artery
종아리뼈 fibula
종아리신경 peroneal nerve
종아리정맥 peroneal vein
종압 end pressure
종양 tumor
종양관련항원 tumor associated antigen
종양괴사인자 tumor necrosis factor; TNF
종양괴사인자α tumor necrosis factor-alpha; TNF-α
종양림프절전이분류 tumor lymphnode metastasis classification
종양바이러스 oncovirus
종양발생 oncogenesis | tumorigenesis
종양발생- oncogenic
종양발생바이러스 oncogenic retrovirus | oncogenic virus
종양병증 oncosis
종양색전증 tumor embolism
종양싹 tumor budding
종양억제 tumor control
종양억제유전자 tumor suppressor gene
종양용해증후군 tumor lysis syndrome
종양유전자 oncogene
종양전상태 preneoplastic state
종양절제술 tumorectomy
종양치료 oncotherapy
종양침윤림프구 tumor-infiltrating lymphocyte
종양크기 tumor size
종양태아항원 oncofetal antigen
종양특이항원 tumor specific antigen
종양표지자 tumor marker
종양표지자연구 tumor marker study
종양학 oncology
종양항원 tumor antigen
종양혈관형성인자 tumor angiogenesis factor
종양형성 tumorigenesis
종자 germ
종자- seminal
종자감염 germinal infection
종자세포 germ cell | germinal cell | sexual cell
종자세포종 germinoma
종자세포종양 germ cell tumor
종자연골 sesamoid cartilage
종자중심 germinal center
종창 swelling
종창- puffy
종특이성 species specificity
종합진단 comprehensive diagnosis
좌각차단 left bundle branch block
좌간 Lt. hemiliver | Lt. liver
좌간관 left hepatic duct
좌간문맥 left portal vein
좌간절제술 left hemihepatectomy | Lt. hemihepatectomy | Lt. hepatectomy
좌결장굴곡 left colic flexure
좌골 ischium
좌골- ischiadic | sciatic
좌골극 ischial spine
좌골동맥 sciatic artery
좌골미골근 ischiococcygeus muscle
좌골신경 sciatic nerve
좌골신경- sciatic
좌골신경통 sciatica
좌골직장공간 ischiorectal space

중간콩팥곁관 paramesonephric duct
중간콩팥곁관무발생 paramesonephric duct agenesis
중간콩팥관 mesonephric duct
중간팔오금정맥 median cubital vein
중갑상선정맥 middle thyroidal vein
중격 septum
중격- septal
중격세포 septal cell
중격심근경색증 septal myocardial infarction
중격절제술 septectomy
중결장동맥 middle colic artery
중공섬유막 hollow fiber membrane
중기 metaphase
중년 middle age
중뇌굴곡 mesencephalic flexure
중단 interruption
중단검사 abstinence test
중독 intoxication | poisoning | toxication
중독- toxic
중독정신병 intoxication psychosis
중독치료 detoxification | disintoxication
중독황달 toxemic jaundice
중밀도지질단백질 intermediate density lipoprotein
중배엽 mesoderm
중배엽체형- mesomorphic
중복 duplication | overlap
중복감염 double infection | superinfection
중복결장직장 colorectal duplication
중복근육복구 overlapping muscle repair
중복맥박 dicrotic pulse
중복요관 ureteral duplication
중복음경증 diphallia
중복이식 overgrafting
중복장중첩증 double intussusception
중복장폐쇄 ileus duplex
중복창자막힘 ileus duplex
중분화 moderately differentiated
중성구 neutrophil
중성구감소 neutropenia
중성구감소성소장대장염 neutropenic enterocolitis
중성구감소장병(증) neutropenic enteropathy
중성구증가 neutrophilia
중성구화학주성인자 neutrophil chemotactic factor
중성염 neutral salt
중성자 neutron
중성지방 triglyceride
중쇠 pivot
중쇠뼈 axis
중수수지관절 metacarpophalangeal joint
중심 center | centrum
중심- central | centric
중심경부림프절 central neck node
중심경부림프절절제 central neck node dissection
중심곁 paracentral
중심관 central canal
중심괴사 central necrosis
중심동맥 central artery
중심림프절군 central lymph node group
중심맥박 central pulse
중심메쉬연결부 central mesh connector
중심병변 central lesion
중심부바늘생검 core needle biopsy
중심부제거 core extirpation
중심선방세포 centroacinar cell
중심소엽- centrolobular
중심소체 centriole
중심외- eccentric
중심원심성윤상홍반 erythema annulare centrifugum
중심절 centromere
중심정맥 central vein
중심정맥관삽입 central vein cannulation
중심정맥도관 central venous catheter
중심정맥압 central venous pressure; CVP
중심정맥압감시 central venous pressure monitoring
중심정맥협착증 central venous stenosis
중심쪽이동 proximal migration
중심청색증 central cyanosis
중심체온 core temperature
중심혈 central blood
중심화 centralization
중앙매듭염색체 metacentric chromosome
중앙이구역절제술 central bisectionectomy

직장결장반사 rectocolic reflex
직장결장염 proctocolitis
직장경검사 proctoscopy
직장고정(술) rectopexy
직장구불결장절제(술) rectosigmoidectomy
직장구불창자경검사 proctosigmoidoscopy
직장구불창자염 proctosigmoiditis
직장구불창자절제(술) proctosigmoidectomy
직장굴 rectal sinus
직장궤양 rectal ulcer
직장꼬리근 rectococcygeal muscle
직장내견인술 endorectal pull through procedure
직장내결장내림술 endorectal pull through procedure
직장내장중첩증 intrarectal intussusception
직장내피판 endorectal flap
직장동 rectal sinus
직장동맥 rectal arteries | rectal artery
직장뒤종양 retrorectal tumor
직장류 rectocele
직장무신경절증 rectal aganglionosis
직장미골근 rectococcygeal muscle
직장밑동 rectal stump
직장밑동암 rectal stump cancer
직장반사 rectal reflex
직장-방광경부루 rectum-bladder neck fistula
직장방광근 rectovesical muscle
직장-방광목샛길 rectum-bladder neck fistula
직장방광주름 rectovesical fold
직장방광중격 rectovesical septum
직장배변곤란 rectal dyschezia
직장배설강루 rectocloacal fistula
직장복부- rectoabdominal
직장생검 rectal biopsy
직장선반 rectal shelf
직장선암(종) rectal adenocarcinoma
직장성형술 rectoplasty, see anorectoplasty
직장세척 rectal washout
직장손상 rectal injury, child abuse
직장수술 rectal surgery
직장순응도 rectal compliance
직장암 rectal cancer
직장암(종) rectal carcinoma
직장에스결장 rectosigmoid colon
직장에스결장경검사 rectosigmoidoscopy
직장에스결장부위 rectosigmoid region
직장에스결장절제 rectosigmoid resection
직장염 proctitis
직장요도루 rectourethral fistula
직장요도샛길 rectourethral fistula
직장용종 rectal polyp
직장원주 rectal columns
직장의 rectal
직장인대 rectal ligaments
직장자궁오목 cul-de-sac | Douglas pouch
직장자궁오목천자 culdocentesis
직장자궁인대 rectouterine ligament
직장자궁주름 rectouterine fold
직장전립선루 rectoprostatic fistula
직장전정누공 rectovestibular fistula
직장전정루 rectovestibular fistula
직장절제 proctectomy
직장절제술 rectectomy
직장점막절제 rectal mucosectomy
직장점막절제술 mucosal proctectomy
직장정맥 rectal venous
직장정맥총 hemorrhoidal plexus | rectal venous plexus | venosus rectalis plexus
직장조영 proctography
직장종양 rectal tumor
직장주위고름집 perirectal abscess
직장주위농양 perirectal abscess
직장주입 rectal infusion
직장진행플랩 rectal advancement flap
직장질낭 rectovaginal cyst
직장질루 rectovaginal fistula
직장질어귀샛길 rectovestibular fistula
직장질중격 rectovaginal septum
직장천골굴곡 flexura sacralis recti
직장천골근막 retrosacral fascia
직장출혈 rectal bleeding
직장탈출 hedrocele | rectal procidentia | rectal prolapse

직장탈출증 procidentia recti
직장탐색자 rectal probe
직장통증 proctalgia | rectalgia
직장판막 rectal valve
직장폐쇄 rectal atresia
직장폐쇄증 rectal atresia
직장폴립 rectal polyp
직장항문검사 proctologic examination
직장항문억제반사 rectoanal inhibitory reflex
직장항문운동성 rectoanal motility
직장해면체 corpus cavernosi recti
직장협착 rectal stenosis | rectostenosis
직장확장 rectal dilatation
직장확장기 rectal dilators
직접 direct
직접고샅탈장 direct inguinal hernia
직접괄약근재건 direct sphincter repair
직접교차시험 direct cross matching
직접상검안경 direct ophthalmoscope
직접서혜탈장 direct inguinal hernia
직접이동피판 direct transfer flap
직접탈장 direct hernia
직접피판 direct flap
직접형빌리루빈 direct bilirubin
직혈관 vasa recta
진결합선 true conjugate
진경 spasmolysis
진공 vacuum
진공탈수 vacuum dehydration
진공흡인 vacuum suction
진균 fungus | mycete
진균- mycotic
진균감염 mycotic infection | zymosis
진균검사실 mycological laboratory
진균구내염 mycotic stomatitis
진균궤양 mycotic ulcer
진균대장염 fungus-induced colitis
진균방법 mycological procedure
진균수법 mycological procedure
진균위병 gastrosia fungosa
진균입안염 mycotic stomatitis
진균종 mycetoma
진균증 mycosis
진균증- mycotic
진균학 mycology
진단 exploration
진단- diagnostic
진단긁어냄 diagnostic curettage | exploratory curettage
진단내시경술 diagnostic endoscopy
진단방사선과(학) diagnostic radiology
진단복강경검사 diagnostic laparoscopy
진단복막세척술 diagnostic peritoneal lavage
진단서 medical certificate
진단세균학 diagnostic bacteriology
진단소파술 diagnostic curettage
진단연구 diagnostic research
진단의사 diagnostician
진단적소파 exploratory curettage
진단학 diagnostics | pathognomy
진동 oscillation
진동감 fremitus
진동기 vibratory apparatus
진동맥박 vibrating pulse
진동유도흰손가락 vibration-induced white finger
진동자 oscillator
진동파 oscillation wave
진드기 tick
진드기매개- tick-borne
진료 care | practice
진료- clinical
(진료)기록부 chart
진료소 clinic | infirmary
진료의 practitioner
진물 oozing
진성- essential
진성글로불린 euglobulin
진성동맥류 true aneurysm
진성성대 true vocal cord
진성적혈구증가증 polycythemia vera
진입해제 disengagement
진전섬망 tremens delirium

진정 sedation
진정- calmative | sedative
진정제 calmative | sedative
진주종 cholesteatoma | cholesteatosis
진짜매듭 true knot
진찰 examination | exploration | physical examination
진탕 concussion
진탕손상 concussive injury
진통 analgesia
진통- analgesic
진통제 analgesic
진폐증 pneumoconiosis | pneumonoconiosis
진폭 amplitude
진피 dermis
진피- dermal
진피내- intradermal | intradermic
진피내검사 intradermal test
진피내모반 intradermal nevus
진피내주사 intradermal injection
진피유두 dermal papilla
진피이식 dermal graft | dermograft
진피표피- dermoepidermal
진한- dense
진해제 antitussive
진핵세포 eukaryotic cell
진행간세포암(종) advanced hepatocelluar carcinoma
진행성 뇌졸중 stroke-in-evolution
진행성가족성간내담즙정체 progressive familial intrahepatic cholestasis
진행성근병증 progressive myopathy
진행성예 progressive case
진행식도암 advanced esophageal cancer
진행암 advanced cancer
진행위암 advanced gastric cancer
진행전신경화증 progressive systemic sclerosis
진화 suppression
질 qualitative | quality | vagina
(질)병 disease
질감염 vaginal infection
질검사 vaginal examination
질경검사 vaginal speculum examination
질경검사(법) vaginoscopy in anorectal anomality
질경유- transvaginal
질경이 psyllium
질곁- paravaginal
질곁절개 paravaginal incision
질관 vaginal canal
질괄약근 vaginal sphincter
질량 mass
질량측정 mass measurement
질루 vaginal fistula
질막 vaginal septum
질무발생 vaginal agenesis
질문 inquiry
질바깥- extravaginal
질베르증후군 Gilbert syndrome
질병구성 case mix
질병기술학 nosography
질병발견 disease detection
질병분류학 nosography
질병분포학 nosogeography
질병지리학 nosogeography
질병특유- pathognomonic
질병행동 illness behavior
질보개검사(법) vaginoscopy in anorectal anomality
질분만 vaginal delivery
질산 nitric acid
질산염 nitrate
질산염생성균 nitrifying bacterium
질산염화 nitrification
질산요법 nitrification
질산은 silver nitrate
질산은용액 silver nitrate solution
질산환원균 denitrifying bacterium
질샅찢김 colpoperineal laceration
질샘 vaginal gland
질성형(술) vaginoplasty
질소 nitrogen
질소파괴 breakdown nitrogen
질소평형 balance nitrogen
질소혈증 azotemia | nitremia
질수증 hydrocolpos

질식 asphyxia | choke | strangulation | suffocation
질식제 suffocant
질외- extravaginal
질원개 vaginal fornix
질입구주름막힘증 imperforate hymen
질절제술 vaginectomy
질정 vaginal tablet
질중격 vaginal septum
질직장탈출 vaginalis rectocele
질천장 vaginal fornix
질축농 pyocolpos
질측정 quality measurement
질탈장 vaginalis hernia
질편모충증 trichomoniasis
질폐쇄증 phimosis vaginalis
질확대경검사 colposcopic examination
질환 disease | disorder | dyscrasia
질회음열상 colpoperineal laceration
짐 burden
집 follicle | folliculus | sheath | vagina
집- follicular
집게 forceps | pliers
집게분만 forceps delivery
집게손가락 index
집결관 collector channel
집결로 collector channel
집단 mass
집단감염 herd infection | mass infection
집단개원 group practice
집단면역 herd immunity
집단선별검사 mass screening
집단화학요법 mass chemotherapy
집도의 operator
집락 cluster | colony
집락자극인자 colony-stimulating factors
집락형성 colonization
집락화 clustering | colonization
집먼지진드기<과> Pyroglyphidae
집안감염 household infection
집중력 attention
집중치료실 intensive care unit; ICU
집합관 collecting duct
집합체 cluster
집형성 sheathing
짓무른- macerated
짓무름 maceration
징조 indication
징후 sign
짖이김손상 crushing injury
짝 pair
짝염기 conjugate base
짝지음 pairing
짝짓기쌍 mating pair
짝풀림 decoupling
짧은가락(증) brachydactyly
짧은노쪽손목폄근 extensor carpi radialis brevis
짧은맥박 short pulse
짧은위동맥 short gastric artery
짧은위혈관 short gastric vessels
짧은장증후군 short bowel syndrome
짧은창자증후군 short bowel syndrome
째깍음 click
쪼는통증 gnawing pain
쪽 side
쬠 irradiation
쭈그러든세포질 shrinked cytoplasm
찌꺼기 deposit | remnant | sludge
찌르기검사 prick test
찌름통증 boring pain | stabbing pain
찍어냄 punch
찍어냄생검 punch biopsy
찔린상처배출관 stab wound drain
찔림 stab
찔림통증 prick pain
찜질 bath | cataplasm | pack
찜질약 cataplasm
찜질포 pack
찢김골절 avulsion fracture

ㅊ

차 difference
차(이) gradient
차단 ablation | block | blockade | break
차단간문맥압 occluded hepatic portal pressure
차단기 breaker
차단실 shield room
차단제 blocker | blocking agent
차단항체 blocking antibody
차용면역 adoptive immunity
차용면역요법 adoptive immunotherapy
차이 difference | gap
차일드분류 Child classification
차일드점수 Child score
차일드터콧퓨분류 Child-Turcotte-Pugh classification
차일드-퍼 점수평가법 Child-Pugh score
차전겸자 roller forceps
차전자 psyllium
차폐 shield
차폐(물) block
차폐실 shield room
차폐효과 shielding effect
착란 confusion
착륙지점 landing zone
착상 engraftment | implantation
착상출혈 implantation bleeding
착색 staining
찰과 scraping
찰과상 abrasion | brush burn
찰과표본 scraping
찰과표피박탈 brush burn
참고값 reference value
참고구간 referance interval
참고치 reference value
참굴큰입흡충 *Gymnophalloides seoi*
참살이 well being
참실핏줄확장증 essential telangiectasia
참앞뒤지름 true conjugate
참적혈구증가증 polycythemia vera
참정맥류 venous aneurysm
참진드기 hard tick
참호설사 trench diarrhea
창 fenestra
창내피 fenestrated endothelium
창냄술 fenestration | fenestration operation | ostomy
창문형스텐트-이식편 fenestrated stent graft
창백 pallor
창상긴장력 tensile strength wound
창상봉합 wound closure
창상수축 wound contraction
창자 bowel | gut | intestine
창자- intestinal
(창자)움세포 crypt cell
창자간막- mesenteric
창자간막낭 mesenteric cyst
창자간막늘임(술) mesentery lengthening
창자간막동맥 mesenteric artery
창자간막사이신경얼기 intermesenteric plexus
창자간막신경얼기 mesenteric plexus
창자간막연장(술) mesentery lengthening
창자간염 enterohepatitis
창자글루카곤 enteroglucagon
창자급통증 enteralgic crisis
창자기원낭 enterogenous cyst
창자기체소리 borborygmus | rugitus
창자냄술 exteriorization
창자대치액 intestinal replacement fluid
창자돌 splanchnolith
창자막힘증 ileus
창자배체강 gastrocoele
창자배형성 gastrulation

창자병증말단피부염 acrodermatitis enteropathica
창자사이샛길 enteroenteric fistula
창자상피화 intestinalization
창자샘 crypt cell renewal rates
창자소리 bowel sound
창자신경얼기 enteric nervous plexus | enteric plexus
창자실 catgut | gut
창자중복증 intestine duplication
찾아다니기 shopping
채식 vegetable diet
채찍질손상 whiplash injury
처녀막 virginal membrane
처방 formula | prescription
처방내용 inscription
처짐 drop | ptosis
처치 manipulation
척골동맥 ulnar artery
척골신경 ulnar nerve
척도 measure | scale
척삭- chordal
척삭종 chordoma
척수 spinal cord
척수- medullary | spinal
척수강내차단 intraspinal block
척수견인 spinal cord tethering
척수결손 spinal cord deficit
척수경막외농양 spinal epidural abscess
척수공동증 syringomyelia
척수근위축(증) spinal muscular atrophy
척수더부신경 spinal accessory nerve
척수마취 spinal analgesia | spinal anesthesia
척수매독 tabes | tabes dorsalis
척수물구멍증 syringomyelia
척수반사 spinal reflex
척수병 spinal disease
척수병증 myelopathy
척수부신경 spinal accessory nerve
척수분절 spinal segment
척수블록 spinal block
척수소뇌 spinocerbellum
척수손상 spinal cord injury
척수쇼크 spinal shock
척수수막류 myelomeningocele
척수수막탈출증 myelomeningocele
척수시상로절단 chordotomy
척수시상로절단(술) cordotomy
척수신경 spinal nerve
척수신경절 spinal ganglion
척수외- epispinal
척수외상 spinal cord trauma
척수이분증 diastematomyelia
척수자극검사 spinal stimulation test
척수절개(술) myelotomy
척수정중갈림증 diastematomyelia
척수조영(술) myelography
척수좌상 spinal cord contusion
척수진탕 spinal cord concussion
척수진통 spinal analgesia
척수징후 spinal sign
척수차단 spinal block
척수차단마취 spinal block
척수형성이상 myelodysplasia
척주 spina | spine | vertebral column
척주- spinal
척주관 spinal canal | vertebral canal
척주옆굽음증 scoliosis
척주옆뒤굽음증 scoliokyphosis
척주외- epispinal
척주측만(증) rachiscoliosis
척주측만증 scoliosis
척주측후만증 scoliokyphosis
척추 spina | spine
척추- spinal
척추(사이)원반 intervertebral disc | intervertebral disk
척추갈림증 spina bifida
척추곁- paraspinal | paravertebral
척추곁주사 paravertebral injection
척추골수염 vertebral osteomyelitis
척추골절 vertebral fracture
척추관절강직증 spondylosis
척추관절염 spondylarthritis | vertebral arthritis

척추기립근 erector spinae muscle
척추기형 vertebral anomaly
척추농양 spinal abscess
척추동맥 vertebral artery
척추마취 spinal anesthesia
척추마취두통 spinal headache
척추사이- intervertebral
척추사이구멍절개술 foraminotomy
척추신경절 vertebral ganglion
척추앞- prevertebral
척추앞신경얼기 prevertebral plexus
척추염 spondylitis
척추원반탈출 prolapsed intervertebral disk
척추유합(술) spondylosyndesis
척추전신경절 prevertebral ganglia
척추증 spondylosis
척추징후 sign spine
척추천자 spinal tap
척추후방전위 retrolisthesis
척측측부동맥 ulnar collateral artery
천골 sacrum
천골- sacral
천골곶 sacral promontory
천골굴곡 sacral flexure
천골내장신경 sacral splanchnic nerve
천골동맥결찰 sacral artery ligation
천골마취 sacral anesthesia
천골부 sacral region
천골부통증 sacrodynia
천골소와 sacral dimple
천골신경 sacral nerve
천골앞공간 presacral space
천골앞근막 presacral fascia
천골앞낭종 presacral cysts
천골앞누공 presacral sinus
천골앞병변 presacral lesions
천골앞선증 presacral adenopathy
천골외상 sacral trauma
천골전기형종 presacral teratoma
천골절제 sacral resection
천골절제술 sacrectomy
천골척추- sacrovertebral
천골척추인대분리 sacrospinous ligament division
천공 perforans | perforation
천공- perforating
천공궤양 perforating ulcer
천공손상 perforation injury
천공술 fenestration | fenestration operation
천공위암 perforated gastric cancer
천공절제술 perforectomy
천극인대 sacrospinous ligament
천막 tentorium
천명 wheeze | wheezing
천문 fontanelle | fonticulus
천미(골)- sacrococcygeal
천미골삭종 sacrococcygeal chordoma
천미부기형종 sacroccygeal teratoma | sacrococcygeal teratoma | sacrococcygeal teratoma
천식 asthma
천식발작 asthmatic crisis
천식위기 asthmatic crisis
천식지속상태 status asthmaticus
천식지속증 status asthmaticus
천연두 smallpox | variola
천연두접종 variolation
천요추각 sacrolumbar angle
천자 centesis | paracentesis | puncture | transfixion
천자통 boring pain | stabbing pain
천장 fornix
천장관절통 sacrocoxalgia
천회음항문직장성형술 sacroperineal anorectoplasty
철 iron
철- ferric | ferrous
철결핍 iron deficiency
철결핍- sideropenic
철결핍빈혈 iron deficiency anemia
철결핍삼킴곤란 sideropenic dysphagia
철결핍증 sideropenia
철사 wire
철요구량 iron requirement
철운반단백질 siderophilin
철적혈구 siderocyte

철적혈모구 sideroblast
철침착증 siderosis
철킬레이트화 iron chelation
철필요량 iron requirement
첨가물 affix
첨규콘딜로마 condyloma accuminata
첨단밑- subapical
첨단체 acrosome
첨단하- subapical
첨족 strephopodia
첨판 leaflet
첨형콘딜로마 condylomata acuminata
첩포 patch
첩포검사 patch test
첫월경 menarche
첫자식세대 first filial generation
첫젖 foremilk
첫째거부반응 first-set rejection
첫째유합 first intention
청(각)신경집종 acoustic neuroma
청각 hearing
청각- acoustic
청각유발전위 auditory evoked potential
청각중추 acoustic center
청각타진(법) auditory percussion
청각훈련 auditory training
청결간헐도뇨 clean intermittent catheterization
청결수술 clean operation
청력 hearing | hearing acuity
청력장애 hearing disorder
청색 blue
청색공막 blue sclera
청색모반 blue nevus
청색모반증후군 blue bleb nevus syndrome
청색발가락증후군 blue toe syndrome
청색병 blue disease
청색족지증후군 blue-toe syndrome
청색증 cyanosis
청색증- cyanotic
청색질식 blue asphyxia
청색통증다리염 phlegmasia cerulea dolens
청색통증정맥염 phlegmasia cerulea dolens
청소 cleaning | clearance
청소년 adolescent
청소년- juvenile
청소년기- adolescent
청소년코인두혈관섬유종 juvenile nasopharyngeal angiofibroma
청소세포 scavenger cell
청소율 clearance
청진 auscultation
청진(법) stethoscopy
청진기 stethoscope
청진타진(법) auscultatory percussion
청취 hearing
체 body | corpus | granule
체간 soma
체간미주신경절단(술) truncal vagotomy
체감각신경 somatosensory nerve
체강 celom | coelom | coelomic cavity
체강액 transcellualr fluid
체강을통한대장암의전이 trans-coelomic spread of colorectal cancer
체강형성 coelogenesis
체계 system
체구성 composition body
체내 intracorporeal
체내문합 intracorporeal anastomosis
체내봉합 intracorporeal suturing
체내삽입자동세동제거기 automatic implantabl defibrillator
체내연결 intracorporeal anastomosis
체내총질소량 total body nitrogen
체력 physical strength
체류용액 accumulation
체모양- cribriform
체사 somatic death
체성위축위염 corporal atrophic gastritis
체세포절량 cell mass body
체순환 systemic circulation
체순환계단락술 systemic shunt
체순환계션트 systemic shunt

체신경 somatic nerve
체액 body fluid | fluid body
체액- humoral
체액구역 fluid compartment body
체액구획 body fluid compartment
체액량 fluid volume body
체액면역 humoral immunity
체액보충 fluid replacement
체액조절 humoral regulation
체액평형 fluid balance | fluid balance | water balance
체에너지저장 energy storage body
체온 temperature body
체온민감도 temperature sensitivity
체온저하 hypothermia
체온저하담요 hypothermia blanket
체온조절 temperature regulation | thermoregulation
체온조절담요 temperature blanket
체온조절중추 heat-regulating center | temperature regulatory center
체외- extracorporeal | extrasomatic
체외간절제(술) ex-vivo liver resection
체외단백합성분석 in vitro synthesized protein assay
체외막산소공급 extracorporeal membrane oxygenation
체외문합 extracoporeal anastomosis
체외생명보조 extracorporeal life support; ECLS
체외수정 in vitro fertilization
체외순환 extracorporeal circulation
체외심장마사지 external cardiac massage
체외심장충격기 external defibrillator
체외연결 extracoporeal anastomosis
체외이식편 explant
체외전간관류 ex vivo whole liver perfusion
체외충격파쇄석 extracorporeal shock wave lithotripsy; ESWL
체운동신경 somatomotor nerve
체위 body position | body posture | posture
체위- postural
체위(의존) dependent
체위단백뇨 postural proteinuria
체위배액 postural drainage
체위배출 postural drainage
체위부종 dependent edema
체위의존 발적 dependent rubor
체위잡기 positioning
체위저혈압 postural hypotension
체위현기증 positional vertigo
체적변동기록 plethysmography
체적측정 volumetry
체절 somite
체중 weight body
체중감소 weight loss
체중미달 underweight
체중신장비 body weight ratio
체중증가 weight gain
체지방 body fat | fat body
체질 constitution | diathesis | status
체질간기능이상 constitutional hepatic dysfunction
체질량지수 body mass index; BMI
체질병 constitutional disease
체질인류학 physical anthropology
체표면적 surface area body
체형 somatotype
초 candle
초(뜻: 칼집) sheath
초경 menarche
초과 overload
초과민반응 anaphylactic reaction
초과민반응쇼크 anaphylactic intoxication
초급성 혈액매개성 염증반응 instant blood mediated inflammatory reaction
초급성거부반응 hyperacute rejection
초기 initial stage | primary stage
초기- initial
초기무기폐 initial atelectasis
초기반응 initial reaction
초기발진 initial rash
초기증상 initial symptom
초기치료 initial therapy
초단분절거대결장증 ultrashort-segment Hirschsprung disease

초단분절히르슈스프룽병 ultrashort-segment Hirschsprung disease
초단파투과열요법 ultrashort wave diathermy
초민감성 supersensitivity
초박절편 ultrathin section
초산 primiparity
초산녀 primipara
초상돌기 processus vaginalis
초선택화학색전술 hyperselective chemoembolization
초성복수 vaginalis ascites
초승달사구체신염 crescentic glomerulonephritis
초승달연골 semilunar cartilage
초식 phytophagy
초연 detachment
초유 colostrum | foremilk
초음파 ultrasonic wave | ultrasound wave
초음파- echo
초음파검사 echography | ultrasonography | ultrasonography test
초음파검사자 sonographer
초음파길잡이생검 sonographically guided biopsy
초음파발생장치 sonicator
초음파붕괴 ultrasonic disintegration
초음파쇄석(술) ultrasonic lithotripsy
초음파심장도 sonographic cardiogram | ultrasonic cardiogram
초음파영상 echogram
초음파요법 ultrasound therapy
초음파유도생검 sonographically guided biopsy
초음파절삭기 harmonic scalpel | ultrasonic activated scalpel
초음파진단 ultrasonic diagnosis
초음파진동 ultrasonic vibration
초음파촬영 ultrasonography
초음파치료 ultrasound therapy
초음파탐색자 ultrasound probe
초음파투과종괴 sonolucent mass
초음파파쇄기 sonicator
초임녀 primigravida
초임부 primigravida
초자아 superego
초저밀도지질단백질 very low density lipoprotein; VLDL
초전도 superconduction
초점 focus
초점- focal
초점깊이 penetration
초콜릿낭 chocolate cyst
초콜릿물혹 chocolate cyst
촉각환각 tactile hallucination
촉광 candle
촉광현상 candle phenomenon
촉매 catalyst
촉매- catalytic
촉매작용 catalysis
촉매제 catalyzer
촉지검사 digital exploration
촉지성 palpability
촉진 augmentation | palpation
촉진기 acceleration phase
촉진단백뇨 palpatory proteinuria
촉진물 promoter
촉진자 promoter
촉진작용 promotor action
촉진중추 accelerating center
촉진타진 palpatory percussion
촌충 tapeworm
촌충감염 cestode infection
총 plexus
(총)담관낭 choledochal cyst
총간관 common hepatic duct
총간동맥 common hepatic artery
총경동맥 common carotid artery
총담관 common bile duct
총담관간연결(술) choledochohepatostomy
총담관결석 choledocholith | common duct stone
총담관결석제거(술) choledocholithotomy
총담관결석증 choledocholithiasis
총담관공장연결(술) choledochojejunostomy
총담관낭샘암(종) choledochal cystadenocarcinoma
총담관낭샘종 common bile duct cystadenoma
총담관류 choledochocele

총담관봉합(술) choledochorrhaphy
총담관부분절제(술) choledochectomy (segmental resetion of bile duct)
총담관성형(술) choledochoplasty
총담관쇄석(술) choledocholithotripsy
총담관십이지장루 choledochoduodenal fistula
총담관십이지장연결(술) choledochoduodenostomy
총담관연결이상 choledochopancreatic ductal junction anomaly
총담관염 choledochitis
총담관위연결(술) choledochogastrostomy
총담관장연결(술) choledochoenterostomy
총담관절개(술) choledochotomy
총담관절제(술) choledochectomy
총담관조루(술) choledochostomy
총담관창냄술 choledochostomy
총담관탐색 common bile duct exploration
총담관탐색(술) common duct exploration
총담관협착 choledochal stenosis
총담관회장연결(술) choledochoileostomy
총대퇴동맥 common femoral artery
총배설강암 cloacogenic carcinoma
총비골신경 common peroneal nerve
총비뇨생식기전진술 total urogenital advancement
총비뇨생식동이동술 total urogenital sinus mobilization
총산소요구량 total oxygen demand
총상 gunshot injury | gunshot wound | shotgun injury
총상변형 gunstock deformity
총안드로겐 total androgen
총알 bullet
총유기탄소 total organic carbon
총장골동맥 common iliac artery
총철결합능 total iron binding capacity; TIBC
총체액량 total body water
총폐용량 total lung capacity
총폐저항 total pulmonary resistance
촬영 scan | scanning
촬영기 scanner
최고날숨유속 peak expiratory flow rate; PEFR
최고위산분비 peak aid output; PAO
최고치 peak level
최근이환 recent illness
최대 maximum
최대- maximus
최대산분비 maximal acid output; MAO
최대산소부채 maximum oxygen debt
최대산소용량 maximal aerobic capacity
최대선량 maximum dose
최대성장속도 peak growth velocity
최대수의압 maximum voluntary pressure
최대수축압 maximum squeeze pressure
최대요세관배설량 maximal tubular excretory capacity
최대요세관재흡수량 maximal tubular reabsorption capacity
최대용량 maximum dose
최대위산분비 maximal acid output; MAO
최대허용용적 maximum tolerated volume
최대호흡용량 maximal breathing capacity
최대환기량 maximum breathing capacity
최대휴식기항문압 maximum resting anal pressure
최면 hypnosis
최면- hypnagogue | hypnotic | somnifacient
최면상태 somnipathy
최면술 hypnotism
최면요법 hypnotherapy
최소량 elementary quantum
최소영양필요량 minimal daily requirement
최소일일요구량 minimal daily requirement
최소절개담낭절제술 mini cholecystectomy
최소침습 minimally invasive
최소침습소포암종 minimally invasive follicular carcinoma
최소침습수술 minimally invasive surgery
최소침습암(종) minimally invasive carcinoma
최외포 extreme capsule
최장발성지속시간 maximum phonation time
최저억제농도 minimal inhibitory concentration
최저치 trough
최적식사 optimal diet

최종산물 end product
최종혈관조영술 completion angiography
추가용량 booster dose
추가접종 booster injection
추가접종량 booster dose
추가주사 booster injection
추간- intervertebral
추간공절개술 foraminotomy
(추간원판)수핵 pulposus nucleus
추간판 disc | discus | intervertebral disc | intervertebral disk
추간판절제술 discectomy
추간판질환 intervertebral disc disease
추간판헤르니아 prolapsed intervertebral disk
추상사고 abstract thinking
추위 chilliness
추위불내성 cold intolerance
추적 follow-up
추적검사 follow-up
추적성 trackability
추적연구 longitudinal study
추적자 tracer
추적조사 follow-up
추정간혈류량 estimated hepatic blood flow
추정진단 clinical impression | putative diagnosis
추정징후 presumptive sign
추체 pyramid | pyramis
추체- pyramidal
추체골절 pyramidal fracture
추체로절단(술) pyramidotomy
추체바깥길- extrapyramidal
추체세포 pyramidal cell
추체엽 pyramidal lobe
추체외로- extrapyramidal
추출 extract | extraction
추출물 extract
축 axis | pivot
축농 empyema
축미세관 axoneme
축삭 axon
축삭변성 axonal degeneration
축삭염주 axonal varicosity
축삭운반 axonal transport
축삭절단 axonotmesis
축성전위 axial displacement
축소(술) reduction
축소간이식 reduced liver transplantation | reduced-size liver transplantation
축소위 miniature stomach
축소위우회(술) mini-gastric bypass
축영상 axial view
축적 accumulation
축적물 accumulation
축적병 storage disease
축착 coarctation
축척 scale
축추 axis
축피판 axial flap
출구 exit | outlet | vent
출구막힘 outlet obstruction
출구폐쇄 outlet obstruction
출산 bearing | birth | childbirth | partus | procreation
출산과정 birth process
출산길 birth canal
출산력 birth history | fertility | parity
출산손상 birth injury
출산수 parity
출산율 fertility rate
출생 birth | partus
출생률 birth rate
출생전(질)병 prenatal disease
출생전기 prenatal period
출생전사망 prenatal death
출생전진단 prenatal diagnosis
출생전질환 prenatal disease
출생전후기 perinatal period
출생전후기- perinatal
출생점 birth mark
출생증명서 birth certificate
출생체중 birth weight
출생후- postnatal
출혈 bleeding | hemorrhage | staxis

출혈간염 hemorrhagic hepatitis
출혈경색 hemorrhagic infarct | hemorrhagic infarction
출혈경향자 bleeder
출혈고름집 hemorrhagic abscess
출혈농양 hemorrhagic abscess
출혈담낭 hemocholecyst
출혈담낭염 hemocholecystitis
출혈방광염 hemorrhagic cystitis
출혈병 hemorrhagic disease
출혈복수 hemorrhagic ascites
출혈빈혈 hemorrhagic anemia
출혈삼출 hemorrhagic effusion
출혈성모세혈관확장증 hemorrhagic telangiectasis
출혈소인 hemorrhagic disposition
출혈소인자 bleeder
출혈손상 hemorrhagic injury
출혈쇼크 hemorrhagic shock
출혈시간 bleeding time
출혈열 hemorrhagic fever
출혈위염 hemorrhagic gastritis
출혈위장병(증) hemorrhagic gastroenteropathy
출혈자반 hemorrhagic purpura
출혈점 petechia
출혈체질 hemorrhagic diathesis
출혈패혈증 hemorrhagic septicemia
출혈혈관 bleeder
출혈황달 hemorrhagic jaundice
출혈후빈혈 posthemorrhagic anemia
충격 shock
충격파 percussion wave
충격파쇄석술 shock wave lithotripsy
충동 drive
충동폭력 impulsive violence
충란 ovum
충수 appendix | vermiform appendix
충수(돌기)절제술 appendectomy
충수고름집 appendiceal abscess
충수급통증 appendiceal colic | appendicular colic | vermicular colic
충수농양 appendiceal abscess
충수동맥 appendicular artery
충수방광연결(술) appendicovesicostomy
충수염 appendicitis
충수조루(술) appendicostomy
충수창냄(술) appendicostomy
충실(도) adherence
충전 charge
충혈 congestion | hyperemia | injection
충혈오한 congestive chill
충혈유두 engorged papilla
충혈제거- decongestant
충혈제거제 decongestant
췌(장)공장연결 pancreaticojejunostomy
췌(장)관샘암종 ductal pancreatic adenocarcinoma
췌(장)소장연결 pancreatoenterostomy
췌(장)십이지장절제술 pancreatoduodenectomy
췌관내시경술 pancreatoscopy
췌관내유두상점액종 intraductal papillary mucinous tumor; IPMT
췌관조영 pancreaticography | pancreatography
췌담관 pancreaticobiliary
췌담관조영 cholangiopancreatography
췌담관조영술 pancreaticocholangiography
췌담낭문합술 pancreaticocholecystostomy
췌담낭연결술 pancreaticocholecystostomy
췌도모세포종 nesidioblastoma
췌도염 insulitis
췌도이식 islet transplantation
췌모세포종 pancreatoblastoma
췌상피내종양 pancreatic intraepithelial neoplasm
췌세엽 pancreatic acinus
췌소장문합술 pancreaticoenterostomy
췌소장연결술 pancreaticoenterostomy
췌십이지장동맥 pancreaticoduodenal artery
췌십이지장절제술 pancreaticoduodenectomy
췌위연결술 pancreaticogastrostomy
췌위절제술 pancreaticogastrectomy
췌장 pancreas
췌장- pancreatic
췌장가슴막장샛길 pancreaticopleurointestinal fistula
췌장거짓낭 pancreatic pseudocyst

췌장결석 pancreatolith
췌장결석절개 pancreatolithotomy
췌장결석절제술 pancreatolithectomy
췌장결석증 pancreatolithiasis
췌장고름집 pancreatic abscess
췌장괴사 pancreatic necrosis
췌장꽈리 pancreatic acinus
췌장낭 pancreatic cyst
췌장당뇨병 pancreatic diabetes
췌장도세포종 pancreatic islet cell tumor
췌장도절제술 nesidiectomy
췌장동맥 pancreatic artery
췌장루 pancreatic fistula
췌장머리 head of pancreas
췌장병증 pancreatopathy
췌장보존위전절제술 pancreas preserving total gastrectomy
췌장분비트립신억제제 pancreatic secretory trypsin inhibitor
췌장샛길 pancreatic fistula
췌장성- pancreatogenic
췌장소도 pancreas islet | pancreatic islet
췌장암 pancreatic cancer
췌장액 pancreatic juice
췌장염 pancreatitis
췌장외성당뇨병 extrapancreatogenic diabetes
췌장이식 pancreas transplantation
췌장절개술 pancreatomy | pancreatotomy
췌장절제술 pancreatectomy
췌장제제요법 pancreotherapy
췌장조직붕괴- pancreolytic
췌장주위염 peripancreatitis | perisplenitis
췌장지방분해효소 pancreatic lipase | pancrelipase
췌장출혈 pancreatorrhagia
췌장통증 pancrealgia | pancreatalgia
췌장패혈증 pancreatic sepsis
췌장폴리펩타이드 pancreatic polypeptide
췌전동맥 prepancreatic artery
췌중앙구역절제술 central pancreatectomy
취약성 vulnerability
취학연령 school age
취학전어린이 preschool child
취한증 osmidrosis
측 side
측각기 goniometer
측경부림프절 lateral neck node
측경부림프절절제 lateral neck node dissection
측경부림프절절제술 lateral neck dissection
측두동맥염 temporal arteritis
측두부 temporal region
측두엽간질 temporal lobe epilepsy
측면 lateral surface
측면결합체 ectopagus
측면영상 lateral view
측부문합 collateral anastomosis
측부순환 collateral circulation
측부연결 collateral anastomosis
측부호흡 collateral ventilation
측와- lateral decubitus
측와위 lateral decubitus position
측정 assay | measure | measurement
측정기 gauge
측정법 assay
측측문맥대정맥션트수술 side-to-side portocaval shunt surgery
측측우회로 side to side bypass
층 coat | integument | lamina | layer | level | panniculus | stratum | zone
(층)판 lamella
층밀리기 shear | shearing
층밀리기강도 shearing strength
층밀리기손상 shearing injury
층판이식 lamellar graft
치 level | teeth
치- odontoid
치골 pubis
치골- pubic
치골결절 pubic tubercle
치골결합 pubic symphysis | symphysis pubis
치골괄약근걸이 pubosphincteric sling
치골근막 pectinea fascia
치골내장근 pubovisceral muscles

치골능 pubic crest
치골대퇴골 pubofemoral
치골뒤공간 retropubic space
치골뒤전립샘절제술 retropubic prostatectomy
치골미골- pubococcygeal
치골미골근 pubococcygeus muscle
치골방광- pubovesical
치골방광근 pubovesical musle
치골부 pubic region
치골염 osteitis pubis
치골요도근 pubourethralis
치골인대 pectineal ligament
치골전립샘 puboprostatic
치골지 pubic ramus
치골직장- puborectal
치골직장걸이 puborectalis sling
치골직장근 puborectalis muscle
치골질- pubovaginal
치골질근 pubovaginal muscle | pubovaginalis
치골탈장 pectineal hernia
치골항문근 puboanalis
치골회음근 puboperineus
치골후공간 retropubic space
치과- dental
치과(학) dentistry
치과의사 dentist | odontologist
치과해부학 dental anatomy
치교합 dental occlusion
치근통 root pain
치돌기 dens
치료 aid | cure | remedy | therapy | treatment
치료가능비 therapeutic ratio
치료간격 therapeutic interval
치료계획 treatment planning
치료긁어냄 therapeutic curettage
치료내시경술 therapeutic endoscopy
치료대장내시경술 therapeutic colonoscopy
치료림프절절제 therapeutic lymph node dissection
치료범위 therapeutic range
치료선량 therapeutic dose
치료소파술 therapeutic curettage
치료약물농도감시 therapeutic drug monitoring; TDM
치료용량 therapeutic dose
치료적소통관계 rapport
치료접종 curative inoculation
치료제 remedy
치료지수 therapeutic index
치루관 anal fistula tract
치매 dementia
치명손상 lethal damage
치밀- dense
치밀소체 dense body
치밀유방 dense breast
치밀판 basal lamina
치발생 odontogeny
치사- lethal
치사선량 lethal dose
치사성 mortality
치사용량 lethal dose
치사유전자 lethal gene
치사율 fatality rate
치상 dentation
치상선 dentate line
치석제거 scaling
치수 measure
치아 teeth
치아강선결박 teeth wiring
치아위치이상 trusion
치아이상 dental anomaly
치아주위염 pyorrhea
치열 anal fissure
치열에서초저파(활)동 ultra-slow wave activity with anal fissures
치오황산나트륨 sodium thiosulfate
치우친- eccentric
치우침 bias
치유 cure | healing | repair
치유비 curative ratio
치유율 cure rate
치은 gum
치은종 epulis
치은퇴축 recession of gum

치음 dental
치의학 dentistry
치조 alveolus
치조치은 alveolar gigantism
치주염 pyorrhea
치즈- caseiform | caseous
치즈괴사 caseous necrosis
치즈화 caseation
치질 hemorrhoid
치핵 hemorrhoid | hemorrhoids | pile
치핵동맥 Hemorrhoidal artery
치핵융기 hemorrhoidal cushion
치핵절제(술) hemorrhoidectomy
치핵쿠션 hemorrhoidal cushion
치환 displacement
치환(술) replacement
치환온간동맥 replaced common hepatic artery
치환우간동맥 replaced right hepatic artery
치환좌간동맥 replaced left hepatic artery
치환총간동맥 replaced common hepatic artery
친미골동 sacrococcygeal sinus
친수(성)- hydrophilic
친수성 hydrotropism
친자감정 paternity test
친족간생체간이식 living-related liver transplantation
친크롬세포 chromaffin cell
친화도 relevance index
친화력 affinity
친화성 affinity | tropism
칠-넬센염색 Ziehl-Neelsen stain
침 needle | saliva
침강 sedimentation
침결석증 ptyalolithiasis
침과다증 ptyalism
침낭종 ptyalocele
침녹말분해효소 ptyalin
침대 bed
침범 invasion
침분비 salivation
침사 pellet | sediment
침상안정 bed rest
침샘 salivary gland
침샘결석 salivary stone
침샘샛길 salivary fistula
침샘염 sialadenitis | sialoadenitis
침샘조영 ptyalography
침수 immersion
침수발 immersion foot
침습 invasion
침습감시 invasive monitoring
침습설사 invasive diarrhea
침습암종 invasive carcinoma
침식공간 resorption lacuna
침연 maceration
침연- macerated
침윤 infiltration
침윤마취 infiltration anesthesia
침윤물 infiltrate
침윤성소엽암 infiltrating lobular breast cancer
침윤성유관암 infiltrating ductal breast cancer
침윤성유방암 infiltrating breast cancer
침윤소엽암화 lobular cancerization
침윤암 infiltrating cancer
침윤형 infiltrative type
침입 invasion
침전 precipitation | sedimentation
침전물 pellet | precipitate | sediment
침전법 sedimentation technique
침전층 sedimentation level
침착 deposit
침착물 deposit
침통각검사 pin prick test
침흘림 sialorrehea

ㅋ

카니틴 carnitine
카드뮴 cadmium
카디오리핀 cardiolipin
카렐첩포 Carrel patch
카로테노이드 carotenoid
카로텐 carotene
카로텐유사체 carotenoid
카로텐혈증 carotenemia
카로틴혈증 carotinemia
카롤리병 Caroli disease
카르바미드 carbamide
카르밤산염 carbamate
카메라 Camera
카메라 팔 camera arm
카메라 포트 camera port
카민 carmin | carmine
카바마제핀 carbamazepine
카바미노혈색소 carbaminohemoglobin
카바콜 carbachol
카베니실린 carbenicillin
카복실기제거 decarboxylation
카복실화 carboxylation
카복실화효소 carboxylase
카사바흐-메리트증후군 Kasabach-Merritt syndrome
카사이수술 Kasai procedure
카사이술식 Kasai technique
카세이노겐 caseinogen
카세인 casein
카세인- caseiform
카시노이드 carcinoid
카시노이드종양 carcinoid tumor
카이모트립시노젠 chymotrypsinogen
카이모트립신 chymotrypsin
카켁틴 cachectin
카타르시스 catharsis
카타르염증 catarrhal inflammation
카테콜 catechol
카테콜아민 catecholamine
카테킨 catechin
카테터 catheter
카테터 바탕 시술 catheter-based procedure
카테터 바탕 중재(술) catheter-based intervention
카테터 유도혈전용해(술) catheter-directed thrombolysis
카테터 유도혈전용해치료 catheter-directed thrombolytic therapy
카테터 퍼덕임 catheter whip
카테터배액 catheter drainage
카텝신 cathepsin
카트혈색소 cathemoglobin
카페인 caffeine
카포시수두모양발진 Kaposi varicelliform eruption
카포시육종 Kaposi sarcoma
카포시형혈관내피종 kaposiform hemangioendothelioma
카프레오마이신 capreomycin
카프르산염 caprate
카할간질세포 interstitial cell of Cajal
카할사이질세포 interstitial cell of Cajal
칸 compartment | lacuna
칸델라 candela
칸디다<속> *Candida*
칸디다감염 *Candida* infection
칸디다뇨 candiduria
칸디다발진 candidid
칸디다알비칸스 *Candida albicans*
칸디다증 candidiasis
칸디다혈증 candidemia
칸디딘 candidin
칸틀리선 Cantlie line

칼 blade
칼로리 calorie
칼로리/질소평형 calorie/nitrogen balance, rario
칼로리소모량 expenditure calorie
칼로리요구량 requirement calorie
칼로삼각 Calot triangle
칼리딘 kallidin
칼림마토박테륨 그라눌로마티스 *Calymmatobacterium granulomatis*
칼만증후군 Kallmann syndrome
칼슘 calcium
칼슘감지수용체 calcium-sensing receptor
칼슘결석 calcium stone
칼슘결핍 calciprivia
칼슘결핍(증) calcipenia
칼슘결핍증 acalcicosis
칼슘뇨 calciuria
칼슘소체 calcospherule
칼슘유사제 calcimimetic
칼슘재침착시간 recalcification time
칼슘통로차단제 calcium channel blocker
칼슘평형 balance calcium
칼시뉴린 calcineurin
칼시뉴린억제제 calcineurin inhibitor
칼시뉴린차단제 calcineurine inhibitor
칼시토닌 calcitonin
칼시트라이올 calcitriol
칼시필락시스 calciphylaxis
캄필로박터결장염 Campylobacter colitis
캄필로박터제주니 Campylobacter jejuni
캄필로박터증 campylobacteriosis
캐나다-크론카이트증후군 Canada-Cronkhite syndrome
캐뉼라 cannulas
캐디변 caddy stool
캐비트론초음파박리기 Caviton ultrasonic surgical aspirator; CUSA
캐스터 caster
캔트렐다섯징후 pentalogy of Cantrell
캘로삼각 Calot triangle
캡소미어 capsomere
캡슐내시경술 capsule endoscopy
캡슐약 capsula | capsule
캡시드 capsid
캡시드구성단위 capsomere
캡토프릴 captopril
캡토프릴 신(장) 스캔 captopril renal scanning
캡티베이터올가미 captivator snare
커어링궤양 Curling ulcer
커패시턴스 capacitance
컬링궤양 Curling ulcer
컴퓨터단층촬영 computed tomography; CT
컴퓨터벡터압력측정(법) computed vector manometry
컵집게 cupped forceps
케르징후 Kehr sign
케모카인 chemokine
케이크유방 caked breast
케토산증 ketoacidosis
케톤 ketone
케톤발생식이 ketogenic diet
케톤생성 ketogenesis
케톤유발식이 ketogenic diet
케톤증 ketosis
케톤체 ketone body
켈로이드 keloid
켤레- conjugate
코 nose
코- nasal
코감기 coryza
코곁굴 paranasal sinus
코곁굴염 sinusitis
코공장관영양 nasojejunal tube feeding
코기관관 nasotracheal tube
코기관삽관 nasotracheal intubation
코끼리피부병 elephantiasis
코넬리아 드 랑게 증후군 Cornelia de Lange syndrome
코누스 conus
코눈물관 nasolacrimal duct
코눈물뼈관 nasolacrimal canal
코담도배액 nasobiliary drainage
코담도삽관 nasobiliary intubation
코데인 codeine
코뒤분비물 postnasal discharge

코뒤흐름 postnasal drip
코든병 Cowden disease
코든증후군 Cowden syndrome
코르사코프정신병 Korsakoff psychosis
코르사코프증후군 Korsakoff syndrome
코르크따개식도 corkscrew esophagus
코리네박테리아(과) corynebacteria
코리회로 Cori cycle
코발라민 cobalamin
코발트 cobalt
코벌렁임 nasal flaring
코사이벽 nasal septum
코사이벽- septonasal
코식도영양 nasoesophageal feeding
코안 nasal cavity
코위- nasogastric
코위삽관 nasogastric intubation
코위흡인 nasogastric suction
코인두 nasopharynx | rhinopharynx
코인두암종 nasopharyngeal carcinoma
코인두염 rhinopharyngitis
코일용수철 coil spring
코입술주름 nasolabial fold
코입천장신경얼기 nasopalatine plexus
코장관영양 nasoenteric tube feeding
코중격성형술 septoplasty
코카인중독 cocaine intoxication
코커수기 Kocher maneuver | kocherization
코크주머니 Kock pouch
코티솔 cortisol
코티솔결합글로불린 cortisol-binding globulin
코티코스테로이드결합글로불린 corticosteroid-binding globulin
코티코이드 corticoid
코팅 coating
코프로포르피리노젠 coproporphyrinogen
코프로포르피린 coproporphyrin
코프로포르피린뇨 coproporphyrinuria
코프로포르피린증 coproporphyria
코피 epistaxis
코호트 cohort
코호트발생빈도 cohort incidence
코호트연구 cohort study
코호트조사 cohort study
콕스모델 Cox model
콕시디오이데스진균증 coccidioidomycosis
콘돔 condom
콘돔도관 condom catheter
콘딜로마 condyloma
콘솔 console
콘증후군 Conn syndrome
콜라겐혈관병 collagen-vascular disease
콜라젠 collagen
콜레라 cholera
콜레라균 *Vibrio cholerae*
콜레라설사 choleraic diarrhea
콜레라성 설사 choleric diarrhea
콜레사이아닌 cholecyanin
콜레스테롤 cholesterol
콜레스테롤뇨 cholesteroluria
콜레스테롤담석 cholesterol gallstone
콜레스테롤석 cholesterol calculus
콜레스테롤용종 cholesterol polyp
콜레스테롤증 cholesterolosis | cholesterosis
콜레스테롤포화지수 cholesterol saturation index
콜레스테롤폴립 cholesterol polyp
콜레시스토키닌 cholecystokinin; CCK
콜레칼시페롤 cholecalciferol
콜로이드 colloid
콜로이드암 colloid cancer
콜리스골절 Colles fracture
콜리스-니슨위바닥주름술 Collis-Nissen fundoplication
콜리스-니슨위저부주름술 Collis-Nissen fundoplication
콜리폼막대균 coliform bacillus
콜린 choline
콜린- cholinergic
콜린가려움 cholinergic pruritus
콜린섬유 cholinergic fiber
콜린성신경분포 cholinergic innervation
콜린성신경지배 cholinergic innervation
콜린성제제 cholinergic
콜린신경 cholinergic nerve

콜린에스터분해효소 cholinesterase
콜린유사성- cholinomimetic
콜린유사제 cholinomimetic
콜린인산염분해효소 cholinphosphatase
콜산염 cholate
콜히친 colchicine
콤플렉스 complex
콧구멍 nostril
콧길 nasal meatus
콧등 nasal bridge
콧물 rhinorrhea
콩다래끼 chalazion
콩팥 kidney | ren
콩팥- renal
콩팥겉질 renal cortex
콩팥굴 renal sinus
콩팥기둥 renal column
콩팥깔때기 renal pelvis
콩팥깔때기- pyelic
콩팥단위 nephron
콩팥대롱 renal infundibulum
콩팥된출혈 renal apoplexy
콩팥무발생 renal agenesis
콩팥병 renal disease
콩팥샘암(종) renal adenocarcinoma
콩팥생검 renal biopsy
콩팥암 renal cancer
콩팥위샘 suprarenal gland
콩팥유두 renal papilla
콩팥유두괴사 renal papillary necrosis
콩팥이식 renal transplantation
콩팥잔 calyx | renal calyx
콩팥장애 renal disorder
콩팥전질소혈증 prerenal azotemia
콩팥정맥도관삽입 renal vein catheterization
콩팥주위- perirenal
콩팥콩팥반사 renorenal reflex
콩팥피라미드 renal pyramid
쿠르보아지에법칙 Courvoisier law
쿠르보아지에징후 Courvoisier sign
쿠마린 coumarin
쿠사 Caviton ultrasonic surgical aspirator; CUSA
쿠삭 Cusack
쿠스마울징후 Kussmaul sign
쿠싱궤양 Cushing ulcer
쿠싱병 Cushing disease
쿠싱증후군 Cushing syndrome
쿠우퍼탈장 Cooper hernia
쿠퍼세포 Kupffer cell
쿠퍼인대 Cooper ligament
쿨렌징후 Cullen sign
쿰즈검사 Coombs test
퀘이라홍색형성증 erythroplasia of Queyrat | Queyrat erythroplasia
퀜칭 quenching
퀴놀론 quinolone
퀴니딘 quinidine
퀴닌 quinine
퀴닌중독 quininism
큐라리노세증후 Currarino triad
크기 magnitude
크라스케수술 Kraske (transsacral) operation
크레아티닌 creatinine
크레아티닌청소율 creatinine clearance
크레아티닌청소율검사 creatinine clearance test
크레아틴인산화효소 creatine kinase | creatine phosphokinase; CPK
크로마토그래피 chromatography
크로모글리케이트 cromoglycate
크로몰린 cromolyn
크로뮴 chromium
크로뮴결핍 chromium deficiency
크로타미톤 crotamiton
크론병 Crohn disease
크론병수술에서 Ties Ties in Crohn disease surgery
크론병의 자일오로스흡수장애 xylose malabsorption in Crohn disease
크론병활성도지표 Crohn disease activity index
크론카이트-캐나다증후군 Cronkhite-Canada syndrome
크롬 chromium
크롬창자실 chromicized catgut
크롬친화모세포 chromaffinoblast

크롬친화세포 chromaffin cell | pheochrome cell
크롬친화세포종 chromaffinoma | pheochromocytoma
크루스파동편모충 *Trypanosoma cruzi*
크루켄버그종양 Krukenberg tumor
크루프 croup
크리글러-나자르병 Crigler-Najjar disease
크리글러-나자르증후군 Crigler-Najjar syndrome
크리글러-낫자르증후군 Crigler-Najjar syndrome
크리스마스병 Christmas disease
크리스마스인자 Christmas factor
크리스털로이드 crystalloid
크립토스포리듐증 cryptosporidiosis
크립토코커스감염 cryptococcal infection
크립토코쿠스 *Cryptococcus*
크립토코쿠스증 cryptococcosis
크립토콕커스<속> *Cryptococous*
크산틴 xanthine
크산틴뇨 xanthuria
크세논 xenon
큰 gross | macro
큰 동맥 great artery
큰 혈관 great vessel
큰가슴- pectoral
큰가슴근 pectoralis major muscle
큰가슴근피판 pectoralis major myocutaneous flap
큰공기집 bulla
큰공기집폐공기증 bullous emphysema
큰궁둥구멍 greater sciatic foramen
큰귓바퀴신경 great auricular nerve
큰그물막 greater omentum
큰두렁-온넙다리정맥이음부 sapheno-femoral junction
큰복막주머니 greater sac
큰세포암종 large cell carcinoma
큰세포역형성림프종 large cell anaplastic lymphoma
큰수술 major operation
큰어금니 molar
큰유방증 hypermastia | macromastia
큰적혈구빈혈 macrocytic anemia
큰젖가슴증 macromastia
큰종기 carbuncle
큰주머니 macrocyst
큰질어귀샘 Bartholin gland
큰창자- colic
큰창자방광샛길 colovesical fistula
큰창자절제(술) proctocolectomy
큰출혈 exsanguination
큰턱증 macrognathia
큰포식세포 macrophage
큰혀증 macroglossia
큰홑씨집 macrocyst
클라미디아<속> *Chlamydia*
클라미디아트라코마티스 *Chlamydia trachomatis*
클라인펠터증후군 Klinefelter syndrome
클라츠킨종양 Klatskin tumor
클램프 clamp
클러스터 cluster
클레브시엘라<속> *Klebsiella*
클레브시엘라종 *Klebsiella* species
클로닝 cloning
클로람부실 chlorambucil
클로람페니콜 chloramphenicol
클로로벤젠 chlorobenzene
클로로퀸 chloroquine
클로로폼 chloroform
클로르페니라민 chlorpheniramine
클로르프로마진 chlorpromazine
클로르프로파마이드 chlorpropamide
클로스트리듐<속> *Clostridium*
클로스트리듐근(육)괴사 clostridial myonecrosis
클로스트리듐디피실레 *Clostridium difficile*
클로스트리듐보툴리눔 *Clostridium botulinum*
클로스트리듐테타니 *Clostridium tetani*
클로스트리듐퍼프린젠스 *Clostridium perfringens*
클로스트리디움감염 clostridial infection
클로스트리디움봉와직염 clostridial cellulitis
클로켓허니아 Cloquet hernia
클론 clone
클론- clonal
클론결손 clonal deletion
클론정제 clone purification
클론확장 clonal expansion
클리펠-트레노네이증후군 Klippel-Trenaunay syndrome

클리펠-페이유증후군 Klippel-Feil syndrome
클릭 click
클린다마이신 clindamycin
클립 clip
클립 카트리지 clip cartridge
클립장착 겸자 clip application forceps
키 stature
키닌 kinin
키닌계 kinin system
키닌분해효소 kininase
키무라장늘임술 Kimura intestinal lengthening procedure
키무라장연장술 Kimura intestinal lengthening procedure
키움(술) augmentation
키큰세포변이 tall cell variant
키틴 chitin
킬레이트 chelate
킬레이트화 chelation

ㅌ

타각- objective
타각증상 objective symptom
타각현기증 objective vertigo
타격 blow
타고난 inborn | inherent
타닌 tannin
타닌산처리적혈구 tanned red cell
타르 tar
타르변 tarry stool
타르열상 tar burn
타박 blow
타박상 bruise | contusion
타베스 tabes
타성 inertia
타액 saliva | sialon
타액과다(증) sialorrehea
타액낭종 ptyalocele
타액산 sialic acids
타액선염 sialadenitis | sialoadenitis
타액소화 salivary digestion
타원공 foramen ovale
타원구멍 foramen ovale
타원구형낭관 utriculosaccular duct
타원적혈구증 elliptocytosis
타원주머니이음관 utriculosaccular duct
타이로닌 thyronine
타이록신 thyroxine; T4
타이미딜산염합성효소억제제 thymidylate synthase inhibitors
타이아자이드이뇨제 thiazide diuretic
타이알린 ptyalin
타진 percussion
타진기 percussor
타진둔탁음 percussion dullness
타키필락시스 tachyphylaxis
탁음 flatness
탄력 elastance
탄력- elastic
탄력결찰 elastic ligation
탄력동맥 elastic artery
탄력률 elastance
탄력막 elastic membrane
탄력맥박 elastic pulse
탄력붕대 elastic | elastic bandage
탄력섬유 elastic fiber
탄력섬유종 elastofibroma
탄력성 resiliency
탄력소 elastin
탄력소분해효소 elastase
탄력스타킹 elastic stocking
탄력재료 elastic
탄력판 elastic lamina
탄산가스결합능 combining power carbon dioxide
탄산가스함량 content carbon dioxide
탄산수소소듐 sodium bicarbonate
탄산수소염 bicarbonate
탄산수소염혈(증) bicarbonatemia
탄산염 carbonate
탄산칼슘 calcium carbonate
탄산탈수효소억제제 carbonic anhydrase inhibitor
탄산화 carbonation
탄산화- carbonated
탄성 compliance
탄소 carbon
탄소고리- carbocyclic
탄소뇨 carbonuria
탄수화물 carbohydrate
탄수화물뇨 carbohydraturia
탄수화물불내성 carbohydrate intolerance
탄수화물생산- carbohydrogenic

탄수화물항원125 carbohydrate antigen-125; CA 125
탄수화물항원19-9 carbohydrate antigen 19-9; CA 19-9
탄수화물항원72-4 carbohydrate antigen 72-4; CA 72-4
탄저 charbon
탄저균 *Bacillus anthracis*
탄저병 anthrax
탄화 carbonization
탄화수소 hydrocarbon
탄화열상 combustio carbonisata
탄환 bullet
탈과립 degranulation
탈구 dislocation
탈남성화 demasculinization
탈낭 excystation ∣ excystment
탈락막 caduca ∣ decidua
탈륨 thallium
탈륨테크네튬스캔 thallium technetium scan
탈리도마이드 thalidomide
탈민감 desensitization
탈바꿈 metamorphosis
탈분극 depolarization
탈분극신경근차단제 depolarizing neuromuscular blocking drug
탈분화 dedifferentiation
탈산소 deoxidation ∣ deoxygenation
탈산소혈색소 deoxyhemoglobin
탈색성 모반 nevus depigmentosus
탈색소 depigmentation
탈섬유소증후군 defibrination syndrome
탈섬유소혈 defibrinated blood
탈수 dehydration
탈수- dehydrated
탈수단백뇨 dehydration proteinuria
탈수소 dehydrogenation
탈수소효소 dehydrogenase
탈수열 dehydration fever
탈수초 demyelination
탈수초질환 demyelinating disorder
탈수효소 anhydrase ∣ dehydrase
탈신경 denervation
탈억제 derepression
탈영양 denutrition
탈장 enterocele ∣ hernia
탈장(증) herniation
탈장개복(술) herniolaparotomy
탈장관 hernial canal
탈장교정(술) herniorrhaphy
탈장교정술 hernia repair ∣ hernioplasty
탈장낭 hernia sac ∣ hernial sac ∣ sac hernia
탈장대 truss
탈장륜 ring hernia
탈장막 hernia covering
탈장물음낭종 enterohydrocele
탈장수류 enterohydrocele
탈장염 hernial inflammation
탈장장절개(술) hernioenterotomy
탈장절개(술) herniotomy
탈장주머니 hernia sac ∣ hernial sac ∣ sac hernia
탈장학 herniology
탈조건화 deconditioning
탈진 prostration
탈출 eventration ∣ extrusion ∣ hernia ∣ procidentia ∣ prolapse
탈출(증) prolapsus ∣ ptosis
탈출추간판 herniated disc ∣ herniated intervertebral disc
탈출치핵 prolapsed hemorrhoids
탈출탯줄복구(술) omphalotaxis
탈취- deodorant
탈취제 deodorant
탈피 ecdysis
탈황효소 desulfurase
탐닉 addiction
탐색 exploration
탐색개복 exploratory laparotomy
탐색수술 exploratory operation
탐색자 probe ∣ probes
탐촉자 transducer
탐침자검사 probing
탐폰 tampon

탐폰사용 tamponade
탐폰폐색 tampon occlusion
태도 bearing
태반 placenta
태반경유- transplacental
태반경유감염 transplacental infection
태반경유면역 transplacental immunity
태반기능부전 placental insufficiency
태반막 placental membrane
태반사이벽 placental septum
태반순환 placental circulation
태반장벽 placental barrier
태반조기박리 placental abruption
태반조영(술) placentography
태반종 placentoma
태반중격 placental septum
태반학 placentology
태변 meconium
태변낭 meconium cyst
태변마개 meconium plug
태변마개증후군 meconium plug syndrome
태변복막염 meconium peritonitis
태변소체 meconium corpuscle
태변장폐색 meconium ileus
태변장폐색증 meconium ileus
태변흡입증후군 meconium aspiration syndrome
태생 viviparous
태생- viviparous
태생기부터- genetous
태선 lichen
태선화 lichenification
태아 fetus | foetus
태아- fetal
태아감시 fetal monitoring
태아감염 fetal infection
태아거언증 fetal gigantism
태아경검사 fetoscopy
태아경중재술 fetoscopic intervention
태아곤란 fetal distress
태아기 fetal period
태아내태아 fetus in fetu
태아단백질 fetoprotein
태아모체수혈 feto-maternal transfusion
태아발육 fetation
태아빈맥 fetal tachycardia
태아빈혈 fetal anemia
태아사망 fetal death
태아사망률 fetal death rate
태아사이수혈 fetus to fetus transfusion
태아성숙도 fetal maturity
태아수종 hydrops fetalis
태아순환 fetal circulation
태아스트레스 fetal stress
태아심박수 fetal heart rate
태아알코올증후군 fetal alcohol syndrome
태아위치 presentation
태아유산 fetal abortion
태아저산소증 fetal hypoxia
태아주머니 gestational sac
태아중재술 fetal intervention
태아지방 fetal fat
태아질식 fetal asphyxia
태아크기 fetal size
태아혈색소 fetal hemoglobin
태위 presentation | station
태향 position
택커 tacker
탯줄 umbilical cord
탯줄- umbilical
탯줄맥박 funic pulse
탯줄압박 cord compression
탯줄절단(술) omphalotomy
탯줄천자 cordocentesis
탯줄체강 umbilical coelom
탯줄혈관연결쌍둥이 omphaloangiopagus
탯줄혈액 cord blood
터너-워윅접근 Turner-Warwick approach
터너접근 turner approach
터너증후군 Turner syndrome
터널 tunnel
터널시야 tunnel vision
터부탈린 terbutaline

터짐 rupture
터코트증후군 Turcot syndrome
턱 chin
턱교정장치 activator
턱끝- mental
턱끝밑림프절 submental lymph node
턱나옴증 prognathism
턱밑림프절 submandibular lymph node
턱밑샘 submandibular gland
턱밑샘관 submandibular duct
턱뼈관 mandibular canal
턴불 turnbull
털 hair | pili | pilus
털곰팡이증 phycomycosis
털과다증 hypertrichosis | pilosis
털관 hair canal
털모양- piliform
털모양세포 hairy cell
털뭉치굴 pilonidal sinus
털뭉치굴암 pilonidal sinus cancer
털뭉치낭 pilonidal cyst
털뭉치낭에서페놀주사 phenol injection in pilonidal sinus
털뭉치농양 pilonidal abscess
털백(색)판증 hairy leukoplakia
털비빔소리 crepitant rale
털세포 hair cell
털세포백혈병 hair cell leukemia
털없음(증) atrichia | atrichosis
털위석 hair bezoar | trichobezoar
털제거 depilation | hair removal
털집 hair follicle
털집염 folliculitis
테 halo | rim
테니스팔 tennis arm
테스토스테론결합글로불린 testosterone-binding globulin
테오필린 theophylline
테이프요법 taping
테일러-마틴배지 Thayer-Martin medium
테일러패치 Taylor patch
테크네슘-99m부착적혈구 technetium-99m labeled red blood cells
테크네슘-99m스캔 technetium-99m scans
테크네슘-99m황콜로이드스캔 technetium-99m sulfur colloid scans
테크네슘부착신티그래피 technetium-labeled scintigraphy
테크네튬 technetium
테타니경련 tetanic convulsion
테타니성수축 tetanic contraction
테타니연축 tetanic spasm
테트라사이클린 tetracycline
테플론걸이교정 Teflon sling repair
테플론홀터수술 Teflon halter operation
텍손봉합 dexon suture
텔로머라제 telomerase
텔로미어 telomere
토노필라멘트 tonofilament
토라돌 toradol
토룰롭시스증 torulopsis
토리 body | glomerulus | glomus
토리소체 glomus body
토리종양 glomus tumor
토마스수술 Thomas operation
토무덱스 tomudex
토박이감염 indigenous infection
토박이균 indigenous bacterium
토브라마이신 tobramycin
토양매개감염 soil-borne infection
토코페롤 tocopherol
토혈 hematemesis
톡소이드 toxoid
톡소포자충 *Toxoplasma gondii*
톡소포자충증 toxoplasmosis
톨루엔 toluene
톰슨띠묶음기 Thomson band ligator
톰슨밴드묶음기 Thomson band ligator
톱니모양플라크 mottled plaque
톱니적혈구 echinocyte
통(각)점 pain spot
통각 pain sense

통각과민 hyperalgesia | hyperpathia
통계 statistics
통계검정 statistical test
통계분석 statistical analysis
통계유의성 statistical significance
통계학 statistics
통과검사 transit study
통과시간 transit time
통과한 느낌 give-way sensation
통기 aeration
통기구 insufflator
통기침 insufflation needle
통기혈 aerated blood
통로 access | channel | conduit | path | pathway
통모양가슴 barrel chest
통원진료 ambulatory care
통일 coherence
통증 ache | pain
통증기능장애 dyspragia
통증배뇨 stranguria
통증쇼크 pain shock
통증수술 surgery pain
통증완화제 obtundent
통증외과 surgery pain
통증전달로 pain pathway
통증조절 pain control
통증클리닉 clinic pain
통풍 gout
통풍결절 tophus
통풍관절염 gouty arthritis
통풍궤양 gouty ulcer
통풍식사 gouty diet
통풍음식 gouty diet
통합암치료 integrated cancer management
퇴원 discharge
퇴원기록 discharge note
퇴행 regression | retrograde
퇴행관절병 degenerative joint disease
퇴행관절염 degenerative arthritis
퇴행병 degenerative disease
퇴행행동 regressive behavior
퇴행화생 retroplasia
퇴화기 involutional period
투과 penetration | transmission
투과도 transmittance
투과막 permeable membrane
투과성 permeability
투과열요법 diathermy
투과율 transmittance
투과장벽 permeability barrier
투과전자현미경 transmission electron microscope
투과조명(법) transillumination
투과조명기 transilluminator
투관침 trocar | Trocar (Port)
투명 transparency
투명도 transparency
투명세포 clear cell
투명세포유두모양암 clear cell papillary carcinoma
투베르쿨린검사 tuberculin test
투베르쿨린반응 tuberculin reaction
투베르쿨린피부검사 tuberculin skin test
투석 dialysis
투석목표체중 dry weight
투석불균형증후군 dialysis disequilibrium syndrome
투석성뇌병증 dialysis encephalopathy
투석액 dialysate
투석전이식 preemptive transplantation
투석접근(로) dialysis access
투석투약 dialytic medication
투시가능수술대 fluoroscopic table
투시검사 fluoroscopy
투시기 fluoroscope
투시유도하 fluoroscopic guidance
투약 administration | medication
투여 administration | application
투오이-볼스트연결기 Tuohy-Borst adapter
투오이-볼스트유도관 Tuohy-Borst adapter
투펫위바닥주름술 Toupet fundoplication
투펫위저부주름술 Toupet fundoplication
튀어나옴 protrusion
튜브 salpinx
튜브맹장루(술) tube cecostomy

튜브영양법 tube feeding
튜브장루술 tube enterostomy
트라이메토프림 trimethoprim
트라이아이오도타이로닌 triiodothyronine; T3
트라이츠인대 Treitz ligament
트라코마 trachoma
트랜스코발라민 transcobalamin
트랜스페린 transferrin
트레드밀검사 treadmill test
트레드밀운동부하검사 treadmill exercise test
트레이서 tracer
트렌델렌부르크검사 Trendelenburg test
트렌델렌부르크자세 Trendelenburg position
트로카 trocar
트로포조이트 trophozoite
트롬보플라스티노겐 thromboplastinogen
트롬보플라스틴시간 thromboplastin time
트롬보플라스틴혈장성분 thromboplastin plasma component
트롬보플라스틴혈증 thromboplastinemia
트롬복세인 thromboxane
트롬빈시간 thrombin time
트루소징후 Trousseau sign
트리메토프림-설파메톡사졸 trimethoprimsulfamethoxazole
트리암시놀론 triamcinolone
트리코피톤 trichophyton
트리플루오페라진 trifluoperazine
트림 belching | eructation | ructus
트립시노겐 trypsinogen
트립신 trypsin
트립토판 tryptophan
특발- idiopathic
특발병 idiopathic disease
특발부종 idiopathic edema
특발중성구감소증 idiopathic neutropenia
특발증 idiopathy
특발지방변증 idiopathic steatorrhea
특발질환 idiopathic disease
특발초승달사구체신염 idiopathic crescentic glomerulonephritis
특발폐섬유증 idiopathic pulmonary fibrosis
특발혈소판감소- idiopathic thrombocytopenic
특발호흡곤란증후군 idiopathic respiratory distress
특별식 special diet
특성 character
특성화 characterization
특수감각 special sense
특수성 specificity
특수아동 exceptional child
특수어린이 exceptional child
특이- specific
특이단백질 specific protein
특이면역 specific immunity
특이성 specificity
특이세로토닌재흡수억제제 specific serotonin reuptake inhibitor
특이습관 idiosyncrasy
특이약물반응 idiosyncratic drug response
특이억제제 specific inhibitor
특이염증 specific inflammation
특이질환 specific disease
특이체질 idiosyncrasy
특정- specific
틀니 denture
틈 break | interspace | rima
틈(새) gap
틈번역 nick translation
틈새 clearance | cleft | fissure | hiatus | rima | slit
틈새결손 hiatal defect
틈새구멍 slit pore
틈새등생체현미경 slit lamp biomicroscope
틈새등생체현미경검사(법) slit lamp biomicroscopy
틈새유두 fissured nipple
틈새탈장 hiatal hernia
티눈 clavus
티로신 tyrosine
티로신혈증 tyrosinemia
티록신 thyroxine; T4
티록신결합글로불린 thyroxine-binding globulin
티르슈수술 Thiersch operation
티르슈술기 Thiersch procedure

티르슈철사 Thiersch wire
티아민결핍증 thiamine deficiency
티아벤다졸 thiabendazole
티아졸리디네디온 thiazolidinedione
티아지드 thiazide
티오리다진 thioridazine
티오테파 thiotepa
티오펜탈 thiopental
티타늄 titanium

ㅍ

파 pulse | pulsus | sphygmus
파- pulsed
파골거대세포암종(종) osteoclastic giant cell carcinoma
파골세포 osteoclast | osteophage
파골세포활성인자 osteoclast-activating factor; OAF
파과증 hebephrenia
파괴 destruction | disruption
파괴자 breaker
파국 catastrophe
파네트세포암(종) Paneth cell carcinoma
파넨슈틸절개 Pfannenstiel incision
파노라마방사선촬영법 pantomography
파노라마영상 panoramic view
파누스 pannus
파동맥박 undulating pulse
파동편모충증 trypanosomiasis
파라결핵성장염균 *Mycobacterium paratuberculosis*
파라미터 parameter
파라콕시디오이데스진균증 paracoccidioidomycosis
파라콰 paraquat
파라티푸스균 *Salmonella* Paratyphi
파라핀 paraffin
파라핀종 paraffinoma
파랑 blue
파록세틴 paroxetine
파르보바이러스 parvovirus virus
파멸의 사각형 Square of Doom
파멸의 삼각형 Triangle of Doom
파상맥박 undulating pulse
파상풍균 tetanus bacillus
파상풍연축 tetanic spasm
파상풍예방 tetanus prophylaxis
파상풍항독소 tetanus antitoxin
파생 derivation
파스수용체 Fas receptor
파스퇴렐라거짓결핵 Pasteurella pseudotuberculosis
파열 break | bursting | disruption | rupture
파열골절 bursting fracture
파열압력 burst pressure
파울삽관 Paul tubing
파이로닌 pyronine
파이루브산 pyruvic acid
파이루브산염 pyruvate
파이어반 Peyer patch
파장 wavelength
파절 fracture
파제트병 Paget disease
파제트세포 paget cell
파종 dissemination | seeding
파종감염 disseminated infection
파종혈관내응고 disseminated intravascular coagulation; DIC
파지 겸자 grasping forceps
파크pull-through수술 Park pull-through operation
파크견인기 Park retractor
파크경항문술기 Park peranal technique
파크술기 Park procedure
파크인대 Park ligament
파크항문후방골반저복원술 Park postanal pelvic floor repair
파킨슨병 Parkinson disease
파킨슨증 parkinsonism
파킨슨증후군 Parkinson syndrome
파터유두 papilla of Vater
파터팽대 ampulla of Vater
파파니콜로검사 Pap test
파파니콜로펴바른표본 Pap smear | Papanicolaou smear
파파베린주입 papaverine infusion
파행 claudication

파형 waveform
팍실 Paxil
판 flap | lamina | plaque | plate
판간관 diploic canal
판막 valve
판막기능부전 valvular insufficiency
판막심장병증 valvular cardiopathy
판막역류 valvular regurgitation
판막첨판 valve cusp
판별점수 discrimination score
판사이관 diploic canal
판슬러항문경 Fansler anoscope
판탈롱탈장 pantaloon hernia
팔 arm | upper extremity | upper limb
팔 받침대 arm board
팔걸이 arm sling
팔꿈치 elbow
팔꿈치관절 elbow joint
팔꿈치굴증후군 cubital tunnel syndrome
팔꿈치밑절단 below elbow amputation
팔꿉 elbow
팔다리 extremity | limb
팔다리결손체 ectromelus
팔다리결핍 limb deficiency
팔다리마비 quadriplegia
팔다리비대 limb hypertrophy
팔다리짧은증 phocomelia
팔다리허혈증 limb ischemia
팔로네증후 tetralogy of Fallot
팔로네징후 Fallot tetralogy
팔마-데일수술 Palma-Dale operation
팔신경얼기 brachial plexus
팔신경얼기병(증) brachial plexopathy
팔신경얼기차단 brachial plexus block
팔이음뼈 shoulder girdle
패널반응항체 panel reactive antibody
패드 pad
패짓병모양- pagetoid
패짓-슈뢰터증후군 Paget-Schroetter syndrome
패치혈관성형술 patch angioplasty
패혈- septic
패혈경색 septic infarct
패혈고름혈증 septicopyemia
패혈병터 septic lesion
패혈색전증 septic embolism
패혈성괴사 septic necrosis
패혈성정맥염 septic phlebitis
패혈쇼크 septic shock
패혈열 septic fever
패혈유산 septic abortion
패혈증 hematosepsis | ichoremia | sepsis | septicemia
패혈증비브리오균 *vulnificus Vibrio*
팬코스트종양 Pancoast syndrome
팬코스트증후군 Pancoast syndrome
팽기수축 haustral contraction
팽대 bulb | haustration | haustrum
팽대(부) ampulla
팽대(부)샘암(종) ampullary adenocarcinoma
팽대(부)샘종 ampullary adenoma
팽대(부)암(종) ampullary cancer | ampullary carcinoma
팽대(부)양성종양 ampullary benign tumor
팽대능선 ampullary crest
팽대부위 ampullary region
팽대부주위샘암(종) periampullary adenocarcinoma
팽대부주위선암(종) periampullary adenocarcinoma
팽대부주위암 periampullary cancer
팽대세포 gemistocyte
팽대절제(술) ampullectomy
팽대종양 ampullary tumor
팽만 distention
팽진반응 wheal reaction
팽창 dilatation | dilation | distension | distention | expansion
팽창국소마취 tumescent local ansethesia
팽창마취액 tumescent solution
팽창부 expansion
팽창설사제 bulk cathartic
팽창성 distensibility | expansibility | expansiveness
팽창액 tumescent solution
팽창형 expanding type
팽출 evagination
팽출상 haustral marking

퍼덕떨림 flapping tremor
퍼짐 diffusion | divergence
펀치 punch
펀치생검 punch biopsy
펀평족 pes planus
펄스 pulse
펌프 pump
펍타이드카복시말단분해효소 carboxypeptidase
페노바비탈 phenobarbital
페놀 phenol
페놀유도체 phenol derivative
페놀주사 phenol injection
페놀프탈레인 phenolphthalein
페니실린 penicillin
페니실린G penicillin G
페니실아민 penicillamine
페니토인 phenytoin
페닐케톤뇨 phenylketonuria
페로몬 pheromone
페르테스 검사 Perthes test
페리틴 ferritin
페미돔 femidom
페스트 pest | plague
펙틴 pectin
펜로즈드레인 penrose drain
펜로즈배액관 penrose drain
펜타가스트린 pentagastrin
펜타가스트린 자극검사 pentagastrin stimulation test
펜타닐 fentanyl
펜타조신 pentazocine
펜토바비탈 pentobarbital
펜톨아민 phentolamine
펜플루라민 fenfluramine
펠라그라 pellagra
펠티증후군 Felty syndrome
펩시노젠 pepsinogen
펩신 pepsin
펩신- peptic
펩신뇨 pepsinuria
펩신분비- pepsiniferous
펩신소화 peptic digestion
펩신요법 pepsinotherapy
펩타이드결합 peptide bond | peptide linkage
펩타이드내부분해효소 endopeptidase
펩토사슬알균 *Peptostreptococcus*
펩토스트렙토코쿠스 *Peptostreptococcus*
펩토코쿠스 *Peptococcus*
펩티드 peptide
펩티드YY peptide YY
펩티드말단분해효소 exopeptidase
펩티드분해효소 peptidase
펴바른표본 smear | smear preparation
편광현미경 polarizing microscope
편도소와 tonsillar crypt
편도안틈새 intratonsillar cleft
편도움 tonsillar crypt
편도절제(술) tonsillectomy
편도주위고름집 circumtonsillar abscess | peritonsillar abscess | quinsy
편도주위농양 quinsy
편도주위염 peritonsillitis
편도체 amygdaloid body
편두통 migraine
편람 manual
편마비 hemiparalysis | hemiplegia
편모 flagellum
편모세포 flagellated cell
편모충 flagellate
편모충증 giardiasis
편심- eccentric
편심골연골형성이상 eccentroosteochondrodysplasia
편심률 eccentricity
편심뼈연골형성이상 eccentroosteochondrodysplasia
편심성 eccentricity
편위 ectopia | ectopy
편위- ectopic
편집망상 paranoid delusion
편충 *Trichuris trichiura* | whipworm
편충증 trichuriasis
편측 unilateral
편측성 laterality
편측화징후 lateralizing sign

편타손상 whiplash injury
편평 flatness
편평- flat | squamous
편평기 plateau phase
편평사마귀 flat wart
편평상피 squamous epithelium
편평상피화생 squamous metaplasia
편평샘종증후군 hereditary flat adenoma syndrome
편평선종증후군 hereditary flat adenoma syndrome
편평세포 squamous cell
편평세포상피내암(종) squamous cell in situ carcinoma
편평세포암(종) squamous cell carcinoma
편평세포암(종)항원 squamous cell carcinoma antigen
편평세포제자리암(종) squamous cell in situ carcinoma
편평족 flat foot
편평콘딜로마 condylomata lata
편평태선 lichen planus
편형동물 flatworm | Platyhelminth
편형충 flatworm
폄반사 extension reflex
평가 assessment
평균 mean
평균값 mean
평균동맥압 mean arterial blood pressure
평균생존기간 mean survival time
평균여명 average life expectancy | mean life expectancy
평균적혈구용적 mean corpuscular volume; MCV
평균정맥혈산소량 mean venous oxygen content
평균혈압 mean blood pressure
평균화 averaging
평면 plane | planum
평발 flat foot
평판 plate
평행섬유 parallel fiber
평형 balance
평형기관 static organ
평형반응 static reaction
평형염액 balanced salt solution
평형이상증후군 dysequilibrium syndrome
평형장애 disequilibrium
평형투석 equilibrium dialysis
평활근 smooth muscle
평활근모세포종 leiomyoblastoma
평활근섬유 smooth muscle fiber
평활근섬유종 leiomyofibroma
평활근육종 leiomyosarcoma
평활근종 leiomyoma
평활근종양 smooth muscle tumor
폐 lung
폐- pulmo | pulmonary
폐감염 pulmonary infection
폐결절 pulmonary nodule
폐경 menopause
폐경관절염 menopausal arthritis
폐경색증 pulmonary infarction
폐경후- postmenopausal
폐경후골다공증 postmenopausal osteoporosis
폐경후기 postmenopausal period
폐경후위축 postmenopausal atrophy
폐경후증후군 postmenopausal syndrome
폐고름집 lung abscess
폐공기소낭 pneumatocele
폐공기증 emphysema
폐공기증- emphysematous
폐공기집 pneumatocele
폐과오종 pulmonary hamartoma
폐관류스캔 pulmonary perfusion scan
폐기 rejection
폐기능 pulmonary function
폐기능검사 pulmonary function test
폐기능부전 pulmonary insufficiency
폐기종 emphysema | pulmonary emphysema
폐기종- emphysematous
폐낭 pulmonary cyst
폐농양 pulmonary abscess
폐동맥 pulmonary artery
폐동맥경화(증) pulmonary arteriosclerosis
폐동맥고혈압 pulmonary hypertension
폐동맥도관법 pulmonary artery catheterization
폐동맥박동 pulmonary pulse

폐동맥색전제거술 pulmonary embolectomy
폐동맥쐐기압 pulmonary artery wedge pressure
폐동맥압 pulmonary artery pressure
폐동맥판폐쇄 pulmonary atresia ǀ pulmonary valvular atresia
폐동맥판협착 pulmonary stenosis ǀ pulmonary valvular stenosis
폐동맥폐쇄압 pulmonary artery occlusion pressure
폐동맥협착 pulmonary artery stenosis
폐동정맥샛길 pulmonary arteriovenous fistula
폐렴 pneumonia
폐렴간균 *Klebsiella pneumoniae*
폐렴간균감염 *Klebsiella* infection
폐렴구균 *Pneumococcus*
폐렴구균예방접종 pneumococcal vaccination
폐렴막대간균감염 *Klebsiella* infection
폐렴막대균 *Klebsiella pneumoniae*
폐렴사슬알균 *Streptococcus pneumoniae*
폐렴알균 *Pneumococcus*
폐렴알균예방접종 pneumococcal vaccination
폐렴연쇄구균 *Streptococcus pneumoniae*
폐렴증 pneumonitis
폐렴클라미디아 *Chlamydia pneumoniae*
폐렴후가슴고름집 metapneumonic empyema
폐-머리비율 lung-to-head ratio; LHR
폐먼지증 pneumonoconiosis
폐모세혈관쐐기압 pulmonary capillary wedge pressure
폐문림프절 hilar lymph node
폐미소색전 pulmonary microembolization
폐박리(술) pneumonolysis
폐부종 pulmonary edema
폐분리증 pulmonary sequestration
폐색 obliteration
폐색동맥염 arteritis obliterans
폐색된 이식편 failed graft
폐색될 우회로 failing bypass
폐색될 이식편 failing graft
폐색염증 obliterative inflammation
폐색전증 pulmonary embolism
폐색정맥염 obliterating phlebitis
폐섬유증 pulmonary fibrosis
폐쇄 closure ǀ imperforation ǀ obstruction ǀ obstructive ǀ obturation ǀ occlusion ǀ occlusive
폐쇄- closed
폐쇄(증) atresia
폐쇄간경화증 obstructive liver cirrhosis
폐쇄검사 occlusion test
폐쇄공 obturator foramen
폐쇄공우회(술) obturator bypass
폐쇄공혈관 obturator artery and vein
폐쇄관 obturator canal
폐쇄구멍 obturator foramen
폐쇄구멍탈장 obturator hernia
폐쇄근 obturator
폐쇄근막 obturator fascia
폐쇄근징후 obturator sign
폐쇄난포 atretic follicle
폐쇄능선 obturator crest
폐쇄담관성간경화증 obstructive biliary cirrhosis
폐쇄담낭염 obstructive cholecystitis
폐쇄동맥 obturator artery
폐쇄동맥경화(증) arteriosclerosis obliterans; ASO
폐쇄동맥질환 obstructive arterial disease ǀ occlusive arterial disease
폐쇄무기폐 obstructive atelectasis
폐쇄배액 closed drainage
폐쇄상처치료 occlusive dressing
폐쇄세기관지염 bronchiolitis obliterans
폐쇄손상 closed injury
폐쇄신경 obturator nerve
폐쇄신경차단 obturator block
폐쇄쓸개염 obstructive cholecystitis
폐쇄위암 obstructing gastric cancer
폐쇄장폐쇄 occlusive ileus
폐쇄정복 closed reduction
폐쇄창자막힘증 occlusive ileus
폐쇄췌장염 obstructive pancreatitis
폐쇄폐공기량 closing capacity
폐쇄폐기종 obstructive emphysema
폐쇄폐질환 obstructive pulmonary disease
폐쇄항문 imperforate anus
폐쇄혈관 obturator vessels

폐쇄혈전혈관염 thromboangiitis obliterans
폐쇄형장치결장루(술) occlusive device colostomy
폐쇄황달 obstructive jaundice
폐순응(도) pulmonary compliance
폐순환 pulmonary circulation
폐스캔 lung scan
폐심장증 cor pulmonale
폐아스퍼질러스증 pulmonary aspergillosis
폐암 lung cancer
폐암종 lung carcinoma
폐압축 lung squeeze
폐용량 lung volume
폐용적 lung volume
폐울혈 pulmonary congestion
폐유순도 lung compliance
폐전이 pulmonary metastasis
폐절제(술) pneumonectomy
폐정맥압 pulmonary venous pressure
폐좌상 pulmonary contusion
폐주사 lung scan
폐진균증 pneumonomycosis
폐질환 lung disease
폐천자 pneumonocentesis
폐첨기관지 apical bronchus
폐출혈 pulmonary hemorrhage
폐포 alveolus | pulmonary alveolus
폐포가스교환 alveolar gas exchange
폐포관 alveolar duct
폐포구조 alveolar structure
폐포낭 alveolar sac
폐포동맥간산소분압차 alveolar-arterial oxygen gradient
폐포모세혈관장벽 alveolo-capillary barrier
폐포-모세혈관차단 alveolar-capillary block
폐포산소압 alveolar oxygen pressure
폐포세포 pneumocyte | pneumonocyte
폐포소낭 alveolar saccule
폐포암 alveolar cancer
폐포저환기 alveolar hypoventilation
폐포주머니 alveolar saccule
폐포환기 alveolar ventilation
폐포환기율 alveolar ventilation rate
폐표면활성물질 pulmonary surfactant
폐혈관저항 pulmonary vascular resistance
폐혈전색전증 pulmonary thromboembolism
폐확산능력 pulmonary diffusing capacity
폐확장부전 atelectasis
폐환기용량 pulmonary ventilatory capacity
폐활량 respiratory capacity | vital capacity | vital lung capacity
폐활량계 spirometer
폐활량측정 pulmometry
폐활량측정법 spirometry
폐흡인 pulmonary aspiration
폐흡충 *Paragonimus westermani*
폐흡충증 paragonimiasis
포가티풍선카테터 Fogarty ballon catheter
포경 phimosis
포경수술 circumcision
포괄보건의료 comprehensive health care
포괄수가제 diagnosis related group
포괄적진단 comprehensive diagnosis
포니어괴사 Fournier gangrene
(포도)당뇨 glucosuria
포도구균 *Staphylococcus*
포도구균장독소 staphylococcal enterotoxin
포도구균혈증 staphylococcal bacteremia
포도당 dextrose | glucose
포도당-6-인산염분해효소 glucose-6-phosphatase; G-6-P
포도당감시 glucose monitoring
포도당내성검사 glucose tolerance test; GTT
포도당당백질 glucoprotein
포도당대사 glucose metabolism
포도당배당체 glucoside
포도당분해 glucolysis | glycogenolysis
포도당분해젖산생성효소 dextrase
포도당불내성 glucose intolerance
포도당생성 glucogenesis
포도당신생성 gluconeogenesis
포도당신합성 gluconeogenesis
포도당억제검사 glucose suppression test
포도당인산화효소 glucokinase

포도당젖산염회로 glucose lactate cycle
포도당탈수소효소 glucose dehydrogenase
포도당항상성 glucose homeostasis
포도당혈증 glucohemia
포도당화물 glucoside
포도당화물분해효소 glucosidase
포도당효소 glucokinase
포도막염 uveitis
포도알균 *Staphylococcus*
포도알균창자독소 staphylococcal enterotoxin
포도알균혈증 staphylococcal bacteremia
포도젤리변 currant jelly stool
포도종 staphyloma
포도주모반 wine-spot
포도주색반점 port-wine stain
포도필린 podophyllin
포르피린 porphyrin
포르피린복막염 porphyric peritonitis
포르피린증 porphyria | porphyrism
포만(감) satiety
포만중추 satiety center
포반 Povan
포비돈-요오드소독 Povidone-iodine antisepsis
포상구조 alveolar structure
포상선 alveolar gland
포스파타이드 phosphatide
포스포다이에스터분해효소 phosphodiesterase inhibitor
포스포리파아제 phospholipase
포식 phagocytosis
포식세포 phagocyte | phagocytic cell
포식소체 phagosome
포식작용 phagocytosis
포아즈이유의 법칙 Poiseuille Law
포자 spore
포자체 gonidium
포자충증 isosporiasis
포자피 spore coat
포진 herpes
포진구내염 herpetic stomatitis
포진바이러스 Herpes virus
포진병 herpetic disease
포진성습진 Eczema herpeticum
포진입안염 herpetic stomatitis
포착 entrapment
포착신경병증 entrapment neuropathy
포착증후군 entrapment syndrome
포착증후군 신경 entrapment syndrome nerve
포충 *Echinococcus* | hydatid
포충낭 echinococal cyst | hydatid cyst
포충증 echinococcosis | hydatidosis
포카티풍선도관 Fogarty ballon catheter
포크만경축 Volkmann contracture
포크만허혈성구축 Volkmann ischemic contracture
포타슘 potassium
포타슘보전이뇨제 potassium sparing diuretic
포타슘혈증 potassemia
포탄파편창 spatter wound
포터증후군 Potter syndrome
포트 port
포트설치 port placement
포함물 inclusion
포화 saturation
포화도 saturation | saturation degree
포화부족 saturation deficit
포화선량 saturation
포화용액 saturated solution
포화용해산소량 saturation dissolved oxygen
포화점 saturation point
포화지방 saturated fat
포화지방산 saturated fatty acid
폭발부상 burst injury
폭발적감압 explosive decompression
폭상응고 cascade coagulation
폭스 pox
폭스바이러스 poxvirus
폭식(증) bulimia
폭식설사 crapulous diarrhea
폭포위 cascade stomach | waterfall stomach
폭풍손상 blast injury
폭행 assault
폰레클링하우젠병 Von Recklinghausen disease
폴란드증후군 Poland syndrome

폴리글라이콜릭산봉합사 polyglycolic acid suture
폴리글락틴봉합 polyglactin suture
폴리도뇨관 Foley catheter
폴리리보솜 polyribosome
폴리솜 polysome
폴리에틸렌글라이콜 polyethylene glycol; PEG
폴리에틸렌글라이콜전해질혼합체 polyethylene-glycol electrolyte mixture
폴리우레탄 polyurethane
폴리카르보필 polycarbophil
폴리테트라플루오로에틸렌 polytetrafluoroethylene; PTFE
폴리펩타이드 polypeptide
폴리프로필렌메쉬 polypropylene mesh
폴립 polyp
폴립모양 polypoid
폴립모양선종 polypoid adenoma
폴립모양암(종) polypoid carcinoma
폴립모양종괴 polypoid mass
폴립모양종양 polypoid tumor
폴립암 polyps cancer
폴립-암순서 polyp-cancer sequence
폴립양암 polypoid cancer
폴립절제(술) polypectomy
폴립절제술후응고증후군 postpolypectomy coagulation syndrome
폴립증 hamartomatous polyposis | polyposis
폴립증후군 polyposis syndrome
폴립탈출 polyp prolapse
폴산 folic acid
푀츠-제거스용종 Peutz-Jeghers polyp
푀츠-제거스증후군 Peutz-Jeghers syndrome
표면 surface
표면- superficial
표면냉각 surface cooling
표면부착 superficial attachment
표면장력 surface tension
표면장력저하제 surface tension depressant
표면적 surface area
표면전극 surface electrode
표면항원 surface antigen
표면활성물질 surfactant
표면활성소독제 surface-active disinfectant
표면활성제 surfactant
표본 specimen
표시 indication | inscription | mark
표시하기 tagging
표재- superficial
표재감염 superficial infection
표재농양 superficial abscess
표재대퇴동맥 supeficial femoral artery
표재배벽- superficial epigastric
표재봉와직염 superficial cellulitis
표재비골신경 superficial peroneal nerve
표재성기저세포암(종) superficial basal cell carcinoma
표재식도암 superficial esophageal cancer; SEC
표재외음부혈관 superficial external pudendal vessels
표재장골회선 superficial circumflex iliac
표재정맥 superficial vein
표재혈전정맥염 superficial thrombophlebitis
표재확산흑색종 superficial spreading melanoma
표적병터 target lesion
표적샘 target gland
표적선 target gland
표적세포 target cell
표적장기 target organ
표적징후 target sign
표제항문뒤공간 superficial postanal space
표준 standard
표준- normal
표준(균)주 reference strain
표준간용적 standard liver volume
표준범주기증자 standard criteria donor
표준섭취계수 standardized uptake value
표준수술 standard surgery
표준압 normal pressure
표준음 reference tone
표준전극 standard electrode
표준중탄산염치 standard bicarbonate
표준탄산수소염값 standard bicarbonate
표준품 reference standards
표준화 standardization

표준화사망률 standardized death rate; SDR
표지 mark | marker | tag | tagging
표지유전자 marker gene
표지자 marker
표지하기 tagging
표층이식편 lamellar graft
표층절제 shave excision
표피 epidermis
표피- epidermal
표피낭 epidermal cyst
표피내- intraepidermal
표피내상피종 intraepidermal epithelioma
표피모양 epidermoid
표피모양암종 epidermoid carcinoma
표피박리 epidermolysis
표피박피 epidermabrasion
표피봉입낭 epidermal inclusion cyst
표피부속기(관) epidermal appendage
표피성장인자 epidermal growth factor; EGF
표피세포 epidermal cell
표피속- intraepidermal
표피양낭 epidermoid cyst
표피양평활근종 epithelioid leiomyoma
표피유사낭 epidermoid
표피주머니 epidermal cyst
표피탈락 desquamation
표피형성 epidermopoiesis
표피형성이상 epidermodysplasia
표현형 phenotype
표현형발현지연 phenotypic delay
푸르키네섬유 Purkinje fiber
푸르키네세포 Purkinje cell
푸린분해- purinolytic
푸린성- purinergic
푸린염기 purine base
푸소박테륨<속> *Fusobacterium*
푸파트인대 Poupart ligament
푹신 fuchsin
풀림 relaxation
풀이 solution
풋뼈 osteoid
풋뼈속질세포 promyelocyte
풋아교질펩티드분해효소 procollagen peptidase
풋암- precancerous | premalignant
풋암 precancer
풋종양유전자 protooncogene
풋핵 pronucleus
풍선 balloon
풍선도관 balloon catheter
풍선마개 balloon plug
풍선배출 balloon expulsion
풍선세포 balloon cells
풍선직장조영 balloon proctography
풍선카테터 balloon catheter
풍선팽창 balloon inflation
풍선펌프 balloon pump
풍선폐쇄검사 balloon occlusion test
풍선확장 balloon distension | ballooning
풍선확장(술) balloon dilatation
풍선확장검사 balloon distention test
풍선확장기 balloon dilator
풍진 rubella
풍토갑상샘종 endemic goiter
풍토병- endemic
풍토병성 endemicity
풍토병인플루엔자 endemic influenza
퓨로마이신 puromycin
퓨린 purine
퓨린유사물질 purine analogues
퓨린유사체 purine analogues
프라이온 prion
프레드니손 prednisone
프레이술식 Frey technique
프렌치기준 French criteria
프로게스테론 progesterone
프로락틴 prolactin
프로락틴분비종양 prolactinoma
프로락틴샘종 prolactinoma
프로바이러스 provirus
프로스타글란딘 prostaglandin
프로스타글란딘 E2 prostaglandin E2
프로스타사이클린 prostacyclin; PGI2

프로제스테론 progestogen
프로제스테론수용체 progesterone receptor
프로카인 procaine
프로카인아미드 procainamide
프로타민황산염 protamine sulfate
프로테우스증후군 Proteus syndrome
프로토콜 protocol
프로토포르피린증 protoporphyria
프로트롬보플라스틴 prothromboplastin
프로트롬비노겐 prothrombinogen
프로트롬빈 prothrombin
프로트롬빈복합체농도 prothrombin complex concentrate
프로트롬빈분해효소 prothrombinase
프로트롬빈시간 prothrombin time
프로트롬빈혈증 prothrombinemia
프로판 propane
프로프라놀롤 propranolol
프로피온산 propionic acid
프로필렌 propylene
프롤라민주사 Prolamine injection
프롤렌 prolene
프롤렌메쉬 prolene mesh
프롤린 proline
프리알부민 prealbumin
프리즘 prism
프리즘디옵터 prism diopter
프리즘안경 prismatic spectacles
프링글수기 Pringle maneuver | Pringle technique
플라스미노젠 plasminogen
플라스미드 plasmid
플라스민 plasmin
플라이셔증후군 Fleischer syndrome
플레시모나감염 *Plesimonas* infection
플렉스네리이질균 *Shigella flexneri*
플루오린 fluorine
플루오린화 fluoride
플루옥세틴 fluoxetine
피 blood
피(부)내주사 endermic injection
피(섞인)가래 blood-stained sputum | blood-tinged sputum
피가래 bloody sputum
피각 capsid
피개 tegmentum
피기백수술 piggyback operation
피기백술식 piggyback technique
피나근자극기 Pena muscle stimulator
피난 evacuation
피내검사 intracutaneous test
피넛응집소 peanut agglutinin
피떡 blood clot
피떡수축시간 clot retraction time
피라미드 pyramid | pyramis
피라미드- pyramidal
피라미드세포 pyramidal cell
피라진아미드 pyrazinamide
피란텔 pyrantel
피란텔팔모산 pyrantel palmoate
피로 fatigue
피로(증) fatigability
피로경축 fatigue contracture
피로골절 fatigue fracture | stress fracture
피로닌친화성 pyroninophilia
피르비늄파모에이트 pyrvinium pamoate
피르코우림프절 Virchow node
피르호 세증후 Virchow triad
피리독신 pyridoxine
피리메타민설파독신 pyrimethamine sulfadoxine
피리미딘 pyrimidine
피마자기름 castor oil
피마자씨독소 ricin
피마자유 castor oil
피막 capsula | capsule | tegument
피막- capsular | coated
피막밑상피 subcapsular epithelium
피막에코 capsular echo
피막외- extracapsular
피막제거 decapsulation
피막주위- pericapsular
피막침범 capsular invasion
피막하상피 subcapsular epithelium

ㅍ

피복 sheathing
피복근막 investing fascia
피복상피 covering epithelium | lining epithelium
피복스텐트 covered stent
피부 cutis | skin
피부- cutaneous | dermal
피부간경유담관조영 percutaneous transhepatic cholangiography
피부간경유담도내시경 percutaneous transhepatic choledochoscopy
피부간경유담도배액 percutaneous transhepatic biliary drainage
피부간경유담즙배액 percutaneous transhepatic bile drainage
피부간경유문맥색전술 percutaneous transhepatic portal embolization
피부간경유문맥조영 percutaneous transhepatic portography
피부간경유배액 percutaneous transhepatic drainage
피부간경유정맥조영 percutaneous transhepatic venography
피부감각계 sensimeter
피부건조증 xeroderma
피부견인 skin traction
피부결손 skin defect
피부결핵 tuberculosis cutis
피부경유- percutaneous
피부경유감염 percutaneous infection
피부경유극초단파응고(법) percutaneous microwave coagulation therapy; PMCT
피부경유담낭창냄술 percutaneous cholecystostomy | percutaneous cholecystostomy and gallbaldder drainage
피부경유도관경유담도생검 percutaneous transcatheter biliary biopsy
피부경유돌제거 percutaneous stone extraction
피부경유배액 percutaneous drainage
피부경유부착 transdermal patch
피부경유세포검사 percutaneous cytology
피부경유신경차단 percutaneous nerve block
피부경유신낭종천자(술) percutaneous renal cyst puncture
피부경유신조루(술) percutaneous nephrostomy
피부경유아세트산주사 percutaneous acetic acid injection
피부경유에탄올주사 percutaneous ethanol injection; PEI
피부경유에탄올주사(술) percutaneous ethanol injection therapy; PEIT
피부경유전달 transdermal delivery
피부경유종양내주사 percutaneous intratumoral injection
피부경유투여 transdermal administration
피부경유패치 transdermal patch
피부경유풍선확장술 percutaneous balloon dilatation
피부경유혈관경유혈관조영 percutaneous transluminal angiography
피부경화 sclerema
피부경화증 scleroderma
피부과(학) dermatology
피부과(학)- dermatological
피부과다 integumental abundance
피부과민 skin irritation
피부관리 skin care
피부괴사세정맥염 cutaneous necrotizing venulitis
피부괴저 cutaneous gangrene
피부그림증 dermatographism | dermographism
피부근염 dermatomyositis
피부기름 sebum
피부긴장도 turgor
피부긴장선 skin tension line
피부당김 skin traction
피부동로 dermal sinus tract
피부마름증 xeroderma
피부마찰 skin friction
피부모양- dermoid
피부모양기형낭종 dermoid cyst
피부밑- hypodermatic | hypodermic | subcutaneous
피부밑공기증 subcutaneous emphysema
피부밑근육층 panniculus carnosus
피부밑봉합 subcuticular suture
피부밑염 hypodermatitis

피부밑유방절제술 subcutaneous mastectomy
피부밑접종 subcutaneous inoculation
피부밑조직 hypoderm | hypodermis
피부밑주사 hypodermic injection | subcutaneous injection
피부밑주사바늘 hypodermic needle
피부밑주입 subcutaneous infusion
피부밑줄기피판 subcutaneous pedicle flap
피부밑지방 subcutaneous fat
피부밑지방괴사 subcutaneous fat necrosis
피부밑지방층 panniculus adiposus
피부밑투약 hypodermic medication
피부밑투여 subcutaneous administration
피부밑혈종 ecchymoma
피부반응 skin reaction
피부반점위축 macular atrophy
피부발적 skin flare
피부병 dermatosis
피부봉합(술) skin suture
피부분절 dermatome | dermatomere
피부사상균 dermatophyte
피부선 skin line
피부선량 skin dose
피부선병 scrofuloderma
피부섬유종 dermatofibroma
피부소견 skin manifestation
피부스침증 intertrigo
피부신경 cutaneous nerve
피부신경증 dermatoneurosis
피부실밥자국 skin suture maker
피부애벌레이행증 cutaneous larva migrans
피부염 dermatitis
피부위축 atrophoderma | atrophodermia
피부위축증 anetoderma
피부유충이행증 cutaneous larva migrans | larva migrans cutanea
피부이식 skin graft
피부이식편 skin graft
피부자극 skin irritation
피부장애 skin disorder
피부전위도 electrodermatogram; EDG
피부절편기 dermatome
피부접촉검사 patch test
피부준비 skin preparation
피부질환 cutaneous disorder
피부테이프 skin tape
피부통증 dermalgia | dermatalgia
피부판 skin flap
피부홍조 rubeosis
피부황홍색증 xanthoerythrodermia
피브린 fibrin
피브린글루 fibrin glue
피브린위염 fibrinous gastritis
피에르로뱅연쇄 Pierre Robin sequence
피에르로뱅증후군 Pierre Robin syndrome
피오사이아닌 pyocyanin
피임 contraception
피임- contraceptive
피임제 contraceptive
피지 sebum
피지낭종 steatoma
피진 exanthem | exanthema
피질 cortex
피질- cortical
피질유발전위 cortical evoked potential
피질제거 decortication
피질제거경축 decorticate rigidity
피질층 cortical layer
피질치매 cortical dementia
피질하병변 subcortical lesion
피질하치매 subcortical dementia
피코락스 Picolax
피코타마이드 Picotamide
피판 flap | skin flap
피판수술 flap operation
피페라진 piperazine
피펫 pipette
피포낭탈장 encysted hernia
피폭시간 exposure time
피하- hypodermatic | hypodermic | subcutaneous
피하경피판 subcutaneous pedicle flap
피하공장루 subcutaneous jejunostomy

피하기종 subcutaneous emphysema
피하농양 subcutaneous abscess
피하루 subcutaneous fistula
피하봉합 subcuticular suture
피하서혜륜 subcutaneous inguinal ring
피하염 hypodermatitis
피하영양 subcutaneous nutrition
피하유방절제술 subcutaneous mastectomy
피하접종 subcutaneous inoculation
피하조직 hypoderm | hypodermis | subcutaneous tissue
피하주사 hypodermic injection | subcutaneous injection
피하주사바늘 hypodermic needle
피하주입 subcutaneous infusion
피하지방 subcutaneous fat
피하지방경화 sclerema
피하지방괴사 subcutaneous fat necrosis
피하측부내괄약근절개술 subcutaneous internal lateral sphincterotomy
피하측부안쪽조임근절개술 subcutaneous internal lateral sphincterotomy
피하투약 hypodermic medication
피하투여 subcutaneous administration
피하혈종 ecchymoma
피하화골 subcutaneous ossification
피해망상 persecutory delusion
피흐름속도 blood flow velocity
핀 pin
핀네이유문성형(술) Finney pyloroplasty
핀니협착성형(술) Finney strictureplasty
필라델피아염색체 Philadelphia chromosome
필라멘트 filament
필름유방촬영 film mammography
필수- essential
필요량 requirement
핍뇨신부전 oliguric renal failure
핍지교 oligodendroglia
핏덩이 blood clot

ㅎ

하각 inferior crus
하갑상샘동맥 inferior thyroidal artery
하강 descensus
하대정맥 inferior vena cava
하대정맥인대 IVC ligament
하루변이 diurnal variation
하루치식량 ration
하모닉 스칼펠 발생장치 harmonic scalpel generator
하모닉 스칼펠 복강경용 날 harmonic scalpel lap. blade
하반신마비 paraplegia
하반신불완전마비 paraparesis
하배벽 inferior epigastric
하버스관 haversian canal
하복동맥 hypogastric artery
하복벽 inferior epigastric
하복벽동맥 inferior epigastric artery
하복벽혈관 inferior epigastric vessels
하복부 hypogastrium
하복신경 hypogastric (presacral) nerve | hypogastric nerve
하복피판 hypogastric flap
하부구조 infrastructure
하부단위 subunit
하부식도괄약근 lower esophageal sphincter; LES
하부식도동맥 lower esophageal artery
하부식도암 lower esophageal cancer
하수 drop
하시모토갑상샘염 Hashimoto thyroiditis
하시모토독증 Hashitoxicosis
하시모토병 Hashimoto disease
하십이지장굴곡 inferior duodenal flexure
하악골 mandible
하악골전체단층촬영술 mandibular pantomography
하악관 mandibular canal
하악신경 mandibular nerve
하악안면골발생이상 mandibulofacial dysostosis
하악후퇴증 mandibular retraction
하요부삼각 inferior lumbar triangle
하우쉽-롬버그징후 Howship-Romberg sign
하월-졸리소체 Howell-Jolly bodies
하이네케-미쿨리츠유문성형(술) Heineke-Mikulicz pyloroplasty
하이네케-미쿨리츠협착성형(술) Heineke-Mikulicz strictureplasty
하이드로코티손 hydrocortisone
하이드록시유레아 hydroxyurea
하이드록시프롤린 hydroxyproline
하이브리도마 hybridoma
하이브리드수술실 hybrid operating room
하이스터나선형관 spiral valve of Heister
하이알유론산 hyaluronic acid
하인두 hypopharynx
하인츠소체 Heinz body
하임리히수기 Heimlich maneuver
하장간막동맥 inferior mesenteric artery
하장간막동맥신경총 inferior mesenteric plexus
하전 charge
하제관장 purgative enema
하지 lower extremity | lower limb | pelvic limb
하지불안증후군 resting legs syndrome
하지올림 leg elevation
하직장동맥 inferior rectal artery
하췌십이지장동맥 inferior pancreaticoduodenal artery
하치핵동맥 inferior hemorrhoidal artery
하퇴 crus
하퇴절단 below knee amputation
하트만결장루 Hartmann colostomy
하트만결장루조성술 Hartmann colostomy
하트만결장창냄술 Hartmann colostomy
하트만술식 Hartmann procedure

하품 yawning
하행- descendens | descending
하행감염 descending infection
하행결장 descending colon
하행결장루 descending colostomy
하행결장루조성술 descending colostomy
하행결장창냄술 descending colostomy
하행대동맥 descending aorta
하행성신경병증 descending neuropathy
하향- downgrading
하횡격막동맥 inferior phrenic artery
하횡복부절개 low transverse abdominal incision
하후두신경 inferior laryngeal nerve
학교보건 school health
학대 abuse
학명 scientific name
학습곡선 learning curve
한계 borderline
한계희석 limiting dilution
한관낭선종 syringocystadenoma papilliferum
한눈시(력) monocular vision
한랭글로불린 cryoglobulin
한랭글로불린혈증 cryoglobulinemia
한랭불용면역글로불린 cold-insoluble immunoglobulin
한랭적혈구응집병 cold hemagglutinin disease
한선 sweat gland
한선농양 sudoriparous abscess
한선염 hidradenitis
한선종 hidradenoma | spiradenoma
한쪽 hemi- | unilateral
한쪽유전 unilateral inheritance
한타바이러스<속> *Hantavirus*
할구 blastomere
할당 allocation
할로테인 halothane
할로페리돌 haloperidol
함 chamber
함몰 depression | excavation
함몰- depressed
함몰골절 depressed fracture
함몰부종 pitting edema
함몰유두 inverted nipple
함몰흉터 depressed scar
함요 recessus
함입 invagination
함입법 Dunking method
합류 confluence
합류- confluent
합병골절 complicated fracture
합병증 complication
합병질환 complicating disease
합성 synthesis
합성- synthetic
합성결함 synthesis defect
합성대사 anabolism
합성약 synthetic drug
합성제 synthetic
합성효소 synthetase
합지증 zygodactyly
합체 hologamy
합치 concordance
합텐 hapten
합토글로빈 haptoglobin
합포영양막 syncytiotrophoblast
합포체 syncytium
합포체- syncytial
항Ro항체 anti-Ro antibody
항Sm항체 anti-Sm antibody
항가려움제 antipruritics
항가슴샘세포글로불린 antithymocyte globulin
항간질- antiepileptic
항간질제 antiepileptic
항갑상샘과산화효소항체 antithyroperoxidase antibody
항갑상샘글로블린항체 antithyroglobulin antibody
항갑상샘제 antithyroid drug
항갑상선항체 anti-thyroid antibody
항결핵제 antituberculosis drug | tuberculostatic drug
항경련- anticonvulsant
항경련제 anticonvulsant | antiseizure drug
항고혈압제 antihypertensive drug
항공 aviation

항공의학 aviation medicine
항구토- antiemetic
항구토제 antiemetic | antiemetic drug
항균- antimicrobial
항균물질 antibacterial substance
항균범위 antibacterial spectrum
항균수준 antimicrobial level
항균스펙트럼 antibacterial spectrum
항균작용 antimicrobial action
항균제 antimicrobial
항균제감수성 antimicrobial susceptibility
항균제감수성검사 antimicrobial susceptibility test
항균치료 antimicrobial therapy
항글로불린검사 antiglobulin test
항글로불린반응 antiglobulin reaction
항기생충제 antihelminthic agent
항대사물질 antimetabolic agent
항독성글로불린 antitoxic globulin
항독소 antitoxin
항독소단위 antitoxin unit
항독소면역 antitoxic immunity
항독혈증효과 antitoxemic effect
항림프구글로불린 antilymphocyte globulin
항림프구항체 antilymphocyte antibody
항림프구혈청 antilymphocyte serum
항말라리아제 antimalarial drug
항무스카린제 antimuscarinic drug
항무조임근경 sphincteroscope
항문 anus
항문감각 anal sensation
항문감염 retroinfection
항문거근 levator ani | levator ani muscle
항문거근상부고름집 supralevator abscess
항문거근상부공간 supralevator space
항문거근상부농양 supralevator abscess
항문거근성형술 levatorplasty
항문거근증후군 levator ani syndrome | levator syndrome
항문경 anal speculum
항문경(검사) anoscopy
항문경유- transanal
항문경유내시경적미세절제술 transanal endoscopic microsurgery
항문경유문합 transanal anastomosis
항문경유연결 transanal anastomosis
항문경유절제술 transanal excision
항문곁공간 para-anal space
항문관 anal canal
항문관고압대 anal canal high pressure zone
항문관협착 pectenosis
항문괄약근 anal sphincter
항문괄약근경 sphincteroscope
항문굴 anal sinus
항문궤양 anal ulcer
항문기 anal stage
항문기둥 anal column
항문꼬리 anal tag
항문내괄약근 internal anal sphincter
항문내문합 endoanal anastomosis
항문내연결 endoanal anastomosis
항문내조임근 internal anal sphincter
항문돌기 anal papilla
항문동 anal sinus
항문뒤공간 postanal space
항문루관 anal fistula tract
항문막 anal membrane
항문미골봉선 anococcygeal raphe
항문미골솔기 anococcygeal raphe
항문미골인대 anococcygeal ligament
항문반사 anal reflex
항문백색판증 anal leukoplakia
항문사마귀 anal wart
항문상피내종양 anal intraepithelial neoplasia
항문샘 anal gland
항문생식솔기 anogenital raphe
항문생체되먹임기전 anorectal biofeedback system
항문선 anal gland
항문성교 anal intercourse | sodomy
항문성형(술) anoplasty
항문소양증 pruritus ani
항문실금 anal incontinence
항문암 anal cancer

항문암(종) anal carcinoma
항문압(력) anal pressure
항문압측정(법) anal manometry
항문앞- preanal
항문없음(증) aproctia
항문연 anal verge
항문열창 anal fissure
항문오목 proctodeum
항문올림근 levator ani muscle
항문올림근상부공간 supralevator space
항문올림근증후군 levator ani syndrome
항문외괄약근 external anal sphincter
항문외음루 anovulvar fistula
항문외조임근 external anal sphincter
항문위생 anal hygiene
항문위치이상 malpositioned anus
항문유두 anal papilla
항문융기 anal cushion
항문음문루 anovulvar fistula
항문음와 anal crypt
항문임질 anorectal gonorrhea
항문전정루 anovestibular fistula
항문점막하근 muscularis submucosa ani
항문조임근 anal sphincter
항문종양 anal tumor
항문주변감각마비 saddle block anesthesia
항문주위 perianal | perianal region
항문주위- circumanal
항문주위가려움증 perianal pruritus
항문주위감염 perianal infection
항문주위고름집 perianal abscess
항문주위곪음 perianal suppuration
항문주위공간 perianal space
항문주위농양 periproctal abscess
항문주위띠 perianal band
항문주위반사 perianal reflex
항문주위부 perianal area
항문주위부위차단 perianal field block
항문주위사마귀 perianal wart
항문주위연조직염 perianal cellulitis
항문주위우췌 perianal wart
항문주위종괴 perianal mass
항문주위질환 perianal disease | perianal disorder
항문주위피부 perianal skin
항문주위피부과적문제 perianal dermatologic problem
항문주위홍색음선 perianal erythrasma
항문직장 anorectum
항문직장각 anorectal angle
항문직장고름집 anorectal abscess
항문직장고리 anorectal ring
항문직장근 anorectal muscles
항문직장근절제술 anorectal myectomy
항문직장기형 anorectal malformation
항문직장기형의 Wingspread분류 Wingspread classification of anorectal malformations
항문직장내압검사 anorectal manometry
항문직장농양 anorectal abscess
항문직장누공 anorectal fistula
항문직장루 anorectal fistula
항문직장멜라닌종 anorectal melanoma
항문직장무발생 anorectal agenesis
항문직장무형성 anorectal agenesis
항문직장반사 anorectal reflex
항문직장샛길 anorectal fistula
항문직장성형술 anorectoplasty
항문직장이완불능(증) anorectal achalasia
항문직장전진피판술 anorectal advancement flap technique
항문직장점막절제술 anorectal mucosectomy
항문직장점막탈출 anorectal mucosa prolapse
항문직장정맥기형 anorectal venous malformation
항문직장폐쇄 anorectal atresia
항문직장협착(증) anorectal stenosis
항문직장흑색종 anorectal melanoma
항문질루 anovaginal fistula
항문질재건(술) anovaginal reconstruction
항문쿠션 anal cushion
항문틈새 anal cleft
항문판 anal valve
항문판막 anal valve
항문피부루 anocutaneous fistula
항문피부반사 anocutaneous reflex

항문피부선 anal verge | anocutaneous line
항문함요선 proctodeal glands
항문협착(증) anal stenosis
항문형성이상 anal dysplasia
항문확장기 anal dilators
항문후방골반저교정 postanal pelvic floor repair
항문후방공간 postanal space
항문후방교정 postanal repair
항문후와 postanal dimple
항미생물- antimicrobial
항미생물제 antimicrobial
항바이러스제 antiviral drug
항뱀독소 antivenin
항복 yield
항부정맥제 antiarrhythmic drug
항불안제 antianxiety drug
항사람글로불린 anti-human globulin
항산균 acid fast organism | acid-fast bacillus | acid-fast bacterium
항산막대균 acid-fast bacillus
항산성 fastness acid
항산소 antioxygen
항산염색 acid-fast stain
항산화 anti oxidation
항산화제 antioxidant
항산화효과 antioxidant effect
항산화효소 anti oxidase
항상성 homeostasis
항생 antibiosis
항생- antibiotic
항생작용 antibiosis
항생제 antibiotic
항생제내성 antibiotic resistance
항생제생물학적검정(법) antibiotic bioassay
항생제요법 antibiotic therapy
항섬유소용해- antifibrinolytic
항섬유소용해제 antifibrinolytic
항소양제 antipruritics
항쇽의복 antishock garment
항신생물제 antineoplastic
항아리배 pot belly
항아메바제 antiamebic drug
항안드로겐 antiandrogen
항알레르기제 antiallergic drug
항암- carcinoclastic | carcinostatic
항암제 anticancer drug | antitumor agent
항역류수술 anti reflux surgery
항역류술기 antireflux procedure
항염증제 anti-inflammatory agent
항온기 incubator | thermostat
항우울- antidepressant
항우울제 antidepressant
항원 antigen
항원 보강제 antigen adjuvant
항원결손 antigenic deletion
항원결정부위 epitope
항원결정인자 antigenic determinant
항원결합능 antigen binding capacity
항원결합부위 antigen-binding site
항원경쟁 antigen competition
항원과잉 antigen excess
항원반응세포 antigen-reactive cell
항원변이 antigenic drift
항원분석 antigen analysis
항원성 antigenicity
항원수용체 antigen receptor
항원인지세포 antigen-recognizing cell
항원자극 antigenic stimulation
항원제시 antigen presentation
항원제시세포 antigen-presenting cell
항원특이성 antigenic specificity
항원항체반응 antigen-antibody reaction
항원항체복합체 antigen-antibody complex
항원혈증 antigenemia
항응고 anticoagulation
항응고- anticoagulant
항응고요법 anticoagulation therapy
항응고인자 anticoagulant factor
항응고제 anticoagulant | anticoagulant drug
항응고혈 anticoagulated blood
항이뇨 antidiuresis
항이뇨호르몬 antidiuretic hormone; ADH

항이뇨호르몬부적절분비증후군 syndrome of inappropriate antidiuretic hormone secretion; SIADH
항이중가닥DNA항체 anti-dsDNA antibody
항이중가닥디엔에이항체 anti-double stranded deoxyribonucleic acid antibody antibody
항인지질항체 antiphospholipid antibody
항인체글로불린 anti-human globulin
항정상태 steady state
항정자항체 antisperm antibody
항종양유전자 anti oncogene
항종양제 antineoplastic
항중성구세포질항체 antineutrophil cytoplasmic antibody
항증식성제제 anti proliferative agent
항진균작용 antifungal action
항진균제 antifungal agent
항천식제 antiasthmatic agent
항체 antibodiy; Ab
항체가 antibody titer
항체매개거부반응 antibody-mediated rejection
항체매개면역 antibody-mediated immunity
항체생산세포 antibody-producing cell
항체선별검사 antibody screening test
항체선별혈구 antibody-screening cell
항체의존세포매개세포독성 antibody-dependent cell-mediated cytotoxicity
항체합성 antibody synthesis
항카디오리핀항체 anticardiolipin antibody
항콜린- anticholinergic
항콜린에스테라아제검사 anticholinesterase test
항콜린제 anticholinergic
항트롬빈 antithrombin
항트롬빈제 antithrombin
항패혈- antisepsis
항피브린용해- antifibrinolytic
항피브린용해제 antifibrinolytic
항핵항체 antinuclear antibody
항혈소판인자 antiplatelet factor
항혈소판제 antiplatelet drug
항혈우병글로불린 antihemophilic globulin
항혈우병인자 antihemophilic factor
항혈전 anti thrombosis
항혈전- antithrombotic
항혈전제 antithrombotic
항혈청 antiserum
항혐기성항생제 anti-anaerobic antibiotic
항흉선세포글로불린 antithymocyte globulin
항히스타민제 antihistaminic drug
해그먼인자 Hageman factor
해당 glycolysis
해당작용 glucolysis
해독 detoxification | disintoxication | toxicopexis
해독제 antidote | toxicide
해리눈위치 dissociated position
해리둔주 dissociative fugue
해리슨고랑 Harrison groove
해리안위 dissociated position
해마 hippocampus
해면- cavernous
해면림프관종 cavernous lymphangioma
해면모세포 spongioblast
해면세포 spongiocyte
해면정맥굴 cavenous sinus | cavernous sinus
해면정맥동 cavenous sinus | cavernous sinus
해면정맥형변화 cavernous transformation
해면질 spongy substance
해면체 cavernosum | cavernous body
해면체- cancellous
해면체염 cavernositis
해면혈관육종 cavernous angiosarcoma
해면혈관종 cavernous hemangioma | hemangioma cavernosum
해면화 spongiosis
해법 solution
해부 dissection
해부자 dissector
해부지시서 dissector
해부학 anatomy
해부학적간엽절제술 anatomical hepatic lobectomy
해부학적절제술 anatomical resection
해부학총론 general anatomy

해상도 resolution
해상력 resolution
해석 translation
해소기 resolution phase
해양검역소 maritime quarantine
해열작용 antipyretic action
해열제 antipyretic drug
해열진통제 antipyretic analgesic
해제 레버 release lever
핵 granule | nidus | nuclei | nucleus
핵(질)체 karyoplast
핵(피)막 nuclear envelope
핵내봉입소체 intranuclear inclusion body
핵농축(증) pyknosis
핵당단백질 nucleoglucoprotein
핵막 nuclear membrane
핵모양 nucleoid
핵물리학 nuclear physics
핵분열 karyokinesis
핵산 nucleic acid
핵산내부분해효소 endonuclease
핵산말단분해효소 exonuclease
핵산염 nucleide
핵소체 nucleolus
핵소체사 nucleolonema
핵소체실 nucleolonema
핵소체염색체 nucleolar chromosome
핵소체유전자 nucleolar gene
핵소체형성체지역 nucleolar organizer region
핵심단백질 core protein
핵심제거 core extirpation
핵의학 nuclear medicine
핵의학영상검사 nuclear imaging study
핵자기공명 nuclear magnetic resonance; NMR
핵자기공명영상 nuclear magnetic resonance imaging
핵제거 enucleation
핵종 nuclide
핵주머니 nuclear bag
핵주위세포질 pericephalic cytoplasm
핵질 nucleoplasm
핵파괴 karyorrhexis
핵형 karyotype
핵형분석 karyotyping
핵화 nucleation
핸드-쉴러-크리스천병 Hand-Schuller-Christian disease
햄검사 Ham test
햇빛 daylight
햇빛화상 sun burn
행군혈색소뇨 march hemoglobinuria
행동 behavior
행동요법 behavioral therapy
행정 administration
행태 behavior
향성 tropism
향정신- psychotropic
향착성 stereotaxis
향피로닌성 pyroninophilia
허리- lumbar
허리갈비활 lumbocostal arch
허리결장신경 lumbar colonic nerve
허리경유대동맥조영(술) translumbar aortography
허리교감신경절제 lumbar sympathectomy
허리근 psoas muscle
허리근고름집 psoas abscess
허리네모근 quadratus lumborum
허리부위 lumbar region
허리삼각 lumbar triangle
허리신경얼기 lumbar plexus
허리엉치각 lumbosacral angle
허리엉치신경얼기 lumbosacral plexus
허리천자 lumbar puncture
허리탈장 dorsal (lumbar) hernia | lumbar hernia
허리통증 low back pain | lumbago
허물벗기 ecdysis | sloughing
허상 artifact
허용 tolerance
허용량 allowance
허용저혈압 permissive hypotension
허파- pulmo | pulmonary
허파(꽈리)세포 pneumonocyte
허파꽈리 alveolus | pulmonary alveolus
허파꽈리가스교환 alveolar gas exchange

허파꽈리관 alveolar duct
허파꽈리산소압 alveolar oxygen pressure
허파꽈리세포 pneumocyte
허파꽈리저환기 alveolar hypoventilation
허파꽈리환기 alveolar ventilation
허파꽈리환기율 alveolar ventilation rate
허파동맥 pulmonary artery
허파문림프절 hilar lymph node
허파활량측정 pulmometry
허혈 ischemia
허혈- ischemic
허혈결장염 ischemic colitis
허혈고환염 ischemic orchitis
허혈괴사 ischemic necrosis
허혈근위축 ischemic muscular atrophy
허혈기간 ischemic interval
허혈뇌혈관질환 ischemic cerebrovascular disease
허혈발작 ischemic attack
허혈변실금 ischemic fecal incontinence
허혈손상 ischemic injury
허혈심장질환 ischemic heart disease
허혈장질환 ischemic bowel disease
허혈재관류손상 ischemia reperfusion injury
허혈혈관질환 ischemic vascular disease
허혈후재관류 post-ischemic reperfusion
헌터관 Hunter canal
헌혈 blood donation
헌혈자 blood donor
헐떡임 panting
헛약 placebo
헤가확장기 Hegar dilator
헤노흐-쇤라인자반병 Henoch-Schonlein purpura
헤로인 heroin
헤르페스 herpes
헤르페스바이러스 Herpes virus
헤르페스직장염 herpetic proctitis
헤링신경 Hering nerve
헤마토크리트 hematocrit
헤모글로빈 hemoglobin
헤모글로빈혈증 hemoglobinemia
헤모사이클린 hemocyclin
헤모클립 hemoclip
헤모필루스<속> *Haemophilus*
헤모필루스감염 *Hemophilus* infection
헤모필루스듀크레이 *Hemophilus ducreyi*
헤셀바흐삼각 Hesselbach triangle
헤셀바흐탈장 Hesselbach hernia
헤파린 heparin
헤파린 기인성 혈소판감소증 heparin-induced thrombocytopenia
헤파린요법감시 heparin therapy monitoring
헤파린첨가혈액 heparinized blood
헬리코박터<속> *Helicobacter*
헬리코박터균 *Helicobacter pylori*; *H. pylori*
헴 heme
헴포르피린측정법 heme-porphyrin assay
혀 glossa | lingua | lingula
혀- lingual
혀갑상샘 lingual thyroid
혀누르개 tongue depressor
혀돌기 lingula
혀밑샘 sublingual gland
혀밑신경 hypoglossal nerve
혀밑신경관 hypoglossal canal
혀밑투약 sublingual medication
혀샘 lingual gland
혀신경 lingual nerve
혀염 glossitis
혀유착(증) ankyloglossia
혀유착증 tongue tie
혀인두신경 glossopharyngeal nerve
혀절제 glossectomy
혀쪽 lingual
혀통증 glossalgia
현기증 giddiness | vertigo
현미경 microscope
현미경검사 microscopic examination | microscopy
현미경다발혈관염 microscopic polyangiitis
현미경사진 photomicrograph
현미경여러혈관염 microscopic polyangiitis
현미경혈뇨 microscopic hematuria
현미부수체 microsatellite

현미부수체불안정성 microsatellite instability; MSI
현상 development
현수 suspension
현탁 suspension
현탁액 suspension
현훈 vertigo
혈(액) blood
혈(액)- bloody
혈관 blood vessel | vessel
혈관 컴퓨터단층촬영 CT angiography
혈관각화종 angiokeratoma
혈관경련 vasospasm
혈관경화 angiosclerosis | vascular sclerosis
혈관계통 vascular system
혈관고리 vascular circle | vascular ring
혈관구조 vasculature
혈관근지방종 angiomyolipoma
혈관기형 vascular anomaly | vascular malformation
혈관긴장도 vascular tone
혈관내- intravascular
혈관내 초음파 intravascular ultrasound
혈관내 치료 endovascular therapies
혈관내대동맥류교정술 endovascular aneurysm repair
혈관내막염 endangiitis | endovasculitis
혈관내수술 endovascular surgery
혈관내시술 endovascular procedure
혈관내시술 전문가 endovascular specialist
혈관내응고 intravascular coagulation
혈관내접근법 intravascular access
혈관내치료 endovascular treatment
혈관내치료실 endovascular suite
혈관내피 vascular endothelium
혈관내피성장인자 vascular endothelial growth factor; VEGF
혈관내피종 hemangioendothelioma
혈관도관 vascular catheter | vascular conduit
혈관륜 vascular ring
혈관막힘 vaso occlusion
혈관모세포종 angioblastoma | hemangioblastoma
혈관문합 vascular anastomosis
혈관미주신경반사 vasovagal reflex
혈관미주신경실신 vasovagal syncope
혈관바깥액 extravascular fluid
혈관바깥유출 extravasation
혈관바깥유출손상 extravasation injury
혈관바탕 vascular bed
혈관반사 vascular reflex
혈관벽혈관 vasa vasorum
혈관벽혈전 mural thrombus
혈관병변 vascular lesion
혈관부종 angioedema
혈관분리 vascular isolation
혈관상 vascular bed | vascular phase
혈관섬유종 angiofibroma
혈관성갑상선종 vascular goiter
혈관성거부반응 vascular rejection
혈관성발기부전 vasculogenic impotence
혈관성위축 vascular atrophy
혈관성형(술) angioplasty
혈관세포유착분자 vascular cell adhesion molecule
혈관손상 vascular damage | vascular injury
혈관수축신경 vasoconstrictor
혈관수축제 vasoconstrictor
혈관시술 vascular intervention
혈관시술전문의 vascular interventionalist
혈관신경성부종 angioneurotic edema
혈관신경자색반병 angioneurotic purpura
혈관신생 angiogenesis | neovascularization
혈관암 vascular cancer
혈관압박 perstriction
혈관연축 vasospasm
혈관연축질환 vasospastic disorder
혈관염 vasculitis
혈관외액 extravascular fluid
혈관외유출 extravasation
혈관외유출손상 extravasation injury
혈관운동신경 vasomotor nerve
혈관운동중추 vasomotor center
혈관운동허탈 vasomotor collapse
혈관육종 angiosarcoma | hemangiosarcoma
혈관이식편 vascular graft | vessel graft
혈관자가이식편 vascular autograft

ㅎ

혈관자반 vascular purpura
혈관작용아마인 vasoactive amine
혈관작용약 vasoactive drug
혈관작용장폴리펩타이드 vasoactive intestinal peptide
혈관장애 vascular disorder
혈관재개통 revascularization
혈관재개통수술 revascularization operation
혈관재건수술 revascularization operation
혈관재건술 revascularization
혈관재형성 revascularization
혈관저항 vascular resistance
혈관절개 cutdown
혈관절제 devascularization
혈관절증 hemarthrosis
혈관접근 vascular access
혈관조영(술) angiography
혈관조영상 angiogram
혈관조영하약물요법 angiographic pharmacotherapy
혈관종 angioma | hemangioma
혈관종성기형 angiomatous malformation
혈관종양 vascular tumor
혈관주사 intravascular injection
혈관주위- perivascular
혈관주위세포종 hemangiopericytoma
혈관주위층 perithelium
혈관줄기 vascular pedicle
혈관중재 vascular intervention
혈관중재전문의 vascular interventionalist
혈관증식 angioplasia
혈관지방종 angiolipoma | telangiectatic lipoma
혈관질환 vascular disease | vascular disorder
혈관초음파 Doppler ultrasound
혈관총 vascular plexus
혈관층 vascular layer
혈관치매 vascular dementia
혈관침윤 vascular invasion
혈관큐션 vascular cushion
혈관탓발기부전 vasculogenic impotence
혈관탓부종 vasogenic edema
혈관탓절뚝거림/혈관성파행 vascular claudication
혈관판독인증의 registered physician for vascular interpretation
혈관평활근종 angioleiomyoma
혈관폐색 vaso occlusion
혈관피부염 angiodermatitis
혈관허탈 vascular collapse
혈관협착 hemadostenosis
혈관형성 angiogenesis | angioplasia | vasculogenesis
혈관형성이상 angiodysplasia
혈관확장 vasodilation
혈관확장제 vasodilator
혈관확장중추 vasodilator center
혈관확장증 vascular ectasia
혈관활동장펩타이드종양 VIPoma
혈관활성중추 vasoactive center
혈관후방탈장 retrovascular hernia
혈구 blood cell | corpuscle | hematocyte | hemocyte
혈구감소 cytopenia
혈구감소증 hypocytosis
혈구계 hemocytometer
혈구계산 blood count
혈구계산판 counting chamber
혈구계수기 blood cell counter
혈구생성- hemopoietic
혈구형성 hematopoiesis | hemocytopoiesis | hemopoiesis
혈구회수기 cell saver
혈뇌장벽 blood-brain barrier
혈뇨 hematocyturia | hematuria
혈당 blood glucose | blood sugar
혈당검사 blood sugar test
혈당조절 sugar control
혈량저하증 hypovolemia
혈량증량제 volume expander
혈량측정 plethysmography
혈류 blood flow | blood stream
혈류계 flowmeter
혈류량 blood flow | blood flow rate | blood flow volume
혈류맥박 stream pulse
혈류분출 flow jet
혈류속도 blood flow rate | blood flow velocity

혈류역학 hemodynamics
혈류역학- hemodynamic
혈류역학경색증 hemodynamic infarction
혈류역학관리 hemodynamic management
혈류역학장애 hemodynamic disturbance
혈류정체 blood stagnation
혈류차단 avascularization | devascularization
혈류학 rheology
혈변 bloody stool | hematochezia
혈색소 blood pigment | hematoglobin | hemoglobin
혈색소기원색소 hemoglobinogenous pigment
혈색소뇨(증) hematoglobinuria
혈색소독성- chromotoxic
혈색소병 hemoglobin disease
혈색소병증 hemoglobinopathy
혈색소전기영동 hemoglobin electrophoresis
혈색소증 hemochromatosis
혈색소혈증 hemoglobinemia
혈성- bloody
혈성가래 bloody sputum
혈성구토물 bloody vomit
혈성복수 bloody ascites
혈성분비물 bloody discharge
혈소판 blood disk | platelet | thrombocyte
혈소판감소자반 thrombocytopenic purpura
혈소판기능부전 platelet disfuction
혈소판기능저하증 thrombasthenia
혈소판농축물 platelet concentrate
혈소판무력증 thromboasthenia
혈소판부착 platelet adhesion
혈소판성분채집술 plateletpheresis
혈소판위기 hemic crisis
혈소판유래성장인자 platelet-derived growth factor
혈소판응집 platelet aggregation
혈소판인자 platelet factor
혈소판증가증 thrombocytosis
혈소판특이항원 platelet-specific antigen
혈소판활성인자 platelet activating factor
혈신(장)증 hemonephrosis
혈심낭 hematopericardium
혈압 arterial pressure | arteriotony | blood pressure
혈압계 hemomanometer
혈압변동 blood pressure fluctuation
혈압상승수용체 vasopressor receptor
혈압상승제 pressor agent | vasopressor
혈압이뇨 pressure diuresis
혈압측정(법) sphygmomanometry
혈액가스검사자료 blood gas data
혈액가스분석 blood gas analysis
혈액가슴 hemothorax
혈액간성황달 hematohepatogenous jaundice
혈액거르기 hemofiltration
혈액검사 blood test
혈액결핍 hematopenia
혈액공급 blood supply
혈액관류 blood perfusion | hemoperfusion
혈액구토 hematemesis
혈액낭종 hematocele
혈액농축 hemoconcentration
혈액뇌관막 hematoencephalic barrier
혈액뇌장벽 blood brain barrier
혈액누출 hemodiapedesis
혈액담즙 hemobilia
혈액대체제 blood substitute
혈액도말표본 blood film
혈액독 hemotoxin
혈액량 blood volume
혈액량감소 oligemia
혈액림프절 hemal node | hemolymph node
혈액모세포 hemoblast | hemocytoblast
혈액방수장벽 blood aqueous barrier
혈액배양 blood culture
혈액병(증) hematopathy
혈액복강 hemoperitoneum
혈액복막 hemoperitoneum
혈액부적합 blood incompatibility
혈액분포 blood distribution
혈액상실 blood loss
혈액선별 blood screen
혈액성분요법 blood component therapy
혈액성분제제 blood component product
혈액성암 hematoid cancer

혈액세포 blood cell
혈액순환 blood circulation
혈액심장막 hematopericardium
혈액암 hematologic malignancy
혈액여과 hemofiltration
혈액요소질소 blood urea nitrogen; BUN
혈액우무배지 blood agar medium
혈액유도체 blood derivative
혈액은행 blood bank
혈액음낭종 hematocele
혈액응고 blood coagulation | hemocoagulation
혈액응고- hemostatic
혈액응고검사 blood coagulation test
혈액응고기전 blood coagulation mechanism
혈액응고인자결핍 blood coagulation factor defect
혈액응고장애 hemostatic disorder
혈액응고제 coagulant
혈액응집소 hemocoagulin
혈액인자 blood factor
혈액일출 blood extravasation
혈액작용약 hematological drug
혈액점도 blood viscosity
혈액제제 blood product
혈액질환 blood disease | blood dyscrasia | hematologic disorder
혈액친화관절염 hemophilic arthritis
혈액침강소 hemoprecipitin
혈액침윤 blood extravasation
혈액콩팥증 hemonephrosis
혈액탄산수소염 blood bicarbonate
혈액투석 hemodialysis
혈액투석기 hemodialysis machine | hemodialyzer
혈액투석여과 hemodiafiltration
혈액펴바른표본 blood film | blood smear
혈액표본 blood sample
혈액학 hematology | hemology
혈액형 blood group | blood type
혈액형검사 blood grouping
혈액형부적합 blood group incompatibility
혈액형체계 blood group system
혈액형판정 blood typing
혈액형항원 blood group antigen
혈액화학 blood chemistry
혈액희석(법) hemodilution
혈우병 bleeder disease | hemophilia
혈우병관절염 hemophilic arthritis
혈우병보인자 hemophiliac carrier
혈우병환자 hemophiliac
혈장 blood plasma | plasma
혈장교환 plasma exchange
혈장단백질 plasma protein
혈장멸균 plasma sterilization
혈장분리교환(술) plasmapheresis
혈장응고효소 coagulase | plasma coagulase
혈장인자 plasma factor
혈장증량제 plasma expander | plasma volume expander
혈장칼리크레인 plasma kallikrein
혈전 thrombus
혈전경색 thrombotic infarct
혈전괴저 thrombotic gangrene
혈전내막절제술 thromboendarterectomy
혈전동맥내막제거(술) thromboendarterectomy
혈전동맥염 thromboarteritis
혈전문맥염 pylethrombophlebitis
혈전미세혈관병증 thrombotic microangiopathy
혈전발작 thrombotic crisis
혈전색전증 thromboembolism
혈전색전증장치 thromboembolic devices
혈전성외치핵 thrombosed external hemorrhoids
혈전성치핵 thrombosed hemorrhoid
혈전성폐쇄 thrombotic obliteration
혈전시험 thrombotest
혈전심장내막염 thromboendocarditis
혈전약 antithrombotic
혈전용해혈관성형(술) thrombolysoangioplasty
혈전정맥내막염 thromboendophlebitis
혈전정맥염 thrombophlebitis
혈전정맥염예방 thrombophlebitis prophylaxis
혈전제거(술) thrombectomy
혈전증 thrombosis
혈전폐쇄질환 thrombo-obliterative disease
혈전혈관염 thromboangiitis

혈전혈소판감소자반병 thrombotic thrombocytopenic purpura

혈전형성 thrombogenesis | thrombokinesis

혈전후증후군 postthrombotic syndrome

혈종 hematoma

혈중농도 blood concentration | blood level

혈중산소치의존대조도 blood oxygenation level dependant contrast

혈중효소농도 blood enzyme level

혈철소증 hemosiderosis | siderosis

혈청 blood serum | serum

혈청- serologic | serous

혈청군 serogroup

혈청면역 seroimmunity

혈청배양 seroculture

혈청병 serum sickness

혈청병증후군 serum sickness syndrome

혈청역학 seroepidemiology

혈청전환 seroconversion

혈청중독 serum intoxication

혈청진단 serologic diagnosis

혈청학 serology

혈청학- serologic

혈청학적분류 serological classification

혈청형 serotype | serovar

혈청형결정 serotyping

혈청형구분 serotyping

혈침검사 blood sedimentation test

혈침속도 erythrocyte sedimentation rate

혈통 pedigree

혈행감염 hematogenous infection

혈행재발 hematogenous recurrence

혈행전이 hematogenous metastasis

혈행파종 hematogenous dissemination

혈호균<속> *Hemophilus*

혈흉 hemothorax

혐기균 anaerobe | anaerobic bacterium

혐기균감염 anaerobic infection

혐기배양 anaerobic incubation

혐기봉와직염 anaerobic cellulitis

혐기성 anaerobic

혐기세균 anaerobic organism

협농양 buccal abscess

협대역영상 narrow band imaging; NBI

협동운동이상 dyssynergia

협동유전자 cooperating gene

협동장애 dyssynergia

협막 capsule

협부 isthmus

협부- isthmic

협부절제(술) isthmectomy

협심증 angina | angina pectoris

협심통증 anginal pain

협착 constriction | stenosis | stricture

협착건초염 stenosing tenosynovitis

협착경 stricturoscope

협착기 constrictor

협착성암 stenosing cancer

협착성형(술) strictureplasty

협착심장병 constrictive heart disease

협착윤활막염 stenosing tenosynovitis

협착음 stridor

협착절개(술) stricturotomy

협착항문절개술 pectenotomy

협착후- poststenotic

협착후확장 poststenotic dilatation

형 type

형광 fluorescence

형광들뜸전이면역분석(법) fluorescence excitation transfer immunoassay

형광면역분석(법) fluorescence immunoassay

형광물질 fluorescein

형광약화 fluorescence quenching

형광제자리부합법 fluorescence in situ hybridization; FISH

형상 configuration

형성이상 dysplasia

형성장애 dystrophy

형성저하증 hypoplasia

형제 sibling

형질 character | plasma

형질막 plasma membrane

형질모세포 plasmablast
형질세포 plasma cell | plasmacyte | plasmocyte
형질세포유방염 plasma cell mastitis
형질세포유선염 plasma cell mastitis
형질세포종 plasmacytoma | plasmocytoma
형질세포증가증 plasmacytosis
형질세포질환 plasma cell dyscrasia
형질전환 transformation
형질전환세포 transformed cell
형질치환 character displacement
형태 morphology
형태- morphological
형태결함 morphologic defect
형태발생 morphogenesis
형태이상증 dysmorphia | dysmorphism
형태학 morphology
형태학- morphological
형특이항원 type specific antigen
호기균감염 aerobic infection
호기말양압 positive end-expiratory pressure; PEEP
호기해당작용 aerobic glycolysis
호두까기식도 nutcracker esophagus
호르너증후군 Horner syndrome
호르몬- endocrine
호르몬의존- hormone dependent
호먼스징후 Homans sign
호모바닐린산 homovanillic acid
호모시스테인 homocysteine
호산- acidophil | eosinophilic
호산과립세포 oncocyte
호산구 eosinophil
호산구- eosinophilic
호산구결장염 eosinophilic colitis
호산구연조직염 eosinophilic cellulitis
호산구위장염 eosinophilic gastroenteritis
호산구증가 eosinophilia
호산구증가증 acidophilia
호산구증가증- eosinophilic
호산균 acidophil | acidophil bacterium
호산샘종 eosinophil adenoma
호산성세포선종 acidophilic adenoma
호산세포 acidophil | acidophilic cell | eosinophilic cell | oxyphilic cell
호산염색성 eosinophilia
호상성샘종 acidophilic adenoma
호스피스 hospice
호열바퀏살균 thermophilic *Actinomyces*
호열방선균 thermophilic *Actinomyces*
호염- halophilic
호염(색)- chromophilic
호염(색)세포 chromophilic cell
호염균 halophilic bacterium
호염기- basophil
호염기과립(백혈)구 basophilic granulocyte
호염기구 basophil
호염기구증가 basophilia
호염기샘종 basophilic adenoma
호염기성 basophilia
호염기세포 basophilic cell
호염기적혈구 basophilic erythrocyte
호중성백혈구감소증 neuropenia
호지킨림프종 Hodgkin lymphoma
호지킨병 Hodgkin disease
호지킨육아종 Hodgkin granuloma
호혈균감염 *Hemophilus* infection
호환(성) compatibility
호흡 breath | breathing | respiration
호흡- respiratory
호흡(기능)저하 respiratory depression
호흡감시 respiratory monitoring
호흡계 respirometer
호흡계(통) respiratory system
호흡곤란 dyspnea | labored respiration | respiratory distress | shortness of breath
호흡곤란증후군 respiratory distress syndrome; RDS
호흡곤란지수 respiratory distress index
호흡구멍 spiracle
호흡기 respirator
호흡기관 respiratory organ
호흡기능 respiratory function
호흡기능상실 respiratory failure
호흡기세포융합바이러스 respiratory syncytial virus

호흡기점막 respiratory mucosa
호흡기질 respiratory substrate
호흡기체교환 respiratory gas exchange
호흡동기 respiratory gating
호흡량 breathing capacity
호흡률 respiratory rate
호흡맥박 respiratory pulse
호흡부전 respiratory failure | respiratory insufficiency
호흡부정맥 respiratory arrhythmia
호흡사강 respiratory dead space
호흡산증 respiratory acidosis
호흡성- respiratory
호흡성위기 respiratory crisis
호흡세기관지 respiratory bronchiole
호흡수 respiratory rate | tidal rate
호흡신경 respiratory nerve
호흡억제제 respiratory depressant
호흡용량 respiratory capacity
호흡음 breath sound
호흡자극제 respiratory stimulant
호흡장애 respiratory disturbance
호흡장애증후군 respiratory disturbance syndrome
호흡저하 hypoventilation | oligopnea
호흡정지 respiratory arrest | respiratory standstill
호흡조정중추 pneumotaxic center
호흡주머니 respiratory bag
호흡중추 respiratory center
호흡지수 respiratory quotient | spiroindex
호흡치료실 respiratory care unit
호흡펌프 respiratory pump
호흡폐쇄 respiratory obstruction
호흡항진 hyperpnea
호흡회로 respiratory circuit
혹 gall
혹스유전자 Hox gene
혼동 confusion
혼란 confusion
혼미 stupor
혼성 hybrid
혼성세포 hybrid cell | hybridoma
혼성체화 hybridization
혼수 coma | narcosis
혼탁 clouding | opacity
혼탁- opaque
혼탁뇨 cloudy urine
혼탁담즙 cloudy bile
혼탁화 opacification
혼합 blending
혼합감염 mixed infection
혼합결석 mixed stone
혼합결합조직병 mixed connective tissue disease
혼합관내분비암종 mixed ductal-endocrine carcinoma
혼합궤양 mixed ulcer
혼합담석 mixed gallstone
혼합림프구배양 mixed lymphocyte culture
혼합림프구배양반응 mixed lymphocyte reaction
혼합미포 mixed micelle
혼합선방내분비암(종) mixed acinar endocrine carcinoma | mixed acinic adenocarcinoma
혼합신경 mixed nerve
혼합쓸개돌 mixed gallstone
혼합유전 blending inheritance
혼합정맥산소함유량 mixed venous oxygen content
혼합종자세포종양 mixed germ cell tumor
혼합콜레스테롤담석 mixed cholesterol gallstone
혼합혈장 pooled blood plasma
홀렌호스트판 Hollenhorst plaque
홀로크린선 holocrine gland
홀시외피 exosporium
홀씨 spore
홀씨껍질 spore coat
홀씨바깥막 exosporium
홀정맥 azygos vein
홀정맥활 azygous venous arch
홀쭉배 scaphoid abdomen
홀터감시기 Holter monitor
홈 sulcus
홍반 erythema
홍반루푸스 lupus erythematosus
홍반성피막염 erythrokeratodermia periorificialis
홍반열 spotted fever
홍반열상 combustio erythematosa

홍색음선 erythrasma
홍색잔비늘증 pityriasis rubra pilaris
홍색팔다리통증 erythromelalgia
홍색피부증 erythroderma
홍색형성증 erythroplasia
홍수요법 flooding
홍역 measles | rubeola
홍조 flush | flushing
홍채없음(증) aniridia
홑- solitary
홑겹주머니배 unilaminar blastocyst
홑극- unipolar
홑림프절 solitary lymph node
홑매듭염색체 monocentric chromosome
홑배수- haploid
홑배수성 haploidy
홑배수체 haploid
홑배수체세대 haploid generation
홑배수체형 haplotype
홑분자층 monomolecular layer
홑핵 mononucleus
화끈감 burning sensation
화농 purulence | suppuration
화농- pyogenic
화농감염 pyogenic infection
화농관절염 pyogenic arthritis
화농관절증 pyarthrosis
화농구내염 pyostomatitis
화농균 pyogenic bacterium
화농근육염 pyomyositis
화농기흉 pneumopyothorax
화농농양 pyogenic abscess
화농삼출 purulent effusion
화농삼출물 purulent exudate
화농성간농양 pyogenic liver abscess
화농성담관염 suppurative cholangitis
화농성땀샘염 suppurative hidradenitis
화농성복막염 purulent peritonitis
화농성분비물 purulent discharge
화농성한선염 suppurative hidradenitis
화농슬관절 septic knee
화농신우염 suppurative pyelitis
화농신장 pyonephrosis
화농신장염 pyonephritis
화농연쇄구균 *Streptococcus pyogenes*
화농염증 purulent inflammation | suppurative inflammation
화농위염 suppurative gastritis
화농유관염 galactophoritis purulenta
화농육아종 pyogenic granuloma
화농이하선염 suppurative parotitis
화농자궁염 pyometritis
화농젖샘관염 galactophoritis purulenta
화농피부증 pyoderma
화농합병증 suppurative complication
화농혈전정맥염 suppurative thrombophlebitis
화동- purulent
화상 burn | combustion
화상도 burning degree
화상센터 burn center
화상연고 burn ointment
화상자국 burnt mark
화상침습가성당뇨 burn stress pseudodiabetes
화상패혈증 burn wound sepsis
화상흉터 burn scar
화상흔적 burnt mark
화생 metaplasia
화생용종 metaplastic polyp
화생용종증 metaplastic polyposis
화소음영 pixel density
화염상모반 flammeus nevus
화염화상 flame burn
화이트헤드변형 Whitehead deformity
화이트헤드치핵절제술 Whitehead hemorrhoidectomy
화이트헤드항문 Whitehead anus
화학 chemistry
화학- chemical
화학매개물질 chemical mediator
화학면역요법 chemoimmunotherapy
화학면역학 chemoimmunology
화학물질 chemical
화학민감성 chemosensitivity

화학발암 chemical carcinogenesis
화학발암물질 chemical carcinogen
화학방사선요법 chemoradiotherapy
화학복막염 chemical peritonitis
화학색전술 chemoembolization
화학손상 chemical injury
화학수용기유발대 chemoreceptor trigger zone; CTZ
화학수용체 chemoceptor | chemoreceptor
화학쏠림- chemotactic
화학쏠림물질 chemoattractant
화학쏠림성 chemotaxis
화학쏠림인자 chemotactic factor
화학암발생 chemical carcinogenesis
화학약품 chemical
화학요법 chemotherapy
화학요법- chemotherapeutic
화학요법제 chemotherapeutic
화학위염 chemical gastritis
화학유인물질 chemoattractant
화학자 chemist
화학적산소요구량 chemical oxygen demand
화학조절배양장치 chemostat
화학주성 chemotaxis
화학주성- chemotactic
화학지짐 chemical cautery
화학피질박리 chemical decortication
화학항원 chemoantigen
화학화상 chemical burn
화학활동성 chemokinesis
화합물 compound
확대 expansion | magnification
확대(술) augmentation
확대근치수술 extended radical operation
확대근치위전절제술 extended radical total gastrectomy
확대근치유방절제술 extended radical mastectomy
확대내시경술 magnifying endoscopy
확대담낭절제술 extended cholecystectomy
확대부 expansion
확대수술 extended surgery
확대오른간절제술 extended right hemihepatectomy | extended right hepatectomy
확대우간절제술 extended right hemihepatectomy | extended right hepatectomy
확대위전절제술 extended total gastrectomy
확대유방(방사선)촬영 magnification mammography
확대좌간절제 extended left hepatectomy
확대췌십이지장절제 extended pancreaticoduodenectomy
확산 diffusion | spread
확산- diffuse
확산간세포암 spreading hepatocellular carcinoma
확산강조기술 diffusion weighted technology
확산경사맥박 diffusion gradient pulse
확산능 diffusing capacity
확산시간 diffusion time
확산실 diffusion chamber
확인 identification
확장 diastole | dilatation | dilation | distension | expansion
확장- diastolic
확장근 dilator
확장기 diastole | dilator | expander | sound
확장기- diastolic
확장기떨림 diastolic thrill
확장기말용적 end diastolic volume
확장기압 diastolic pressure
확장기충만시간 diastolic filling time
확장기허탈 diastolic collapse
확장범주기증자 expanded criteria donor; ECD
확장성 distensibility
확장술 dilatation | dilation
확장증 ectasia
확장초기 protodiastolic
확장파멸의 사각형 Extended Square of Doom
확장파멸의 정방형 Extended Square of Doom
확장후기- postdiastolic
확정징후 positive sign
환각 hallucination
환각- psychedelic
환각제 hallucinogenic drug | psychedelic | psychedelic drug
환각제중독 hallucinogen intoxication

환각증 hallucinosis
환기 aeration ı ventilation
환기- ventilatory
환기감시 ventilation monitoring
환기관류불균형 ventilation-perfusion inequality
환기관류제논주사 ventilation-perfusion xenon scan
환기기 ventilator
환기능력 ventilatory capacity
환기량 ventilation
환기보조 ventilatory assistance
환기부족 ventilatory insufficiency
환기요법 ventilatory therapy
환기유지 ventilatory support
환기지지 ventilatory support
환상각 phantom leg
환상감 phantom sensation
환상동맥류 phantom aneurysm
환상백선 tinea circinata
환상붕대 circular bandage
환상손 phantom hand
환상종양 phantom tumor
환상지 phantom limb
환상지감각 phantom limb sensation
환상지통(증) phantom limb pain
환상직장 phantom rectum
환상통(증) phantom pain
환상현상 phantom phenomenon
환상홍반 annulare erythema
환시 pseudopsia ı visual hallucination
환약 pellet
환원 deoxidation ı reduction
환원당 reducing sugar
환원성 reducibility
환원성- reducible
환원제 reductant
환원탈장 reducible hernia
환원효소 reductase
환자 patient
환자 카트 patient cart
환자대조군연구 case control study
환자운반차 stretcher
환자위치결정 patient positioning
환자유발식호흡기 patient triggered respirator
환자조절경막외진통 patient controlled epidural analgesia
환자조절진통 patient-controlled analgesia
환청 auditory hallucination
환촉 tactile hallucination
활 bow
활(액)막- synovial
활꼴동맥 arcuate artery
활꼴선 arcuate line
활꼴융기 arcuate eminence
활동 action ı activity
활동산소 active oxygen
활동성결장염 active colitis
활동전위 action potential
활력 stamina
활력소실 devitalization
활력저하 hypodynamia
활력징후 vital sign
활막세포 synovial cell
활석 talc
활성 activity
활성결장염 active colitis
활성기 active phase
활성도 activity
활성물질 active material
활성복합 activated complex
활성복합물 activated complex
활성부위 active site
활성분석 bioanalysis
활성산소 active oxygen ı oxygen free radical
활성숯 activated charcoal ı active carbon
활성인자 activation factor
활성재 active material
활성제 activator
활성탄 activated charcoal ı active carbon
활성화 activation
활성화단백C억제제 activated protein C inhibitcr
활성화부분트롬보플라스틴시간 activated partial thromboplastin time; aPTT

활액- synovial
활주고샅탈장 sliding inguinal hernia
활주기관성형(술) slide tracheoplasty
활주서혜탈장 sliding inguinal hernia
활주열공탈장 sliding hiatal hernia
활주전진피판 sliding advancement flap
활주탈장 sliding hernia
활차 pulley
활탈 sliding
황 sulfur
황(색)인대 ligamentum flavum
황(색)체- progestational
황(색)체기 progravid
황달 icterus | jaundice
황달- icteric
황달간염 icterohepatitis
황달검사도 icterogram
황달혈뇨 icterohematuria
황달후- metaicteric
황반 macular
황반보존같은쪽반맹 macular sparing homonymous hemianopsia
황반보존동측반맹 macular sparing homonymous hemianopsia
황반위축 macular atrophy
황변- xanthochromatic | xanthochromic
황산 sulfuric acid
황산데하이드로에피안드로스테론 dehydroepiandrosterone sulfate
황산마그네슘 magnesium sulfate
황산빈데신 vindesine sulfate
황산빈블라스틴 vinblastine sulfate
황산빈크리스틴 vincristine sulfate
황산에스터가수분해효소 sulphatases
황산염 sulfate
황색골수 yellow bone marrow
황색뇨 xanthinuria
황색변색- xanthochromatic | xanthochromic
황색시(증) xanthopia
황색위축 yellow atrophy
황색육아종 xanthogranuloma
황색육아종성담낭염 xanthogranluomatous cholecystitis
황색육아종증 xanthogranulomatosis
황색육종 xanthosarcoma
황색종 xanthoma
황색종구진 xanthoma papular
황색종병터 xanthomatous lesion
황색종증 xanthomatosis
황색증 xanthosis
황색포도구균 *Staphylococcus aureus*
황색포도알균 *Staphylococcus aureus*
황체곁세포 paralutein cell
황체낭 corpus luteum cyst
황체물혹 corpus luteum cyst
황체형성호르몬 luteinizing hormone; LH
황체호르몬 progesterone | progestogen
황체호르몬수용체 progesterone receptor
황체화 luteinization
황홀경 ecstasy
황화물 sulfide
회 gyrus
회결장- ileocolic
회결장괄약근 ileocolic sphincter
회결장동맥 ileocolic artery
회결장문합 ileocolic anastomosis
회결장문합술 ileocolostomy
회결장부 ileocolonic region
회결장연결 ileocolic anastomosis
회결장연결술 ileocolostomy
회결장염 ileocolitis
회결장절제(술) ileocolectomy
회결장접합부 ileocolic junction
회결장중첩(증) ileocolic intussusception
회귀 regression
회귀- recurrent
회귀곡선 regression curve
회귀분석 regression analysis
회귀선 regression line
회내 prone
회로 circuit | cycle
회맹괄약근 ileocecal sphincter

회맹구 ileocecal ostium
회맹부 ileocecal region
회맹부부전 ileocecal incompetence
회맹부장중첩(증) ileocecal intussusception
회맹와 ileocecal recess
회맹장 ileocecum
회맹장- ileocecal
회맹장문합술 ileocecostomy
회맹장방광성형(술) ileocecal cystoplasty | ileocecocystoplasty
회맹장에스결장연결술 ileocecosigmoidostomy
회맹장에스문합술 ileocecosigmoidostomy
회맹장연결술 ileocecostomy
회맹장주름 ileocecal fold
회맹판막 ileocecal valve
회맹판막증후군 ileocecal valve syndrome
회맹판소대 frenulum of ileocecal valve
회복 recovery | restoration | retrieval
회복기보균자 convalescent carrier
회복실 recovery room | recovery unit
회복제 restorative
회복지수 recovery quotient
회상바이어스 recall bias
회상현상 recall phenomenon
회선- circumflex
회수기 retriever
회외 supination
회음 perineal | perineum
회음계측술 perineometry
회음굴 perineal sinus
회음굴곡 perineal flexure
회음근막 perineal fascia
회음기 perineal phase
회음누공 perineal fistula
회음동 perineal sinus
회음동맥 perineal artery
회음박리 perineal dissection
회음부 pars perinealis
회음부창상메우기 packing of perineal wound
회음부창상충전 packing of perineal wound
회음부하강증후군 descending perineum syndrome
회음상처 perineal wound
회음샛길 perineal fistula
회음성형 perineoplasty
회음손상 perineal injury
회음쇄석자세 perineolithotomy position
회음신경 perineal nerve
회음신경운동잠복기검사 perineal nerve motor latency study
회음열상 perineal laceration
회음운동 perineal exercise
회음자궁내막종 perineal endometrioma
회음전립샘절제 perineal prostatectomy
회음절제 perineal resection
회음출혈 perineal hermorrhage
회음탈장 perineal hernia
회음통증 perineal pain
회음하강 perineal descent
회장 ileum
회장간장중첩(증) ileoileal intussusception
회장낭항문문합(술) ileal pouch-anal anastomosis
회장낭항문연결(술) ileal pouch-anal anastomosis
회장동맥 ileal artery
회장루 ileostomy
회장루고무주머니 rubber ileostomy bag
회장루주위고름집 paraileostomy abscess
회장루주위농양 paraileostomy abscess
회장루주위탈장 parailestomy hernia
회장방광문합술 ileocystostomy
회장방광성형(술) ileocystoplasty
회장방광연결술 ileocystostomy
회장봉합(술) ileorrhaphy
회장분비 ileal secretion
회장암 ileal cancer
회장에스결장문합 ileosigmoid anastomosis
회장에스결장문합술 ileosigmoidostomy
회장에스결장연결 ileosigmoid anastomosis
회장에스결장연결술 ileosigmoidostomy
회장염 ileitis
회장우회로 ileal bypass
회장위반사 ileogastric reflex
회장저장부 ileal reservoir

회장절개 ileotomy
회장절제(술) ileal resection
회장절제술 ileectomy
회장조루술 ileostomy
회장주머니염 ileal pouchitis
회장주위고리 periileal collar
회장직장문합(술) ileorectal anastomosis
회장직장문합술 ileoproctostomy | ileorectostomy
회장직장연결(술) ileorectal anastomosis
회장직장연결술 ileoproctostomy | ileorectostomy
회장창냄술 ileostomy
회장통로 ileal conduit
회장폐쇄(증) ileal atresia
회장항문문합(술) ileoanal anastomosis
회장항문연결(술) ileoanal anastomosis
회장회장문합술 ileoileostomy
회장회장연결술 ileoileostomy
회전 spin
회전근 rotator | rotator muscle
회전근개 rotator cuff
회전기술 torquing technique
회전이상 malrotation
회전자 rotator
회전조절장치 torque devices
회전피판 rotation flap
회충 *Ascaris lumbricoides* | round worm
회충감염 roundworm infection
회충증 ascariasis
회피 avoidance
회피- avoidant
회피반사 withdrawal reflex
획득세포요법 adoptive cellular therapy
획득시간 acquisition time
획득저항 acquired resistance
횡격막 diaphragm | diaphragma
횡격막- diaphragmatic | phrenic
횡격막가슴막 diaphragmatic pleura
횡격막결장- phrenicocolic
횡격막결장루 phrenicocolic fistula
횡격막결장인대 phrenicocolic ligament
횡격막내장탈출 diaphragmatic eventration
횡격막늑골각 phrenicocostal angle
횡격막동맥 phrenic artery
횡격막반사 diaphragm reflex
횡격막복막염 diaphragmatic peritonitis
횡격막신경 phrenic nerve
횡격막신경차단 phrenic nerve block
횡격막염 diaphragmitis
횡격막정맥 phrenic vein
횡격막탈장 diaphragmatic hernia | diaphragmatocele
횡격막통증 diaphragmalgia
횡격막하농양 subdiaphragmatic abscess | subphrenic abscess
횡결장띠근육절개술 trasnverse taeniamyotomy
횡경막구멍 diaphragmatic hiatus
횡경막식도막 phrenoesophageal membrane
횡경막식도인대 phrenoesophageal ligament
횡경막열공 diaphragmatic hiatus
횡경막틈새 diaphragmatic hiatus
횡경막하근막 subdiaphragmatic fascia
횡골절 transverse fracture
횡근막 transverse fascia
횡단 transection | transverse section
횡단면 transverse section
횡돌기 transverse process
횡문근 striated muscle
횡문근신경지배 striated muscle innervation
횡문근육종 rhabdomyosarcoma
횡문근융해(증) rhabdomyolysis
횡문근종 rhabdomyoma
횡복근 abdominal transverse muscle
횡복직근피판 transrectus abdominis muscle flap
횡선 transverse line
횡축 transverse axis
횡행결장 transverse colon
횡행결장루 transverse colostomy
횡행결장루조성술 transverse colostomy
횡행결장루창냄술 transverse colostomy
횡행췌동맥 transverse pancreatic artery
효능 potency
효능- potent

효력있는 potent
효모 yeast
효모균 yeast
효모균<속> *Saccharomyces*
효모균진균 yeast like fungus
효소결합면역흡착측정(법) enzyme-linked immunosorbent assay; ELISA
효소괴사조직제거 enzymatic debridement
효소면역분석(법) enzyme immunoassay
효소생성 zymogenesis
효소억제 enzyme inhibition
효소억제제 enzyme inhibitor
효소연관면역전기전달블롯 enzyme-linked immunoelectrotransfer blot
효소원 zymogen
효소조절매개면역분석(법) enzyme modulator mediated immunoassay
효소피질박리 enzymatic decortication
효소항체접합체 enzyme-antibody conjugate
효소활성 zymogenesis
후- posterior
후각 smell
후각- olfactory
후각계 osmometer
후각관 olfactory canal
후각뇌 rhinencephalon
후각상실(증) anosmia
후각수용기 osmoreceptor
후각신경 olfactory nerve
후각신경모세포종 esthesioneuroblastoma
후각중추 olfactory center
후간대정맥 retrohepatic vena cava
후간정맥 retrohepatic vein
후경골동맥 posterior tibial artery
후구부궤양 postbulbar ulcer
후굴 retroflexion | retroversion
후굴- retroflexed
후기 anaphase
후기분만후출혈 late postpartum hemorrhage
후기재발 late relapse
후기천식반응 late asthmatic response
후뇌 metencephalon
후뇌혈류순환 posterior circulation
후대뇌동맥 posterior cerebral artery
후대뇌증상 posterior cerebral symptom
후두 larynx | occiput
후두- occipital
후두(덮)개 epiglottis
후두(덮)개연골 epiglottic cartilage
후두(덮)개염 epiglottitis
후두개소대 frenulum epiglottidis
후두게실 laryngeal diverticulum
후두기관성형(술) laryngotracheoplasty
후두기관식도갈림 laryngotracheoesophageal cleft
후두기관식도열 laryngotracheoesophageal cleft
후두기관식도틈새 laryngotracheoesophageal cleft
후두기관협착(증) laryngotracheal stenosis
후두낭종 laryngocele
후두내시경술 laryngoscopy
후두류 laryngocele
후두식도틈새 laryngoesophageal cleft
후두신경 laryngeal nerve | occipital nerve
후두연골 laryngeal cartilage
후두연화(증) laryngomalacia
후두염 laryngitis
후두인두 hypopharynx
후두절제술 laryngectomy
후두천명 laryngeal stridor
후두틈새 laryngeal cleft
후두폐쇄 laryngeal atresia
후맹장- postcecal
후방 dorsum
후방경사 retroversion
후방굽힘 dorsiflexion
후방돌진 retropulsion
후방시상항문직장성형(술) posterior sagittal anorectoplasty
후방위고정(술) posterior gastropexy
후방음향음영 posterior shadowing
후방전 afterdischarge
후방전위 retrolisthesis
후방접근(법) posterior approach

후방정중항문직장질요도성형(술) posterior sagittal anorectovaginourethroplasty
후보 candidate
후복막- retroperitoneal
후복막강 retroperitoneum
후복막고름집 retroperitoneal abscess
후복막공간 retroperitoneal cavity | retroperitoneal space
후복막공기 retroperitoneal air
후복막기형종 retroperitoneal teratoma
후복막섬유화 retroperitoneal fibrosis
후복막연조직염 retroperitoneal cellulitis | retroperitoneal phlegmon
후복막염 retroperitonitis
후복막접근 posterior retroperitoneal approach
후복막종양 retroperitoneal tumor
후복막출혈 retroperitoneal bleeding
후복막탈장 retroperitoneal hernia
후복막통로 retroperitoneal tunnel
후복막혈종 retroperitoneal hematoma
후부질탈출 enterocele
후부하 afterload
후비공 choana
후비공폐쇄 choanal atresia
후비공폐쇄증 choanal atresia
후비루 postnasal drip
후생 welfare
후성- epigenetic
후외측경부림프절절제(술) posterolateral neck dissection
후요도판 posterior urethral valve
후위동맥 posterior gastric artery
후유- residual
후유증 sequela
후장 hindgut
후장무력증 hindgut inertia
후전위 afterpotential
후직장공간 retrorectal space
후직장병변 retrorectal lesion
후직장종양 retrorectal tumor
후천면역 acquired immunity
후천면역결핍 acquired immune deficiency
후천면역결핍증후군 acquired immunodeficiency syndrome; AIDS
후천면역결핍증후군관련복합체 acquired immunodeficiency syndrome-related complex; ARC
후천성게실 acquired diverticulum
후천성동맥기형 acquired arterial vascular malformation
후천성동맥류 acquired aneurysm
후탈분극 afterdepolarization
후하소뇌동맥 posterior inferior cerebellar artery
후향- retrospective
후향연구 retrospective study
후향코호트연구 retrospective cohort study
휘돌이- circumflex
휘르틀레세포 Hürthle cell
휘르틀레세포샘종 Hürthle cell adenoma
휘르틀레세포신생물 Hürthle cell neoplasm
휘르틀레세포암(종) Hürthle cell carcinoma
휘플3주징 Whipple triad
휘플수술 Whipple operation
휴스턴판막 valve of Houston
휴식기 resting phase
휴식기압력 resting pressure
휴식기항문압 resting anal pressure
휴식통(증) rest pain
휴즈증후군 Hughes syndrome
휴지기 telogen
휴지기세포 resting cell
흉- pectoral
흉갑상근 sternothyroid muscle
흉강 thoracic cavity
흉강경검사 thoracoscopy
흉강경술 thoracoscopy
흉강경하 식도절제술 thoracoscopic esophagectomy
흉강담도루 thoracobiliary fistula
흉강삽입관 thoracostomy tube
흉강세척 pleuroclysis
흉강위 thoracic stomach
흉강천자 pleurocentesis
흉골 sternum

흉골견갑골- sternoscapular
흉골뒤갑상샘종 retrosternal goiter
흉골뒤공간 retrosternal space
흉골밑갑상샘종 substernal goiter
흉골상부박동 suprasternal pulsation
흉골설골- sternohyoid
흉골열 sternal cleft
흉골절개(술) sternotomy
흉골중앙선 midsternal line
흉골천자 sternal puncture
흉골파임 sternal notch
흉골하각 infrasternal angle
흉곽 thoracic cage
흉곽입구 thoracic inlet
흉곽출구증후군 thoracic outlet syndrome
흉관 thoracic duct
흉근간- interpectoral
흉근간림프절 interpectoral (Rotter) lymph node
흉근부위 pectoral region
흉근신경 pectoral nerve
흉늑- sternocostal
흉막 pleura
흉막강 pleural cavity ǀ pleural space
흉막경 pleuroscopy
흉막기원- pleurogenic ǀ pleurogenous
흉막낭 pleural sac
흉막내주사 intrapleural injection
흉막마찰음 pleural friction rub
흉막박리(술) pleurolysis
흉막삼출 pleural effusion
흉막삼출액 pleural effusion
흉막염 pleurisy ǀ pleuritis
흉막염통증 pleuritic pain
흉막외- extrapleural
흉막유착 pleurodesis
흉막절개(술) pleurotomy
흉막절제(술) pleurectomy
흉막천자 pleurocentesis
흉막통증 pleurodynia
흉막폐절제(술) pleuropneumonectomy
흉배신경 thoracodorsal nerve
흉벽 chest wall
흉변형 thoracic deformity
흉복막열공 pleuroperitoneal hiatus
흉복부대동맥류 thoracoabdominal aortic aneurysm
흉복부절개 thoracoabdominal incision
흉복접합쌍태체 gastrothoracopagus
흉부 chest
흉부(방사선)영상 chest radiograph
흉부대동맥 thoracic aorta
흉부수술기계 thoracic surgery instrument
흉부식도 thoracic esophagus
흉부외과 thoracic surgery
흉부외과학 thoracic surgery
흉부질환 thoracic disease
흉선 thymus ǀ thymus gland
흉선낭 thymic cyst
흉선소체 thymic corpuscle
흉선유래림프 T lymphocyte
흉선종 thymoma
흉설골근 sternohyoid muscle
흉쇄(골)- sternoclavicular ǀ sternocleidal
흉쇄유돌근 sternocleidomastoid muscle; SCM
흉수 pleural effusion fluid
흉신(장) thoracic kidney
흉추 thoracic vertebra
흉터 cicatrix ǀ scar
흉터- cicatricial
흉터교정(술) scar revision
흉터구축 scar contracture
흉터비대 cicatricial hypertrophy
흉터상피종 cicatrizing epithelioma
흉터수축 scar contraction
흉터유사천포창 cicatrical pemphigoid
흉터절제 cicatrectomy
흉터조직 scar tissue
흉터종 keloid
흉터형성 scarring
흉통 chest pain
흐려보임 blurred vision
흐려짐 blurring
흐름 drip ǀ flow

흐름계 flowmeter
흐름도 flow chart
흐름성 rheotaxis
흐름세포측정(법) flow cytometry
흐름신호 flow signal
흐름측정(법) flowmetry
흐름측정기 flowmeter
흐보스테크징후 Chvostek sign
흑사병 pest | plague
흑색가시세포증 acanthosis nigricans
흑색극세포증 acanthosis nigricans
흑색변 melena
흑색색소담석 black pigment gallstone
흑색석 black pigment stone
흑색소 melanin
흑색소침착 melanin pigmentation
흑색종 melanoma
흑색증 melanosis
흔들의자바닥변형 rocker bottom deformity
흔듦기 swing phase
흔적 rudiment | rudimentum
흔적기관 vestigial organ
흔적자궁뿔 rudimentary uterine horn
흘림 shedding
흘스테드방법 Halsted method
흠 disfigurement
흡광도 optical density
흡기 inspiration
흡수 resorption | uptake
흡수검사 absorption test
흡수공간 resorption lacuna
흡수봉합사 absorbable suture
흡수부위 absorption site
흡수시험 absorption test
흡수열 resorption fever
흡수작용 absorption action
흡수장애 malabsorption | malabsortion
흡수장애병 malabsorption disease
흡수장애증후군 malabsorption syndrome
흡수장애질환 malabsorptive disorder
흡수촉진- sorbefacient
흡수촉진제 sorbefacient
흡수황달 resorption icterus
흡연 smoking
흡인 aspiration
흡인 및 세척 삽입관 suction & irrigation cannula
흡인기 evacuator | suction apparatus
흡인물 aspirate
흡인바늘 aspirating needle
흡인배출관 sump drain
흡인생검세포검사 aspiration biopsy cytology
흡인세포검사 aspiration cytology
흡인응고전극 suction coagulation electrode
흡인지방절제(술) suction lipectomy
흡인폐렴 aspiration pneumonia
흡인혈전제거(술) aspiration thrombectomy
흡입 inhalation | insufflation
흡입감염 aerial infection
흡입기 inspirator
흡입마취 inhalation anesthesia
흡입마취(법) insufflation narcosis
흡입마취(제)- inhalation anesthetic
흡입물 inhalant
흡입산소농도 fraction in inspired oxygen
흡입산소분율 FiO_2 | oxygen fraction in inspired air
흡입손상 inhalation injury
흡입제 inhalant
흡입화상 inhalation burn
흡입화상손상 inhalation burn injury
흡입화학손상 inhalation chemical injury
흡착 adsorption | sorption
흡착능 adsorption capacity
흡충 fluke | trematode
흡충감염 trematode infections
흡충증 distomiasis | trematodiasis
흥분 excitation | excitement
흥분성 excitability
흥분신경 excitatory nerve
흥분제 stimulant
희게덮임 white coating
희발월경 oligomenorrhea
희석 dilution

희석- diluent
희석저나트륨혈증 dilutional hyponatremia
희석제 diluent
희소돌기아교세포 oligodendroglia
히르슈스프룽병 Hirschsprung disease
히버든결절 Heberden node
히스타민 histamine
히스타민 H_2 수용체 histamine H_2 receptor
히스타민 H_2 수용체 길항제 histamine H_2 receptor antagonist
히스타민 H_2 수용체 차단제 histamine H_2 receptor antagonist
히스테리이물감 globus hystericus
히스테리전환 hysterical convulsion
히스테리정신병 hysterical psychosis
히스토플라스마<속> *Histooplasma*
히스토플라스마증 histoplasmosis
히스톤 histone
히스티딘 histidine
히알루론산분해효소 hyaluronidase
히퓨르산 hippuric acid
힐위고정(술) Hill gastropexy
힘살 belly
힘주기 straining
힘줄 tendon
힘줄바깥막 epitendineum
힘줄반사 tendon reflex
힘줄세포 tendon cell
힘줄염 tendinitis
힘줄집 tendon sheath
힘줄황색종 tendinous xanthoma

영문자

1기매독 primary syphilis
1년이식편생존율 1yr graft survival
1-인산포도당인산염 glucose-1-phosphate
1형다발내분비샘신생물 multiple endocrine neoplasia type 1
2도화상 second degree burn
5-FU전신항암치료 5-FU systemic chemotherapy
5년생존율 five-year survival rate
6-인산포도당인산염결핍 glucose-6-phosphate deficiency; G-6-PD
6-인산포도당인산염분해효소 glucose-6-phosphatase; G-6-P
8자붕대 figure-of-8 bandage
^{99m}Tc-GSA스캔 ^{99m}Tc-GSA scan
9의법칙 rule of nine
A1-안티트립신결핍증 Alpha-1 antitrypsin deficiency
ABO혈액형 ABO blood type
ABO혈액형부적합 ABO incompatibility
AIDS-연관결장염 AIDS-related colitis
Ante situm 간절제 ante situm liver resection
APACHE지표 APACHE score
APC단백 APC protein
APC유전자 APC gene
Appleby수술 Appleby operation
APUD종양 APUDoma
A자외선 ultraviolet A
A형간염바이러스 hepatitis A virus
Barcelona Clinic Liver Cancer (BCLC) 병기 분류 BCLC stage classification
BCG접종 BCG vaccination
Beger술식 Beger technique
Bethesda기준 Bethesda criteria
Billroth I 술식 Billroth I operation
Billroth II 술식 Billroth II operation
Bismuth분류 Bismuth classification
BK바이러스 BK virus
Budd-Chiari증후군 Budd-Chiari syndrome
B림프구 B lymphocyte
B세포 B cell
B세포 B림프구 B cell B lymphocyte
B자외선 ultraviolet B
B형간염면역글로블린 hepatitis B immune globulin; HBIG
B형간염바이러스 hepatitis B virus
C1억제인자 C1-inhibitor
Calot삼각 Calot triangle
Cantlie선 Cantlie line
Caroli병 Caroli disease
Carrel첩포 Carrel patch
Cavitron초음파박리기 Caviton ultrasonic surgical aspirator; CUSA
CD4/CD8비율 CD4/CD8 ratio
c-erb암유전자 c-erb oncogene
c-fos암유전자 c-fos oncogene
Charcot세증후 Charcot triad
Child-Turcotte-Pugh분류 Child-Turcotte-Pugh classification
Child점수 Child score
c-jun암유전자 c-jun oncogene
C-myc종양유전자 C-myc oncogene
Couinaud분절 Couinaud segment
Courvoisier법칙 Courvoisier law
Courvoisier징후 Courvoisier sign
Cox모델 Cox model
Criggler Najjar병 Crigler-Najjar disease
Criggler Najjar증후군 Crigler-Najjar syndrome
Cullen징후 Cullen sign
C-걸이투시기 C-arm fluoroscope
C단백질 protein C
C반응단백질 C-reactive protein; CRP

C섬유 C-fiber
C세포 C-cell
C세포증식증 C-cell hyperplasia
C자외선 ultraviolet C
c-펩타이드 c-peptide
C형간염바이러스 hepatitis C virus
D1 림프절절제(술) D1 lymph node dissection
D1+ 림프절절제(술) D1+ lymph node dissection
D2 림프절절제(술) D2 lymph node dissection
DNA도서관 DNA library
DNA바이러스 DNA virus
DNA복구유전자 DNA repair gene
DNA분해효소 deoxyribonuclease
DNA중합효소 DNA polymerase
Dor위바닥주름술 Dor fundoplication
Dor위저부주름술 Dor fundoplication
Dubin Johnson증후군 Dubin Johnson syndrome
Duhamel수술의 Martin변형 Martin modification of Duhamel operation
Dunking법 Dunking method
D-나무당검사 D-xylose test
D-자일로오스검사 D-xylose test
D형간염바이러스 hepatitis D virus
Edmondson-Steiner분류 Edmondson-Steiner classifcation
Ferguson치핵절제술 Ferguson hemorrhoidectomy
FK결합단백 FK binding protein; FKBP
French기준 French criteria
Frey술식 Frey technique
Gilbert증후군 Gilbert syndrome
Glisson지일괄처리법 Glisson pedicle ligation
Glisson피막 Glisson capsule
Gray-Turner징후 Gray-Turner sign
G-단백 G-protein
G형간염바이러스 hepatitis G virus
H_2차단제 H_2 blocker
Hanley술식 Hanley technique
HBV-DNA검사 HBV-DNA test
HBV백신 HBV vaccine
Hilton선 Hilton line
HIV감염 HIV infection
Holmium : YAG 레이저 Holmium : YAG laser
Houston판막 Houston valve
Hox유전자 Hox gene
H-이식편문맥대정맥문합(술) H-graft shunt
H-이식편문맥대정맥션트 H-graft shunt
H형기관식도루 H-type tracheoesophageal fistula
H형기관식도샛길 H-type tracheoesophageal fistula
ICG검사 ICG test
IgA IgA
IgA-사구체신염 IgA glomerulonephritis
IGC검사 indocyanine green test; IGC test
Indium-111스캔 Indium-111 scan
J낭 J pouch
J낭술기 J pouch technique
Kasai술식 Kasai technique
King college기준 King college criteria
Klatskin종 Klatskin tumor
Kock낭 Kock pouch
k-ras돌연변이 k-ras mutation
Kupffer세포 Kupffer cell
Localio술식 Localio technique
Lord항문확장술 Lord dilation procedure
Mali말단혈관피부염 Mali acroangiodermatitis
MALT림프종 MALT lymphoma
Manning 기준 manning criteria
Martin항문성형술 Martin anoplasty
Martius기법 Martius technique
Martius이식 Martius graft
Martius이식술 Martius graft procedure
Mason (York) 경괄약근기법 Mason (York) trans-sphincteric technique
MCC돌연변이 MCC mutation
MCC유전자 MCC gene
McGiveney밴드결찰기 McGiveney band ligator
McGivney치핵결찰기 McGivney hemorrhoid ligator
McGown치핵결찰기 McGown hemorrhoid ligator
MEGX검사 Monoethylglycinexylidide test; MEGX test
Michaelis-Gutmann소체 Michaelis-Gutmann body
Milligan-Morgan치핵절제술 Milligan-Morgan hemorrhoidectomy

Ming분류 Ming classification
Mini packer증후군 Mini packer syndrome
Moreau-Chilaiditi징후 Moreau-Chilaiditi sign
Moschcowitz술기 Moschcowitz procedure
Muir-Torre증후군 Muir-Torre syndrome
Munro미세고름 munro microabscess
Murphy단추 murphy button
mustine염산염 mustine hydrochloride
NCC-ST종양표지자 NCC-ST tumor marker
Nd : YAG 레이저 Nd : YAG laser
Nm23-hl유전자 Nm23-hl gene
non-B non-C간경변증 non-B non-C cirrhosis
Nyhus분류 Nyhus Classification
N-아세틸시스테인 N-acetylcysteine
Ogilvie증후군 Ogilvie syndrome
OKT3단클론항체 OKT3
ornithine transcarbamylase결핍증 ornithine transcarbamylase deficiency
P. carinii 폐렴 *P. carinii* pneumonia
p53유전자 p53 gene
p53유전자돌연변이 p53 mutation
Paget세포 paget cell
Parks기술 transanal (peranal) techniques
Paul-Mikulicz술기 Paul-Mikulicz procedure
piggyback수술 piggyback operation
piggyback술식 piggyback technique
PRIA3항원 PRIA3 antigen
Pugh-MEGX점수 Pugh-MEGX score
pull-through술식 Weir pull-through technique
Q-T간격연장증후군 prolonged Q-T interval syndrome
QT간격증후군 Q-T interval syndrome
Ras억제제 Ras inhibitor
RNA바이러스 RNA virus
RNA잘라이음 RNA splicing
Roux-en-Y담도공장문합술 Roux-en-Y hepaticojejunostomy
Roux-en-Y재건(술) Roux-en-Y reconstruction
Shafik의 Triple-loop시스템 Triple-loop system of Shafik
Siewert분류 Siewert classification
small for size graft증후군 small for size graft syndrome
Small과 Carey 삼각형도표 Small & Carey triangle
Sugiura수법 Sugiura procedure
Sugiura술식 Sugiura technique
Takada의 췌장구역구분 Takada pancreatic classification
Thal-Dor반위바닥주름술 Thal-Dor hemifundoplication
Thal-Dor반위저부주름술 Thal-Dor hemifundoplication
Thal위바닥주름술 Thal fundoplication
Thal위저부주름술 Thal fundoplication
Ties분류 Ties classification
Tip치우침 tip deflection
Tip편향 tip deflection
TMOH검사 TMOH examination
TNM분류 TNM classification
Toldt백선 white line of Toldt
TPHA검사 TPHA test
TPI검사 TPI test
TRAM피판 transrectus abdominis muscle flap
Triolein호기검사 Triolein breath test
T-tube를 통한 담즙배액 T-tube biliary drainage
T림프구 T lymphocyte
T세포 T cell
T세포림프종 T cell lymphoma
UCSF기준 UCSF criteria
urografin검사 urografin study
ursodeoxycholic산 ursodeoxycholic acid; UDCA
UW보존액 UW solution
U-피판시술 U-flap procedure
VACTERL-H연관 VACTERL-H association
VACTERL연관 VACTERL association
VACTERL증후군 VACTERL syndrome
VIP종 VIPoma
Vit.c결핍증 ascorbic acid deficiency
Von Meyenburg복합체 Von Meyenburg complex
V-Y전진피판 V-Y advancement flap
V-Y항문성형술 V-Y anoplasty
Wader근막 Wader fascia

WAF1유전자 WAF1 gene
Waldeyer근막 Waldeyer fascia
Walsh요관조루술 Walsh ureterostomy
W-A-W 신경결핍 waxing-and-waning neurologic deficit
WDHA증후군 WDHA syndrome
Wells수술법 Wells operation
Welsh Allen경에스결장경 Welsh Allen rigid sigmoidoscope
Whitehead변형 Whitehead deformity
Whitehead치핵절제술 Whitehead hemorrhoidectomy
Whitehead항문 Whitehead anus
Wickham선 Wickham striae
Wickham줄 Wickham striae
Wirsung주췌관 Wirsung pancreatic duct
W주머니 W pouch
X선 x-ray
X연관열성유전 X-linked recessive inheritance
X염색체 X chromosome
X조직구증 histiocytosis X
York-Mason접근법 transsphincteric (York-Mason) approach
Y-V전진술 Y-V advancement
Y관 Y-tube
Y연결관 Y-piece
Y염색체 Y chromosome
Zanca증후군 Zanca syndrome
Z성형술 Z-plasty